Anke Eckardt

**Praxis LWS-Erkrankungen**

Diagnose und Therapie

Anke Eckardt

# Praxis LWS-Erkrankungen

Diagnose und Therapie

Mit 342 Abbildungen und 64 Tabellen

Springer

**Prof. Dr. med. Anke Eckardt**
Hirslanden-Klinik Birshof
Reinacherstrasse 28
CH-4142 Münchenstein

**ISBN 978-3-540-88505-4 Springer-Verlag Berlin Heidelberg New York**
Bibliografische Information der Deutschen Nationalbibliothek
Die Deutsche Nationalbibliothek verzeichnet diese Publikation in der Deutschen Nationalbibliografie; detaillierte bibliografische Daten sind im Internet über http://dnb.d-nb.de abrufbar.



**Springer Medizin**
Springer-Verlag GmbH
ein Unternehmen von Springer Science + Business Media
springer.de



Planung: Antje Lenzen, Heidelberg
Projektmanagement: Barbara Knüchel, Heidelberg
Lektorat: Karin Dembowsky, München
Umschlaggestaltung: deblik Berlin
Titelbild rechts: © Sebastian Kaulitzky | fotolia.com
Zeichnungen: Dr. med. Katja Dalkowski, Erlangen
Satz und Reproduktion der Abbildungen: Fotosatz-Service Köhler GmbH – Reinhold Schöberl, Würzburg

SPIN: 10919279

Gedruckt auf säurefreiem Papier 2111 – 5 4 3 2 1 0

# Vorwort

Rückenschmerzen gehören zu den häufigsten Beschwerden in der primärärztlichen Versorgung, und fast jeder von uns ist im Laufe seines Lebens betroffen. Insofern lohnt sich eine Annäherung an dieses durchaus auch sozioökonomische Problem nicht nur für den Orthopäden, sondern auch für den Allgemeinmediziner und Hausarzt.

Unter Rückenschmerzen leiden vorwiegend Erwachsene, aber auch bereits Jugendliche und Kinder. Mit zunehmendem Lebensalter und damit einhergehenden degenerativen Veränderungen der Bewegungssegmente treten immer häufiger auch chronische Beschwerden auf. Für den Verlauf der Erkrankung ist es von evidenter Bedeutung, sogenannte »unspezifische« Rückenschmerzen von Krankheitsbildern zu unterscheiden, die einer gezielten Therapie zugeführt werden müssen. Es gilt in erster Linie, Chronifizierung von Schmerzen zu vermeiden, nachdem schwerwiegende Erkrankungen als Ursache für die Beschwerden ausgeschlossen wurden.

In diesem Sinne werden in diesem Buch die gängigen im Laufe des Erwachsenenlebens auftretenden Erkrankungen der Wirbelsäule mit ihren typischen Beschwerdebildern und Leitsymptomen beschrieben und die unterschiedlichen therapeutischen Optionen vorgestellt. Hierbei wurde ein Schwergewicht auf die degenerativen Veränderungen von Bandscheibe und Bewegungssegment gelegt. Auf die Diagnostik und Therapie von Fehlbildungen der Wirbelsäule, die Besonderheiten der Tumorchirurgie und das spezielle Management von Verletzungen der Wirbelsäule wird an dieser Stelle nicht näher eingegangen. Diese Bereiche sind anderenorts bereits hinreichend abgehandelt und in der Regel spezialisierten Zentren vorbehalten.

Die gängigen konservativen, interventionellen und operativen Therapieverfahren werden dargestellt unter Berücksichtigung der Empfehlungen der aktuellen Leitlinien und Empfehlungen. Dabei konnte die kürzlich veröffentlichte »Nationale VersorgungsLeitlinie Kreuzschmerz«, an der viele unserer spezialisierten Fachkollegen mitgearbeitet haben, noch Eingang finden, sodass diese Ergebnisse und Empfehlungen einem breiteren Leserkreis zugänglich gemacht werden können.

Als Herausgeberin darf ich zunächst den Mitautoren dieses Buches und ihren Familien von Herzen danken, dass sie es auf sich genommen haben, neben der großen täglichen Arbeitsbelastung durch den Beruf dieser Aufgabe viel Freizeit, Wochenenden und Ferientage zu widmen.

Einigen weiteren Personen gebührt besonderer Dank für ihre Unterstützung:

- Herrn Dr. Fritz Kraemer, Frau Antje Lenzen und Frau Barbara Knüchel, Springer-Verlag, für ihre unermüdliche Betreuung dieses Projekts,
- Frau Karin Dembowsky, München, für ihren außergewöhnlichen Einsatz und hervorragende Lektoratsarbeit,
- Frau Dr. Katja Dalkowski für die schönen Zeichnungen,
- Frau Irene Wyss und Herrn Beat Frank, Physiotherapie Hirslanden Klinik Birshof, Münchenstein, BL, für die großartige Teamarbeit und Mithilfe bei der Erstellung der Fotos,
- Frau Jeannette Leu und Herrn Rene Gloor für die beständige Unterstützung bei der redaktionellen Arbeit in Münchenstein,
- den Fachärzten für Radiologie Stefan Leutzbach, Bad Säckingen und PD Dr. Hans-Peter Ledermann, Basel, für die Auswahl und Überlassung der CT und MRT-Bilder,
- meinem Mann Stefan für seine große Geduld.

Anke Eckardt, Münchenstein
Im Frühjahr 2011

# Inhaltsverzeichnis

## Manuelle Medizin

*Ralph Kayser*



## Alternative Verfahren

*Jürgen Heisel*



## Psychosomatische Evaluation und therapeutisches Prozedere

*Peter Keel*

## Injektionsverfahren an der Lendenwirbelsäule

*Andreas Lange und Anke Eckardt*



## Facettendenervation

*Bertram Böhm*



## Perkutane Nukleoplastie

*Bertram Böhm*



## IDET-Katheter

*Bertram Böhm*



## Operative Verfahren

*Kai-Michael Scheufler*

# Autorenverzeichnis

**Böhm, Bertram, Priv.-Doz. Dr. med.**
Klinik für Konservative und Operative Wirbelsäulentherapie
Kliniken Dr. Erler GmbH
Kontumazgarten 4–18
90429 Nürnberg
*b.boehm@erler-klinik.de*

**Eckardt, Anke, Prof. Dr. med.**
Hirslanden-Klinik Birshof
Reinacherstrasse 28
CH-4142 Münchenstein
*anke.eckardt@hirslanden.ch*

**Heisel, Jürgen, Prof. Dr. med. Dr. h.c. mult.**
m&i-Fachkliniken Hohenurach
Immanuel-Kant-Straße 33
72574 Bad Urach
*juergen.heisel@fachkliniken-hohenurach.de*

**Jage, Jürgen, Univ.-Prof. Dr. med.**
Klinik für Anästhesiologie
Universitätsklinik Mainz
Langenbeckstraße 1
55131 Mainz
*juergen.jage@ukmainz.de*

**Kayser, Ralph, Priv.-Doz. Dr. med.**
Klinik und Poliklinik für Orthopädie und Orthopädische Chirurgie
Universitätsklinikum Greifswald
Ferdinand-von-Sauerbruch-Straße
17475 Greifswald
*ralph.kayser@uni-greifswald.de*

**Keel, Peter, Prof. Dr. med.**
Klinik für Psychiatrie und Psychosomatik
Gellertstrasse 144
CH-4020 Basel
*Peter.Keel@bethesda.ch*

**Lange, Andreas, Dr. med.**
KKH Rheinfelden
Orthopädie
Am Vogelsang 4
79618 Rheinfelden
*Lange.Andreas@klinloe.de*

**Ludolph, Elmar, Dr. med.**
Institut für ärztliche Begutachtung
Sonnenacker 62
40489 Düsseldorf
*info@ifabd.de*

**Scheufler, Kai-Michael, AO Univ.-Prof. Dr. med.**
Universitätsklinik für Neurochirurgie
Medizinische Universität Innsbruck MZA
Anichstraße 35
A-6020 Innsbruck
*kai-michael.scheufler@uki.at*

**Stofft, Eckart, Univ.-Prof. Dr. med.**
Johannes Gutenberg Universität Mainz
Institut für Anatomie
55099 Mainz
*stofft@uni-mainz.de*

**Wottke, Dietmar**
Staatlich geprüfter Krankengymnast und Sportlehrer
Hahnemannstraße 1
84489 Burghausen
*d.wottke@t-online.de*

# Abkürzungsverzeichnis

**A**

| | |
|---|---|
| a.-p. | anterior-posterior |
| AAGBI | *Association of Anaesthetists of Great Britain & Ireland* |
| ACLS | *advanced cardiac life support* |
| ACS | akutes Koronarsyndrom |
| ADL | *activities of daily living* |
| ADP | akzidentelle Durapunktion |
| AEBP | autologer epiduraler Blutpatch |
| AED | Anspannungs-Entspannungs-Dehnen |
| AEK | agistisch-exzentrische Kontraktionsmaßnahme |
| ALIF | anteriore lumbale interkorporelle Fusion |
| ALPA | anterolateraler transposatischer Zugang |
| AML | akute myelotische Leukämie |
| ÄMM | Ärztevereinigung für Manuelle Medizin |
| APLD | automatisierte perkutane Nukleotomie |
| AS | Spondarthritis ankylosans |
| ASR | Achillessehnenreflex |
| ASS | Azetylsalizylsäure |
| AT | autogenes Training |
| ATMR | arthrotendomyotische Reaktion |
| AWMF | Arbeitsgemeinschaft der Wissenschaftlichen Medizinischen Fachgesellschaften |
| AxiaLIF | axiale (transsakrale) lumbale interkorporelle Fusion |

**B**

| | |
|---|---|
| BAEK | Bundesärztekammer |
| BK | Berufskrankheit |
| BKV | Berufskrankheitenverordnung |
| BL/BL | Zerssen-Liste |
| BMI | Body Mass Index |
| BMP | *bone morphogenetic proteins* |
| BSG | Blutsenkungsgeschwindigkeit |
| BV | Bildverstärker |

**C**

| | |
|---|---|
| CAA | chronische adhäsive Arachnoiditis |
| CES | Cauda-equina-Syndrom |
| CES-D | *Center for Epidemiologic Studies Depression Scale* |
| CESI | kaudale epidurale Steroidinjektion |
| CGRP | *calcitonin gene related peptide* |
| CHRS | *contract hold relax stretch* |
| COX | Zyklooxygenase |
| Coxibe | Cox-2-Hemmer |
| CRP | C-reaktives Protein |
| CT | Computertomographie |
| CYP | Cytochrom P450 |

**D**

| | |
|---|---|
| DBS | *deep brain stimulation* |
| DD | Differenzialdiagnose |
| DEGAM | Deutsche Gesellschaft für Allgemein- und Familienmedizin |
| DGAI | Deutsche Gesellschaft für Anästhesiologie und Intensivmedizin |
| DGAKI | Deutsche Gesellschaft für Allergologie und klinische Immunologie |
| DGSS | Deutsche Gesellschaft zum Studium des Schmerzes |
| DGUV | Deutsche Gesetzliche Unfallversicherung |
| DLA | diagnostische Lokalanästhesie |
| DLI | diagnostische lokale Injektion |
| DLIF/XLIF | direkt laterale lumbale interkorporelle Fusion |
| DVO | Dachverband Osteologie |
| Dynesis | Dynamisches Neutralisations-System |

**E**

| | |
|---|---|
| EMEA | *European Medicines Agency* |
| EMG | Elektromyogramm |
| ESI | epidurale Steroidinfiltration |

**F**

| | |
|---|---|
| FAB | *fear-avoidance beliefs* |
| FBL | funktionelle Bewegungslehre |
| FDA | *Food and Drug Administration* |
| FSW | fokussierte Stoßwellen |

**G**

| | |
|---|---|
| G-CSF | *granulocyte-colony stimulating factor* |
| GdB | Grad der Behinderung |
| GRV | Gesetzliche Rentenversicherung |

**H**

| | |
|---|---|
| HADS | *Hospital Anxiety and Depression Scale* |
| HIZ | High-intensity-Zone |
| HKFR-10 | Heidelberger Kurzfragebogen |
| HLA | *human leukocyte antigen* |

| | |
|---|---|
| HRST | Herzrhythmusstörungen |
| HTA | *Health Technology Assessment* |

**I**

| | |
|---|---|
| IASP | *International Association for the Study of Pain* |
| ICF | Internationale Klassifikation der Funktionsfähigkeit, Behinderung und Gesundheit |
| IDET | intradiskale elektrothermale Therapie |
| IGOST | Interdisziplinäre Gesellschaft für orthopädische und unfallchirurgische Schmerztherapie e. V. |
| IHS | *International Headache Society* |
| ILESI | interlaminäre epidurale Steroidinjektion |
| ISG | Iliosakralgelenk |
| ISIS | *International Spine Intervention Society* |

**J**

| | |
|---|---|
| JOA | *Japanese Orthopaedic Association* |

**K**

| | |
|---|---|
| KA | Körperabschnitte |
| KBV | Kassenärztliche Bundesvereinigung |
| KddR | Konföderation der deutschen Rückenschulen |
| KM | Kontrastmittel |

**L**

| | |
|---|---|
| LA | Lokalanästhetika |
| LIZ | Low-intensity-Zone |
| LLP | Ligamentum longitudinale posterius |
| LMBB | *lumbar medial branch block* |
| LOR | *loss of resistance* |
| LSPA | lumbale Spinalnervenanalgesie |
| LWS | Lendenwirbelsäule |

**M**

| | |
|---|---|
| MBB | *medial branch block* |
| MdE | Minderung der Erwerbsfähigkeit |
| MDT | Konzept der Mechanischen Diagnose und Therapie |
| MED | bilaterale mikroendoskopische Dekompression |
| MEP | motorisch evozierte Potenziale |
| MET | Muskelenergietechniken |
| MRSA | Methicillin-resistenter Staphylococcus aureus |
| MRT | Magnetresonanztomographie |
| MS | multiple Sklerose |
| MTT | medizinische Trainingstherapie |

**N**

| | |
|---|---|
| NIH | *National Institutes of Health* |
| NLG | Nervenleitgeschwindigkeit |
| NMH | niedermolekulares Heparin |
| NOP | Nichtopioide |
| NPP | Nucleus-pulposus-Prolaps |
| NPSA | *National Patient Safety Agency* |
| NSAID | *non-steroidal anti-inflammatory drugs* (nichtsteroidale Entzündungshemmer) |
| NSAP | nichtsteroidale Antiphlogistika |
| NSAR | nichtsteroidale Antirheumatika |
| NSB | nozizeptiver somatomotorischer Blockierungseffekt |

**O**

| | |
|---|---|
| OGE | Obolenskaja-Goljanitzki-Effekt |
| OMT | orthopädische manuelle Therapie |

**P**

| | |
|---|---|
| PAI | Processus articularis inferior |
| PAS | Processus articularis superior |
| PCA | patientenkontrollierte Analgesie |
| PD | *directional preference* |
| PDA | Periduralanästhesie |
| PDK | Periduralkatheter |
| PDM | Periduralmembran |
| PDN | prothetischer Bandscheibenkern |
| PE | Polyethylen |
| PEEK | Polyether-Ether-Keton |
| PENS | perkutane elektrische Nervenstimulation |
| PION | hintere ischämische Optikusneuropathie |
| PIR-Dehnen | Dehnen während der postisometrischen Relaxation |
| PLF | posterolaterale lumbale Fusion |
| PLIF | posteriore lumbale interkorporelle Fusion |
| PMD | Plica mediana dorsalis |
| PME | progressive Muskelentspannung nach Jacobson |
| PNF | propriozeptive neuromuskuläre Fazilitation |
| PPKS | postpunktioneller Kopfschmerz |
| PSR | Patellarsehnenreflex |
| PST | pulsierende Signaltherapie |
| PTT | partielle Thromboplastinzeit |

**R**

| | |
|---|---|
| RCT | *randomized clinical trial* |
| RF | Radiofrequenz |
| RM | Rückenmark |
| ROM | *range of motion* |
| RS | Rückenschule |
| RSW | radiale Stoßwellen |

**S**

| | |
|---|---|
| SCS | Spinal-cord-Stimulation |
| SDAVF | spinale durale arteriovenöse Fisteln |
| SEA | spinaler epiduraler Abszess |
| sEDH | spinale epidurale Hämatome |
| SF-36 | krankheitsübergreifendes Messinstrument zur Erfassung der gesundheitsbezogenen Lebensqualität von Patienten |
| SGB | Sozialgesetzbuch |
| SIAS | Spina iliaca anterior superior |
| SIPS | Spina iliaca posterior superior |
| SNB | selektive Nervenblockade |
| SNRB | *selective nerve root block* |
| SpA | Spondylitis ankylosans |
| SPA | Spinalanästhesie |
| SS-PDA | Single-shot-Periduralanästhesie |
| SSBH | sternosymphysale Belastungshaltung |
| SSEP | somatosensorisch evozierte Potenziale |
| SSNB | *selective spinal nerve block* |
| SSRI | selektiver Serotoninwiederaufnahmehemmer |
| SVN | sinuvertebraler Nerv |
| SVR | *small volume resuscitation* |
| SVRB | *selective ventral ramus block* |

**T**

| | |
|---|---|
| TENS | transkutane elektrische Nervenstimulation |
| TFESI | transforaminale epidurale Steroidinfiltration |
| TLA | therapeutische Lokalanästhesie |
| TLAS | TLA mit Steroiden |
| TLI | therapeutische lokale Injektion |
| TLIF | transforaminale lumbale interkorporelle Fusion |
| TLS | therapeutische lokale Steroide |
| TNF | Tumornekrosefaktor |
| TNS | transiente neurologische Symptome |
| tNSAR | traditionelle nichtsteroidale Antirheumatika |
| TP | Processus transversus |
| TPR | Tibialis-posterior-Reflex |
| TZA | trizyklische Antidepressiva |

**U**

| | |
|---|---|
| UAW | unerwünschte Arzneimittelwirkungen |

**V**

| | |
|---|---|
| V. a. | Verdacht auf |
| VAS | visuelle Analogskala |
| VDS | ventrale Derotationsspondylodese |
| VersMedV | Versorgungsmedizin-Verordnung |

**W**

| | |
|---|---|
| WK | Wirbelkörper |
| WRS | Wurzelreizsyndrom |

**Z**

| | |
|---|---|
| Z. n. | Zustand nach |
| ZNS | Zentralnervensystem |

# Einführung

*Anke Eckardt*

**Ziel** dieses Buches soll es sein, nicht nur die gängigen diagnostischen und therapeutischen Maßnahmen bei den typischen Krankheitsbildern, die zu Rückenschmerz führen können, zu erläutern, sondern auch die derzeit empfohlenen therapeutischen Algorithmen bei unspezifischen und spezifischen Rückenschmerzen herauszuarbeiten. Vielleicht gelingt es in Zukunft, Patienten früher zu identifizieren, die bei zeitgerechter Einleitung einer multidisziplinären Therapie möglicherweise der Gefahr einer Chronifizierung von Schmerz entgehen.

Zum Verständnis der weiteren Einteilung der Kapitel zu Diagnostik und Therapie (▶ Kap. 3–6) seien hier bereits verschiedene Definitionen und eine Kurzzusammenfassung der wichtigsten Inhalte orientiert an den verfügbaren Leitlinien gegeben.

## 1.1 Epidemiologie

Wirbelsäulenerkrankungen haben eine große medizinische und sozioökonomische Bedeutung. Die Diagnose »Rückenschmerz« führt die Morbiditässtatistiken an.

In der primärärztlichen Praxis gehören Rückenschmerzen zu den häufigsten Beschwerden. Frauen sind häufiger betroffen als Männer. 39% der Frauen und 31% der Männer berichten, in den letzten 7 Tagen Kreuzschmerzen gehabt zu haben. Die Punktprävalenz beträgt nach Walker (2000) 33%, die Einjahresprävalenz 65% und die Lebenszeitprävalenz 84%. Es gibt keine überzeugende Evidenz dafür, dass das Lebensalter das Auftreten von Rückenschmerz beeinflusst (Airaksinen et al. 2006).

20% aller deutschen Erwachsenen leiden an Rückenschmerzen, die entweder intensiv sind oder mit Funktionsbeeinträchtigungen verbunden. 10% geben gar Schmerzen hoher Intensität und Beeinträchtigung an (Bellach et al. 2000, Schmidt u. Kohlmann 2005, 2007).

Rückenschmerzen sind somit eine **Volkskrankheit**, verschiedene Autoren sprechen sogar von einer Epidemie. Bei Männern sind sie der häufigste, bei Frauen der zweithäufigste Grund für Arbeitsunfähigkeit. Rückenschmerzen sind der zweithäufigste Grund für stationäre Aufnahmen, der häufigste Grund für stationäre medizinische Heilbehandlungen der Rentenversicherer und auch der häufigste Grund für eine vorzeitige Berentung. Allein bandscheibenbedingte Erkrankungen verursachen 17% aller Neuzugänge der Berufs- und Erwerbsunfähigkeitsrenten (Göbel 2001, Krämer 2006).

Die mittleren jährlichen **Kosten** pro Person mit Kreuzschmerzen belaufen sich in Deutschland derzeit auf ca. 1322 € (Wenig et al. 2009). Juniper et al. (2009) berechnen die pro Rückenschmerzpatient anfallenden direkten Kosten sogar auf 7000 €. Männliches Geschlecht, zunehmendes Alter, lediger Familienstand, geringer Ausbildungsstand, Arbeitslosigkeit und zunehmende Schwere der Kreuzschmerzen gehen mit höheren Kosten einher (Wenig et al. 2009). Die Autoren extrapolieren die Kosten für die Bevölkerung im Alter zwischen 18 und 75 Jahren auf knapp 50 Mrd. € pro Jahr (entsprechend 2,2% des Bruttosozialprodukts).

Nach Angaben der Gesundheitsberichterstattung des Bundes (Robert Koch Institut 2006) verursachten Rückenschmerzen in Deutschland im Jahr 2002 direkte Kosten von 8,3 Mrd. €. 85% der wesentlich höheren indirekten Kosten entstehen durch arbeits- und erwerbsunfähigkeitsbedingten Produktionsausfall. In Deutschland gingen im Jahr 2002 336.000 Erwerbstätigkeitsjahre verloren. Es ist anzunehmen, dass diese Zahlen auf andere Länder übertragbar sind.

Insgesamt kann jedoch ein Großteil der durch Rückenschmerz verursachten Kosten auf einen kleinen Anteil chronisch Kranker zurückgeführt werden (Robert Koch Institut 2006). Somit sind auch Gesundheitsökonomen bemüht, zur Vermeidung der Chronifizierung von Rückenschmerzen beizutragen.

Bereits **bei Jugendlichen** sind Rückenschmerzen häufig; verkürzte Becken-, Bein- und Nackenmuskulatur und Muskelschwächen der Bauch- und Gesäßmuskulatur, des Schulterblatts und der Brustwirbelsäule sind in der Regel die Ursache. Bei 100.000 finnischen Jugendlichen zeigte sich eine kontinuierliche Zunahme von Rückenschmerzen. 24-45% der finnischen Mädchen im Alter zwischen 12 und 18 Jahren und 12–19% der Jungen geben bereits wöchentlich Schmerzen im Schulter-Nacken-Bereich an (Hakala et al. 2002, 2006).

Obwohl die meisten Menschen ihren Rückenschmerz zunächst selbst behandeln und bekanntermaßen 80–90% aller Rückenschmerzen mit und ohne Behandlung innerhalb von 6–8 Wochen abklingen (Nachemson 1992, Waddell 1992), sucht jeder 2. Patient des Orthopäden und mindestens jeder 10. Patient des Allgemeinpraktikers den Arzt wegen Rückenschmerzen auf. Meist haben akut aufgetretene Rückenschmerzen eine gute Prognose, bei 8–10% der Patienten tritt jedoch eine **Chronifizierung** ein. Wenn also die Schmerzen nicht binnen 12 Wochen abklingen, droht die Gefahr einer Chronifizierung. Auch findet sich eine hohe Komorbidität nicht nur mit psychischen Erkrankungen (z. B. Depression und Angst), sondern auch mit anderen Erkrankungen des Bewegungsapparats (rheumatoide Arthritis, Arthrose, Osteoporose) sowie auch kardiovaskulären Erkrankungen (Schneider et al. 2007).

> **Gleich zu Beginn der Behandlung ist es für den Verlauf der Erkrankung von eminenter Bedeutung, den unspezifischen Rückenschmerz möglichst rasch von Krankheitsbildern zu unterscheiden, die einer gezielten Therapie zugeführt werden müssen.**

Zum einen gilt es, nicht iatrogen durch übertriebene Diagnostik und Bewertung z. B. altersentsprechender Veränderungen in der Bildgebung zur Chronifizierung beizutragen (Van Tulder 1997). Andererseits ist es aber von größter Bedeutung, frühzeitig das Chronifizierungsrisiko beim einzelnen Patienten durch sorgfältige Anamneseerhebung und einen oftmals multidisziplinären Diagnostik- und Therapieansatz zu erkennen und entsprechend rasch multimodal gegensteuern zu können.

Hier treten Versorgungsprobleme zutage, z. B. sind die Voraussetzungen für eine psychosoziale Diagnostik und Therapie trotz vermehrter Kenntnisnahme der Probleme durch die verschiedenen Leistungsträger und auch die Krankenkassen noch nicht flächendeckend geschaffen.

## 1.2 Leitlinien

Verschiedene Verbände in Deutschland und Europa haben evidenzbasierte Leitlinien und Empfehlungen erarbeitet, um die Versorgungsqualität von Patienten mit Rückenschmerzen zu verbessern. Berücksichtigung finden in den nachfolgenden Beiträgen zu Diagnostik und Therapie ▶ Kap. 3–6) die folgenden Leitlinien:

- Bundesärztekammer (BAEK), Kassenärztliche Bundesvereinigung (KBV); Arbeitsgemeinschaft der Wissenschaftlichen Medizinischen Fachgesellschaften (AWMF) Nationale VersorgungsLeitlinie Kreuzschmerz, 30. November 2010, (*www.versorgungsleitlinien.de/themen/kreuzschmerz*);
- Arzneimittelkommission der deutschen Ärzteschaft (2007) Empfehlungen zur Therapie von Kreuzschmerzen, 3. Auflage (*www.akdae.de/Arzneimitteltherapie/TE/Archiv/Kreuzschmerzen.pdf*);
- Leitlinien-Clearing-Bericht »Akuter Rückenschmerz« der Zentralstelle der Deutschen Ärzteschaft zur Qualitätssicherung in der Medizin (2001) (*www.leitlinien.de*) Thomeczek et al. 2003 (*www.aezq.de/literatur/leitlinien-clearing-bericht-akuter-ruckenschmerz/?searchterm=rückenschmerz*)
- Zentralstelle der Deutschen Ärzteschaft zur Qualitätssicherung in der Medizin: Leitlinien-Clearingverfahren Chronischer Rückenschmerz (2004) *www.leitlinien.de/clearingverfahren/clearingberichte/crs/00crs/view*
- Leitlinie Kreuzschmerz der Deutschen Gesellschaft für Allgemein- und Familienmedizin (2003) (*www.leitlinien.degam.de/uploads/media/Kreuzschmerz-Kurzfassung.pdf*)
- Leitlinien der EU COST (2006):
  - für akuten unspezifischen Rückenschmerz: *European Guidelines for the Management of Acute Nonspecific Low Back Pain in Primary Care* (*www.backpaineurope.org/web/html/wg1_results.html*) Van Tulder et al. (2006),
  - für chronischen unspezifischen Rückenschmerz: (*www.backpaineurope.org/web/html/wg2_results.html*) Airaksinen et al. (2006);
- Leitlinie Lumbale Radikulopathie der Deutschen Gesellschaft für Neurologie (2008) (*www.dgn.org/images/stories/dgn/leitlinien/LL2008/ll08kap_079.pdf*);
- Empfehlungen der AG Kurative Versorgung der Bertelsmann-Stiftung, Experten-Panel Rückenschmerz (2007) (*www.bertelsmann-stiftung.de/cps/rde/xbcr/SID-8FECD848-8AA971D7/bst/Kuration_2007.pdf*);
- Leitlinie des *National Collaborating Center for Primary Care* in Zusammenarbeit mit dem *Royal College of General Practitioners* (2009) (*www.nice.org.uk/nicemedia/live/11887/44343/44343.pdf*)

## 1.3 Einteilung von Rückenschmerzen

### 1.3.1 Nach der Zeitdauer des Auftretens

Nachemson und Bigos (1984) teilten Rückenschmerzen nach der Zeitdauer des Auftretens ein: **Akute** Rückenschmerzen kehren nicht wieder, sind nicht chronisch, sondern kürzlich und plötzlich aufgetreten. **Zeitweilige** Rückenschmerzen dauern höchstens 90 zusammenhängende Tage, kehren aber im Laufe eines Jahres nicht wieder. Der Terminus **wiederkehrende** Rückenschmerzen beschreibt Beschwerden an weniger als der Hälfte der Tage, auftretend in mehreren Episoden in einem Beobachtungszeitraum von einem Jahr. **Chronische** Rückenschmerzen treten an mindestens der Hälfte der Tage im Laufe eines Jahres auf.

In den meisten Leitlinien hat sich jedoch die folgende Definition etabliert:

**Definition**

**Akuter Rückenschmerz:** Schmerzdauer bis zu 6 Wochen.
**Subakuter Rückenschmerz:** Dauer bis zu 12 Wochen.
**Chronischer Rückenschmerz:** Dauer länger als 12 Wochen.

### 1.3.2 Unspezifische Kreuz- oder Rückenschmerzen

Patienten mit »unspezifischen« Rückenschmerzen (Syn.: nichtspezifische Rückenschmerzen, nichtradikuläre Kreuzschmerzen, Lumbago) sind meist jüngeren Alters. Die

Schmerzen projizieren sich lumbal, lumbosakral, dermatomübergreifend mit Ausbreitung über das Gesäß und manchmal auch den Oberschenkel. Eine Schmerzaustrahlung bis unterhalb der Kniekehle ist selten. Die Beschwerden sind in der Regel positionsabhängig, Lageänderungen sind erleichternd, können aber auch schmerzverstärkend sein.

85% dieser Kreuzschmerzen heilen spontan, und die Ursache der Schmerzen bleibt unklar (White u. Gordon 1982). 2% dieser Kreuzschmerzen müssen auf extravertebrale Ursachen wie Nieren- oder gynäkologische Erkrankungen oder auch Erkrankungen des Retroperitoneums, wie z. B. eine Pankreatitis, zurückgeführt werden (Deyo u. Weinstein 2001).

### 1.3.3 Spezifische Kreuz- oder Rückenschmerzen

»Spezifische« Rückenschmerzen haben eine **klar definierte Ursache** und müssen entsprechend gezielt, z. T. fachübergreifend behandelt werden.

Tumorerkrankungen mit Metastasen, Osteoporose, Frakturen, Tuberkulose, multiples Myelom, Lymphome und sehr selten primäre Knochentumore können mit Rückenschmerzen einhergehen. Entzündliche Erkrankungen, chronische Polyarthritis und insbesondere Spondarthritiden können sich erstmals durch Kreuzschmerzen manifestieren. Eine entzündliche Radikulitis findet sich bei Zostererkrankungen und auch bei Borreliose.

Ausstrahlende Beschwerden werden zum einen als Ischialgie, Femoralgie oder in Kombination mit Kreuzschmerzen als Lumboischialgie bzw. Lumbofemoralgie bezeichnet, wenn diese Ausstrahlungen als Folge einer Nervenwurzelirritation auftreten. Bei diesen auch als **Wurzelreizsyndrom** oder **lumbale Radikulopathie** benannten Krankheitsbildern sind die Beinschmerzen meist stärker als die Rückenschmerzen, wobei sich bei einem sequestrierenden Bandscheibenvorfall typischerweise der Schmerz vom Rücken in das Bein verlagert. Die Schmerzen werden in das Dermatom der betroffenen Wurzel projiziert, wo sich in der Regel dann auch eine Hyp- oder Parästhesie findet. Klinisch wichtigstes Zeichen für eine Nervenkompression ist der Lasègue-Test. Neben Reflexdifferenzen treten evtl. motorische Ausfälle der betroffenen Nervenwurzel auf. Zugrunde liegt zumeist ein Bandscheibenvorfall, aber auch degenerative Veränderungen (Spondylarthrose, Spinalkanalstenose), Instabilitäten (Spondylolisthese, degenerativ erworben oder idiopathisch) und lokale Raumforderungen durch Tumore, Entzündungen oder Metastasen können Radikulopathien verursachen. Als weniger häufige, aber dennoch in das differenzialdiagnostische Spektrum einzubeziehende Pathologien können Entzündungen wie Spondylodiszitiden, ein Herpes Zoster und auch eine Lyme-Radikulitis eine entsprechende Symptomatik auslösen.

### 1.3.4 Pseudoradikuläres Syndrom

Abzugrenzen hiervon sind Schmerzen im Sinne eines »**pseudoradikulären Syndroms**«. Hierbei ist der neurologische Untersuchungsbefund unauffällig. Klinisch und ggf. auch bildgebend sollte eine Genese der Beschwerden vonseiten der Hüfte, des Iliosakralgelenks oder von Tendomyopathien bei Überlastungen abgeklärt werden. Selten manifestieren sich auch primäre Muskelerkrankungen (Myopathien) mit Lumbalgien, ebenso wie metabolische Plexus- und Radikulopathien im Rahmen eines Diabetes mellitus. Auch nach Strahlentherapie im Bereich des Beckens können radiogene Plexusaffektionen auftreten.

## 1.4 Dunkelrote, rote und gelbe Flaggen

Für den erstbehandelnden Arzt eines Patienten mit Rückenschmerzen sind zunächst 3 Fragen zu klären:

**? Bei Erstkonsultation erfragen:**

1. Liegt eine gefährliche Erkrankung (Tumor, Fraktur, Entzündung u. a.) vor?
2. Gibt es Hinweise für eine Nervenkompression?
3. Finden sich Hinweise auf Faktoren, die evtl. zur Chronifizierung beitragen können?

Im englischen Sprachraum wird diese Unterscheidung von unspezifischem Rückenschmerz von radikulären Syndromen und möglicherweise schweren spinalen Pathologien als »**diagnostische Triage**« bezeichnet.

Als sog. *red flags*, dunkelrote Flaggen oder Alarmzeichen für eine sofortige Versorgung des Patienten in einem hierfür eingerichteten Krankenhaus sind definiert:

**Dunkelrote Flaggen**

- Vor allem Fraktur (v. a. bei älteren Patienten mit vorbestehender Osteoporose)
- Tumor (anamnestisch oder Allgemeinsymptome wie Gewichtsverlust, Fieber, Nachtschweiß)
- Infektion (**cave:** Patienten unter Kortikosteroiden mit vorbestehender Immunsuppression, Rheumatoide Arthritis, HIV, Drogen)
- Caudasyndrom (Reithosenanästhesie, Überlaufblase, Sphinktertonusverlust) und schwere radikuläre Defizite, Funktionsverlust der Kennmuskeln

**Tab. 1.1** Dunkelrote, rote und gelbe Flaggen

| Dunkelrote Flaggen | Rote Flaggen | Gelbe Flaggen |
|---|---|---|
| **Merkmale** | | |
| Erfordern eine sofortige diagnostische Abklärung und in der Regel auch einen operativen Eingriff in einem spezialisierten Zentrum | Stellen zwar keine extreme Notfallsituation dar, im Einzelfall ist jedoch eine weitere diagnostische Abklärung und Therapie erforderlich | Gelten als Prädiktoren für den Übergang zu chronischen Verläufen und zeigen deutlich mehr Zusammenhang mit Chronifizierung als somatische oder biografische Faktoren |
| **Hierzu zählen** | | |
| Conus-/Cauda-equina-Syndrom<br>Verdacht auf Spondylodiszitis mit spinalem Abszess<br>Wirbelkörperfraktur mit nervaler Schädigung<br>Wurzelkompressionssyndrom mit ausgeprägter Parese | Alter (erstmaliges Auftreten von Rückenschmerzen im Alter von < 20 und > 50 Jahren<br>Begleitende Grunderkrankung<br>Ungewollter, unkontrollierter Gewichtsverlust<br>Vorangegangene Wirbelsäulenoperationen<br>Wurzelkompressionssyndrom mit dermatombezogener Schmerzausstrahlung und sensomotrischem Defizit<br>Unfallereignis: Sturzanamnese mit Frakturverdacht | Pessimistische Grundeinstellung<br>Schmerzvermeidungsverhalten<br>Depressive Verstimmung, Rückzugsverhalten<br>Ängstliche Aufmerksamkeit auf körperliche Prozesse<br>Habituelle Besonderheiten (z. B. Durchhalten)<br>Bevorzugung passiver Maßnahmen<br>Renten- und/oder Versicherungsansprüche<br>Familien- und Arbeitsplatzprobleme<br>Ungünstige Diagnose- und Therapieerfahrungen (inkl. iatrogene Faktoren)<br>Unsicherheit bezüglich diagnostischer, therapeutischer und prognostischer Informationen |

Dazu kommen noch weitere Faktoren, die die Europäische Guideline ebenso unter den Begriff *red flags* subsumiert, die AG Kurative Versorgung der Bertelsmann-Stiftung (2007) unterscheidet dunkelrote (s. oben) von den nachstehenden roten Flaggen:

### Rote Flaggen

- Patientenalter < 20 oder > 55 Jahre
- Konstant ansteigende Schmerzen, die sich nicht mechanisch erklären lassen und trotz Bettruhe vorhanden sind
- Brustschmerzen
- Langjährige Einnahme von Kortison, Drogen, Immunsuppression
- HIV-Infektion

Bei Patienten mit unspezifischen Kreuzschmerzen ohne *red flags* ist zunächst (in den ersten 4–6 Wochen) keine Bildgebung notwendig (Pfirrmann et al. 1999, Kendrick et al. 2001, Jarvik et al. 2003, Gilbert et al. 2004). Diese empfiehlt sich aber in jedem Fall bei

- Patienten mit Tumoranamnese,
- unklaren, therapieresistenten Schmerzen, wenn trotz Therapie über 4 Wochen keine Besserung eingetreten ist,
- Patienten mit ungewöhnlich starken Schmerzen.

Dann ist in der Regel nicht nur eine Röntgen-, sondern auch eine MRT-Untersuchung angezeigt (Van Tulder et al. 2006).

Um **Chronifizierungen** bei ausbleibendem Therapieerfolg bei Rückenschmerzen zu vermeiden, ist es erforderlich, verschiedene Faktoren zu evaluieren.

**Zur Chronifizierung können beitragen:**
- **die psychische Disposition des Patienten,**
- **ein Rentenbegehren,**
- **die individuelle soziale Situation des Patienten,**
- **der Arzt.**

Der Arzt sollte es vermeiden,
- radiologische Befunde überzubewerten und den Patienten damit zu stigmatisieren,
- ihn mangelnd über die Gutartigkeit von unspezifischen Rückenschmerzen aufzuklären,
- unkritisch Infiltrationen durchzuführen,
- den Patienten prolongiert krankzuschreiben.

Schließlich gilt es, psychische Komorbiditäten wie Depression und Angst zu evaluieren und einer Therapie zuzuführen. Diese »Belastungsfaktoren« werden im europäischen Sprachgebrauch auch als *yellow flags* (gelbe Flaggen) bezeichnet. Faktoren, die das Risiko für die Chronifizierung von Schmerzen erhöhen und die Rückkehr an den Arbeitsplatz gefährden sind z. B.:

**Gelbe Flaggen**

- Inadäquater Umgang mit der Erkrankung und Erwartungen an die Therapie und Prognose
- Inadäquate Schmerzverarbeitung, z. B. Angstvermeidungsstrategien, reduzierte Aktivität
- Probleme am Arbeitsplatz, geringe Zufriedenheit mit dem Arbeitsplatz
- Emotionale Probleme, Depression, Angst, verringerte Stresstoleranz, Antriebsarmut, Rückzug von sozialen Aktivitäten

Einen Überblick über die oben beschriebenen Alarmzeichen und Belastungsfaktoren gibt ◘ Tab. 1.1.

## 1.5 Hinweise zur Diagnostik und Therapie von akuten und chronischen unspezifischen Rückenschmerzen

Eine Befunderhebung verlangt neben guten Kenntnissen in der Untersuchungstechnik der Wirbelsäule auch darüber hinausgehendes Engagement in der Evaluation der individuellen Situation des Patienten. Nicht selten braucht es ein »Netzwerk« von fachübergreifenden, aber interdisziplinär und berufsgruppenübergreifend gut kooperierenden Instanzen, um den Anforderungen an Diagnostik und Therapie von Patienten mit Rückenschmerzen gerecht zu werden.

Es gelten für die Diagnostik und Therapie akuter und chronischer unspezifischer Rückenschmerzen in Kurzform folgende Hinweise, die aufgrund der evidenzbasierten Empfehlungen der aktuellen Leitlinien gegeben werden können:

**Diagnostik akuter unspezifischer Kreuzschmerzen**

- Anamnese und klinische Untersuchung zum Ausschluss von *red flags*, »diagnostische Triage«
- Psychosoziale Chronifizierungsfaktoren ggf. primär erfassen
- Außer bei Hinweisen auf spezifische Rückenschmerzen keine Röntgen- oder MRT– Untersuchung in den ersten 4 Wochen der Behandlung
- Nach 4 Wochen Reassessment, wenn keine Besserung eingetreten ist, den Patienten rasch hinsichtlich der Chronifizierungsvermeidung einer gezielten fachärztlichen Untersuchung und Therapie zuführen, frühzeitig eine psychotherapeutische Mitbetreuung erwägen

**Behandlung akuter unspezifischer Kreuzschmerzen**

- Den Patienten ausreichend mit Informationen über die Gutartigkeit der Erkrankung versorgen
- Den Patienten anweisen, aktiv zu bleiben, keine Bettruhe – wenn schmerzbedingt nicht möglich, längstens 2–3 Tage
- Versorgung mit adäquaten Analgetika, Paracetamol, nichtsteroidalen Antirheumatika (NSAR); ggf. zusätzliche Muskelrelaxanzien, ggf. Opioide
- Wenn sich keine Besserung einstellt, sollten ein physiotherapeutisch mit dem Patienten erarbeitetes Übungsprogramm, manuelle Therapie und oder Akupunktur angeboten werden
- Rasche Einleitung multidisziplinärer Evaluations- und Behandlungsprogramme in spezialisierten Zentren für Patienten, die innerhalb von 4–8 Wochen nicht an ihren Arbeitsplatz zurückkehren, und für alle, die Hinweise für eine Chronifizierung mit sich bringen

**Diagnostik chronischer unspezifischer Kreuzschmerzen**

- Anamnese und klinische Untersuchung zum Ausschluss von *red flags*, »diagnostische Triage«
- Auch bei wiederholter Vorstellung des Patienten bereit sein, die Diagnose zu hinterfragen
- Prognostische Faktoren (*yellow flags*) erfassen, mittels geeigneter Instrumente das Chronifizierungsrisiko bzw. den bereits eingetretenen Grad der Chronifizierung erfassen
- Eine Röntgenuntersuchung sollte vorliegen, ohne dass altersentsprechende degenerative Veränderungen überbewertet werden
- Eine MRT-Untersuchung zur weiterführenden Diagnostik hat den höchsten Stellenwert insbesondere bei Patienten mit ausstrahlenden Beschwerden zur Abklärung/zum Ausschluss von radikulären Symptomen, Entzündung, Fraktur oder Metastasen
- Spätestens nach 8 Wochen den Patienten einer spezialisierten ambulanten, teilstationären oder stationären multimodalen und interdisziplinären Therapie in einem spezialisiertem Zentrum/einer Praxis vorstellen

Für die Therapie chronischer Rückenschmerzen finden sich nach evidenzbasierten Kriterien nur wenige Hinweise, was jedoch die Erfahrung des Behandlers mit einzelnen therapeutischen Methoden nicht beeinflussen sollte. Insgesamt liegt leider eine Unterversorgung mit spezialisierten Zentren und besonders auch psychosomatischen Diagnostik- und Behandlungsmöglichkeiten vor, die ein ganzheitliches Konzept zur Therapie des chronischen Rückenschmerzes ermöglichen. Orientierend gilt die folgende Übersicht für die Therapie chronischer unspezifischer Rückenschmerzen:

### Behandlung chronischer unspezifischer Kreuzschmerzen

- Physiotherapie mit Erarbeitung von individuellen Übungsprogrammen ist die Therapie der ersten Wahl! Auch Gruppentherapie und Therapien mit kognitiv-verhaltenstherapeutischem Ansatz sind empfohlen. Hier gibt es verschiedene Ansätze (Stabilisierung, Muskelkräftigung, Therapie nach McKenzie u. a.), deren Einsatz dem Therapeuten in Absprache mit dem zuweisenden Arzt obliegt.
- Es gibt keine ausreichende Evidenz für die Anwendung von Interferenzstrom, Kurzwelle, Lasertherapie, Ultraschall, Thermotherapie, Miederversorgung, TENS-Gerät, Traktionen. Auch für Massagen findet sich eine nur geringe Evidenz.
- Eine Serie Manualtherapie sollte angeboten werden.
- Patientenaufklärung und Motivation zu Bewegungsprogrammen und Rückkehr in normale Aktivitäten, Reduktion von krankheitsbedingter Arbeitsunfähigkeit oder gar Berentung. Offene Gespräche über Behandlungsmöglichkeiten und deren Erfolgsaussichten.
- Verhaltenstherapie, psychologische Mitbetreuung und v. a. bei Somatisierungsstörung auch psychosomatische oder psychotherapeutische Mitbetreuung des Patienten.
- Multidisziplinäre biopsychosoziale stationäre Rehabilitation in spezialisierten Zentren, wenn vorherige Therapien versagt haben.
- Neben der Schmerztherapie mit Paracetamol und NSAR (wenn möglich, nicht länger als 3 Monate und bei Patienten > 45 Jahre in Kombination mit einem Protonenpumpenhemmer) auch kurzfristige Gabe von Muskelrelaxanzien und ggf. Antidepressiva erwägen. Opioide sind häufig als Dauermedikation erforderlich. Capsaicin-Pflaster sind kurzfristig hilfreich, für die Indikation von Gabapentin gibt es keine sichere Evidenz.
- Andere, invasive Therapieverfahren (epidurale Kortikosteroidgabe, Nervenwurzelblockaden, Facetteninfiltrationen und -denervierung, ISG-Infiltrationen, IDET-Katheter und Koablation sind nur dann empfohlen, wenn eine entsprechende Pathologie vorliegt, die hierdurch gezielt behandelt werden kann. Ein ungezielter Einsatz bei unspezifischem chronischem Rückenschmerz ist obsolet.
- Prolotherapie (Sklerosierung der Ligamente durch lokale Injektionen) ist nachgewiesenermaßen nicht effektiv. Triggerpunktinfiltrationen können zwar kurzfristig die Beschwerden bessern, sind aber langfristig ohne Einfluss auf das Krankheitsbild.
- Sorgfältige Auswahl von Patienten, die vielleicht doch nach langer Dauer der Schmerzen und erfolgloser multidisziplinärer Therapie einer operativen Therapie zugeführt werden könnten.

Der **Prävention** von Rückenscherzen ist mehr Bedeutung beizumessen. Eine intensive und individuelle Hinführung der Betroffenen zu Aktivität, Muskelertüchtigung und Übungsprogrammen, eine vermehrte Aufklärung und Information unter Berücksichtigung biopsychosozialer Faktoren und weg von biomechanischen Modellen der Schmerzentstehung und alleinigen Rückenschulprogrammen können dazu beitragen (Burton 2005).

## Literatur

AG Kurative Versorgung der Bertelsmann-Stiftung, Experten-Panel Rückenschmerz (2007) *www.bertelsmann-stiftung.de/cps/rde/xbcr/SID-8FECD848-8AA971D7/bst/Kuration_2007.pdf*

Airaksinen O, Brox JI, Cedraschi C, Hildebrandt J, Klaber-Moffett J, Kovacs F, Mannion AF et al (2006) Chapter 4. European Guidelines for the management of chronic nonspecific low back pain. Eur Spine J 15: 192–S300

Arzneimittelkommission der Deutschen Ärzteschaft (2000) *www.akdae.de/35/91_Kreuzschmerzen_2000*

Arzneimittelkommission der deutschen Ärzteschaft (2007) Empfehlungen zur Therapie von Kreuzschmerzen, 3. Aufl. *www.akdae.de/en/35/64-Kreuzschmerzen-2007-3Auflage.pdf*

Bellach BM, Ellert U, Radoschewski M (2000) Epidemiologie des Schmerzes – Ergebnisse des Bundes-Gesundheitssurveys 1998. Bundesgesundheitsblatt – Gesundheitsforschung – Gesundheitsschutz 43: 424–443

Bundesärztekammer (BAEK), Kassenärztliche Bundesvereinigung (KBV); Arbeitsgemeinschaft der Wissenschaftlichen Medizinischen Fachgesellschaften (AWMF) (2010) Nationale Versorgungs-Leitlinie Kreuzschmerz (30. November 2010) *www.versorgungsleitlinien.de/themen/kreuzschmerz*

Burton AK (2005) How to prevent low back pain. Best Prac Res Clin Rheumatol 4: 541–555

Deutsche Gesellschaft für Allgemein- und Familienmedizin (2003) *www.degam.de/leitlinien/leit03_kreuz.htm*

Deutsche Gesellschaft für Neurologie (2008) Leitlinie Lumbale Radikulopathie. *www.uni-duesseldorf.de/AWMF/11/030-058.htm*)

Deyo RA, Weinstein DO (2001) Low back pain. N Engl J Med 344: 363–370

EU COST (2006) *www.backpaineurope.org*

Gilbert FJ, Grant AM, Gilian MG, Vale LD, Campbell MK, Scott NW, Knight DJ, Wardlaw D (2004) Low back pain: influence of early MR imaging or CT on treatment and outcome – multicenter randomized trial. Radiology 231(2): 343–351

Göbel H (2001) Epidemiologie und Kosten chronischer Schmerzen. Schmerz 15: 185–196

Hakala P, Rimpelä A, Salminen JJ, Virtanen SM, Rimpelä M (2002) Back, neck and shoulder pain in Finnish adolescents: national cross sectional surveys. BMJ 325: 743

Hakala P, Rimpelä AH Saarni LA, Salminen JJ (2006) Frequent computer-related activities increase the risk of neck-shoulder and low back pain in adolescents. Eur J Public Health 16: 536–541

Jarvik JG, Hollingworth W, Martin B, Emerson SS, Gray DR, Overman S, Robinson D et al (2003) Rapid magnetic resonance imaging vs radiographs for patients with low back pain: a randomized controlled trial. JAMA 289(21): 2810–2818

Juniper M, Le TK, Mladsi D (2009) The epidemiology, economic burden, and pharmacological treatment of chronic low back pain in France, Germany, Italy, Spain and the UK: a literature-based review. Expert Opin Pharmacother 10: 2581–2591

Krämer J (2006) Epidemiologie. In: Krämer J, Hasenbring M, Theodoridis T, Wilke JH (Hrsg) Bandscheibenbedingte Erkrankungen. Ursache, Diagnostik, Behandlung, Vorbeugung, Begutachtung, 5. Aufl. Thieme, Stuttgart, S 11–13

Kendrick D, Fielding K, Bentley E, Kerslake R, Miller P, Pringle M (2001) Radiography of the lumbar spine in primary care patients with low back pain: randomised controlled trial. BMJ 322(7283) 400–405

Nachemson AL (1992) Biopsychosocial analysis of low back pain. Bailliers Clin Rheumatol 6(3):523–557

Nachemson A, Bigos SJ (1984) The low back. In: Cruess J, Rennie WRJ (eds) Adult orthopedics. Churchill-Livingstone, New York, pp 843–937

National Collaborating Cente for Primary Care in Zusammenarbeit mit dem Royal College of General Practitioners (2009) Low back pain: early management of persistent non-specific low back pain. NICE-Clinical Guideline 88, National Institute for Health and Clinical Excellence (NHS) *www.nice.org.uk/nicemedia/live/11887/44343/44343.pdf*

Pfirrmann CW, Hodler J Boss N (1999) Diagnostic imaging in lumbar back pain. II. Imaging and image-guided infiltrations. Schweiz Rundsch Med Prax 88: 315–321

Robert Koch Institut (RKI) (2006) Gesundheit in Deutschland. RKI, Berlin. *www.gbe-bund.de/gbe10/trecherche.prc_them_rech?tk=200&tk2=240&p_uid=gast&p_aid=58690113&p_sprache=D&cnt_ut=1&ut=240*

Schmidt CO, Kohlmann T (2005) Was wissen wir über das Symptom Rückenschmerz? Epidemiologische Ergebnisse zu Prävalenz, Inzidenz, Verlauf, Risikofaktoren. Z Orthop 143: 292–298

Schmidt CO, Kohlmann T (2007) Rückenschmerzen in Deutschland – ein epidemiologischer Überblick. Klinikarts 36: 680–684

Schneider A, Mohnen SM, Schiltenwolf M, Rau C (2007) Comorbidity of low back pain: representative outcomes of a national health study in the Federal Republic of Germany. Eur J Pain 11: 387–397

Schochat T, Jäckel HW (1998) Rückenschmerzen aus epidemiologischer Sicht. Man Med 36: 48–54

Thomeczek C, Lampert U, Brune K, Hasenbring M, Krämer J, Niebling W, Raspe H et al (2003) Das Leitlinien-Clearingverfahren Akuter Rückenschmerz. Methodik und Ergebnisse der formalen Bewertung. Z Orthop Grenzgeb 141: 11–17

Van Tulder MW, Assendelft WJ, Koes BW, Bouter LM (1997) Spinal radiographic findings and nonspecific low back pain. A systematic review of the observational studies. Spine 22: 427–434

Van Tulder M, Becker A, Bekkering T, Breen A, del Real MT, Hutchinson A, Koes B et al (2006) Chapter 3. European Guidelines for the management of acute nonspecific low back pain in primary care. Eur Spine J 15(Suppl 2):S169–S191

Waddell G (1992) Biopsychosocial analysis of low back pain. Bailliers Clin Rheumatol 6(3): 523–557

Walker BF (2000) The prevalence of low back pain: a systematic review of the literature from 1966 to 1998. J Spinal Disord 13: 205–217

Wenig CM, Schmidt CO, Kohlmann T, Schweikert B (2009) Costs of back pain in Germany. Eur J Pain 13(3): 280–286

White AA, Gordon SL (1982) Synopsis: Workshop on idiopathic low-back pain. Spine 7:141–149

Zentralstelle der Deutschen Ärzteschaft zur Qualitätssicherung in der Medizin: Leitlinien-Clearingbericht »Akuter Rückenschmerz« (2001) *www.leitlinien.de* oder *www.aezq.de/literatur/leitlinien-clearing-bericht-akuter-ruckenschmerz/?searchterm=rücken-schmerz*

Zentralstelle der Deutschen Ärzteschaft zur Qualitätssicherung in der Medizin: Leitlinien-Clearingverfahren Chronischer Rückenschmerz (2004) *www.leitlinien.de/clearingverfahren/clearingberichte/crs/00crs/view*

# Funktionelle Anatomie und Physiologie der Lendenwirbelsäule und physiologische Alterungsprozesse

*Eckart Stofft*

## 2.1 Funktionen der Wirbelsäule und aufrechter Gang

Die Wirbelsäule (Columna vertebralis) erfüllt vielfältige, teilweise gegensätzliche Funktionen. Diese lassen sich aus der Entwicklungsgeschichte des Achsenorgans und seiner Adaptation an die Bipedie des Menschen erklären. Die Tetrapodenwirbelsäule ist primär an die quadrupede Körperhaltung angepasst. Nach dem **Bogen-Sehnen-Prinzip** ist die Wirbelsäule der Säugetierspezies durch einen dorsal gelegenen, gegliederten und mehr oder weniger stark kyphotisch gekrümmten Stab repräsentiert (Kummer 1959). Dieser wird durch eine ventrale Bogensehne gespannt. Die Bogensehne wird durch die gerade und schräg verlaufende Bauchwandmuskulatur gebildet. Bei der bipeden Aufrichtung verliert die Bauchwandmuskulatur ihre primäre Spannfunktion, da die Wirklinien der von der Wirbelsäule zu tragenden Körperteilgewichte nach der Aufrichtung vertikal und damit parallel zur Wirbelsäulenachse verlaufen.

Der **aufrechte Gang** des Menschen hat im Laufe der Stammesgeschichte nicht nur im Ganzen die Gestalt des Körpers, sondern auch im Einzelnen das Aussehen seiner Teile geprägt. Die Wirbelsäule ist beim Menschen zur vertikalen, tragenden Säule geworden, die dem Rumpf Stabilität verleiht und den Kopf und die oberen Gliedmaßen trägt. Mit der Aufrichtung des Körpers haben sich die menschspezifischen Krümmungen der Wirbelsäule ausgebildet.

Des Weiteren vollzog sich eine funktionelle Umorientierung der vorderen Extremität der quadrupeden Tierspezies in die, durch den bipeden Gang freigewordene, obere Extremität des Menschen (v. Lanz u. Wachsmuth 1982). Die obere Extremität diente nicht mehr der Fortbewegung des Individuums, sondern differenzierte sich zu einem wichtigen »Werkzeug« für die **Greif- und Tastfunktion** (Tillmann u. Töndury 1987). Die hintere Extremität hat mit der Aufrichtung eine hohe statische Bedeutung für die **Standfestigkeit und Lokomotion** gewonnen. Aufgrund der funktionellen Anpassung kam es im Bereich der unteren Extremität u. a. zur Verbreiterung der Hüftbeine, zur funktionsbedingten, geänderten Gelenkmechanik der großen und kleinen unteren Extremitätengelenke und zur Ausformung des menschlichen Fußskeletts mit seiner typischen, einzigartigen Gewölbekonstruktion (Stofft 2005).

Als Folge und Konsequenz der Bipedie wurde das Achsenorgan zur tragenden Säule der Körperlast, die von kranial nach kaudal zunimmt (Abb. 2.1). Neben der Statik muss die Wirbelsäule eine weitere wichtige Aufgabe erfüllen, die in der **Gewährleistung der Dynamik** liegt. Sie muss in der Lage sein, Bewegungen in allen Ebenen des Raumes durchzuführen. Die vielgelenkige Wirbelsäule übernimmt nicht nur die Rolle der Federung, sondern sie führt beim Stehen und Gehen (Lokomotion) Ausgleichsbewegungen durch, um das Gleichgewicht zu erhalten. Die passive Beweglichkeit wird durch die Bewegungssegmente, die aktive durch die autochthone Rückenmuskulatur gewährleistet.

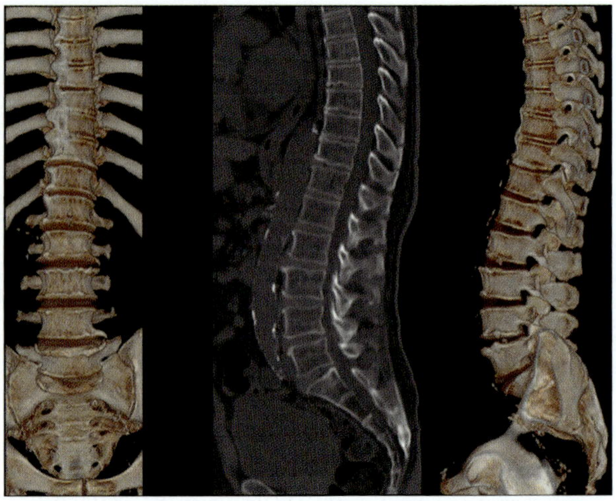

**Abb. 2.1** Wirbelsäule eines Erwachsenen. Rekonstruktion aus einem Volumendatensatz einer CT-Untersuchung (Röntgenabteilung KKM Mainz, Chefarzt PD Dr. med. J. O. Balzer, mit freundlicher Genehmigung)

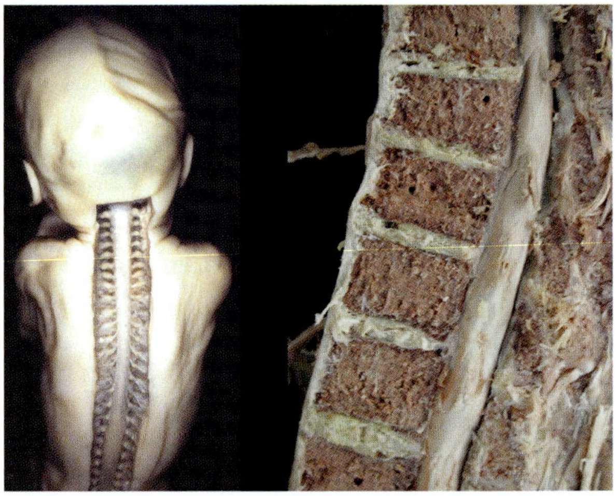

**Abb. 2.2** Anatomisches Präparat des geöffneten Wirbelkanals mit Medulla spinalis. Neugeborenes (*links*), Erwachsener mit geschlossenem Durasack (*rechts*)

Als weitere Aufgabe übernimmt die Wirbelsäule eine **Schutzfunktion** für das im Wirbelkanal gelegene Rückenmark (Abb. 2.2).

## 2.2 Aufbau der Wirbelsäule

Die Wirbelsäule besteht aus 24 frei beweglichen präsakralen Wirbeln (Vertebrae) und 23 Bandscheiben (Disci intervertebrales). Diese verbinden die Wirbel synchondrotisch miteinander. Sie gliedert sich in 4 Abschnitte und weist in der Sagittalebene 4 typische Krümmungen auf, die als Folge der Adaptation an die aufrechte Fortbewegung entstanden sind. Sie dienen der Abfederung von Belastungen.

Im Einzelnen werden von kranial nach kaudal folgende Abschnitte unterschieden:

### Wirbelsäulenabschnitte

- Halswirbelsäule (7 Halswirbel) mit Zervikallordose
- Brustwirbelsäule (12 Brustwirbel) mit Thorakalkyphose
- Lendenwirbelsäule (5 Lendenwirbel) mit Lumballordose
- Kreuzbein (5 synostotisch verwachsene Kreuzbeinwirbel) mit Sakralkyphose
- Steißbein (2–3 synostotisch verwachsene Kokzygealwirbel)

In den Übergangsregionen zwischen den einzelnen Wirbelsäulenabschnitten können atypisch ausgebildete Wirbel auftreten, wie das besonders in der lumbosakralen Übergangsregion der Fall ist. Verwächst z. B. der 1. Sakralwirbel nicht mit dem 2., so bleibt er frei beweglich und stellt einen zusätzlichen Lendenwirbel dar. Dies bezeichnet man als **Lumbalisation**. Im Gegensatz hierzu kann der 5. Lendenwirbel mit dem Os sacrum teilweise oder komplett synostotisch verwachsen. Dieser Vorgang wird als **Sakralisation** bezeichnet. In 92–95% der Fälle sind 24 präsakrale Wirbel vorhanden, in 5–8% der Fälle treten Lumbalisations- und Sakralisationsphänomene auf. Häufig sind diese Assimilationsstörungen halbseitig, sodass sie als Hemilumbalisation und Hemisakralisation bezeichnet werden. Sie gehen meist ohne funktionelle Beeinträchtigung und ohne Beschwerden einher.

Die Anzahl der präsakralen Wirbel ist bei unterschiedlichen Säugetierspezies verschieden. Eine Verminderung der präsakralen Wirbel (12. Thorakalwirbel) hat beim Menschen zu einer Reduktion auf 12 Rippenpaare geführt. Beim menschlichen Embryo werden 13–14 Rippenpaare angelegt, von denen das 13. und 14. Paar im Laufe der Ontogenese zurückgebildet werden. Die Länge der freien Wirbelsäule (gemessen mit Krümmungen) beträgt beim Erwachsenen 55–63 cm, das entspricht etwa 35% der Körperlänge. Davon entfallen 11–14 cm auf die Halswirbelsäule, 27–30 cm auf den Brustteil und 17–19 cm auf die Lendenwirbelsäule (LWS). Die Entfernung zwischen Dens axis und Steißbeinspitze beträgt im Durchschnitt beim Mann 60–70 cm, bei der Frau 66–69 cm (Tillmann u. Töndury 1987).

Bei Feten, Säuglingen und Kleinkindern ist die Wirbelsäule im Vergleich zur Körperlänge relativ lang. Sie bleibt

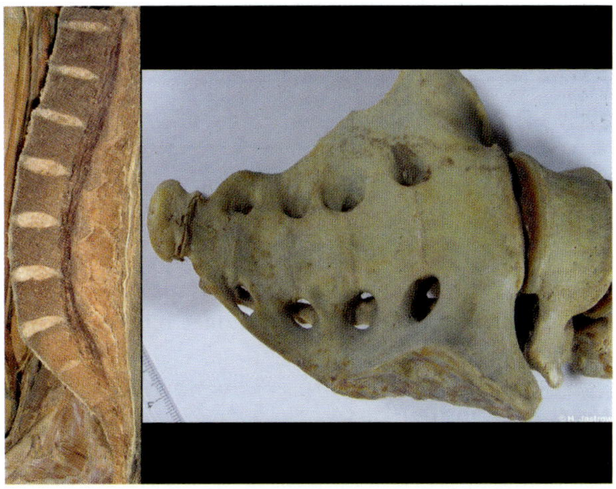

**Abb. 2.3** *Links*: Mediosagittalschnitt durch die Lendenwirbelsäule eines Erwachsenen (lumbosakraler Übergang); *rechts*: makroskopische Aufnahme des Os sacrum mit Promontorium

bis zur Pubertät im Wachstum gegenüber den Extremitäten zurück. Erst in der Pubertät gleicht sich der Unterschied aus. Bei alten Menschen nimmt die Länge der Wirbelsäule ab. Zwischen dem 5. und 9. Dezennium wird sie bis zu 7 cm kürzer.

Die **Längenunterschiede der Wirbelsäule im Stehen und im Liegen** betragen bis zu 3 cm. Der Längenunterschied im Laufe eines Tages beträgt bis zu 1,1% der Ausgangsgröße und ist vorwiegend durch den belastungsbedingten Flüssigkeitsverlust der Bandscheiben zu erklären (s. unten.).

Da das Os sacrum ein in den Beckengürtel fest eingefügter Bestandteil ist, nimmt es nicht vollständig an der Aufrichtung der Wirbelsäule teil. So entsteht zwischen den Achsen des 5. Lumbalwirbels und des 1. Sakralwirbels der sog. **Lumbosakralwinkel** von durchschnittlich 143°. Diese charakteristisch scharfe Abknickung der präsakralen LWS zum Os sacrum ist ein typisches Kriterium der menschlichen Wirbelsäule (Abb. 2.3). Durch die Abknickung ragt der vordere obere Rand des Os sacrum vor (Vorgebirge, Promontorium).

Abhängig vom Lumbosakralwinkel ist der **Sakralwinkel**. Es ist der Winkel zwischen der Horizontalen und der nach kranial gerichteten Fläche des Os sacrum mit durchschnittlich 30°. Da das Os sacrum wie ein Schlussstein in den Beckengürtel eingefügt ist, beeinflusst der Lumbosakralwirbel außerdem den **Beckenneigungswinkel** (Inclinatio pelvis). Es ist der Winkel zwischen der Beckeneingangsebene – Verbindung zwischen Promontorium und Symphysenoberrand – und der Horizontalen. Er beträgt in der Regel 60°.

## 2.3 Entwicklung und Krümmungen der Wirbelsäule

### 2.3.1 Entwicklung

Die Entwicklung der Wirbelsäule vollzieht sich nach Töndury (1958) in drei morphologischen Phasen, der

- **mesenchymalen** (1. Embryonalmonat),
- **chondralen** (2. Embryonalmonat) und
- **ossären** Phase (3. Embryonalmonat mit Beginn der Osteogenese).

#### Mesenchymale Phase

Das Anlagematerial der Wirbel entstammt dem mittleren Keimblatt, das sich im Bereich des embryonalen Rückens in **Ursegmente** (Somiten) gliedert (◘ Abb. 2.4). Bei einem 21 Tage alten Embryo bilden sich seitlich der Neuralrinne zwischen den Keimblättern die Mesodermflügel, die aus Ursegment, Ursegmentstiel und Seitenplatten bestehen. Es werden 42–43 Somiten angelegt. Die oberen 5 werden in die Ausbildung der Schädelbasis einbezogen, die unteren 5 werden mit der Schwanzanlage zurückgebildet. Die restlichen 32–33 Somiten stellen das Ausgangsmaterial für das Skelettsystem und die Muskulatur dar.

Zwischen den Ursegmenten liegen die Ursegmentspalten. In ihnen ziehen die Äste der primitiven Aorta, die Intersegmentalgefäße. Jedes Ursegment wird kranial und kaudal von einem Intersegmentalgefäß begrenzt.

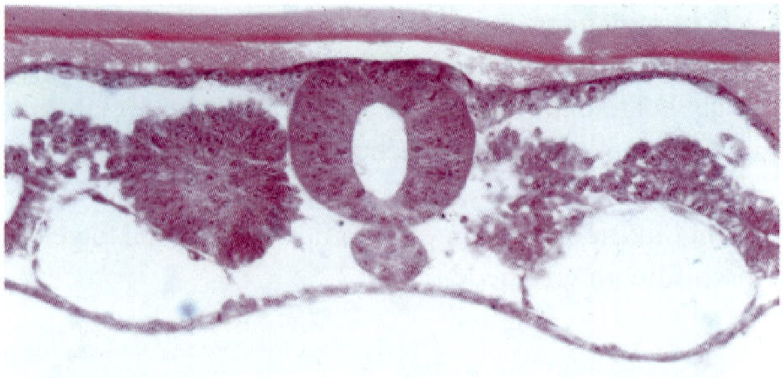

◘ **Abb. 2.4** Querschnitt durch einen 48 h bebrüteten Hühnerkeim. Das Neuralrohr ist geschlossen. Unter dem Neuralrohr ist die Chorda dorsalis quer geschnitten. Seitlich des Neuralrohrs liegen die Somiten. Begrenzt werden die Strukturen von Ektoderm (*oben*) und Entoderm (*unten*)

In der Mitte des Ursegments tritt eine Fissur auf, die **Sklerotomfissur**. Somit entstehen ein kranialer und ein kaudaler Sklerotomanteil. Um die Fissur verdichtet sich das Gewebe, das zum Bandscheibenblastem ausdifferenziert. Das lockere, zellarme Gewebe um die Intersegmentalgefäße stellt nunmehr die Wirbelanlage dar. Damit entwickelt sich aus einem Sklerotom eine Bandscheibe und annähernd ein halber Anteil eines Wirbelkörpers.

Somit entspricht die segmentale Gliederung der differenzierten Wirbelsäule nicht mehr der primären Metamerie, sondern sie ist um eine halbe Segmentbreite verschoben. Das hat u. a. zur Folge, dass ein Segmentalmuskel an zwei Wirbeln inseriert (◘ Abb. 2.5). Wirbel- und Zwischenwirbelanlagen werden in ihrer Gesamtlänge von der Chor-

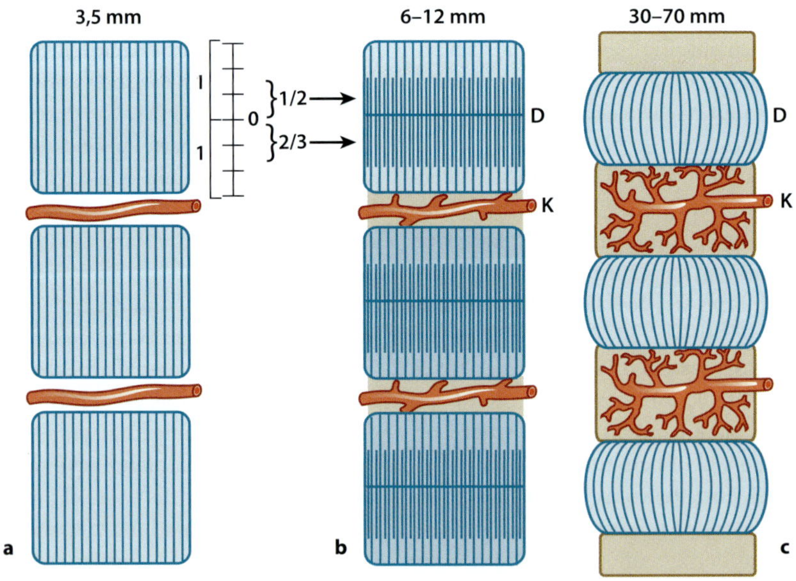


◘ **Abb. 2.5** Schematische Darstellung von Wirbelkörper- und Bandscheibenbildung. Bei Embryonen der Scheitel-Steiß-Länge (SSL) 3,5 mm werden die Sklerotome von Intersegmentalgefäßen in den Intersegmentalspalten getrennt (**a**). Bei einer SSL 6–12 mm verdichtet sich das Sklerotomgewebe im Bereich einer Fissur und bildet die Bandscheibenanlage *D* aus (**b**). Bei 30–70 mm SSL sind die Anuluslamellen ausgebildet. Gefäße sind in der Wirbelkörpermitte gelegen (**c**)

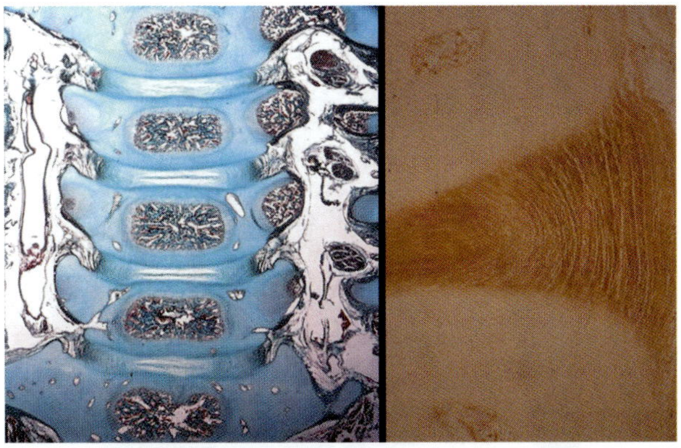

■ **Abb. 2.6** *Links*: Wirbelsäule eines Feten von 23 cm Scheitel-Steiß-Länge (SSL) (frontaler Paraffinschnitt, 20 µm Dicke, Goldner-Färbung). In der 3. Entwicklungsphase bilden sich in Wirbelkörpermitte Ossifikationskerne aus. *Rechts*: Paraffinschnitt, mit dem Lektin WGA markiert. Deutlich sind die kollagenen Anuluslamellen zu erkennen

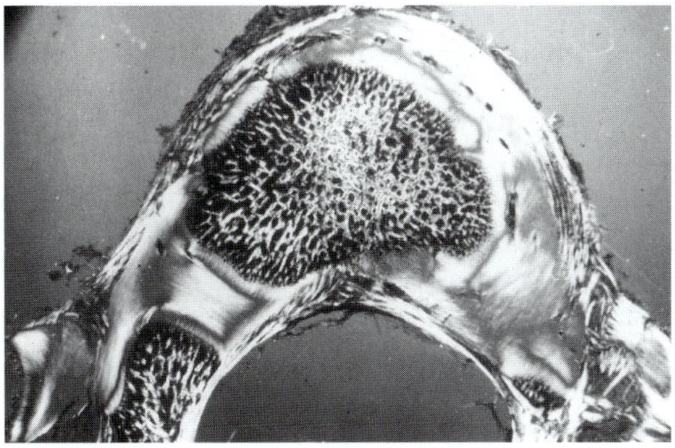

■ **Abb. 2.7** Horizontalschnitt durch $L_2$ (Neugeborenes). Im polarisierten Licht sind im ungefärbten Präparat die abbiegenden Kollagenfasern des hinteren Längsbandes zu erkennen. Sie ziehen in die knorpelige Randzone und in die Spongiosa des Wirbels

da dorsalis durchzogen. Diese stellt einen nicht segmental gegliederten druckelastischen, biegsamen Stab dar, der eine stabilitätsfördernde und druckaufnehmende Funktion erfüllt.

## Chondrale Phase

Bei 20–40 mm großen Embryonen bilden sich während der chondralen Phase in den Wirbelkörpern zentral und in den Bögen exzentrisch gelegene **Knorpelkerne** aus. Unter dem konzentrischen Wachstumsdruck der Knorpelkerne werden die Chordazellen in die Anlagen der Zwischenwirbelscheiben gepresst und bilden hier die Chordasegmente aus. Die Chorda dorsalis bildet sich im Bereich der Wirbelkörper vollständig und im Bereich der Zwischenwirbelscheiben partiell zurück. Reste bleiben als Nucleus pulposus bestehen (■ Abb. 2.6).

## Ossäre Phase

Die ossäre Phase beginnt beim Feten mit 6 cm Scheitel-Steiß-Länge (SSL) in den Wirbelkörpern der unteren Thorakalregion und schreitet von dort aus nach kranial und kaudal fort. Bereits ab 15 mm SSL (45 Tage) kommt es zur Prägung der LWS. Ab diesem Zeitpunkt ist ein Stagnieren des Rippenwachstums zu beobachten, verbunden mit einem Verschmelzen der Rippenrudimente mit dem Wirbelbogen, d. h., es kommt zur Ausbildung der Processus costales. Die Gelenkfortsätze beginnen sich in sagittaler Ebene auszurichten, Proc. mamillares und Proc. accessorii auszuformen. Die Knochenbildung der Wirbelbögen beginnt im Halsbereich und setzt sich dann nach kaudal fort. Die **enchondrale Ossifikation** des Wirbelkörpers beginnt mit der Mineralisation der extrazellulären Knorpelmatrix. Blutgefäße wachsen vom Wirbelkanal, wie auch von ventral, in den Wirbelkörper ein, der allseits von Knorpel mantelartig umgeben ist. Reste dieser Knorpelzone werden zur hyalinen Deck- und Bodenplatte des Wirbelkörpers (■ Abb. 2.7). Durch Chondroklasten wird die mineralisierte Knorpelmatrix aufgelöst, Gefäße wachsen ein und bringen die knochenbildenden Zellen (Osteoblasten) ins Zentrum. Knochenbälkchen und der Markraum entstehen. Beim Neugeborenen ist der gesamte Wirbelkörper mit Ausnahme der Grund- und Deckplatte verknöchert. Bis zum 12. Lebensjahr verknöchern diese Knorpelplatten, und ab dem 14. Lebensjahr vollzieht sich die Verschmelzung der knöchernen Randleiste mit dem Wirbelkörper. Dieser Verschmelzungsprozess ist im 25. Lebensjahr beendet (Töndury 1958).

Im Bereich der Bögen wird vom Perichondrium aus primär eine Knochenmanschette gebildet, die der knorpeligen Wirbelbogenanlage direkt anliegt. In anschließender Entwicklungsphase wird die Knorpelmatrix aufgelöst, und einwachsende Gefäße starten die enchondrale Ossifikation. Erst wenn die Knochenspange den Wirbelbogen umklammert, ist die Stabilität gewährleistet, und die knorpelartige Bogenanlage kann aufgelöst und im sekundären Schritt durch Knochen ersetzt werden. Ein während der Entwicklung in der Regel im Bereich des 4. und 5. Lendenwirbelkörpers meist beidseitiger Defekt im Rahmen der ossären Verschmelzung von Wirbelbogen und -körper wird als **Spondylolyse** bezeichnet. Der Defekt kann nicht nur angeboren, sondern auch traumatisch erworben auftreten. Ist zusätzlich noch die Bandscheibe geschädigt, kann der Wirbelkörper nach vorne abgleiten (**Spondylolisthesis**) (Putz 1990).

Kommt es in dieser ossären Entwicklungsphase nicht zum Schluss der hinteren Bogenanteile, so resultiert daraus das Bild der **Spina bifida**, der geteilten Wirbelsäule. Der Wirbelkanal ist dann hinten offen, und die Processus spinosi fehlen (■ Abb. 2.8). Diese Fehlbildung tritt vorwiegend in der lumbosakralen Übergangsregion auf. Sie kann

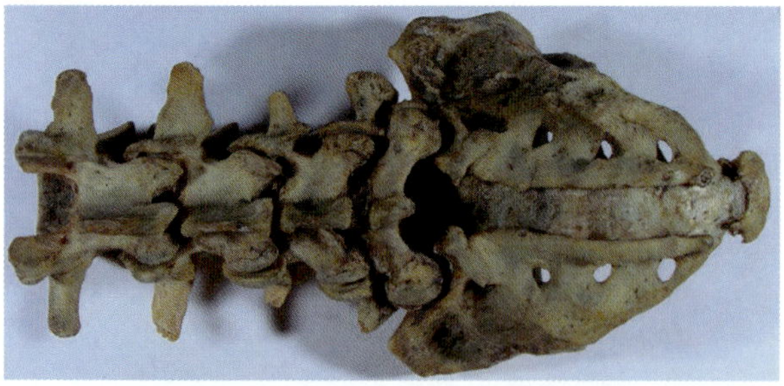

Abb. 2.8 Makroskopische Aufnahme eines offenen Sakralkanals

jedoch auch ausschließlich das Os sacrum betreffen. Dieses wird durch die Synostose der 5 Sakralwirbel gebildet. Während der Entwicklung werden diese noch durch Zwischenwirbelscheiben voneinander getrennt. Beim Neugeborenen ist nur die erste sakrale Zwischenwirbelscheibe in ihrer histologischen Textur vergleichbar mit den präsakralen Disci intervertebrales. Die übrigen sakralen Zwischenwirbelscheiben degenerieren und lassen ab dem 15. Lebensjahr Verknöcherungen erkennen. Die komplette Ossifikation schreitet bis zum 4. Lebensjahrzehnt fort.

### 2.3.2 Krümmungen

Die Aufrichtung in den bipeden Gang führt zu einer Spannungshaltung der Wirbelsäule, die mit einer Umkonstruktion der knöchernen, knorpeligen und bindegewebigen Bauelemente verbunden ist. Als Folge davon verändert sich die Eigenform der Wirbelsäule, die von verschiedenen extrinsischen und intrinsischen Faktoren abhängig ist. Im Verlauf der Entwicklung formt sie sich von der frühkindlich kyphosierten Wirbelsäule zur Doppel-S-Form des Erwachsenen aus (Stofft 1985) (Abb. 2.9). Die Doppel-S-Form der Wirbelsäule ist ausschlaggebend für die klinische Haltungsbeurteilung. Wir unterscheiden 3 Grundbegriffe, die Normalhaltung, die Fehlhaltung und die Fehlform (v. Lanz u. Wachsmuth 1982):

- Bei der **Normalhaltung** zeigt die Wirbelsäule ein »harmonisches Ausmaß der physiologischen Biegungen« (v. Lanz u. Wachsmuth 1982). Es tritt keine vermehrte zusätzliche Kompensationsarbeit des Muskel-Band-Apparats im Bereich des Rückens, Rumpfes, Beckens oder den unteren Extremitäten auf. Im Stehen besitzt die Wirbelsäule einen lotrechten Aufbau.
- Die **Fehlhaltung** ist charakterisiert durch deutliche dauernde Abweichungen von der normalen habituellen Haltung. Sie sind primär Ausdruck einer funktionellen Leistungsstörung. Die Fehlhaltung erfordert immer eine vermehrte Haltungsleistung. Die Fehlhaltung geht immer mit einer Haltungsinsuffizienz einher (Töndury u. Tillmann 1987).

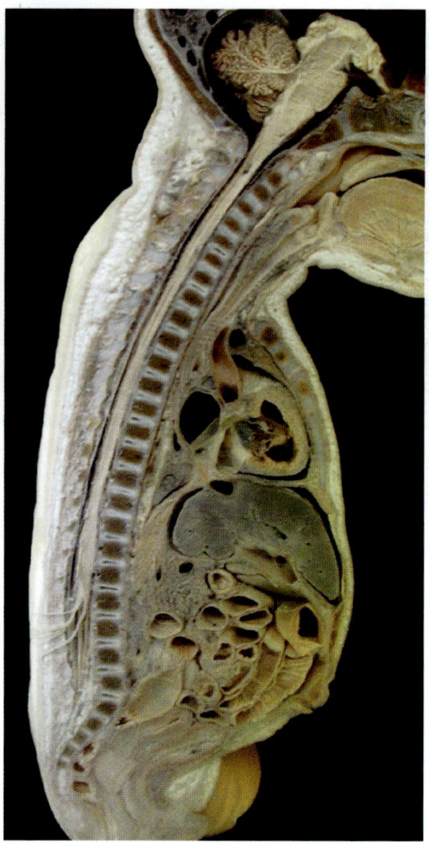

Abb. 2.9 Mediosagittalschnitt durch die kyphosierte Neugeborenenwirbelsäule. Der Lordosierungsprozess hat noch nicht begonnen

- Wenn die muskuläre Kompensationsfähigkeit und Haltungsleistung nicht ausreichend ist, geht die Fehlhaltung in eine **Fehlform** über. Bei den Fehlformen bleiben die abnormen Wirbelsäulenkrümmungen fixiert, wie dies bei der echten strukturellen Skoliose der Fall ist. Diese Form der Skoliose ist immer mit einer Wirbelsäulentorsion verbunden.

Formenden Einfluss auf die Eigenform der Wirbelsäule nehmen Muskel-, Gravitations- und psychische Kraft, wie aber auch das Kopfgewicht und die Drehmomente. Die fetale Krümmungsform ist durch die Haltung in utero bedingt. Die Uterusraumenge erfordert und bedingt eine Kyphosierung der Thorakalwirbelsäule ohne Lordosierung der Hals- und Lendenwirbelsäule.

Die Konsolidierung der Halskrümmung setzt erst am Ende des 1. Lebenshalbjahres ein, bei dem Versuch frei zu sitzen. Lenden- und Brustregion bilden dabei einen nach vorne flach konkaven Bogen. Erst wenn die Beine in den Hüftgelenken durchgestreckt werden können, bildet sich die Lendenlordose aus. Dieser Prozess der Lordosierung der Lendenwirbelsäule ist erst mit der Pubertät abgeschlossen. Die Statik der Wirbelsäule entspricht in ihrem Bau-

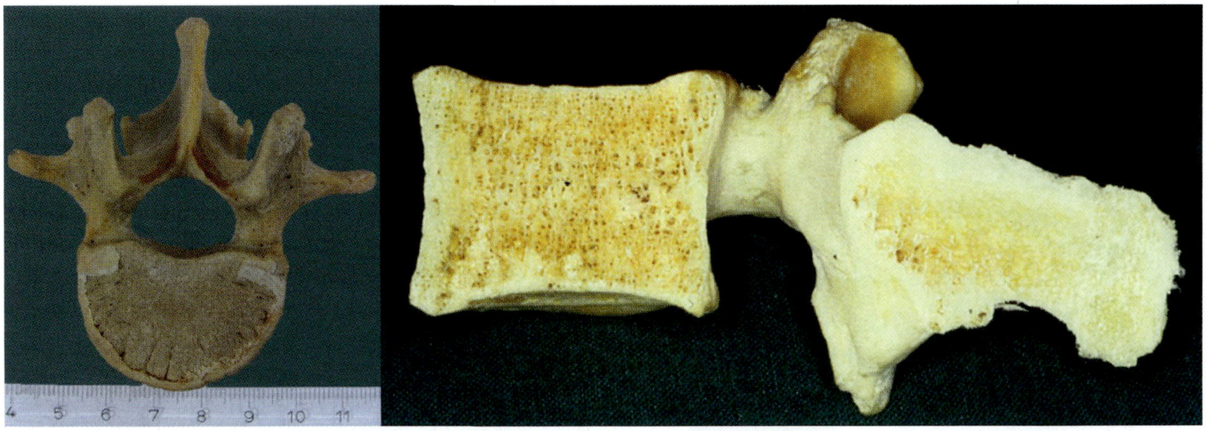


**Abb. 2.10** Makroskopische Aufnahme eines 3. Lendenwirbels. Die knöcherne Randleiste der Deckplatte ist deutlich zu erkennen (*links*); Spongiosatrabekel in rektangulärer Ausrichtung (*rechts*)

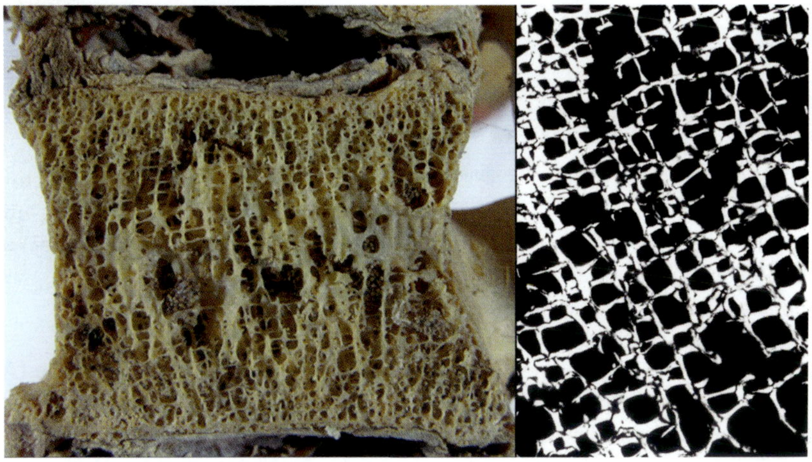

**Abb. 2.11** Makroskopische Aufnahme der Wirbelkörperspongiosa eines älteren Erwachsenen. Trabekelstärke und -dichte nehmen im Alter ab (Rarefizierung). Im polarisierten Licht ist die Leichtbauweise der Wirbelkörperspongiosa erkennbar (*rechts*)

prinzip einer Bogen-Sehnen-Konstruktion. Der Bogen wird von der kyphotisch gekrümmten Brustwirbelsäule gebildet. Die verspannende Sehne bilden die schrägen und gerade verlaufenden Bauchwandmuskeln. Eine umgekehrte Bogen-Sehnen-Konstruktion liegt im Hals- und im Lendenbereich vor. Hier erfolgt die Verspannung durch die dorsal liegenden autochthonen Muskeln und die Wirbelsäulenbänder.

## 2.4 Lendenwirbel (Vertebrae lumbales)

Die 5 Lendenwirbel besitzen kräftige querovale Körper (Corpus vertebrae) mit nierenförmiger Querschnittsfläche (Abb. 2.10). Sie sind vorne höher als hinten. Dies ist besonders beim 5. Lendenwirbel der Fall. Sie werden kranial und kaudal von einer hyalinknorpeligen Abschlussplatte (Lamina cartilaginosa corporis vertebrae) begrenzt. Die Abschlussplatte geht jeweils in eine bogenförmige knöcherne Randleiste über. Während der Entwicklungsphase wird die Abschlussplatte als Grund- und Deckplatte bezeichnet. Die knöcherne Randleiste dient der Insertion kollagener Fasern der äußeren Anuluslamellen der Zwischenwirbelscheibe (Randleistenanulus).

Form und Struktur des Wirbelkörpers sind funktionell an seine Aufgaben angepasst. Er besitzt eine extrem dünne Kortikalis, die als druckaufnehmende Schicht nicht geeignet ist. Die Spongiosa des Wirbelkörpers jedoch besteht aus axial ausgerichteten Knochentrabekeln, die maximale Druckspannungen aufnehmen können. Die axialen Trabekel werden rechtwinklig von Knochenbälkchen gekreuzt, die entlang der maximalen Zugbeanspruchung ausgerichtet sind. Dieses **trajektorielle, rektanguläre Trabekelsystem** kann mit einem Minimum an Material ein Maximum an Funktion gewährleisten (Schlüter 1965) (Abb. 2.11). Entsprechend der höheren Krafteinwirkung sind die Kör-

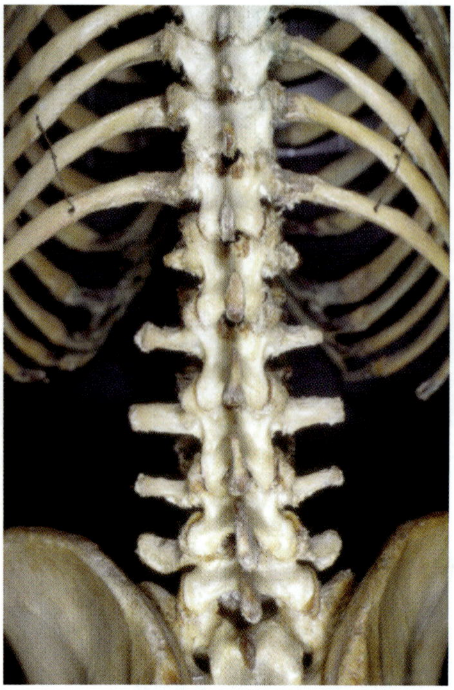

**Abb. 2.12** Makroskopische Aufnahme der Lendenwirbelsäule von dorsal. Die Procc. costales stellen Rippenrudimente dar

per der Lendenwirbel höher und besitzen eine größere lastaufnehmende Querschnittsfläche als alle anderen Wirbelkörper der Brust- und Halsregion. In den Maschen der Wirbelkörperspongiosa befindet sich das regeneratorische rote Knochenmark. Auch diese Aufgabe der **Blutbildung** gehört zu dem umfangreichen funktionellen Spektrum an Wirbelsäulenaufgaben.

Die massiven Wirbelbögen (Arcus vertebrae) umschließen ein nahezu dreieckiges Wirbelloch (Foramen vertebrale). Die Gesamtheit aller Wirbellöcher in allen Wirbelsäulenregionen bilden den **Wirbelkanal** (Canalis vertebrae), in dem die Medulla spinalis, ihre umhüllenden Häute, Nerven, Gefäße, insbesondere der Plexus venosus vertebralis internus und kollagene Aufhängebänder der Medulla und des Durasacks gelegen sind.

Die Wirbelbögen verwachsen dorsal in der Medianebene zu einem abgeplatteten **Dornfortsatz** (Proc. spinosus). Die Dornfortsätze besitzen in den Wirbelsäulenregionen eine unterschiedliche Ausrichtung. Im Lendenbereich sind sie horizontal orientiert. Der Wirbelbogen beginnt am Wirbelkörper mit einem dünneren vorderen Abschnitt (Pediculus), der einen oberen und unteren Gelenkfortsatz (Proc. articularis superior und inferior) trägt. Die Gelenkfortsätze sind dick und kräftig. Die oberen tragen einen nach dorsokaudal gerichteten kleinen Höcker (Proc. mamillaris). In der Gesamtheit stellen sie Muskelhöcker dar für den Ursprung und Ansatz der autochthonen Rückenmuskeln. Die Gelenkfortsätze tragen leicht abgewinkelte Gelenkflächen. Der große sagittal ausgerichtete laterale Anteil geht ventral in einen kleineren, mehr frontal orientierten Anteil über. Die sagittale Gelenkfacette des oberen Gelenkfortsatzes ist leicht konkav und nach medial ausgerichtet, die zugehörige Gelenkfacette des kaudalen Gelenkfortsatzes des nächsthöheren Wirbels ist entsprechend konvex und nach lateral orientiert (Putz 1981). Die oberen Gelenkfortsätze stehen weiter auseinander als die unteren. Die Spongiosatrabekel der Gelenkfortsätze haben sich in ihrer Architektur den einwirkenden Druckkräften angepasst (Drews et al. 2008).

Zusätzlich zeigt jeder **Pediculus** beidseits einen oberen kleineren und einen unteren tieferen Einschnitt. Diese bilden bei benachbarten Wirbeln einen kurzen Kanal für den Durchtritt der Nerven und Gefäße (Canalis intervertebralis, Foramen intervertebrale). Vom Pediculus geht beidseits ein schmaler Querfortsatz ab, der entwicklungsgeschichtlich ein Rippenrudiment (Proc. costalis) darstellt. An der Basis des Querfortsatzes entspringt ein kleiner, spitzer Fortsatz (Proc. accessorius). Dieser und der längere, das Rippenrudiment darstellende Fortsatz verschmelzen miteinander und bilden den eigentlichen **Querfortsatz** der Lendenwirbel, der aus einer Verschmelzung des großen Rippenrudiments (Proc. costalis) mit der Anlage eines kleinen Querfortsatzes, einem Proc. accessorius, entstanden ist (Abb. 2.12).

## 2.5 Wirbelbogengelenke (Artt. zygapophysiales, Artt. intervertebrales)

### 2.5.1 Aufbau und Funktion

Die Gelenkfortsätze benachbarter Wirbel bilden mit ihren mit hyalinem Knorpel überzogenen Gelenkflächen die **Wirbelbogengelenke**. Die paarigen sog. kleinen Wirbelgelenke sind echte Diarthrosen, die eine mit Synovia gefüllte Gelenkhöhle und eine Gelenkkapsel mit meniskoiden Synovialzotten aufweisen, die in das Lumen vorstehen und die Inkongruenz der artikulierenden Gelenkflächen ausgleichen helfen (Abb. 2.13).

Die **Gelenkfacetten** sind im Lendenbereich in der sagittalen Ebene ausgerichtet. Die Gelenke zwischen dem 1. und 2. Lendenwirbel sind am stärksten in der Sagittalebene orientiert. Die Gelenke zwischen dem 5. Lendenwirbel und dem 1. Sakralwirbel sind mehr frontal gestellt. Dadurch wird die Bewegungsrichtung bestimmt. Eine Flexion und Extension der LWS ist ausgeprägt, eine Rotationsbewegung hingegen fast ausgeschlossen (Kummer 1981). Die konvex-konkave Passung der korrespondierenden Gelenkfacetten kann sich nach Ausprägungsgrad der Flächenkrümmung beweglichkeitsmindernd auswirken (Kummer 1982). Aufgrund der großen Variabilität der Ge-

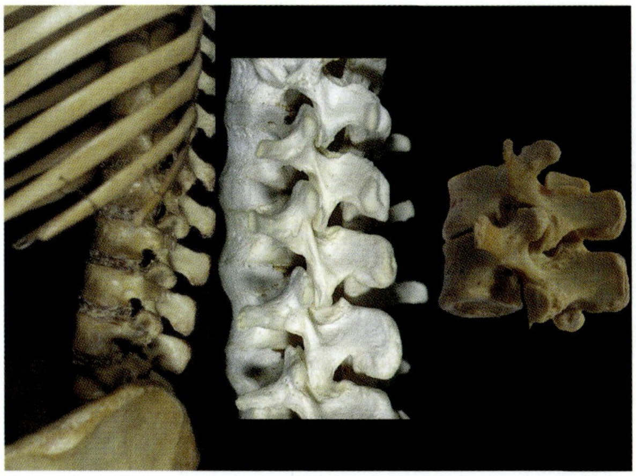

■ Abb. 2.13 Makroskopische Aufnahmen der Wirbelbogengelenke. Die Gelenkfortsätze sind im Lendenbereich mit ihren Facetten sagittal ausgerichtet

lenkflächen in der Lendenregion besteht kein segmental gemeinsamer Krümmungsmittelpunkt. Zusätzlich sind die einzelnen Gelenkflächen nicht regelmäßig gekrümmt (Müller-Gerbl 1992). Daraus ergibt sich, dass im Gegensatz zu den großen Gelenken in den Wirbelbogengelenken kein flächenhafter Kontakt der Gelenkkörper zustande kommt. Nur in der Normalhaltung kommt es bei bestimmten Gelenkstellungen zu einem großflächigen Kontakt der Gelenkfacetten. Ein Klaffen der Gelenke in den Endstellungen führt aufgrund der punktförmigen Kontaktflächen zu **Druckspitzen in den oberen und unteren Gelenkanteilen**. Während in der Brust- und Halsregion die Gelenkkapsel der kleinen Bogengelenke eher schlaff und weit ist, umschließt im Lendenbereich die Kapsel eng das Gelenk. Dies führt zu einer Beeinflussung der Osteo- und Arthrokinematik im Lendenbereich. Die Körperteilgewichte üben eine Druckkraft auf Wirbelkörper und Bandscheiben aus. Die Resultierende aus diesen Teilkräften verläuft schräg von hinten oben nach vorne unten. Ihr Verlauf und die Aufteilung in anteilige Kräfte, die auf die Bandscheibe und die Wirbelbogengelenke wirken, sind von der jeweiligen Körperhaltung des Individuums abhängig. Diese bestimmt die Lage des Durchstoßpunktes der resultierenden Kraftlinie innerhalb des Wirbelkörpers, der Intervertebralportion und der Bandscheibe.

Aufgrund des lumbosakralen Abknickungswinkels, bereits bedingt durch die Eigenform der Wirbelsäule, tritt in dieser Übergangsregion eine große ventrale Schubkraft auf, die von den Bogengelenken aufgefangen werden muss (Putz 1981). 40% der eingeleiteten Kraft wird über die Wirbelgelenke geleitet. Dieser prozentuale Anteil steigt bei Flexions- und Extensionsbewegungen. Je exzentrischer die Kraft eingeleitet wird, desto größer wird die Druckbelastung. Geringe Rotationsbewegungen in den lumbalen Bogengelenken führen zu einer hohen lokalen Druckkonzentration.

### 2.5.2 Autochthone segmentale Muskulatur

Die autochthonen segmentalen Muskeln, wie die Mm. semispinales und Mm. multifidi, kompensieren das ventralwärts gerichtete Drehmoment des Körpergewichts an jeder lumbalen, intervertebralen Verbindung (Kummer 1991). Die autochthonen Muskeln setzen an den dorsal gelegenen Wirbelfortsätzen an und verspannen diese untereinander. Auf Dauer kann die Muskulatur der Schubkomponente keinen wirksamen Widerstand entgegensetzen. Eine Ventralverschiebung des kranialen Wirbels kann nur in den Bogengelenken des kaudalen Wirbels verhindert werden (Kummer 1981). Dabei liegt die Druck aufnehmende Fläche im kaudalen Proc. articularis superior. Bei statischer Belastung, d. h., wenn keine Bewegungen in den intersegmentalen Gelenken stattfinden, nehmen sowohl die Deckplatten als auch die Gelenkfacetten der Wirbelbogengelenke ausschließlich »Normalkräfte« auf, die unter rechtem Winkel auf die Flächen auftreffen (Panjabi et al. 1982). Durch die auf die Bogengelenke wirkende Ventralschubkomponente erfährt die Interartikularportion eine Biegebeanspruchung, die mit der Größe der Ventralschubkomponente zunimmt (Nachemson 1960). Dadurch kann zwar der Discus intervertebralis entlastet werden, aber es ergibt sich daraus eine Überbeanspruchung der Bogenwurzel, mit der Gefahr des Auftretens einer Spondylolyse und dem klinischen Bild des Wirbelgleitens (Spondylolisthesis).

## 2.6 Bandscheibe (Discus intervertebralis)

### 2.6.1 Aufbau und Funktion

#### Anulus fibrosus und Nucleus pulposus

Die lumbale Bandscheibe besitzt den gleichen Aufbau, wie er bei den Intervertebralscheiben im Hals- und Brustbereich vorhanden ist. Sie besteht aus einem äußeren Ring, der aus mehreren (17–23) zwiebelschalenartig angeordneten Lamellen kollagener Fasern aufgebaut ist (**Anulus fibrosus**). Der Ring umgibt einen zentralgelegenen Gallertkern (**Nucleus pulposus**). Dieser stellt den entwicklungsgeschichtlichen Rest der ehemaligen Chorda dorsalis dar. Innerhalb des Anulus fibrosus kann man zwei Zonen unterscheiden:

- eine Außenzone, bestehend aus reißfesten, konzentrisch geschichteten Typ-I-Kollagenfasern,
- eine Innenzone, bestehend aus einem Faserknorpel mit Typ-II-Kollagenfasern.

Der Gehalt an Glykosaminoglykanen ist in beiden Zonen unterschiedlich. Sie enthalten vorwiegend Keratansulfat.

Die Fasersysteme der Außenzone überkreuzen sich in unterschiedlichen Steigungswinkeln und befestigen sich

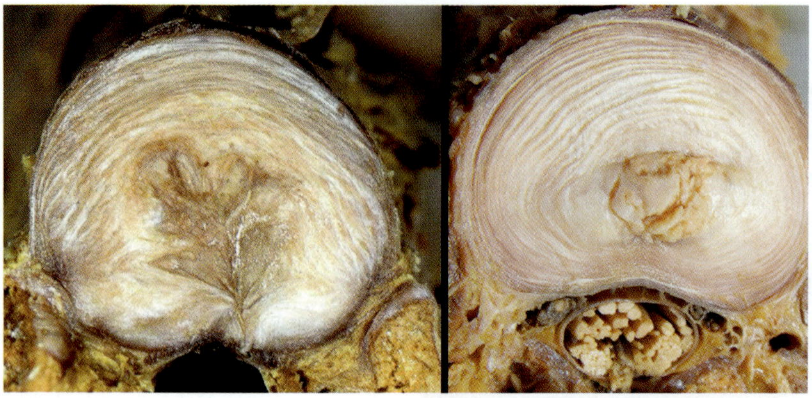

**Abb. 2.14** Makroskopische Aufnahmen des Discus intervertebralis. Anuluslamellendegeneration mit verändertem Nucleus pulposus (*links*), intakter Diskus mit Nucleus pulposus (*rechts*). Im Wirbelkanal ist die Cauda equina angeschnitten

im Periost der Randleiste der benachbarten Wirbel. Die Fibrillen der Außenzone sind 100–200 nm dick, die der Innenzone 40–100 nm (Inoue 1981).

Die Kollagenfasern der Innenzone inserieren in den benachbarten hyalinen Knorpelplatten der angrenzenden Wirbel. Die Innenzone geht ohne scharfe Grenze in den Nucl. pulposus über.

Der Anulus fibrosus umgibt den gallertigen zentral gelegenen Kern (Nucl. pulposus). Dieser besteht aus 80–85% Wasser, das an negativ geladenen Glykosaminoglykanen (Chondroitin-6-sulfat und Keratansulfat zu gleichen Teilen) reversibel gebunden ist. Der Wassergehalt der Zwischenwirbelscheiben beträgt beim Neugeborenen ca. 90%. Richardson et al. (2008) konnten im Discus-intervertebralis-Material Aquaporine 1, 2 und 3 nachweisen. Aquaporin 1 und 3 kommt im Nucl. pulposus und im inneren Anulusring vor. Im äußeren Ring fehlt Aquaporin 1, außerdem waren wenige Aquaporin 3-immunpositive Zellen vorhanden. Die Autoren werten den Unterschied an Aquaporinen zwischen Nucl. pulposus und Anulus fibrosus als Ausdruck der Hydratation der Bandscheibe. Der Nucl. pulposus besteht aus einem schleimigen, hochviskösen, kolloidalen Gel, das die Funktion eines »**Wasserkissens**« erfüllt. Dieses druckelastische hydrostatische System ist nicht komprimierbar.

## Druckbelastungen

Vor allem bei **axialer** Belastung steht der Nucl. pulposus unter hohem hydrostatischem Druck, der von den angrenzenden knorpeligen Grund- und Deckplatten, wie aber auch vom Anulus fibrosus abgefangen werden kann. Dabei werden die Druckkräfte, die auf den Nucl. pulposus wirken, in den Fasersystemen des Anulus fibrosus (90% Typ-I-Fasern) in Zugkräfte umgewandelt. Aufgrund der hohen Zugfestigkeit der Kollagenfasern stellt das Bandscheibensystem ein extrem belastungsfähiges Wirbelsäulenbauelement dar. Durch die charakteristische Anordnung der Fasern in Schraubenwindungen ist der Anulus fibrosus in der Lage, selbst Torsionskräfte aufzufangen.

Elastische Faserzüge ergänzen die Kollagentextur. Da der gesunde Nucl. pulposus einem erheblichen **Quellungsdruck** unterliegt, muss der straffe Faserring einer möglichen Expansion des Gallertkerns entgegenwirken. Bei Ventralflexion der LWS kommt es zu einer Kompression der ventralen Bandscheibenanteile und einer Verlagerung des Nucl. pulposus nach dorsal. Gleichzeitig werden hierdurch die hinteren Anteile des Faserrings unter große Zugspannung versetzt. Nimmt die Widerstandsfähigkeit der umliegenden Strukturen wie Anulus fibrosus oder Grund- und Deckplatte ab, dann weicht das Gewebe des Gallertkerns in Richtung der Schwachstellen aus. Es kommt dann zu den Pathologien, wie z. B. der Protrusio, dem Prolaps und in Richtung der Wirbelplatten zur Ausbildung der Schmorlschen Knötchen bei M. Scheuermann (◘ Abb. 2.14).

Während kurzfristige Belastungen durch die Stoßdämpferfunktion des »Wasserkissens«, das wie eine hydraulische Presse funktioniert, abgefangen werden können, kommt es bei langfristiger Belastung zu einer langsamen, aber permanenten Flüssigkeitsabgabe mit der Konsequenz, dass Turgor und Dicke der Bandscheibe abnehmen (Wassilev u. Kühnel 1992). Letztendlich resultiert der Längenunterschied der Wirbelsäule zwischen Tag und Nacht auf dieser physikalischen Eigenschaft der stattfindenden Konvektion.

Bei Entlastung der Bandscheibe kommt es wieder zu einer Flüssigkeitsaufnahme in die Knorpelmatrix der Bandscheibe aus den subchondral gelegenen Gefäßen der Spongiosa des Wirbelkörpers. Dies führt zu einer nutritiven Versorgung des bradytrophen Knorpelgewebes. Eine Immobilisation der Wirbelsäule verhindert die Diffusion im Bandscheibenbereich und wirkt der Ernährung des hyalinen Knorpels von Grund- und Deckplatte sowie der Bandscheibe entgegen.

### Entwicklung

Während der Entwicklung der Wirbelsäule ist das **Gefäßsystem** von großer ernährungsphysiologischer Bedeutung nicht nur für die einzelnen Phasen der Knochenbildung, sondern auch für die Ausformung der Bandscheiben. Bei Feten von 7 cm SSL sind in den äußeren Anuluslamellen Gefäße nachweisbar, ebenso in den knorpeligen Grund- und Deckplatten. In der Wirbelkörpermitte, meist von dorsal kommend, sind Gefäße die auslösenden Strukturen für die Ossifikation. Die zum Anulus fibrosus ziehenden Gefäße kommen aus dem perivertebralen Bindegewebe und dringen in die tieferen Zonen ein, ohne jedoch den Nucl. pulposus zu erreichen. Nach dem 2. Lebensjahr bilden sich die Blutgefäße zurück. Ab dem 4. Lebensjahr sind im Anulus keine Gefäße mehr nachweisbar. Gelegentlich lassen sich jedoch noch beim Erwachsenen in den äußersten Anuluslamellen einige Gefäße erkennen, die aus dem perivertebralen Bindegewebe bzw. aus den Längsbändern der Wirbelsäule stammen. Die Spongiosagefäße sind von denen der Bandscheiben während der Entwicklung vollständig getrennt. Die knorpeligen Wirbelkörperplatten bilden eine Grenze zwischen den beiden Versorgungsgebieten. Sie erlauben jedoch beim Erwachsenen die druckabhängige Flüssigkeitsverschiebung (Konvektion) aus der Spongiosa in die Zwischenwirbelscheibe. Mit der Rückbildung der Knorpelgefäße beginnen die Altersveränderungen der Zwischenwirbelscheiben.

## 2.7 Bandapparat der Lendenwirbelsäule

Die Wirbelsäulenbänder verbinden die Wirbel untereinander und führen damit zu einer Stabilisierung des Achsenorgans. Sie stellen mit den Bandscheiben eine Funktionseinheit dar, die hohe mechanische Belastungen ermöglicht. Innerhalb des Bandapparats werden Wirbelkörperbänder und Wirbelbogenbänder unterschieden. Wirbelkörperbänder sind das Lig. longitudinale anterius und das Lig. longitudinale posterius. Wirbelbogenbänder sind die Ligg. flava (interarcualia), die Ligg. interspinalia, die Ligg. intertransversaria.

### 2.7.1 Ligamentum longitudinale anterius

Das Lig. longitudinale anterius (▫ Abb. 2.15) überzieht breitflächig die Vorderseite von Wirbelkörpern und Disci intervertebrales. Es erstreckt sich von der Schädelbasis bis zum Os sacrum. Seinen vielfältigen Aufgaben entsprechend besitzt es eine besondere Architektur seiner kollagenen Fasersysteme. In der Mitte des Bandstreifens hebt sich im Lendenbereich ein verdickter Teil ab, der bei $L_{4/5}$ bis zu 1,7 cm breit werden kann. Das Band besteht aus

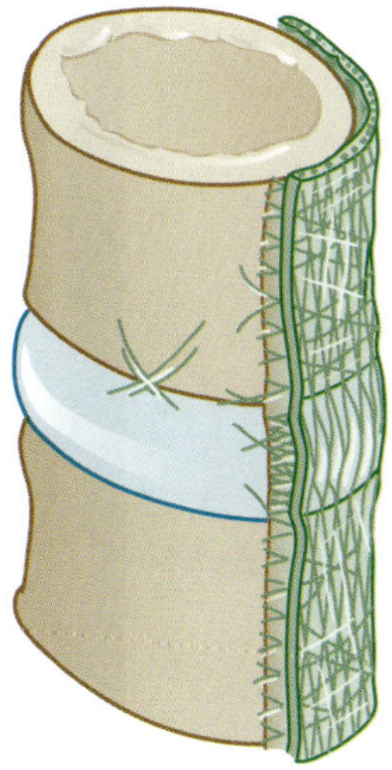

▫ **Abb. 2.15** Schematische Darstellung der einzelnen Faserschichten des Lig. longitudinale anterius und seiner Verankerungszüge

mehreren Faserschichten, von denen die innerste für die Anheftung des Bandes an Wirbel und Bandscheibe verantwortlich ist. Während im Bandscheibenbereich bogenförmig verlaufende Kollagenfasern in die äußeren Anuluslamellen ziehen, verankern sich in der Wirbelkörpermitte einander überkreuzende Fasern als Sharpeysche Fasern in der Kortikalis und ziehen bis zur Spongiosa des Wirbels. Die mittlere und äußere Schicht des Bandes besteht aus longitudinal verlaufenden Fasersystemen, die scherengitterartig in Längsrichtung angeordnet sind und in unterschiedlich weiten Bögen die Wirbelsegmente miteinander verbinden (Stofft 1966). Die Fasern kreuzen unter einem Winkel von ca. 20°.

Dies erlaubt nur eine **geringe Dehnung des Bandes** ausschließlich über die scherengitterartige Faseranordnung und nicht aufgrund der biochemischen Zusammensetzung der Fasern. Die Lendenlordose bewirkt, dass das Band unter Zugspannung steht. Dies äußert sich in der Schichtdicke, die im Thorakalbereich wegen der dort vorkommenden Kyphose und damit fehlender Zugspannung deutlich reduziert ist (Putz 1992). Die unterschiedliche Ausrichtung des Faserverlaufs in den einzelnen Schichten ermöglicht bei Extension, Lateralflexion und Rotation eine hemmende Wirkung des Bandes.

### 2.7.2 Ligamentum longitudinale posterius

Das Lig. longitudinale posterius (▫ Abb. 2.16) entspringt auf dem Clivus und zieht an der Rückseite der Wirbelkörper und Bandscheiben bis in den Sakralkanal. Im Bereich der Wirbelkörper ist es schmal, und es fehlt eine feste Verankerung und Verbindung mit dem Knochen. Der Raum zwischen Knochen und Band wird von Venengeflechten

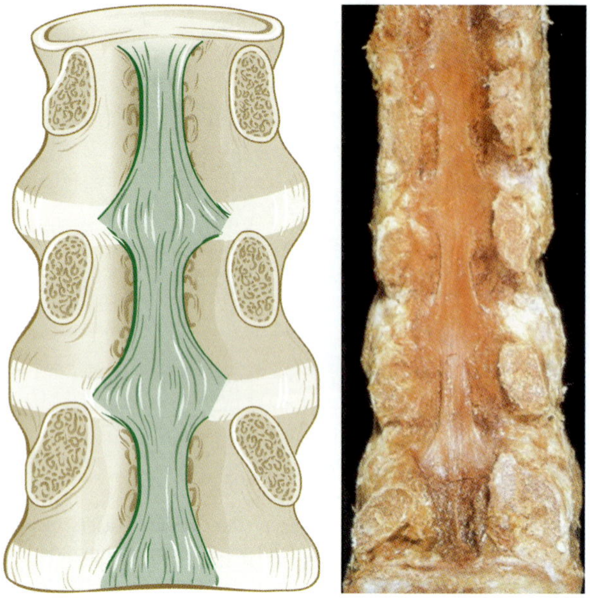

▪ **Abb. 2.16** Schematische Darstellung des Verlaufs und der Verankerung des Lig. longitudinale posterius (*links*), makroskopische Aufnahme des Bandes im Lendenbereich (*rechts*)

der Vv. basivertebrales eingenommen. Das Band verhindert dabei das Vorbuchten der Venen in den Wirbelkanal. Im Bereich der Bandscheiben zeigt es zipflige Ausziehungen. Mit den äußeren Anuluslamellen ist es fest verwachsen. Die dreieckförmige Gestalt des Bandes im Bereich des Discus intervertebralis führt dazu, dass ein großer Teil des Anulus nicht vom Längsband bedeckt ist. Auch dieses Band besteht aus mehreren Schichten kollagener Fasersysteme. Die Fasern der inneren Schicht ziehen in die äußeren Anuluslamellen bzw. sie befestigen sich an den Grund- und Deckplatten der Wirbelkörper (Stofft 1968).

Die zipfelförmigen Ausziehungen des Bandes erstrecken sich z. T. bis in das Periost der Foramina intervertebralia. Da das Band die Vorderseite des Wirbelkanals auskleidet, fehlt an diesen Stellen das Periost, und die Dura mater spinalis liegt dem Band unmittelbar an (Putz 1992).

Die **funktionelle Bedeutung** des Bandes liegt nicht in seiner statischen, die Wirbelsäule stabilisierenden Funktion, sondern vielmehr in der Verstärkung der dorsalen Anuluslamellen und in der Abstützung des Nucl. pulposus. Kommt es zu degenerativen Veränderungen der Anuluslamellen und zu Rissbildungen, dann resultiert daraus eine verminderte Widerstandsleistung des Anulus fibrosus mit der Konsequenz einer Verlagerung des Nucl. pulposus. Der Gallertkern kann dann das Lig. longitudinale posterius in den Wirbelkanal vorwölben, ohne dass die Bandfasern dehiszent werden (Protrusio). Im Gegensatz dazu geht ein Nukleus-Prolaps meist mit einer Ruptur des hinteren Längsbandes einher.

### 2.7.3 Ligamenta flava

Die Ligg. flava (▪ Abb. 2.17, ▪ Abb. 2.18) bestehen größtenteils aus elastischen Fasern, die ihnen die gelbe Farbe verleihen. Neben Elastin kommen auch Elaunin-Fasern im Band vor (Yahia et al. 1990). Sie ziehen segmental von Wirbelbogen zu Wirbelbogen (Ligg. interarcualia) und bilden die dorsale Wand des Wirbelkanals. Sie sind in allen Wirbelsäulenregionen vorhanden, besonders dick und kräftig sind sie jedoch im Lendenbereich ausgebildet. Hier können sie bis in das Foramen intervertebrale und den Recessus lateralis ziehen und gegebenenfalls die Nervenwurzeln komprimieren. Außerdem gehen sie im Lendenbereich in die Kapseln der Wirbelbogengelenke über. Eine Hyper-

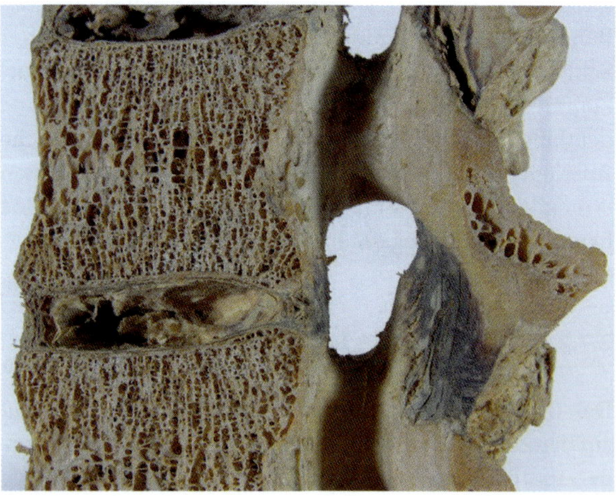

▪ **Abb. 2.17** Makroskopische Aufnahme der mediosagittal gespaltenen Lendenwirbel. Zwischen den Wirbelbögen verläuft das Lig. flavum

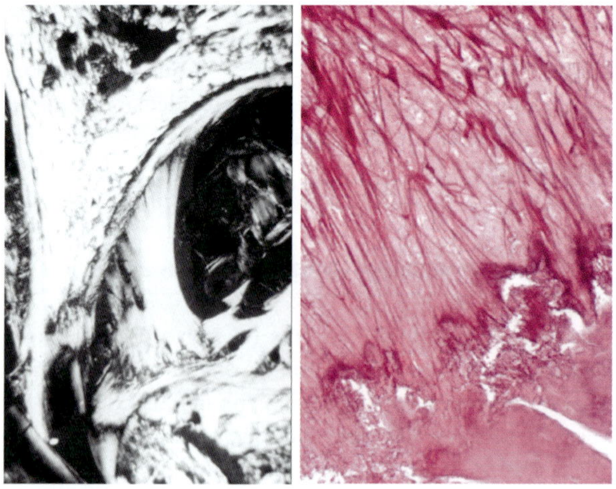

▪ **Abb. 2.18** Lig. flavum im polarisierten Licht (*links*), Paraffinschnitt durch das Lig. flavum an seiner Insertionszone (*rechts*). Die elastischen Fasern sind mit Resorcin-Fuchsin gefärbt

trophie der Bänder mit Kalkeinlagerungen oder eine Verknöcherung können als Ursache der Lumbalkanalstenose angeführt werden. Bei aufrechter Haltung stehen sie unter Spannung, die sich bei Ventralflexion noch verstärkt. Bei Jugendlichen wurde eine Spannung von 1,5 N, bei älteren bis zu 400 N gemessen (Chazal et al.1985). Sie helfen somit, die Ventralflexion zu limitieren bzw. können bei Aufrichtung aufgrund ihrer Elastizität muskelsparend wirken. Sie besitzen einen besonderen Insertionsmodus, der für die große funktionelle Bedeutung der Bänder spricht. Die Ligg. flava inserieren nicht im Periost des Wirbelbogens, sondern in einer peripheren **Mischknorpelzone** des jeweiligen Bogens. Hierbei verändert sich der Anteil elastischer Fasern zu kollagenen Fasern, die im Insertionsgebiet überwiegen (Stofft et al.1969). Die Mischknorpelzone ist zapfenförmig mit den darunterliegenden starren Strukturen des Knochens verzahnt. Es entsteht dadurch eine Dreiteilung des Bandinsertionsgebiets und nach Schneider (1955/56) damit »ein abgestuftes Abwehrsystem gegen die gerade an ihrer Verankerung besonders heftig angreifenden Schubspannungen«. In diesem System stellt das Band den elastischen Teil, der Mischknorpel den halbelastischen, deformierbaren und die Knochenstrukturen den starren Teil des **Abwehrsystems gegenüber Scherkräften** dar.

### 2.7.4 Ligamenta interspinalia

Die Ligg. interspinalia spannen sich zwischen je zwei Dornfortsätzen aus. Sie bestehen vorwiegend aus reißfesten kollagenen Fasern. Sie können somit eine **extreme Ventralflexion** durch ihre hohe Spannung **verhindern**. Im Lendenbereich können die Kollagenbündel eine enorme Dicke annehmen, sodass die Bänder als Membran zu bezeichnen sind. Sie gehen wegen ihrer Verlaufsrichtung in die kollagenen Faserbündel der thorakolumbalen Faszie und in das Lig. supraspinale über.

### 2.7.5 Ligamentum supraspinale

Das Lig. supraspinale verbindet die Spitzen der Dornfortsätze in allen Wirbelsäulenregionen mit einander. Besonders stark ist es im Lendenbereich ausgebildet. Als der am weitesten dorsal gelegene Bandabschnitt übernimmt es eine **hemmende Funktion bei der Ventralflexion der LWS**.

### 2.7.6 Ligamenta intertransversaria

Die Ligg. intertransversaria verbinden die Querfortsätze der Wirbel miteinander. Sie bestehen aus derben kollagenen Faserbündeln, die von elastischen Fasern in ihrer Position gehalten werden. Ihre Funktion besteht in dem **Entgegenwirken bei Seitwärtsbewegungen**. Da diese im Lendenbereich durch die Stellung der Gelenkfortsätze eingeschränkt ist, beschränkt sich hier ihre Funktion auf eine Unterstützung der autochthonen Muskulatur.

## 2.8 Bewegungssegment

### 2.8.1 Aufbau und Funktion

Für das Verständnis der Biomechanik der Wirbelsäule ist das von Junghanns (1951) vorgelegte und von Töndury (1981) modifizierte Bewegungsmodell »das Bewegungssegment« sehr hilfreich (◘ Abb. 2.19).

Das Bewegungssegment setzt sich aus paarigen diarthrotischen (Wirbelbogengelenke) und synarthrotischen (Knorpelhaft, Discus intervertebralis) Verbindungen zusammen.

**Ein Bewegungssegment besteht aus:**
- Zwei halben benachbarten Wirbelkörpern
- Der dazwischenliegenden Bandscheibe
- Der intervertebralen Gelenkportion
- Dem perivertebralen Bandapparat (insbesondere den Längsbändern)
- Der segmentalen, autochthonen Muskulatur

Das Bewegungssegment ist für die **optimale Beweglichkeit in allen Wirbelsäulenregionen** verantwortlich. Die Wirbelsäule besteht aus 25 solcher Bewegungssegmente.

Innerhalb des Bewegungssegments werden von Töndury (1981) zwei Abschnitte unterschieden:
- ein vorderer, bestehend aus der Bandscheibe mit den jeweils benachbarten Wirbelkörperhälften und den Wirbelkörperbändern und
- ein hinterer, bestehend aus den paarigen Wirbelbogengelenken, den segmentalen Muskeln, den Gebilden innerhalb der Foramina intervertebralia und den Wirbelbogenbändern.

Diese Einteilung in zwei Abschnitte wird den einwirkenden Kräften gerecht.

### 2.8.2 Krafteinwirkung auf die Wirbelsäule

Die Wirbelsäule wird durch zwei antagonistisch wirkende Kräfte belastet:
- Zum einen ist dies eine **kaudal gerichtete Längskraft**, eine axiale Kraft, die von den Wirbelkörpern und den Bandscheiben aufgefangen wird. Sie setzt sich aus den

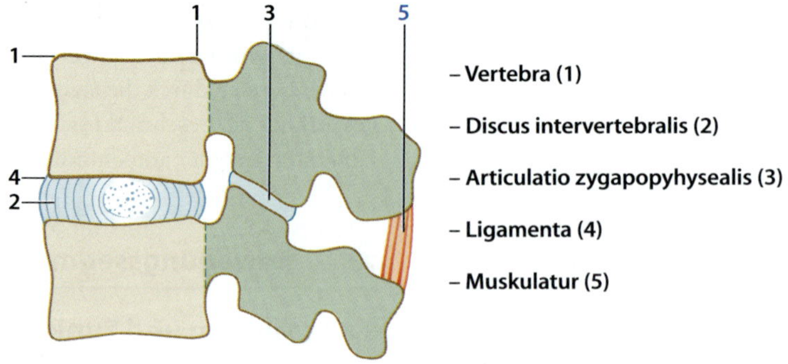


**Abb. 2.19** Schematische Darstellung des Bewegungssegments. *1* Vertebra, *2* Discus intervertebralis, *3* Articulatio zygapophysealis, *4* Ligamenta, *5* Muskulatur. (Nach: Wottke 2004)

Körperteilgewichten zusammen und ist in der Lendenregion am größten.

- Zum anderen sind dies **dem Körpergewicht entgegenwirkende Muskel-Band-Kräfte**. Diese werden als nach ventral gerichtete Schubkraft von den Wirbelbogengelenken, dem Bandapparat und den Zwischenwirbelscheiben aufgenommen.

Die **tatsächliche Belastung** der Wirbelsäule ist somit von der Resultierenden aus Längskraft und ventraler Schubkraft abhängig. Druckkräfte können an zwei miteinander artikulierenden Gelenkflächen nur übertragen werden, wenn sie senkrecht auf die Fläche auftreffen. Die Schubkraft wird wiederum zerlegt in die Normalkraft, die senkrecht auf die Fläche auftrifft, und in eine Tangentialkraft. Diese würde die Wirbel verschieben, wenn sie nicht durch die Bänder, die Muskeln und die Gelenkfortsätze daran gehindert würde (Kummer 1981, Tillmann 1992). Bei aufrechter Körperhaltung werden die Kompressions- und Stoßkräfte in den Zwischenwirbelscheiben gedämpft. Diese wirken als »*shock-absorber*« für die Wirbelsäule (Humzah u. Soames 1988). Die **Stoßdämpfung** erfolgt dabei in Abhängigkeit von der Stoßhärte, wobei das Spongiosa-Trabekel-System der Wirbelkörper die Funktion der Bandscheiben unterstützt. Diese übertragen bei zentrischer Belastung im Bereich des Nucl. pulposus, der aufgrund seines hohen Wassergehalts die Funktion einer »hydraulischen Presse« übernimmt, die Druckspannungen auf den subchondralen Knochen der Grund- und Deckplatten (Tillmann 1992). Bereits Vesalius (1543) war die besondere Bedeutung des Nukleus bekannt.

» elastische Bildung zweier Platten echten Knorpels zwischen denen ein besonderer Knorpel liegt « (Tillmann 1992).

Bei axialer Belastung besitzt die Bandscheibe einen intradiskalen Druck von 10 N pro $cm^2$, dieser Druck wird allein durch die Scherkräfte der dorsalen Anuluslamellen und des Bandsystems hervorgerufen. Die Zugspannung selbst ist 4- bis 5-mal so hoch. Sie ist abhängig von der Stellung der Gelenkfortsätze und damit dem Winkel der einwirkenden Kraft. Besonders hoch ist die ventrale Schubkraft im lumbosakralen Übergangsgebiet. Bei Ausprägung der Lordose vergrößert sich der Ventralschub. Die Lordose bewirkt eine Verlagerung des Nucl. pulposus nach ventral bei gleichzeitiger Anspannung der ventralen Anuluslamellen und des vorderen Längsbandes. Bei Ventralflexion der LWS kommt es zur Anspannung der dorsalen Anuluslammellen, des hinteren Längsbandes und zu einer Verlagerung des Nucl. pulposus nach dorsal.

## 2.9 Physiologische Altersveränderungen – regressive Prozesse

Im Laufe des Lebens kommt es auch im Bereich der Wirbelkörper, der Bogengelenke, der Bandscheiben und des Wirbelsäulenbandapparats zu physiologischen Alterungsprozessen und zu regressiven Veränderungen, die die funktionelle Beanspruchung des Achsenorgans verändern und die Leistungsfähigkeit einschränken. Unter Altern wird verstanden

» jede zeitabhängige Veränderung, die nach Erreichen der vollen Reife hinsichtlich Größe, Form und Funktion des Körpers auftritt « (Cottier 1980).

Diese physiologischen Altersveränderungen treten unabhängig von täglichen, jahreszeitlichen oder anderen biologischen Rhythmen auf.

### 2.9.1 Bandscheiben

Die augenfälligsten Veränderungen betreffen die Bandscheiben. Die normalerweise als flüssigkeitsreiche »Kissen« dienenden Gebilde erfahren während des Alterungsprozesses eine relative Exsikkation. So verlieren die Bandscheiben im Bereich des Nucl. pulposus bis zu 20% Wasser im Verlauf des Alterungsprozesses. Die Bandscheibe ist ein avaskuläres Gewebe. Fujita et al. (2008) konnten eine Expression des vaskulären endothelialen Wachstumsfaktor A (VEGF-A) im Nukleusbereich nachweisen. Dieser spielt sicherlich für die funktionelle Integrität des gallertigen Gewebes eine wichtige Rolle. Der Anulusbereich, der noch in der Jugend 70% Wasser enthält, besitzt im Alter weniger als 60%. Der Wasserverlust geht mit einer **Verminderung der Bandscheibenhöhe** einher, was zu einer Stabilitätsminderung im Bewegungssegment führt.

Gravierende Altersveränderungen finden **in der Knorpelmatrix** statt. Proteoglykane nehmen sowohl im Nucl. pulposus von 60% bei Jugendlichen bis zu 30% beim alten Menschen ab. Während im Anulusbereich in der Jugend 20% Proteoglykane (bezogen auf das Trockengewicht) vorhanden sind, sind im Alter nur noch 10% nachweisbar. Der Anteil der Glykosaminoglykane des Anulus beträgt dabei 2–3%. Der Gesamtkollagenanteil beträgt zwar im Alter noch 60%, doch der äußere Faserring zeigt Anzeichen einer mukoid-zystischen Degeneration, was eine Verlagerung des Nucl. pulposus begünstigt. Der physiologische Alterungsprozess schließt die Abnahme von Proteoglykanen und Glykosaminoglykanen, der sulfatierten Disaccharide und letztlich der Wasserbindungskapazität ein. Gleichzeitig kommt es jedoch zu einer Zunahme von Keratansulfat (Muir 1977, Greiling u. Stuhlsatz 1973, Ghadially 1983, Mohr 1987).

Während in der Jugend Kollagenfasern vom Typ I in der Außenzone, vom Typ II in der Innenzone des Anulus nachzuweisen sind und perizellulär der Kollagentyp III vorhanden ist, wechselt im Alter der Fasertyp I in der Außenzone zu Kollagentyp II. Zusätzlich treten kollagene Fibrillen Typ X im Alter auf, die wie Typ II nicht reißfest sind (Van der Mark et al. 1984). Aufgrund der reduzierten Belastbarkeit treten deshalb im Anulusring **Rissbildungen** auf. Diese werden jedoch meist klinisch nicht relevant, da der intradiskale Druck wegen des Wasserverlusts im Alter abnimmt. Die Rissbildungen steigern, wie bei CT-Untersuchungen nachgewiesen werden konnte, die Beweglichkeit der Wirbelsäule, besonders die der Torsion. Die Flexibilität des Achsenorgans korreliert mit den Rissbildungen (Haughton et al. 2000). Das Auftreten der Risse im Anulusbereich wird von Yu et al. (1989) als Beginn der **Bandscheibendegeneration** bewertet, wobei die Autoren der Diskographie vor der Magnetresonanztomographie den diagnosesichernden Vorteil einräumen.

Mit zunehmender Insuffizienz der Bandscheibe bilden sich an den Wirbelkanten infolge reaktiver Knochenbildung **lippenartige Vorsprünge** (*vertebral lipping*) vor allem bei $L_4$ und $L_5$. In diesen Knochenneubildungen kommen dystrophische Verkalkungen vor (Cottier 1980). Sie werden als physiologische Alterungsprozesse, aber auch als mechanisch bedingte ossäre Neubildungen in den kraftaufnehmenden Gelenkfacetten beschrieben. Ebenso zählen zu den Alterungsprozessen **degenerative Knorpeldefekte** am Rand bei meist intakter zentraler Zone der Gelenkfläche (Tischer et al. 2006). Zu den degenerativen Veränderungen zählen im Alter auch die **fibrokartilaginären Metaplasien** im hinteren Kapselanteil der Wirbelbogengelenke. Diese entstehen folgerichtig durch den erhöhten mechanischen Stress des Ventralschubs im lumbosakralen Übergangsbereich (Bosczyk et al. 2003). Die Degeneration des Knorpelgewebes geht mit reaktiven Knochenveränderungen einher.

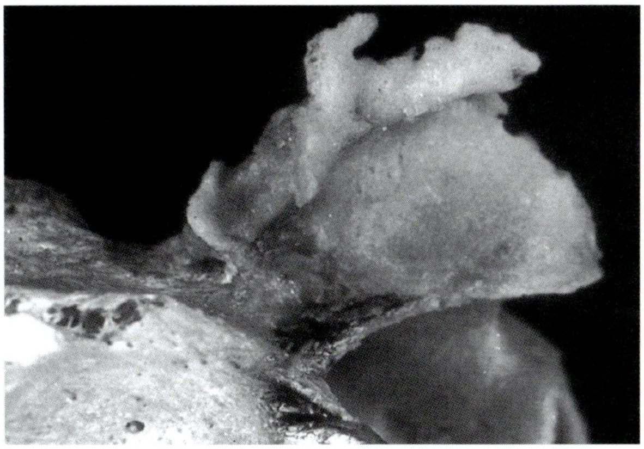

**Abb. 2.20** Ossäre Neubildungen als Randzacken im Bereich der Gelenkfortsätze

Das Ziel dieser Veränderungen ist eine Vergrößerung der kraftaufnehmenden Fläche. Dabei kommt es zur Ausbildung von Randzacken an den Deckplatten der Wirbelkörper (Spondylophytenbildung) und an den kleinen Wirbelgelenken (Spondylarthrose). Spangenbildungen durch Osteophyten begünstigen den Stabilisierungsprozess des Bewegungssegments (Abb. 2.20).

Die Häufigkeit akuter Bandscheibensyndrome nimmt nach dem 5. Dezennium ab (Krämer 1998). Gleichzeitig nehmen Elastizität und Zugfestigkeit der kollagenen ligamentären Elemente mit zunehmendem Alter ab (Vogel 1978), obgleich der Fibrillendurchmesser im Alter zunimmt (Humzah u. Soames 1988) (Abb. 2.21, Abb. 2.22). Im Wirbelkörper nehmen Anzahl und Dicke der Spongiosatrabekel mit fortschreitendem Alter ab, damit reduzieren sich die Gesamtmasse und die Knochendichte. Trabekelbrüche sind die Folge (Abb. 2.23).

### 2.9.2 Randleiste und Wirbelkörperendplatten

Die Randleiste und die Wirbelkörperendplatten nehmen ebenfalls an Dicke und Festigkeit ab. Diese Strukturveränderungen sind als Hinweise zu werten für katabole Prozesse, die letztendlich zu der Pathologie der **Osteoporose**

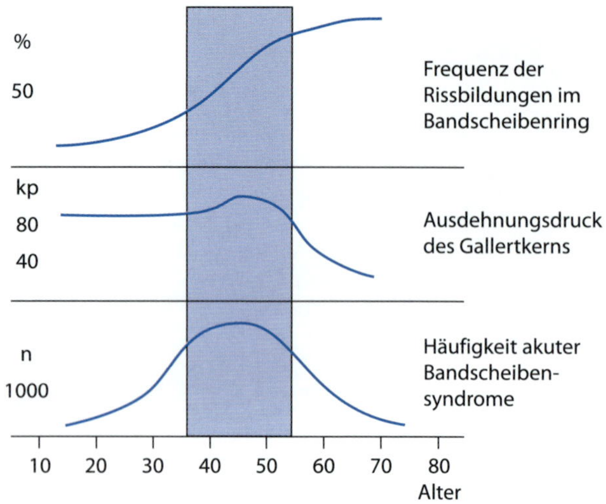


**Abb. 2.21** Graphische Darstellung der Häufigkeit von Rissbildungen, Ausdehnungsdruck des Nucl. pulposus und Häufigkeit akuter Bandscheibensyndrome

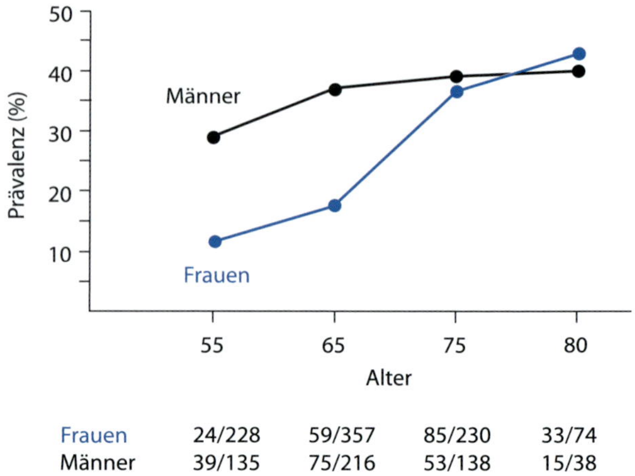


**Abb. 2.23** Graphische Darstellung der Altersabhängigkeit von Wirbelfrakturen. *Frauen*: 24/228 (55 Jahre), 59/357 (65 Jahre), 85/230 (75 Jahre), 33/74 (80 Jahre); *Männer*: 39/135 (55 Jahre), 75/216 (65 Jahre), 53/138 (75 Jahre), 15/38 (80 Jahre)

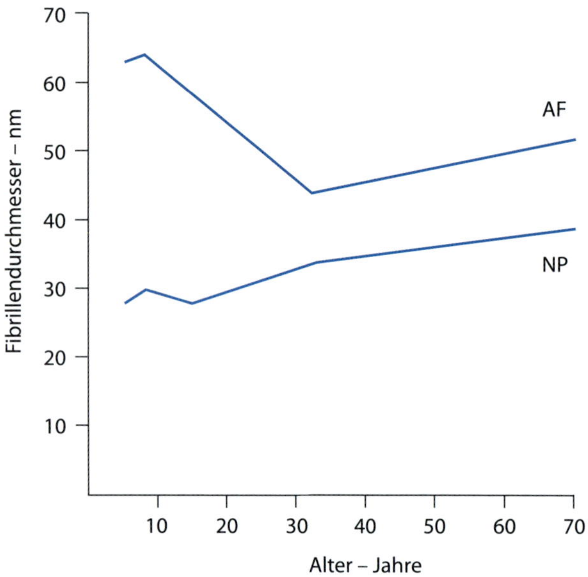


**Abb. 2.22** Graphische Darstellung der Kollagenfaserdicke in physiologischer Alterung. *AF* Anulus fibrosus, *NP* Nucleus pulposus

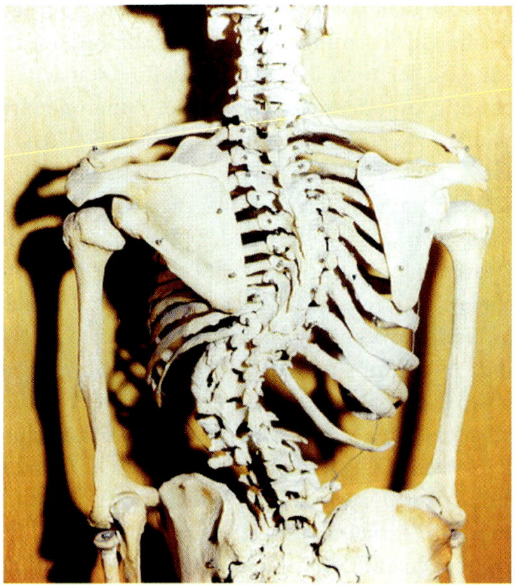

**Abb. 2.24** Makroskopische Aufnahme einer ausgeprägten, fixierten Skoliose mit Torsion der LWS

führen. Diese wiederum führt zur Veränderung der Wirbelsäulenform, die zur Fehlform wird mit auftretender Gibbusbildung und ausgeprägtem Kyphosierungprozess im Bereich der Brustwirbelsäule (Abb. 2.24). Wirbelkörpereinbrüche und fixierte Deformitäten beenden schließlich den osteoporotischen Vorgang.

### 2.9.3 Autochthone Rückenmuskulatur

Die im Alter veränderte Haltung der Wirbelsäule bei gleichzeitiger Rückbildung des globalen Muskelsystems mit Erschlaffung der Bauchwandmuskulatur führt zu einem **gegenregulatorischen Überwiegen der autochthonen Muskulatur**. Diese ist aufgrund ihrer segmentalen Anordnung und ihres diagonalen Faserverlaufs in der Lage, die Wirbelsäule nicht nur in ihrer Position zu halten,

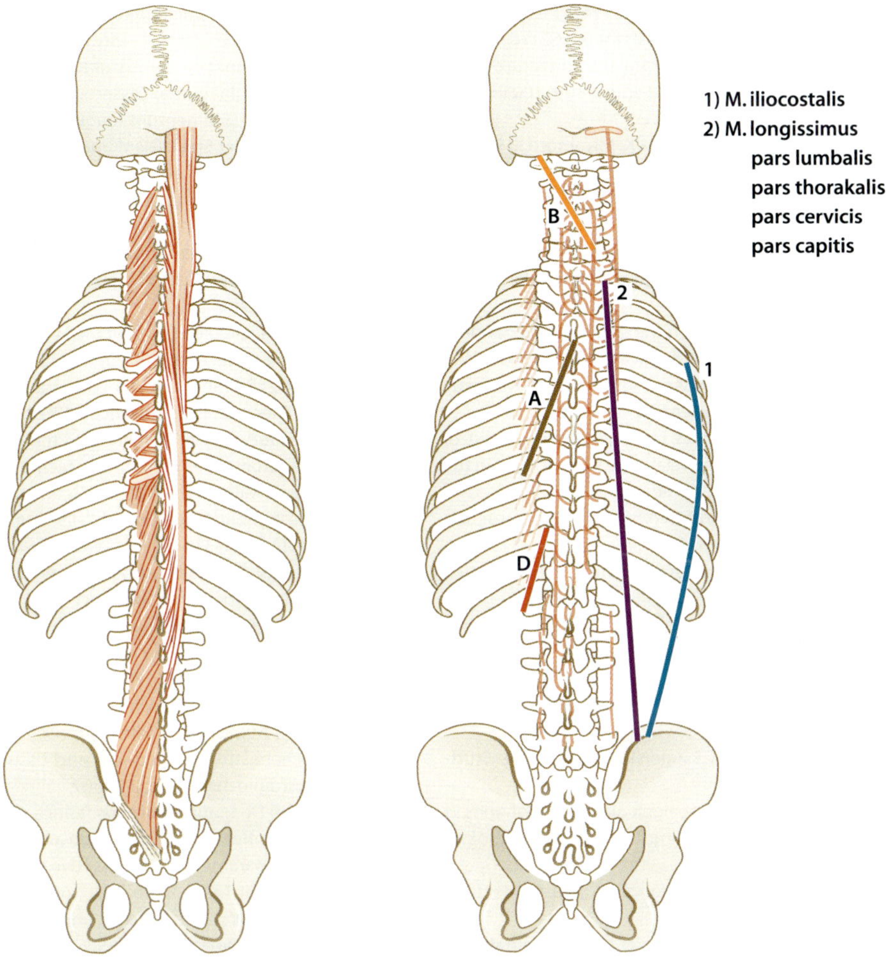


**Abb. 2.25** Schematische Darstellung der einzelnen Systeme der autochthonen Muskulatur (M. erector spinae). *A* transversospinales System: M. semispinalis, M. multifidus, M. rotatorius, *B* spinotransversales System: M. splenius capitis, M. splenius cervicis, *C* interspinales System, *D* intertransversales System, *1* M. iliocostalis, *2* M. longissimus: pars lumbalis, pars thoracis, pars cervicis, pars capitis (Nach: Wottke 2004)

sondern ihr die notwenige Dynamik zu verleihen (Abb. 2.25). Das laterale longitudinal verlaufende Muskelsystem bewirkt die Aufrichtung. Es wird in einen medialen und einen lateralen Trakt (M. sacrospinalis) gegliedert. Hierbei kann ein lateral gelegener Muskelstrang (M. iliocostalis) von einem medial anliegenden (M. longissimus) unterschieden werden. Ebenfalls in Längsrichtung verlaufend sind kürzere Muskelsysteme vorhanden, die zwischen den Dornfortsätzen (M. interspinalis), auf den Dornfortsätzen (M. spinalis) und zwischen den Querfortsätzen (Mm. intertransversarii) verlaufen. Das auf der Wirbelsäule gelegene diagonal verlaufende System besteht aus dachziegelförmig sich überlappenden Einzelsystemen, die z. T. mehrere Bewegungssegmente überspringen (Mm. rotatores, M. multifidus und M. semispinalis). Sie haben neben der aufrichtenden noch eine rotatorische Funktion.

**Physiologische Alterungsvorgänge ziehen Texturveränderungen im Knorpel-, Knochen- und Bandsystem nach sich. Diese äußern sich z. T. in Formveränderungen der Wirbelsäule und in Beeinträchtigungen ihrer funktionellen Integrität.**

## Literatur

Boszczyk BM, Boszczyk AA, Korge A, Grillhösl A, Boos WD, Putz R, Milz S, Benjamin M (2003) Immunhistochemical analysis of the extracellular matrix in the posterior capsule of the zygapophysial joints in patients with degenerative L 4–5 motion segment instability. J. Neurosurg 99(1 Suppl): 27–33

Chazal J, Tanguy A, Bourges M, Gaurel G, Escande G, Guillot M, Vanneuville G (1985) Biomechanical properties of spinal ligaments and a histological study of the supraspinal ligament in traction. J Biomech 18: 167–176

Cottier H (1980) Pathogenese. Ein Handbuch für ärztliche Fortbildung, Bd. 2. Springer, Berlin Heidelberg New York Tokio

Davies KM, Stegman MR, Heaney RP, Recker RR (1996) Prevalence and severity of vertebral fracture. Osteoporosis Int 6: 160–165
Drews S, Matsuura M, Putz R (2008) The trabecular architecture of the superior articular process of the lumbar spine. Surg Radiol Anat 3: 209–213
Fujita N, Imai J, Suzuki T, Yamada M, Ninomiya K, Miyamoto K, Iwasaki R et al (2008) Vascular endothelial growth factor-A is survival factor for nucleus pulposus cells in the intervertebral disc. Biochem Biophys Res Commun 372(2): 367–372
Ghadially FN (1983) Fine structure of synovial joints. A text and atlas of the ultrastructure of normal and pathological articular tissues. Butterworth, London
Greiling H, HW Stuhlsatz (1973) Studies on the structure of chondroitin sulphate – keratin sulphate hybrids in cartilage. In: Hauss WH, Greiling H, Kfihn K, Korting GW, Lindner J (eds) Connective tissue and ageing. Excerpta Medica, Amsterdam
Haughton VM, Schmidt TA, Keele K, An HS, Lim TH (2000) Flexibility of lumbar spinal motion segments correlated to type of tears in the annulus fibrosus. J Neurosurg 92: 81–86
Humzah M, Soames R (1988) Human intervertebral disc: structure and function. Anat Rec 220: 337–356
Inoue H (1981) Tridimensional architecture of lumbar intervertebral disc. Spine 6: 139–146
Junghanns H (1951) Die funktionelle Pathologie der Zwischenwirbelscheibe als Grundlage für klinische Betrachtungen. Langenbecks Arch klin Chir 267: 393–417
Krämer J (1998) Orthopädie. Springer, Berlin Heidelberg New York Tokio
Kummer B (1959) Bauprinzipien des Säugerskeletts. Thieme, Stuttgart
Kummer B (1981) Biomechanik der Wirbelgelenke. In: Junghanns H (Hrsg) Die Wirbelsäule in Forschung und Praxis, Bd 87. Hippokrates, Stuttgart
Kummer B (1982) Funktionelle und pathologische Anatomie der Lendenwirbelsäule. Z Orthop 119: 554
Kummer B (1991) Biomechanische Probleme der aufrechten Haltung. Verh Anat Ges 86: 158
Lanz T v, Wachsmuth W (1982) Praktische Anatomie. Springer, Berlin Heidelberg New York Tokio
Mohr W (1987) Pathologie des Bandapparates. Springer, Berlin Heidelberg New York Tokio
Müller-Gerbl M (1992) Die Rolle der Wirbelgelenke für die Kinematik der Bewegungssegmente. Ann Anat 174: 48–53
Muir H (1977) Molecular approach to the understanding of osteoarthrosis. Ann Rheum Dis 36: 199–208
Nachemson AL (1960) Lumbar intradiscal pressure. Acta Orthop Scand (Suppl) 43:I–104
Panjabi MM, Goel VK, Takata K (1982) Physiologic strains in the lumbar spinal ligaments. Spine 7: 192–203
Putz R (1981) Funktionelle Anatomie der Wirbelgelenke. Normale und pathologische Anatomie, Bd 43. Thieme, Stuttgart
Putz R (1990) Funktionelle Morphologie des lumbosakralen Überganges. In: Matzen KA (Hrsg) Wirbelsäulenchirurgie Spondylolisthesis. Thieme, Stuttgart
Putz R (1992) The detailed functional anatomy of the ligaments of the vertebral column. Ann Anat 174: 40–47
Richardson SM, Knowles R, Marples D, Hoyland JA, Mobasheri A (2008) Aquaporin expression in the human intervertebral disc. J Mol Histol 39: 303–309
Schlüter K (1965) Form und Struktur des normalen und pathologisch veränderten Wirbels. In: Wirbelsäule in Forschung und Praxis, Bd 30. Hippokrates, Stuttgart
Schneider H (1955/56) Zur Struktur der Sehnenansatzzonen. Zschr Anat u Entwgesch 119: 431–456
Stofft E (1966) Die funktionellen Strukturen des Ligamentum longitudinale anterius. Inaugural-Dissertation, Mainz
Stofft E (1968) Das Ligamentum longitudinale posterius in funktionell-anatomischer Sicht. Die Wirbelsäule in Forschung und Praxis 40: 96–103
Stofft E (1985) Funktionsanatomie der Wirbelsäule. Ärztez Naturheilverf 26. Jhrg, Heft 5
Stofft E (2005) Funktionelle Anatomie des Fußes. In: Eckardt A, Lobmann R (Hrsg) Der diabetische Fuß. Springer, Berlin Heidelberg New York Tokio
Stofft E, Wiebecke K, Müller G (1969) Die Ligamenta flava der menschlichen Wirbelsäule. Anat Anz (Ergh) 125: 363–371
Tillmann B (1992) Biomechanik der Wirbelsäule. Ein Beitrag zur funktionellen Therapie; Therapiewoche 42(22): 1350–1356
Tillmann B, Töndury G (1987) Obere Extremität. In: Rauber A, Kopsch F (Hrsg) Anatomie des Menschen. Thieme, Stuttgart
Tischer T, Aktas T, Milz S, Putz R (2006) Detailed pathological changes of human lumbar facet joints L1–L5 in elderly individuals. Eur Spine J 15(3): 308–315
Töndury G (1958) Entwicklungsgeschichte und Fehlbildungen der Wirbelsäule. Hippokrates, Stuttgart
Töndury G (1981) Angewandte und topographische Anatomie. Thieme, Stuttgart
Töndury G, Tillmann B (1987) Wirbelsäule. In: Rauber A, Kopsch F (Hrsg) Anatomie des Menschen. Thieme, Stuttgart
Van der Mark H, Aumailley M, Wick G, Fleischmajer R, Timpl R (1984) Immunochemistry, genuine size and tissue localization of collage VI. Eur J Biochem 142: 493–502
Vesalius A (1534) De humani corporis fabrica. Oporinus, Basel
Vogel HG (1978) Influence of maturation and age on mechanical and biochemical parameters of connective tissue of various organs in the rat. Connect Tissue Res 6: 161–166
Wassilev W, Kühnel W (1992) Struktur und Funktion der Zwischenwirbelscheibe. Ann Anat 174: 54–65
Wottke D (2004) Die große orthopädische Rückenschule. Heidelberg: Springer
Yahia LH, Garzon S, Strykowski H, Rivard CH (1990) Ultrastructure of the human interspinous ligament and ligamentum flavum. Spine 15: 262–268
Yu SW, Haughton VM, Sether LA, Wagner M (1989) Comparison of MR and discography in detecting radial tears of the annulus: a postmortem study. Am J Neuroradiol 10(5): 1077–1081

# Diagnostisches Vorgehen bei Rückenschmerzen

*Anke Eckardt*

## 3.1 Grundlagen

Rückenschmerz kann vielfältige Ursachen haben. Auch wenn die häufigsten Beschwerden unspezifisch oder Ausdruck degenerativer Prozesse an Gelenken und Bandscheiben mit und ohne Wurzelkompression und damit verbundene ausstrahlende Beschwerden sind, so gilt es doch im Einzelfall, auch andere, seltenere Ursachen für Rückenschmerzen zu diagnostizieren. Zunächst muss also geklärt werden, ob es sich wirklich um Schmerzen des Bewegungsapparats handelt und extraspinale Schmerzursachen ausgeschlossen werden können. Im zweiten Schritt gilt es, spinale Pathologien auszuschließen, die einer gezielten Behandlung bedürfen (*red flags*), auch wenn diese extrem selten sind (Carragee u. Hannibal 2004). Voraussetzung hierfür ist, dass der Untersucher über die notwendigen klinischen Hintergründe und über genügend Erfahrungen in der Untersuchungstechnik der Wirbelsäule verfügt.

Es gilt also, im Rahmen der Erstuntersuchung eines Patienten mit Rückenschmerzen eine **diagnostische Triage** durchzuführen. Zum einen muss eine Notfallsituation erkannt und ggf. der Patient einer raschestmöglichen spezifischen Therapie zugeführt werden, zum anderen sollten eine beobachtungsnotwendige radikuläre Symptomatik von einem in der Regel harmlosen, unspezifischen Rückenschmerz unterschieden und auch andere, nichtvertebragene Ursachen der Beschwerden diagnostiziert werden.

Nach der Erstkonsultation müssen die drei nachstehenden Fragen beantwortet und ggf. entsprechende diagnostische Maßnahmen initiiert worden sein.

**Bei Erstkonsultation erfragen:**

1. Liegt eine gefährliche Erkrankung (Tumor, Fraktur, Entzündung u. a.) vor?
2. Gibt es Hinweise für eine Nervenkompression?
3. Finden sich Hinweise auf Faktoren, die evtl. zur Chronifizierung beitragen können?

Im Rahmen von Anamneseerhebung und klinischer Untersuchung ergeben sich oft bereits die entscheidenden Hinweise auf die Genese der Beschwerden; ergänzt durch die Bildgebung kann dann die Diagnostik komplettiert werden.

Bei rezidivierenden und chronischen Rückenschmerzen sind häufig interdisziplinäre Ansätze erforderlich. Nachfolgender Algorithmus wird z. B. von der Arbeitsgruppe Kurative Versorgung (2007) empfohlen (◘ Abb. 3.1). Nicht nur für die Therapie, auch für die Diagnostik werden »Behandlungsebenen« definiert, die eine fachspezifische und interdisziplinäre Versorgung des Patienten ermöglichen.

Die Versorgung der Patienten sollte auf drei Aktionsebenen erfolgen:

**Behandlungsebenen**

- **Aktionsebene 1:** Primärärztliche Versorgung durch Hausarzt oder Facharzt. Ziel: Chronifizierung von unspezifischen Rückenschmerzen vermeiden, Anwendung der Leitlinien, bei Flaggen und ausbleibender Besserung über 4 Wochen und einer Arbeitsunfähigkeit von 2 Wochen → verweisen an Behandlungsebene 2
- **Aktionsebene 2:** Fachspezifische Versorgung (Orthopäde, Neurologe, Schmerztherapeut, Psychotherapeut, Rheumatologe u. a.), falls keine Besserung über die Dauer weiterer 4 Wochen und weiterer 2 Wochen Arbeitsunfähigkeit → verweisen an Behandlungsebene 3
- **Aktionsebene 3:** Interdisziplinäre Versorgung (ambulant, teilstationär oder stationär mit hohen Qualitätsmaßstäben, multidimensionales Assessment, multimodale Therapie mit kognitiv-verhaltenstherapeutischen Elementen)

Parallel dazu sind auf allen Ebenen Indikationen zur operativen Therapie zu überprüfen.

## 3.2 Entstehung von Rückenschmerzen

Zur Frage der Schmerzentstehung bei spezifischen Rückenschmerzen unterscheidet Krämer (2005) **diskoligamentäre** Schmerzen (Schmerzauslösung durch hinteres Längsband, dorsaler Anulus fibrosus) von **arthrogenen** Schmerzen (Schmerzauslösung durch die Kapseln der Wirbelgelenke).

Ursächlich für vertebragenen Rückenschmerz sind die schmerzempfindlichen Strukturen der Wirbelsäule:

- hinteres Längsband,
- dorsaler Anulus fibrosus,
- Periost,
- Gelenkkapseln.

Die Schmerzsensation der dorsalen Anteile der Bandscheibe wird weitergeleitet durch den R. meningeus des Spinalnerven, die Bandscheiben selbst sind gering innerviert. Auch ist die nervale Versorgung der Bandscheibe noch immer nicht vollständig geklärt, möglicherweise werden Reize auch über das parasympathische System fortgeleitet. Periphere und zentrale Sensibilisierung werden als Ursachen für eine Schmerzchronifizierung diskutiert (Edgar 2007).

Der R. dorsalis N. spinalis (◘ Abb. 3.2) versorgt die Rückenhaut, die Rückenmuskulatur und die äußeren Anteile des Facettengelenks. Der ventrale Anteil des Spinal-

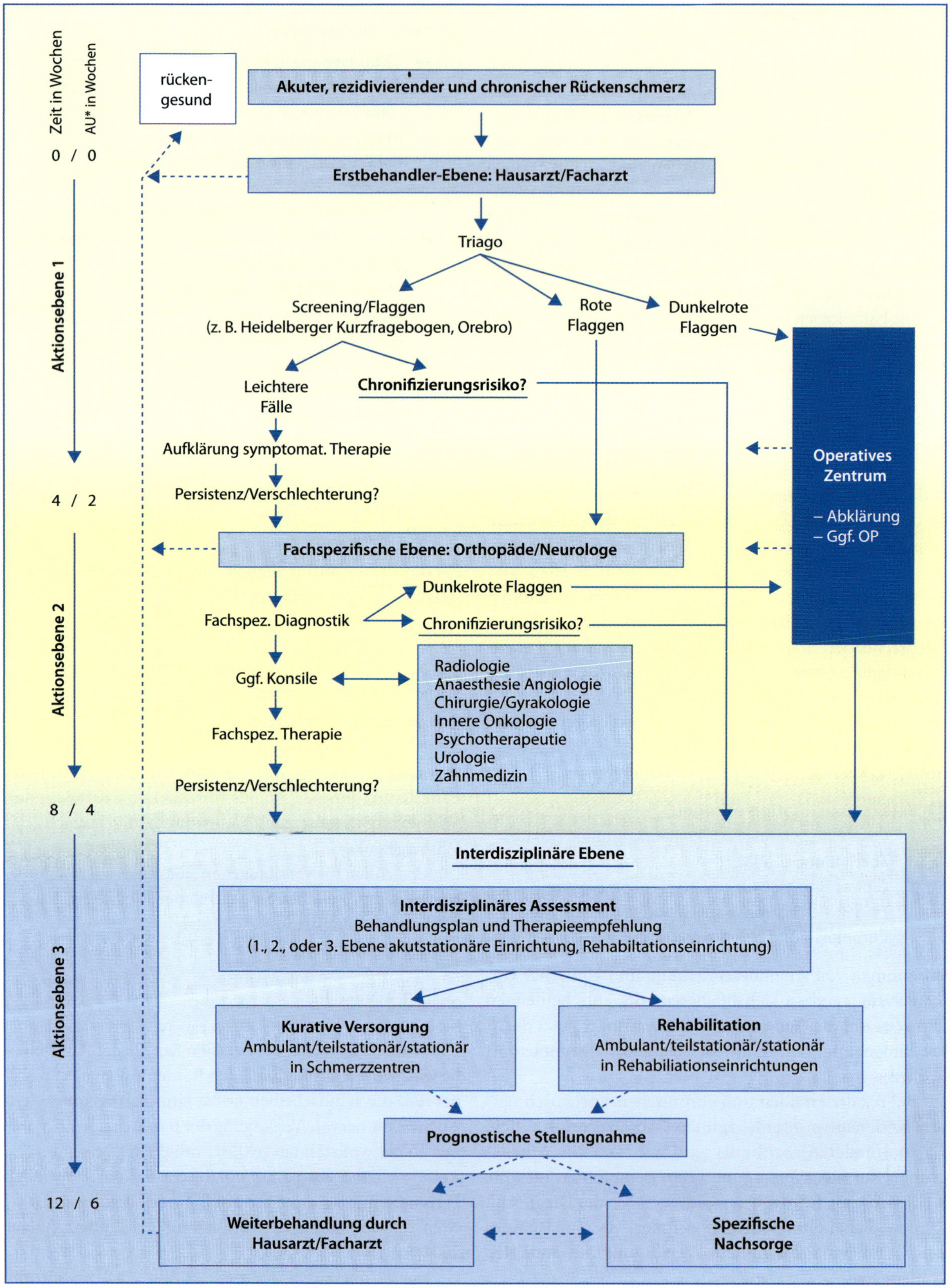


**Abb. 3.1** Algorithmus Diagnostik und Therapie Rückenschmerz nach der Empfehlung Arbeitsgruppe Kurative Versorgung (2007).
* *AU* Arbeitsunfähigkeit

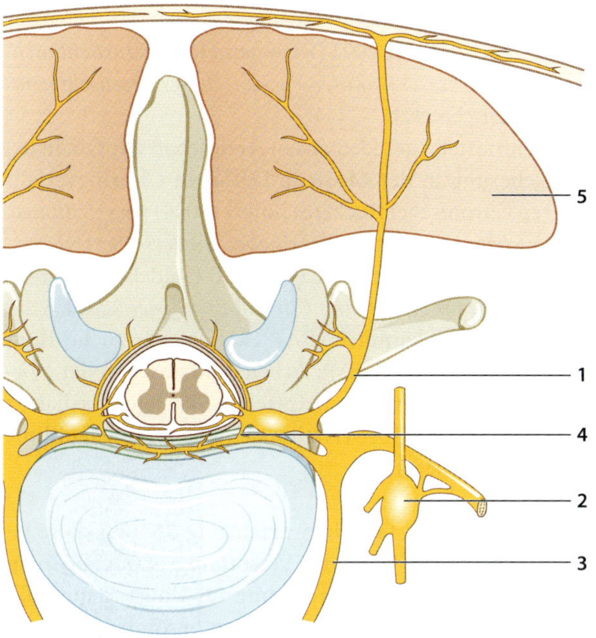


**Abb. 3.2** Eigeninnervation der Wirbelsäule. *1* R. dorsalis, *2* Sympathikus, *3* R. ventralis, *4* R. meningeus, *5* autochthone Rückenmuskulatur

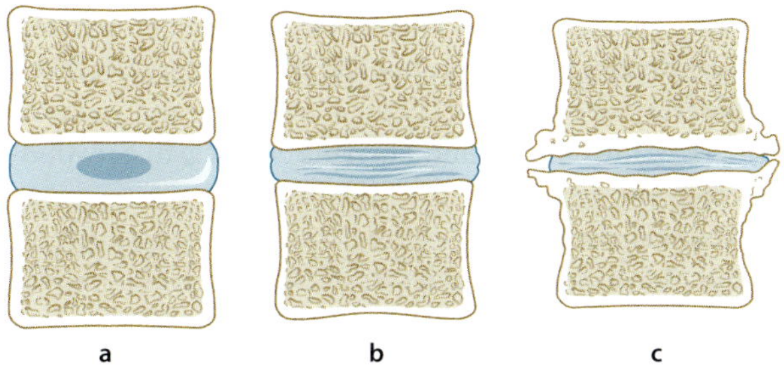


**Abb. 3.3 a–c** Degenerative Veränderung mit Höhenminderung der Bandscheibe (Aus: Wottke 2004)

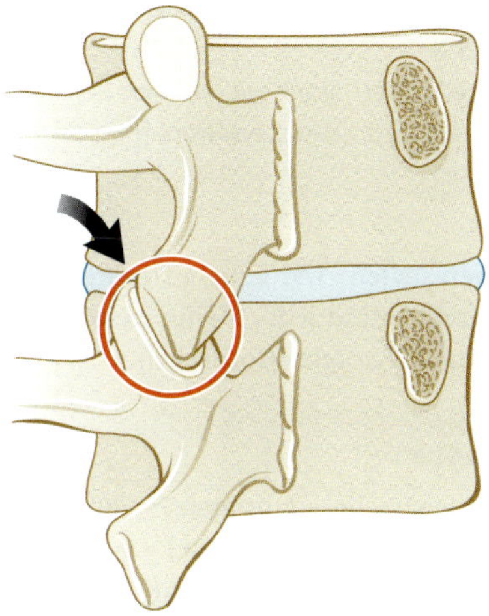

**Abb. 3.4** Vermehrte Kompression der Facetten durch die Höhenminderung der Bandscheibe (Aus: Wottke 2004)

nerven hat den größten Anteil am Nerv und versorgt die entsprechenden Kennmuskeln motorisch, die zugehörigen Dermatome sensibel.

Hieraus erklären sich bereits die vielfältigen Symptome, die eine **Spinalnervenirritation** kennzeichnen können.

Die Kenntnis der räumlichen Nähe der verschiedenen Anteile des Spinalnerven zu den Strukturen der Lendenwirbelsäule (LWS), die häufig schon früh degenerative Veränderungen und damit auch anatomische Formveränderungen zeigen, erleichtert das Verständnis der verschiedenen Facetten von Wirbelsäulensyndromen.

Das hintere Längsband ist durch die Innervation durch den R. meningeus erheblich druck- und schmerzempfindlich. Niesen, Husten, Pressen mit Volumenverschiebungen einer vorgeschädigten Bandscheibe führen zu den typischen tiefen, schlecht lokalisierbaren Rückenschmerzen, dem sog. Hexenschuss.

Die Bandscheibe unterliegt darüber hinaus Veränderungen ihres Wassergehalts und damit des Tonus und ihres pH-Werts. Ein niedriger pH-Wert wurde bereits von Nachemson (1969) als Hinweis auf eine Entzündung mit konsekutiver Reizung der austretenden Nervenwurzel als Ursache für fortgeleitete Schmerzen und auch für die Entstehung von Narben beschrieben. **Diskogene** Schmerzen sind nach den Untersuchungen von Fagan et al. (2003) und Mc Carron et al. (1987) und Mooney (1987) möglich.

Eine **Nervenwurzelirritation** kann sich in einem alleinigen fortgeleiteten Schmerz, in sensiblen Defiziten und motorischen Ausfällen manifestieren. Wir sprechen von einer radikulären Läsion und finden die ausstrahlenden Schmerzen im entsprechenden Dermatom und Kennmuskel, die sich von Läsionen peripherer Nerven unterscheiden.

Auch **Facettensyndrome** können fortgeleitet Beschwerden auslösen, die aber unspezifisch sind und sich von den radikulären Symptomen unterscheiden. Wir sprechen von »nichtradikulären« oder »pseudoradikulären« Symptomen. Diese beinhalten auch muskuläre Schmerzen, die durch eine Dauerinnervation bei Irritation des R. dorsalis des Spinalnerven, aber auch bei Überlastungen durch z. B. Instabilitäten auftreten können. Typischerweise sind Facettenarthrosen mit Schmerzen der rückenstreckenden Muskulatur, aber auch der ischiokruralen Muskeln und der Wadenmuskulatur vergesellschaftet. Die Häufigkeit des Auftretens von degenerativen Facettensyndromen erklärt sich durch den Zusammenhang mit degenerativen Veränderungen und Höhenminderungen der Bandscheiben, die konsekutiv zu einer vermehrten Druckbelastung und unphysiologischen Belastung der Facettengelenke führen (Abb. 3.3 und Abb. 3.4). Auch jahrelange Fehlhaltung (z. B. Hyperlordose bei stammbetonter Adipositas) führt unweigerlich zu entsprechenden degenerativen Veränderungen.

Das **Expertenpanel »Rückenschmerz« der Bertelsmann Stiftung** (Arbeitsgruppe Kurative Versorgung 2007) definierte neben den bekannten *red flags* zur weiteren Differenzialdiagnostik und Therapie den Begriff der »dunkelroten Flaggen«.

**Dunkelrote Flaggen** erfordern eine sofortige diagnostische Abklärung und in der Regel auch einen operativen Eingriff in einem spezialisierten Zentrum. Hierzu zählen:

**Dunkelrote Flaggen**

- Conus-/Cauda-equina-Syndrom
- Verdacht auf Spondylodiszitis mit spinalem Abszess
- Wirbelkörperfraktur mit nervaler Schädigung
- Wurzelkompressionssyndrom mit ausgeprägter Parese

**Rote Flaggen** stellen zwar keine extreme Notfallsituation dar, im Einzelfall sind jedoch eine weitere diagnostische Abklärung und Therapie erforderlich.

**Rote Flaggen**

- Alter (erstmaliges Auftreten von Rückenschmerzen im Alter < 20 und > 50 Jahre)
- Begleitende Grunderkrankung
- Ungewollter, unkontrollierter Gewichtsverlust
- Vorangegangene Wirbelsäulenoperationen
- Wurzelkompressionssyndrom mit dermatombezogener Schmerzausstrahlung und sensomotorischem Defizit
- Unfallereignis: Sturzanamnese mit Frakturverdacht

Darüber hinaus gelten wie in anderen nationalen und internationalen Leitlinien die Risikofaktoren **gelbe Flaggen** als Prädiktoren für den Übergang zu chronischen Verläufen. Sie zeigen deutlich mehr Zusammenhang mit Chronifizierung als somatische oder biographische Faktoren (Klenermann 1995, Hildebrandt u. Pfingsten 1996, Buer u. Linton 2002).

Hierzu gehören neben Ereignissen aus der Vergangenheit bestimmte psychosoziale Merkmale und Faktoren, die Einfluss auf das Verhalten des Individuums nehmen und Chronifizierung von Schmerzen fördern. Diese Risikofaktoren werden seit Jahren in den Leitlinien verschiedener Fachgesellschaften berücksichtigt:

- DEGAM-Leitlinie Kreuzschmerz (Becker et al. 2003),
- Europäische Leitlinien für akute und chronische Rückenschmerzen (EU COST 2006, Airaksinen et al. 2006),
- Leitlinien-Clearing-Bericht »Akuter Rückenschmerz« der Zentralstelle der Deutschen Ärzteschaft zur Qualitätssicherung in der Medizin (2001) (*www.leitlinien.de*) Thomeczek et al. 2003 (*www.aezq.de/literatur/leitlinien-clearing-bericht-akuter-ruckenschmerz/?searchterm=rückenschmerz*),
- Zentralstelle der Deutschen Ärzteschaft zur Qualitätssicherung in der Medizin: Leitlinien-Clearingverfahren Chronischer Rückenschmerz (2004) *www.leitlinien.de/clearingverfahren/clearingberichte/crs/00crs/view*,
- Empfehlungen des NCCPC/NICE-Guideline (*National Institute for Health and Clinical Excellence* 2009),
- Bundesärztekammer (BAEK), Kassenärztliche Bundesvereinigung (KBV); Arbeitsgemeinschaft der Wissenschaftlichen Medizinischen Fachgesellschaften (AWMF) (2010) (Nationale VersorgungsLeitlinie Kreuzschmerz).

Entsprechend der täglichen Erfahrung können diese jedoch aufgrund der fehlenden Versorgungspraxis und mangels Verfügbarkeit und Erfahrung im Umgang mit validierten Instrumenten zur Erfassung besonders der psychischen Komorbiditäten auf die Therapiemaßnahmen noch immer keinen ausreichenden Einfluss nehmen. An dieser Stelle sei der Heidelberger Kurzfragebogen HKFR-10 (Neubauer et al. 2005, 2006) sowie der Screening-Fragebogen von Linton und Boersma (2003) empfohlen, die die zurzeit verfügbaren und empfohlenen deutschsprachigen Instrumente zur Erfassung psychischer Kofaktoren auch für den Allgemeinarzt oder Orthopäden darstellen.

**Gelbe Flaggen**

- Pessimistische Grundeinstellung
- Schmerzvermeidungsverhalten
- Depressive Verstimmung, Rückzugsverhalten
- Ängstliche Aufmerksamkeit auf körperliche Prozesse
- Habituelle Besonderheiten (z. B. Durchhalten)
- Bevorzugung passiver Maßnahmen
- Renten- und/oder Versicherungsansprüche
- Familien- und Arbeitsplatzprobleme
- Ungünstige Diagnose- und Therapieerfahrungen (inkl. iatrogene Faktoren)
- Unsicherheit bezüglich diagnostischer, therapeutischer und prognostischer Informationen

## 3.3 Anamnese

Eine ausführliche Befragung des Patienten bei Rückenschmerzen erfolgt nicht nur zur Klärung von deren Ursache, sondern dient der Abschätzung von Chronifizierung und Risikofaktoren.

**Tab. 3.1** Anamnestische Warnhinweise auf *red flags*

| Pathologie | Anamnese/Symptome |
|---|---|
| Fraktur | Adäquates Trauma, Unfall<br>Inadäquates Trauma, aber akuter Beginn der Beschwerden mit z. B. schwerem Heben, Niesen, Husten<br>Länger dauernde Steroidtherapie |
| Tumor | Lebensalter hoch<br>Gewichtsverlust, Nachtschweiß, Appetitlosigkeit, Kraftverlust<br>Ruhe- und Nachtschmerz |
| Spondylitis, paravertebraler Abszess | Allgemeine Infektionssymptome (Fieber, Nachtschweiß, Schüttelfrost)<br>Bakterielle Infektion in der Anamnese (Divertikulitis, Hautinfekte, Drogenanamnese)<br>Immunsuppression<br>Z. n. paravertebralen/wirbelsäulennahen Infiltrationen<br>Ruhe- und Nachtschmerz |
| Nervenkompression | Radikuläres Schmerzsyndrom (N. ischiadicus, N. femoralis, Leiste/Oberschenkel)<br>Kribbelparästhesien oder sensible Defizite<br>Caudasyndrom (Harnverhalt/Überlaufblase, Inkontinenz, perianaler/perigenitaler Sensibilitätsverlust)<br>Motorische Schwäche (am häufigsten Fußheber, -senker, M. quadriceps)<br>Wechsel von Lumbalgie zu Nervenschmerz, mit Nachlassen des Schmerzes Auftreten der neurologischen Defizite (**cave:** drohender Wurzeltod!) |

Die wichtigen Fragen der speziellen Anamnese bei lumbalem Schmerzsyndrom beziehen sich auf die folgenden Aspekte:

**Bei lumbalem Schmerzsyndrom zu erfragen:**
- Dauer des Schmerzes
- Lokalisation
- Auslösende Mechanismen
- Ausstrahlung
- Positionsabhängigkeit
- Qualität (dumpf, scharf, klopfend, brennend etc.)
- Quantität (gering, mäßig, stark etc., evtl. visuelle Analogskala VAS)
- Schlafstörungen durch den Schmerz
- Beeinträchtigung der Aktivität, Gehfähigkeit, Schuhe binden etc.
- Schmerzverstärkung durch Pressen, Husten, Niesen
- Sensible oder motorische Ausfälle
- Wadenkrämpfe ($S_1$-Syndrom)
- Blasen-/Mastdarmlähmung, Potenzstörungen

Im Anamnesegespräch werden auch die vorangegangenen Therapiemaßnahmen und deren Einfluss auf das Beschwerdebild sowie Fakten zur allgemeinen Vorgeschichte, Vorerkrankungen, Operationen, Medikation etc. erfasst (Tab. 3.1).

## 3.3.1 Leitsymptome bei spezifischen Erkrankungen

### Bandscheibe

Typisch für einen **diskogenen** Schmerz berichten Patienten das plötzliche Auftreten der in der Regel tieflumbalen Beschwerden. Diese können in der Intensität wechseln, sind positionsabhängig und verstärken sich bei Pressen, Husten und Niesen. Sie können zeitweise ausstrahlen und ischialgiform werden. Ein fortgeleiteter Schmerz der $L_4$-Wurzel manifestiert sich als Femoralgie, d. h. als Schmerz im ventralen Oberschenkel. Der Kreuzschmerz kann sich hierüber verlieren. Eine spätere Rückentwicklung der Schmerzen mit Rückzug der Beinschmerzen von distal nach proximal und schließlich wieder zu Kreuzschmerzen beschreibt McKenzie als »Zentralisierung« (Schmid 2005, McKenzie u. May 2003).

Eine Positionsabhängigkeit der Beschwerden im Sinne z. B. einer Verstärkung bei Inklination erklärt sich durch die intradiskalen Druckschwankungen, die im Übrigen lagebedingt auch einem Tag-Nacht-Rhythmus folgen (Abb. 3.5).

Die meisten Patienten mit diskogenen Schmerzen berichten, am besten auf dem Rücken in der sog. Stufenbettlagerung oder seitlich mit angewinkelten Beinen liegen zu können.

### Facettengelenke

Patienten mit **Facettensyndromen** können nicht lange stehen, vermeiden eine Lendenlordose und berichten häufig Bewegungsschmerz mit pseudoradikulären Ausstrah-

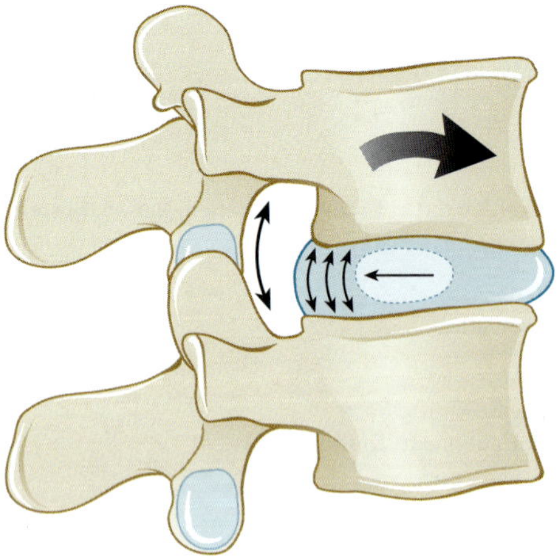

Abb. 3.5 Inklination verstärkt diskogenen Schmerz durch vermehrten Druck auf die dorsalen Anteile von Anulus und hinterem Längsband (Aus: Wottke 2004)

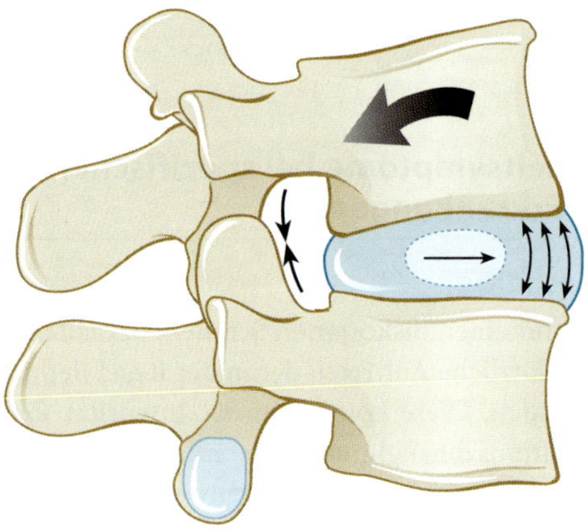

Abb. 3.6 Facettenschmerz bei Reklination bzw. entsprechender Körperhaltung, z. B. bei stammbetonter Adipositas (Aus: Wottke 2004)

lungen. Reklination ist schmerzhaft und wird vermieden (Abb. 3.6).

### Osteochondrosen und Instabilitäten

Häufig wird ein massiver Bewegungsschmerz beklagt, insbesondere das Aufstehen aus dem Sitzen und z. B. nächtliches Drehen verursacht Schmerzen und kann die Nachtruhe erheblich beeinträchtigen.

### Spinalkanalstenose

Diese manifestiert sich in der Regel nach einer langjährigen Rückenschmerzanamnese mit den typischen belastungsabhängigen Schmerzen mit Schweregefühl und Schmerzen pseudoradikulär über das Gesäß in die dorsalen Oberschenkel auftretend. Die Gehstrecke verkürzt sich allmählich, die meisten Patienten berichten Erleichterung durch Absitzen oder eine Kyphosierung der LWS durch Vornüberbeugen.

### Failed-back-surgery-Syndrom

Sind schon Operationen, z. B. eine Nukleotomie, erfolgt, so liegt bei chronischen Schmerzen mit Ausstrahlung ein Zusammenhang im Sinne einer möglichen Narbenbildung, eines Reprolaps oder auch einer vorbestehenden unspezifischen Schmerzsymptomatik vor, welche die Operation an der Bandscheibe nicht hat beheben können. Die Beschwerden bei dieser auch als **Postnukleotomie-Syndrom** benannten Entität sind vielfältig und häufig unspezifisch.

### Weitere Informationen

Darüber hinaus werden folgende Informationen zusammengetragen:

- Familienanamnese,
- Sozialanamnese mit beruflichen und psychischen Belastungen, evtl. bereits anerkannter Schwerbehindertenstatus,
- häusliches Umfeld, Sport,
- allgemeine Krankheitsvorgeschichte,
- vegetative Anamnese, Gewichtsverlust, Allgemeinsymptome, Alkohol, Nikotin,
- Medikation.

## 3.3.2 Schmerzmessung/Erfassung subjektiver Gesichtspunkte, Erkennung von Risikofaktoren

Eine spezielle »Schmerzanamnese« sollte darüber hinaus noch folgende Fragen klären:

- Wie stark ist der Schmerz? Hier liegt neben der Dokumentation der Formulierung und Beschreibung der Schmerzen die Benutzung einer visuellen Analogskala (VAS) oder einer numerischen Rating-Skala (0: kein Schmerz, 10: stärkster vorstellbarer Schmerz) nahe.
- Auch ein Zusammenhang des Auftretens der Schmerzen mit äußeren Ereignissen oder Einflüssen sollte geklärt werden.
- Darüber hinaus wird erfragt, wie der Schmerz beeinflusst werden kann.

### Schmerzstadien nach Gerbershagen

Gerbershagen (1997) teilte 3 Stadien des Schmerzes aufgrund zeitlicher und räumlicher Aspekte ein (Abb. 3.7):

1. Medikamenteneinnahmeverhalten,
2. Beanspruchung von Einrichtungen des Gesundheitswesens,
3. psychosoziale Belastungsfaktoren.

Ein Fragebogen, der mit dem Patienten erarbeitet wird, ermöglicht diese Einteilung (Anhang A5).

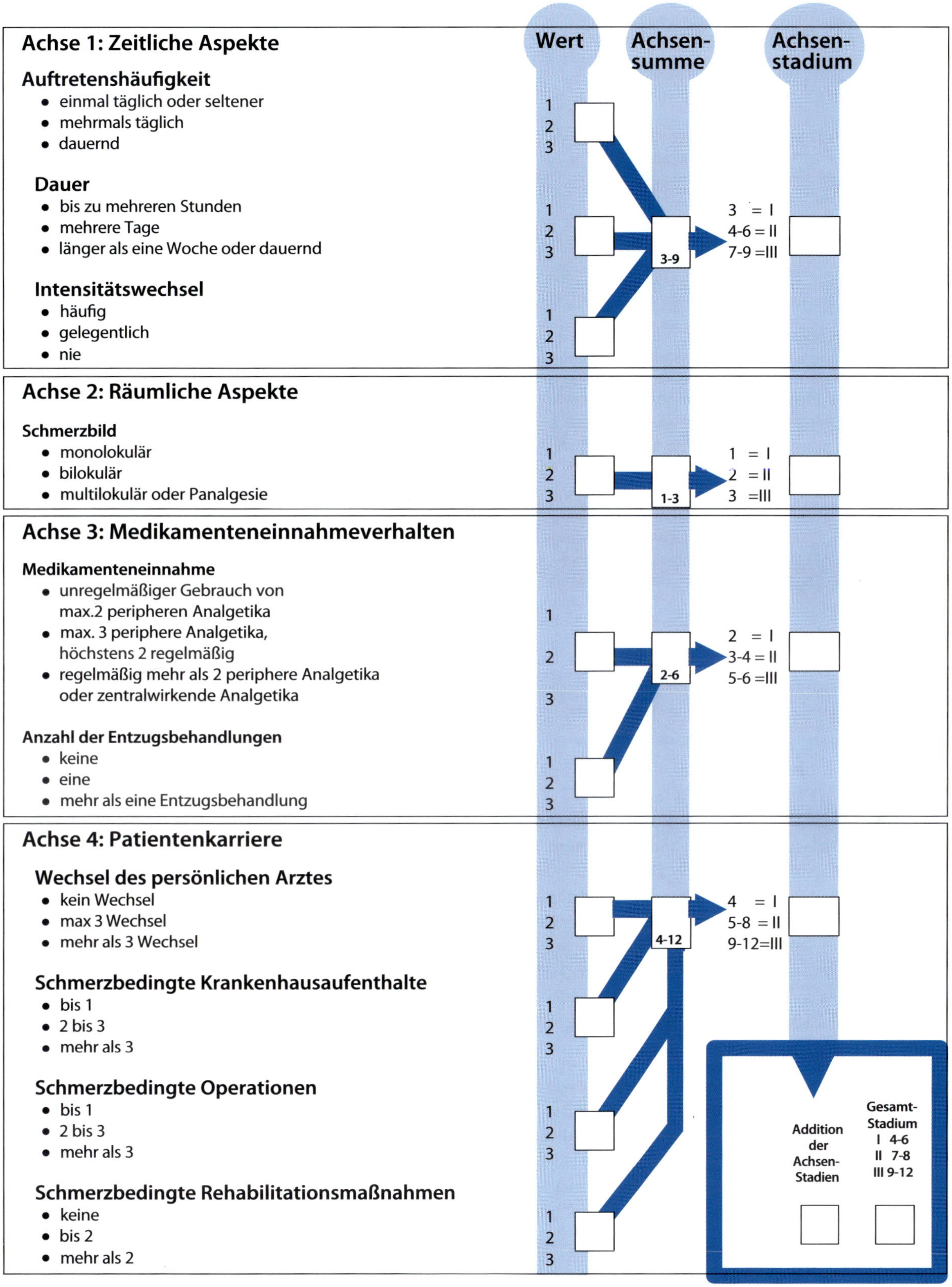


H.U. Gerbershagen, J. Korb, B. Nagel & P. Nilges

**Abb. 3.7** Mainzer Stadienmodell der Schmerzchronifizierung nach Gerbershagen, Auswertungsformular (DRK-Schmerz-Zentrum)

**Tab. 3.2** Schmerzstadien nach Gerbershagen 1997 (DRK-Schmerz-Zentrum)

| Stadium | Schmerzverlauf | Lokalisation | Medikation | Beanspruchung Gesundheitswesen | Psychosoziale Belastungen |
|---|---|---|---|---|---|
| 1 | Intermittierender, zeitlich begrenzter Schmerz, wechselnde Intensität | Umschrieben, meist zuordenbar, meist monolokulär | Angemessene Selbstmedikation oder Einnahme nach ärztlicher Verordnung | Persönlicher Arzt, Konsultieren empfohlener Spezialisten, 1 schmerzbedingter Krankenhausaufenthalt, evtl. auch 1 Aufenthalt in Schmerzzentrum<br>1 schmerzbedingte Operation | Übliche familiäre, berufliche und psychophysiologische Probleme, Einsatz von Bewältigungsmöglichkeiten, »akute Krankenkontrolle« |
| 2 | Lang anhaltender, fast kontinuierlicher Schmerz, selten die Stärke wechselnd | Ausdehnung auf benachbarte Körperregionen, mulilokulär mit 2 oder mehr differenzierbaren Lokalisationen oder von > 40% der Körperoberfläche | 1–2 Medikamentenmissbrauchepisoden, 1–2 Medikamentenentzugsbehandlungen<br>Derzeit unangemessene Medikation | 2- bis 3-mal Arztwechsel, 2–3 schmerzbedingte Krankenhausaufenthalte, 1–2 Reha-Aufenthalte<br>2–3 schmerzbedingte Operationen | Konsequenzen der Schmerzen für die familiäre, berufliche und psychophysiologische Stabilität, »beginnende Invalidenrolle« |
| 3 | Dauerschmerz | Schmerzausbreitung auf entfernt liegende Areale, Schmerzortwechsel, monolokulär mit > 70% der Körperoberfläche oder 3 oder mehr separaten Schmerzrepräsentationen | Langjähriger Medikamentenmissbrauch, Polytoxikomanie, oft 3 oder mehr Entzugsbehandlungen | Mehr als 3-maliger Arztwechsel, ziellloser Arzt-/Heilpraktikerbesuch: *doctor shopping*, > 3 schmerzbedingte Krankenhausaufenthalte, > 2 Reha-Maßnahmen, > 3 schmerzbezogene Operationen | Versagen in Familie, Beruf und Gesellschaft, keine Bewältigungmechanismen »*learned helplessness*« |

Die Stadien und die zugrunde liegende »Punktzahl« für die erfassten Parameter zeigt Tab. 3.2.

Gerbershagen konnte einen **Zusammenhang zwischen Chronifizierungsstadium und möglichem Therapieerfolg** nachweisen. Nach seiner Einschätzung können Patienten im Stadium 1 (Gesamtsumme nach Addition der Punkte in den Achsenstadien: 4–6) in 65–79% der Fälle mit einer deutlichen Schmerzlinderung rechnen, im Stadium 2 (Summe 7–8) sind es noch 30–60%, im Stadium 3 (Summe 9–12) hingegen kann bei höchstens 30% der Patienten auch trotz multidisziplinärer Therapie noch eine relevante Reduktion der Schmerzen erreicht werden.

**Die Qualität des Schmerzes sollte erfragt werden, die Häufigkeit des Auftretens ebenso wie die Dauer der schmerzfreien Intervalle. Sind Alltagsaktivitäten (ADL) beeinträchtigt? Welche Hilfsmittel werden benutzt? Liegt ein Ruhe- und oder Nachtschmerz vor?**

## Fragebogen zur Schmerzerfassung

Als Instrumente zur Erfassung chronischer Schmerzen und zur Abschätzung der Dimensionen des Schmerzerlebens stehen verschiedene Fragebogen zur Verfügung, die in der Regel von spezialisierten Schmerztherapeuten routinemäßig angewandt werden.

Von Korff und Mitarbeiter (1992) teilen den Schweregrad chronischer Kreuzschmerzen (Tab. 3.3) nach der Intensität sowie der schmerzbedingten Beeinträchtigung der täglichen Aktivitäten anhand eines Patientenfragebogens ein (Anhang A6). Der Fragebogen ist verfügbar unter *www.versorgungsleitlinien.de*.

Im deutschsprachigen Raum hat sich der aktualisierte Fragebogen der Arbeitsgruppe der Deutschen Gesellschaft zum Studium des Schmerzes (DGSS) durchgesetzt und bewährt (Anhang A7). Ein Musterfragebogen ist als PDF abrufbar, Fragebögen können bestellt werden unter *www.dgss.org*.

Das DRK-Schmerzzentrum Mainz hat einen einfachen Bogen zur Selbstdokumentation der Schmerzen im zeitlichen Verlauf entwickelt (Anhang A8). Auch dieser Fragebogen ist auf der Internetseite des DRK-Schmerzzentrums abrufbar (*www.schmerz-zentrum.de*).

Zur Abschätzung des Chronifizierungsrisikos bei Rückenschmerzpatienten empfiehlt die IGOST (Interdisziplinäre Gesellschaft für orthopädische und unfallchirurgische

**Tab. 3.3** Schweregrad chronischer Kreuzschmerzen nach von Korff et al. (1992)

| Grad | |
|---|---|
| 0 | Keine Schmerzen in den vergangenen 6 Monaten |
| I | Schmerzen mit niedriger schmerzbedingter Funktionseinschränkung und höherer Intensität (Schmerzintensität < 50 und weniger als 3 Punkte schmerzbedingte Beeinträchtigung) |
| II | Schmerzen mit niedriger schmerzbedingter Funktionseinschränkung und höherer Intensität (Schmerzintensität > 50 und weniger als 3 Punkte schmerzbedingte Beeinträchtigung) |
| III | Mittlere schmerzbedingte Funktionseinschränkung (3–4 Punkte schmerzbedingte Beeinträchtigung, unabhängig von der Schmerzintensität) |
| IV | Hohe schmerzbedingte Funktionseinschränkung (5–6 Punkte schmerzbedingte Beeinträchtigung, unabhängig von der Schmerzintensität) |

**Tab. 3.4** Chronifizierungswahrscheinlichkeit der unterschiedlichen Typen nach Auswertung des Heidelberger Kurzfragebogens Rückenschmerz

| Typ | Chronifizierung |
|---|---|
| A | Höchstwahrscheinlich nicht chronifiziert |
| B | Mit 70%iger Wahrscheinlichkeit nicht chronifiziert |
| C | Keine sichere Aussage möglich |
| D | Mit 70%iger Wahrscheinlichkeit chronifiziert |
| E | Höchstwahrscheinlich chronifiziert |

### Faktoren für die Chronifizierung von Rückenschmerzen

**Stark fördernd** für die Chronifizierung von Rückenschmerzen:

- Geringe Zufriedenheit mit dem Arbeitsplatz
- Unangepasste Erlebnisverarbeitung
- Reaktionen auf sozialen Stress
- Überzeugung starker Beeinträchtigung
- Möglichkeit der Entschädigung
- Angst, angstbedingte Vermeidung
- Depressivität
- Alkohol- und Drogenmissbrauch

**Fördernd** für die Chronifizierung von Rückenschmerzen:

- Geringes Einkommen
- Schwere Arbeit
- Stress
- Alter
- Weibliches Geschlecht
- Familienstatus verheiratet
- Geringer Bildungsstatus
- Niedriger Sozialstatus
- Rauchen
- Hoher Body Mass Index

**Hemmend** für die Chronifizierung von Rückenschmerzen:

- Privater Versicherungsstatus
- Aktives Freizeitverhalten
- Gute Fitness

gische Schmerztherapie e. V.) einen an der Orthopädischen Universitätsklinik Heidelberg entwickelten Kurzfragebogen (Neubauer et al. 2005, 2006). Fragebogen und Auswertungssoftware werden von der Geschäftsstelle zur Verfügung gestellt. Sinnvoll ist die Anwendung des Fragebogens, wenn die Schmerzen noch nicht länger als 6 Monate andauern und auch zuvor keine längeren Schmerzepisoden bestanden (Anhang A8).

Mithilfe dieser Fragen ist es möglich, eine Chronifizierung von Rückenschmerzen mit einer Wahrscheinlichkeit von 78% vorherzusagen. Als Auswertungsergebnis kann der einzelne Patient einer »Chronifizierungsgruppe« zugeordnet werden (Tab. 3.4).

Schiltenwolf und Henningsen (2006) fassen die möglichen **Faktoren für die Chronifizierung von Rückenschmerzen**, die im Rahmen der Anamneseerhebung erfasst werden sollten, zusammen (nach Turk u. Okijuji 1997, Statistisches Bundesamt 1998, Schneider et al. 2005, 2006):

Je nach Art und Dauer der beklagten Beschwerden wird somit der Arzt bereits im Rahmen der Erstkonsultation – bei Patienten mit bereits länger andauernden Beschwerden – einen Überblick über die genannten Kofaktoren gewinnen, um ggf. frühzeitig eine Einschätzung des Chronifizierungsrisikos vornehmen und gezielte Maßnahmen einleiten zu können.

Das Expertenpanel »Rückenschmerz« der Bertelsmann Stiftung (Arbeitsgruppe Kurative Versorgung 2007) hat eine Tabelle entwickelt, aus der die zu erhebenden Kriterien bei chronischen Rückenschmerzen hervorgehen mit Bezug zur hieraus resultierenden »Flaggenfarbe«: Die Benutzung eines Fragebogens wird zur Ökonomisierung empfohlen, die Überprüfung der Verdachtsmomente roter und dunkelroter Flaggen erfolgt dann im Anschluss durch die Untersuchung und ggf. gezielte bildgebende Diagnostik (Tab. 3.5).

**Tab. 3.5** Anamnesekriterien bei Rückenschmerz nach Arbeitsgruppe Kurative Versorgung (2007)

| Kriterium | Indikator | Flagge |
|---|---|---|
| **Patientenalter** | **< 20, > 50 (55) Jahre** | Rot |
| **Schmerzlokalisation** | Dermatombezogene Schmerzausstrahlung mit sensomororischem Defizit<br>Gürtelförmiger Schmerz | Dunkelrot |
| | Generalisierte Muskelschmerzen | Rot |
| Auslösende Faktoren | Sturz, Trauma | Dunkelrot |
| | Anhaltend erfolglose Suche nach einer somatischen Ursache, invasive Diagnostik | Gelb |
| Beeinträchtigung durch die Schmerzen | Erlebte hohe Belastung | Gelb |
| Bisherige Erfahrungen mit Schmerzen und deren Therapie | Bisherige Wirbelsäulenoperationen | Rot |
| | Ähnliche Schmerzen und längere Dauer, passive Therapieverfahren oder Drängen auf invasive Maßnahmen | Gelb |
| Schmerzverhalten | Inaktivität aus Angst vor Schmerz | Gelb |
| Emotionale Beeinträchtigung | Depressivität und Angst | Gelb |
| Maladaptive Kognitionen | Angst/Vermeidungseinstellungen | Gelb |
| **Symptome** | Fieber, Nachtschweiß, Gewichtsabnahme, Luftnot, Gelenkschwellungen | Rot |
| | Unwillkürlicher Stuhl-, Harnabgang, wesentliche neurologische Ausfälle | Dunkelrot |
| **Komorbiditäten** | Krebserkrankung, Infektion und häufige Infekte, Erkrankungen von Darm, Gefäßsystem, Nerven, Husten > 8 Wochen | Rot |
| **Medikamente** | Kortikoide, Immunsuppressiva | Rot |
| **Arbeit und Beruf** | | |
| Arbeitssituation | Bücken, Drehen, schwere Arbeit, Vibration | Gelb |
| Arbeitszufriedenheit, hohe Ansprüche, Veränderungen | Arbeitsverhalten bei Krankheit | Gelb |
| Arbeitsunfähigkeit | Häufige oder länger anhaltende Arbeitsunfähigkeit | Gelb |
| **Weitere Schmerzchronifizierungsfaktoren nach Gerbershagen und therapeutische Interventionskriterien** | | |
| Intensität der Schmerzen | > 5 auf der Numerischen Rating Skala (0–10) | – |
| Auftreten und zeitlicher Verlauf | Häufig, anhaltend | – |
| Veränderung (Verstärkung/Linderung) bei Bewegung | Keine Veränderung | – |

## 3.4 Programmierte Untersuchung

Neben einer Inspektion, Palpation und Funktionsprüfung der Bewegungssegmente muss eine sorgfältige neurologische Diagnostik erfolgen.

> **Die Inspektion beginnt bereits beim Beobachten des Patienten, wie er das Sprechzimmer betritt. Das Gangbild, Hinsetzen, Entkleiden (besonders auch der Schuhe) können bereits Informationen vermitteln.**

### 3.4.1 Untersuchung im Stehen

Eine Inspektion der Wirbelsäule deckt nicht nur Fehlstellungen und -haltungen auf, wie z. B. eine Ausweichskoliose bei einem Bandscheibenprolaps. Die Inspektion der Haut geschieht, um evtl. Zoster-Effloreszenzen zu erkennen. Der Beckenstand wird beurteilt ebenso wie die Taillendreiecke. Ein Rippenbuckel oder Lendenwulst findet sich bei Rotationskomponente einer vorliegenden idiopathischen Skoliose. Eine Spondylolisthesis zeigt sich bei schlanken Patienten mit einem sog. Sprungschanzenphänomen als Stufe in der Dornfortsatzreihe bei seitlicher Betrachtung.

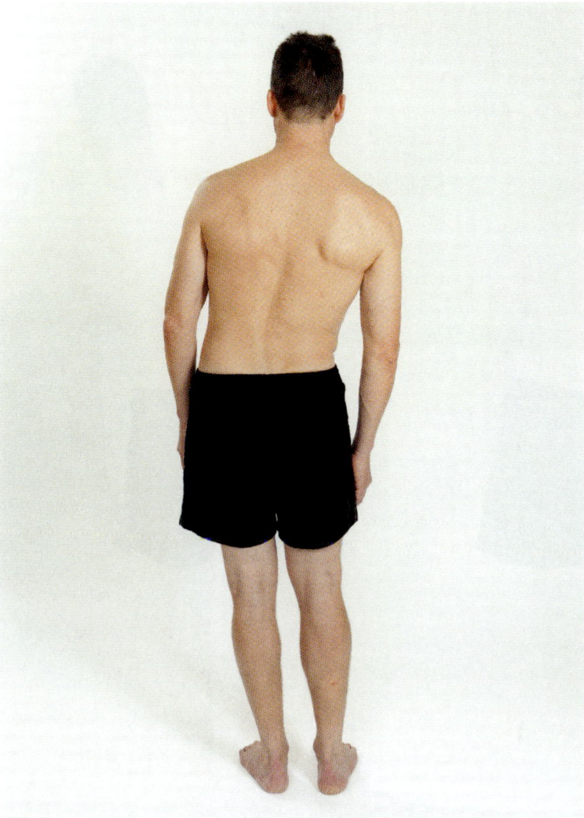

**Abb. 3.8** Ischiadische Fehlhaltung

Ein Hartspann bzw. Muskelspasmus der lumbalen Rückenstrecker kann palpiert werden ebenso wie Myogelosen oder Ansatztendinosen der Muskulatur am Beckenkamm.

Die **Bewegungsüberprüfung** erfolgt aktiv und passiv, Inklination, Reklination, Finger-Boden-Abstand (Normwert 0–15 cm) und Seitneigebewegungen werden überprüft. Eine Dokumentation des **Schober-Zeichens** ist besonders für die Verlaufsbeobachtung von Inklinationsstörungen sinnvoll. Es handelt sich hierbei und die Veränderung des Abstands zweier Markierungen auf der Haut zwischen Dornfortsatz $S_1$ und 10 cm kranial im Stehen und der Varianz dieser Strecke bei maximalem Vornüberbeugen: Normalerweise beträgt die Zunahme der Strecke (4–)6 cm, d. h., es liegt ein Schober-Zeichen von 10/16 cm vor.

Liegt eine »ischiadische« Fehlhaltung vor (Abb. 3.8), so findet sich der Rumpf des Patienten von hinten betrachtet in der Regel zur Ischiasseite geneigt, nur bei lateralen Vorfällen neigt sich der Patient von der Ischiasseite weg.

Beim Vornüberneigen – soweit das bei einer Radikulopathie überhaupt möglich ist – verstärkt sich die Schonfehlhaltung.

Als Ausmaß für die Bewegungsfähigkeit der Brustwirbelsäule wird das **Zeichen nach Ott** dokumentiert: Vom Dorn von C7 nach kaudal wird eine Strecke von 30 cm markiert. Beim Vornüberbeugen hat sich die Strecke normalerweise um 2–3 cm verlängert, das **Ott-Zeichen** beträgt z. B. 30/32 cm. Eine Einschränkung der Beweglichkeit der Brustwirbelsäule findet sich z. B. bei einer Spondarthritis und sollte bei entsprechendem Verdacht dokumentiert werden.

Hier ist es auch sinnvoll, den **Hinterhaupt-Wand-Abstand** zu messen: der Patient stellt sich in aufgerichteter, gerader Körperhaltung mit dem Rücken vor eine Wand, die Kyphose der Brustwirbelsäule führt möglicherweise dazu, dass er mit dem Hinterhaupt die Wand nicht berühren kann. Der Abstand Hinterhaupt zu Wand wird in Zentimetern gemessen.

Die Überprüfung der Kraft der Kennmuskeln $L_4$, $L_5$ und $S_1$ erfolgt über die **Muskeltests**:
- Treppensteigeversuch ($L_4$),
- Hackengang ($L_5$),
- Zehenspitzengang ($S_1$).

Der Einbeinstand lässt ggf. eine M.-gluteus-medius-Schwäche ($L_5$) als **positives Trendelenburg-Zeichen** erkennen, d. h., die gegenseitige Beckenhälfte sinkt ab, kann durch den standbeinseitigen M. gluteus medius nicht gehalten werden, und der Oberkörper stabilisiert den Stand durch Neigung zur Seite des Standbeins (Abb. 3.9). Es zeigt sich u. U. dann auch ein Duchenne-Hinken. Bei 90° flektiertem Bein in Hüft- und Kniegelenk zeigt sich hierbei evtl. auch ein Beckenringschmerz (modifizierter Trendelenburg-Test).

Eine ISG(Iliosakralgelenk)-Problematik zeigt sich im Stehen durch ein **positives Vorlaufphänomen** (Abb. 3.10). Bei Vornüberneigen im Stehen kommt es bei Funktionsstörungen des ISG zu einem vermehren Shift der kranken Seite nach vorne.

### 3.4.2 Untersuchung in Bauchlage

Die Dornfortsätze können palpiert, ein Rüttelschmerz kann evtl. provoziert werden. Bei schlanken Patienten kann bei Vorliegen einer Nervenwurzelkompression durch einen Bandscheibenvorfall evtl. durch Kompression der Weichteile zwischen den Wirbelbögen durch tiefe Kompression mit dem palpierenden Finger und Druckauslösung auf das Lig. flavum der typische Ischiasschmerz ausgelöst werden. Das Kreuz-/Darmbein-Gelenk und das Lig. iliolumbale werden palpiert.

Die **Valleixschen Druckpunkte** gluteal, am dorsalen Oberschenkel und in der Kniekehle im Verlauf des N. ischiadicus werden palpiert (Abb. 3.11 und Abb. 3.12).

Schmerzauslösung bei Palpation der langen dorsalen Ligamente der Kreuz-/Darmbein-Region kann ein Hinweis auf eine dortige Funktionsstörung sein.

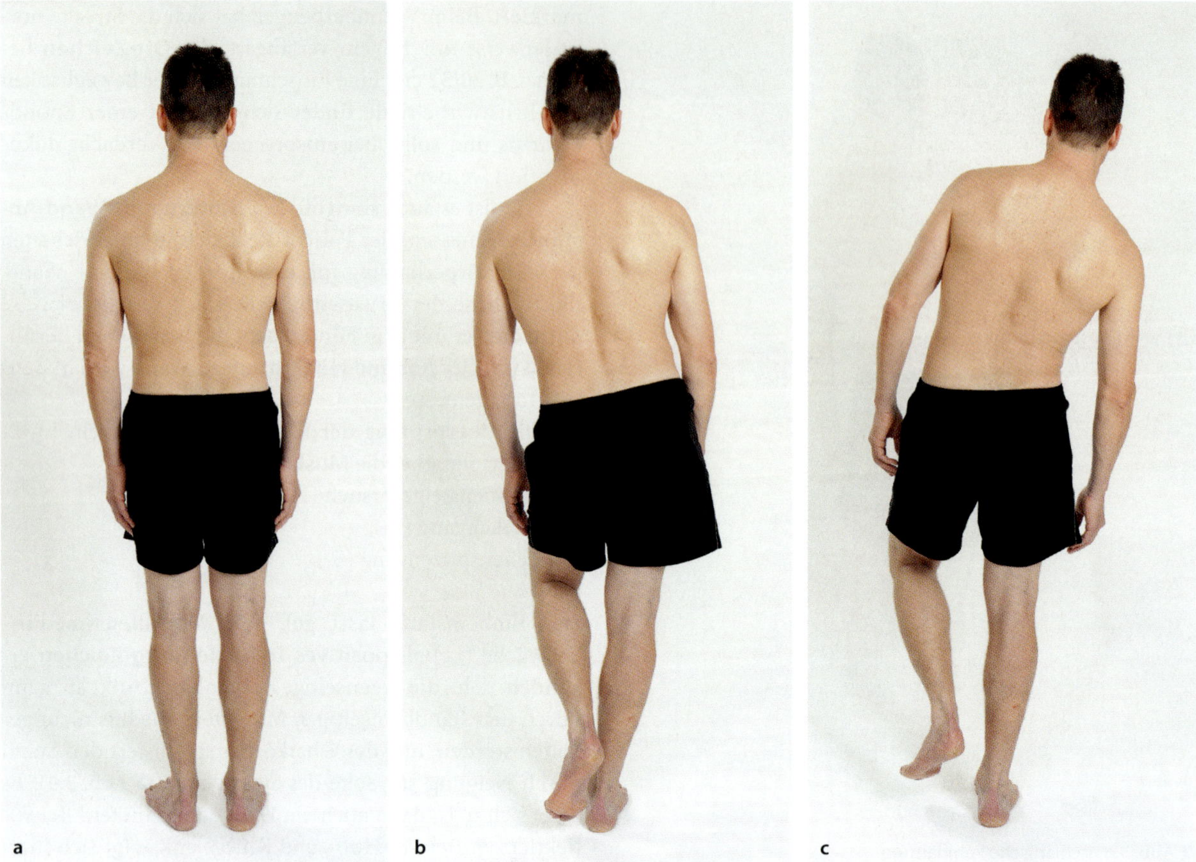

Abb. 3.9 Trendelenburg-Zeichen. Ausgangsstellung (a), beim Anheben des gegenseitigen Beins kommt es zunächst zum Absinken des Beckens auf der Gegenseite (b), kompensatorisch erfolgt zur Stabilisierung des Rumpfes ein Seitneigen des Oberkörpers zur untersuchten Seite bei Schwäche des M. gluteus medius (c)

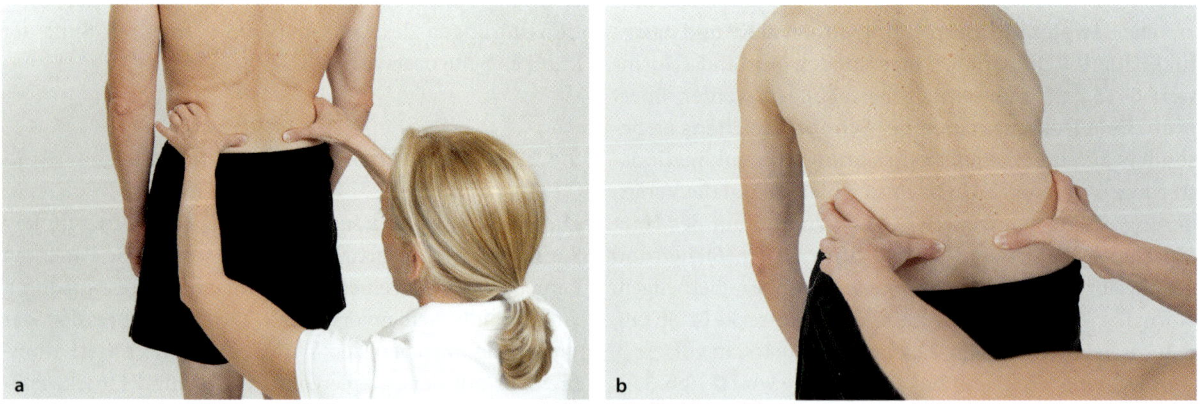

Abb. 3.10 a, b Überprüfung des »Vorlaufphänomens«. Zeigt sich hier keine Asymmetrie, so handelt es sich um ein »negatives« Vorlaufphänomen

Die Hüfte wird überstreckt, anschließend wird das Kniegelenk passiv gebeugt und damit der N. femoralis gedehnt, eine Schmerzausstrahlung in den ventralen Oberschenkel deutet als »**umgekehrtes Lasègue-Zeichen**« auf eine Nervenwurzelkompression $L_3$ oder $L_4$ hin. Differenziert werden muss hiervon eine Schmerzsymptomatik oder eine Beugekontraktur des Hüftgelenks sowie eine Verkürzung des M. rectus und des M. iliopsoas.

Diese Untersuchung kann auch in Seitenlage erfolgen (Abb. 3.13).

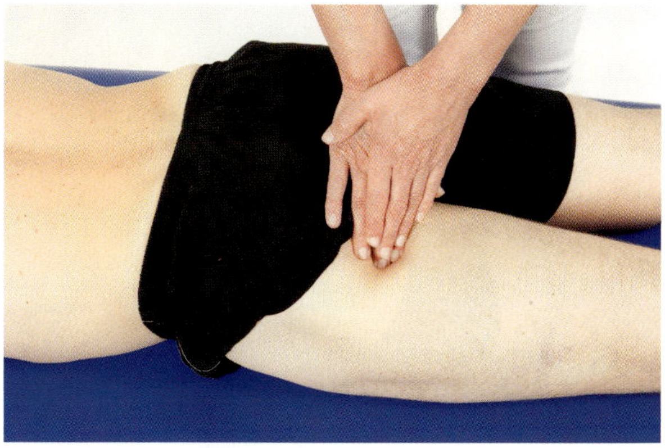

Abb. 3.11 Palpation der Valleixschen Druckpunkte, hier »unterer Glutealpunkt«

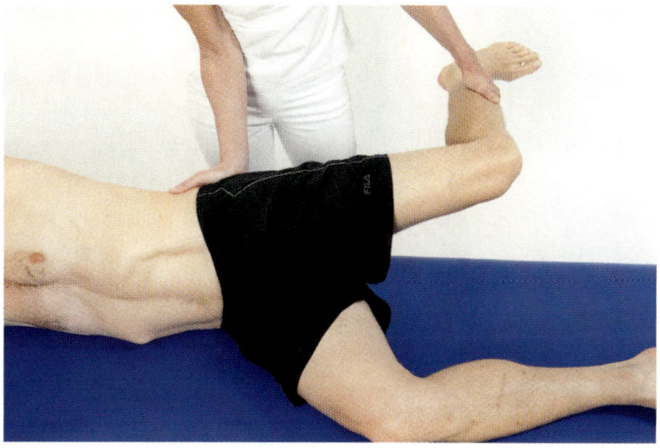

Abb. 3.13 Femoralisdehnungsschmerz, Überprüfung in Seitenlage

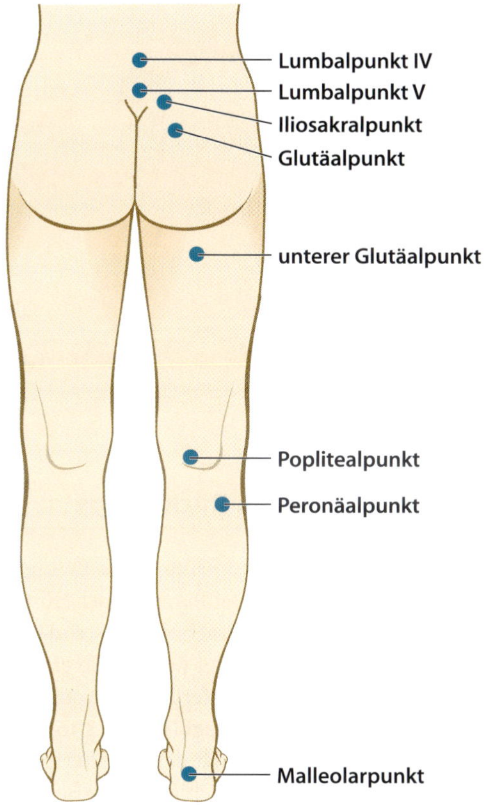


Abb. 3.12 Valleixsche Druckpunkte

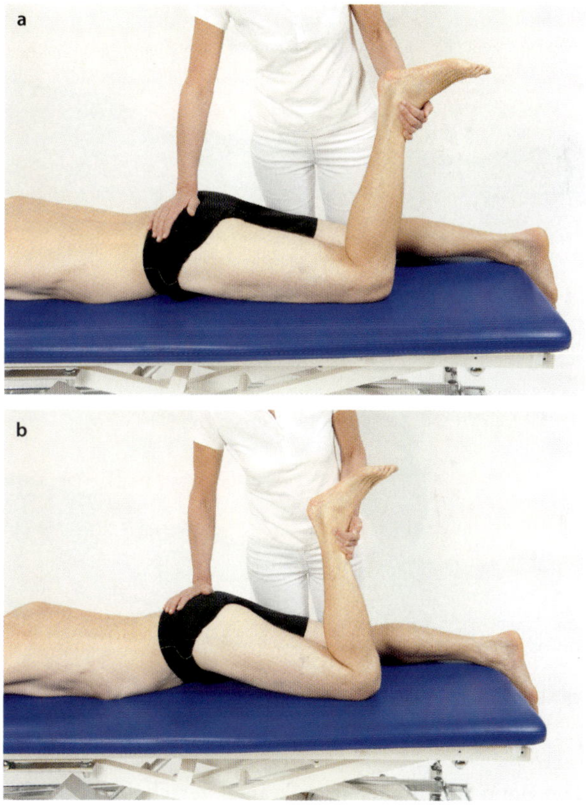


Abb. 3.14 a, b Untersuchung zur Überprüfung einer Verkürzung des M. rectus femoris, Anhebung des Beckens bei tiefer Beugung des Kniegelenks

Eine Überprüfung der aktiven Kniestreckung kann bereits jetzt erfolgen. Auch eine Verkürzung der ventralen Oberschenkelmuskulatur oder ggf. eine Hüftgelenkskontraktur mit Streckdefizit kann erkannt werden. Hierzu wird das Sakrum fixiert und der Unterschenkel passiv gebeugt (Abb. 3.14).

Zur Unterscheidung einer lumbosakralen Schmerzsymptomatik von einer ISG-Problematik und einem Hüftschmerz kann der sog. Dreistufen- oder auch **Dreiphasentest nach Mennel** Anwendung finden: Mit der flachen Hand wird in der ersten Phase das Ileum fixiert, und eine Überprüfung der Hüftstreckung ist möglich (Abb. 3.15 a).

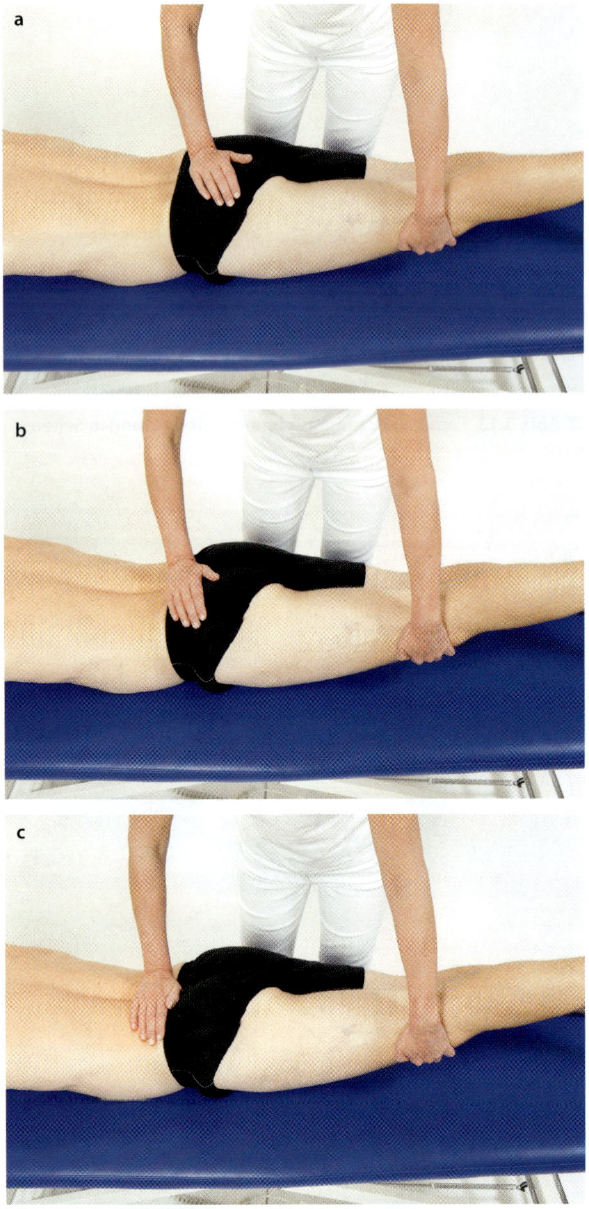


■ **Abb. 3.15 a–c** Dreiphasentest nach Mennel

Die Hand wird weiter nach kranial verschoben und das Sakrum fixiert: durch Anheben des Oberschenkels mit dem anderen Arm wird die Hüfte nochmals ge- bzw. überstreckt und das ISG unter Kompression gebracht (■ Abb. 3.15 b), in der dritten Phase wird die untere LWS fixiert und der lumbosakrale Übergang auf Schmerzhaftigkeit bei Überstreckung des Beins hin überprüft (■ Abb. 3.15 c).

Das **Mennel-Zeichen** gilt ebenfalls als ein klinisches Zeichen einer Entzündung oder degenerativen Veränderung des ISG. Das Bein wird in Bauch- oder Seitenlage ruckartig überstreckt. Ein negatives Mennel-Zeichen schließt aber eine ISG-Symptomatik nicht aus.

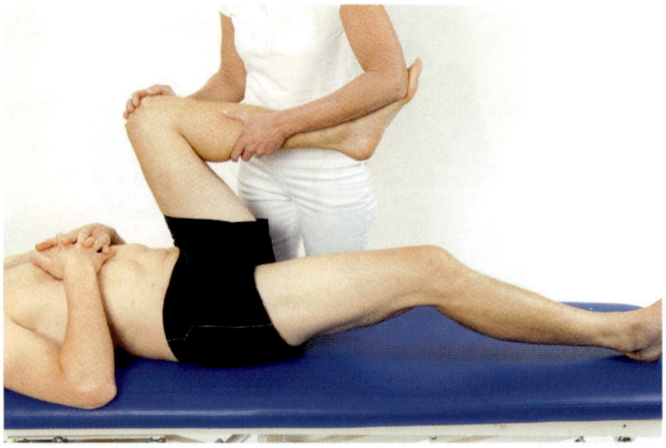

■ **Abb. 3.16** Durch Beugung der Gegenseite erkennbare Beugekontraktur (Streckdefizit) der Hüfte

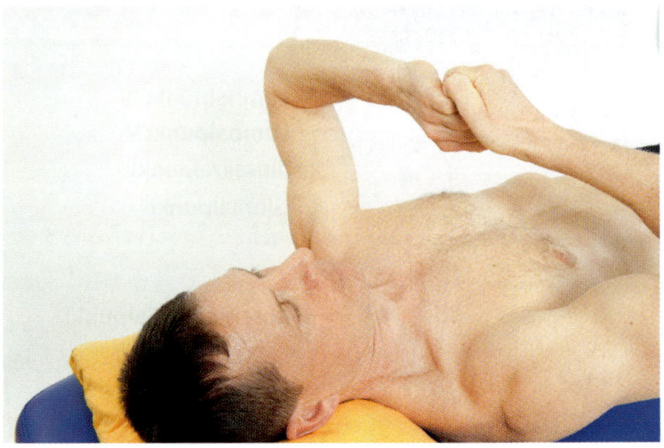

■ **Abb. 3.17** Jendrassik-Handgriff

### 3.4.3 Untersuchung in Rückenlage

Orientierend erfolgt eine Überprüfung der Beweglichkeit der Hüft- und Kniegelenke. Bei Beugung des Hüftgelenks und damit einhergehender Aufhebung der Lendenlordose sollte gleichzeitig darauf geachtet werden, ob eine im Liegen durch die Lordose kompensierte Beugekontraktur des gegenseitigen Hüftgelenks vorliegt (■ Abb. 3.16).
Die Überprüfung der Sensibilität der Beine erfolgt in der Regel durch streichende, großflächige Berührungsreize der Dermatome. Die Muskeleigenreflexe werden geprüft (Patellarsehnenreflex, Achillessehnenreflex).

Zur Reflexüberprüfung wird manchmal die Bahnung durch den **Jendrassik-Handgriff** nötig: Die Langfinger der Hände werden ineinander verhakt, und auf Aufforderung des Untersuchers erfolgt ein kräftiges Auseinanderziehen, gleichzeitig wird der Achillessehnen- oder der Patellarsehnenreflex ausgelöst (■ Abb. 3.17).

Die Zeichen nach Lasègue und Bragard werden überprüft und deuten, so eine Ischialgie resultiert, auf eine Wurzelkompression hin (■ Abb. 3.18).

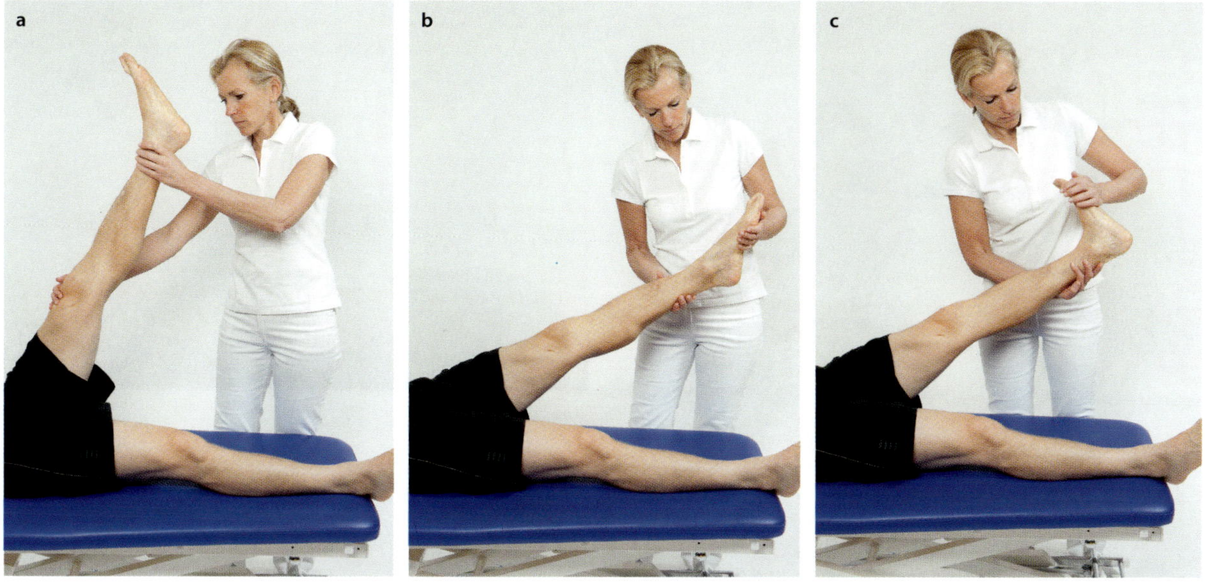


**Abb. 3.18** Zeichen nach Lasègue: Schmerzauslösung im Ischiasverlauf bei Anheben des Beins (**a**). Zeichen nach Bragard: Wiederabsenken des Beins bis zum Nachlassen der Schmerzen (**b**), Dorsalextension des Fußes verursacht Schmerzen (**c**)

Zunächst wird das zu untersuchende, gestreckte Bein im Hüftgelenk angehoben, eine Hand des Untersuchers fasst die Ferse, die andere liegt auf dem Knie, bis ein Ischiasschmerz an der Rückseite des Beins oder im $L_5$-Dermatom resultiert (Lasègue-Zeichen). Da auch eine ISG-Problematik einen positiven *Straight Leg Raising Test*, wie das Lasègue-Zeichen im angloamerikanischen Schrifttum genannt wird, auslösen kann, wird das Bein wieder abgesenkt, bis keine Schmerzen mehr resultieren, und der Fuß in Dorsalextension gebracht, was zu einer Dehnung des N. tibialis führt und wiederum den bekannten Schmerz im Sinne einer Ischiaskompression auslöst (Bragard-Zeichen). Auch eine Coxalgie, die auch ausgelöst durch ein Anheben des Beins im Hüftgelenk resultieren kann, verschwindet anders als ein Nervendehnungsschmerz nicht, wenn das Bein bei Auftreten des Schmerzes im Kniegelenk gebeugt wird.

Es handelt sich jedoch um unspezifische Zeichen. Ein kontralaterales positives Lasègue-Zeichen (auch »gekreuzter Lasègue«) liegt vor, wenn durch Zug an der gegenüberliegenden Nervenwurzel ein in der »Achsel« der Nervenwurzel sitzender großer Vorfall den Druck auf die kompromittierte Wurzel erhöht und bei Anheben des Beins ein Ischiasschmerz der Gegenseite resultiert.

Bei positivem Laségue-Zeichen erfolgt im Einzelfall bei Verdacht auf eine Simulation auch eine Überprüfung des Nervendehnungsschmerzes im Sitzen. Der Patient wird aufgefordert, das gebeugte Bein selbst zu strecken bzw. sich im Langsitz bei gestrecktem Bein vorzubeugen, um den Finger-Zehen-Abstand im Sitzen zu überprüfen. Auch ein Anheben des gestreckten Beins im Langsitz führt im Falle einer Ischialgie zu einem Ausweichen des Oberkörpers nach hinten.

Durch Abduktion und gleichzeitige Innenrotation des im Hüft- und Kniegelenk gebeugten Beins kommt es aufgrund des Durchtritts des N. ischiadicus durch den M. piriformis zu einer mechanischen Irritation und Schmerzangabe bei Patienten mit **Piriformis-Syndrom** (Bonnet- oder Piriformis-Zeichen, Abb. 3.19).

Eine aktive Prüfung des Muskels ist bei im Hüftgelenk gebeugtem Bein und forcierter Außenrotation gegen Wi-

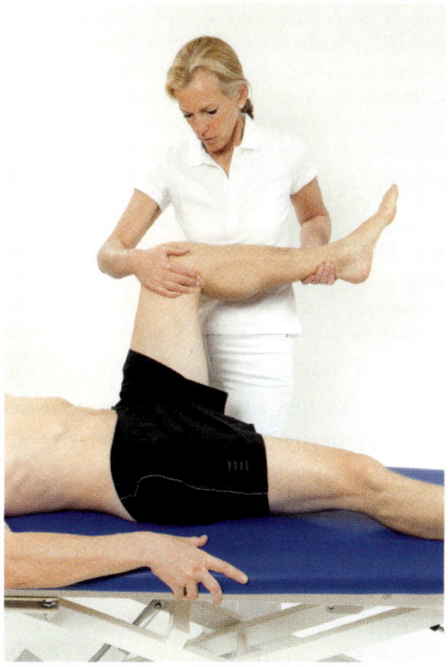

**Abb. 3.19** Piriformis-Zeichen

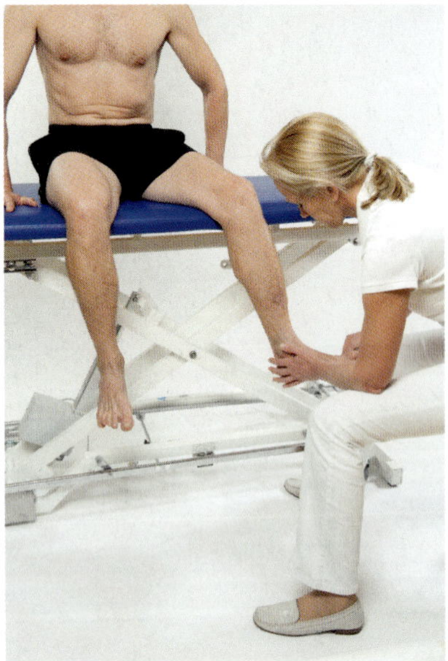

Abb. 3.20 Piriformis-Zeichen im Sitzen

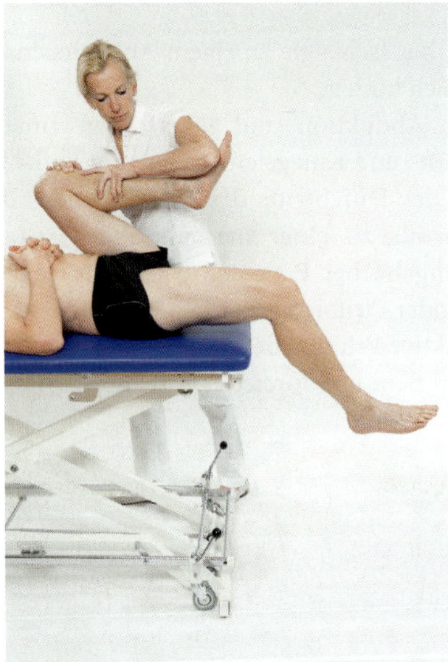

Abb. 3.21 Überprüfung Muskelkraft/Schmerzprovokation M. iliopsoas

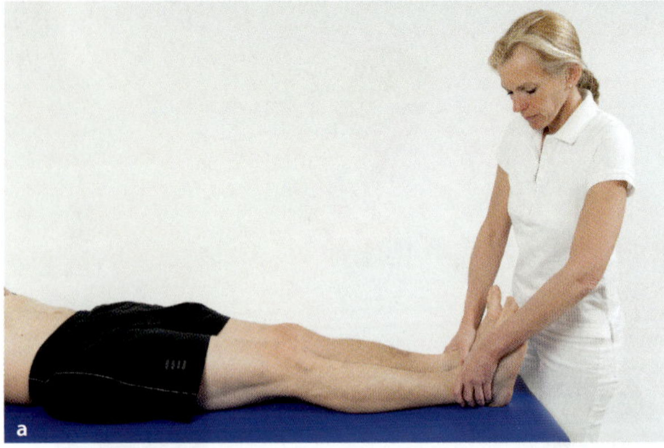

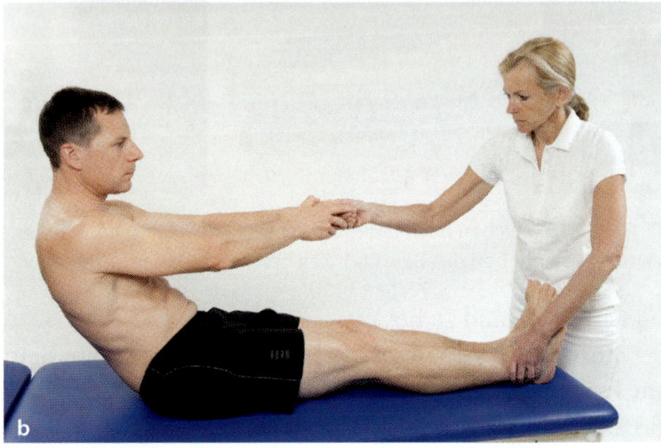

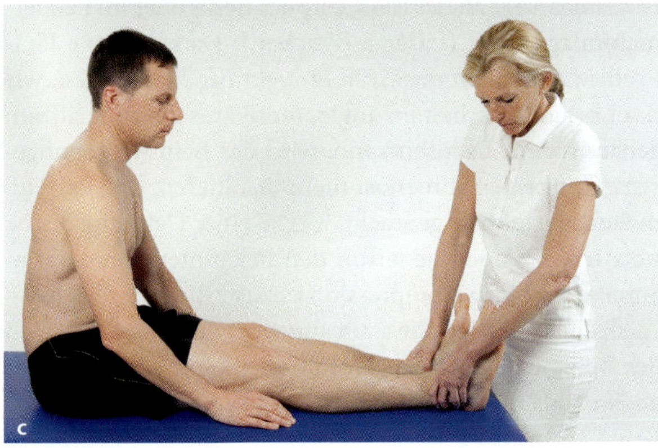

Abb. 3.22 a–c Vorlaufphänomen bei ISG-Funktionsstörung, Phänomen der »variablen Beinlänge«

derstand möglich (auch im Sitzen bei hängendem Unterschenkel und Druck des Untersuchers gegen den inneren Fußrand; der Patient drückt den Fuß nach innen = Außenrotation im Hüftgelenk, Abb. 3.20).

Abschließend erfolgt eine orientierende Untersuchung hinsichtlich einer ggf. vorliegenden Verkürzung bzw. einer Schmerzprovokation des M. iliopsoas (Abszedierung bei Spondylodiszitis).

Der Patient liegt mit dem Gesäß so am Rand der Liege, dass das zu untersuchende Bein im Hüftgelenk überstreckt wird. Zur Aufhebung der Lendenlordose erfolgt eine Beugung des gegenseitigen Beins im Hüftgelenk (Abb. 3.21).

Dieser Test eignet sich auch zur Diagnostik einer **ISG-Funktionsstörung** (Gaenslen-Test), bei Reizung des Gelenks und Kompression durch das Manöver resultiert eine gluteale Schmerzsymptomatik.

Bei einer Funktionsstörung des ISG findet sich das Phänomen der »variablen Beinlänge«, wenn der liegende Patient unter Palpation der Innenknöchel gebeten wird,

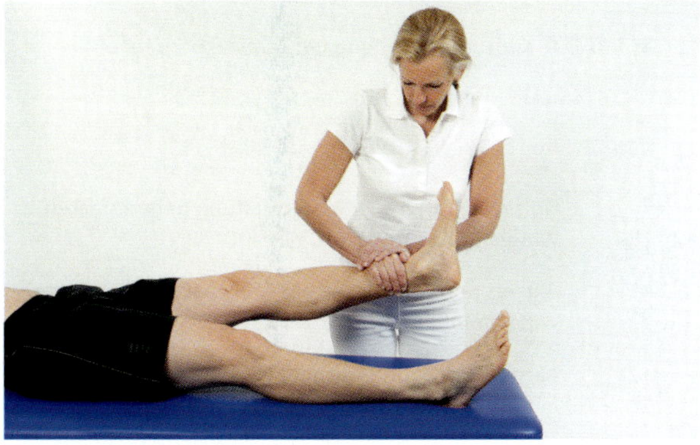

**Abb. 3.23** *Active Straight Leg Raising Test*

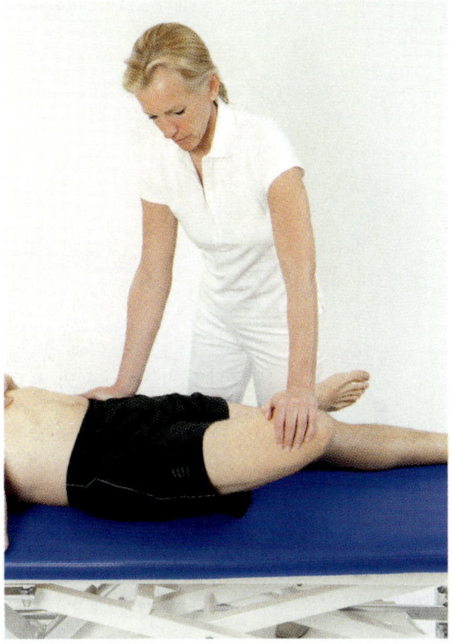

**Abb. 3.24** Viererzeichen: Schmerzen lumbal bei Facettengelenksarthrose, DD Hüftgelenksarthropathie bei Schmerzprovokation in der Leiste, Schmerzauslösung im ISG bei dortiger Funktionsstörung (Patrick's Faber-Test)

sich an der gereichten Hand ohne Abstützung der Arme aufzusetzen, und durch die Funktionsstörung der Rotations-Nutations-Bewegung eine funktionelle Beinlängendifferenz resultiert (Abb. 3.22).

Bei Verdacht auf ISG-Schmerzen wird der liegende Patient gebeten, das gestreckte Bein aktiv im Hüftgelenk gegen Widerstand zu beugen und von der Unterlage abzuheben. Eine Schmerzprovokation resultiert (*Active Straight Leg Raising Test*, Abb. 3.23).

Ein lumbales Facettensyndrom kann auch im Liegen durch das sog. **Viererzeichen** diagnostiziert werden. In Rückenlage wird das über Kreuz mit dem Knöchel auf das gegenseitige Knie ausgelagerte Bein (arabische Vier) am Knie heruntergedrückt und gleichzeitig das gegenseitige Becken fixiert. Dies führt zu einer Lordosierung und Drehung der LWS mit Auslösung von Rückenschmerzen bei Facettengelenkpathologien.

Dieser Test verursacht auch bei Funktionsstörungen des Kreuz-/Darmbein-Gelenks eine typische, hier lokalisierte Schmerzsymptomatik. Die Kombinationsbewegung passive Hüftabduktion, -außenrotation und -flexion wird als **Patrick's Faber-Test** bezeichnet (»Faber« steht für ***fl****exion*, ***ab****duction*, ***e****xternal* ***r****otation*, Abb. 3.24).

Als weiterer Test zur Diagnostik von ISG-Funktionsstörungen hat sich der **P4-Test** (*Posterior Pelvic Pain Provocation Test*) oder auch *Tight Thrust Test* als besonders sensitiv und spezifisch herausgestellt (*European Guidelines on the Diagnosis and Treatment of Pelvic Girdle Pain*, Vleeming et al. 2008). In Rückenlage hält der Untersucher das Bein, das auf der Gegenseite vom Tisch liegt, in 90° Hüftgelenksflexion und fixiert mit der anderen Hand das Sakrum als Hypomochlion. Durch den senkrecht auf das ISG ausgeübten Druck entsteht eine Scherkraft im ISG. Eine Beschreibung aller Schmerzprovokationstests des Beckengürtels inklusive Fotos findet sich unter *www.thieme.de/physioonline > »physiopraxis«; > »Zusatzinfos«; > Zusatzinfo 2007 > Physiopraxis 9/2007 Testbeschreibungen* (Kool 2007).

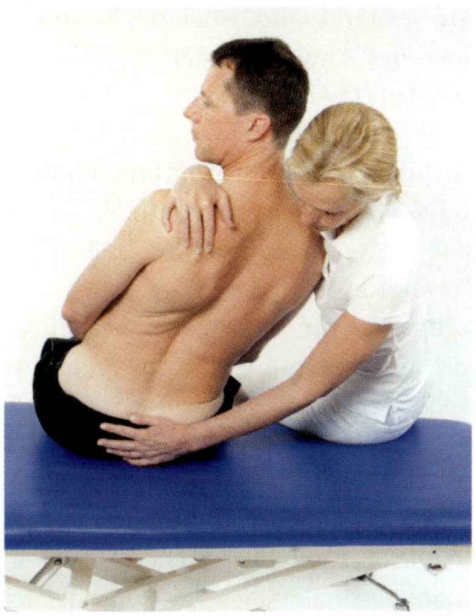

**Abb. 3.25** Facettenbelastungstest

Zur Differenzierung eines Facettenschmerzes von einem Diskusschmerz können im Sitzen noch folgende Untersuchungen durchgeführt werden:

Beim **Facettenbelastungstest** werden die ipsilateralen Facettengelenke durch Dorsalextension, gleichzeitige Seitneigung und Seitrotation zur Gegenseite unter maximalen Druck gebracht, und es kann der typische Schmerz ausgelöst werden (Abb. 3.25).

Aus der gleichen sitzenden Position heraus wird zur Differenzialdiagnose der **Diskusbelastungstest** durchgeführt: Unter gleichzeitiger Ventralflexion und Seitrotation

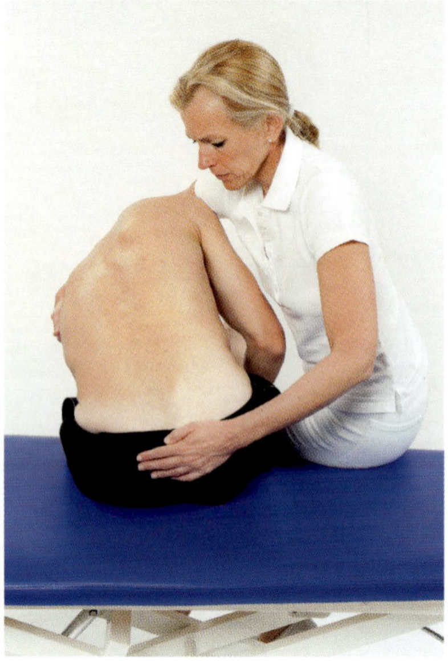

Abb. 3.26 Diskusbelastungstest

Tab. 3.6 Kraftgradeinteilung bei Paresen peripherer Muskeln

| Grad | Klinische Situation |
|---|---|
| 5 | Normale Kraft: volle Kraftentfaltung gegen starken Widerstand möglich |
| 4 | Aktives normales Bewegungsausmaß gegen leichten Widerstand möglich |
| 3 | Aktives Bewegungsausmaß gegen die Schwerkraft möglich |
| 2 | Bewegungsausmaß nur bei Aufhebung der Schwerkrafteinwirkung möglich |
| 1 | Sichtbare Aktivität, »Anspringen« der Sehne, Bewegung jedoch nicht oder nur unvollständig möglich |
| 0 | Komplette Parese, keine muskulären Kontraktionen palpier- oder sichtbar |

werden die Facettengelenke entlastet, und es resultiert eine gleichzeitige Anspannung des dorsalen Anulus, die durch die Rotation verstärkt wird. Auch bei Rissbildungen zentraler Anteile des Anulus können hierdurch Schmerzen ausgelöst werden (Abb. 3.26).

Es erfolgt abschließend die neurologische Untersuchung hinsichtlich der **Kraftentfaltung der Kennmuskeln** und der Reflexe bezüglich Seitendifferenzen. Finden sich muskuläre Defizite, so sollte eine Quantifizierung der Schwäche erfolgen (Tab. 3.6).

Die segmentale Innervation der Kennmuskeln erfolgt in der Regel durch mehrere Nervenwurzeln. Funktionell zeigt sich jedoch folgende Zuordnung (Abb. 3.27).

Es erfolgt eine Untersuchung der Oberflächensensibilität (v. a. der Algesie, die aufgrund der geringeren Überlappung der Dermatome eher als die Ästhesie betroffen ist, Abb. 3.28) und der Muskeleigenreflexe. Diese sind bei Nervenwurzelkompressionen abgeschwächt oder fehlen gänzlich, können jedoch im Ausnahmefall auch erhalten sein. Der Tibialis-posterior-Reflex kann beidseits fehlen, eine Seitendifferenz ist deshalb pathognomonisch, ein Fehlen des Reflexes beidseits hat keinerlei diagnostische Bedeutung.

### 3.4.4 Laboruntersuchungen

Nur bei v. a. roten Flaggen (Tumor und Entzündung) ist im Ausnahmefall ein Labor mit CRP, Blutbild und ggf. Kalzium und alkalischer Phosphatase (M. Paget) sinnvoll.

Eine weiterführende Diagnostik hinsichtlich Borrelien, Herpes oder Zoster erfolgt bei gezieltem Verdacht auf entsprechend vorliegende Erkrankungen.

HLAB-27 dient als ein Diagnosekriterium bei der Abklärung einer Spondarthritis ankylosans.

Eine Liquordiagnostik erfolgt bei v. a. Polyradikulitis, Borreliose, Meningeosis carcinomatosa sive lymphomatosa in der Regel durch den Neurologen.

### 3.4.5 Radiologische Diagnostik

Eine Bildgebung ist in der Regel nur bei längerfristigen, d. h. länger als 4 Wochen anhaltenden unspezifischen Rücken- oder Beinschmerzen oder bei körperlichen Warnzeichen erforderlich (Abb. 3.1) (Arbeitsgruppe Kurative Versorgung 2007, Pfirrmann et al. 1999, Bundesärztekammer BAEK, Kassenärztliche Bundesvereinigung KBV; Arbeitsgemeinschaft der Wissenschaftlichen Medizinischen Fachgesellschaften AWMF 2010).

Leider führt die Röntgenuntersuchung besonders in fortgeschrittenem Lebensalter dazu, altersentsprechende degenerative Erkrankungen überzubewerten. Die Korrelation der Befunde sowohl der Röntgenuntersuchung wie auch der Schnittbildgebung (MRT) mit den Beschwerden des Patienten ist schlecht (Van Tulder et al. 2007).

> **Werden radiologische Befunde bei älteren Patienten überbewertet, trägt der Arzt iatrogen zur Chronifizierung bei.**

Bei klinischen Hinweisen auf Spondylolisthesis, Skoliose oder andere strukturelle Deformitäten sollte selbstverständlich auch bei Erstkonsultation eine Bildgebung erfolgen.

Da die meisten degenerativen Prozesse an der LWS altersentsprechende Veränderungen widerspiegeln, ist bei

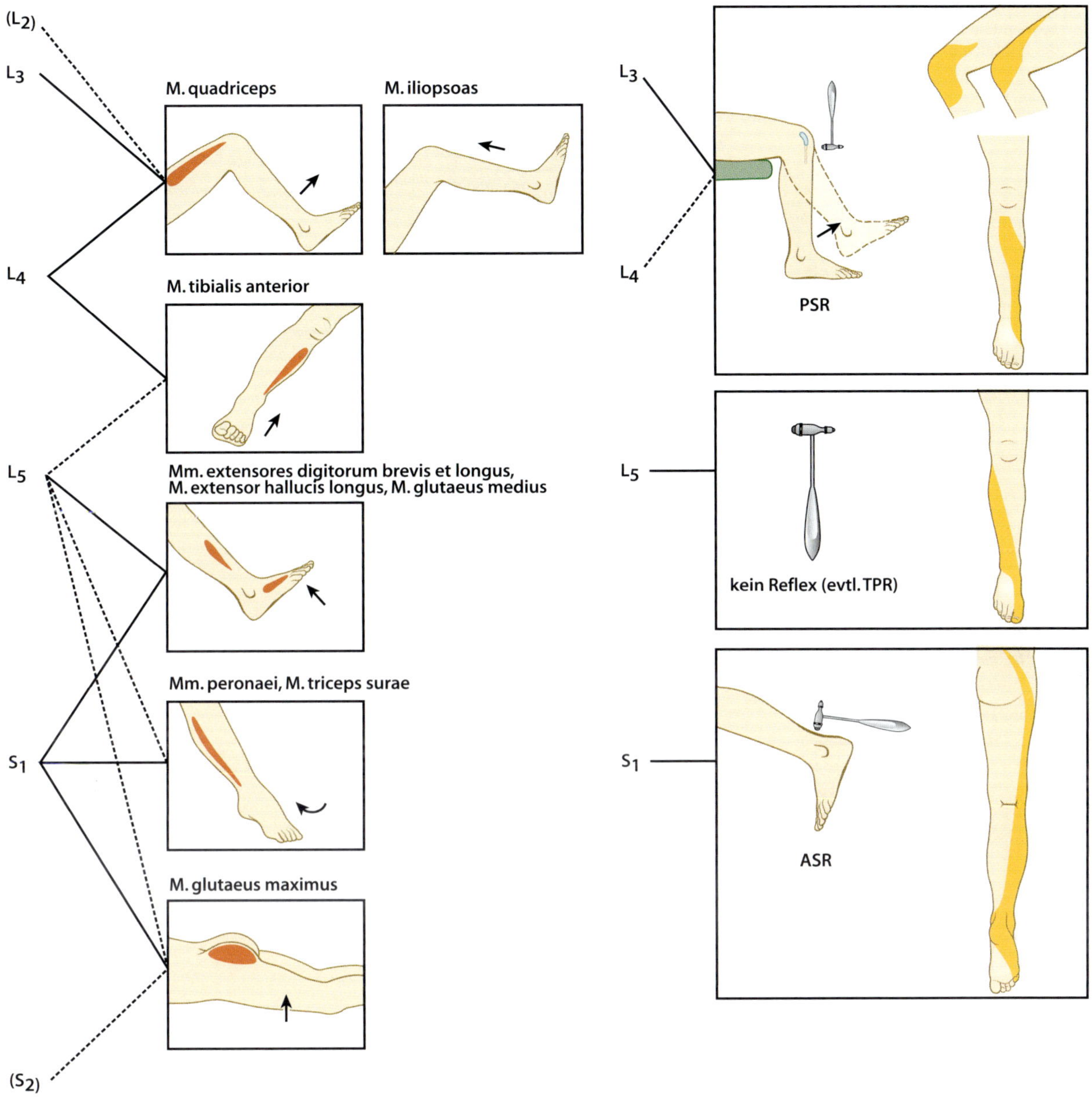


**Abb. 3.27** Segmentale Innervation der Muskulatur. *PSR* Patellarsehnenreflex, *TPR* Tibialis-posterior-Reflex, *ASR* Achillessehnenreflex (modifiziert nach Delank und Gehlen, 1999)

radikulärer Symptomatik eine ergänzende Schnittbildgebung erforderlich, in der Regel – wenn möglich – eine Magnetresonanztomographie (MRT).

Auch in der Abklärung anderer pathologischer Befunde an der Wirbelsäule ist MRT klar die Methode der Wahl, obwohl sie leider nicht immer zeitnah verfügbar und kostenintensiv ist und es Ausschlusskriterien gibt (Schrittmacher, andere metallische Implantate etc.).

Häufig wird noch eine Computertomographie (CT) besonders zur Darstellung knöcherner Veränderungen, Frakturen und Spinalkanalstenosen durchgeführt.

Andere bildgebende Verfahren sind nur in Ausnahmefällen bei speziellen Fragestellungen indiziert.

## Röntgenuntersuchung der Lendenwirbelsäule

Die Standarddiagnostik ist eine Röntgenuntersuchung der LWS in zwei Ebenen im Stehen. Eine Indikation für Liegendaufnahmen gibt es nicht, es sei denn, der Patient kann schmerzbedingt nicht stehen oder es besteht der Verdacht auf eine Fraktur. Eine Störung des Aufbaus und der Struktur der LWS kann erkannt werden, wie evtl. vorhandene degenerative Veränderungen, z. B. Facettenarthrosen, Osteochondrosen, aber auch tumoröse Destruktionen, Frak-

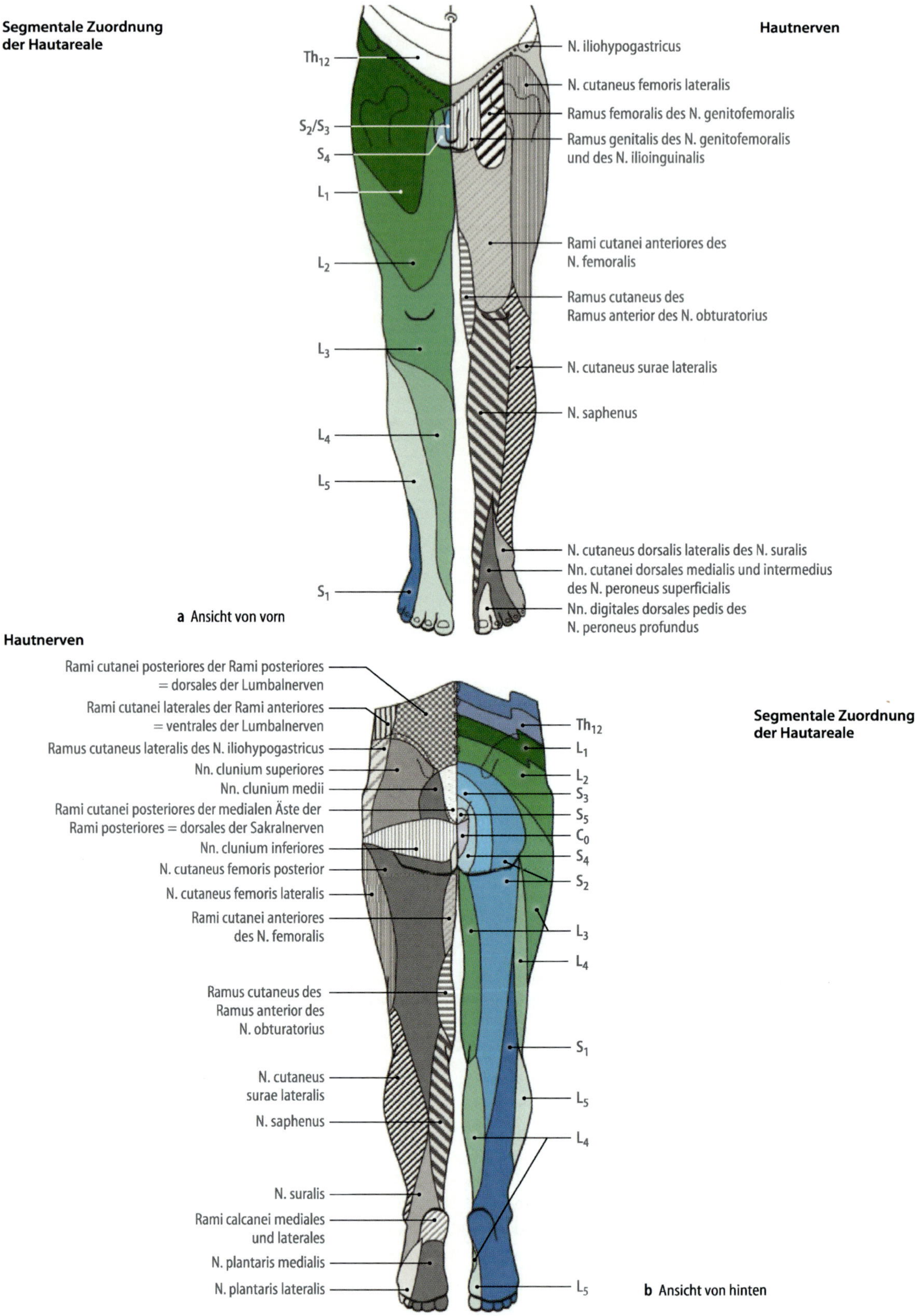


**Abb. 3.28** Oberflächensensibilität. **a Ansicht von vorn, b Ansicht von hinten.** (Aus: Tillmann 2010)

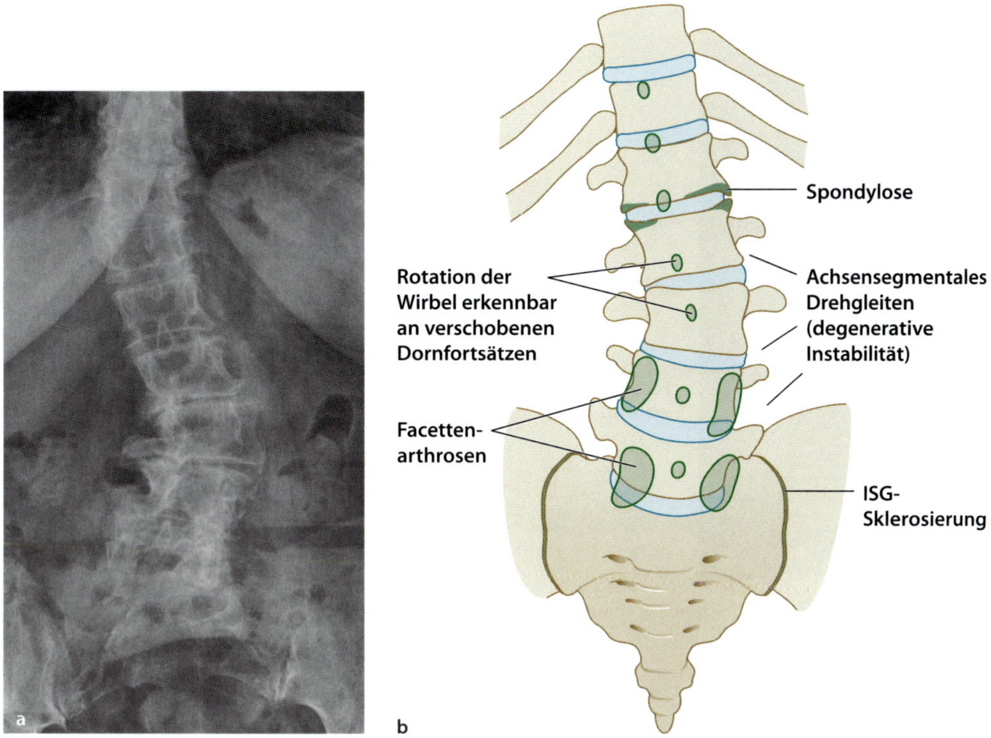


**Abb. 3.29** a.-p.-Aufnahme (**a**) und Schemazeichnung (**b**), degenerative Veränderungen der LWS

turen und entzündliche Prozesse. In der Regel dient die Röntgenaufnahme dem Ausschluss letztgenannter Veränderungen. Schräge Aufnahmen werden nur bei besonderen Fragestellungen erstellt.

**Indikationen** zur Röntgenuntersuchung sind nach den Empfehlungen des Expertenpanels Rückenschmerz (Arbeitsgruppe Kurative Versorgung 2007):

### Indikationen und Kontraindikation zur Röntgenuntersuchung LWS

**Indikationen:**

- Therapieresistente oder rezidivierende belastungs- und haltungsabhängige Beschwerden, die mindestens 4 Wochen andauern
- Fraktur (Osteoporose, Trauma)
- Spondylitis ankylosans
- Infektion
- Symptomatische degenerative Läsionen
- Vor Manipulation (Chirotherapie) aus forensischen Gründen empfehlenswert
- Vor chirurgischen Eingriffen an der Wirbelsäule obligat

**Kontraindikation:**

- Schwangerschaft

### Anterior-posterior-Aufnahme und seitliches Röntgenbild

Die **Anterior-posterior(a.-p.)-Röntgenaufnahme** lässt Seitausbiegungen, Rotation, Anzahl der Wirbelkörper und Übergangsstörungen oder eine lumbosakrale Spina bifida erkennen.

Die degenerativen Prozesse, die im Röntgenbild diagnostiziert werden, sind besser im **seitlichen Bild** erkennbar. Es empfiehlt sich, ein »Schema« der Betrachtung und Befundung des Röntgenbildes zu implementieren (Abb. 3.29 und Abb. 3.30).

**a.-p.-Aufnahme: Betrachtung und Befundung des Röntgenbildes**

- Bestimmung der Zahl der freien Lendenwirbelkörper, gibt es Übergangsanomalien?
- Sind die Pedikel regelrecht erkennbar? Liegt eine (z. B. tumoröse) Destruktion vor?
- Seitausbiegung der Wirbelsäule, Rotation der Wirbelkörper, Abbildung der Dornfortsätze mittig zwischen den Pedikeln? Skoliose oder Shift der Wirbelsäule bei schmerzbedingter Schonfehlhaltung?
- Parallelität der Grund- und Deckplatten?
- Gibt es Seitverschiebungen der Wirbelkörper gegeneinander (degeneratives Drehgleiten)?

▼

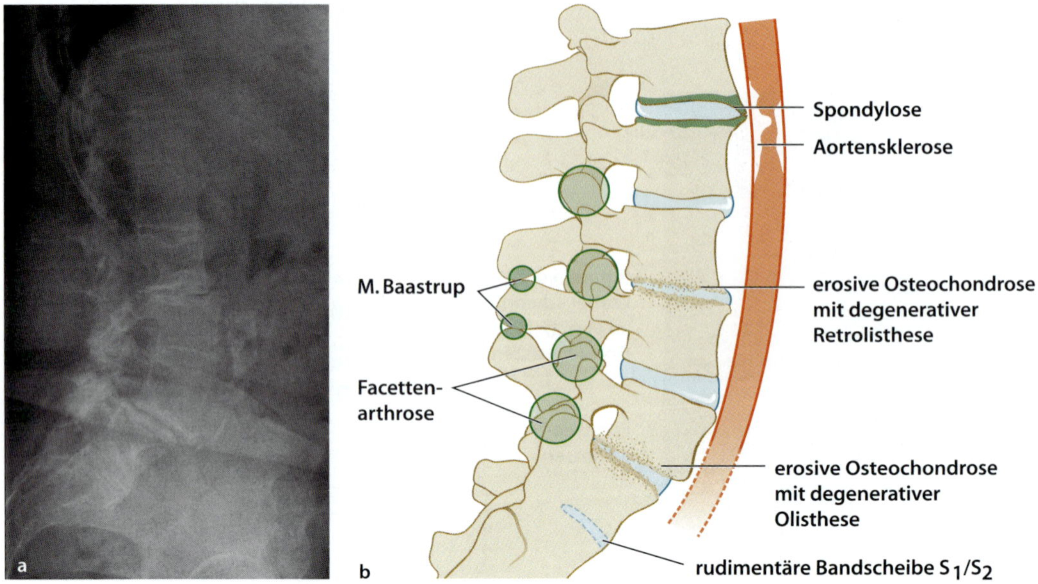


**Abb. 3.30** Seitliches Röntgenbild (**a**) und Schemazeichnung (**b**), degenerative Veränderungen der LWS

- Größe und Knochendichte der Facettengelenke, Einengungen der Foramina interarcualia durch Facettenhypertrophie? Teleskopartige Verschiebung der Gelenkflächen durch Höhenminderung des Bandscheibenfachs?
- »Kissing-spine-Phänomen« (M. Baastrup, Sklerosierung der Dornfortsätze, wo sie einander berühren)?

**Seitliches Bild: Betrachtung und Befundung des Röntgenbildes**

- Physiologische Lordosierung oder z. B. schmerzbedingte Streckfehlstellung?
- Höhe der Wirbelkörper, Integrität der Grund- und Deckplatten, Wirbelkörperfraktur?
- Findet sich ein Wirbelgleiten? Olisthesis oder Retrolisthesis?
- Gibt es Hinweise auf Chordarückbildungs- bzw. Verknöcherungsstörungen grund- und deckplattennah?
- Haben die Zwischenwirbelräume eine ausreichende Höhe? Osteochondrose?
- Weitere degenerative Veränderungen, Spondylose? Vakuumphänomen der Bandscheiben?
- Spondylarthrose?
- Baastrup-Phänomen?

## Typische Röntgenbefunde

**Spondylose:** Knöcherne Randanbauten ausgehend von den ventralen oder seitlichen Grund- und Deckplatten der Wirbelkörper, zunächst horizontal wachsend, später vertikal und evtl. auch spangenbildend, das Bandscheibenfach knöchern überbrückend. Häufig als Spätfolge nach Bandscheibendegeneration auch ohne klinische Beschwerden im Röntgenbild nachweisbar.

**Osteochondrosen:** Erniedrigter Zwischenwirbelraum mit knöcherner Abstützung, in der Regel begleitende ventrale, seitliche und oder dorsale Spondylose, häufig auch vermehrte Sklerosierung der Grund- und Deckplatten der angrenzenden Wirbelkörper.

**Facettenarthrosen:** Vermehrte Sklerosierung und Vergrößerung der Wirbelgelenke, in der Regel in den Etagen $L_{4/5}$ und $L_5/S_1$, sekundär evtl. Einengung des Foramen interarcuale im a.-p.-Bild erkennbar, Teleskophänomen, wenn sich die Gelenkflächen aufgrund einer Bandscheibenhöhenminderung ineinander schieben.

**Baastrup-Phänomen:** Durch Bandscheibenraumverschmälerung und Hyperlordose berühren sich die Dornfortsätze, reaktiv treten Sklerosierungen und Beschwerden auf.

Darüber hinaus stellt sich eine **Schonfehlhaltung** der LWS bei Bandscheibenvorfällen röntgenologisch durch Aufhebung der physiologischen Lordose dar. Im a.-p.-Strahlengang ist ein Shift der Wirbelsäule erkennbar. Eine Rotation der Wirbelkörper findet sich, anders als bei einer vorbestehenden Skoliose, nicht.

Eine Instabilität kann sich als **Spondylolisthesis vera** oder auch **lytische Spondylolisthese** aufgrund einer Bogenschlussstörung manifestieren (5% der weißen Bevölkerung), ein Wirbelgleiten manifestiert sich hierdurch nur in etwa 3% (Abb. 3.32). Am häufigsten betroffen ist der lumbosakrale Übergang, danach das Bandscheibenfach $L_{4/5}$. Häufig tritt das Wirbelgleiten aber in höherem Le-

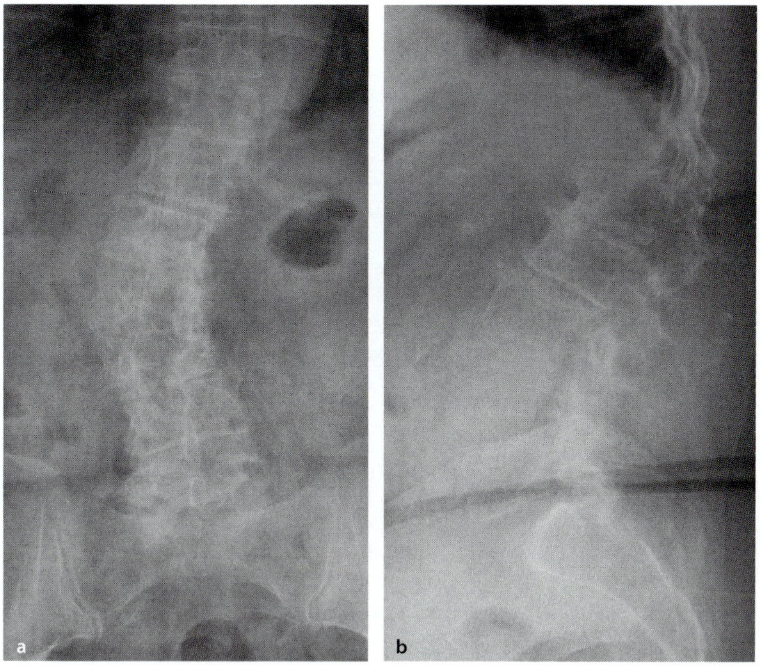


■ **Abb. 3.31** Röntgenbild mit degenerativem Drehgleiten a.-p. (**a**) und seitlich (**b**)

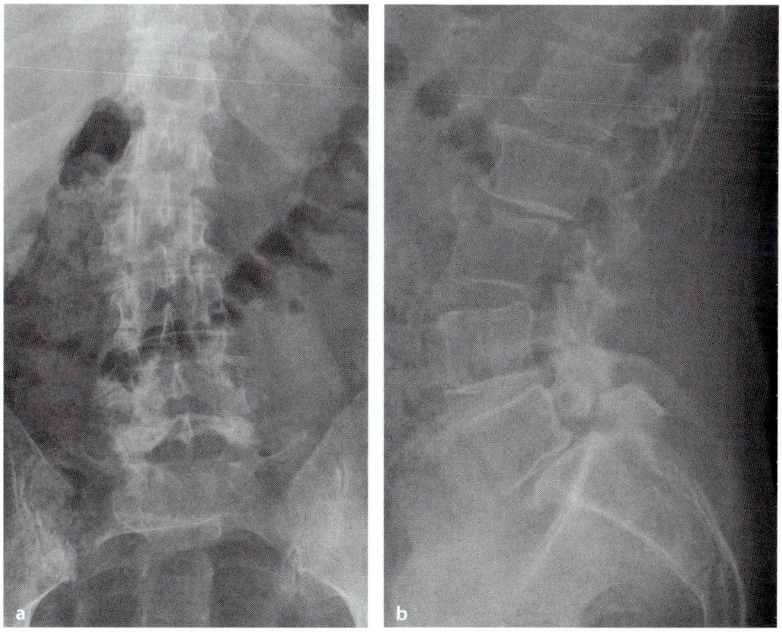


■ **Abb. 3.32 a, b** Röntgenbild mit Spondylolyse, Spondylolisthesis vera $L_5/S_1$ und sekundären degenerativen Veränderungen

bensalter auch als erworbene, degenerative Instabilität auf (**Pseudospondylolisthese oder degeneratives Drehgleiten**) und ist im a.-p.- und im seitlichen Strahlengang erkennbar (■ Abb. 3.31).

Die progrediente Bandscheibendegeneration führt zu einer segmentalen Instabilität, die nicht selten auch eine Rotationskomponente aufweist. Hier kommen im Einzelfall **Funktionsaufnahmen** in Inklination und Reklination zum Einsatz, die das Ausmaß der Gefügelockerung widerspiegeln (■ Abb. 3.33). **Schrägaufnahmen** oder ein Dünnschicht-CT können eine vorliegende Bogenschlussstörung als »Hundehalsband-Phänomen« detektieren.

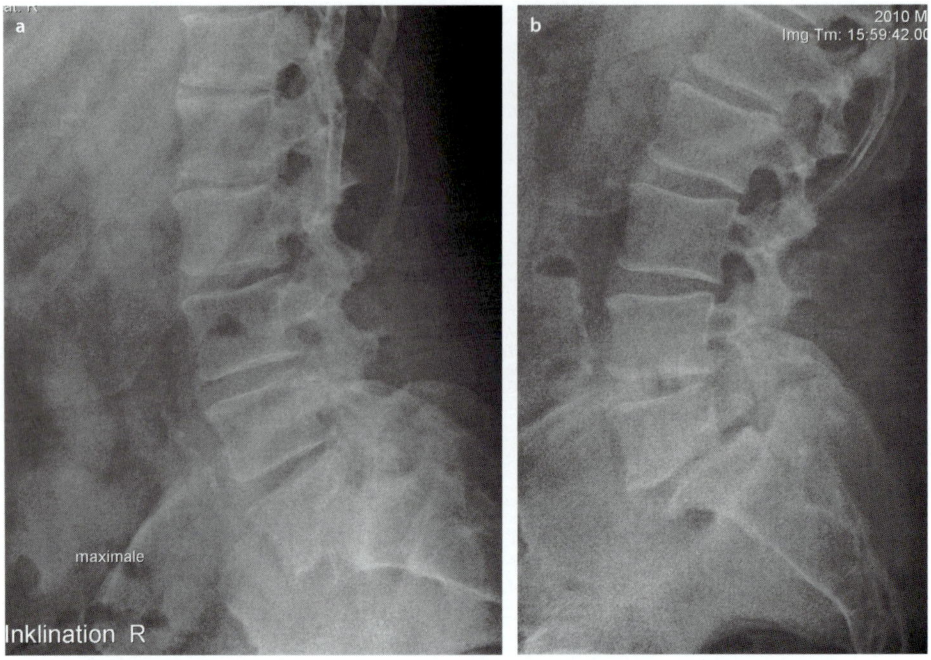


**Abb. 3.33** Funktionsaufnahmen in Inklination (**a**) und Reklination (**b**)

Häufig finden sich in Grund- und Deckplatten der Wirbelkörper sog. **Schmorlsche Knorpelknötchen** und Hinweise auf eine abgelaufene Scheuermann-Erkrankung als Chordarückbildungsstörung (Abb. 3.34). Diese sind in der Regel harmloser Natur.

**Vakuumphänomen der Bandscheibe:** Gasansammlungen in der Bandscheibe finden sich besonders bei älteren Menschen in bis zu 20% der Fälle auch in den Röntgenaufnahmen. Diese entstehen durch die Freisetzung von Stickstoff aus dem umgebenden Gewebe und aus Fissuren des Diskus. In Extension nimmt die Gasansammlung zu und in Flexion ab. Ein Vakuumphänomen ist somit Ausdruck für eine Bandscheibendegeneration (Abb. 3.35), es kann auch mit der intraossären Herniation von Band-

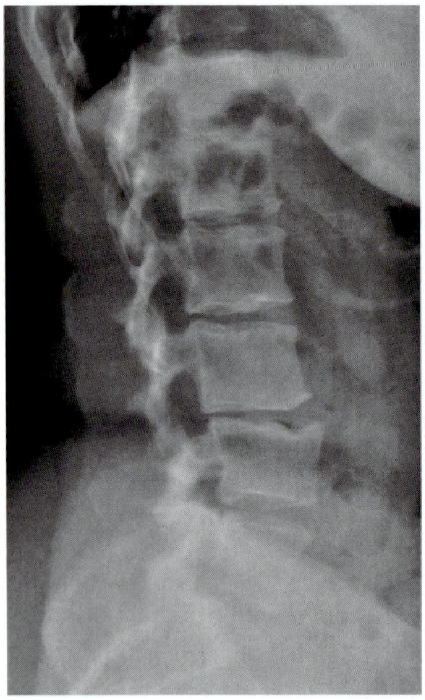

**Abb. 3.34** Röntgenbild mit abgelaufenem lumbalem M. Scheuermann

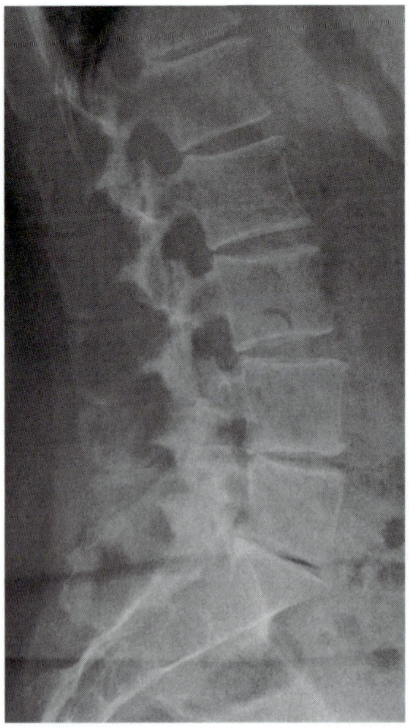

**Abb. 3.35** Röntgenbild mit Vakuumphänomen der unteren Bandscheiben als Zeichen der Degeneration

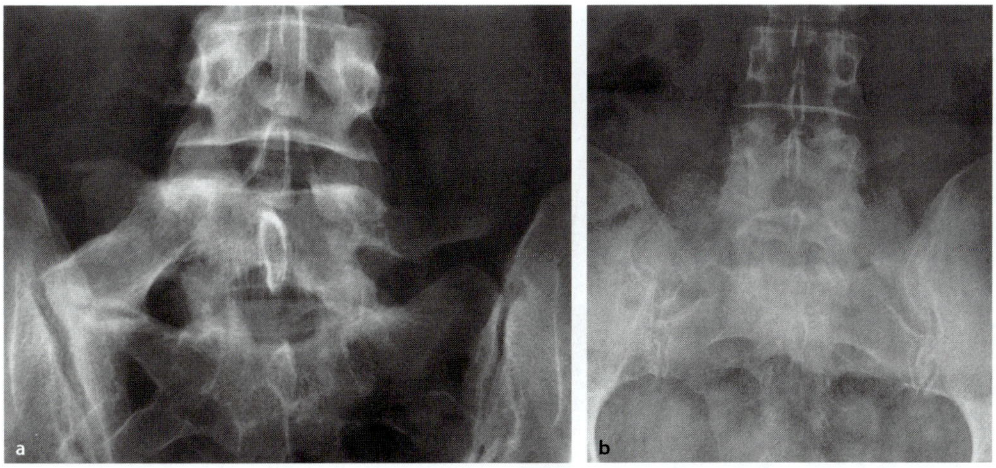

**Abb. 3.36 a, b** Lumbosakrale »Übergangs-« oder »Assimilationsstörungen«

scheibengewebe (s. oben, Schmorlsche Knorpelknötchen), einer Kompressionsfraktur oder auch einer Osteonekrose einhergehen.

Nur extrem selten ist die Gasansammlung Hinweis auf einen gasbildenden Keim bei Vorliegen einer Spondylodiszitis.

**Lumbosakrale Assimilationsstörungen:** Die Röntgenuntersuchung gibt im Übrigen Hinweise auf die häufig vorliegenden lumbosakralen Übergangsstörungen (Abb. 3.36). Bei 2–11% der Normalbevölkerung findet sich eine Lumbalisation von $S_1$, d. h., im a.-p.-Röntgenbild zählen wir 6 freie Lendenwirbelkörper oder erkennen eine »Hemisakralisation« als einseitige Übergangsstörung. Wichtig wird dieses Phänomen bei Nervenwurzelläsionen, denn eine Kompression $L_6$ kann im Einzelfall eine $L_5$-Symptomatik auslösen und ist ursächlich wahrscheinlich resultierend aus einer gleichzeitig vorliegenden anatomischen Variante des Plexus lumbosacralis. Eine genaue Höhendiagnostik einer ggf. zugrundeliegenden Bandscheibenläsion ist dann mittels MRT herbeizuführen.

Um die Anzahl der Lendenwirbelkörper wirklich bestimmen zu können, ist im Einzelfall eine zusätzliche Aufnahme der Brustwirbelsäule a.-p. zu erwägen. Durchaus üblich ist aber auch die Bildbeschreibung im Falle einer Übergangsstörung, die sich am untersten freien Bandscheibenfach orientiert.

## Computertomographie (CT)

Schichtaufnahmen werden durch eine sich um den Körper drehende Röntgenröhre erzeugt, die computergestützt eine rekonstruierte Darstellung der Strukturen in der Transversalebene ermöglichen.

Wie auch bei der Kernspintomographie liegt der Patient auf dem Rücken. Die Darstellung erfolgt so, wie man von kaudal gegen die Wirbelsäule schaut, d. h., die rechte Körperseite wird links im Schnittbild dargestellt. Die Dünnschicht-Computertomographie hat ihre Stärken in der Darstellung knöcherner spinaler Einengungen, auch sehr laterale Bandscheibenprotrusionen und -vorfälle können manchmal besser visualisiert werden. Einzig für die CT liegen zurzeit validierte Messtechniken zur Diagnostik des engen Spinalkanals vor.

Im Spinalkanal ist jedoch eine deutlich schlechtere Diskrimination von Bandscheibengewebe zum Duralsack gegeben als in der Kernspintomographie. Die Strukturen unterscheiden sich durch Unterschiede in den Grauabstufungen. Von Nachteil ist die in der Regel fehlende sagittale Rekonstruktion. Einen größeren Stellenwert hat die CT in Kombination mit einer Myelographie als sog. **Myelo-CT**, z. B. bei mehrsegmentalen Stenosen oder postoperativen periradikulären Vernarbungen, die hierdurch besser zur Darstellung kommen und die sich in der CT-Untersuchung häufig nicht eindeutig differenzieren lassen. Darüber hinaus ist die Strahlenbelastung einer CT-Untersuchung nicht unerheblich. In der Schwangerschaft ist eine CT kontraindiziert.

**Indikationen** zur differenzierten Betrachtung mittels CT sind nach den Empfehlungen des Expertenpanels Rückenschmerz (Arbeitsgruppe Kurative Versorgung 2007):

### Indikationen für CT-Untersuchungen

- Knochentumoren wie Osteidosteom mit entsprechend typischer Anamnese
- Bei v. a. Bandscheibenvorfall mit sensomotorischem Defizit, wenn kein MRT verfügbar oder eine Kontraindikation vorliegt (Etagendiagnostik möglich, gegenüber MRT aber deutlich höhere Strahlenbelastung)
- Wirbelsäulenfrakturen
- Spinalkanalstenose (Abb. 3.37)

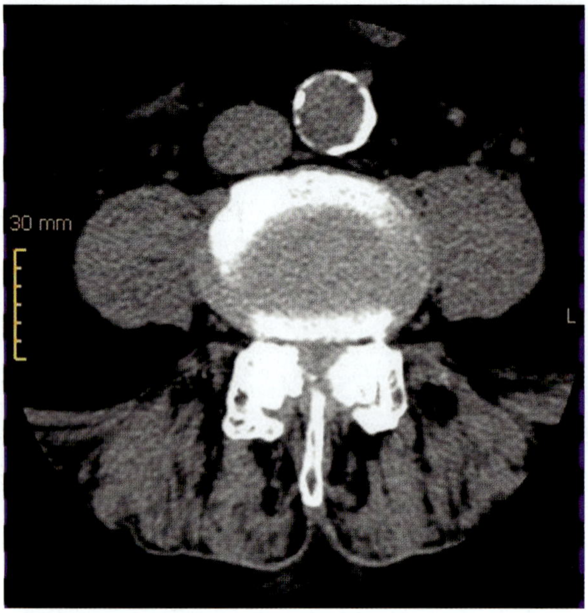


Abb. 3.37 Spinalkanalstenose im CT

Die Nationale VersorgungsLeitlinie Kreuzschmerz (Bundesärztekammer BAEK, Kassenärztliche Bundesvereinigung KBV; Arbeitsgemeinschaft der Wissenschaftlichen Medizinischen Fachgesellschaften AWMF 2010, Langfassung) sieht die Indikation für eine CT-Untersuchung nur zur Stabilitätsbestimmung, zur Frage der Hinterkantenbeteiligung etc. bei Frakturen gegeben, bei Radikulopathien/Neuropathien ist die CT nur noch als Alternative bei mangelnder Verfügbarkeit des MRT bzw. Kontraindikationen als »weniger zuverlässige« Alternative der Bildgebung erwähnt (Tab. 3.8)

## Magnetresonanztomographie

Mittels MRT kann aufgrund der unterschiedlichen magnetischen Eigenschaften der verschiedenen Körpergewebe eine gute, überlagerungsfreie Darstellung der Morphologie in jeder gewünschten Ebene des Raumes erfolgen. Dies geschieht mittels Messung elektrischer Spannungen, die nach Abschaltung eines Hochfrequenzimpulses mit nachfolgender Umorientierung von Protonen der wasserreichen Gewebe reagieren. Durch zusätzliche Gabe von Kontrastmittel (Gadolinium) ist eine bessere Unterscheidung z. B. zwischen Tumor oder Entzündung und umgebendem Gewebe möglich.

Bei Verdacht auf Spinalkanaleinengung, Bandscheibenvorfall mit radikulärer Symptomatik oder chronischen Lumbalgien unklarer Genese und bei den *red flags* als Warnsymptome für das Vorliegen einer schwerwiegenderen Problematik ist die MRT die Diagnostik der ersten Wahl (Van Tulder et al. 2006). Die MRT gewährleistet eine röntgenstrahlenfreie Darstellung der Strukturen unter hoher Weichteildifferenzierung. Bei Kontraindikationen (Schrittmacher, Insulinpumpe, Neurostimulatoren, Morphinpumpe, dislozierbare ferromagnetische Fremdkörper wie Metallimplantate, Gehörknöchelchenersatz, Cochleaimplantate, Granatsplitter) oder fehlender Verfügbarkeit ist im Einzelfall auch einmal eine CT der nächste diagnostische Schritt.

> **Eine MRT verbietet sich in den ersten 3 Monaten einer Schwangerschaft, Kontrastmittel ist während der gesamten Schwangerschaft nicht erlaubt.**

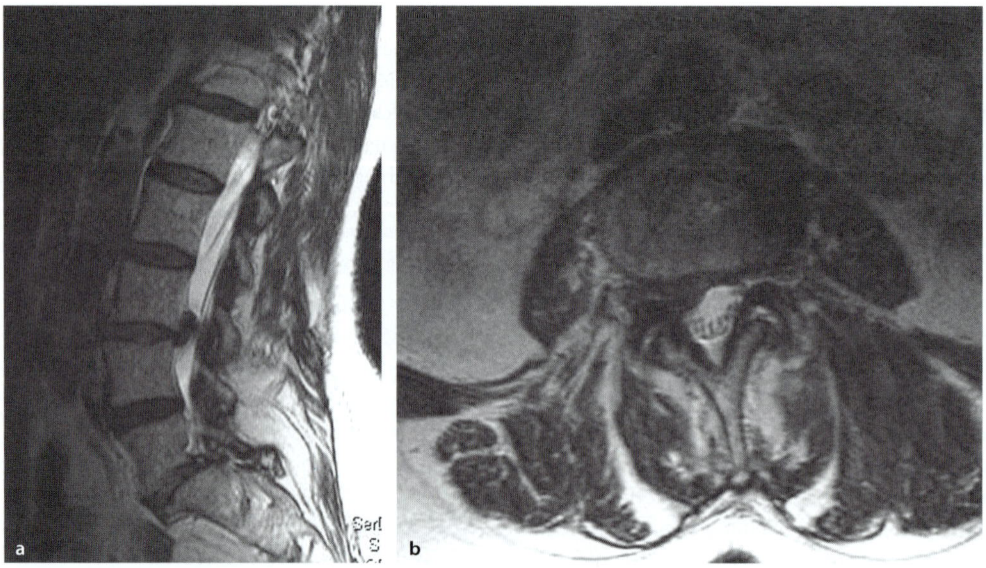


Abb. 3.38 a, b MRT-Untersuchung: gute topographische Darstellung, hier z. B. hochgeschlagener NPP $L_{3/4}$

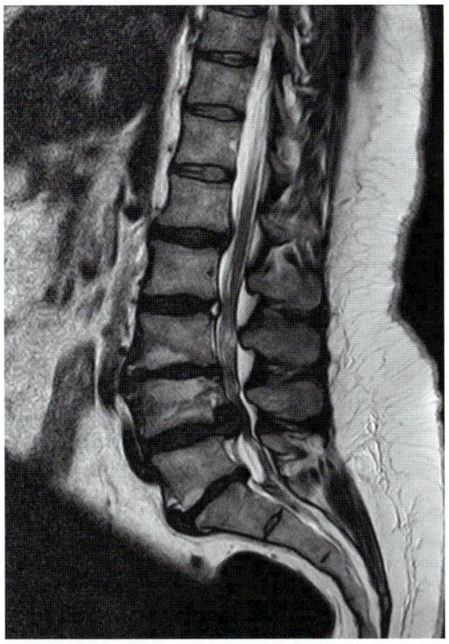

Abb. 3.39 *Black disk* Osteochondrose Modic I und *high intensity zones* in der MRT-Untersuchung $L_{2/3}$, Osteochondrose $L_{3/4}$ Modic II, Massenvorfall $L_{4/5}$

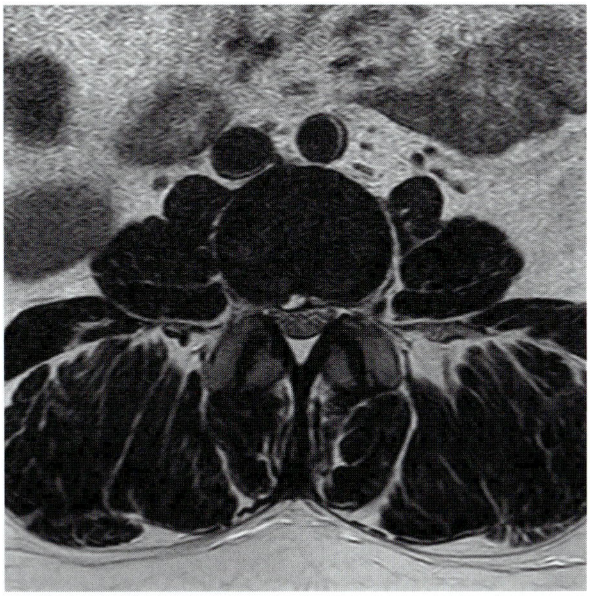

Abb. 3.40 *High intensity zones* im axialen MRT-Bild, Rissbildung im Anulus fibrosus, T2-Wichtung

Die MRT-Untersuchung erlaubt eine multiplanare Darstellung der LWS mit deutlicher Überlegenheit der Darstellbarkeit der Weichteile im Vergleich zur CT. Besonders die Darstellung der Topographie von Bandscheibensequestern ist der CT-Darstellung überlegen (Abb. 3.38).

**Präoperativ** ist somit eine MRT bei mikrochirurgischen Operationen im Spinalkanal unbedingt erwünscht. In der Regel können alle lumbalen Segmente dargestellt werden. Die Kernspintomographie erlaubt darüber hinaus nach i.v.-Gadolinium-Gabe auch eine Unterscheidung von Narbengewebe von Rezidivbandscheibenvorfällen.

Die MRT arbeitet mit verschiedenen Wichtungen, sodass sich Gewebe unterschiedlich darstellen lässt:

- **T1-Wichtung:** Gute anatomische Darstellung; Ödeme, Abszesse zeigen sich signalarm.
- **T2-Wichtung:** Flüssigkeit, z. B. Ödeme, Abszesse, zeigen sich signalreich.
- **STIR-Sequenz:** Überlegener Fett-Wasser-Kontrast durch Unterdrückung des Fettsignals.

Das Ausmaß der Bandscheibendegeneration kann anhand des fehlenden Wassergehalts der Bandscheibe (*black disk*) abgeschätzt werden. Sogenannte *high intensity zones* (**HIZ**) deuten auf eine Ruptur des Anulus hin (Abb. 3.39 und Abb. 3.40).

Die Einteilung der Bandscheibendegeneration und **Osteochondrose** erfolgt nach Modic:

### Einteilung nach Modic

- **Typ Modic I:** Gadolinium-Aufnahme in das angrenzende Knochenmark mit Signalintensitätsanstieg in T2-Wichtung und STIR, Abnahme in der T1-Wichtung; Initialstadium mit Ödem der Abschlussplatten, Abnahme des Flüssigkeitsgehalts und Höhenminderung der Bandscheiben (*black disk*)
- **Typ Modic II:** Das Knochenmark bandscheibennah zeigt fettige Degenerationen mit Signalenhancement in der T1-Wichtung, mäßige Hyperintensität im T2-Bild, hypointens in der STIR-Sequenz; weitere Höhenminderung der Bandscheibe
- **Typ Modic III:** Sklerosierung der Abschlussplatten und des angrenzenden Markraums mit Signalabfall in T1- und T2-Wichtung, Ausbildung von Spondylophyten, erhebliche Höhenminderung der Bandscheibe

**Eine sichere Unterscheidung kernspintomographischer Modic-I-Veränderungen von einer Spondylodiszitis ist nicht immer möglich, hier müssen ergänzende klinische und laborchemische Befunde gewichtet werden.**

Als Indikationen für die Durchführung einer MRT-Untersuchung in Abhängigkeit von den Beschwerden gelten nach Ausführungen des Expertenpanels »Rückenschmerz« (Arbeitsgruppe Kurative Versorgung 2007):

**Indikationen für MRT-Untersuchungen**

- Neoplasmen
- Entzündlich-rheumatische Affektionen
- Spondylodiszitis, Synovialitis
- Abszesse
- Kapselhypertrophie/degenerative Veränderungen der Gelenke bei gleichzeitig vorliegendem sensomotorischem Defizit
- Bandscheibenvorfälle mit radikulärer Symptomatik
- Spinalkanalstenose

**In höherem Lebensalter finden sich häufig falsch positive Befunde!**

Boden und Mitarbeiter fanden 1990 bei Rückengesunden in hohen Prozentsätzen zwar kernspintomographisch als »pathologisch« zu wertende Befunde (◘ Tab. 3.7), diese waren jedoch mit keinerlei Beschwerdesymptomatik korreliert, auch im zeitlichen Verlauf nach 7 Jahren nicht (Borenstein et al. 2001).

Die MRT hat die Myelographie weitgehend abgelöst, nur in seltenen Einzelfällen ist noch eine invasive Diagnostik zur Beurteilung üblicherweise postoperativer Prozesse mit radikulären Kompressionen erforderlich. Allerdings ist das Verfahren in der Regel noch rein statisch, nur wenige Zentren können zurzeit **MRT-Funktionsaufnahmen** zur exakteren Abklärung lageabhängiger spinaler Kompressionen herstellen. So bleibt zurzeit noch die Myelographie als beste Möglichkeit, eine reale Funktionsuntersuchung zur Evaluation eventueller lageabhängiger Pathologien, wie z. B. spinalen Engen oder radikulären Kompressionen im Stand oder bei Reklination der LWS, durchzuführen.

## Myelographie

Eine wirkliche Domäne der Myelographie ist die Darstellung funktions- bzw. lageabhängiger Einengungen des Spinalkanals und auch einzelner Nervenwurzeln. Die diesbezügliche Aussagekraft der Myelographie wird durch CT und auch moderne MRT-Möglichkeiten noch nicht erreicht. Die Myelographie ist die Methode der Wahl bei Verdacht auf Vernarbungen nach Operationen an der Wirbelsäule, ebenso ist eine Höhenlokalisation bei Bandscheibenvorfällen möglich. Die Indikation zur Myelographie als invasives Verfahren sollte jedoch eng gestellt werden, die meisten intraspinalen Prozesse und klinischen Fragestellungen lassen sich mit der MRT klären. Ausnahmen bleiben die o. g. lageabhängigen Kompressionen nervaler Strukturen, die sich im Einzelfall der MRT-Bildgebung im Liegen mit in der Regel leicht angewinkelten Beinen entziehen. Bei Patienten mit Schrittmacher kann keine MRT-Untersuchung durchgeführt werden. Im Einzelfall wünscht auch der Operateur beispielsweise bei Postnukleotomie-Syndrom und zu erwartenden Vernarbungen bei Rezidivprolaps präoperativ eine myelographische Darstellung der Nervenwurzelabgänge – in der Regel wird die Myelographie auch mit einer CT-Untersuchung kombiniert (**Myelo-CT**).

**Fazit** Bei allen Krankheitsbildern der LWS mit Beschwerden über einen Zeitraum von mehr als 4–6 Wochen sind bildgebende Verfahren indiziert (◘ Tab. 3.8): zunächst Röntgen der Wirbelsäule in 2 Ebenen im Stehen, bei Frakturverdacht oder Immobilität im Liegen. Bei Verdacht auf Fraktur, Tumor, Infektion, Radikulopathie oder Neuropathie erfolgt eine MRT.

## Szintigraphie

Bei einer Szintigraphie wird das Radionuklid Technetium-99 zur Anreicherung in Körperregionen verabreicht, die eine erhöhten Stoffwechsel oder eine entzündliche Aktivität zeigen. Eine Szintigraphie als »Screening-Untersuchung« erfolgt in Einzelfällen bei Verdacht auf tumoröse oder infektiöse Prozesse an der Wirbelsäule sowie bei klinischem Verdacht auf eine Spondarthritis ankylosans. Zur Beurteilung der entzündlichen Aktivität des ISG hat sich die MRT jedoch als überlegen erwiesen. Somit dient die Szintigraphie eher der Suche nach begleitenden Entzündungsherden oder Metastasen in anderen Körperregionen.

## Diskographie

Eine röntgengesteuerte Punktion der Bandscheibe mit Applikation von Kontrastmittel in den Nukleus erfolgt zur

◘ **Tab. 3.7** Kernspin-Befunde der Lendenwirbelsäule bei 67 freiwilligen, beschwerdefreien Menschen (Boden et al. 1990)

| Zufallsbefund im MRT | Alter 20–39 Jahre | Alter 40–59 Jahre | Alter 60–80 Jahre |
|---|---|---|---|
| Bandscheibenvorfall | 21% | 22% | 36% |
| Stenose | 1% | – | 21% |
| Protrusion | 56% | 50% | 79% |
| Degeneration | 34% | 59% | 93% |

**Tab. 3.8** Bildgebende Diagnostik bei begründetem Verdacht auf verschiedene relevante Krankheitsbilder (*red flags*). (Modifiziert nach Bundesärztekammer BAEK, Kassenärztliche Bundesvereinigung KBV; Arbeitsgemeinschaft der Wissenschaftlichen Medizinischen Fachgesellschaften AWMF 2010: Nationale VersorgungsLeitlinie Kreuzschmerz, S. 57)

| Verdacht auf | Diagnostisches Verfahren | Möglichkeiten und Grenzen |
|---|---|---|
| Fraktur | Röntgen der LWS in 2 Ebenen | – |
| | CT (Indikationsstellung operative Therapie) | Klassifikation der Fraktur<br>Indikationsstellung zur Operation<br>Wahl des operativen Verfahrens (Inaba et al. 2006) |
| | MRT (osteoporotische Fraktur vor interventioneller Therapie) | Alter der Fraktur<br>Exakte Lokalisation der betroffenen Wirbelkörper vor interventioneller Therapie (Erkan et al 2009, Spiegl et al 2009) |
| Tumor | Röntgen der LWS in 2 Ebenen | Bei zu vermutender oder bekannter Destruktion |
| | MRT (Methode der Wahl) | MRT: sensitivste Methode zum Ausschluss/Nachweis primärer und sekundärer Tumore an der Wirbelsäule (Buhmann et al. 2009, Guillevin et al. 2007) |
| Infektion | Röntgen der LWS in 2 Ebenen | Bei zu vermutender oder bekannter Destruktion<br>Als Basis zur Verlaufskontrolle |
| | MRT (Methode der Wahl) | Bei Verdacht auf Infektionen an der Wirbelsäule (Spondylodiszitis), epiduralen und paravertebralen Abszessen (Grados et al. 2007) |
| Radikulopathie/ Neuropathie | Röntgen der LWS in 2 Ebenen (Methode der Wahl) | Bei klinischem Nachweis von sagittalen oder frontalen Deformitäten, da im MRT-Bild der tatsächliche Nachweis der Veränderungen durch die im Liegen angefertigte Untersuchungstechnik eingeschränkt ist |
| | MRT (Methode der Wahl) | Bei mangelnder Verfügbarkeit der MRT ist die CT mit multiplanarer Rekonstruktion eine, wenn auch weniger zuverlässige, Alternative zur MRT (Van Rijn et al. 2006) |

*LWS* Lendenwirbelsäule, *CT* Computertomographie, *MRT* Magnetresonanztomographie.

Klärung der Frage, ob die Beschwerden des Patienten tatsächlich vom Bandscheibenfach herrühren. Eine lumbale Diskographie wird als »positiv« gewertet, wenn der typische Schmerz durch die Volumenfüllung der Bandscheibe auslösbar ist, man spricht dabei von *memory pain* (Böhm et al. 2005). Das Kontrastmittel entleert sich in den Epiduralraum, wenn eine Ruptur des Anulus fibrosus vorliegt. Die Indikation für diese invasive Maßnahme sollte kritisch gestellt und in der Regel vor einer geplanten Operation durch den Operateur mit dem Patienten besprochen und von diesem auch persönlich durchgeführt werden. Das Risiko des Auftretens einer iatrogenen Diszitis besteht.

Mehrere Untersuchungen belegen die positive Rolle der Diskographie dann, wenn anschließend ein minimalinvasives Verfahren (► Kap. 5) wie Chemonukleolyse, Nukleoplastie oder ein IDET-Katheter angewendet werden soll (IDET: intradiskale elektrothermale Therapie; Endres 2001, Edwards et al. 1987, Troisier u. Dypel 1986).

**In der Primärdiagnostik eines Bandscheibenvorfalls ist der Einsatz der Diskographie obsolet.**

### 3.4.6 Neurophysiologische Untersuchungen

EMG-Untersuchungen (Elektromyographie) inkl. der paravertebralen Muskulatur können zum Nachweis einer subklinischen motorischen Affektion und zur Lokalisierung des radikulären Prozesses beitragen. Eine sensible Neurographie kann die differenzialdiagnostische Abklärung einer Radikulopathie von einer Plexus-Schädigung ermöglichen.

Eine Indikation für eine EMG-Untersuchung wird in der Regel bei klinisch schwieriger Zuordnung der geschädigten Wurzel und bei unklaren Befunden gestellt.

**Findet sich eine klare klinische Befundlage, die zur Bildgebung passt, besteht keine Notwendigkeit, dem Patienten eine unangenehme und aufwendige EMG-Untersuchung zuzumuten.**

### 3.4.7 Liquordiagnostik

Eine Liquordiagnostik erfolgt v. a. bei Polyradikulitis, Borreliose, Meningeosis carcinomatosa sive lymphomatosa in der Regel durch den Neurologen. Im Rahmen einer Myelographie erfolgt eine Punktion des Duralraums mit der Gewinnung von Liquor. Bei Liquorzirkulationsstörungen durch eine Verlegung des Spinalkanals findet sich mitunter eine leichte Eiweißvermehrung bei normaler Zellzahl. Eine starke Eiweißerhöhung bei normaler Zellzahl und normalem Liquordruck kennzeichnet die Polyradikulitis, das Guillain-Barré-Syndrom. Aber auch andere spinale Reizzustände sind durch diesen unspezifischen Befund gekennzeichnet. Die Liquordiagnosik dient im Wesentlichen dem Ausschluss anderer entzündlicher Prozesse (Herpes, Borreliose) oder von Tumoren.

## 3.5 Diagnostisches Vorgehen bei akutem Rückenschmerz ohne Schmerzausstrahlung

**Definition**

Rückenschmerz oder »Kreuzschmerz« ist definiert als ein Schmerz oder ein Unbehagen oder Steifigkeitsgefühl, das sich von unterhalb des Rippenbogens bis über das Gesäß hin ausdehnen kann. Rückenschmerz kann mit und ohne Ausstrahlung auftreten.

**Akute** Rückenschmerzen sind definiert mit einer Dauer der Schmerzepisode von weniger als 6 Wochen. **Subakut** sind die Beschwerden, wenn sie 6–12 Wochen andauern. In der Europäischen Leitlinie (EU COST 2006) und auch der im Mai 2009 publizierten englischen Leitlinie (National Institute for Health and Clinical Excellence 2009) wird der Begriff **chronischer** Rückenschmerz nach der Einteilung von Spitzer und Leblanc (1987) als ein länger als 12 Wochen anhaltender Rückenschmerz definiert. Im deutschsprachigen Raum hat sich die Einteilung von Nachemson und Bigos (1984) durchgesetzt, und wir sprechen von chronischen Rückenschmerzen, wenn die Schmerzen an mehr als der Hälfte der Tage eines Jahres auftreten.

Die Ursachen für **unspezifische** Rückenschmerzen bleiben in der Regel unklar; ist die Ursache für die Beschwerden bekannt, so sprechen wir von spezifischen Rückenschmerzen.

### 3.5.1 Anamnese

Im Rahmen der Erstvorstellung des Patienten erfolgt die Triage zum Ausschluss roter Flaggen, d. h., soweit möglich, sollen die folgenden Fragen beantwortet werden:

1. Liegt eine gefährliche Erkrankung (Tumor, Fraktur, Entzündung u. a.) vor?
2. Gibt es Hinweise für eine Nervenkompression?
3. Finden sich Hinweise auf Faktoren, die evtl. zur Chronifizierung beitragen können?

Hierzu ist stets eine sorgfältige Anamneseerhebung erforderlich. Schmerzdauer, auslösende Ursache, Vorerkrankungen, Medikation etc. werden erfasst. Ergänzend kann es sinnvoll sein, den Patienten bereits bei der Erstkonsultation den Heidelberger Kurzfragebogen Rückenschmerz ausfüllen zu lassen, um ggf. ein vorliegendes Chronifizierungsrisiko bereits zu erfassen. Haldorsen und Mitarbeiter (Haldorsen et al. 2002) konnten im Rahmen einer kontrollierten Studie zeigen, dass rechtzeitiges Patientenscreening die Wahrscheinlichkeit erhöht, wieder an den Arbeitsplatz zurückzukehren.

Dies ist jedoch nicht immer erforderlich. Der junge Patient mit erstmals belastungsabhängig, bei Körperdrehung oder auch spontan aufgetretener Lumbago, der immer gesund war, muss diesbezüglich nicht evaluiert werden. In der Regel sistieren im Falle eines unspezifischen Rückenschmerzes die Beschwerden in 85% der Fälle im Laufe der kommenden Wochen.

### 3.5.2 Diagnose

**Basisprogramm**

Im Rahmen der klinischen Untersuchung erfolgt als Basisprogramm eine Inspektion zur Erkennung von evtl. vorhandenen Zoster-Effloreszenzen, einer Fehlhaltung, eines Sprungschanzenphänomens (Spondylolisthesis), und die o. g. Tests zur Überprüfung, ob eine Radikulopathie vorliegt, werden durchgeführt.

Als »Kurzprogramm« empfehlen sich folgende Schritte:

**Klinische Untersuchung – Basisprogramm**

- Inspektion (Allgemeinzustand, körperliche Beeinträchtigung, Schmerzerleben, Haltung, Deformitäten)
- Abklopfen der Wirbelsäule (Fraktur)
- Erfassung von Bewegungseinschränkungen (Finger-Boden-Abstand, Schober-Zeichen)
- Überprüfung der Kraft der Kennmuskeln (Trendelenburg-Zeichen, Zehenspitzenstand und -gang, Hackengang, Treppensteigen)
- Reklinationsschmerz (Facettenschmerz)

▼

- Nervendehnungstests (Lasègue, falls positiv: Bragard, gekreuzter Lasègue, Femoralisdehnungsschmerz)
- Überprüfung der Valleixschen Druckpunkte (Ischiasschmerz)
- Überprüfung der ISG-Funktionsstörung zur Differenzialdiagnostik (Vorlaufphänomen, Patrick's Faber-Test, $P_4$-Test, Menell-Test)
- Überprüfung der Oberflächensensibilität
- Muskeleigenreflexe

Für die Diagnostik unspezifischer akuter und subakuter Rückenschmerzen nach Ausschluss von *red flags* gilt im Allgemeinen:
- Bei Wiedervorstellung des Patienten stets die Diagnose überprüfen.
- Keine Röntgenuntersuchung in den ersten 4 Wochen.

### Weitere diagnostische Maßnahmen

Kendrick et al. (2001) fanden im Rahmen einer randomisierten Studie, dass Patienten, die eine Röntgenuntersuchung bekamen, länger Schmerzen behielten als Patienten ohne Röntgenuntersuchung, allerdings eine höhere Zufriedenheit mit der Behandlung zeigten. Kerry et al. (2000) fanden ein Jahr nach Beginn der Beschwerden keinen Unterschied hinsichtlich Schmerzen und Zufriedenheit, unabhängig davon, ob eine Röntgenuntersuchung erfolgte oder nicht.

Eine frühzeitige MRT-Untersuchung bei ausbleibender Besserung der Beschwerden ging in zwei Studien mit einem schnelleren Schmerzrückgang durch Identifikation der Patienten, die einer neurochirurgischen Weiterbehandlung bedurften, einher (Gilbert et al. 2004, Jarvik et al. 2003).

Bei Verdacht auf das Vorliegen einer zugrunde liegenden schwerwiegenderen Erkrankung und damit von spezifischen Rückenschmerzen erfolgen somit selbstverständlich weitere diagnostische Maßnahmen: Röntgen, MRT, Labor etc.

In jedem Fall sollte ein kurzfristiges Wiedereinbestellen des Patienten erfolgen, sollten sich die Beschwerden nicht bessern. In der Leitlinie aus Neuseeland (ACC and the National Health Committee 1997) wird dies sogar für das Ende der ersten Woche vorgeschlagen, wenn die Symptome nicht vollständig sistierten. In der Europäischen Richtlinie und in den meisten Ländern ist das Reassessment für 4–6 Wochen nach Beginn der Beschwerden empfohlen. Die Diagnose wird nochmals klinisch überprüft und nun schon an das Vorliegen eventueller psychosozialer Risikofaktoren gedacht.

## 3.6 Diagnostisches Vorgehen bei akutem Rückenschmerz mit Schmerzausstrahlung

Es gelten dieselben Empfehlungen, wie bei Lumbalgie ohne Schmerzausstrahlung (▶ 3.4.7).

Darüber hinaus gilt es, bei Vorliegen von ausstrahlenden Schmerzen zu klären, ob diese radikulären, d. h. Ausdruck einer Nervenkompression, oder pseudoradikulären Ursprungs sind, wofür vielfältige Ursachen, insbesondere degenerative Prozesse, eine ISG-Problematik etc. ursächlich infrage kommen können. Der Patient wird gefragt, ob dermatomentsprechende Parästhesien oder Schmerzen im Sinne einer radikulären Symptomatik vorliegen.

Im Rahmen einer sorgfältigen klinischen Untersuchung werden also die o. g. Tests ergänzt um eine Untersuchung der Facettengelenke in Abgrenzung zu einer Diskopathie; eine Untersuchung des ISG wird durchgeführt. Falls sich eine **radikuläre Symptomatik** (◘ Abb. 3.41) zeigt, so sollte bereits klinisch eine Zuordnung zur betroffenen Nervenwurzel möglich sein (◘ Tab. 3.9). Finden sich muskuläre Schwächen, so sollte eine Kraftgrad-Abschätzung (◘ Tab. 3.6) erfolgen, wenngleich diese schmerzbedingt verfälscht sein kann.

Eine Kompression der Nervenwurzeln $L_4$–$S_2$ durch einen Prolaps kann zu dem typischen fortgeleiteten Ischiasschmerz führen. Die Schmerzen strahlen segmental aus. Die Patienten berichten den Nervenschmerz als stark bis unerträglich und können bei akuter und massiver Wurzelkompression immobilisiert sein. Häufig beginnt der Schmerz in den proximalen Arealen des Dermatoms und breitet sich nach kaudal aus. Manchmal resultiert auch nur eine distale Schmerzsymptomatik bei erhöhtem Druck auf die Wurzel durch Husten, Niesen, Pressen. Verschiedentlich berichten Patienten auch einen punktförmigen Schmerz, z. B. oberhalb des Außenknöchels am Unterschenkel ($L_5$) oder am Fußaußenrand ($S_1$). Im zeitlichen Verlauf kann die Sensibilitätsstörung und häufig darauf folgend die Lähmung des Kennmuskels die Schmerzsensation ablösen. Man spricht auch von **drohendem »Wurzeltod«** als Alarmzeichen: der Schmerz nimmt ab, die Parese tritt auf. Auf der anderen Seite kann sich ein kleinerer Prolaps so in eine Ecke des Spinalkanals verlagern, dass der Druck auf die Wurzel nachlässt und der Schmerz plötzlich sistiert.

Weitere vertebragene Schmerzursachen für Rückenschmerzen mit segmentaler Ausstrahlung können sein:
- Spondylolisthesis,
- degenerative Spinalkanalstenose, foraminäre Stenosierung,
- Facettengelenkszysten,
- tumorbedingte Infiltration des Neuroforamen oder knöcherne Destruktionen.

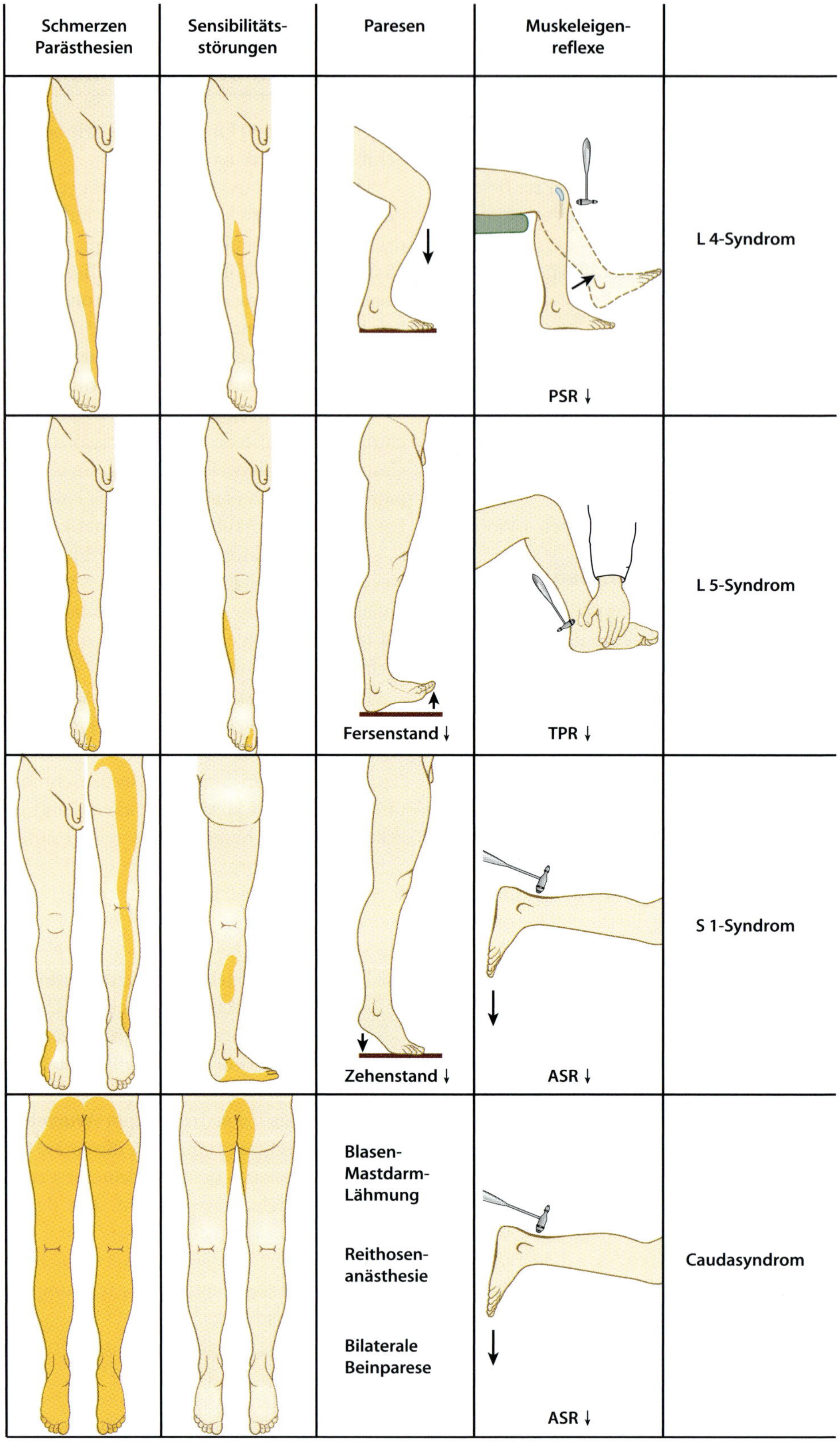


**Abb. 3.41** Darstellung der häufigen radikulären Symptome. *PSR* Patellarsehnenreflex, *TPR* Tibialis-posterior-Reflex, *ASR* Achillessehnenreflex (modifiziert nach Mumenthaler et al. 1998)

**Tab. 3.9** Neurologische Ausfälle bei monoradikulären Lumbalsyndromen und Conus-/Caudasyndrom

| Nervenwurzel | Schmerzausstrahlung/Dermatom | Kennmuskeln | Reflex |
|---|---|---|---|
| $L_1$ und $L_2$ | Von der oberen LWS nach vorn bis in die Leiste | M. iliopsoas ($L_2$) | – |
| $L_3$ | Femoralisschmerz, Vorderaußenseite des Oberschenkels | M. quadriceps, M. iliopsoas | Abschwächung/Ausfall PSR |
| $L_4$ | Lateraler Oberschenkel über das Knie und Vorderinnenseite des Unterschenkels bis zum Fußinnenrand, **Cave:** in der $L_4$-Wurzel sind häufig auch Anteile des N. ischiadicus, deshalb z. T. auch positiver Lasègue | M. quadriceps, M. tibialis anterior | Abschwächung PSR |
| $L_5$ | Außenseite des Unterschenkels, Fußrücken, Großzehe | M. tibialis anterior, M. tibialis posterior, M. extensor hallucis longus, M. gluteus medius | Falls vorhanden, Tibialis-posterior-Reflex abgeschwächt |
| $S_1$ | Hinterseite Unterschenkel, Ferse, Fußaußenrand, 3.–5. Zehe | Triceps surae, M. peroneus longus et brevis, M. gluteus maximus | Ausfall oder Abschwächung ASR |
| Conus-/Caudasyndrom | Reithosenanästhesie, je nach Höhe der Kompression auch in der Regel inkomplette Querschnittsymptomatik | Blasen-/Mastdarmfunktionsstörungen Schließmuskelinsuffizienz ($S_3$), Potenzstörungen, Überlaufblase Je nach Höhe Muskelschwäche der Wadenmuskulatur | Analreflex, häufig ASR-Verlust |

*LWS* Lendenwirbelsäule, *PSR* Patellarsehnenreflex, *ASR* Achillessehnenreflex

**In jedem Fall ist bei Verdacht auf das Vorliegen einer radikulären Kompression eine Röntgenuntersuchung der LWS in 2 Ebenen im Stehen (Ausnahme: immobilisierende Schmerzen, Verdacht auf Fraktur, dann Röntgen im Liegen) und anschließend eine Schnittbildgebung, wenn möglich ein MRT, zu initiieren.**

**Bei akuten Paresen (mehr als KG3) und anderen Faktoren, die auf eine ggf. notwendige notfallmäßige Intervention hindeuten, erfolgt ohne Zeitverlust eine Zuweisung in eine wirbelsäulenchirurgische Abteilung, wo dann auch die erforderliche Diagnostik eingeleitet werden kann.**

Es kommen aber auch andere, **extravertebrale Ursachen** für ausstrahlende Schmerzen in Betracht, die z. T. ebenfalls im Rahmen der klinischen Untersuchung bereits abgeklärt werden können (Tab. 3.10).

Da bei ausbleibender Besserung von akuten Rückenschmerzen der Übergang in ein chronisches Stadium fließend ist und sämtliche Leitlinien und Empfehlungen dringend zu einer möglichst frühzeitigen Identifikation von Risikofaktoren (*yellow flags*) raten, ist bei Wiedervorstellung des Patienten mit unspezifischem, persistierendem Rückenschmerz bereits eine Evaluierung psychologischer Faktoren und ggf. Zuweisung in psychotherapeutische Behandlung sinnvoll (s. unten)

## 3.7 Diagnostik bei chronischen Rückenschmerzen

Die Lebenszeitprävalenz von Rückenschmerz beträgt 84%, immerhin 44–78% der Betroffenen erleiden weitere Schmerzattacken, und 26–37% sind während ihres Lebens wegen Rückenschmerzen arbeitsunfähig. Die **Prävalenz** von chronischen, unspezifischen Rückenschmerzen wird auf 23% geschätzt, 11–12% der vorzeitigen Berentungen gehen auf Rückenschmerzen und deren Folgen zurück. Bei weniger als 15% der von chronischen Rückenschmerzen Betroffenen sind spezifische Ursachen bekannt.

Anders als bei akuten Rückenschmerzen gibt es leider wenige evidenzbasierte **Diagnostik- und Therapieleitlinien**. Die *NICE Guideline Low Back Pain* (National Institute for Health and Clinical Excellence 2009) bezieht sich auf Patienten, die länger als 6 Wochen unter Rückenschmerzen leiden, aber nicht länger als 12 Monate.

Auch die Europäische Guideline (EU COST 2006) definiert »akute« Rückenschmerzen als bis zu 6 Wochen an-

**Tab. 3.10** Häufige Ursachen für ausstrahlende, nichtvertebragene Schmerzen

| Störung | Leitsymptom | Diagnostik |
|---|---|---|
| Koxalgie | Bewegungs-, besonders Rotationsschmerz des Gelenks, Schmerzlokalisation eher in der Leiste, manchmal auch gluteal | Röntgen Beckenübersicht, Hüfte axial, ggf. MRT zur Abklärung Hüftkopfnekrose |
| ISG-Funktionsstörung | Vorlaufphänomen, Mennel-Zeichen, variable Beinlänge, Patrick's Faber-Test, P4-Test u. a. | Röntgen, im Einzelfall diagnostische Infiltration, MRT und HLA-B27 bei v. a. Spondarthritis |
| Bursitis trochanterica | Druckschmerz über dem Trochanter, belastungsabhängiger Schmerz lateraler Oberschenkel, oft kombiniert mit Insertionstendopathie, partieller Ruptur der Sehne M. gluteus medius am Ansatz | Manchmal im Röntgen Verkalkungen in der Sehne und um den Trochanter<br>Diagnostische/therapeutische Infiltration |
| Aneurysma A. iliaca communis | Keines, unklare Rückenschmerzen häufig mit beidseitiger Ausstrahlung<br>bekannte Gefäßsklerose anderer Lokalisation, evtl. Pulsverlust | Ultraschall, MRT, Gefäßambulanz! |
| p-AVK | Claudicatio, Pulsverlust, Lagerungstest nach Ratschow, Schmerzen sistieren beim Stehenbleiben durch Stopp der der Muskelarbeit | Angiologische Untersuchung, Duplexsonographie |
| Periphere Ischiasneuritis | Ischialgie, die nicht lageabhängig ist<br>Häufig bei Diabetikern (diabetische Neuropathie), Radikulitis bei Zoster, Borreliose | Fachneurologische Untersuchung |
| Iatrogene Schädigung N. ischiadicus | Anamnese (Spritzenschaden?) Sensible Ausfälle mit korrespondierenden Schädigungen der Schweißsekretion | Neurophysiologische Abklärung, Schweißtest |
| Retroperitonealer Tumor | Diffuse Rückenschmerzen, häufig nicht lageabhängig, Ausstrahlung möglich<br>Nachtschweiß, Gewichtsverlust | Labor, CT, MRT, Onkologie! |
| Meralgia paraesthetica | Brennschmerz und Sensibilitätsstörungen in der Leiste und ventraler Oberschenkel durch Schädigung des N. cutaneus femoris lateralis, PSR vorhanden | Diagnostische Infiltration |

*p-AVK* periphere arterielle Verschlusskrankheit.

haltend, und die *European Guidelines for the Management of Chronic Non-Specific Low Back Pain* (Airaksinen et al. 2006) bezieht sich auf Patienten, die länger als 6 Wochen unter Rückenschmerzen leiden. Tatsächlich scheint bei diesen Patientenkollektiv das größte Potenzial zur Vermeidung von Chronifizierung bei rechtzeitig einsetzender multimodaler Therapie zu liegen.

### 3.7.1 Anamnese

Auch bei chronischen Rückenschmerzen gilt es, beim Erstkontakt mit Patienten, die über länger anhaltende Rückenschmerzen, ob mit oder ohne Ausstrahlung, die 3 wichtigen Fragen abzuklären:

1. Liegt eine gefährliche Erkrankung vor (Tumor, Fraktur, Entzündung u. a.)?
2. Gibt es Hinweise für eine Nervenkompression?
3. Finden sich Hinweise auf Faktoren, die evtl. zur Chronifizierung beitragen können?

Es gilt zunächst auch, im Rahmen der Anamneseerhebung vom Patienten zu erfragen, ob rote Flaggen vorliegen, darüber hinaus, wie häufig die Schmerzen auftreten und mit welcher Intensität (VAS).

Darüber hinaus sind die **Chronifizierungsfaktoren** (gelbe Flaggen) zu erfassen.

Der Zusammenhang von Rückenschmerz mit
- schwerer körperlicher Arbeit,
- Arbeit in unphysiologischer Körperhaltung,
- monotoner, händischer Arbeit in gleicher Position,
- Vibrationsexposition

ist beschrieben. Je nach Anforderung der Arbeit ist auch die Rückkehr an den Arbeitsplatz beeinträchtigt. Eine starke Evidenz für eine Unzufriedenheit und niedrige so-

**Tab. 3.11** Epidemiologische Befunde zu Risikofaktoren für die Entstehung und Persistenz von Rückenschmerzen nach Schmidt und Kohlmann (2005)

| Zusammenhang | Gering | Mittel | Stark | Sehr stark |
|---|---|---|---|---|
| Klinische Faktoren | Übergewicht<br>Weibliches Geschlecht | Schlechter subjektiver Gesundheitszustand | Frühere Schmerzen in anderen Körperregionen | Frühere Rückenschmerzen |
| Lebensstil, soziales Umfeld | Rauchen<br>Körperliche Inaktivität | Niedriges Einkommen<br>Niedrige soziale Schicht<br>Geringe Bildung | – | – |
| Arbeitsplatzfaktoren | – | Unzufriedenheit mit dem Arbeitsplatz<br>Monotone Arbeit<br>Stress<br>Geringe soziale Unterstützung<br>Vibrationen<br>Schweres Heben<br>Ungünstige Körperhaltungen | – | – |
| Psychosoziale Risikofaktoren | – | Katastrophisierung<br>*fear avoidance*<br>Somatisierung<br>Depressivität<br>Distress | – | – |

ziale Unterstützung am Arbeitsplatz konnten als Chronifizierungsfaktoren nachgewiesen werden, allerdings hat Unzufriedenheit mit dem Arbeitsplatz keinen Einfluss auf das Auftreten von Rückenschmerzen.

Linton (2000) konnte die Rolle psychosozialer Faktoren herausarbeiten und fand eine Evidenz dafür, dass diese bereits zu einem frühen Zeitpunkt einen wichtigen Einfluss auf die Entwicklung der Schmerzsituation haben.

Die epidemiologischen, sozialen und klinischen Faktoren, die zur Entstehung und v. a. auch zur Chronifizierung beitragen, sind bekannt und wurden von Schmidt et al. 2007 zusammengefasst (Tab. 3.11).

### 3.7.2 Erfassung der Risikofaktoren für die Entstehung und Persistenz von Rückenschmerzen

Linton und Hallden entwickelten 1998 einen Screening-Fragebogen (**Örebro-Fragebogen**), der 25 Parameter umfasst (▶ Anhang A10). Dieser Fragebogen ist ausreichend validiert, allerdings nicht in deutscher Sprache. Boersma und Linton stellten eine verkürzte Version vor, in der nur 8 Items erfasst werden (Boersma u. Linton 2005, Linton et al. 2010; Tab. 3.12). Es gelingt, aus diesem Fragebogen unterschiedliche Risikogruppen zu identifizieren (*low risk, distressed fear-avoidant, fear avoidant, low-risk depressed*). Patienten mit Angst-Vermeidungs-Tendenzen sollten einer gezielten Behandlung zugeführt werden. Pfingsten und Kohlmann haben den englischsprachigen Validierungsbogen von Linton u. Boersma (2003) übersetzt. Dieser Fragebogen befindet sich noch in der Validierung, ist aber in jedem Fall ein einfaches Instrument. Die Arbeitsgruppe Kurative Versorgung (2007) empfiehlt folgendes Interview, und es werden Handlungsanweisungen zur weiteren psychologischen Diagnostik und Therapie gegeben:

Es kommt die Anwendung des **Heidelberger Kurzfragebogens Rückenschmerz** (▶ 3.3.2 und ▶ Anhang A9) infrage, der ein Chronifizierungsrisiko mit 78%iger Wahrscheinlichkeit anzeigen soll und damit Patienten identifiziert, die rechtzeitig der spezialisierten Diagnostik und Therapie zugeführt werden können.

Auch eine Einschätzung des **Grades der Chronifizierung nach Gerbershagen** (▶ 3.3.2 und ▶ Anhang A5) kann je nach Dauer der Schmerzen und entsprechender Vorgeschichte des Patienten erfolgen, um bereits frühzeitig eine Einschätzung über die Prognose zu erhalten und auch offen mit dem Patienten die Erfolgsaussichten der Behandlung zu besprechen.

### 3.7.3 Klinische Untersuchung

Im Rahmen der klinischen Untersuchung sollte, so noch nicht sicher durchgeführt, eine gründliche Abklärung der infrage kommenden Ursachen für den Rückenschmerz erfolgen.

Häufig handelt es sich bei Patienten mit chronischen Rückenschmerzen um ältere Menschen mit begleitenden degenerativen Veränderungen der Wirbelsäule; zur Abklä-

**Tab. 3.12** Kurzinterview mit Handlungsanweisungen (Arbeitsgruppe Kurative Versorgung 2007)

| Antwort | Bewertung | Handlungsanweisung |
|---|---|---|
| Frage 1: Gibt es aktuell oder gab es in der kürzeren Vergangenheit besondere Belastungen an Ihrem Arbeitsplatz (z. B. Mobbing, extreme Überlastung durch Schicht-/Nachtarbeit, Probleme mit Kollegen, Angst entlassen zu werden, etc.)? | | |
| Probleme klar erkennbar<br>Probleme möglicherweise vorhanden<br>Unauffällig/nicht zutreffend | 2<br>1<br>0 | Überweisung an den Psychotherapeuten<br>–<br>– |
| **Frage 2:** Fühlen Sie sich durch Ihre Schmerzen so belastet, dass Sie daran denken, die Rente zu beantragen bzw. besteht derzeit eine Zeitrente, die ausläuft und neu beantragt werden muss? | | |
| RV klar beabsichtigt<br>Zusammenhang mit RV evtl. gegeben<br>Kein RV o. ä. | 2<br>1<br>0 | **Cave:** invasive Maßnahmen<br>–<br>– |
| **Frage 3:** Gibt es aktuell oder gab es in der kürzeren Vergangenheit Vorkommnisse in der Partnerschaft oder der Familie, die Sie sehr belastet haben (z. B. heftiger Streit, Trennung, Verlust eines Angehörigen, Auszug eines Kindes)? | | |
| Probleme klar erkennbar<br>Probleme möglicherweise vorhanden<br>Unauffällig/nicht zutreffend | 2<br>1<br>0 | Überweisung an den Psychotherapeuten<br>–<br>– |
| **Frage 4:** Machen Sie sich viele Sorgen wegen chronischer Krankheiten, Pflegefällen oder Behinderungen von Familienmitgliedern oder wichtigen Personen in Ihrem Leben? | | |
| Trifft zu<br>Trifft möglicherweise zu<br>Trifft nicht zu | 2<br>1<br>0 | Überweisung an den Psychotherapeuten<br>–<br>– |
| Frage 5: Haben Sie in der letzten Zeit häufiger an schreckliche Ereignisse von früher denken müssen oder Träume darüber gehabt, wie z. B. Unfall, Gewalt, oder sind Sie in letzter Zeit selbst Opfer von Gewalttätigkeit geworden bzw. körperlich verletzt worden (auch sexuelle Gewalt)? | | |
| Trifft zu<br>Trifft möglicherweise zu<br>Trifft nicht zu | 2<br>1<br>0 | Überweisung an den Psychotherapeuten<br>–<br>– |
| **Frage 6:** Haben Sie – abgesehen von Ihren Schmerzen – noch andere Beschwerden, die Sie beeinträchtigen wie Luftnot/Atemnot, Herzrasen, Enge in der Brust, Schwitzen, Hitzewallungen, Kälteschauer, Übelkeit, Magenbeschwerden, Durchfall, Schwindel, Kribbeln, Taubheitsgefühle, Schlafstörungen? | | |
| Ja, mehr als 5 davon<br>Ja, mehr als 2 davon<br>Nur bis zu 2 andere Beschwerden | 2<br>1<br>0 | Überweisung an den Psychotherapeuten<br>–<br>– |
| **Frage 7:** Fühlen Sie sich in Bezug auf Ihre Rückenschmerzen in der letzten Zeit sehr stark verunsichert, und wissen Sie überhaupt nicht mehr, was richtig oder falsch ist? | | |
| Trifft zu<br>Trifft möglicherweise zu<br>Trifft nicht zu | 2<br>1<br>0 | Sorgfältige Patienteninformation<br>–<br>– |
| **Frage 8:** Neigen Sie bei Rückenschmerzen dazu, Ihre Arbeit durchzuziehen erst recht und sich nicht kleinkriegen zu lassen? | | |
| Trifft zu<br>Trifft möglicherweise zu<br>Trifft nicht zu | 2<br>1<br>0 | Überweisung an den Psychotherapeuten<br>–<br>– |

RV Rentenverfahren

rung kommen somit insbesondere die Facettengelenke als Schmerzauslöser, Lageabhängigkeit und Beeinträchtigung der Alltagsaktivitäten werden erfragt. Hinweise auf eine Spinalkanalstenose durch Erfragung der schmerzfreien Gehstrecke, des Auftretens einer »Claudicatio-Symptomatik« werden erarbeitet. Auch an das Vorliegen einer Spondarthritis muss immer noch, auch wenn sich der Patient bereits länger in Behandlung befindet, gedacht werden (▶ 3.8.3, Diagnosekriterien Spondarthritis). Im Einzelfall wird es bei Verdacht auf eine spezifische Ursache des Rückenschmerzes sinnvoll sein, den Patienten einer diagnostischen Infiltration zuzuführen, um dann gezielte therapeutische Maßnahmen einzuleiten. Hierzu gehört beispielsweise eine Facettendenervierung bei durch Infiltration und Bildgebung weitgehend sicherer Genese der Beschwerden durch degenerative Prozesse.

Eine Röntgenuntersuchung der LWS in 2 Ebenen im Stehen sollte nun vorliegen, obwohl – wie oben bereits ausgeführt – wenige Assoziationen der häufig erkennbaren degenerativen Veränderungen (Höhenminderung der Bandscheibe, Osteophyten und Sklerosierungen) mit den Beschwerden bestehen (Van Tulder et al. 1997). Auch eine Spondylolyse, Spondylolisthesis, Drehgleiten und Hinweise auf eine Scheuermann-Erkrankung waren in diesem systematischen Review eindeutig nicht mit den Beschwerden assoziiert.

Jarvik und Deyo (2002) fanden in einem Review über den **Nutzen diagnostischer Bildgebung** bei Rückenschmerzen, dass die Durchführung weder einer MRT-Untersuchung noch einer Szintigraphie, einer CT- oder Röntgenuntersuchung bei Erwachsenen < 50 Jahre ohne klinische Hinweise auf spezifischen Rückenschmerz die Behandlungsergebnisse verbessert. Bei Patienten > 50 Jahre kann eine Röntgenuntersuchung in Verbindung mit Laborparametern eine Systemerkrankung aber nahezu ausschließen.

> **Die Autoren schließen, dass eine MRT-Untersuchung denjenigen Patienten vorbehalten sein sollte, bei denen chirurgische Maßnahmen in Erwägung gezogen werden, und solchen, bei denen eine Systemerkrankung vermutet wird.**

Eine randomisierte, kontrollierte Studie bei 380 Patienten mit Rückenschmerz (Jarvik et al. 2003) verglich das Outcome nach Röntgenuntersuchungen im Vergleich zu »Rapid-MRT-Untersuchungen«. Patienten und behandelnde Ärzte schätzten zwar die MRT-Untersuchung, ein Einfluss auf das Behandlungsergebnis war jedoch nicht messbar.

Auf der anderen Seite erwartet ein Patient mit chronischen Rückenschmerzen von seinen behandelnden Ärzten eine sorgfältige Diagnostik; eine einmalige Schnittbildgebung, am besten mittels MRT, kann im Einzelfall somit nicht zuletzt auch zum Ausschluss anderweitiger Schmerzursachen aus forensischen Gründen verantwortet werden.

## 3.8 Gezielte Diagnostik bei speziellen Krankheitsbildern

### 3.8.1 Radikulopathie/Wurzelreizsyndrom

In den meisten Fällen wird eine Wurzelkompression durch einen Bandscheibenvorfall ausgelöst. Je nach Lokalisation des Vorfalls und Stärke der neuralen Kompression resultiert dann eine typische ausstrahlende Beschwerdesymptomatik im Dermatom, und es können sich sensible und motorische Ausfälle einstellen (◘ Tab. 3.9).

Bei einem akuten **Bandscheibenvorfall als Ursache der Radikulopathie** resultiert in der Regel zunächst ein Kreuzschmerz mit oder ohne Ausstrahlung. Vorausgegangen war häufig ein »Verhebetrauma« oder eine Rotationsbewegung der Wirbelsäule. Meist sind die unteren beiden Etagen betroffen, d. h. es resultiert eine Ischialgie. Junge Erwachsene (25.–45. Lebensjahr) erleiden häufiger einen Bandscheibenvorfall, obwohl diese auch noch in hohem Lebensalter vorkommen können. Häufig verlagert sich der Schmerz im zeitlichen Verlauf von der Wirbelsäule in das Bein, und Paresen der Leitmuskeln und Sensibiliätsstörungen im Dermatom der betroffenen Nervenwurzel wie auch entsprechende Reflexausfälle treten auf.

Auch andere, seltenere Erkrankungen können mit einer monoradikulären Pathologie einhergehen. Diese sind:

- Spondylolisthese,
- degeneratives Drehgleiten,
- degenerative Veränderungen der Facetten mit Rezessusstenosen,
- Spinalkanalstenose,
- tumoröse Destruktionen oder Infiltrationen von Nervenwurzel, Spinalkanal oder Neuroforamen.

Vielfach gibt es bei degenerativen Prozessen eine jahrelange Rückenschmerzanamnese.

In der Regel kann durch eine klinisch-neurologische Untersuchung und besonders die Nervendehnungszeichen schon eine Verdachtsdiagnose erarbeitet werden, die Bildgebung erfolgt vorzugsweise mittels Röntgen und MRT. Bei *red flags* ist eine rasche Diagnostik oder direkte Einweisung des Patienten in eine operative Klinik erforderlich, die über die entsprechenden Bildgebungsmöglichkeiten verfügt. Bei v. a. tumoröser Destruktion ist eine hämatologische Untersuchung (▶ 3.4.4) und evtl. im weiteren Verlauf eine Skelettszintigraphie angezeigt. Eine erweiterte serologische Diagnostik erfolgt bei V. a. Borreliose, Herpes, Zoster, eine Liquordiagnostik mit Serologie und ggf. Zytologie bei V. a. Polyradikulitis, Borreliose, Meningeosis carcinomatosa.

Die Leitlinie der Deutschen Gesellschaft für Neurologie (2008) gibt einen Algorithmus an (Anhang A11: *Clinical Pathway* – Lumbale Radikulopathie, aus »Leitlinie Lumbale Radikulopathie« der Deutschen Gesellschaft für Neurologie).



### 3.8.2 Spinalkanalstenose

In der Regel besteht eine langjährige Rückenschmerzanamnese. Später tauchen im Rahmen der Dekompensation des Krankheitsbildes dem Patienten zuvor unbekannte, ausstrahlende Schmerzen im Sinne der Claudicatio spinalis beim Gehen auf. Am häufigsten ist die Etage $L_{4/5}$ betroffen, danach $L_{3/4}$. Häufig sind die Beschwerden segmental zuzuordnen. Muskelkrämpfe treten auf, die Gehstrecke ist limitiert. Schmerzen finden sich auch bei längerem Stehen in hyperlordotischer Haltung der LWS. Typisch ist das rasche Sistieren der Schmerzen bei Inklination, Absitzen oder Vornüberneigen. Die meisten Patienten sind beim Sitzen oder Liegen beschwerdefrei oder -arm, Fahrradfahren ist häufig noch gut möglich (Feldmann u. Wittenberg 2003).

In der **Röntgenuntersuchung** im Stehen finden sich Hinweise auf degenerative Veränderungen insbesondere der kleinen Wirbelgelenke und ggf. erste Hinweise auf eine Instabilität, weshalb im Einzelfall Funktionsaufnahmen die Bildgebung ergänzen müssen. Eine **CT-Untersuchung** kann die Diagnose sichern, bei mehr als 50%iger Reduktion der Spinalkanalweite sprechen wir von einer absoluten Stenose. Verbiest (1980), der 1949 als erster die lumbale Spinalkanalstenose beschrieb, orientiert sich am a.-p.-Durchmesser und unterscheidet zwischen einer absoluten (< 10 mm) und einer relativen Stenose. Die knöchernen Strukturen sind in der CT-Untersuchung gut abgrenzbar, aber die MRT ist auch hier heute die Methode der ersten Wahl, denn die kraniokaudale Ausdehnung der Stenose ist gut beurteilbar, nach Kontrastmittelgabe kann eine indirekte Myelograpie erfolgen (Delank et al. 2004). Dennoch ist die Aussage hinsichtlich funktioneller Aspekte begrenzt, und im Einzelfall kann eine Myelographie (immer mit anschließendem Myelo-CT) die Situation im Stehen und in Re- und Inklination darstellen.

Mittels klinischer und elektrophysiologischer **fachneurologischer Untersuchung** (somatosensorisch evozierte Potenziale SSEP, motorisch evozierte Potenziale MEP, EMG, Nervenleitgeschwindigkeit NLG) können Differenzialdiagnosen (Polyneuropathie, multiple Sklerose, akute myelotische Leukämie AML, Plexusläsoinen und Myopathien) abgegrenzt werden.

### 3.8.3 Entzündlicher Rückenschmerz/ Spondarthritis ankylosans oder axiale Spondyloarthritis (SpA)

Obwohl eine Spondarthritis ankylosans (AS) eine Prävalenz von bis zu 1% hat (Braun et al. 1998), dauert es heute noch im Durchschnitt 5–7 Jahre, bis die Diagnose gesichert wird (Feldtkeller et al. 2003). Leider sind das hinsichtlich des Krankheitsverlaufs verlorene Jahre, denn mit den modernen Behandlungsregimes mittels Biologicals ist – frühzeitig eingesetzt – eine Modifikation des natürlichen Verlaufs der Erkrankung möglich (Brandt et al. 2007, Brandt 2008).

Klinisches **Leitsymptom** ist der tiefe Kreuzschmerz, der dauernd vorhanden ist. Er tritt vorwiegend nachts oder morgens auf, eine Morgensteifigkeit besteht, der Schmerz bessert sich mit der Bewegung.

Als »entzündlicher« Rückenschmerz werden Beschwerden klassifiziert, die folgende Merkmale aufweisen:

**»Entzündlicher« Rückenschmerz – Merkmale**

- Länger als 30-minütige Morgensteifigkeit der unteren LWS und/oder
- Morgendliches oder nächtliches Aufwachen durch die Schmerzen
- Besserung der Schmerzen durch Bewegung, nicht in Ruhe
- Alternierend kann Gesäßschmerz auftreten
- Häufig schleichender Beginn der Beschwerden

Bei der körperlichen Untersuchung finden sich bei Vorliegen einer ISG-Arthritis möglicherweise ein positives Vorlaufphänomen, Mennel-Zeichen u. a. Eine Bewegungseinschränkung der Wirbelsäule zeigt sich hinsichtlich der Lateralflexion und in den Zeichen nach Ott und Schober. Bei 80–95% der Patienten ist das HLA-B27 als genetischer Marker positiv – im Vergleich zu 6–9% positiven Tests bei Patienten mit Rückenschmerzen anderer Genese. Als bildgebendes Verfahren kommt eine Röntgenuntersuchung des Beckens zur Diagnose einer Sakroiliitis infrage. Die Auswertung der konventionellen Röntgenaufnahmen hinsichtlich entzündlicher Veränderungen ist nicht einfach und häufig nicht richtungweisend, sodass besonders im akuten, entzündlichen Stadium der Erkrankung die MRT-Untersuchung mit Gadolinium die Methode der Wahl ist, um eine Sakroiliitis nachzuweisen. Im Spätbild einer ankylosierenden Spondarthritis sind die typischen Syndesmophyten und die Ankylose zu erkennen.

**Patienten, die unter tief sitzenden, chronischen Rückenschmerzen leiden, die länger als 3 Monate andauern und die vor dem 45. Lebensjahr begonnen haben, sollten einem Screening hinsichtlich des Vorliegens einer SpA unterzogen werden.**

Das Vorliegen eines der drei folgenden **Screening-Parameter** sollte dazu führen, dass der Patient zur weiteren Abklärung einer SpA einem Rheumatologen vorgestellt wird:
1. entzündlicher Rückenschmerz,
2. HLAB27,
3. Sakroiliitis im Röntgenbild/MRT.

### 3.8.4 Bakterieller Infekt (Spondylitis/Spondylodiszitis)

Eine bakterielle Entzündung der bandscheibennahen Grund- und Deckplatten und/oder auch der Bandscheibe ist zwar eine seltene Erkrankung, wird aber in den Anfangsstadien nicht selten übersehen und kann unbehandelt zu schweren Beeinträchtigungen des Allgemeinzustands führen.

Fortgeleitet können Abszedierungen z. B. im M. psoas auftreten, die häufig die klinische Symptomatik nochmals verschleiern, da die Schmerzprojektion dann in die Hüfte oder den Oberschenkel erfolgt.

Richtungweisend ist die Anamnese, bei der folgende Aspekte zu beachten sind:

**Bei der Anamnese bakterieller Infekte sind zu erfragen:**
- Immunsuppression
- Vorausgegangene bakterielle Infektionen
- Zehrende Allgemeinerkrankungen
- Vorgängige operative oder infiltrative Maßnahmen, bei denen es zu einer hämatogenen Streuung von Erregern kommen kann
- Auftreten von Fieber

Typisch ist neben unspezifischen Rückenschmerzen ein **Rüttelschmerz** (z. B. Autofahren), auch ein **Klopfschmerz** über dem betroffenen Segment kann auslösbar sein.

In der Anfangsphase der Erkrankung sind die Röntgenaufnahmen manchmal noch unspezifisch, später sind Grund- und Deckplatte des betroffenen Segments verwaschen, der Bandscheibenraum ist erniedrigt. Schlussplattendefekte sind erkennbar, die sich von Schmorlschen Knorpelknötchen durch die fehlende glatte Randsklerosierung unterscheiden. Später treten Abstützungsreaktionen und Sklerosierungen der Grund- und Deckplatten und ausladende Überbauungen/Spangenbildungen des Bewegungssegments auf. Eine Abszedierung in den M. psoas ist manchmal anhand einer Verbreiterung des Psoas-Schattens radiologisch nachweisbar.

Neben der Kontrolle der Entzündungswerte sollten bei Verdacht auf eine Spondylitis eine Röntgen- und eine MRT-Untersuchung ggf. mit Kontrastmittel erfolgen, die eine sehr hohe Sensitivität und Spezifität zur Diagnosefindung hat. Zum Erregernachweis und zur gezielten antibiotischen Therapie bei geplantem konservativen Therapieregime empfiehlt sich die diagnostische Punktion des Bandscheibenfachs, bei primärer Operationsnotwendigkeit bei Instabilität erübrigt sich diese Maßnahme, wenn vor Ort Material für die mikrobiologische Untersuchung gewonnen werden kann. Eine Szintigraphie kann als Screening-Untersuchung nicht nur zur Lokalisation einer Spondylitis erfolgen, sondern auch zur Detektion noch evtl. weiterer vorhandener Streuherde bei abgelaufenem septischen Geschehen.

### 3.8.5 Neuropathischer Schmerz

Neuropathische Schmerzen entstehen häufig nach einer Nervenverletzung oder -entzündung. Alle somatosensorischen Nervenstrukturen im ZNS können neuropathische Schmerzen auslösen:
- Rückenmarksverletzungen,
- Encephalomyelitis dissiminata,
- Hirninfarkte,
- häufig geht auch eine Polyneuropathie mit Schmerzen einher.

Als typische Symptome treten auf:

**Neuropathischer Schmerz – Symptome**
- Sensible Ausfälle
- Brennende Dauerschmerzen vor allem in Ruhe
- Einschießende Schmerzattacken
- Evozierte Schmerzen durch äußere Reize (Hyperalgesie und/oder Kälte-/Wärme-Allodynie)

Hier spielt die Anamneseerhebung eine große Rolle: Gibt es Hinweise auf vorhergehende (auch iatrogene) Schädigungen der Nervenwurzeln oder peripherer Nerven, Operationen, Injektionen (N. ischiadicus), Infektionen, Herpes Zoster etc.?

Im Rahmen der Untersuchung gilt es, auch schmerzrelevante Komorbiditäten (Angst, Depression) sowie den Chronifizierungsgrad der Schmerzen zu erfassen. Auch sind Testverfahren indiziert (Erfassung sensibler Symptome durch Von-Frey-Haare, Allodynie-Testung, Hyperal-

**Tab. 3.13** Häufige Erkrankungen/Syndrome der LWS, erforderliche Diagnostik und Therapie

| Syndrom/ Erkrankung | Anamnese/Leitsymptom | Diagnostik | Therapie |
|---|---|---|---|
| Unspezifischer Kreuzschmerz | Ohne Grund plötzlich aufgetretener Rückenschmerz, teilweise pseudoradikuläre Schmerzausstrahlung | Klinische Untersuchung, zunächst über 4 Wochen keine Röntgenuntersuchung | Mobilität erhalten, darüber hinaus vielfältig, wenig Evidenz für gezielte Maßnahmen |
| Fraktur | Anamnestisch Trauma, auch »Verhebetrauma«, Osteoporose bekannt, vorherige Frakturen z. B. in der BWS, Schenkelhals, Radius, Größenabnahme, Hyperkyphose, Metastasen?<br>Lokaler Klopfschmerz über dem verletzten Wirbel in der Regel auslösbar | Röntgen, CT und ggf. MRT, in jedem Fall bei geplanter Op/interventioneller Behandlung | Osteoporose behandeln, Schmerztherapie, je nach Frakturtyp Vorstellung in wirbelsäulenspezialisierter Klinik, konservativ und operativ, ggf. Indikation zur Kyphoplastie überprüfen, selten auch Stabilisation bei instabiler Fraktur; Fraktur erforderlich |
| $L_4$-Syndrom | Schmerzausstrahlung vorderer Oberschenkel, Knie und Schienbeinvorderkante, evtl. Sensibilitätsverlust $L_4$-Dermatom, Femoralisdehnungsschmerz, Kraftverlust M. quadriceps (Treppensteigen), PSR-Verlust | Röntgen, MRT, falls nicht verfügbar: CT | Bei NPP mit Wurzelkompression in der Regel konservativ, bei Kraftverlust KG 3 und mehr operativ und falls Schmerzen länger als 4–6 Wochen trotz konservativer Therapie |
| $L_5$-Syndrom | Schmerzausstrahlung und Sensibilitätsverlust im Dermatom, lateraler Unterschenkel über den Fußrücken bis zur Großzehe. Positives Lasègue-/Bragard-Zeichen, Kraftverlust Fußheber, Großzehenheber (Hackengang), M. gluteus medius, TPR-Verlust (falls auf der Gegenseite vorhanden) | Röntgen, MRT, falls nicht verfügbar: CT | Bei NPP mit Wurzelkompression in der Regel konservativ, bei Kraftverlust KG 3 und mehr operativ und falls Schmerzen länger als 4–6 Wochen trotz konservativer Therapie |
| $S_1$-Syndrom | Schmerzausstrahlung und Sensibilitätsverlust im Dermatom, dorsaler Oberschenkel, lateraler Unterschenkel und Fußrand/-sohle. Kraftverlust Fußsenker (Zehenspitzengang) und M. gluteus maximus, ASR-Verlust | Röntgen, MRT, falls nicht verfügbar: CT | Bei NPP mit Wurzelkompression in der Regel konservativ, bei Krafverlust KG 3 und mehr operativ und falls Schmerzen länger als 4–6 Wochen trotz konservativer Therapie |
| Facettenarthrose | Fortgeschrittenes Lebensalter, typischer Reklinations- und Rotationsschmerz lokal, pseudoradikuläre Ausstrahlung möglich | Röntgen, ggf. CT oder MRT zum Ausschluss anderer Pathologie | Konservativ, Infiltrationen |
| Cauda-equina-Syndrom | Mehrsegmentaler radikulärer Ausfall, Reithosenanaesthesie, Blasenentleerungsstörung, Sphinktertonusverlust | Sofortige Schnittbildgebung MRT, ggf. CT, Röntgen | Sofortige Klinikeinweisung: Dekompression der Caudafasern bei in der Regel nachweisbarem Massenprolaps, ggf. bei anderer zugrundeliegender Pathologie (Metastase/Tumor) evtl. zusätzlich stabilisierende Maßnahmen |
| Spinalkanalstenose | Claudicatio spinalis: Schmerzen und Müdigkeit der Beine gehstreckenabhängig, ggf. zusätzliche sensomotorische Ausfälle. Hyperlordose führt zur Verstärkung, Inklination/ Kyphosierung der LWS zur Schmerzlinderung, Sistieren; periphere Pulse in DD zur AVK intakt | Röntgen, CT, MRT | Konservativ, SSPDA, sakrale Überflutung, später operativ durch mikrochirurgische Dekompression, evtl. in Kombination mit Fusion bei gleichzeitig vorliegender degenerativer Instabilität |
| Instabilität | Schmerzen bei jeder Bewegung der LWS, Aufstehen aus dem Sitzen, evtl. auch begleitende senosmotorische Ausfälle möglich | Röntgen, ggf. Funktions- und Schrägaufnahmen, MRT zur Abklärung von Begleitpathologien | Konservativ, ggf. Stabilisierung |
| Osteochondrose | Schmerzen auch im Sitzen und in Ruhe, nächtlich bei jeder Bewegung, Rückenschmerz mit pseudoradikulärer Ausstrahlung | Röntgen, MRT | Konservativ, ggf. Stabilisierung, ggf. Bandscheibenprothese bei fehlender Facettenarthrose |

TPR Tibialis-posterior-Reflex

gesie-/Allodynie-Messung durch Pinprick, Kälte/Hitze, Mapping der Areale), die im Rahmen der fachneurologischen Untersuchungen/Abklärung durchgeführt werden. Im Weiteren erfolgt eine neurophysiologische Abklärung und Therapie (Leitlinie der Deutschen Gesellschaft für Neurologie 2008).

### 3.8.6 Somatoforme Schmerzstörung/ Somatisierungsstörung

Psychosoziale Faktoren sind bei 80% aller Schmerzkranken relevant (Egle u. Nickel 2008). Die **somatoforme Schmerzstörung** ist die häufigste psychische Erkrankung mit dem Leitsymptom Schmerz. Mit einer 12-Monats-Prävalenz von 7–8% gehört die somatoforme Störung neben Depressions- und Angsterkrankungen zu den häufigsten psychischen Störungen. 7–9 Jahre dauert im Durchschnitt die Erkrankung bereits, bevor der Patient einer psychosomatischen Abklärung zugeführt wird. Er hat bis dahin im Durchschnitt 9–12 verschiedene Ärzte konsultiert.

Mehr als 20% der Betroffenen nehmen regelmäßig Opioide, obwohl diese die Schmerzen nicht beeinflussen können.

Die Diagnostik einer somatoformen Schmerzstörung beruht zunächst auf einer sorgfältigen Abklärung und dem Ausschluss eines nozizeptiven oder auch neuropathischen Schmerzbildes (Egle u. Nickel 2008).

**Leitsymptom** ist ein in seiner Intensität wechselnder Dauerschmerz ohne freie Intervalle. Häufig haben die Beschwerden vor dem 40. Lebensjahr begonnen, Frauen sind 4- bis 5-mal häufiger betroffen. Bei 60% der Patienten findet sich eine Depression, bei 14% Persönlichkeitsstörungen. Häufig bestehen eine eingeschränkte affektive Schwingungsfähigkeit (*numbness*) und ein Angst-/Vermeidungsverhalten. Die meisten Patienten berichten weitere Symptome wie Müdigkeit, Erschöpfung, Taubheitsgefühle, Schwindel, Herzrasen etc. (Egle et al. 2005). Eine Abgrenzung gegenüber anderen psychischen Störungen mit Leitsymptom Schmerz muss erfolgen.

Die Diagnose einer somatoformen Störung obliegt der **fachpsychosomatischen Untersuchung**, ein strukturiertes Interview erfolgt (Henningsen et al. 2002). Häufig finden sich Hinweise auf eine Neigung zur Selbstüberforderung und eine ausgeprägte Leistungsorientierung.

Bei einer Anamnese, die kürzer als 2 Jahre zurückreicht, wird von »vorübergehenden somatoformen Beschwerden« gesprochen.

Die **Diagnosekriterien** für eine **Somatisierungsstörung** (Deutsche Gesellschaft für Psychotherapeutische Medizin, Deutsche Gesellschaft für Psychoanalyse, Psychotherapie, Psychosomatik und Tiefenpsychologie DGPT, Deutsches Kollegium für Psychosomatische Medizin DKPM, Allgemeine ärztliche Gesellschaft für Psychotherapie AAeGP 2001) sind:

- Mindestens 2 Jahre anhaltende multiple körperliche Symptome in unterschiedlichen Organbereichen, für die keine ausreichende somatische Erklärung gefunden wurde,
- hartnäckige Weigerung, den Rat oder die Versicherung mehrerer Ärzte anzunehmen, dass für die Symptome keine körperliche Erklärung zu finden ist,
- eine gewisse Beeinträchtigung familiärer und sozialer Funktionen durch die Art der Symptome und durch das daraus resultierende Verhalten.

Häufig liegen psychische Komorbiditäten wie Depression und Angst vor. Die Prävalenz des Vollbildes einer Somatisierungsstörung beträgt 1%. Eine Abgrenzung gegenüber einer hypochondrischen Störung ist erforderlich.

> **Da Patienten mit einer Somatisierungsstörung meist schwer zu motivieren sind, sich psychotherapeutisch behandeln zu lassen, erfolgt in der Regel eine enge Führung des Patienten durch den Hausarzt – wenn irgend möglich, in Kooperation mit einem Psychosomatiker/Psychotherapeuten.**

Weitere Ausführungen zu psychosomatischen Störungen: ▶ 4.19–4.28.

## 3.9 Die häufigsten Erkrankungen der Lendenwirbelsäule

Die häufigsten Erkrankungen der LWS mit ihren Leitsymptomen und ihre Behandlungsmöglichkeiten finden sich in ◻ Tab. 3.13 im Überblick. Nähere Erläuterungen zu den spezifischen therapeutischen Maßnahmen erfolgen in ▶ Kap. 4 und 5.

### Literatur

ACC and the National Health Committee (1997) New Zealand acute low back pain guide. Wellington, New Zealand

Airaksinen O, Brox J-I, Cedraschi C, Hildebrandt J, Klaber-Moffett J, Kovacs F, Mannion AF et al (2006) Chapter 4. European Guidelines for the management of chronic nonspecific low back pain. Eur Spine J 15: S192–S300

Arbeitsgruppe »Kurative Versorgung – Schnittstellenmanagement und Therapiegrundsätze im Versorgungsprozess von Patienten mit Rückenschmerzen« (2007) Expertenpanel »Rückenschmerz« der Bertelsmann Stiftung. *www.bertelsmann-stiftung.de/cps/rde/xbcr/SID-8FECD848-8AA971D7/bst/Kuration_2007.pdf*

Becker A, Chenot JF et al (2003) DEGAM Leitlinie Kreuzschmerzen. Omikron Publishing, Düsseldorf. *www.degam.de/leitlinien/leit03_kreuz.htm*

Boden SD, Davis DO, Dina TS, Patronpas NJ, Wiesel SW (1990) Abnormal magnetic-resonance scans of the lumbar spine in asymptomatic subjects. a prospective investigation. J Bone Joint Surg Am 72: 403–408

Boehm B, Meinig H, Eckardt A, Schadmand-Fischer S, Heine J (2005) Correlation of degenerative intervertebral disk displacement using MRI with discography findings in patients with back pain. Orthopäde 34: 1144–1149

Boersma K, Linton SJ (2005) Screening to identify patients at risk: profiles of psychological risk factors for early intervention. Clin J Pain 21(1): 38–43

Borenstein DG, O'Mara JW Jr, Boden SD, Lauerman WC, Jacobson A, Platenberg C, Schellinger D, Wiesel SW (2001) The value of magnetic resonance imaging of the lumbar spine to predict low-back pain in asymptomatic subjects: a seven-year follow-up study. J Bone Joint Surg Am 83: 1306–1311

Brandt H (2008) Screening-Parameter zur Frühdiagnose der axialen Spondyloarthritis (SpA). Arthritis Rheum 28: 333–334

Brandt HC, Spiller I, Song IH, Vahldiek JL, Rudwaleit M, Sieper J (2007) Performance of referral recommendations in patients with chronic back pain and suspected axial spondyloarthritis. Ann Rheum Dis 66: 1479–1484

Braun J, Bollow M, Remlinger G, Eggens U, Rudwaleit M, Distler A, Sieper J (1998) Prevalence of spondylarthropathies in HLA-B27 positive and negative blood donors. Arthritis Rheum 41: 58–67

Buer N, Linton SJ (2002) Fear-avoidance beliefs and catastrophizing in low-back pain. Pain 99: 485–491

Buhmann Kirchhoff S, Becker C, Duerr HR, Reiser M, Baur-Melnyk A (2009) Detection of osseous metastases of the spine: comparison of high resolution multi-detector CT with MRI. Eur J Radiol 69(3): 567–573

Bundesärztekammer (BAEK), Kassenärztliche Bundesvereinigung (KBV); Arbeitsgemeinschaft der Wissenschaftlichen Medizinischen Fachgesellschaften (AWMF): Nationale VersorgungsLeitlinie Kreuzschmerz, 30. November 2010 (www.versorgungsleitlinien.de/themen/kreuzschmerz)

Carragee EJ, Hannibal M (2004) Diagnostic evaluation of low back pain. Orthop Clin N Am 35: 7–16

Delank KS, Fürderer S, Eysel P (2004) Die lumbale Spinalkanalstenose (LSS). Z Orthop Grenzqeb142(4): 19–35

Deutsche Gesellschaft für Neurologie (2008) Diagnostik neuropathischer Schmerzen. *www.uni-duesseldorf.de/AWMF/II/030-132.htm*

Deutsche Gesellschaft für Psychotherapeutische Medizin, Deutsche Gesellschaft für Psychoanalyse, Psychotherapie, Psychosomatik und Tiefenpsychologie (DGPT), Deutsches Kollegium für Psychosomatische Medizin (DKPM), Allgemeine ärztliche Gesellschaft für Psychotherapie (AAeGP) (2001) AWMF Leitlinie Somatoforme Störungen 2: Somatisierungsstörung. *www.uni-duesseldorf.de/AWMF/11/051-002.htm*

Edgar MA (2007) The nerve supply of the lumbar intervertebral disc. J Bone Joint Surg Br 89(9): 1135–1139

Edwards WC, Orme TJ, Orr-Edwards G (1987) Discography: prognostic value in the selection of patients for chemonucleolysis. Spine 12: 792–795

Egle UT, Nickel R(2008) Chronischer Rückenschmerz als somatoforme Schmerzstörung. Orthopäde 37: 280–284

Egle UT, Kappis B, Petrak F et al (2005) Chronifizierung bei somatoformer Schmerzstörung vor Diagnosestellung. Psychother Psychosom Med Psychol 55: 124–129

Endres S (2001) Practice guidelines and protocols: lumbar disc stimulation. ISIS 9th Annual Scientific Meeting, Boston, MA. Syllabus, pp 1456–1475

Erkan S, Ozalp TR, Yercan HS, Okcu G (2009) Does timing matter in performing kyphoplasty? Acute versus chronic compression fractures. Acta Orthop Belg 75(3): 396–404

EU COST (2006) *www.backpaineurope.org*

European Guidelines on the diagnosis and treatment of pelvic girdle pain. *http://backpaineurope.org/web/files/WG4_Guidelines.pdf*

DRK-Schmerz-Zentrum: Das Mainzer Stadienmodell der Schmerzchronifizierung (MPSS). *http://www.drk-schmerz-zentrum.de.drktg.de/mz/pdf/downloads/mpss_testanweisungen.pdf*

DRK-Schmerz-Zentrum: Auswertungsformular Stadienmodell. *http://www.drk-schmerz-zentrum.de.drktg.de/mz/pdf/downloads/mpss_deu.pdf*

Fagan A, Moore R, Vernon Roberts B, Blumbergs P, Fraser R (2003) ISSLS prize winner: the innervations of the intervertebral disc: a quantitative analysis. Spine 28: 2570–2576

Feldmann PH, Wittenberg RH 2003) Operative Therapie des engen Spinalkanals. Orthopäde 32: 877–888

Feldtkeller E, Khan MA, van der Heijde D, van der Linden S, Braun J (2003) Age at disease onset and diagnosis delay in HLA-B27 negative vs. positive patients with ankylosing spondylitis. Rheumatol Int 23: 61–66

Gerbershagen HU (1997) Schmerztherapie – ein neuer Bereich ärztlicher Tätigkeit. Sonderheft Ärzteblatt Rheinland-Pfalz. Kirchheim, Mainz 29

Gilbert FJ, Grant AM, Gillan M-GC, Vale L (2004) Does early imaging influence management and improve outcome in patients with low back pain? A pragmatic randomised controlled trial. Health Technol Assess 8: 1–131

Grados F, Lescure FX, Senneville E, Flipo RM, Schmit JL, Fardellone P (2007) Suggestions for managing pyogenic (non-tuberculous) discitis in adults. Joint Bone Spine 74(2): 133–139

Guillevin R, Vallee JN, Lafitte F, Menuel C, Duverneuil NM, Chiras J (2007) Spine metastasis imaging: review of the literature. J Neuroradiol 34(5): 311–321

Haldorsen HEM, Grasdal AL, Skouen JS, Risa AE, Kronholm K, Ursin H (2002) Is there a right treatment for a particular patient group? Comparison of ordinary treatment, light multidisciplinary treatment, and extensive multidisciplinary treatment for long-term sick-listed employees with musculoskeletal pain. Pain 95: 49–63

Henningsen P, Hartkamp N, Loew T, Sack M, Scheidt C (2002) Somatoforme Störungen. Leitlinien und Quellentexte. Schattauer, Stuttgart

Hildebrandt J, Pfingsten M (1996) Das Göttinger Rücken-Intensivprogramm (GRIP). Teil 1: Ergebnisse im Überblick. Schmerz 10: 190–203

Inaba K, Munera F, Mc Kenney M, Schulmann C, Rivax L, Pearce A, Cohn S (2006) Visceral torso computed tomography for clearance of the thoracolumbar spine in trauma: a review of the literature. J Trauma 60(4): 915–920

Jarvik JG, Deyo RA (2002) Diagnostic evaluation of low back pain with emphasis on imaging. Ann Intern Med 137: 586–597

Jarvik JG, Hollingworth W, Martin B, Emerson SS, Gray DT, Overman S, Robinson D (2003) Rapid magnetic resonance imaging vs radiographs for patients with low back pain: a randomized controlled trial. JAMA 289: 2810–2818

Kendrick D, Fielding K, Bentley E, Miller P, Kerslake R, Pringle M (2001) The role of radiography in primary care patients with low back pain of at least 6 weeks duration: a randomised (unblended) controlled trial. Health Technol Assess 5: 1–69

Kerry S, Hilton S, Patel S, Dundas D, Rink E, Lord J (2000) Routine referral for radiography of patients presenting with low back pain: is patients outcome influenced by GPs' referral for plain radiography? Health Technol Assess 4: 1–129

Klenerman L (1995) Prediction of chronicity in patients with acute low back pain. Spine 20: 478–484

Kool J (2007) Assessment: Schmerzprovokationstests am ISG. Das ISG als Schmerzquelle ermitteln. Physiotherapie 9: 36–37

Korff vo M, Ormel J, Keefe FJ, Dworkin SF (1992) Grading the severity of chronic pain. Pain 50(2): 133–149Linton SJ (2000) A review of psychological risk factors in back and neck pain. Spine 25: 2114–2125

Linton SJ, Boersma K (2003) Early identification of patients at risk of developing a persistent back problem. Clin J Pain 19: 80–86

Linton SJ, Hallden K (1998) Can we screen for problematic patients? A screening questionnaire for predicting outcome in acute and subacute back pain. Clin J Pain 14: 209–215

Linton SJ, Nicholas M, Macdonald S (2010) Development of a Short Form of the Örebro Musculoskeletal Pain Screening Questionnaire. Spine 29 (Epub ahead of print)

McCarron R, Wimpee M, Hudkins P, Laros G (1987) The inflammatory effect of nucleus pulposus. Spine 12: 760–764

McKenzie RA, May S (2003) The lumbar spine. Mechanical diagnosis and therapy, vols 1 and 2, 2nd edn. Spinal Publications, Waikanae, New Zealand

Mooney V (1987) Presidential address. International Society for the study of the lumbar spine. Dallas. 1986: Where is pain coming from? Spine 12: 754–759

Mumenthaler M, Schliack T, Stöhr M (1998) Läsionen peripherer Nerven und radikuläre Syndrome. 7. Aufl. Thieme, Stuttgart

Nachemson A (1969) Intradiscal measurements of pH in patients with lumbar rhizopathies. Acta Orthop Scand 40: 23–42

Nachemson A, Bigos SJ (1984) The low back. In: Cruess J, Rennie WRJ (eds) Adult orthopedics. Churchill-Livingstone, New York, pp 843–937

National Institute for Health and Clinical Excellence (2009) Low back pain. Early management of persistent non-specific low back pain *http://guidance.nice.org.uk/CG88/NICEGuidance/pdf/English; http://www.nice.org.uk/nicemedia/live/11887/44343/44343.pdf*

Neubauer E, Pirron P, Junge A, Seemann H, Schiltenwolf M (2005) Welche Fragen sind geeignet, ein Chronifizierungsrisiko von akuten Rückenschmerzen vorherzusagen? Eine prospektive klinische Studie. Z Orthop 143: 299–301

Neubauer E, Junge A, Pirron P, Seemann H, Schiltenwolf M (2006) HKF-R10 – screening for predicting chronicity in acute low back pain (LBP). Eur J Pain 10: 559–566

Pfirrmann CW, Hodler J, Boss N (1999) Diagnostic imaging in lumbar back pain. II: Imaging and image-guided infiltration. Schweiz Rundsch Med Prax 88: 315–321

Schiltenwolf M, Henningsen P (2006) Muskuloskelettale Schmerzen. Diagnostizieren und Therapieren nach biopsychosozialem Konzept. Deutscher Ärzte-Verlag, Köln

Schmid J (2005) Mechanische Diagnose und Therapie (MDT) – Diagnostik und Management bandscheibenbedingter Beschwerden im Rahmen des McKenzie-Konzepts. Orthop Prax 41(8): 440–443

Schmidt CO, Kohlmann T (2005) What do we know about the symptoms of back pain? Epidemiological results on prevalence, incidence, progression and risk factors. Z Orthop Grenzgeb143(3): 292–298

Schmidt CO, Raspe H, Pfingsten M, Hasenbring M, Basler HD, Eich W, Kohlmann T (2007) Back pain in the German adult population: prevalence, severity, and sociodemographic correlates in a multiregional survey. Spine 32(18): 2005–2011

Schneider S, Schmitt H, Zoller S, Schiltenwolf M (2005) The association between social factors, employment status and self-reported back pain – a representative prevalence study on the German general population. J Publ Health 13: 30–39

Schneider S, Lipinski S, Schiltenwolf (2006) Occupations associated with a high risk of self-reported back pain: representative outcomes of a back pain prevalence study in the Federal Republic of Germany. Eur Spine J 15: 821–833

Spiegl UJ, Beisse R, Hauck S, Grillhosl A, Buhren V (2009) Value of MRI imaging prior to a kyphoplasty for osteoporotic insufficiency fractures. Eur Spine J 18(9):1287–1292

Spitzer WO, Leblanc FE (1987) Scientific approach to the assessment and management of activity-related spinal disorders. A monograph for clinicians. Report of the Quebec Task Force on Spinal Disorders. Spine 12: 1–59

Statistisches Bundesamt (1998) Gesundheitsbericht für Deutschland: Gesundheitsberichtserstattung des Bundes. Kapitel 5.11. Metzler-Poeschel, Wiesbaden

Tillmann B (2010) Atlas der Anatomie, 2. Aufl. Heidelberg: Springer

Troisier O, Dypel D (1986) Discography: an element of decision. Surgery vs. chemonucleolysis. Clin Orthop 206: 70–78

Turk DC, Okufuji A (1997) Evaluating the role of physical, operant, cognitive, and affective factors in the pain behaviors of chronic pain patients. A Behav Modif 21: 259–280

Van Rijn JC, Klemetso N, Reitsma JB, Bossuyt PM, Hulsmans FJ, Peul WC, den Heeten GJ et al (2006) Observer variation in the evaluation of lumbar herniated discs and root compression: spiral CT compared with MRI. Br J Radiol 79: 372–377

Van Tulder MW, Assendelft WJ, Koes BW, Bouter LM (1997) Spinal radiographic findings and nonspecific low back pain. A systematic review of the observational studies. Spine 22: 427–434

Verbiest H (1980) Stenosis of the lubar vertebral canal and sciatica. Neurosurg Rev 3: 75–89

Vleeming, A, Albert HB, Östgaard HC, Sturesson B, Stuge B (2008) European Guidelines for the Diagnosis and Treatment of Pelvic Girdle Pain. Eur Spine J 17(6): 794–819

Wottke D (2004) Die große orthopädische Rückenschule. Heidelberg: Springer

Zentralstelle der Deutschen Ärzteschaft zur Qualitätssicherung in der Medizin: Leitlinien-Clearingbericht »Akuter Rückenschmerz« (2001) *www.leitlinien.de* oder *www.aezq.de/literatur/leitlinien-clearing-bericht-akuter-ruckenschmerz/?searchterm=rückenschmerz*

Zentralstelle der Deutschen Ärzteschaft zur Qualitätssicherung in der Medizin: Leitlinien-Clearingverfahren Chronischer Rückenschmerz (2004) *www.leitlinien.de/clearingverfahren/clearingberichte/crs/00crs/view*

# Therapeutische Möglichkeiten – konservative Verfahren

## Physiotherapeutische Therapie

*Dietmar Wottke*



## Manuelle Medizin

*Ralph Kayser*

**Psychosomatische Evaluation und therapeutisches Prozedere**
*Peter Keel*

**Medikamentöse Optionen zur Schmerztherapie**

*Jürgen Jage*



**Heilmittelrichtlinien**

*Dietmar Wottke*

# Physiotherapeutische Therapie

*Dietmar Wottke*

## 4.1 Begriffserläuterung und allgemeine Inhalte

**Definition**

Unter »physiotherapeutischer Therapie« wird die gezielte Behandlung von Funktionsstörungen des arthroneuromuskulären Systems mit aktiven und passiven Therapieformen verstanden.

**Kernziele** physiotherapeutischer Therapie sind:

- Linderung von Schmerz,
- Förderung von Stoffwechsel und Durchblutung,
- Erhaltung und Verbesserung der motorischen Grundeigenschaften
  - Beweglichkeit,
  - Koordination,
  - Kraft,
  - Ausdauer.

Die Schwerpunkte zur Erreichung dieser Ziele bilden Krankengymnastik und physikalische Therapie.

**Krankengymnastik** wird im Rahmenvertrag über die Durchführung von Behandlungen in Massageeinrichtungen, medizinischen Badebetrieben und krankengymnastischen Einrichtungen zwischen den physiotherapeutischen Berufsverbänden und den Landesverbänden der Krankenkassen (RV-MBK i. d. F. vom 01.10.2001) folgendermaßen definiert:

» Die Krankengymnastik ist ärztlich verordnete Bewegungstherapie, die mit speziellen Befund- und Behandlungstechniken bei Fehlentwicklungen oder Störungen organischer und psychischer Funktionen angewandt wird. … Informationen und Schulung des Patienten und/oder der Angehörigen über gesundheitsgerechtes und/oder auf die Störung der Körperfunktion abgestimmtes Verhalten sind als Bestandteil der ärztlich verordneten Behandlung unerlässlich. Die Schulung des Patienten im Gebrauch und Umgang mit seinen Hilfsmitteln ist Aufgabe des Krankengymnasten. «

**Physikalische Therapie** beschreibt die Behandlungen mit physikalischen Mitteln, so z. B. Massage (mechanische Reize), Wärme und Kälte (thermische Reize), Wasser (Hydrotherapie) oder Strom (Elektrotherapie). Sie kann entweder als selbstständige Therapie oder als Begleittherapie zur Ergänzung und Unterstützung anderer Behandlungsverfahren eingesetzt werden. Alle Maßnahmen stellen Reize dar, auf die der menschliche Organismus mit physiologischen Reaktionen antwortet.

Einen Überblick über Möglichkeiten der physiotherapeutischen Therapie bei Lumbalsyndromen gibt ◘ Tab. 4.1.

## 4.2 Physiotherapeutische Maßnahmen

Der erste Schritt der Physiotherapie bei Lumbalsyndromen ist es, auf Grundlage der ärztlichen Diagnose und nach eingehendem Befund für den Patienten individuelle Therapieziele zur Wiederherstellung und Verbesserung von gestörter Funktion und Leistungsfähigkeit des Gesamtorganismus festzulegen. Daraus resultieren ein Therapieplan und die geeigneten Maßnahmen, die in Abhängigkeit von den Heilmittelrichtlinien zu den definierten Therapiezielen führen.

◘ **Tab. 4.1** Möglichkeiten der physiotherapeutischen Therapie bei Lumbalsyndromen

| Krankengymnastik | Physikalische Therapie |
|---|---|
| **Maßnahmen:** | **Mechanotherapie:** |
| Lagerung | Klassische Massagetherapie |
| Extension | Funktionsmassage |
| Mobilisation (Gelenke, Muskeln, Nerven) | Unterwasserdruckstrahlmassage |
| Muskelkräftigung/Stabilisation | **Thermotherapie:** |
| **Konzepte (z. B.):** | Heißpackungen (Fango, Naturmoor) |
| Therapie nach McKenzie | Heiße Rolle |
| Therapie nach Brügger | Heißluft und Infrarotlicht |
| Propriozeptive neuromuskuläre Fazilitation (PNF) | Moorwannenbad |
| Funktionelle Bewegungslehre (FBL) | **Elektrotherapie:** |
| Manuelle Therapie | Interferenzstromtherapie |
| Medizinische Trainingstherapie (MTT) | Galvanische Ströme (Stangerbad) |
| | Transkutane elektrische Nervenstimulation (TENS) |
| | Pulsierende Signaltherapie (PST) |

### 4.2.1 Lagerung

Bei akuten Lumbalsyndromen steht an erster Stelle der Therapie die **Schmerzreduzierung**. Die geeignete Körperhaltung dafür kann je nach Schmerzursache unterschiedlich sein. Sowohl die stehende Haltung, aufrecht oder leicht vornüber gebeugt, als auch die Horizontallagerung können Entlastung bringen. Sehr häufig wird jedoch die Seit- oder Rückenlage mit angehockten Beinen als am angenehmsten empfunden. In der normalen oder auch umgekehrten Stufenlagerung finden sowohl die Bandscheiben, die Wirbelgelenkkapseln, der Ischiasnerv als auch die Iliosakralgelenke Entlastung. Durch die Entlordosierung werden die Zwischenwirbellöcher erweitert und die lumbalen Rückenstreckmuskeln leicht gedehnt und damit detonisiert. In dieser Stellung kann der komprimierende Kontakt von Bandscheiben- zu Nervengewebe und damit die Nervenirritation reduziert werden. Eine solche entlastende Ruhelagerung ist vorübergehend bei höchst akuten Schmerzen oder als Positionierung für weitere therapeutische Maßnahmen wie Wärmeapplikation oder Elektrotherapie sehr gut geeignet (◘ Abb. 4.1).

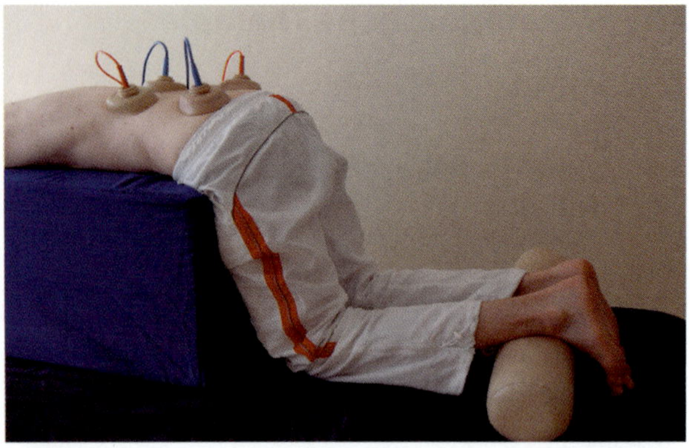

◘ **Abb. 4.1** Interferenzstromtherapie mit Vakuumelektroden in umgekehrter Stufenlagerung

### 4.2.2 Extension durch Traktion

Eine Steigerung der Wirkung der Stufenlagerung stellt die Extension dar. Die Traktion der LWS mit einhergehender Entlordosierung oder in der Bandscheibenebene zeigt mehrere positive Wirkungen (Krämer 2006, Schomacher 2001):

**Traktion der LWS – Wirkungen**

- Die lumbalen paravertebralen Rückenstreckmuskeln sowie die Wirbelgelenkkapseln und die intervertebralen Bandstrukturen werden gedehnt und damit detonisiert.
- Der Intervertebralraum erweitert sich. Die Druckminderung auf den Diskus bewirkt eine Hydration mit Volumenvergrößerung der Bandscheibe. Dies erleichtert dem nach dorsal dislozierten Diskusgewebe bei noch geschlossenem Anulus fibrosus eine Zurückverlagerung in das Zentrum. Die Bedrängung hochsensibler Strukturen (z. B. hinteres Längsband, Ischiasnerv) reduziert sich und damit auch der Schmerz.
- Das Lumen der Zwischenwirbellöcher wird ebenfalls vergrößert, ein direkt auf die Nervenwurzel ausgeübter Druck dadurch reduziert. Die damit einhergehende Normalisierung der Stoffwechselsituation mit venöser Entstauung führt zur Rückbildung von Ödemen.
- Unphysiologische Stellungen der Facettengelenke können sich auflösen, die Wirbelgelenke können sich reponieren.

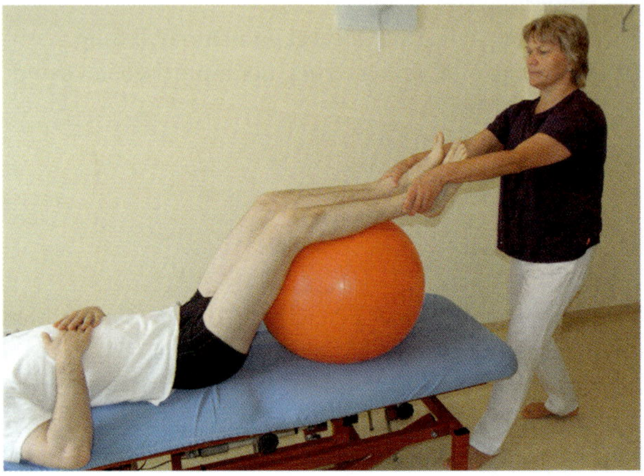

◘ **Abb. 4.2** Manuelle unspezifische Extensionsbehandlung der LWS mit dem Therapieball

Im physiotherapeutischen Alltag geschieht die Extension im Wesentlichen am Schlingentisch, am Schrägbrett, mithilfe eines Therapieballs (◘ Abb. 4.2) oder manuell ohne Hilfsgeräte. Eine weitere Möglichkeit während einer hochakuten Kompression neuraler Strukturen ist die Selbsttraktion. Sie kann während eines längeren Zeitraums nach guter Einweisung durch den Therapeuten vom Patienten selbst durchgeführt werden. Aus der Rückenlage mit angestellten Beinen hebt der Patient das Gesäß etwas an, schiebt mit beiden Händen das Becken nach distal und legt es dann wieder ab. Die in der LWS entstandene Extension von 2–3 cm bleibt wegen des Reibungswiderstands der Unterlage erhalten. Der Patient verspürt eine Entlastung, ohne das Becken ständig »wegdrücken« zu müssen (◘ Abb. 4.3).

### 4.2.3 Mobilisation

Mobilisationstechniken dienen der Beweglichkeitsverbesserung (Erweiterung des ROM = *range of motion*), Tonus-

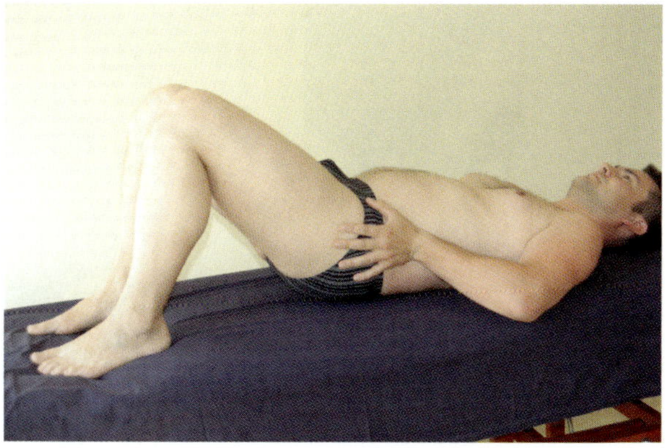

Abb. 4.3 Selbsttraktion der LWS zur Bandscheibenebene als Selbstübung

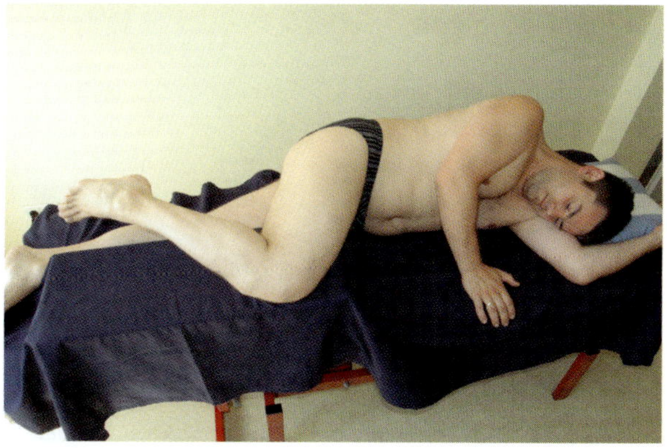

Abb. 4.5 Zug des N. ischiadicus nach kranial durch Flexion der HWS bei Knieflexion und Plantarflexion des Fußes

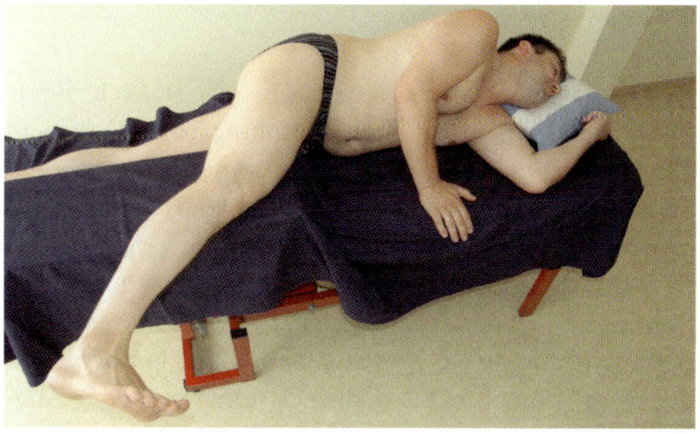

Abb. 4.4 Zug des N. ischiadicus nach distal durch Knieextension und Dorsalflexion des Fußes bei extendierter HWS

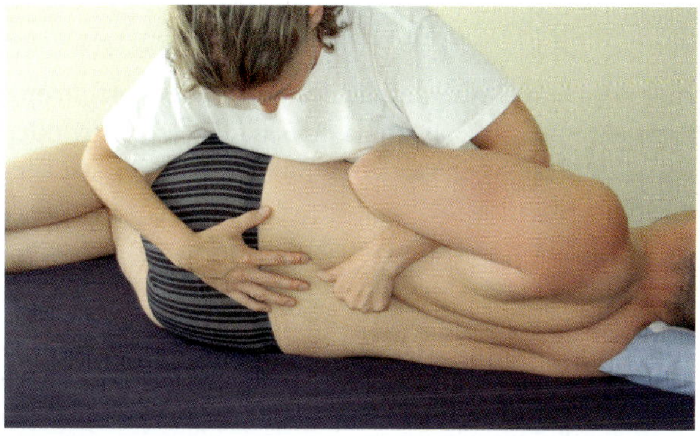

Abb. 4.6 Traktionsmobilisation in den linken Wirbelgelenken durch Rotation der LWS nach links

normalisierung, Muskelentspannung und Muskeldehnung (Schomacher 2001). Die Ursachen von Hypomobilitäten in der LWS können intra- oder extraartikulär liegen.

**Intraartikulär** bedingte Hypomobilitäten der LWS (sog. »Blockierungen«) sind segmental. Hier wird der geschulte Physiotherapeut je nach Befund adäquate Behandlungstechniken aus der orthopädischen manuellen Therapie (OMT) zur Mobilisation der Gelenke und der Weichteile einsetzen. Möglicherweise zeigt bereits ein passives Bewegen unter Traktion (evtl. im Schlingentisch) positive Wirkung.

**Extraartikulär** bedingte Hypomobilität kann vom Haut-, Nerven-, Binde- oder Muskelgewebe ausgehen:

Postoperative **Hautverklebungen** im Narbengebiet entstehen durch Adhäsionen zwischen den verschiedenen Gleit- und Verschiebeschichten der Haut und im Unterhautgewebe. Bei der Narbenmassage wird die Haut/Narbe unter Spannung gebracht und durch Rollungen, Zirkelungen, Verschiebungen, Anhakstriche etc. elastisch gemacht.

Gezielte **Nervenmobilisation** kann z. B. unmittelbar nach Bandscheibenoperationen präventiv oder auch therapeutisch bei bereits bestehenden Adhäsionen eingesetzt werden (Butler u. Rolf 2008). Das Ziel ist die Erhaltung oder die Wiederherstellung der normalen Gleitfähigkeit der Nerven. Dazu liegt der Patient in Seitlage mit physiologisch eingestellter Wirbelsäule, das betroffene Bein lagert auf einem Quaderkissen in maximaler Hüftflexion (ohne weiterlaufende Entlordosierung der LWS). Aus dieser Lagerung wird der N. ischiadicus hin und her bewegt. Durch Knieextension und Dorsalflexion des Fußes bei extendierter HWS wird er nach distal gezogen und durch HWS-Flexion bei nun flektiertem Knie- und Fußgelenk nach kranial. Dies wird einige Male wiederholt (Abb. 4.4 und Abb. 4.5).

Das Therapieziel bei **kollagen bedingten Hypomobilitäten** in den Zygapophysealgelenken ist die Verlängerung von kollagenem Gewebe. Bei der Gleitmobilisation (Translation) wird das maximal mögliche Bewegungsausmaß eingestellt, fixiert, und dann werden die Gelenkpartner parallel zur Behandlungsebene verschoben. Bei der Traktionsmobilisation wird das Gelenk ebenfalls endgradig eingestellt und dann senkrecht zur Behandlungsebene auseinander bewegt (Abb. 4.6). Eine weitere Mobilisationsmöglichkeit bei strukturellen Bewegungseinschränkungen der LWS stellt das endgradige, anguläre Bewegen um die

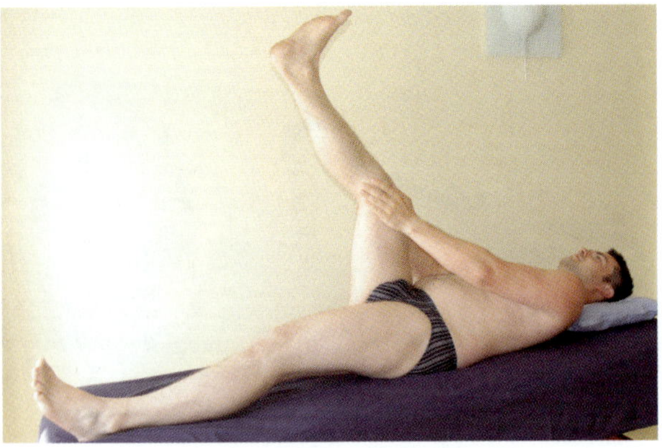

**Abb. 4.7** Aktives statisches Dehnen der Ischiokruralmuskulatur rechts: Der Patient fixiert den Oberschenkel mit beiden Händen in senkrechter Position und versucht, durch Antagonistenspannung (M. quadriceps femoris) das Knie zu strecken

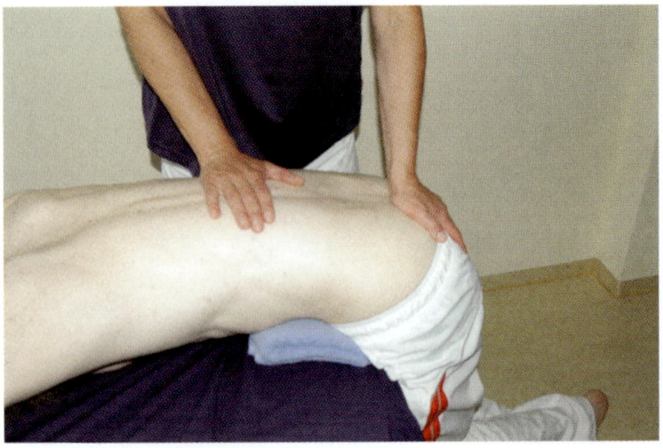

**Abb. 4.8** Therapeutendehnung der lumbalen Rückenstreckmuskeln: Die kraniale Hand fixiert die Wirbelsäule, die kaudale Hand gibt in der isometrischen Anspannungsphase Widerstand und bringt in der anschließenden Entspannungsphase die LWS verstärkt in Flexion

anatomischen Bewegungsachsen dar. Die Ausführung kann aktiv (▶ 4.3.4, »hubfreie Mobilisation«), assistiv oder passiv erfolgen, weiterlaufende Bewegungen müssen vermieden werden.

Bei der Therapie einer **muskulär bedingten Hypomobilität** muss unterschieden werden, ob diese reflektorisch oder strukturell bedingt ist (Van den Berg 2007). Die Ursache der reflektorischen Bewegungseinschränkung liegt in einer Schutz- und Abwehrspannung. Die Bewegung wird durch Muskelschmerz limitiert. Oberstes Ziel der Therapie ist die Detonisierung und Senkung der sympathischen Reflexaktivität durch viel aktives oder auch passives Bewegen im schmerzfreien Bereich, physikalische Therapie, neuromuskuläre Entspannungstechniken (s. unten, Brügger-Therapie/propriozeptive neuromuskuläre Fazilitation PNF) und Entspannungstherapien wie z. B. autogenes Training.

Bei der strukturellen Bewegungseinschränkung handelt es sich um eine anatomische Verkürzung der tonischen Muskulatur infolge einer Schrumpfung der intramuskulären kollagenen Fasern. Der Grund dafür liegt in der Bildung pathologischer Crosslinks (Verbindungspunkte der einzelnen kollagenen Gewebefasern untereinander oder zwischen benachbarten Gewebsschichten), die die Entfaltbarkeit des Bindegewebes einschränken. Die adäquate Therapie für strukturell verkürzte Muskulatur ist deren therapeutische Dehnung. Durch Zugspannung werden die Fibroblasten stimuliert, Kollagenase freizusetzen. Dies bewirkt den Abbau pathologischer Crosslinks im intramuskulären Bindegewebe, eine Zunahme der in Reihe geschalteten Sarkomere sowie eine Neuproduktion von Bindegewebe.

Ob ein Muskel seine physiologische Dehnfähigkeit besitzt, kann der Therapeut durch standardisierte Tests auf Muskelverkürzung feststellen (Lindel 2006).

Das Dehnen erfolgt dynamisch oder statisch. Beide Methoden können als Fremddehnung (der Therapeut führt die Dehnung durch) oder als Eigendehnung (der Patient führt die Dehnung nach Anleitung durch den Therapeuten selbst durch) umgesetzt werden.

Beim dynamischen (intermittierenden, ballistischen) Dehnen bewegt der Patient oder der Therapeut wiederholt rhythmisch bis an das Bewegungsende und übt damit auf den verkürzten Muskel mehrmals hintereinander Zugspannung aus.

Beim statischen Dehnen (Stretching) wird der zu dehnende Muskel maximal verlängert und in dieser Position ca. 30 Sekunden lang gehalten. 2–4 Wiederholungen hintereinander erhöhen die Effizienz. Diese Technik wird als **passives statisches Dehnen** bezeichnet.

Schließlich gibt es noch zwei neuromuskuläre Dehntechniken:

Beim **aktiven statischen Dehnen** (der zu dehnende Muskel wird durch isometrische Anspannung seines Antagonisten in der Dehnstellung gehalten) wird der Mechanismus der reziproken Hemmung ausgenutzt (Abb. 4.7).

Beim **Anspannungs-Entspannungs-Dehnen** (AED, syn. CHRS-Dehnen: ***c****ontract* ***h****old* ***r****elax* ***s****tretch* oder PIR-Dehnen, d. h. Dehnen während der **p**ost**i**sometrischen **R**elaxation) wird die nach einer Kontraktion einsetzende postisometrische autogene Hemmung ausgenutzt. Diese Technik wird folgendermaßen angewendet: Zuerst wird der zu dehnende Muskel maximal verlängert und dann in dieser Position für 10–15 Sekunden isometrisch angespannt. Nach einer anschließenden Entspannung von 2–3 Sekunden wird der Muskel etwas weiter gedehnt und in dieser neuen Dehnposition für ca. 30 Sekunden gehalten. Der ganze Ablauf kann mehrere Male hintereinander wiederholt werden (Abb. 4.8).

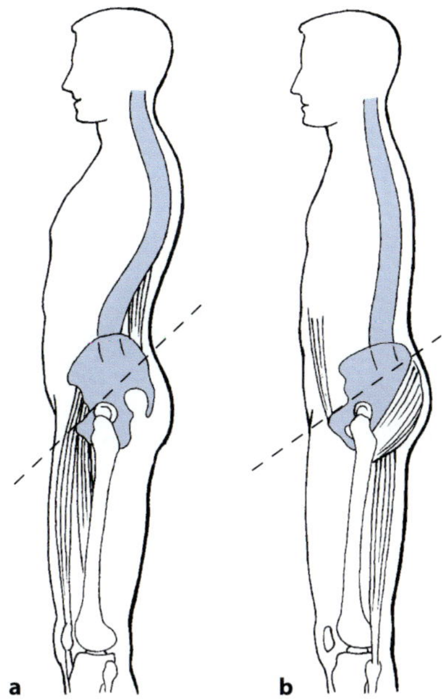


**Abb. 4.9** Muskuläre Dysbalance führt zu vermehrter Extension der LWS (**a**), physiologische Beckenstellung (**b**). (Aus: Wottke 2004)

Fehlsteuerungen des arthromuskulären Systems infolge habituell unphysiologischer Belastungshaltungen (z. B. Computerarbeit) oder länger andauernder Inaktivität (z. B. Immobilisation wegen Schmerz oder Verletzung) können rasch zu einem Ungleichgewicht führen zwischen den Muskeln mit überwiegend tonischen und denen mit überwiegend phasischen Faseranteilen. Die tonischen Fasern verkürzen sich, die phasischen schwächen ab. Die so entstandene »Muskeldysbalance« wird therapiert, indem zuerst die strukturell verkürzte tonische Muskulatur gedehnt und dann die abgeschwächte phasische Muskulatur über das gesamte Bewegungsausmaß gekräftigt wird.

Am Beispiel einer muskulären Dysbalance im Beckenbereich soll das Ursachen-Folge-Gefüge erläutert werden: Die Verkürzung der tonischen Hüftflexoren (insbesondere Mm. psoas major et minor, M. rectus femoris, Mm. adductores) und der lumbalen tonischen Rückenstrecker zwingt das Becken in eine Anteversionsstellung (Abb. 4.9). Die phasischen Antagonisten (insbesondere die Bauchmuskeln) werden dadurch überdehnt und schwächen ab. Die Folge ist eine verstärkte Lendenlordose mit vermehrter Kompression der Facettengelenke. Die für das Gehen wichtige Hüftextension und -abduktion ist wegen der Schwäche der Glutealmuskulatur eingeschränkt, was zu einer kompensatorisch erzwungenen Mehrbewegung des Beckens und damit zu einer unphysiologischen Überlastung der Lendenwirbelsäulensegmente mit pathogener Wirkung führt.

### 4.2.4 Kräftigung – Stabilisation

Bei länger andauernder muskulärer Inaktivität, z. B. bei »sitzenden Berufen«, schonender Entlastungshaltung oder nach einer Operation im LWS-Bereich, schwächt die phasische Rumpfmuskulatur sehr rasch ab. Die Folge ist ein direktes Einwirken der Belastungskräfte auf die passiven Strukturen (Knochen, Bandscheibe, Wirbelgelenke, Kapsel-Band-Apparat), was bei bereits existierenden degenerativen Veränderungen eine Beschleunigung des Abnutzungsprozesses zur Folge hat. Nur eine kräftige und sensomotorisch geschulte Muskulatur ist in der Lage, die passiven Strukturen zu entlasten und damit zu schützen.

Unter **Kräftigung** ist eine Verbesserung der statischen und dynamischen Maximalkraft und der Kraftausdauer zu verstehen. Aktive/dynamische **Stabilisation** ist das Haltevermögen gegen segmental einwirkende Kräfte. Der Trainingsaufbau über das krankengymnastische Trainingsprogramm muss beide Aspekte berücksichtigen.

Besonderes Augenmerk liegt anfangs auf der Schulung des in der Tiefe liegenden lokalen, monoartikulären Muskelsystems (insbesondere Mm. multifidi), das wie ein myofaszialer Schlauch die Wirbelsäule umhüllt und die segmentale Arthrokinematik kontrolliert (Richardson et al. 2009). Im Zusammenspiel mit dem M. transversus abdominis, der Beckenbodenmuskulatur und dem Diaphragma ist es verantwortlich für die lumbale Stabilisationsfähigkeit (Abb. 4.10 und Abb. 4.11).

**Die Beherrschung der segmentalen Stabilität ist Grundlage und Voraussetzung für das weiterführende Training der globalen, polyartikulären Wirbelsäulen- und Rumpfmuskulatur.**

Bei akuten LWS-bedingten Schmerzen oder unmittelbar postoperativ stehen statische Spannungsübungen in entlastenden Ausgangsstellungen im Vordergrund. Das isometrische Krafttraining hat sich dabei am Schmerz und an den trainingswissenschaftlichen Erkenntnissen zu

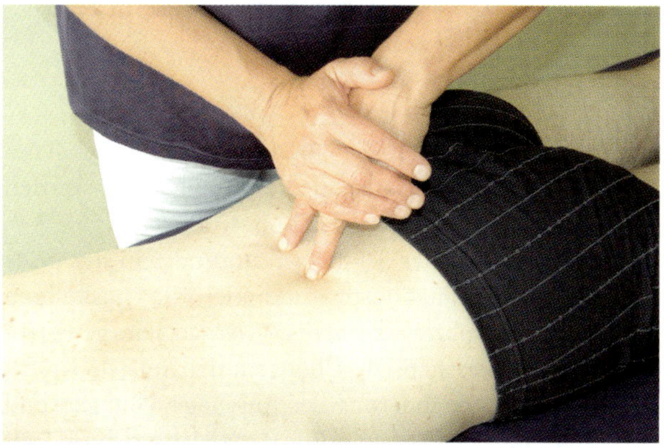

**Abb. 4.10** Segmentale Aktivierung des M. multifidus

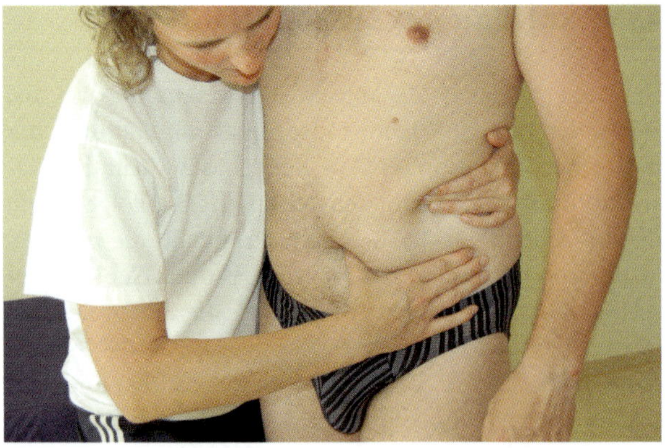

Abb. 4.11 Einüben der isolierten Spannung des M. transversus abdominis: Taille und Bauchdecke bleiben weich, die untere Bauchdecke bewegt sich leicht von den Fingern weg

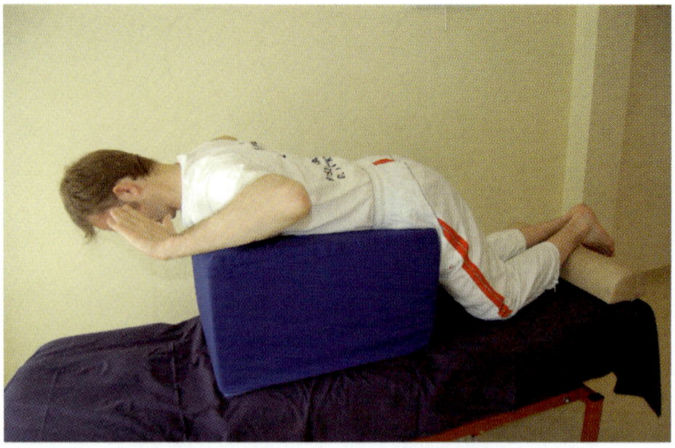

Abb. 4.13 Statisches Krafttraining der Rückenmuskulatur in entlastender Ausgangsstellung

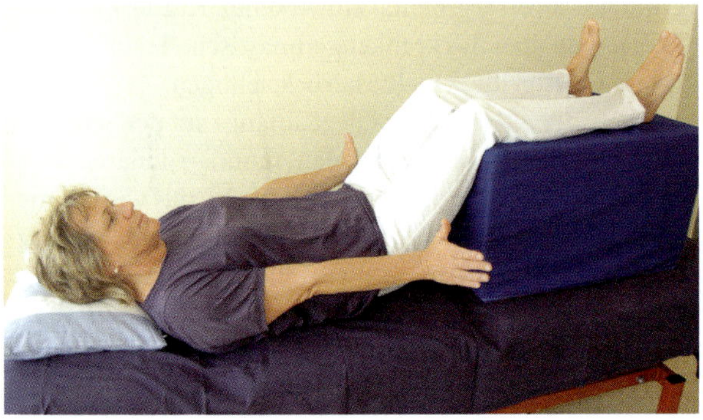

Abb. 4.12 Statisches Krafttraining der Bauchmuskulatur in Rückenlage

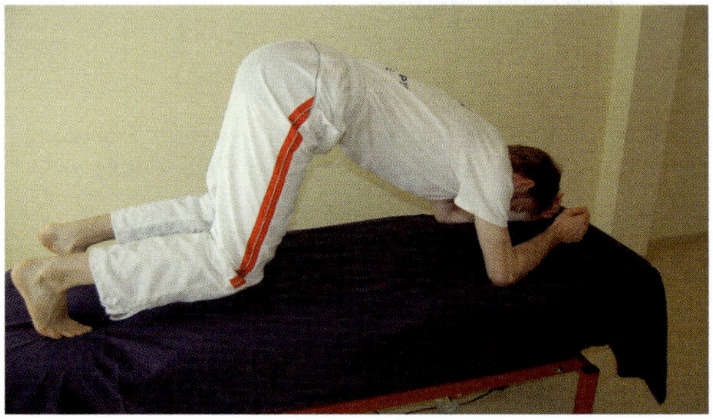

Abb. 4.14 Rumpfstabilisation mit Betonung der ventralen Muskelkette im Unterarmstütz

Tab. 4.2 Trainingsparameter beim isometrischen Krafttraining

| | |
|---|---|
| Intensität | 60–70% der Maximalkraft |
| Reizdauer | 6–10 s |
| Wiederholungen | 6–10/Satz |
| Anzahl der Sätze | 3–5 |
| Pausen | 10 s nach jeder Anspannung, ca. 2 min nach jedem Satz |

orientieren (Tab. 4.2). Die Übungen können nach Therapeuteninstruktion später alleine durchgeführt werden (Abb. 4.12, Abb. 4.13 und Abb. 4.14).

Bei Nachlassen der Schmerzen und/oder in der postoperativen Rehabilitationsphase können die muskulären Anforderungen sukzessive gesteigert werden. Dies geschieht durch komplexere statische Übungen, dynamische Kräftigungsübungen, Veränderung der Ausgangsstellungen und durch die Verwendung von **Zusatzgewichten** und **Trainingsgeräten** (z. B. Hanteln, Theraband u. ä., Abb. 4.15).

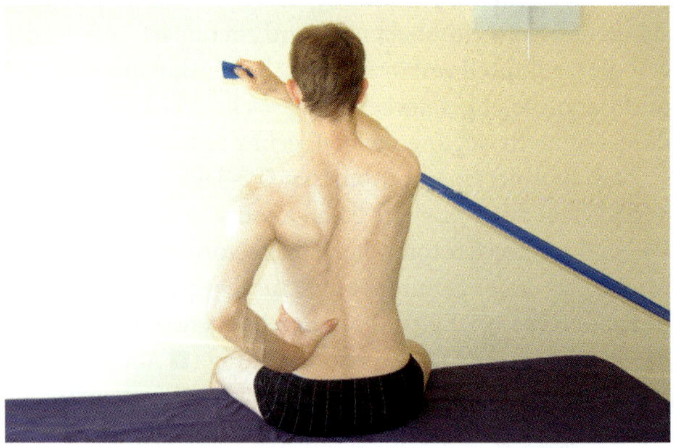

Abb. 4.15 Übung zur Stabilisation der LWS mit dem Theraband, die linke Hand führt den erlernten »Stabilisationsimpuls« aus

Eine weiterführende Methode des dynamischen Krafttrainings in Anlehnung an die medizinische Trainingstherapie (MTT) ist das **apparative Krafttraining** mithilfe spezieller Sequenztrainingsgeräte. Diese Art von Therapie ist auch bekannt als »Krankengymnastik am Gerät« oder als »medizinisches Aufbautraining«. Sie ist geeignet bei

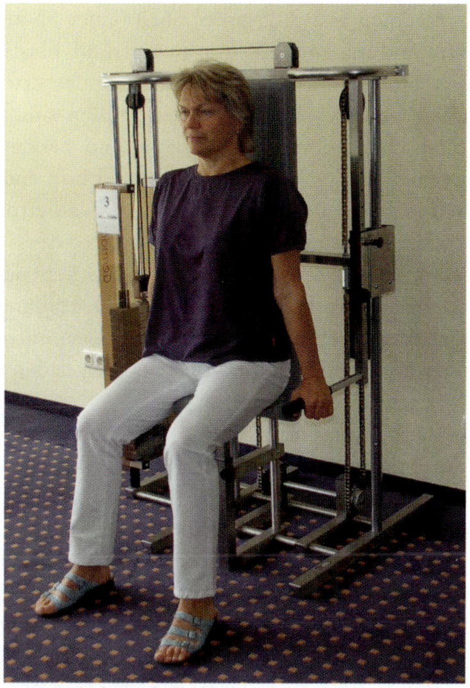

■ **Abb. 4.16** Dips zur konzentrischen/exzentrischen Kräftigung der Rückenmuskulatur (insbesondere M. trapezius, pars ascendens) durch Depression der Schulterblätter mit gestreckten Armen gegen Widerstand

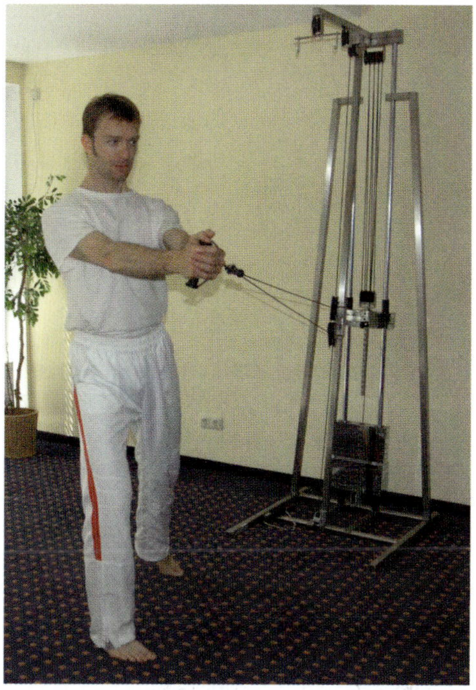

■ **Abb. 4.18** Funktionale Komplexbewegung gegen Widerstand am Seilzuggerät

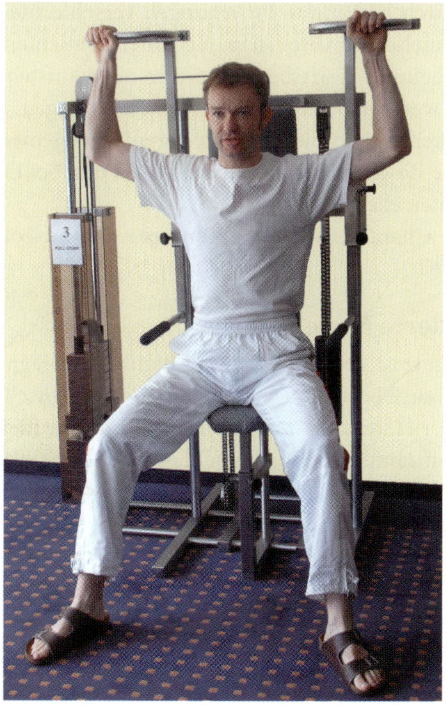

■ **Abb. 4.17** Pull down zur Kräftigung der Rückenmuskulatur (insbesondere M. latissimus) durch konzentrisches Herunterziehen und exzentrisches Nach-oben-Führen der Handgriffe. Der Schultergürtel bleibt dabei in Depression fixiert

chronischen Rückenproblemen, in der Rehabilitationsphase nach Wirbelsäulenoperationen und im Rahmen der Prävention.

Nach eingehendem klinischem Lokalbefund legt der Physiotherapeut gemeinsam mit dem Patienten ein individuelles Trainingsprogramm fest. Besondere Berücksichtigung finden dabei die grundsätzliche Belastbarkeit der Rückenpatienten (Alter, Geschlecht, Lokalbefund, Befinden etc.), die Anfangsbelastung (Trainingsintensität und -umfang) und die Trainingsprogression.

> **Das Trainingsprogramm muss so dosiert sein, dass die Adaptionsfähigkeit von Muskulatur, Bändern, Sehnen, Knorpel und subchondralen Knochenstrukturen auf keinen Fall überfordert wird.**

Im Anschluss an die Phase des »Gewöhnungstrainings« (über einen Zeitraum von 4–6 Wochen mit 30-40% der aktuellen Maximalkraft, 3–5 Sätzen mit 12–25 Wiederholungen) kommt das eigentliche Muskelaufbautraining (Hypertrophietraining), das sich wiederum an den trainingswissenschaftlichen Erkenntnissen zu orientieren hat (■ Tab. 4.3). Die verwendeten Geräte/Übungen des Sequenztrainings sind: Dips (■ Abb. 4.16), Hyperextension, Pull down (■ Abb. 4.17), Abdominal Trainer und Seilzuggerät (■ Abb. 4.18).

4

**Tab. 4.3** Trainingsparameter beim dynamischen Krafttraining zum Muskelaufbau

| | |
|---|---|
| Intensität | 60–80% der aktuellen Muskelkraft |
| Wiederholungen | 8–15 pro Satz bei mittlerem Bewegungstempo |
| Anzahl der Sätze | Anfangs 1–3, später 3–5 |
| Pausen | Mindestens 2 Minuten nach jedem Satz |

## 4.3 Physiotherapeutische Konzepte

In der Vergangenheit haben sich zahlreiche spezielle physiotherapeutische »Konzepte« entwickelt, die auf persönlicher Erfahrung und Sichtweise der Begründer basieren und aus diesem Grunde auch deren Namen tragen. Ein Therapiekonzept zeichnet sich aus durch standardisierte und damit gut dokumentierbare Untersuchungen, Therapien und Therapieergebnisse. Damit wird es den Forderungen nach einer evidenzbasierten Praxis in der Physiotherapie gerecht.

### 4.3.1 Das McKenzie-Konzept – Konzept der mechanischen Diagnose und Therapie (MDT)

Entwickelt wurde die Methode von Robin McKenzie, einem neuseeländischen Physiotherapeuten (Saner-Bissing 2007). Ziel ist die Schmerzreduzierung, die Verhütung von Rezidiven und die Verhinderung von Chronifizierung. Patienten werden aktiv in den Therapieprozess einbezogen, passive manuelle Techniken werden nicht als primäre Intervention eingesetzt.

Nach McKenzie lassen sich alle mechanischen unspezifischen Wirbelsäulenbeschwerden in 3 Syndrome klassifizieren, die charakterisiert sind durch

- die Lokalisation der Symptome,
- das Vorhandensein einer akuten Wirbelsäulendeformität,
- den Effekt der repetierten Bewegung:

Das »**Haltungssyndrom**« ist definiert durch Schmerzen, die durch eine mechanische Deformierung des Bindegewebes während länger andauernder endgradiger Position hervorgerufen werden. Der Schmerz ist in der Regel lokal und symmetrisch in der tiefen LWS, nicht konstant, kann im Laufe des Tages zunehmen, wird nicht durch Bewegung ausgelöst. Die wichtigste Ursache ist häufiges langes Sitzen mit entlordosierter LWS.

Das »**Dysfunktionssyndrom**« ist gekennzeichnet durch adaptiv verkürztes Gewebe als Folge eines Traumas, einer schlechten Haltungsgewohnheit, einer Spondylose oder Entzündung mit Fibrosierungen und Elastizitätsverlusten. So entsteht bei Zugbelastungen des strukturell verkürzten Gewebes ein Schmerz. Betroffen sind häufig Gelenkkapseln, Ligamente, Muskeln und Sehnen. Die Beschwerden sind immer intermittierend und entstehen unmittelbar bei endgradiger Belastung der betroffenen Strukturen. Mit Ausnahme von Verklebungen des Nervengewebes strahlen die Schmerzen nie in das Bein aus. Das klinische Bild zeigt fast immer eine schlechte Haltung beim Gehen und Stehen mit abgeflachter Lendenlordose und protrahiertem Kopf. Dysfunktionspatienten leiden häufig unter Morgensteifigkeit.

Das »**Derangementsyndrom**« entsteht durch Verlagerung von Bandscheibenmaterial. Es ist die häufigste aller Schmerzursachen. Der Auslöser ist meist eine ungleichmäßige Belastung der Bandscheibe. Insbesondere die Flexionsstellung der LWS führt zu einer exzentrischen Positionierung des Nucl. pulposus nach posterior oder posterolateral. McKenzie teilt in 2 Arten von Derangements der Wirbelsäule ein, das anteriore und das in der Mehrzahl vorkommende posteriore Derangement. Das posteriore wiederum unterteilt er in 6 Kategorien. Das klinische Bild des posterioren Derangementsyndroms ist uneinheitlich. Schmerzen können ihre Lokalisation verändern, sich nach proximal oder distal bewegen, sich intensivieren oder reduzieren. Häufig sind die Symptome konstant, können sich aber durch bestimmte Bewegungen verschlechtern oder auch zunehmend verbessern. Betroffene Patienten klagen häufig beim Vorwärtsbeugen, Sitzen oder Aufstehen vom Sitzen, weniger beim Stehen, Gehen und Liegen. Bei den eher selten vorkommenden anterioren Derangements nehmen die Beschwerden bei Extension zu und bei Flexionsaktivitäten eher ab.

Die Charakteristika des Konzepts sind im Folgenden dargestellt.

#### Repetierte Bewegungen

Ihr Einsatz ist sowohl bei der mechanischen Diagnosestellung als auch bei der mechanischen Therapie entscheidend. Mit ihrer Hilfe kann der Therapeut Syndrome identifizieren, Kontraindikationen ausschließen und die exakte Behandlungsrichtung feststellen und damit für die Behandlung festlegen. Ziel ist es, die Reaktion der Wirbelsäule auf mechanische Einwirkungen hin zu testen. Dazu bewegt sich der Patient 20- bis 40-mal in dieselbe Richtung. Der Therapeut beurteilt die Auswirkungen auf Bewegungsausmaß und -qualität und v. a. auf den Schmerz.

#### Zentralisationsphänomen, »*directional preference*« der Bewegungen

Die »Zentralisation« kommt nur beim Derangementsyndrom vor und ist definiert als ein Rückzug des Schmerzes von distal nach proximal während der Durchführung repetitiver Bewegungen. Während dies geschieht, kann gleichzeitig ein proximaler Schmerz entstehen oder sich verstärken. Die Bewegungsrichtung, bei der es zu einer Zentralisation kommt, stellt die bevorzugte Bewegungsrichtung (*directional preference*, DP), dar. McKenzie erklärt den Schmerzrückzug als Folge einer Reduzierung der intradiskalen Verschiebung. Kontraindizierte Bewegungsrichtungen sind alle die Bewegungen, bei denen sich der Schmerz weiter nach distal ausbreitet. Man spricht in diesem Fall von »*peripheralisation*«.

## Mechanische Untersuchung und Diagnose

Nach eingehender Anamnese werden zunächst Hinweise auf eine Kontraindikationen für eine mechanische Therapie ermittelt und eine Hypothese aufgestellt, die die Symptome des Patienten erklären könnten. Die anschließende objektive Untersuchung befundet das mechanische Verhalten der Symptome. Dazu wird die Belastbarkeit des Gewebes mittels statischer (z. B. Verharren über 30 Sekunden in einer bestimmten Körperhaltung) und dynamischer (repetierte Bewegungen, s. oben) Belastung auf die den Schmerz verursachenden Körperregionen ermittelt. Wenn die Reaktion auf diese mechanische Belastung die Hypothese bekräftigt und ein klinisches Muster bestätigt, führt dies zu einer mechanischen Diagnose. Die Zuordnung des klinischen Musters geschieht nach der bereits oben aufgeführten Klassifikation der Syndrome. Zusätzlich zu dieser konzeptspezifischen Untersuchungsmethode kommen auch die Diagnoseverfahren zur Anwendung, wie sie aus anderen manualtherapeutischen Konzepten bekannt sind.

## Mechanische Therapie

Die mechanische Therapie erfolgt in 5 möglichen Progressionsstufen. An erster Stelle stehen dabei die repetierten Bewegungen zur Diagnose der mechanischen Störung. Es folgen Selbstbehandlungstechniken zuerst ohne und dann mit Überdruck und schließlich Mobilisations- und Manipulationstechniken durch den Therapeuten. Eine Progression ist allerdings immer dann verboten, wenn sich die Symptome verstärken oder peripheralisieren. Die Zentralisation und die Symptomreduzierung sind immer oberstes Gebot. Das Schmerzverhalten während der Anwendung bestimmt Dauer, Dosis und Häufigkeit der Therapie. Für die LWS kommen dabei je nach Indikation 3 unterschiedliche Verfahren zur Anwendung:

- Das sog. Extensionsverfahren (▣ Abb. 4.19),
- das unilaterale Verfahren,
- das Flexionsverfahren (▣ Abb. 4.20).

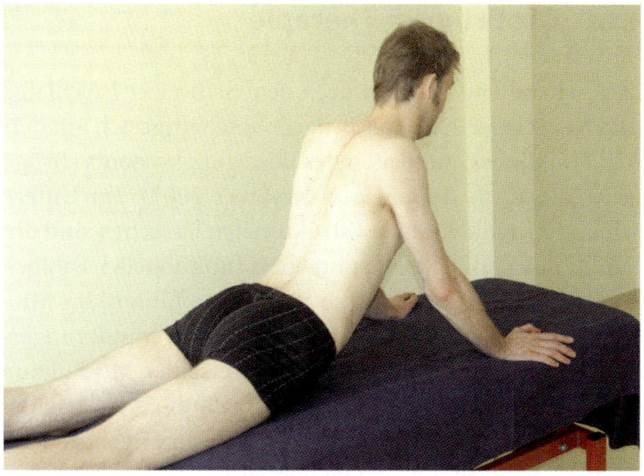

▣ **Abb. 4.19** Extension aus der Bauchlage durch Strecken der Arme

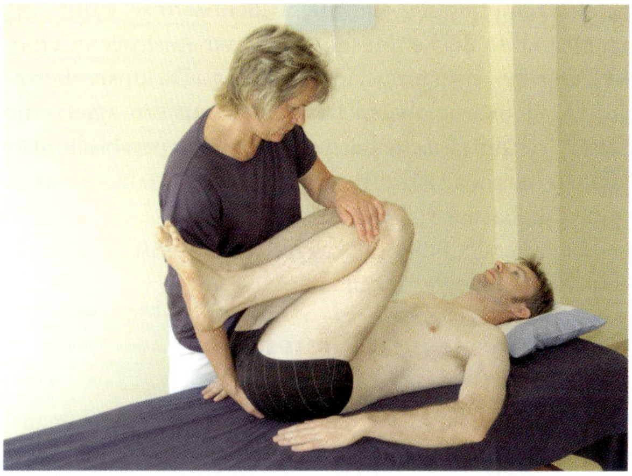

▣ **Abb. 4.20** LWS-Mobilisation in die Flexion: Mit einer Hand bewegt der Therapeut die Kniegelenke zur Brust des Patienten, mit der anderen Hand gibt er unterstützend Druck auf das Sakrum

## Selbstbehandlung durch Patientenedukation

Schon im Rahmen der Untersuchung sollte eine intensive Kommunikation zwischen Therapeut und Patient stattfinden. Dabei steht zunächst die Aufklärung über sein Beschwerdebild im Vordergrund. So versteht der Patient sehr rasch die kausalen Zusammenhänge zwischen Bewegung und Schmerzentstehung und lernt, schmerzerzeugende Bewegungen und Haltungen durch schmerzlindernde zu ersetzen. Ständige Analyse und Anpassung des Übungsprogramms optimieren den Therapieerfolg. Das gibt dem Patienten Selbstvertrauen auch im Hinblick auf seine aktuellen Belastungsgrenzen und ermöglicht ihm, die Verantwortung für das Management seines Schmerzproblems selbst zu tragen. Wenn der Patient am eigenen Körper erfährt, wie sehr er von der regelmäßigen Selbstbehandlung profitiert, wird er motiviert und aktiv dieses Therapiekonzept erfüllen und damit sowohl rehabilitativ als auch präventiv agieren.

### 4.3.2 Die Brügger-Therapie

Das Behandlungskonzept nach dem Schweizer Psychiater und Neurologen Dr. Alois Brügger beschäftigt sich mit den sog. Funktionskrankheiten des Bewegungssystems (Brügger 1980, Koch-Remmele u. Kreutzer 2007). Im Unterschied zu Krankheiten mit strukturellen Ursachen sind die Funktionskrankheiten das Ergebnis funktioneller Fehlbelastungen, die letztendlich zu Schmerzen führen. Im Mittelpunkt stehen die nozizeptiv ausgelösten Veränderungen der Körperhaltung und der Arbeitsweise der Muskulatur zum Schutz vor drohender oder fortschreitender Schädigung des Organismus. Diese Anpassungen zeigen sich als Krankheitsbilder mit schmerzhaften Bewegungsbehinderungen, wobei der Schmerz der Schonung anderer Strukturen dient. Die Orte der Schmerzauslösung und der Schmerzempfindung sind nicht identisch; so kann eine schmerzende Rückenmuskulatur ihren Auslöser in einer Reizung der Bauchmuskulatur haben. Da unser Bewegungssystem in globalen Bewegungsmustern agiert, die keine Grenzen zwischen den einzelnen Körperabschnitten kennen, können sich örtlich begrenzte Störfaktoren auch immer global auswirken.

Zum Verständnis des Brügger-Konzepts ist es hilfreich, seine Terminologie zu kennen.

#### Nozizeptiver somatomotorischer Blockierungseffekt (NSB)

Kommt es durch Störfaktoren zu Schmerzen im somatomotorischen System (Muskulatur), so werden diese Nozizeptorensignale dem Gehirn zugeleitet. Als supraspinales Modulationsprogramm organisiert der NSB daraufhin eine Modifikation der physiologischen Haltungs- und Bewegungsprogramme bis hin zur Blockierung von Bewegungen. Ziel ist dabei immer, den im Körper bereits existierenden Schaden zu begrenzen und damit eine Heilung zu erleichtern. Die damit initiierten pathophysiologischen Programme können mit reflektorisch bedingten Schmerzen im arthromuskulären System einhergehen. Häufig nimmt der Patient die Schmerzen nicht am Entstehungsort war, sondern am Ort des wirksamsten Schutzes. Über den NSB und seine muskulären Auswirkungen können aber selbst dann Bewegungsmodifikationen ausgelöst werden, wenn kortikal überhaupt kein Schmerz wahrgenommen wird, weil dieser auf verschiedenen Ebenen des Zentralnervensystems bereits herausgefiltert worden ist. Brügger bezeichnet sämtliche zentralnervös organisierten Haltungs- und Bewegungsprogramme, die als Reaktionen des Organismus auf die initiale Nozizeptorenauslösung entstehen, als arthrotendomyotische Reaktion (ATMR). Sie äußert sich in Form von hypo- oder hypertonen Tendomyosen und Kontrakturen. Der Begriff »Kontraktur« bezeichnet dabei nicht erst den bindegewebigen Umbau nach langanhaltender muskulärer Annäherung, sondern einen schon vorher entstandenen Mangel an Dekontraktionsfähigkeit (s. unten).

#### Hypotone, hypertone Tendomyose

Wenn bei einer Verkürzung oder Verlängerung des Muskels auf reflektorischem Weg Schmerzen entstehen, dann spricht Brügger von Tendomyosen. Er unterscheidet dabei 2 unterschiedlich reagierende Arten: Die **hypotone** Tendomyose entlastet den Reizherd durch Tonussenkung, kann bei konzentrischer oder exzentrischer Kontraktion schmerzhaft werden und vermittelt ein subjektives Gefühl der muskulären Müdigkeit und Schwäche. Eine effektive Muskelkräftigung ist nicht möglich, da der Hypotonus reflektorisch gesteuert ist. Bei hypoton geschalteten Muskeln stellt sich zudem sehr rasch eine reflektorische Atrophie ein mit der Gefahr der Entstehung von Muskeldysbalancen. Die **hypertone** Tendomyose entlastet den Reizherd durch Tonuserhöhung, kann bei Tonussenkung oder exzentrischer Kontraktion schmerzhaft werden und vermittelt ein subjektives Gefühl der muskulären Steifigkeit und Verspannung, eine Dehnung ist kaum möglich.

#### Dekontraktion – agistisch exzentrische Kontraktionsmaßnahme (AEK)

Als diagnostische und therapeutische Technik bewirkt die Dekontraktion eine Längenzunahme eines hypertonen kontrakten Muskels. Brügger bevorzugt dabei die Hemmung des Muskels über die exzentrische Kontraktion seines Antagonisten (Antagonistenhemmung durch Aktivierung des »Agisten«). Ein Beispiel soll diese Technik erläutern: Ist der Beugemuskel eines Gelenks hyperton und kontrakt, so ist die Extension eingeschränkt und evtl. schmerzhaft. Ziel der Therapie muss es somit sein, den Beugemuskel zu detonisieren. Nach der o. g. Technik wird dazu der Streckmuskel exzentrisch, d. h. verlängernd aktiviert. Dies führt infolge neuromuskulärer Mechanismen reflektorisch zu einer Entspannung des Beugemuskels. Weitere dekontrahierende Maßnahmen sind isometrische oder isotonische Anspannung des Antagonisten oder auch thermische Reize.

#### Muskuläre Überlastungsödeme – Obolenskaja-Goljanitzki-Effekt (OGE)

Über längere Zeit repetitiv ausgeführte Bewegungen mit monotoner Muskelaktivität oder auch kurzfristig maximale Beanspruchung können zu einem mechanischen Überlastungsödem in Muskulatur, Sehnen, Sehnenscheiden und Gelenken führen. Als Ursache hierfür ist die mangelnde Fähigkeit des langsam arbeitenden Lymphgefäßsystems zu sehen, die entstandenen organischen Abfallprodukte in ausreichendem Maße abzutransportieren. Die liegen gebliebenen interstitiellen Eiweißbestandteile binden Wasser und sind damit verantwortlich für die Entstehung von lo-

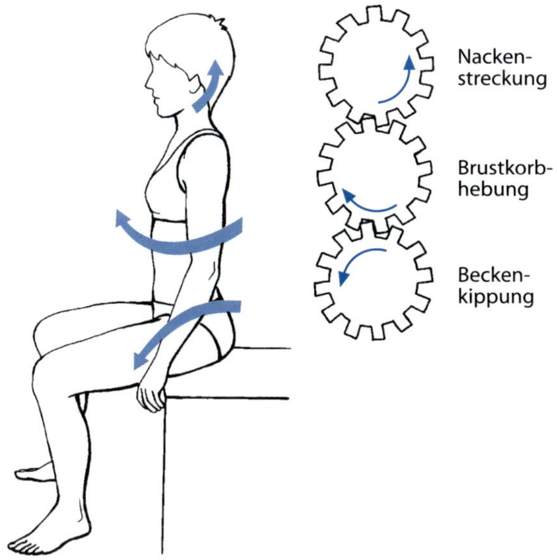


**Abb. 4.21** Zahnradmodell nach Dr. Brügger. Infolge der »Verzahnung« der einzelnen Körperabschnitte führt die richtige Beckenkippung zur Brustkorbhebung und Nackenstreckung und damit zur Aufhebung der SSBH. (Aus: Wottke 2004)

kalen Ödemen. Brügger bezeichnet sowohl diesen Effekt als auch die Ödeme selbst als OGE. Diese wiederum spielen eine wichtige Rolle als Auslöser des NSB.

## Sternosymphysale Belastungshaltung (SSBH)

Der Sitz in der SSBH ist gekennzeichnet durch eine Dorsalkippung des Beckens und eine durchgehend kyphotische Einstellung der Wirbelsäule vom Sakrum bis zur Halswirbelsäule (▶ 4.5.1, präventive Rückenschule). Dadurch gelangen Sternum und Symphyse in Annäherung, die Schulterblätter werden protrahiert und die Halswirbelsäule hyperlordosiert. Für die Wirbelsäule bedeutet dies eine Überdehnung der dorsalen Strukturen und eine unphysiologische Druckbeanspruchung der Bandscheiben im ventralen Bereich. Die für die Körperaufrichtung zuständige Muskulatur wird hyperton-tendomyotisch, die sich in ständiger Annäherung befindliche Bauchmuskulatur neigt zur Kontraktur. Jede Bewegung mit Längenanforderung an diese Muskelgruppe führt zu vom NSB organisierten Schonprogrammen. Brügger unterteilt die SSBH in ein transitorisches, ein persisitierendes und ein fixiertes Stadium. Er sieht darin die Hauptursache für eine Vielzahl von Störungen des Bewegungsapparats. Nach seinem Konzept muss daher größter Wert auf die aufrechte Haltung mit einer physiologisch geschwungenen Wirbelsäule und sternosymphysale Entlastung gelegt werden. Dadurch werden hypo- und hypertone Tendomyosen verhindert.

Wie über die Beckenkippung die einzelnen Wirbelsäulenabschnitte beeinflusst werden, zeigt sich an seinem bekannten **Zahnradmodell** (◘ Abb. 4.21).

## Physiotherapeutische Befunderhebung

Zentraler Bestandteil der Brügger-Therapie ist der **Funktionsbefund**. Er zielt darauf ab, die Störfaktoren, nach Brügger als Afferenzen bezeichnet, herauszufinden. Zusammen mit Anamnese, Inspektions- und Palpationsbefund wird eine Hypothese zu Art und Lokalisation der ursächlichen Störfaktoren aufgestellt. Weitere Kontrollbefunde geben Auskunft über Zustand bzw. Veränderung bezüglich Bewegungseinschränkungen, Ausweichbewegungen, Schmerz und Muskeltonus. Standardfunktionstest ist das sog. Th5-Wippen. Der Behandler steht dabei seitlich vom Patienten, fixiert ihn mit einem Arm von ventral an dessen Schultergürtel und übt in Höhe Th5 einen federnden Druck auf die Wirbelsäule aus. Damit wird die Rigidität des Gesamtsystems überprüft. Die Auswertung der Kontrollbefunde bestimmt dann das weitere therapeutische Vorgehen.

## Therapie nach dem Brügger-Konzept

Die allgemeinen Ziele der Therapie sind
- Schmerzreduktion,
- Beseitigung der Störfaktoren,
- Einüben bzw. Automatisieren der physiologischen Haltungs- und Bewegungsmuster.

Die Maßnahmen bestehen im Wesentlichen aus den folgenden Elementen:

### Maßnahmen nach dem Brügger-Konzept

- Therapeutische Lagerung zur Senkung der Nozizeptorentätigkeit und Auflösung muskulärer Störfaktoren
- Thermische Reize (heiße Rolle, Moor, Wärmflasche u. ä.) zur Tonussenkung der Muskulatur und damit Auflösung von Kontrakturen, vorzugsweise der angenäherten Muskulatur (z. B. gerade Bauchmuskulatur an ihren Insertionen an Sternum und Symphyse)
- Dekontraktionstechniken zur Verlängerung insbesondere der Muskulatur, die der Aufrichtung entgegenwirkt (z. B. Mm. ischiocrurales, Mm. glutei, M. rectus abdominis)
- Haltungsschulung im Sitz und im Stand mit dem Ziel der aufrechten Körperhaltung – zentrale Bereiche sind dabei die Fuß-, Knie- und Hüftachse, die Beckenkippung, die Brustkorbhebung, die Stellung der Schulterblätter und die Kopfstellung
- Theraband-Übungen mit einer Kombination von konzentrischer und exzentrischer Dekontraktion, zur Verbesserung koordinativer Fertigkeiten bei

▼

komplexen Bewegungsabläufen und zur Automatisierung der aufrechten Körperhaltung – die Übungen werden nur so oft wiederholt, wie es mit korrektem Bewegungsablauf möglich ist (◘ Abb. 4.22)
- Brügger-Grundübungen und Kompensationsübungen mit dem Ziel, die pathophysiologischen Haltungs- und Bewegungsmuster schrittweise durch physiologische zu ersetzen – dazu zählen das Brügger-Walking, globale Theraband-Übungen und das Einstudieren von *activities of daily living* (ADL), also rückenfreundlicher Alltagsaktivitäten (► 4.5.1, präventive Rückenschule)

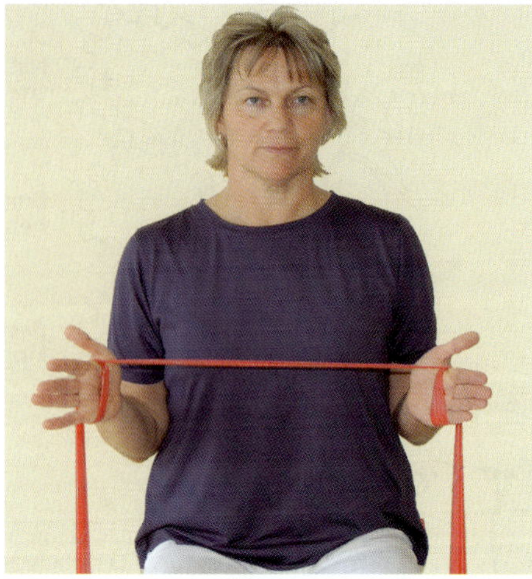

◘ **Abb. 4.22** Theraband-Übung mit der Standard-Handwickelung: Finger und Hände bewegen sich über dem Band zum Körper hin und unter dem Band vom Körper weg, bis die Unterarme nach außen zeigen, damit wickelt sich das Band um die Handfläche. Die Ellbogen bleiben immer am Körper fixiert

Speziell bei LWS-Beschwerden stehen bei der Befunderhebung die Störfaktoren vor Ort an den Rumpfflexoren (hypertone Tendomyose) und den Rumpfextensoren (hypotone Tendomyose) im Vordergrund. Funktionelle Kontrakturen und muskuläre Überlastungsödeme finden sich v. a. im Bereich der Symphysen, Leisten, Beckenkämme und Rippenbögen. Die Therapie besteht aus einer Reduktion der schmerzortnahen Störfaktoren und einer schmerzangepassten Haltungskorrektur mit Erarbeiten der ADL. Besonderes Augenmerk liegt dabei auf der Rumpfdynamik bei stabilisiertem Oberkörper und der Schultergürtelkontrolle.

Bei Vorliegen eines lumbalen Bandscheibenvorfalls mit neurologischer Symptomatik steht zusätzlich eine Ventralisation des vorgefallenen Gewebes durch segmentale Extension im Vordergrund. Der Patient liegt dabei zunächst in Bauchlage mit leicht abduzierten Beinen. Der Bauch wird, soweit wie nötig, mit Kissen unterlagert, bis eine schmerzfreie Lage mit entlordosierter LWS möglich ist. Wird die Extension der LWS als symptomlindernd empfunden, erarbeitet der Therapeut schrittweise die Beckenkippung unter manueller Traktion. Der dadurch entstehende Sog auf das prolabierte Gewebe ventralisiert dieses und entlastet den Nerv. Eine verstärkende Möglichkeit der Nervendekompression ist die seitliche Öffnung des betroffenen Segments durch kontralaterale Lateralflexion unter Traktion des Therapeuten mit anschließender patientenaktiver Schließung des Segments durch ipsilaterale Lateralflexion. Je mehr Diskusmaterial zentralisiert wurde, desto mehr wird die Bauchunterlagerung wieder abgebaut. Kann der Patient ganz ohne Unterlagerung auf dem Bauch liegen und empfindet die lordosierende Beckenkippung als symptomlindernd, kann mit funktionellen »Push-ups« begonnen werden. Dazu übt der Patient mit Therapeutenhilfe und unter seiner Anleitung auf dem Bauch liegend eine Eigentraktion gleichzeitig von kranial und von kaudal aus. Der Oberkörper sollte dabei maximal nur so weit abgehoben werden, bis die die vorderen, oberen Darmbeinstachel (Spinae iliacae anteriores superiores) den Kontakt zur Unterlage verlieren. Diese Übung sollte als Eigentherapie mehrmals täglich mit wenigen Repetitionen durchgeführt werden. Bei Verlagerung der Symptome in die Peripherie ist diese Maßnahme kontraindiziert.

### 4.3.3 Propriozeptive neuromuskuläre Fazilitation (PNF)

Entwickelt wurde das PNF-Konzept von der Physiotherapeutin Maggi Knott und dem Neurophysiologen Dr. Hermann Kabat zur Aktivierung des sensomotorischen Systems (Hedin 2002). Es basiert auf den neurophysiologischen Grundlagen von Sherrington und orientiert sich an den normalen Bewegungsabläufen im menschlichen Körper. Anfänglich wurde das Konzept nur bei Patienten mit neurologischen Störungen angewandt. Durch beständige Erweiterung und Modifikation hat die PNF-Methode heutzutage auch in die Fachbereichen der Chirurgie, Orthopädie und Rheumatologie Einzug gehalten.

Das **Wirkprinzip** des Konzepts kommt bereits in der Bezeichnung zum Ausdruck:
- **P**ropriozeption (syn. Tiefensensibilität) bezieht sich auf die Rezeptoren in der Muskulatur (Muskelspindel), in den Sehnen (Golgi-Organe) und in den Gelenken (Vater-Pacini-Körperchen, Ruffini-Körperchen in der Gelenkkapsel).
- **N**euromuskulär bezieht sich auf das Zusammenspiel von Nerv und Muskel.
- **F**azilitation heißt so viel wie Förderung, Erleichterung, Anbahnung.

Es handelt sich also um eine Methode der Erleichterung im Zusammenspiel von Muskeln und Nerven durch adäquate Stimulation von Propriozeptoren (und Exterozeptoren). Um dies zu erreichen, stellt das Konzept dem Therapeuten wiederum eine Reihe verschiedener Techniken zur Verfügung, die sich an bestimmten Grundprinzipien zu orientieren haben.

### Ziele der PNF-Therapie

- Normalisierung der Muskelspannung (Kräftigung abgeschwächter und Entspannung hypertoner Muskulatur)
- Verbesserung der sensomotorischen Leistung
- Förderung der Mobilität
- Verbesserung von Stabilität, Kraft und Ausdauer
- Verbesserung der muskulären Koordination
- Abbau pathologischer Bewegungsmuster
- Schmerzbehandlung

## Grundprinzipien des PNF-Konzepts

### Exterozeptive Reize

Gemeint sind damit Reize, die für den Patienten sensorische Stimuli bieten. Dazu zählt z. B. der **taktile** Reiz durch den manuellen Kontakt (wenn möglich, im sog. »Lumbrikalgriff«). Der vom Therapeuten eingesetzte Druck gibt dem Patienten adäquaten Widerstand oder Entlastung, führt und bahnt die Bewegung(srichtung) und zeigt ihm an, ob er statisch oder dynamisch arbeiten soll. Um einen **visuellen** Stimulus zu erhalten, soll der Übende die Bewegungen nach Möglichkeit mit den Augen verfolgen. Damit erreicht er eine Verstärkung der Willkürmotorik. Die **verbalen** Reize bestehen aus Kommandos zur Vorbereitung, Ausführung und Korrektur der Bewegung.

### Propriozeptive Reize

Der richtig eingesetzte **Dehnstimulus/Stretchimpuls** löst den Muskeleigenreflex durch Reizung der Muskelspindel aus. Abhängig von der Durchführung kann die Muskulatur inhibiert oder fazilitiert, die Muskelkontraktion verstärkt oder deren Ermüdbarkeit verringert werden. **Gelenkstimuli** erfolgen durch Traktion oder Approximation der Gelenkflächen. Traktion fördert und erleichtert die Bewegung und wird deshalb vorwiegend bei Arbeit gegen die Schwerkraft eingesetzt. Approximation hingegen fördert die Stabilität und findet somit bei Bewegungen mit der Schwerkraft Anwendung.

### Angepasster Widerstand

Der Widerstand des Therapeuten bei einer PNF-Behandlung hat sich immer am Kraftstatus des Patienten und am Trainingsziel zu orientieren. Übungen mit geringem Widerstand fördern Kontrolle, Koordination und Ausdauer, Übungen mit größerem Widerstand eher Kraft und Stabilität. Dieses Prinzip gilt gleichermaßen für dynamische und statische Muskelarbeit. Die geforderte Kraftentfaltung sollte dabei immer bis zum gewünschten Maximum an- und dann wieder abschwellen.

### Pattern/Bewegungsdiagonalen

Unter »Pattern« werden Bewegungsmuster verstanden, in denen komplexe Bewegungen ganzer Körperabschnitte ablaufen. Sie entstehen durch das Zusammenwirken synergistischer Muskelgruppen und verlaufen diagonal (die Beindiagonale z. B. verläuft entlang einer Hilfslinie vom Hüftgelenk zum gegenseitigen Schultergelenk). Die Pattern der Extremitäten bestehen jeweils aus 3 Bewegungskomponenten (Flexion/Extension, Ab-/Adduktion, Innen-/Außenrotation) und erfordern somit dreidimensionale Aktivität. Es gibt 2 Bewegungsdiagonalen für die Körperabschnitte Kopf und Hals, oberer/unterer Rumpf und obere/untere Extremität. Auf jeder Diagonale wiederum gibt es 2 Pattern, die antagonistisch zueinander stehen. Die Benennung der Pattern erfolgt nach der Endstellung des proximalen Gelenks und nach der Endstellung des Bewegungsmusters.

### Pattern und Bewegungsdiagonalen

- Becken und Scapula
  - 1. Diagonale: Posteriore Depression – anteriore Elevation
  - 2. Diagonale: Anteriore Depression – posteriore Elevation
- Obere Extremität (Armpattern)
  - 1. Diagonale:
    - Schulterflexion, Abduktion, Außenrotation mit Supination, Radialduktion, Dorsalextension und Fingerextension
    - Schulterextension, Adduktion, Innenrotation mit Pronation, Ulnarduktion, Palmarflexion und Fingerflexion
  - 2. Diagonale:
    - Schulterflexion, Adduktion, Außenrotation mit Supination, Ulnarduktion, Palmarflexion und Fingerflexion
    - Schulterextension, Abduktion, Innenrotation mit Pronation, Radialduktion, Dorsalextension und Fingerextension
- Untere Extremität (Beinpattern)
  - 1. Diagonale:
    - Hüftflexion, Adduktion, Außenrotation mit Supination und Dorsalextension

▼

- Hüftextension, Abduktion, Innenrotation mit Pronation und Plantarflexion
- 2. Diagonale:
  - Hüftflexion, Abduktion, Innenrotation mit Pronation und Dorsalextension
  - Hüftextension, Adduktion, Außenrotation mit Supination und Plantarflexion

### Summation der Reize

Die räumliche und zeitliche Summation der Reize ist die Basis der PNF. Sie ergibt sich aus der Anwendung aller Grundprinzipien wie manueller Kontakt, visueller und verbaler Stimulus, Stretch, Traktion oder Approximation und angepasster Widerstand.

### Irradiation

Der adäquate Einsatz von Widerständen durch den Therapeuten führt zum »Overflow«, das ist das Überfließen der Muskelspannung auf andere Muskelgruppen, die im Moment gar nicht behandelt zu werden scheinen. Durch eine gezielte Behandlung z. B. des rechten Arms kann es zu einem Überfließen der Spannung auf den Rumpf und die anderen Extremitäten kommen. So werden ganze Muskelketten angesprochen und Leistungsreserven des Patienten mobilisiert. Neben diesem fazilitierenden Effekt kann es aber auch zur Inhibition, d. h. Entspannung von hypertoner Muskulatur, und damit zur Herabsetzung von Schmerzen kommen.

## Techniken im PNF-Konzept und möglicher Einsatz bei LWS-Beschwerden

PNF beinhaltet Techniken

- zum Spannungsaufbau der Muskulatur (Normalisierung des Muskeltonus, Muskelkräftigung, Muskeldehnung),
- zur Entspannung,
- zur Schulung des Bewegungsgefühls und der Koordination
- zum Erlernen physiologischer Bewegungsmuster,
- zum Abbau pathologischer Bewegungsmuster.

Dabei kommen **agonistische** Techniken (nur die agonistischen Muskeln arbeiten) und **antagonistische** Techniken (agonistische und antagonistische Muskeln arbeiten im Wechsel, z. B. bei der dynamischen Umkehr) zum Einsatz. Werden Agonisten und Antagonisten gleichzeitig aktiviert, so spricht man von einer **Kokontraktion**.

### Rhythmische Bewegungseinleitung

Diese Technik eignet sich zur Verbesserung der Lendenlordose im Sitz: Zuerst führt der Therapeut mit beiden Händen ventral am aufgerichteten Becken des Patienten passiv in die Beckenkippung, später assistiv, und schließlich erfolgt die Beckenkippung aktiv. Die Technik beschränkt sich auf die Bewegung aus der Beckenaufrichtung in die -kippung.

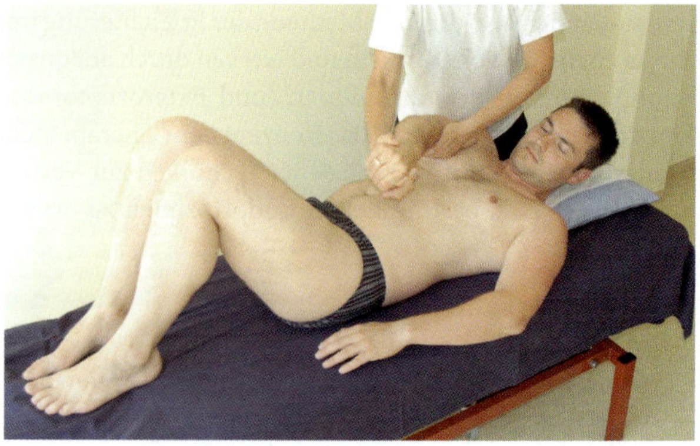

**Abb. 4.23** Kräftigung der Bauchmuskulatur durch Irradiation mithilfe des PNF-Armpattern Flex/Abd/AR (Flexion/Abduktion/Außenrotation) in die Ext/Add/IR (Extension/Adduktion/Innenrotation)

### Wiederholte Kontraktion

Mit »Initialstretch« (Stretch bei vorgedehnter Muskulatur) und »Restretch« (Stretch bei kontrahierter Muskulatur) kommt es zur Kräftigung der aufrichtenden Rückenmuskulatur im Sitz und mithilfe der Armpattern in die Schulterflexion/Abduktion/Außenrotation. Der Restretch verstärkt die Muskelkontraktion, verzögert die Muskelermüdung und verbessert damit die Muskelausdauer.

### Langsame Umkehr

Es handelt sich um eine Technik zur Kräftigung der Bauch- und Rückenmuskulatur durch Irradiation mithilfe der Armpattern. Hierbei werden agonistische und antagonistische Bewegungsmuster verwendet (Abb. 4.23).

### Rhythmische Stabilisation

Möglichkeit zur Verbesserung der Stabilisationsfähigkeit im unteren Rumpf z. B. mithilfe der Beckenpattern. Der Patient liegt in Seitlage auf der Bank oder der Matte mit physiologisch eingestellter LWS-Lordose. Der Therapeut gibt nun abwechselnd Widerstand für Agonisten und Antagonisten im Beckenmuster »anteriore Elevation – posteriore Depression«. Der Patient ist aufgefordert, bei statischer Muskelarbeit die Beckenposition nicht zu verändern. Ziel der Technik ist es, die untere Rumpfmuskulatur zu kräftigen, durch reziproke Hemmung die schmerzende Muskulatur zu entspannen und dem Patienten beizubringen, die Beckenstellung beizubehalten. Mit derselben Technik lässt sich auch die Stabilisationsfähigkeit des gesamten Rumpfes in anderen Ausgangsstellungen (z. B. Sitz, Stand, Vierfüßlerstand) verbessern.

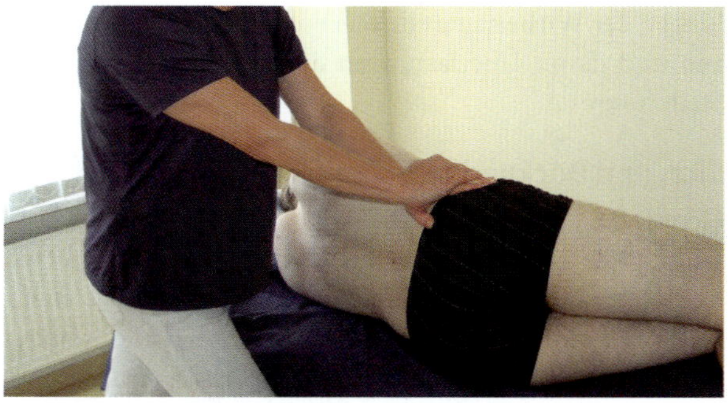

Abb. 4.24 Beckenpattern in die posteriore Elevation zur Dehnung/Entspannung der ipsilateralen lumbalen Lateralflexoren

### Anspannungs-Entspannungs-Technik bei verkürzter, verspannter Muskulatur, z. B. der LWS-Extensoren

Der Patient liegt in Seitlage mit maximal möglicher Ausgangsstellung für das Beckenpattern in die posteriore Elevation. Jetzt führt er gegen den Widerstand des Therapeuten eine kleine Initialbewegung (nicht das gesamte Bewegungsausmaß) im Bewegungsmuster aus. Nach ausreichender Kontraktion löst der Patient die Spannung auf und wird anschließend vom Therapeuten passiv in das antagonistische Muster in Richtung anteriore Depression gedehnt. Die Dehnstellung kann der Patient auch assistiv oder sogar aktiv einnehmen. Letzteres Verfahren ist aufgrund der reziproken Hemmung der Antagonisten, also der zu dehnenden LWS-Extensoren, noch effektiver.

### Halten – Entspannen

Ziel dieser statischen Technik ist die Detonisierung und Schmerzminderung verspannter Muskulatur. Sie unterscheidet sich von der Anspannungs-Entspannungs-Technik nur dadurch, dass der Therapeut ansteigenden isometrischen Widerstand am Bewegungsende gibt. Der Patient ist aufgefordert, mit dosierter Kraft dagegen zu arbeiten, ohne dass es zu einer Bewegung kommt. Nach ausreichender Kontraktion wird der Agonist entspannt, im Bewegungsmuster gedehnt und in der neuen Dehnstellung gehalten. Diese Technik kann häufiger hintereinander wiederholt werden (Abb. 4.24).

## 4.3.4 Funktionelle Bewegungslehre (FBL) nach Klein-Vogelbach

Die Begründerin des Konzepts ist die Schweizer Physiotherapeutin Dr. h.c. Susanne Klein-Vogelbach. Im Zentrum des Konzepts stehen **Haltungs- und Bewegungsanalysen** anhand definierter Beobachtungskriterien (Klein-Vogelbach 1984). Abweichungen von einer hypothetischen Norm, welche die individuelle Konstitution, die Statik,

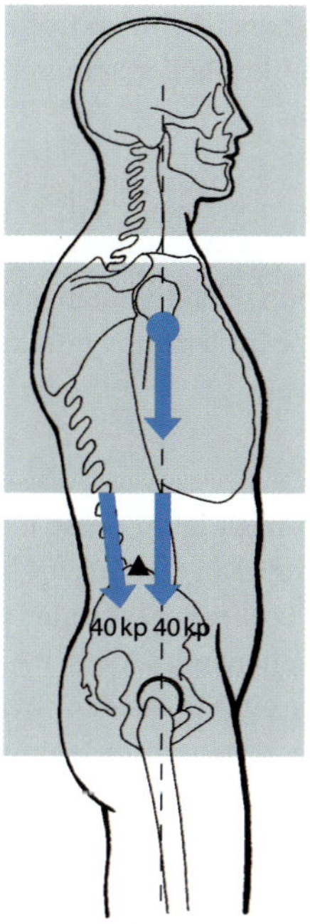


Abb. 4.25 Die Körperabschnitte Becken, Brustkorb und Kopf stehen geordnet übereinander. Der Oberkörper wird von den Rückenmuskeln ohne großen Kraftaufwand dynamisch stabilisiert. (Aus: Wottke 2004)

das Sitz- und Bückverhalten, das Bewegungsverhalten der Wirbelsäule und den Gang einschließt, werden als Ausweichmechanismus bzw. beim Gangbild als Hinkmechanismus bezeichnet. Diese können zu Beschwerden führen. Eine grundlegende Forderung nach dem FBL-Konzept ist es, Haltung und Bewegung ökonomisch zu gestalten und damit die muskuläre Arbeit optimal zu regulieren. Dadurch werden die passiven Strukturen (z. B. Bandscheiben, Bänder, Sehnen, Knochen) maximal geschützt. Ein zu niedriger Muskeltonus bietet keinen Schutz vor Überlastung, ein zu hoher verhindert adäquate Gleichgewichtsreaktionen.

Ein weiterer prägender Bestandteil des Konzepts ist die Einteilung des Körpers in **funktionelle Körperabschnitte** (KA):
- Der mobile KA »Kopf« umfasst die Halswirbelsäule.
- Der KA »Becken« reicht bis zum Anfang der Lendenwirbelsäule.
- Der KA »Brustkorb« bildet ein stabiles Zentrum für Haltung und Bewegung. Er wird von der Haltemuskulatur dynamisch stabilisiert.

Bei idealer Haltung sind alle 3 KA ausbalanciert und stehen wie geordnete Klötzchen übereinander (Abb. 4.25).

### Funktioneller Status

Um die Ursache von Beschwerden und Schmerzen des Patienten herauszufinden und die richtigen physiotherapeutischen Behandlungsmaßnahmen treffen zu können, wird zunächst ein sog. funktioneller Status erhoben. Er beinhaltet folgende Punkte:

#### Kondition

Hierunter fallen Angaben zur Person mit Beruf, Hobbys, Alltagsbelastung, Freizeitaktivitäten, die ärztliche Diagnose, Körpergewicht, Muskelstatus und auch die psychische Situation.

#### Konstitution

Nach dem FBL-Konzept gibt es eine hypothetische Norm für das Verhältnis der Körperlängen, -breiten und -tiefen. Danach verläuft z. B. die transversale Längenhalbierungslinie durch den Trochanter major, der Abstand der Hüftgelenke ist halb so breit wie an den Schultergelenken etc. Abweichungen davon haben funktionelle Konsequenzen, die anhand einiger Beispiele verständlich werden: Bei zu großer Oberlänge versucht der Patient, beim Nach-vorn-Beugen den langen Hebel »Rücken« durch Flexion der Wirbelsäule zu verkürzen, bei einem verhältnismäßig zu geringen Abstand der Schultergelenke können die Arme nicht frei hängen (Abduktionssyndrom). Dies führt zu einer Zusatzbelastung für die Schulter-Nacken-Muskulatur. Hat der Brustkorb eine zu große Tiefe, dann erzwingt dies ein Stehen in Schrittstellung.

#### Beweglichkeit

Beobachtungspunkte sind die Harmonie in den einzelnen Wirbelsäulenabschnitten und die Ökonomie der Gesamtbewegung. Die vertikale Einordnung der 3 Körperabschnitte in der Längsachse soll keine Probleme bereiten.

#### Statik

Bei einer guten Statik stehen alle 3 Körperabschnitte vertikal übereinander, die Arme können frei herabhängen, und die sagittale Gewichtsverteilung befindet sich in der Symmetrie. Die Haltemuskulatur arbeitet in einem Normotonus. Kleine Bewegungen aus dem Zentrum heraus, wie sie durch adäquate Gleichgewichtsanforderungen vonnöten sind, bewältigt der Körper problemlos. Durch die physiologischen Schwingungen der Wirbelsäule werden Schubbelastungen vermieden. Da das Oberkörpergewicht mit ca. 40 kp vor der Beuge-Streck-Achse der Brustwirbelsäule liegt, muss die aufrichtende Rückenmuskulatur permanent arbeiten (◘ Abb. 4.25), um den Oberkörper dynamisch zu stabilisieren. Der dabei ständig wechselnde Tonus schützt sie vor Überlastung.

#### Beinachsen

Hier liegen möglicherweise die Ursachen für Rückenprobleme. Sind z. B. die Kniegelenke überstreckt, so stellen sich nach kranial kompensatorisch unökonomische Fehlstellungen der Wirbelsäule ein. Die Folge sind Schubbelastungen und damit Überlastungen der aktiven und passiven Strukturen.

#### Sitz- und Bückverhalten

Gerade bei »sitzenden Berufen« kommt es auf die richtige, wirbelsäulenschonende Sitzhaltung an. Schlechtes Sitzen (SSBH, s. oben) über 8 Stunden am Tag oder noch mehr kann sehr schnell zu einer schmerzhaften Überlastung der passiven Strukturen und einer Muskeldysbalance führen. Beim Bückverhalten analysiert der Therapeut die Bewegungsausführung: Bückt sich der Patient mit gestreckten Beinen (»horizontaler Bücktyp«) oder geht er dabei in die tiefe Hocke (»vertikaler Bücktyp«)? Bleibt beim Nach-vorn-Neigen die Wirbelsäule in ihren physiologischen Schwingungen, oder wird sie rund? Wird der am Boden liegende Gegenstand dicht am Körper oder mit zu großem Abstand aufgenommen? Diese und weitere Aspekte geben Hinweise auf eine möglicherweise vermeidbare Belastung der Wirbelsäule.

#### Gang

Beim normalen Gangbild gelangt bei jedem Aufsetzen der Ferse ein kleiner Stauchungsdruck bis an die Wirbelsäule. Dies bewirkt bei guter Haltung einen Anreiz zur Aufrichtung und Stabilisation. Bei einer erkrankten Wirbelsäule jedoch können dabei Schmerzen entstehen, die der Körper durch Schon- und Ausweichbewegungen kompensieren will. Dadurch vergrößern sich evtl. bestehende Defizite und können letztendlich sehr rasch zu Funktionseinbußen des Körpers führen.

### Behandlungstechniken im FBL-Konzept

Das FBL-Konzept bietet gerade bei Rückenproblemen je nach Befund eine Reihe von Behandlungstechniken an. Grundprinzip ist immer, dass der Patient nach gründlicher Anleitung und Instruktion durch den Therapeuten in die Lage versetzt wird, die Übungen selbst durchführen zu können. Zu den elementaren Techniken des FBL-Konzepts zählen die Folgenden.

#### Hubfreie bzw. hubarme Mobilisation

Klein-Vogelbach versteht unter hubfrei diejenige Ausgangsstellung, bei der die Bewegungsachse senkrecht im Raum steht und somit die bewegende Muskulatur nicht gegen die Schwerkraft arbeiten muss. Die Ausgangsstellung für die hubfreie Mobilisation der LWS in die Lateralflexion li/re ist somit die Rückenlage, für die Rotation li/re der aufrechte Sitz und in die Flexion/Extension die Seitlage (◘ Abb. 4.26).

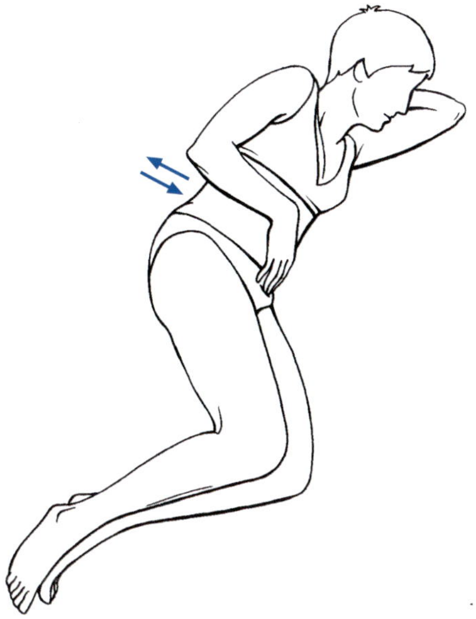

■ **Abb. 4.26** Hubfreie Eigenmobilisation der LWS in die Flexion und die Extension. In Seitlage wird das Becken im Wechsel nach ventral und dorsal gekippt. Dadurch verlängert bzw. verkürzt sich der Abstand Schambein-Bauchnabel, der Abstand Bauchnabel-Sternumspitze verändert sich dabei nicht. (Aus: Wottke 2004)

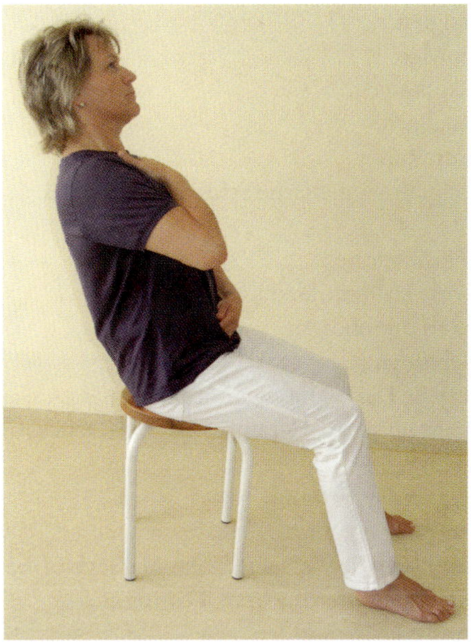

■ **Abb. 4.27** »Klötzchenspiel«: Aus dem aufrechten Sitz mit physiologischer Einstellung der Wirbelsäule neigt der Patient seinen Oberkörper aus der Senkrechten nach vorn und nach hinten, ohne den Verbund der »Klötzchen« Becken, Brustkorb und Kopf aufzugeben

### Widerlagernde Mobilisation

Diese Technik hilft, die weiterlaufende Bewegung mechanisch zu unterbinden, indem der Gelenkpartner in die Gegenrichtung bewegt wird.

### Mobilisierende Massage

Diese Technik hat das Ziel, den Bewegungsumfang zu erhöhen, den Muskeltonus zu normalisieren und die Durchblutung zu verbessern. Dazu wird die Muskulatur in Annäherung gebracht, um sie dann quer zu ihrem Faserverlauf zu bearbeiten.

### Therapeutische Übungen mit und ohne Therapieball

Die Übungen sollen dem Patienten helfen, sein falsches Bewegungsverhalten zu verändern. Das neue, richtige Bewegungsverhalten wird reaktiv erreicht. Jeder Bewegungsauftrag als »Actio« muss mit einer »Reactio« erfüllt werden, wobei der Therapeut je nach Leistungsvermögen die Bedingungen für die Ausführung, also die »Conditio«, vorgibt. Der Therapieball als labile Unterstützungsfläche stellt dabei besonders hohe Anforderungen an die koordinativen Fähigkeiten des Patienten. Die Namen der therapeutischen Übungen wie z. B. »Frosch«, »Waage« oder »Klötzchenspiel« usw. fördern das bildhafte Vorstellungsvermögen beim Patienten (■ Abb. 4.27 und ■ Abb. 4.28).

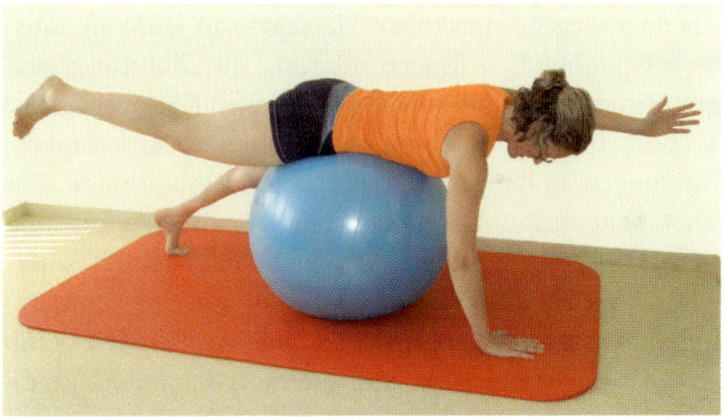

■ **Abb. 4.28** Stabilisationsübung mit dem Therapieball

## 4.4 Physikalische Therapie

### 4.4.1 Massage

Bei Rückenbeschwerden kommen in erster Linie folgende Massageformen zum Einsatz (Kolster 2010):
- Klassische Massagetherapie,
- Funktionsmassage,
- Unterwasserdruckstrahlmassage.

Die **Indikationen** sind im Wesentlichen:
- Degenerative Erkrankungen der Wirbelsäule,
- M. Bechterew,
- Myogelosen,

- Myalgien,
- Lumbago,
- Diskopathien,
- Ischialgien,
- Kontrakturen,
- weichteilrheumatische Schmerzzustände.



**Kontraindikationen:**
- Floride Hauterkrankungen,
- akute Thrombosen,
- Phlebitiden,
- arterielle Durchblutungsstörungen,
- dekompensierte Herzinsuffizienz (Druckstrahlmassage),
- maligner Hypertonus.

Die **Wirkungen** der verschiedenen Massageformen sind:
- Schmerzreduzierung bzw. -beseitigung,
- Tonusreduzierung,
- Förderung der Durchblutung und der Lymphzirkulation,
- Senkung der sympathischen Reflexaktivität,
- Mobilisation der verschiedenen Gewebsschichten.

## Klassische Massage

Als überwiegend muskuläre Massageform wirkt sie muskelentspannend, schmerzlindernd, durchblutungssteigernd und entstauend auf die behandelten Körperteile. Die Techniken sind Streichungen, Reibungen, Zirkelungen, Knetungen, Rollungen, Klopfungen und Vibrationen. Der Therapeut muss mit der adäquaten Intensität (zu feste und zu schnelle Bewegungen erzeugen eher einen unerwünschten Hypertonus) arbeiten und auf eine schmerzfreie, entspannte Lagerung des Patienten achten. Dies kann die Bauchlage (Bauch evtl. mit einem Kissen unterlagern), die Seitlage oder auch die umgekehrte Stufenlagerung sein. (◘ Abb. 4.29). Das Behandlungsgebiet erstreckt sich bei Bedarf weiträumig von der Oberschenkelmuskulatur über die Gesäß- bis zur Rückenmuskulatur.

## Funktionsmassage

Das Ziel dieser Massageform ist es, den Muskel und die dazugehörigen Wirbelsäulensegmente wieder besser »in Funktion« zu bringen. Das Prinzip besteht darin, den manuellen Kontakt zum Muskel und Gelenkbewegungen miteinander zu kombinieren. Das Spezielle an dieser Technik ist die Verlängerung des Muskels bei gleichzeitiger kontrollierter Mobilisation (◘ Abb. 4.30).

## Unterwasserdruckstrahlmassage

Mithilfe eines manuell geführten Unterwasserdruckstrahls wird der Körper in Verbindung mit einem Wannenbad unter Wasser behandelt. Unterstützt vom entspannenden

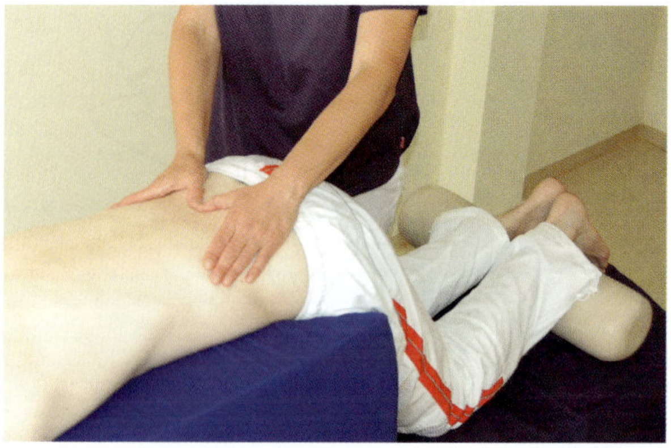

◘ **Abb. 4.29** Klassische Massage der Lumbalregion in entlastender Ausgangsstellung

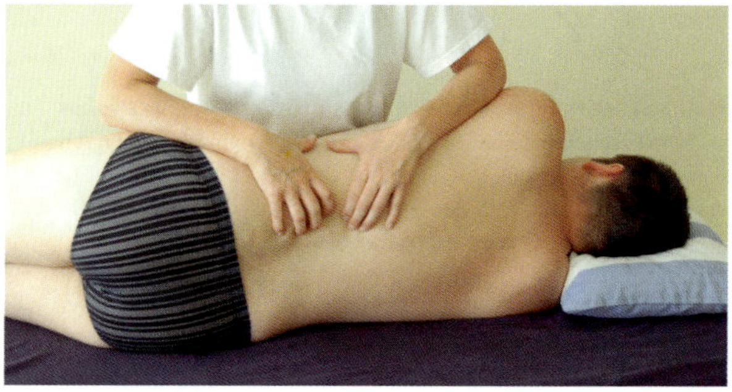

◘ **Abb. 4.30** Funktionsmassage der paravertebralen LWS-Muskulatur bei gleichzeitiger Lateralflexion in Seitlage: Der Therapeut initiiert durch das Auseinanderbewegen der Unterarme eine Lateralflexion der LWS, gleichzeitig zieht er mit eingehakten Fingerkuppen die Muskulatur nach ventrolateral

Effekt der Wassertemperatur (36–38° C) und der Auftriebskraft des Wassers wird eine muskelentspannende, schmerzlindernde, durchblutungssteigernde und entstauende Wirkung auf die Rückenmuskulatur erzielt. Der Strahldruck beträgt 0,5–2,5 bar, der Abstand zwischen Düse und Patient in etwa 10–15 cm (handbreit). Auf der Dorsalseite wird an den Beinen mit streichender oder leicht rotierender Strahlführung begonnen. Die Rückenstrecker werden mit kranialwärts geführten Längsstrichen bearbeitet. Die Dauer beträgt im Allgemeinen 10–20 Minuten, anschließend soll der Patient liegend ruhen).

### 4.4.2 Elektrotherapie

Die therapeutischen Effekte der Elektrotherapie sind
- Schmerzlinderung,
- Hyperämie,
- Muskelrelaxation,
- Wärmeförderung.

Der Einsatz der verschiedenen Stromformen hat sich nach der Art der Beschwerden zu richten.

### Hochfrequenz-Elektrotherapie

Hochfrequente Ströme ab 100 kHz zeichnen sich durch ihre Wärmewirkung in der Tiefe des durchfluteten Gewebes aus. Die therapeutisch angewendeten Hochfrequenzstromarten gehen über die Diathermie mit etwa 3 MHz bis zur Kurzwellentherapie mit etwa 27 MHz.

**Indikationen:**
- Chronisches Wirbelsäulensyndrom mit Muskelbeteiligung,
- Muskelschmerzen.

### Mittelfrequenz-Elektrotherapie

Mittelfrequente Ströme zwischen 1 kHz und 100 kHz besitzen die Fähigkeit, die Niederfrequenzen am Hautwiderstand vorbei in tiefere Gewebsschichten zu transportieren. Das bekannteste Verfahren ist der **Interferenzstrom nach Nemec**.

Über jeweils 2 applizierte Elektroden werden 2 unabhängige Stromkreise mit unterschiedlichen Frequenzen (bis zu 100 Hz Unterschied) aufgebaut. Im Überlagerungsbereich der Stromkreisfelder entsteht ein neues Feld mit der Differenzfrequenz. Damit werden auch die tiefer gelegenen Schichten der Rumpfmuskulatur und das betroffene Bewegungssegment selbst erreicht. Die direkte Einwirkung des Stroms in dieser Intensität führt zu einer Gefäßdilatation mit vermehrter Durchblutung und zu einer positiven Beeinflussung des vegetativen Nervensystems.

> **Bei Schmerzen ohne Muskelbefund sollte diese Stromart nicht angewendet werden.**

Als zusätzliche Kombinationsbehandlung bietet die Saugmassagewirkung über die Saugelektroden (Vakuummassage) einen erwünschten Nebeneffekt (Abb. 4.1).

**Indikation:** Muskulär bedingte Lumbalschmerzen.

### Niederfrequenz-Elektrotherapie

Niederfrequente Ströme zeigen biologische Wirksamkeit auf die Zellen im Frequenzbereich von 15–250 Hz. Hierzu zählen
- die Galvanisation unter Verwendung von Gleichströmen (z. B. im Stangerbad),
- die Faradisation mit Wechselströmen aller Art und Form einschließlich der Schwell- und Exponentialströme.

Die analgetische Wirkung ergibt sich durch eine Erhöhung der Reizschwelle und Verlängerung der Refraktärzeit bis zur reversiblen Unerregbarkeit. Durch die Aktivierung zentralnervöser Strukturen werden Aktionspotenziale nach proximal weitergeleitet mit den bekannten Mechanismen:
- Gate-control-Effekt: Durch eine Überflutung der Synapsen kommt es zu einer Aktivierung der hemmenden Systeme der Schmerzleitung.
- Counter-Irritation: Der akute periphere Reiz aktiviert die hemmenden Schmerzzentren im Hirnstamm.

### TENS – transkutane elektrische Nervenstimulation

Die TENS verwendet schmale Impulse von < 1 ms mit einer Frequenz von 10–100 Hz. Ziel der Therapie ist es, das gestörte Gleichgewicht zwischen schnell und langsam leitenden sensiblen Nervenfasern wiederherzustellen. Um Gewöhnungseffekte zu vermeiden, können stochastische Impulsfolgen gewählt werden (Krämer 2006). Dies ermöglicht eine Dauertherapie über längere Zeiträume. Die Applikation erfolgt über 2 Klebeelektroden im Schmerzgebiet.

**Indikationen:**
- Akute und chronische Schmerzzustände der Wirbelsäule mit dumpfem oder bohrendem Charakter,
- chronische Zustände bei Neuralgien.

### PST – pulsierende Signaltherapie

Die PST ist eine Methode zur Schmerzlinderung von Gelenk- und Rückenproblemen. Ein spezielles Spulensystem erzeugt ein elektromagnetisches Feld als Leitweg für pulsierende Signale mit biologischer Frequenz und minimaler Energie. Die pulsierenden Signale bewirken eine Stimulation und damit eine Regeneration geschädigter körpereigener Strukturen wie z. B. Knorpelgewebe, Bandscheiben, Knochen, Muskel- und Sehnenansätze, Bandstrukturen und Gelenkkapseln.

## 4.4.3 Wärmetherapie

Die Wirkung der Wärme auf den Organismus ist vielfältig:
- Tonusminderung der Muskulatur,
- Lockerung des Bindegewebes durch vermehrte Dehnbarkeit der kollagenen Fasern,
- lokalanästhetische Wirkung durch den vermehrten Abtransport von Entzündungsmediatoren,
- allgemeine Entspannung.

**Indikationen:**
- Schmerzen bei nichtaktivierten Arthrosen jeglicher Art,
- Schmerzen bei sämtlichen degenerativen Wirbelsäulenveränderungen wie Spondylosen und Spondylarthrosen,
- Myalgien,
- Myogelosen,
- reaktiver Muskelspasmus.

**Kontraindikationen:**
- Thrombosen,
- floride entzündlich-infektiöse Prozesse,
- arterielle Durchblutungsstörungen, die bei Heißpackungen zum Wärmestau und zum Auftreten von Verbrennungen und Nekrosen führen können.

Bei der Wärmeapplikation muss unbedingt auf eine entlastende, schmerzfreie Lagerung des Patienten geachtet werden. Meist ist dies die Stufenlagerung. Bei Bauchlage kann mit einem Kissen unter dem Bauch eine Hyperlordosierung und damit eine Kompression der Facettengelenke vermieden werden.

> **Jede Form von Überwärmung führt zu einer erhöhten Kreislaufbelastung. Das Herzminutenvolumen, die Pulsfrequenz und der Sauerstoffverbrauch können erheblich ansteigen. Aus diesem Grund muss vor jeglicher Wärmeapplikation die Frage nach der Herzverträglichkeit abgeklärt sein.**

Die Formen der Wärmeapplikationen bei stationärer und/oder ambulanter Therapie sind im Wesentlichen die Folgenden:

**Heißpackungen** Das verwendete Material für Heißpackungen ist Naturmoor, Fango, Paraffinfango, Schlamm oder Schlick. Die Anlegetemperatur liegt bei ca. 50° C, die Anwendungsdauer beträgt 20–30 Minuten. Bei Verträglichkeit wird der Patient in ein Laken eingepackt und evtl. noch mit einer Wolldecke zugedeckt. Die bevorzugte schmerzfreie Lagerung bei LWS-Beschwerden ist die Stufenlagerung. Packungen können gut anmodelliert werden und geben eine große Wärmemenge ab, was eine Erwärmung der Muskulatur auf nahezu 40° C bewirkt.

**Heiße Rolle** Trichterförmig zusammengerollte Handtücher werden mit kochend heißem Wasser getränkt und für 10–20 Minuten auf die Haut getupft bzw. über der Haut abgerollt. Bei Abkühlung der äußeren Handtuchschicht werden die noch heißen, inneren Lagen verwendet, wodurch die Hitzewirkung erhalten bleibt. Die Anwendungstemperatur beträgt ca. 45–60° C. Der Vorteil gegenüber einer Packung ist, dass sich der Patient nicht eingeengt fühlt und es nicht zu einem Hitzestau kommen kann.

**Heißluft und Infrarotlicht** Beide Wärmequellen werden vom Patienten als relativ gut verträglich und wenig belastend empfunden, sie haben allerdings auch nur eine geringe Eindringtiefe in die Haut (ca. 10 mm). Die Erwärmung bei Heißluft erfolgt über Konvektion, bei Infrarotlicht durch Strahlungswirkung.

**Moorwannenbad** Durch gute Wärmehaltung und dosierte Wärmeabgabe sind Badetemperaturen bis zu 42° C möglich. Die lang anhaltende Tiefendurchwärmung stellt eine erhöhte Herz-Kreislauf-Belastung dar. Aus diesem Grund sollten wöchentlich maximal 2–3 Moorwannenbäder genommen werden.

## 4.5 Präventive und/oder rehabilitative Begleitmaßnahmen

### 4.5.1 Rückenschule

#### Ziele und Inhalte

Das allgemeine Anliegen und Vorhaben der Rückenschule (RS) ist die Förderung der Rückengesundheit und die Prävention der Chronifizierung von Rückenbeschwerden. Rückengesundheit ist aus Sicht der KddR (Konföderation der deutschen Rückenschulen; KddR 2006a,b) unter Einbeziehung der ICF (Internationale Klassifikation der Funktionsfähigkeit, Behinderung und Gesundheit) dann gegeben, wenn
- Menschen möglichst wenigen Rückenschmerzen haben bzw. auftretende und bestehende Rückenschmerzen sie in ihrer funktionalen Gesundheit nicht beeinträchtigen und
- sie in Bezug auf ihr Wissen, ihre Einstellungen und ihre individuelle Handlungsfähigkeit zur Führung eines gesundheitsförderlichen aktiven Lebensstils befähigt sind.

Daraus resultieren die Zielsetzungen und die Inhalte der Rückenschule (in Anlehnung an die Europäischen Leitlinien zur Prävention von Rückenschmerzen) (Tab. 4.4).

#### Biomechanische Grundlagen für wirbelsäulenschädigende Haltungen

Der Ausgangspunkt der Rückenschulidee waren die wissenschaftlichen Erkenntnisse des schwedischen Orthopäden Alf Nachemson. Er fand bei seinen Studien in den 1960er Jahren den Zusammenhang zwischen verschiedenen Körperhaltungen beim Sitzen, Liegen, Stehen, Heben und Tragen und dem sich daraus ergebenden Belastungsdruck der Lendenbandscheiben (Abb. 4.31). Besonders gefährdet ist der Diskus und das Wirbelsäulensegment dann, wenn bei unphysiologischer Einstellung der Wirbelsäulenschwingungen der Druck asymmetrisch einwirkt: Bei entlordosierter LWS (Abb. 4.32) mit Überlastung der ventralen Diskuspartien besteht die Gefahr der Bandscheibendislokation nach dorsal mit Protrusion oder Prolaps, bei Hyperlordose kommt es zu einer Stauchung der Wirbelgelenke (Abb. 4.33: Falsches Tragen von Gegenständen mit Überstreckung der LWS). Zusatzgewichte potenzieren diese Gefahr noch. Intradiskale Druckspitzen

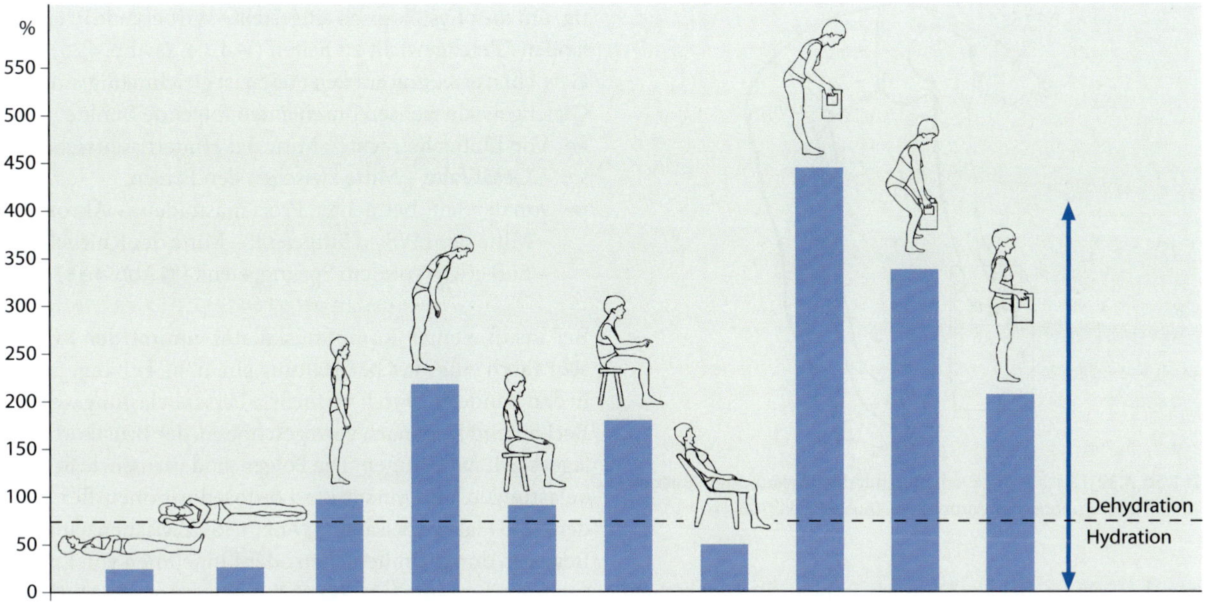


**Abb. 4.31** Intradiskale Druckverhältnisse im Segment $L_4$–$L_5$ bei Alltagsbelastungen, normiert auf Stehen (= 100%). Die *gestrichelte Linie* gibt die Grenzbelastung der Bandscheibe (ca. 80 kp) zwischen Hydration und Dehydration an. (Aus: Wottke 2004)

**Tab. 4.4** Überblick über Zielsetzungen und Inhalte der Rückenschule

| Ziele | Inhalte |
|---|---|
| Stärkung der physischen Gesundheitsressourcen | Allgemeine und rückenspezifische Fitness |
| | Rückenfreundliche Körperhaltungen und Bewegungsabläufe |
| Stärkung der psychosozialen Gesundheitsressourcen | Schmerzbewältigungsstrategien (Coping-Strategien) |
| | Mentale Entspannungsfähigkeit |
| | Positive Haltungs- und Bewegungserfahrung |
| | Verbesserung des Wohlbefindens |
| Aufbau von und Bindung an langfristige körperliche und gesundheitssportliche Aktivität | Wahrnehmen und Erleben der Leistungsfähigkeit des eigenen Körpers |
| | Bewegungsfreude |
| | Verhaltensmodifikation und Transfer in den Alltag |
| Sensibilisierung von haltungs- und bewegungsförderlicher Aktivität | Erleben der Wirksamkeit veränderter ergonomischer Bedingungen und von Haltungs- und Bewegungsformen in Alltag, Beruf und Freizeit |

werden auch zusätzlich durch Kombinationsbewegungen wie Flexion/Lateralflexion/Rotation provoziert, bei denen sich das Segment regelrecht »zuschraubt« (Abb. 4.34).

Ein weiterer wichtiger biomechanischer Aspekt ist die Ernährung des Bandscheibenknorpels. Bei Belastungen < 80 kp nimmt er Wasser auf (Hydration), bei Belastungen darüber wird Flüssigkeit ausgepresst (Dehydration) (Abb. 4.31). Bei länger andauernder Haltungskonstanz kommt der Flüssigkeitsaustausch nahezu zum Erliegen, die Versorgung mit Nährstoffen wird unterbunden. Zudem verringert sich die Höhe des Intervertebralraums mit einhergehender Mehrkompression der Wirbelgelenke. Daraus leitet sich die Forderung ab, die Bandscheiben möglichst oft zu entlasten durch geeignete Entlastungshaltungen (s. unten).

## Die wirbelsäulenfreundliche Haltung

In Beruf und im Alltag ist man fast ständig mit Situationen konfrontiert, die sich bei Kenntnis und Umsetzung der Rückenschulregeln wirbelsäulenfreundlich bewältigen lassen. Dazu zählen das Aufstehen aus dem Bett über die Seitlage, die richtige Haltung bei der Morgentoilette, beim Anzie-

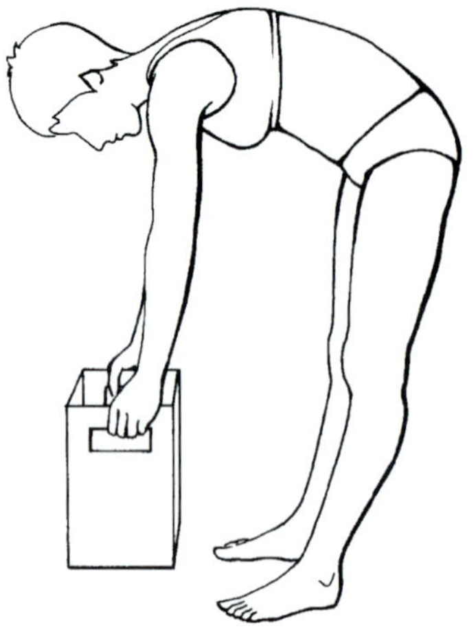

■ **Abb. 4.32** Falsches Bückverhalten mit durchgestreckten Kniegelenken und kyphotischer Wirbelsäule. (Aus: Wottke 2004)

hen der Schuhe, bei der Hausarbeit, beim Bettenmachen, beim Bügeln und Kochen, bei der Gartenarbeit, im Beruf usw. Die häufigsten Situationen werden im Folgenden etwas genauer analysiert:

### Die richtige Haltung beim Stehen und Gehen

Bei der idealen Haltung beim Stehen (neutrale Haltung) herrscht ein optimales Gleichgewicht zwischen Skelett und muskulären Kräften, d. h., es ist möglichst wenig Kraft nötig, um die physiologisch eingestellte Wirbelsäule in einem labilen Gleichgewicht zu halten (▶ 4.3.4, ■ Abb. 4.25). Die Gewichtsverteilung auf den Füßen ist gleichmäßig, und die Gleichgewichtsachsen durchlaufen folgende Punkte:

- Von hinten betrachtet: Mitte der Hinterhauptsschuppe – Gesäßfalte – Mitte zwischen den Fersen,
- von der Seite betrachtet: Proc. mastoideus – Akromion – Mitte der LWS – Hüftgelenk – Mitte des Kniegelenks – Fuß etwas vor dem Sprunggelenk (■ Abb. 4.35).

Bei insuffizienter Rumpfmuskulatur nimmt der Körper sehr rasch eine »lasche« Haltung ein, d. h., er hängt passiv in den Bändern. Durch vermehrte Fersenbelastung werden Becken und Kopf nach vorn geschoben, der Brustkorb verlagert sich nach hinten. Die Folgen sind vermehrte Schubbelastungen und verstärkte Lordosepositionen der Lenden- und Halswirbelsäule (■ Abb. 4.36). Zwischenzeitliches Bewegen durch Umhergehen oder Einnehmen von Entlastungsposition im Stand (■ Abb. 4.37) bringt der Muskulatur und den Bandscheiben Erleichterung.

### Die richtige Haltung beim Sitzen

Je nach Sitzhaltung entstehen unterschiedliche intradiskale Druckbelastungen. Die höchsten Werte ergeben sich in der vorderen Sitzhaltung mit Rundrücken, die geringsten in einer angelehnten Sitzhaltung bei einem Neigungswinkel der Rückenlehne von ca. 45°. Hierbei entstehen allerdings Scher-

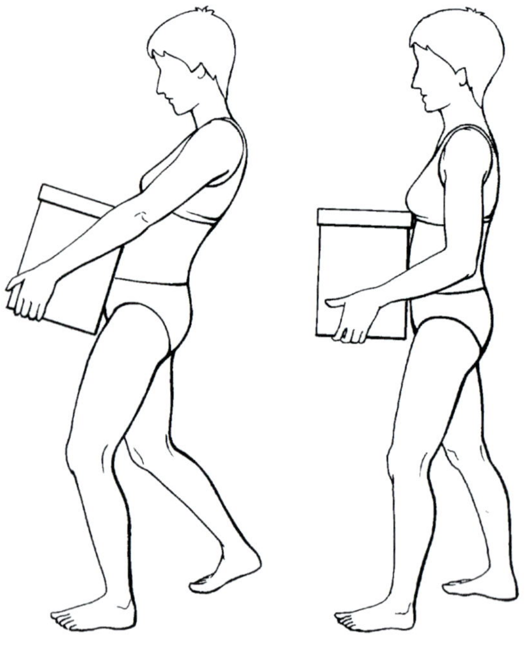


■ **Abb. 4.33** Richtiges und falsches Tragen von Gegenständen mit Überstreckung der LWS. (Aus: Wottke 2004)

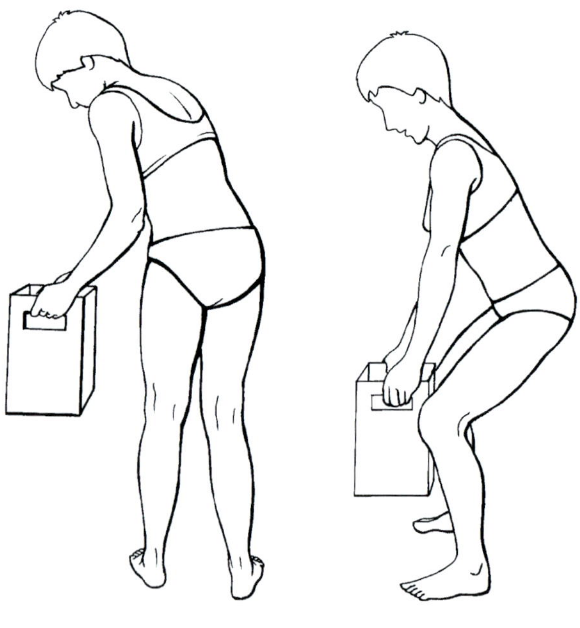


■ **Abb. 4.34** Richtige und falsche Haltung beim Aufnehmen und Abstellen von Gewichten mit pathogenen WS-Kombinationsbewegungen. (Aus: Wottke 2004)

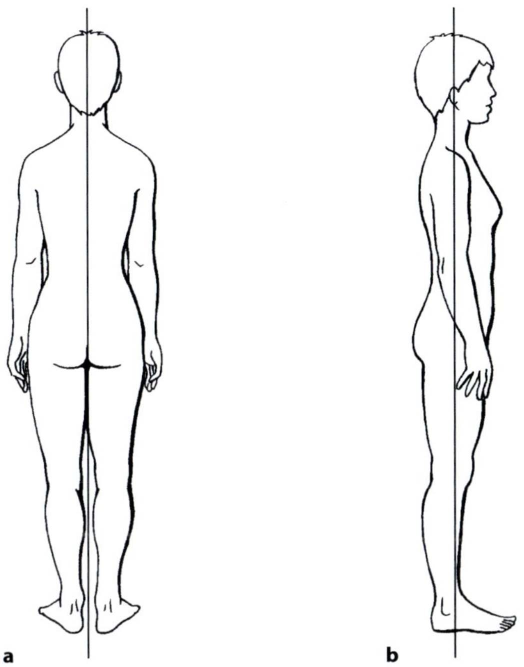


**Abb. 4.35** Verlauf der Gleichgewichtslinien beim aufrecht stehenden Menschen von hinten (**a**) und von der Seite (**b**). (Aus: Wottke 2004)

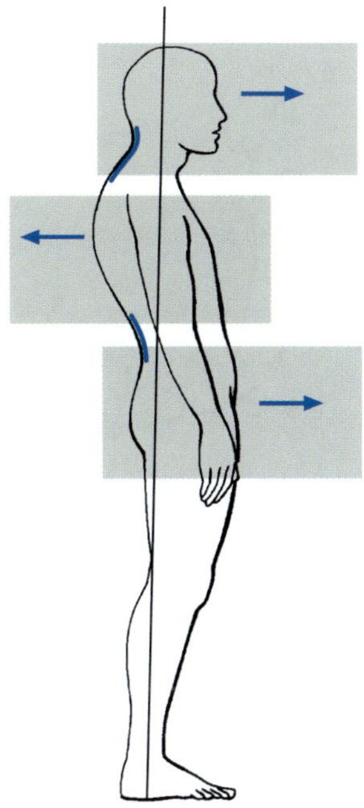


**Abb. 4.36** Auswirkungen auf die Körperstatik beim Stehen mit vermehrter Fersenbelastung (kompensiertes Gleichgewicht). (Aus: Wottke 2004)

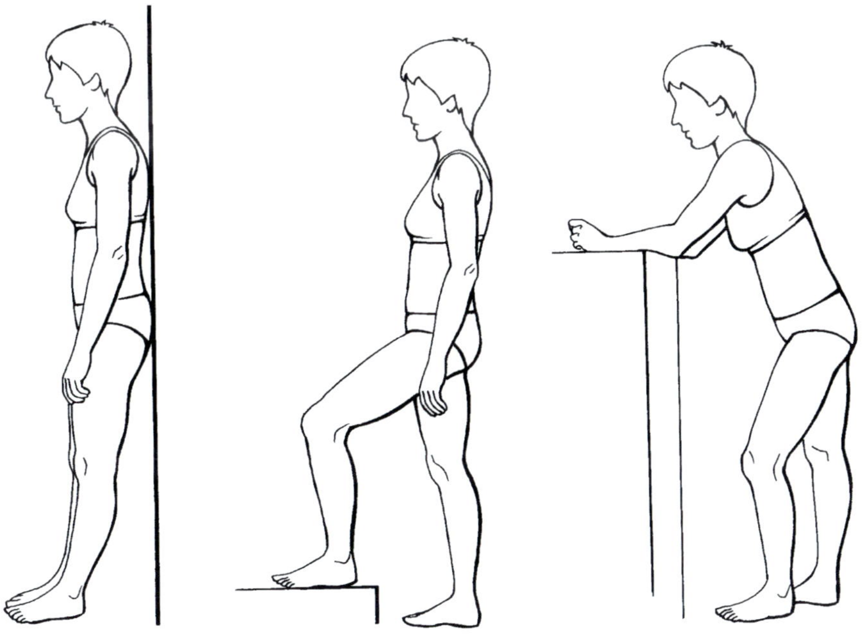

**Abb. 4.37** Entlastungsstellungen beim Stehen. (Aus: Wottke 2004)

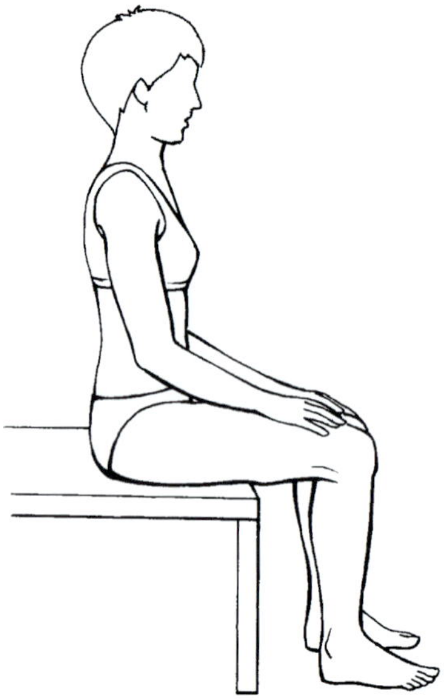

**Abb. 4.38** Mittlere, aufrechte Sitzhaltung. (Aus: Wottke 2004)

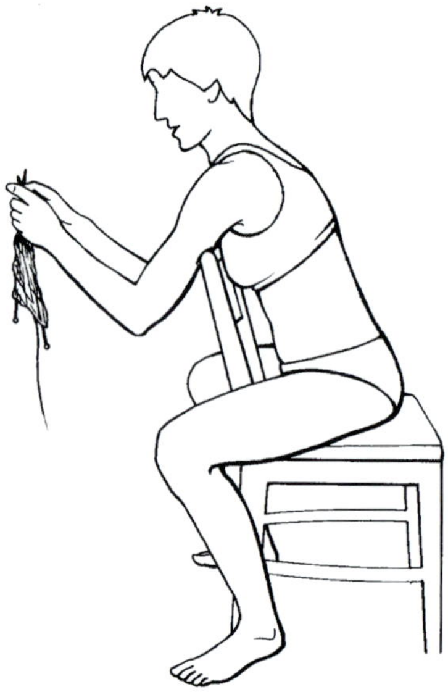

**Abb. 4.39** »Sitz verkehrt« zur Entlastung der Bandscheiben. (Aus: Wottke 2004)

kräfte und eine höhere Belastung auf die Halswirbelsäule. Aus diesem Grund ist eine mittlere, aufrechte Sitzhaltung anzustreben (Abb. 4.38), in der sich auch die meisten Arbeiten zu Hause und im Beruf ausführen lassen. Bei diesem Sitz balanciert der Körper auf seinen Sitzbeinhöckern, und die Wirbelsäule ist in ihren physiologischen Schwingungen eingestellt. Damit das Becken die erforderliche Kippung nach vorn einnehmen kann, sind die Oberschenkel leicht geöffnet, und die Fersen stehen etwas vor den Knien. Diese wiederum sollten nicht über den Hüftgelenken, idealerweise sogar etwas tiefer sein. Bei aufrechter Sitzhaltung befindet sich der Schwerpunkt des Oberkörpers über den Sitzbeinhöckern, und die aufrichtende Rumpfmuskulatur kann ökonomisch arbeiten. Der Schultergürtel liegt ausbalanciert auf dem Brustkorb, der Blick ist geradeaus gerichtet.

Trotz idealer Wirbelsäuleneinstellung sollte diese Sitzposition dennoch nicht über einen längeren Zeitraum eingenommen werden, da es infolge der Haltungskonstanz zu keiner Durchsaftung der Bandscheiben kommt. Der ideale Sitz ist vielmehr der dynamische Sitz, bei dem die Positionen immer wieder verändert werden. Dies garantiert einen häufigen Wechsel zwischen Be- und Entlastung der Bandscheiben und damit zwischen Flüssigkeitsabgabe und -aufnahme. Labile Sitzauflagen, Gewichtsabnahme durch Abstützen der Arme und andere Entlastungshaltungen (Abb. 4.39) sind die beste Gewähr für schmerzfreies Sitzen.

### Die richtige Haltung beim Heben und Tragen

Die intradiskal sehr hohen Druckbelastungen beim Heben und Tragen (Abb. 4.31) bergen ein besonderes Verletzungsrisiko der Bandscheiben, insbesondere bei asymmetrischer Belastung. Höchstes Gebot ist somit eine stabilisierte, in ihren physiologischen Schwingungen eingestellte Wirbelsäule. Der zu hebende Gegenstand wird am besten zwischen die Füße genommen, damit er möglichst nah am Körper ist. Das Hinunterbeugen geschieht durch Kniebeugung und gleichzeitiges Vorneigen des Oberkörpers mit geradem Rücken (Abb. 4.40). Beim Aufheben größerer Lasten führt diese Hebetechnik aus den Beinen zu deutlichen Druckminderungen im Zwischenwirbelbereich, weil die Rückenstreckmuskulatur mit über 30% weniger Kraft arbeiten muss (Abb. 4.41).

Beim wirbelsäulenschonenden Tragen gelten **zwei wichtige Grundsätze:**

- **Die Last immer möglichst dicht am Körper halten! Damit vermeidet man einen langen Lastarm und somit große Drehmomente. Dies verringert den Kraftaufwand und damit den Druck auf die Bandscheiben.**
- **Die Lasten möglichst verteilen! Beim asymmetrischen Tragen entstehen wiederum deutlich höhere Druckbelastungen im Wirbelsäulensegment als beim Verteilen der Last auf beide Hände (Abb. 4.42 und Abb. 4.43). Aus diesem Grund sollte man lieber zwei Einkaufstüten als eine oder idealerweise einen Rucksack verwenden.**

### Rückenschule als Verhältnisprävention

Ein weiterer Kernpunkt der Rückenschule ist es, die Lebens- und Arbeitsverhältnisse so zu gestalten, dass unnötige Belastungen die Wirbelsäule vermieden werden können. Dies beginnt am besten mit einer Ist-Analyse der Belastungsfaktoren im täglichen Umfeld. In einem wei-

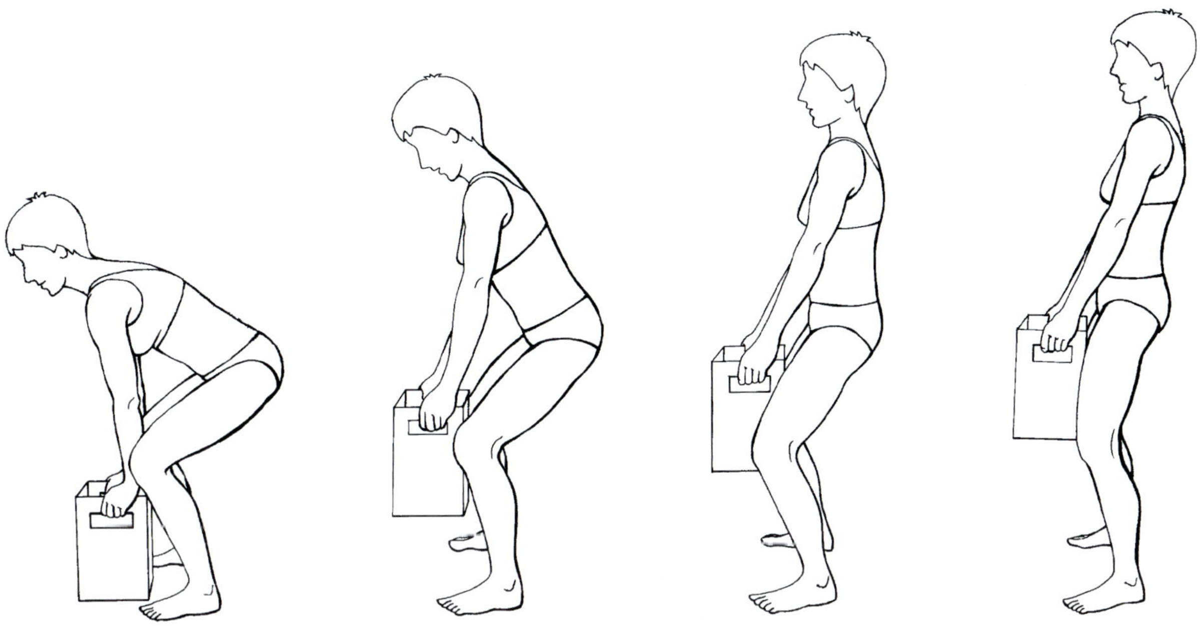

**Abb. 4.40** Richtige Hebetechnik aus dem Grätschstand. (Aus: Wottke 2004)

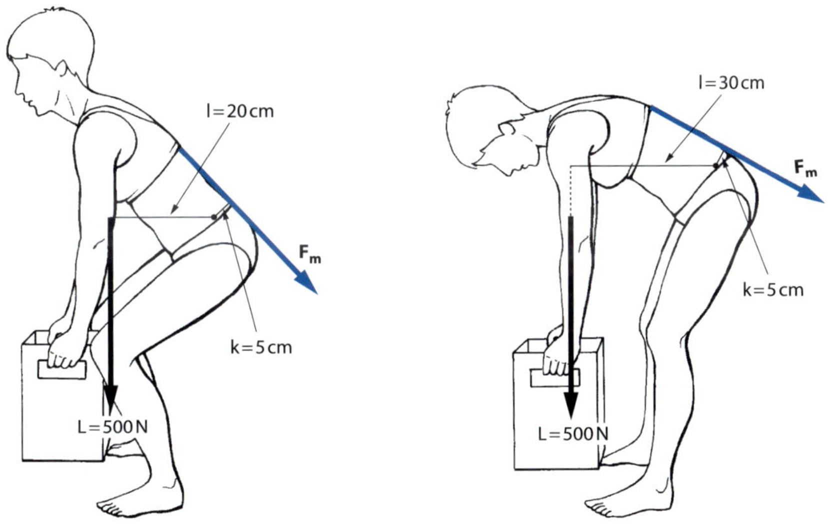


**a** $F_m \times 5 = 500\,N \times 20$; $\mathbf{F_m = 2000\,N}$ **b** $F_m \times 5 = 500\,N \times 30$; $\mathbf{F_m = 3000\,N}$

**Abb. 4.41** Kraftaufwand der Rückenmuskulatur in Abhängigkeit von der Lage des Lastarms bei richtiger (**a**) und falscher Haltung (**b**). *k* Kraftarm, *l* Lastarm, *L* Last, $F_m$ Kraft der Rückenstreckermuskulatur. (Aus: Wottke 2004)

teren Schritt sollte konkret überlegt werden, was wirbelsäulenfreundlicher gestaltet werden könnte, und dies sollte dann auch in die Tat umgesetzt werden.

Wirksame **Maßnahmen am Arbeitsplatz** sind z. B.

- die Verwendung von vorhandenen Arbeits- und Hilfsmitteln (Tragegurte, Lastenkarren etc.),
- die Ergonomisierung des Arbeitsplatzes durch technische Veränderungen (Schreibtischhöhe anpassen, Bürostuhl richtig einstellen, zentrale Positionierung von Tastatur und Bildschirm etc.),
- organisatorische Veränderungen (abwechslungsreiche und beanspruchungsdifferenzierte Arbeitsabfolge, Vermeidung von Monotonie, Einstreuen von ausgleichenden Entspannungsübungen etc.).

Die **Funktionalität der Wohnung** ist ein weiterer zentraler Punkt:

- In der Küche sorgt die richtige Höhe der Arbeitsplatte für eine Entlastung des Rückens. Küchengeräte, die sehr häufig in Gebrauch sind (z. B. Geschirrspülma-

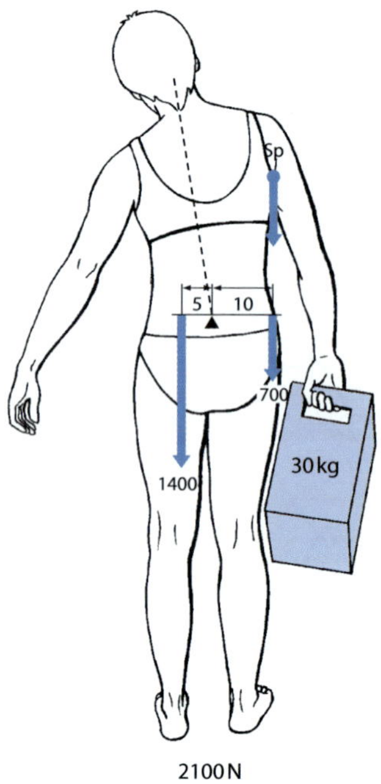


■ **Abb. 4.42** Belastung der 3. Lumbalbandscheibe bei asymmetrischem Tragen, *Sp* Schwerpunkt. (Aus: Wottke 2004)

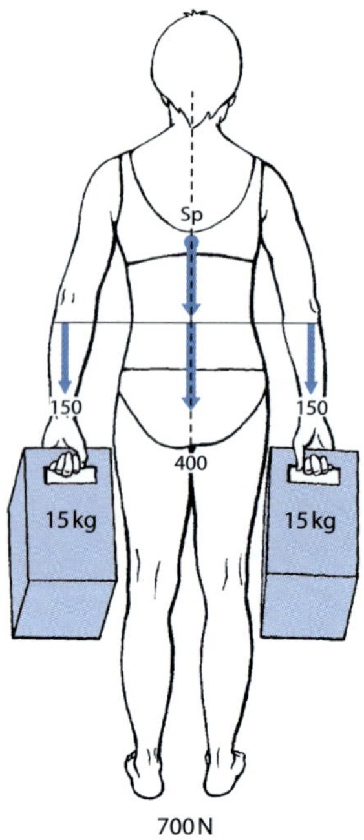


■ **Abb. 4.43** Belastung der 3. Lumbalbandscheibe bei symmetrischem Tragen, *Sp* Schwerpunkt. (Aus: Wottke 2004)

schine, Kühlschrank, Backofen, Mikrowelle) sollten erhöht angeordnet sein. Die Auszugelemente müssen einen guten Zugriff ermöglichen.

- Für das private Arbeitszimmer gelten die gleichen Aspekte wie für das Büro.
- Ein zu niedriges Bett kann Probleme beim Aufstehen bereiten. Matratze und Lattenrost müssen individuell auf den Körper einstellbar sein und von der Härte her zusammen mit dem Kopfkissen eine physiologische Lagerung der Wirbelsäule ermöglichen.
- Das Sitzmobiliar in Wohn- und Esszimmer soll die richtige Haltung beim Sitzen erlauben.
- Gleiches gilt für das Kinderzimmer. Kindermöbel müssen mitwachsen können und auf die individuell veränderten Körperproportionen einstellbar sein. Die Ausstattung mit luftgefüllten Sitzkissen und einem Sitzball dient zugleich als Anreiz zum Spielen und Trainieren.

### Rückenschule und Sport

Ein zentrales Anliegen der Rückenschule ist es, Freude an der Bewegung und Zutrauen in die Leistungsfähigkeit des eigenen Körpers beim Sporttreiben zu wecken. Im Vordergrund stehen dabei die Lifetime-Sportarten, die bis ins hohe Alter betrieben werden können.

Grundsätzlich abzuraten ist von Sportarten, die aufgrund der äußeren Gegebenheiten ein unkalkulierbares Risiko darstellen (z. B. Mannschaftssportarten wie Hand- oder Fußball mit direktem Kontakt zum Gegner) oder die mit permanenten Erschütterungen der Wirbelsäule verbunden sind (z. B. Volleyball, Basketball).

Zu empfehlen sind Sportarten, die mit weichen, rhythmischen Bewegungen das muskuloskelettale System trainieren, ohne das Herz-Kreislauf-System oder den Gelenkapparat zu überfordern (■ Tab. 4.5).

## 4.5.2 Entspannungstraining

Die psychische und die somatische Verfassung stehen bei Rückenpatienten oft in einem engen Kausalitätsgefüge: Psychische Belastungen sind häufig die Ursache von Rückenschmerzen und umgekehrt.

Entspannungsverfahren unterstützen die Behandlung unterschiedlicher psychosomatischer und organischer Krankheitsbilder, weil sich mit ihrer Hilfe das somatische Geschehen wirkungsvoll beeinflussen lässt. Einschränkende Kontraindikationen bestehen lediglich bei Teilnehmern mit sehr niedrigem Blutdruck und bei Teilnehmern, die einer psychotherapeutischen oder psychiatrischen Behandlung bedürfen (Müller 2000).

Die am häufigsten angewendeten Entspannungsverfahren sind:

- autogenes Training (AT),
- progressive Muskelentspannung nach Jacobson (PME).

**Tab. 4.5** Überblick über die Wirbelsäulenfreundlichkeit verschiedener Sportarten

| Wirbelsäulenfreundliche Sportarten | | Wirbelsäulenunfreundliche Sportarten | |
|---|---|---|---|
| Aqua-Jogging | ☺☺☺ | Badminton | ☹☹ |
| Aerobic (*low impact*) | ☺☺ | Fußball | ☹☹☹ |
| Jazzgymnastik | ☺☺ | Gewichtheben | ☹☹☹ |
| Jogging | ☺☺☺ | Golf | ☹☹☹ |
| Medizinisches Krafttraining | ☺☺☺ | Kanu | ☹☹☹ |
| Nordic Walking | ☺☺☺ | Rennradfahren | ☹☹ |
| Radfahren (aufrecht) | ☺☺ | Ringen | ☹☹☹ |
| Reiten | ☺☺ | Skilauf alpin | ☹☹ |
| Schwimmen (Rücken-) | ☺☺☺ | Squash | ☹☹☹ |
| Skilauf nordisch | ☺☺☺ | Tennis | ☹☹ |
| Tanzen (klassisch) | ☺☺☺ | Windsurfen (Anfänger) | ☹ |

☺ – ☺☺☺: geeignet bis empfehlenswert, ☹ – ☹☹☹: ungeeignet bis abzuraten.

**Wichtigste durch Entspannungsmethoden hervorgerufene physiologische Veränderungen**

- Senkung des Spannungsgrades der Skelettmuskulatur durch die veränderte Sensibilität der Muskelspindeln, den Spannungsrezeptoren
- Erweiterung der peripheren Blutgefäße durch verminderte Aktivierung des sympathischen Nervensystems
- Senkung der Atemfrequenz und des Sauerstoffverbrauchs, Anstieg der Atemtiefe, Veränderung der Hirnstromaktivität als Anzeichen einer zentralen Beruhigung, die aus der Reduzierung eintreffender Nervenimpulse resultieren
- Senkung des Grundumsatzes, d. h. des Energieverbrauchs des ruhenden Körpers (bis zu einem Drittel)

**Entspannung ist nur möglich, wenn sich der Übende von persönlichen Ärgernissen und Erlebnissen befreit und ganz auf den Entspannungsvorgang einstellt. Nur so kann, von der muskulären Entspannung ausgehend, eine psychische Entspannung erreicht werden, oder es können umgekehrt über die psychische Beeinflussung muskuläre Spannungen gelöst werden.**

Die Entspannung wird also mit zweifacher Absicht betrieben, nämlich um Muskelspannungen zu beseitigen und um psychische Spannungen zu lösen.

## Autogenes Training (AT)

Das AT wurde als Methode der konzentrativen Selbstentspannung in den 1920er Jahren von dem Berliner Arzt Johannes Heinrich Schultz entwickelt. Die Kernthese, die besagt, dass durch Autosuggestion körperliche, geistige und seelische Veränderungen geschehen, ist durch unterschiedliche wissenschaftliche Parameter bewiesen (Schulz 2010). Die im AT wirksamen Grundprinzipien sind eine gute Körperwahrnehmung und Vorstellungskraft. Am Beginn ist es wichtig, sich auf das körperliche Geschehen zu konzentrieren, Nebengedanken auszuschalten, den Blick »nach innen« zu richten.

### Ablauf

Eine Sitzung des AT gestaltet sich folgendermaßen:

- **Einstimmung:** Die aufmerksame Hinwendung zum Selbst wird »Einstimmung« genannt. Sie wird unterstützt durch stereotype Sätze der »Ruhetönung«, bei der man Formeln vorspricht wie: «Ich bin ruhig, ganz ruhig und entspannt.«
- **Abfolge von 6 Grundübungen:** Die chronologische Aneinanderreihung der folgenden 6 Übungen bewirkt eine vegetative Umschaltung mit dem Ziel einer tiefen psychophysischen Entspannung.
  1. Schwereübung: Eine Schwereformel löst im jeweils angesprochenen Körperteil ein Gefühl der Schwere aus, die Folge einer Muskelentspannung ist.
  2. Wärmeübung: Sie beeinflusst im gerade angesprochenen Körperteil die Gefäßmuskulatur, erweitert diese und bewirkt dadurch eine vermehrte Durchblutung.

3. Atemübung: Als erste von 4 Organübungen im autogenen Training nimmt sie auf die durch den täglichen Stress veränderte Atmung Einfluss.
4. Sonnengeflechtsübung: Diese zweite Organübung reguliert über die Körpermitte, den Solarplexus, das vegetative Nervensystem.
5. Herzübung: Sie beeinflusst das Herzgeschehen, indem die Pulsfrequenz und der Blutdruck reguliert werden.
6. Kopfübung (= Stirnkühlung): Sie führt zu einer Gesichtsentspannung als Folge einer detonisierten Gesichtsmuskulatur.

- **Sich Zurücknehmen:** Am Ende der Sitzung muss der Teilnehmer jetzt wiederum aus seiner tiefen Entspannung in einen normalen »Aktivierungszustand« zurückkommen. Die Vorgehensweise entspricht dem Prozedere, wie es bei der PME (s. unten) beschrieben ist.

### Praktische Vorgehensweise

Alle Formeln, die der Lehrer ausspricht, soll er grundsätzlich 3- bis 5-mal mit deutlicher Pause dazwischen wiederholen. Zwischen den verschiedenen Übungen wird immer eine Ruhetönungsformel eingebaut. Wenn jeder Teilnehmer bereit ist, beginnt der Lehrer mit einigen Formeln, die bei dem Teilnehmer den Abstand zum Alltag herstellen (▣ Tab. 4.6).

## Progressive Muskelentspannung nach Jacobson (PME)

Bei der PME handelt es sich um ein **aktives Entspannungsverfahren**. Der Teilnehmer soll lernen, Spannungszustände in der Muskulatur bewusst zu erkennen und diese eigenständig aufzulösen. Dazu werden einzelne Muskelgruppen des Körpers in einer bestimmten Reihenfolge angespannt und wieder entspannt (Bernstein u. Borkovec 1987).

### Grundverfahren

Jede der Entspannungsübungen besteht aus 2 Abschnitten:

- Auf ein vereinbartes Signal des Kursleiters hin werden mit einem Einatmen die Muskeln angespannt; unter ruhigem Weiteratmen wird die Spannung 5–7 Sekunden lang gehalten.
- Auf ein weiteres Zeichen werden mit einem Ausatmen die Muskeln schlagartig entspannt, dabei wird gleichmäßig weitergeatmet; etwa 15–20 Sekunden lang werden die Muskeln mit jedem Ausatmen immer mehr gelockert.

Dieser **Anspannungs-Entspannungs-Zyklus** sollte im Abstand von 20–30 Sekunden zweimal je Muskelgruppe hintereinander durchgeführt werden, da so die Muskelspannung stärker verringert werden kann. Zu Beginn des Trainings werden 16 Muskelgruppen in einer festgelegten Reihenfolge angespannt und entspannt. Mit fortgeschrittener Übung kann die Zahl der Muskelgruppen verringert werden. Die Reihenfolge der 16 Muskelgruppen und deren mögliche Anspannungsformen sowie der dazu passende Ansagetext finden sich in ▣ Tab. 4.7.

### Abfolge

Der Lehrer kann diese Abfolge leicht einhalten, wenn er relativ standardisierte Anweisungen gibt. Um den ersten Schritt der Abfolge zu beginnen, sollte er z. B. sagen:

» Ich möchte, dass Sie sich jetzt ganz auf die Muskeln der rechten Hand und des rechten Unterarms konzentrieren. «

Wenn dieser Schritt getan ist, kann er den Spannungszyklus zeitlich ganz genau bestimmen, indem er z. B. sagt:

» Um die Muskeln der rechten Hand und des rechten Unterarms anzuspannen, machen Sie eine feste Faust, jetzt. «

Bevor der Lehrer «Jetzt« gesagt hat, sollte der Teilnehmer nicht mit dem Anspannen beginnen.

Die Anspannungszeit sollte durch eine immer wiederkehrende Formel beendet werden wie z. B.:

» Mit der nächsten Ausatmung lassen wir wieder los. «

Nachdem der Teilnehmer bei allen 16 Muskelgruppen Entspannung angezeigt hat, überprüft der Lehrer den Entspannungszustand. Er sollte dabei alle Muskeln, die entspannt worden sind, aufzählen und zu weiterer Entspannung auffordern:

» Wir haben die Muskeln der Arme und Hände entspannt, lassen Sie sie weiterhin locker. Wir haben die Muskeln des Gesichts und des Nackens entspannt, lassen Sie sie weiter tief entspannt « usw.

Hat sich der Lehrer vergewissert, dass keine Restspannung mehr vorhanden ist, kann er die Sitzung beenden. Es ist jedoch günstig, den Klienten noch 2–4 Minuten den Zustand tiefer Entspannung empfinden zu lassen, bevor man endet.

### Beendigung der Entspannung: Zurücknehmen«

Am Ende jeder Entspannungssitzung ist das bewusste und sorgfältige Zurücknehmen der vegetativen Umstellung von großer Wichtigkeit. Wie man sich nach dem Schlaf reckt und streckt, bedarf es auch nach der Entspannung einer gezielten Aktivierung des Körpers.

**Tab. 4.6** Praktische Vorgehensweise beim autogenen Training

| Übung | Formeln |
|---|---|
| **Einstimmung** | |
| Abstand zum Alltag herstellen | »Ich bin weit, weit weg vom Alltag«<br>»Ich genieße die Ruhe und Entspannung« |
| Ruhetönung | »Ich bin ruhig, ruhig und entspannt« oder<br>»Ich bin völlig ruhig und entspannt« etc. |
| **Grundübungen** | |
| Schwereübung | »Mein rechter Arm ist ganz schwer«<br>»Mein linker Arm ist ganz schwer«<br>»Beide Arme sind ganz schwer«<br>»Mein rechtes Bein ist ganz schwer«<br>»Mein linkes Bein ist ganz schwer«<br>»Beide Beine sind ganz schwer«<br>»Mein ganzer Körper ist ganz schwer« |
| Ruhetönung | »Ich bin völlig ruhig und entspannt« |
| Wärmeübung<br>(Das Wort »schwer« wird durch »warm« ersetzt) | »Mein rechter Arm ist ganz warm«<br>»Mein linker Arm ist ganz warm«<br>»Beide Arme sind ganz warm«<br>»Mein rechtes Bein ist ganz warm«<br>»Mein linkes Bein ist ganz warm«<br>»Beide Beine sind ganz warm«<br>»Mein ganzer Körper ist ganz warm« |
| Ruhetönung | »Ich bin völlig ruhig und entspannt« |
| Atemübung | »Die Atmung fließt ruhig und regelmäßig« oder<br>»Ich lasse meinen Atem fließen« |
| Ruhetönung | »Ich bin völlig ruhig und entspannt« |
| Herzübung | »Das Herz schlägt ruhig und gleichmäßig« oder<br>»Mein Brustraum ist weit und warm« |
| Ruhetönung | »Ich bin völlig ruhig und entspannt« |
| Sonnengeflechtsübung | »Das Sonnenflecht ist strömend warm« oder<br>»Meine Körpermitte ist strömend warm« |
| Ruhetönung | »Ich bin völlig ruhig und entspannt« |
| Stirnübung | »Die Stirn ist angenehm kühl« – kann kombiniert werden mit:<br>»Das ganze Gesicht ist völlig glatt und entspannt« |
| Ruhetönung | »Ich bin völlig ruhig und entspannt«<br>»Mein ganzer Körper ist völlig ruhig und entspannt«<br>»Ich genieße die Ruhe und Entspannung«<br>»Die Entspannung wird mit jedem Atemzug immer tiefer und tiefer …« |
| Damit ist der Entspannungsteil beendet | |
| Zurücknehmen | »Jetzt die Zehen und die Füße bewegen!«<br>»Die Beinmuskeln fest anspannen!«<br>»Fest mit den Händen pumpen und die Arme anspannen!«<br>»Strecken und räkeln Sie sich!«<br>»Tief atmen und einige Male gähnen!«<br>»Jetzt öffnen Sie die Augen und kommen wieder zurück aus der Welt der Entspannung!« |

**Tab. 4.7** Grundverfahren der PME mit 16 Muskelgruppen und möglicher Ansagetext

| Muskelgruppe | Ansagetext |
|---|---|
| 1. Dominante Hand und Unterarm | »Eine Faust machen« oder »die Finger strecken« |
| 2. Dominanter Oberarm | »Ellbogen beugen« oder »Ellbogen gegen die Stuhllehne drücken« |
| 3. Nichtdominante Hand und Unterarm | s. dominante Seite |
| 4. Nichtdominanter Oberarm | s. dominante Seite |
| 5. Stirn | »Augenbrauen hochziehen« |
| 6. Obere Wangenpartie und Nase | »Augen zukneifen und Nase rümpfen« |
| 7. Untere Wangenpartie und Kiefer | »Zähne zusammenbeißen und den Mund breit machen« |
| 8. Nacken und Hals | »Kinn zur Brust ziehen« |
| 9. Brust, Schultern und obere Rückenpartie | »Tief einatmen, Schulterblätter zusammenziehen« |
| 10. Bauchmuskulatur | »Bauch einziehen« |
| 11. Dominanter Oberschenkel | »Muskeln vorn und hinten am Oberschenkel gleichzeitig anspannen« |
| 12. Dominanter Unterschenkel | »Zehen in Richtung Kopf heraufziehen« |
| 13. Dominanter Fuß | »Fuß strecken, nach innen drehen und dabei die Zehen beugen« |
| 14. Nichtdominanter Oberschenkel | s. dominante Seite |
| 15. Nichtdominanter Unterschenkel | s. dominante Seite |
| 16. Nichtdominanter Fuß | s. dominante Seite |

Der Lehrer kann dies mit folgenden Aufforderungen lenken:

» »Bewegen Sie jetzt die Zehen und die Füße!«
»Pumpen Sie mit den Händen und spannen Sie ein paarmal fest die Arme an!«
»Atmen Sie ein paarmal fest und tief ein und gähnen Sie!«
»Öffnen Sie jetzt die Augen und kommen Sie wieder zurück aus der Welt der Entspannung!« «

## Abweichungen vom Grundverfahren

Sobald der Teilnehmer in der Lage ist, sich mit der Abfolge von Anspannung und Entspannung in 16 Muskelgruppen tief zu entspannen, kann der Trainer **die 16 Muskelgruppen zusammenfassen** auf 7, später auf 4.

Das weitere Lernziel ist das **Entspannen durch Vergegenwärtigen**. Bei diesem verkürzten Verfahren müssen keine Muskeln mehr angespannt werden. Der Teilnehmer sollte nun in der Lage sein, sich durch Konzentration die Entspannungsgefühle zu vergegenwärtigen. Auf diese Weise entspricht dieses Verfahren dem Anspannungs-Entspannungs-Zyklus, allerdings mit dem Unterschied, dass die Anspannung nicht ausgeführt wird.

Sobald der Schüler gelernt hat, sich mit dem Verfahren der Vergegenwärtigung tief zu entspannen, kann ein Zählverfahren eingeführt werden, das der Klient später bei den häuslichen Übungen übernehmen soll. Die Einführung dieses Verfahrens erfolgt im Anschluss einer Sitzung nach obigem Verfahren, wenn der Teilnehmer eine tiefe Entspannung erreicht hat.

Der Text könnte lauten:

» Während Sie nun völlig und tief entspannt bleiben, werde ich von eins bis zehn zählen, und während ich zähle, lassen Sie alle Muskeln Ihres Körpers mit jedem Zählen noch lockerer und noch vollständiger entspannt. «

Danach kann der Lehrer anfangen zu zählen, wobei er indirekte Suggestionen einflicht wie etwa:

» Eins, zwei – achten Sie, wie Ihre Arme und Hände immer mehr entspannt werden – drei, vier – konzentrieren Sie sich auf die Gesichts- und Nackenmuskeln, wie sie ganz locker werden – fünf, sechs – die Muskeln von Brust, Schultern, Rücken und Bauch tiefer entspannen – sieben, acht – die Muskeln der Beine und Füße werden immer lockerer – neun, zehn. «

Zeitlich sollte dieses Zählen parallel zum Ausatmen des Teilnehmers erfolgen. Bei Teilnehmern, die entspannter sind und langsamer atmen, wird die Geschwindigkeit des Zählens ebenfalls langsamer sein. Die Übereinstimmung von Zählen und Atmen wird es dem Anfänger erleichtern, das Verfahren zu Hause in den Übungen zu nutzen. Sobald das Zählverfahren erfolgreich bei den häuslichen Übungen eingeführt ist und man davon ausgehen kann, dass es mit tiefer Entspannung gekoppelt ist, sollte ein Verfahren versucht werden, bei dem der Lehrer lediglich von 1–10 zählt und zwischendurch indirekte Suggestionen gibt.

Nun kann sich der Übende in einer Minute oder noch kürzerer Zeit tief und entspannen, abhängig von der Zählgeschwindigkeit.

## 4.6 Literatur

Bernstein DA, Borkovec TD (1987) Entspannungstraining, Handbuch der progressiven Muskelentspannung. Pfeiffer, München

Brügger A (1980) Die Erkrankung des Bewegungsapparates und seines Nervensystems. Fischer, Stuttgart

Bundesministerium für Arbeit und Sozialordnung (Hrsg) (1997) Arbeitsplatz. Neue Regelungen für Sicherheit und Gesundheitsschutz, Bonn

Butler DS, Rolf G (2008) Mobilisation des Nervensystems (Rehabilitation und Prävention). Springer, Berlin Heidelberg New York Tokio

Butler D, Moseley L (2009) Schmerzen verstehen. Springer, Berlin Heidelberg New York Tokio

Cotta H, Heipertz W, Hüter-Becker A, Rompe G (Hrsg) (1984) Grundlagen der Krankengymnastik, Bd 2. Thieme, Stuttgart

Cotta H, Heipertz W, Hüter-Becker A, Rompe G (Hrsg) (1985) Grundlagen der Krankengymnastik, Bd 1. Thieme, Stuttgart

Hedin S (2002) PNF – Grundverfahren und funktionelles Training. Urban & Fischer, Stuttgart

Hüter-Becker A, Schewe H, Heipertz W (Hrsg) (1997) Praxis der physikalischen Therapie. Thieme, Stuttgart

KddR – Konföderation der deutschen Rückenschulen (Hrsg) (2006) Inhalte der präventiven Rückenschule. *www.kddr.de/download/KddRInhaltePraeventivenRueckenschule.pdf*

KddR – Konföderation der deutschen Rückenschulen (Hrsg) (2006) Ziele der Präventiven Rückenschule. *www.kddr.de/download/KddRZielepraeventivenRueckenschule.pdf*

Kempf H-D (2009) Die neue Rückenschule: Das Praxisbuch. Springer, Berlin Heidelberg New York Tokio

Klein-Vogelbach S (1984) Funktionelle Bewegungslehre. Springer, Berlin Heidelberg New York Tokio

Koch-Remmele C, Kreutzer R (2007) Funktionskrankheiten des Bewegungssystems nach Brügger. Springer, Berlin Heidelberg New York Tokio

Kolster BC (2010) Massage. Springer, Berlin Heidelberg New York Tokio

Krämer J (2006) Bandscheibenbedingte Erkrankungen. Thieme, Stuttgart

Lindel K (2006) Muskeldehnung. Springer Medion, Heidelberg

Mommert-Jauch P (2000) Körperwahrnehmung und Schmerzbewältigung im Alltag. Springer, Berlin Heidelberg New York Tokio

Müller EP (2000) Entspannungstraining in der Rehabilitation. Spitta, Balingen

Radlinger L, Bachmann W, Homburg J et al (1998) Rehabilitatives Krafttraining. Thieme, Stuttgart

Richardson C, Hodges P, Hides J (2009) Segmentale Stabilisation im LWS- und Beckenbereich: Therapeutische Übungen zur Behandlung von Low Back Pain. Urban & Fischer, München

Saner-Bissig J (Hrsg) (2007) McKenzie – Mechanische Diagnose und Therapie. Thieme, Stuttgart

Schomacher J (2001) Diagnostik und Therapie des Bewegungsapparates in der Physiotherapie. Thieme, Stuttgart

Schultz H-J (2010) Autogenes Training. Trias, Stuttgart

Seidenspinner D (2005) Training in der Physiotherapie. Springer, Berlin Heidelberg New York Tokio

Soyka M, Meholm D (Hrsg) (2000) Physiotherapie bei Wirbelsäulenerkrankungen. Urban & Fischer, München

Tiemann H (2005) Physiotherapie und chronischer Schmerz. Pflaum, München

Van den Berg F (2007) Angewandte Physiologie: Therapie, Training, Tests, Bd 3. Thieme, Stuttgart

Van den Berg F (2008) Angewandte Physiologie: Schmerzen verstehen und beeinflussen, Bd 4. Thieme, Stuttgart

Wottke D (2004) Die große orthopädische Rückenschule. Heidelberg: Springer

# Manuelle Medizin

*Ralph Kayser*

## 4.7 Begriffsbestimmung

**Definition**

**Manuelle Medizin** (lat. *manus*: Hand) ist ein Zweig der Medizin, der sich mit der ärztlichen Diagnostik, Differenzialdiagnostik und Behandlung von funktionellen Störungen des Bewegungssystems einschließlich des Kopfes und des Viszerums befasst. Wesentliches diagnostisches Kriterium der manuellen Medizin ist die palpatorische Erfassung von Bewegungseinschränkungen an Gelenken und von Spannungsveränderungen der Muskulatur, der faszialen Strukturen und des Viszerums mit der Hand.

Der klassische Begriff der **Blockierung** als hypomobile, reversible, arthromuskuläre Funktionsstörung wird heute um den **Segmentbegriff** erweitert (Heymann et al. 2005). Hierdurch werden v. a. reflektorische Befunde miterfasst und in die Diagnostik und Behandlung eingeschlossen. Die manuelle Medizin arbeitet unter präventiver, kurativer und rehabilitativer Zielsetzung (Harke 2009). Sie bedient sich hierbei auch theoretischer Grundlagen, Kenntnisse und Verfahren weiterer medizinischer Fachgebiete.

**Manuelle Therapie** umfasst die von Physiotherapeuten ausgeführten manuellen Untersuchungs- und Behandlungstechniken, die zur Behandlung von Gelenkfunktionsstörungen und ihrer muskulären reflektorischen Manifestierung durch gezielte Mobilisation oder durch Anwendung von Weichteiltechniken dienen. Darüber hinaus wird der Patient in einem Programm in der Selbstmobilisation und Selbststabilisation geschult.

## 4.8 Ätiologie und Pathogenese von Funktionsstörungen

### 4.8.1 Blockierung

Ausgehend von der Definition der Blockierung als **pathologisches nozireaktives Reflexgeschehen** in einem oder in mehreren Segmenten finden sich pathologische Befunde in allen das Segment betreffenden Strukturen. Die eigentliche Blockierung im klassischen Sinn betrifft das Gelenk selbst. Untersuchungen in Narkose zeigen die Persistenz der Blockierungsbefunde in einem Teil der Fälle unter Muskelrelaxation (Buchmann et al. 2005, Goldmann et al. 1997), sodass von einer primär artikulären ätiologischen Komponente ausgegangen werden kann.

Palpatorisch wird zunächst eine meist **asymmetrische Hypomobilität** erfasst. Die Funktionsstörung im Sinne der Blockierung ist vorhanden, ohne dass eine Verletzung des Gelenks vorliegt. Eine wesentliche Rolle bei der Reflexvermittlung spielt die lokale bzw. segmentale Muskulatur. Hier sind verschiedene Grade der Spannungserhöhung zu tasten (Beyer 2006), die sich in sog. Muskelketten wiederfinden (Mense 2004, Mense u. Simons 2001).

Von der Entwicklung des pathologischen Geschehens sind jedoch alle paraartikulären Strukturen betroffen. An der Wirbelsäule wird die Blockierung oder segmentale Dysfunktion als Zunahme der nozizeptiven Afferenz im Segment über die Zeit mit Überschreiten einer spinalen Hemmschwelle interpretiert (Baron 2000, Mense 2005, Mense u. Simons 2001, Sandkühler et al. 2000). Insbesondere in Bezug auf vertebragene Funktionsstörungen sind Zentralisierungsprozesse relativ gut untersucht und weithin akzeptiert (Zieglgänsberger u. Bayerl 1976).

### 4.8.2 Neurophysiologische Grundlagen

In jüngster Zeit hat insbesondere die Arbeitsgruppe um Siegfried Mense sehr interessante tierexperimentelle Ergebnisse vorgelegt, die wesentlich zum Verständnis der reflektorischen Vorgänge des lumbalen Rückenschmerzes beitragen (Taguchi et al. 2007, 2008). Ein sinnvolles Modell der Erklärung therapeutischer Effekte der manuellen Medizin stellt die **Reduktion der Efferenzen des spinalen Neuronenpools** durch manuelle Therapietechniken dar. Experimentell nachgewiesen ist dies für die spinale Manipulation von Dishman und Mitarbeitern (Dishman u. Burke 2003). Pickar fasste die neurophysiologischen Effekte der spinalen Manipulation sehr umfassend in einem Review zusammen (Pickar 2002).

**Effekte der manuellen Therapie, dargestellt anhand der spinalen Manipulation (nach Pickar 2002)**

- Stimulation der Muskelspindelafferenz und des Golgi-Apparats
- Stimulation dünner sensorischer Nervenfasern (nicht direkt nachgewiesen)
- Erhöhung der Schmerztoleranz durch zentrale Fazilitation (Erweiterung des zentralen rezeptiven Feldes)
- Veränderung des reflektorischen Musters von Muskulatur und innerem Organ
- Einflussnahme auf die paraspinalen Muskelreflexe
- Veränderung der neuronalen Erregbarkeit
- Reflektorische Beeinflussung der Sympathikusaktivität durch sensorische – insbesondere pathologische – Reize aus dem paraspinalen Gewebe

Eine Besonderheit und für manualmedizinische Belange von besonderem Interesse sind die speziellen Muster **motorischer zervikaler Primärafferenzen** im Hirnstamm (Neuhuber 2005). Kutane zervikale Primärafferenzen, beispielsweise die des N. occipitalis major, gelangen im Wesentlichen zum Nucl. cutaneus und zum spinalen Trigeminuskernkomplex. Motorische zervikale Primärafferenzen gelangen hier v. a. zum Kleinhirn und bemerkenswerterweise hauptsächlich zum ipsilateralen Vestibulariskernkomplex. Dies betrifft besonders ausgeprägt die Segmente $C_2$ und $C_3$ und verliert sich rasch bis $C_8$. Lumbale und sakrale Afferenzen fehlen hier.

Weiterhin ist für die Erklärung der klinischen Phänomene funktioneller Krankheitsbilder die zervikale Projektion auf das Kochlearis-Kerngebiet zu erwähnen (Pfaller u. Arvidson 1988). Auf die experimentell nachgewiesene Verschaltung dieser vorwiegend nozizeptiven Afferenzen der oberen Halssegmente zu Regionen der rostalen Brücke, die in kardiopulmonale und limbische Regelkreise eingebunden sind (Feil u. Herbert 1995), sei hier nur am Rande verwiesen. Der Gesamtkomplex dieser trigeminospinalen bzw. vestibulospinalen Afferenzvermischung wird als **»Konvergenzprinzip zervikaler Afferenzen«** (Neuhuber 2005) bezeichnet und wurde im Sinne einer **»zervikovestibulozervikalen Schleife«** von Bankoul et al. (1995) experimentell bestätigt.

## 4.9 Diagnostikkonzepte der manuellen Medizin

### 4.9.1 *Range of motion* und Barrierebegriff

Bei der **Diagnostik von Funktionsstörungen** werden palpatorisch vermehrt auftretende Spannungsphänomene, die mit dem Begriff der Barriere assoziiert werden können, erfasst. White und Panjabi (1990) haben Anfang der 1990er Jahre den Begriff der **neutralen Zone** in Bezug auf die segmentale Stabilität eines Bewegungssegments der Wirbelsäule in die klinische Diskussion eingeführt. Hiernach setzt das System – in diesem Fall das Bewegungssegment – einer von außen kommenden Kraft zunächst keinen oder nur einen geringen Widerstand entgegen (neutrale Zone), bevor dieser bei weiter ansteigender externer Kraft stetig zunimmt (elastische Zone), bis die anatomischen Grenzen erreicht werden. Resultante dieser externen Krafteinwirkung und des internen Systemwiderstands ist ein **limitierter Weggewinn** oder *range of motion* (ROM).

Diese Gesamtbeweglichkeit eines Systems (ROM) setzt sich also aus der neutralen Zone (NZ) und der elastischen Zone (EZ) zusammen. Verschiedene Arbeitsgruppen haben sich mit der Erfassung dieser Parameter in vivo oder in vitro beschäftigt (Kayser 2005, Yamamoto et al. 1989). Wesentlich ist die zeitgleiche Erfassung von Kraft- und Wegänderungen im System, um Pathologien richtig bewerten zu können. Moderne Messsysteme können dies leisten, wobei die Forschung hier noch nicht abgeschlossen ist (Kayser 2005).

Für die palpatorischen Belange der manuellen Medizin ist der Bezug auf den Barrierebegriff sinnvoll, der mit dem oben beschriebenen System unmittelbar zusammenhängt. Hierbei erwartet der Untersucher ein gewisses passives Bewegungsausausmaß eines Gelenks, dem ein physiologisches Nachfedern folgt. Das Nachfedern wird durch die anatomischen Grenzen des Gelenks begrenzt: **anatomische Barriere**. Das erwartete und seitengleiche Ende dieses Nachfederns kann als **physiologische Barriere** bezeichnet werden. Wird diese physiologische Barriere nicht erreicht, spricht man von **pathologischer Barriere**. Das Vorliegen einer pathologischen Barriere erfasst den Begriff der **Blockierung** (▪ Abb. 4.44).

Klinisch-palpatorisches Korrelat der Blockierung ist der palpable Gewebewiderstand oder das sog. **Endgefühl** der Bewegungspalpation bzw. die vorliegende Endspannung (Lewit 1987). Diese Zusammenhänge erläutert ▪ Abb. 4.45. Dieses Modell bezieht sich vorwiegend auf artikuläre Funktionsstörungen. Bei der manuellen Diagnostik von artikulären Funktionsstörungen spielt die Beurteilung von translatorischen Bewegungen eine zentrale Rolle. Diese treten bei den meisten Gelenkbewegungen unmittelbar mit auf und sind durch beständige Veränderungen der Kontaktpunkte der Gelenkflächen und des

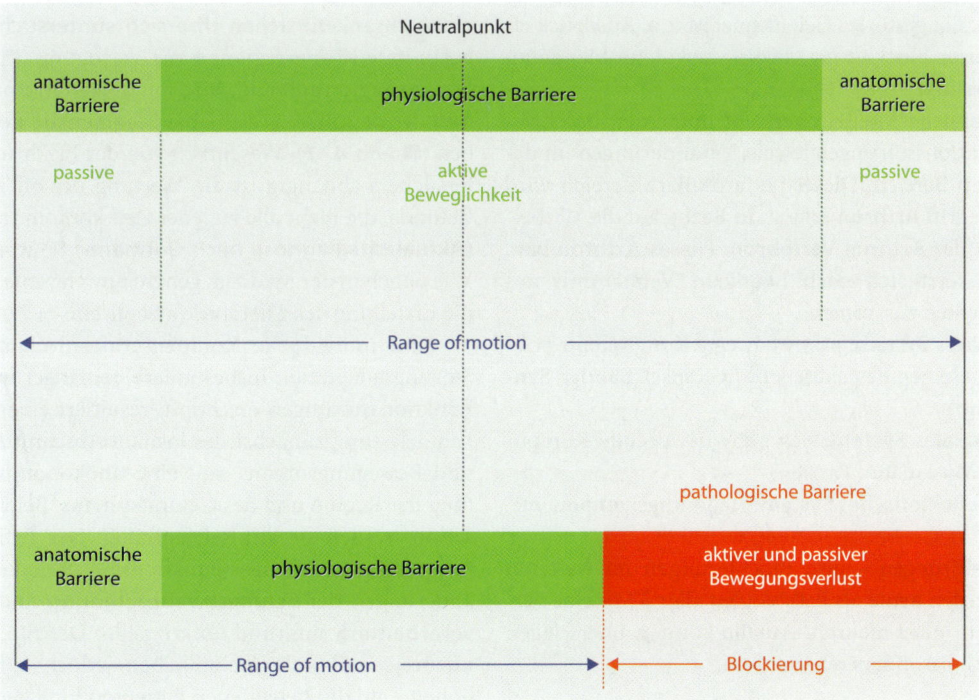


▪ **Abb. 4.44** Graphische Darstellung des Blockierungsmodells in Bezug auf den Parameter Wegänderung bzw. »Bewegungseinschränkung«. (Aus: Kayser 2010)

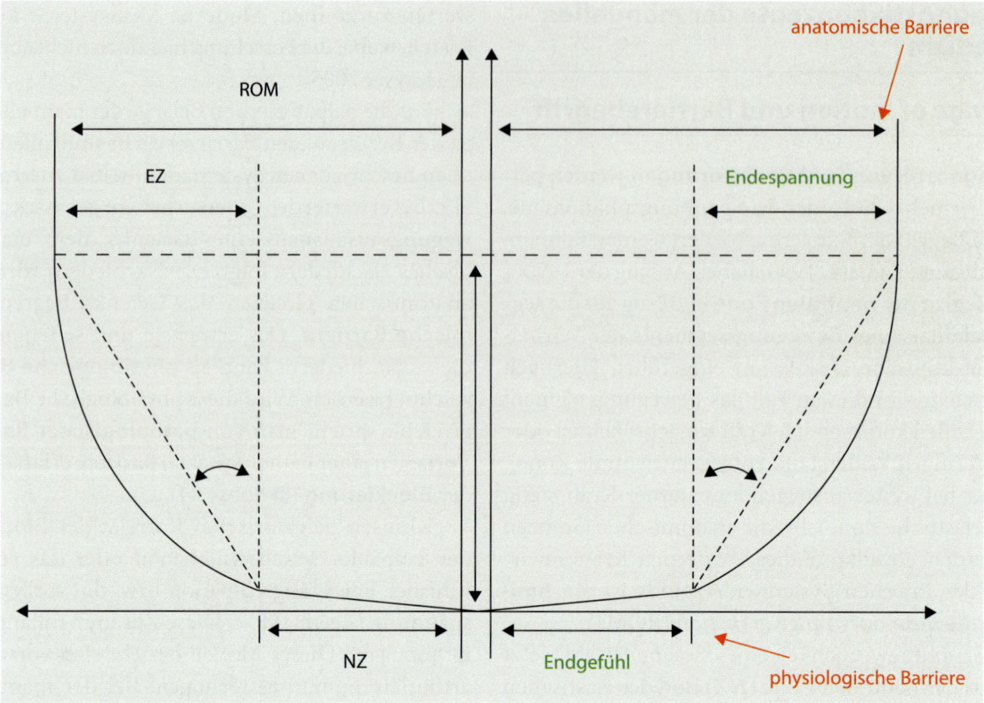


**Abb. 4.45** Graphische Darstellung des Barriere-Modells anhand einer modifizierten Weg-Kraft-Kurve. (Aus: Kayser 2010)

Kontaktdrucks charakterisiert. Veränderungen insbesondere dieser translatorischen Bewegungskomponenten werden als Veränderungen des **Gelenkspiels** (Menell 1952) bezeichnet. Ein gestörtes Gelenkspiel ist v. a. Ausdruck einer artikulären Blockierung, da die Muskulatur hier kaum Relevanz besitzt.

Die manuelle Medizin versteht unter den beschriebenen Funktionsstörungen jeweils Veränderungen im periartikulären Bereich. Dieser periartikuläre Bereich wird mit dem Begriff **Arthron** erfasst. In Bezug auf die Wirbelsäule heißt das Arthron **Vertebron**. Dieses Arthron bzw. Vertebron setzt sich nach heutigem Verständnis aus 3 Komponenten zusammen:

1. **artikuläres System:** passiv bewegte Komponente (Gelenk mit seinen Bestandteilen wie Kapsel, Bänder, Synovia usw.)
2. **myofasziales System:** sich aktiv bewegende Komponente (Muskulatur, Faszien)
3. **neuroreflektorisches System:** Steuerungskomponente

Funktionsstörungen – also Blockierungen im weiteren Sinne – werden heute als Pathologien aller 3 Systeme verstanden. Ein oder mehrere Anteile können überwiegen und klinisch besonders relevant sein.

### 4.9.2 Manualmedizinische Untersuchungen

Um die Vielzahl der Untersuchungsmöglichkeiten sinnvoll einzuschränken, stehen **Übersichtsuntersuchungen** für bestimmte Körperregionen zur Verfügung (Abb. 4.46). Ist eine Region auffällig, wird mit **gezielten Untersuchungen** der definitive gezielte bzw. segmentale Befund erhoben (Abb. 4.47). Wesentlich von der Erfahrung des Untersuchers abhängig ist die Wertung der oft zahlreichen Befunde, die nicht alle zu jeder Zeit klinisch relevant sind (**Aktualitätsdiagnose nach Gutmann**) (Gutmann 1975). Wie üblich in der Medizin, gehen nur relevante Befunde in die Erstellung des Therapiekonzepts ein.

Sind individuelle Kompensationsmechanismen zur Störungsadaptation insbesondere bei länger bestehenden Funktionsstörungen erschöpft, resultiert eine chronische Fehlbelastung zunächst des lokalen Abschnitts des Stütz- und Bewegungsorgans und eine unökonomische Belastung der Region und des Gesamtsystems. Bei Dekompensation werden sie klinisch auffällig. Der Patient äußert meist Schmerz, weniger Funktionseinschränkungen. Veränderungen der **Schmerzwahrnehmung** und **Schmerzverarbeitung** aufgrund funktioneller Defizite sind bisher unzureichend untersucht, haben jedoch aufgrund der hohen Zahl der betroffenen Patienten Eingang in die therapeutischen Strategien gefunden (Schiltenwolf u. Henningsen 2006).

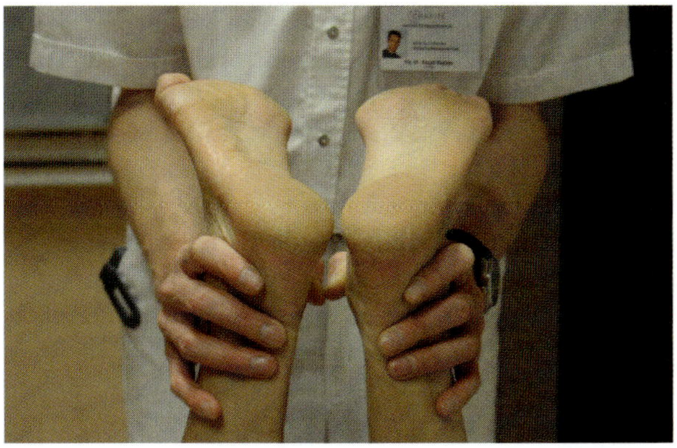

**Abb. 4.46** Übersichtsuntersuchung der unteren Extremität, insbesondere der tibiofibularen Verbindungen (Patient in Bauchlage mit 90° flektierten Kniegelenken)

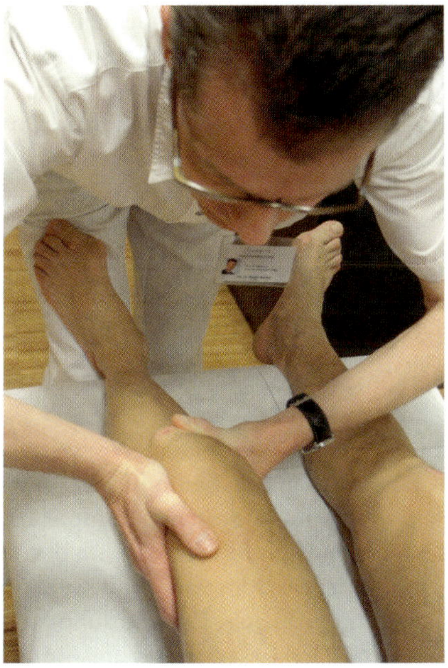

**Abb. 4.47** Gezielte Untersuchung des linken Kniegelenks in Laterolateralrichtung im sog. »diagnostischen Fenster« der leichten Knieflexion

Werden Funktionsstörungen an anderer Stelle des Bewegungssystems gefunden, als sie primär bestanden haben, wird dieser Vorgang als **Verkettung** bezeichnet. Eine Verkettung kann in verschiedenen Richtungen (z. B. proximodistal, segmentbezogen, seitenbezogen, seitenübergreifend) bzw. innerhalb einer Struktur (z. B. muskuläre Verkettung, artikuläre Verkettung) oder über mehrere Strukturen (z. B. artikulär-muskuläre Verkettung) erfolgen. Die Kenntnis derartiger Verkettungssyndrome bietet dem Arzt in der Sprechstunde eine Hilfe zur schnellen Orientierung.

Besonders häufig von Funktionsstörungen betroffene Regionen mit hoher Verkettungstendenz werden als **Schlüsselregionen** bezeichnet. Die Übergangsregionen der Wirbelsäule (Kopfgelenke, zervikothorakaler, thorakolumbaler und lumbosakraler Übergang und Iliosakralgelenk), aber auch das orofaziale System und die Fußregion sind hier besonders zu nennen. Einerseits werden klinisch relevante Funktionsstörungen von diesen Regionen oftmals unterhalten. Sie sind damit für häufige und frühe Rezidive verantwortlich. Andererseits kann von diesen Schlüsselregionen aus besonders schnell und effektiv behandelt werden.

### 4.9.3 Funktionspathologien der Muskulatur

Funktionspathologien der Muskulatur sind durch Zustände **mangelnder Verlängerungsfähigkeit** der Muskelfasern, des Einzelmuskels oder der Muskelgruppe verursacht. Von **Verspannung** wird gesprochen, wenn dieser Zustand reversibel, also durch eine **Relaxationsbehandlung** verbesserbar ist. Ist bereits ein irreversibler Zustand eingetreten, bei dem bindegewebige Brücken zwischen den Muskelfasern bestehen, wird von reversibel-struktureller **Verkürzung** gesprochen. Hier sind neuromuskuläre Relaxationstechniken nicht ausreichend wirksam. Die **Muskeldehnungsbehandlung** ist hier indiziert und notwendig. Die Folgen einer dauernden unwillkürlichen Muskelverkürzung für das Gelenk selbst (periartikuläre Kapselschrumpfung und intraartikuläre Verwachsung der Gelenkflächen) werden als (fibröse) **Kontraktur** bezeichnet.

Janda (1968, 1991) unterscheidet zwei Muskelarten mit unterschiedlicher Prägung und unterschiedlicher Spezialisierung. Therapeutisch interessant ist v. a. die unterschiedliche Reaktion dieser Muskulatur auf Fehlbeanspruchung.

Die phylogenetisch ältere Haltemuskulatur wird als langsam zuckende oder **tonische Muskulatur** bezeichnet. Es sind dies Typ-I- oder ST-Fasern, die ihrer Aufgabe der Stützmotorik entsprechend langsam ermüdbar sind. Tonisch geprägte Muskulatur neigt bei mangelndem Einsatz (Immobilisation, Lähmung, schmerzbedingte Schonung) zu mangelnder Verlängerungsfähigkeit, also zu **Verspannung** und zu **Verkürzung**. Schnell zuckende Typ-II- oder FT-Fasern werden **phasisch** genannt. Es sind dies Muskeln der Flucht- und Zielmotorik, also der Fortbewegung. Diese Muskeln arbeiten rasch und mit hohem Wirkungsgrad, ermüden jedoch auch schnell. Bei Fehlbeanspruchung neigen diese Muskeln zur **Abschwächung**. Palpable Spannungserhöhungen bestehen in abgeschwächten und in verkürzten Muskeln. Die Schmerzempfindung ist in abgeschwächten Muskeln meist größer (Schildt-Rudloff 1994).

Ist das Verhältnis der Leistungsfähigkeit zwischen tonischer und phasischer Muskelleistungsfähigkeit dauerhaft gestört – also überwiegt eine der beiden Muskelgruppen – spricht man von **muskulärer Dysbalance**. Das Wiederherstellen der muskulären Balance hat hohe therapeutische Priorität. Das Fortbestehen einer muskulären Dysbalance wird für häufige Rezidive nach der Behandlung von Funktionsstörungen im Bereich des Stütz- und Bewegungssystems verantwortlich gemacht (Janda 1968, 1991). Das Fortbestehen muskulärer Dysbalancen führt durch Störung der muskulären Koordination zu falschen, also in den zeitlichen Aktivierungsfolgen gestörten Bewegungsabläufen – den **Stereotypstörungen**. Diese wiederum unterhalten Funktionsstörungen und sind therapeutisch relativ schwer angehbar.

Eine wesentliche Bereicherung des Verständnisses von Funktionspathologien am Stütz- und Bewegungssystem stellt das Konzept der **myofaszialen Triggerpunkte**, inauguriert durch Travell und Simons (1999) dar. Triggerpunkte sind charakteristische Maximalpunkte innerhalb eines Muskels, die bereits in Ruhe aktiv oder auf Druck empfindlich sind und repräsentative Zonen der Schmerzausstrahlung oder vegetative Symptome hervorrufen können (Travell u. Simons 1999). Diese als »*referred pain*« oder **Übertragungsschmerz** bezeichneten Sensationen können lokal in Muskelnähe oder fern des auslösenden Muskels auftreten, bezeichnen also eine Diskontinuität zwischen erkrankter Struktur und Ort der Schmerzsensation. Buchmann spricht bei der Definition von Triggerpunkten von »intramuskulärer Dysbalance« (Joachim Buchmann, persönliche Mitteilung, 1999).

Eine schlüssige Erklärung für das Phänomen der Übertragungsschmerzen fehlt bis heute. Ein nachvollziehbarer Erklärungsversuch von Frese et al. (2003) bezeichnet einen Schmerz außerhalb der Konvergenzregionen als »*referred pain*«, während Evers (2004) gerade das Konvergenzprinzip zur Erklärung des Übertragungsschmerzes im Bereich der oberen Halswirbelsäule heranzieht. Weitere Maximalpunktkonzepte haben sich in der klinischen Praxis bewährt. Sell (1969) hat aus seinen Beobachtungen und Erfahrungen die segmentale Irritationspunktdiagnostik inauguriert. Moderne Arbeiten von Christ et al. (2001) stützen diese Beobachtung mit einem morphologischen Korrelat. Andere Autoren beschreiben Techniken, die sich verschiedene Maximalpunkte zunutze machen (Jones 1963, Shiowitz 1990). Diese muskulären Maximalpunkte (*tender points*) sind teilweise mit Triggerpunkten identisch, teilweise nicht.

## 4.10 Therapiekonzepte der manuellen Medizin

### 4.10.1 Indikation und Kontraindikationen

Die **Indikation** zur Anwendung manualmedizinischer Therapietechniken besteht unverändert in der Diagnostik einer reversiblen, hypomobilen Funktionsstörung des Arthrons. Hierbei können die artikuläre Störung oder entsprechende reflektorische Phänomene im Vordergrund stehen. Die Funktionsstörung sollte auf das Segment bezogen werden, um hieran die Behandlungsplanung zu orientieren. Der diagnostizierte Befund ist zu dokumentieren. Es empfiehlt sich, mindestens vor manipulativer Behandlung (s. unten) eine Aufklärung durchzuführen und diese ebenfalls zu dokumentieren.

Neben allgemeinen und strukturellen **Kontraindikationen** für die lokale manualmedizinsche Behandlung (frisches Trauma, lokaler Tumor, latente oder manifeste Entzündung, schwerste Osteoporose etc.) ist generell die schmerzfreie Einstellung eines Behandlungssegments einschließlich einer schmerzfreien Probebehandlung notwendig. Dies gilt ganz besonders für die Impulsbehandlung. Hierzu ist jedoch zu bemerken, dass die Kontraindikationen lediglich für lokale Behandlungen gelten. Eine läsionsferne reflexvermittelte manualmedizinsche Therapie ist jedoch bedenkenlos möglich und zumeist zur Rekompensation des Systems auch sehr sinnvoll. In diesen Fällen empfiehlt sich jedoch die Dokumentation des Strukturbefunds, der Behandlungsstrategie und der durchgeführten Behandlung (Segment bzw. myofasziale Region) zur Vermeidung unschöner und unnötiger gerichtlicher Auseinandersetzungen, wie sie in der letzten Zeit leider sowohl im ärztlichen als auch bereits im physiotherapeutischen Bereich stattgefunden haben.

> **Eine Sonderstellung nimmt beim Risikoprofil und damit auch bei der Aufklärung die zervikale Manipulationsbehandlung ein. Wegen der prinzipiell möglichen impulsbedingten Verbetralisdissekation mit neurologischen Komplikationen sollte hierüber informiert werden. Da die zeitliche Trennung zwischen Spontandissekation und manualmedizinischer Anwendung nicht in jedem Fall möglich ist, erscheint das Abfragen von Risikofaktoren für eine vorbestehende, jedoch subklinische Vertebralissymptomatik und deren Dokumentation hilfreich.**

### 4.10.2 Artikuläre Verfahren und Weichteiltechniken

Prinzipiell werden bei der manualmedizinischen Behandlung artikuläre Verfahren und Weichteiltechniken unterschieden.

#### Artikuläre Verfahren

Im deutschsprachigen Raum wird, vorrangig bei der Gelenkbehandlung, zwischen Mobilisation und Manipulation (◻ Abb. 4.48) unterschieden.

**Definition**

Als **Mobilisation** wird eine manuelle Behandlung bezeichnet, die im Sinne einer passiv-repetitiven, wiederholten Bewegung, Traktion oder Gleitbewegung mit geringer Geschwindigkeit und zunehmender Amplitude eine Vergrößerung des (eingeschränkten) Bewegungsausmaßes eines Gelenks erreicht. Diese Techniken werden auch als **Non-Impuls-Techniken** bezeichnet.

**Manipulation** heißt eine Gelenkbehandlungstechnik dann, wenn der erwünschte Zugewinn an Bewegungsausmaß über die Einleitung eines Impulses mit hoher Geschwindigkeit und geringer Kraft vermittelt wird. Entsprechend werden diese Techniken auch als **Impulstechniken** bezeichnet.

Im angloamerikanischen Sprachraum sind alle diese Techniken unter dem Begriff Manipulation subsumiert. Derzeit existieren keine ausreichenden Daten dafür, dass einem der beiden Verfahren eine bessere klinische Wirksamkeit zugeschrieben werden kann (Shearar et al. 2005). Es existieren jedoch Störungsmuster und Befundausprägungen, die erfahrungsgemäß eine Manipulation als effektivste Methode erscheinen lassen. Dies untermauert Buchmann in seiner Untersuchung von Kopfgelenkstörungen in Narkose (Buchmann et al. 2005). Korrelat des Behandlungserfolgs ist die posttherapeutische Zunahme der Beweglichkeit im Segment bzw. die Minderung der reflektorisch-algetischen Zeichen der Funktionsstörung. Die Behandlungsergebnisse müssen nachuntersucht werden.

## Weichteiltechniken

### Fazilitationsmechanismen

**Definition**

Unter **Fazilitationsmechanismen** werden Maßnahmen der Anbahnung physiologischer Bewegungsmuster verstanden (Heisel 2005), die über die Änderung des Muskeltonus wirksam werden.

Muskuläre und artikuläre hypomobile Funktionsstörungen können gut über die Fazilitationsmechanismen **Blickwende** (Gaymans u. Lewit 1975) und **Atmung** beeinflusst werden. Diese Mechanismen sind therapeutisch relevant und werden deshalb hier kurz beschrieben.

Blickwende verstärkt grundsätzlich Bewegung in Blickrichtung (z. B. Blickwende nach links bahnt Linksrotation). Einatmung verstärkt (Muskel-)Anspannung. Ausatmung verstärkt (Muskel-)Entspannung. Der Autor verwendet für die manuelle Behandlung Techniken, die seit den 1960er Jahren von Sachse (Sachse u. Schildt-Rudloff 1994) unter Anleitung von Lewit (1987) entwickelt und propagiert und

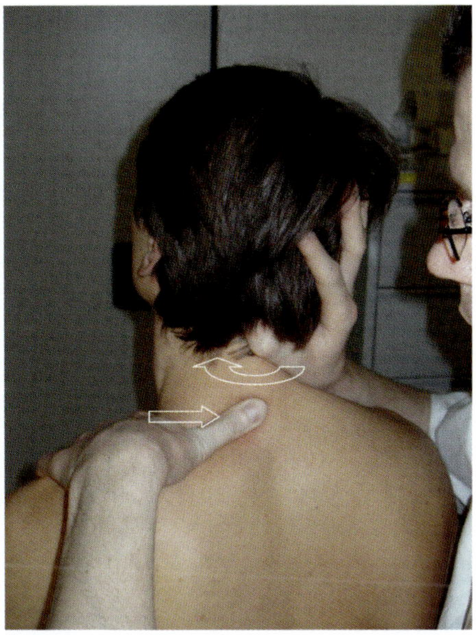

**Abb. 4.48** Einstellung zur segmentalen Untersuchung und Behandlung des zervikothorakalen Übergangs, hier des Segments $C_6/C_7$. Aus dieser Einstellung kann sowohl eine repetitive Mobilisationsbehandlung als auch eine Manipulation erfolgen. Die Untersuchungs- und Behandlungsrichtung ist eine Laterolateralrichtung mit Rotationskomponente

später v. a. von Sachse und Schildt-Rudloff (1994) und von Buchmann (Buchmann u. Weber 1997) für die Ärztevereinigung für Manuelle Medizin (ÄMM) Berlin modifiziert worden sind.

### Muskelenergietechniken

Ebenfalls sehr gut einsetzbar sind **Muskelenergietechniken** (MET). Wir nutzen vorrangig die von Lewit (1987) verfeinerte Methode der Technik nach Mitchell (Mitchell et al. 1979) und Greenman (1987), die als **postisometrische Relaxation** (s. unten) bezeichnet wird.

### Triggerpunktbehandlung

Wir führen v. a. die manuelle Triggerpunktbehandlung durch. Andere Techniken wie »*Spraying and Stretching*«, »*Needling*« oder infiltrative Techniken sind jedoch genauso wirksam. Die **manuelle Triggerpunktbehandlung** wird folgendermaßen durchgeführt:

**Manuelle Triggerpunktbehandlung – Ablauf**

- Aufsuchen des oder der relevanten Triggerpunkte mit Daumen oder Zeigefinger und Palpation mit leichtem Druck
- Belassen des konstanten Drucks und Ausführung der Funktionsbewegung durch den Patienten

▼

(Spüren einer deutlichen Spannungsverstärkung, ggf. Schmerzzunahme)
- Nachlassen der Spannung des Patienten aus der Funktionsbewegung
- Dann wird der Patient aufgefordert, die Funktionsbewegung lediglich zu denken (Spüren einer noch immer deutlichen Spannungszunahme unter dem palpierenden Behandlerfinger, jedoch keine Schmerzverstärkung)
- Halten über 10–30 Sekunden
- Kompensatorische Pause bis zum Beginn des nächsten Spannungszyklus
- Der Druck des Behandlerfingers bleibt während der gesamten Behandlung konstant
- Wiederholung 3- bis 5-mal
- Befundkontrolle

### Postisometrische Relaxation

Ein Muskel befindet sich nach isometrischer Anspannung über 7–10 s und einer kompensatorischen Pause von 1–2 s im Zustand der maximalen Relaxierbarkeit.

**Durchführung der postisometrischen Relaxation (PIR)**

- Anspannung des betroffenen Muskelareals in Relaxationsgegenrichtung mit geringem Widerstand (10% Kraft)
- Halten der Kraft für 10–20 s
- Lösen der Spannung
- Kompensatorische Pause von 1–2 s
- Nachführen in die Mobilisationsrichtung bis zum Wegende
- Wiederholung, bis kein Weggewinn mehr zu verzeichnen ist, meistens 3- bis 5-mal
- Befundkontrolle

### Wirkungsverstärkung durch Fazilitation

Je nach Region ist eine Wirkungsverstärkung durch Fazilitation sinnvoll.

**Wirkungsverstärkung durch Fazilitation**

- Anspannung des betroffenen Muskelareals in Relaxationsgegenrichtung mit geringem Widerstand (10% Kraft)
- Halten der Kraft für 10–20 s
- Tief einatmen
- Blick in Mobilisationsgegenrichtung (= Spannungsverstärkung)
- Ausatmen
- Blickwende in Mobilisationsrichtung und Lösen der Spannung
- Kompensatorische Pause von 1–2 s
- Nachführen in die Mobilisationsrichtung bis zum Wegende

### Weitere Techniken

An dieser Stelle genannt und ebenfalls gut wirksam sind andere, sog. indirekte Techniken der funktionellen Behandlung, z. B. die Neutralpunkttechnik nach Johnston (Johnson u. Friedman 1994) oder die Positionierungstechniken nach dem Strain-Counterstrain-Prinzip nach Jones (1981).

## 4.10.3 Behandlungstaktik bei funktionellen Erkrankungen

Die Befunde bei funktionellen Erkrankungen und die zugehörigen möglichen Therapien sind in ◘ Tab. 4.8 zusammengefasst.

## 4.10.4 Kombination mit anderen Verfahren

Verfahren der manuellen Medizin sind gut in ein komplexes Diagnostik- und Therapieschema bei verschiedenen Pathologien des Stütz- und Bewegungssystems zu integrieren. Zunächst sollte hierunter ein komplexes, alle Facetten des physiotherapeutischen Fachgebiets ausschöpfendes Therapieschema verstanden werden. Da insbesondere bei verbreiteten Leiden wie verschiedenen Formen des Rücken- oder Kopfschmerzes, aber auch bei posttraumatischen oder postoperativen Zuständen stets Mischbilder von struktureller und funktioneller Pathologie vorliegen, sollten funktionelle Befunde immer mitberücksichtigt werden.

Der Autor selbst hat gute Erfahrungen mit einem Stufendiagnostikkonzept bei lumbalem Rückenschmerz oder auch mit der manualmedizinischen Nachbehandlung von traumatischen Läsionen gemacht (Kayser et al. 2008). Auch die Kombination von Methoden der manuellen Medizin und der Neuraltherapie führt bei der Behandlung der chronischen Lumbalgie zu besseren Behandlungsergebnissen als die Anwendung einer Methode allein (Blomberg et al. 1994). Eine suffiziente Schmerztherapie bei hochakuten Prozessen sei nur am Rande erwähnt.

**Tab. 4.8** Behandlungstaktik bei funktionellen Erkrankungen (nach Sachse und Schildt-Rudloff 2001, modifiziert von Harke und Kayser)

| | Befund | Therapie der Wahl | Behandlungsalternative |
|---|---|---|---|
| 1 | Posttraumatische Gelenkfunktionsstörung mit geringer Gewebereaktion | Repetitive Gelenkmobilisation | Manipulation des Gelenks |
| 2 | Posttraumatische Gelenkfunktionsstörung mit heftiger Gewebereaktion und mit oder ohne Schmerz | Gelenkmobilisation nach PIR der schmerzhaften Muskulatur | Gelenkmanipulation nach PIR der schmerzhaften Muskulatur |
| 3 | Posttraumatische Gelenkfunktionsstörung mit Gewebereaktion und Schmerz aus Muskelverspannung oder Triggerpunkten | Triggerpunktbehandlung z. B. manuell mit Minimalkraft, dann Gelenkmobilisation mit PIR | Triggerpunktbehandlung z. B. mit Infiltration, dann Gelenkmobilisation repetitiv |
| 4 | Posttraumatische Gelenkfunktionsstörung mit muskulärer Verspannung – subakut | Gelenkmobilisation | Unterstützende Muskeltechniken, z. B. Relaxationsbehandlung (PIR) |
| 5 | Posttraumatische Gelenkfunktionsstörung mit muskulärer Verspannung – chronisch | Muskeltechniken vor Gelenkmobilisation | Muskeltechniken vor Gelenkmanipulation |
| 6 | Posttraumatische Funktionsstörung als Verkettung in Gelenkketten | Muskelrelaxation mit Mobilisationstechniken der Gelenke kombiniert | Manipulation der Gelenke mit Weichteiltechniken kombiniert |
| 7 | Posttraumatische Funktionsstörung als Verkettung in Muskelketten | Mobilisation der Gelenke mit Weichteiltechniken kombiniert | Muskelrelaxation mit Manipulation der Gelenke kombiniert |
| 8 | Posttraumatisch reversibel-strukturell verkürzte Muskulatur durch posttraumatische Fehlbelastung | 1. PIR der verspannten Anteile des Einzelmuskels | – |
| | | 2. Dehnung der verkürzten Anteile | |
| | | 3. Sensomotorische Reintegration (PSF) | |
| 9 | Muskuläre Dysbalance mit reversibel-strukturell verkürzter Muskulatur und Hemmung der Antagonisten | 1. PIR der verspannten Anteile des Einzelmuskels | – |
| | | 2. Dehnung der verkürzten Anteile | |
| | | 3. Sensomotorische Reintegration (PSF) | |
| | | 4. Fazilitation der reflektorisch gehemmten Muskulatur | |
| | | 5. Selbstübungen für den Alltag | |

*PIR* postisometrische Relaxation, *PSF* propriozeptive sensomotorische Fazilitation.

## 4.11 Osteopathische Techniken der manuellen Medizin

Manuelle Medizin kann, wie oben beschrieben, am Arthron bzw. Vertebron oder auch am inneren Organ – dem Viszerum – Anwendung finden. Grundlagen des manuellen Vorgehens auf dieser Ebene sind ebenfalls der Segmentbezug und die sympathischen und parasympathischen Verschaltungen der viszeralen Innervation. Die manuelle Mobilisationsbehandlung von funktionellen Bewegungseinschränkungen bindegewebiger Gleitflächen innerer Organe (Heisel 2005) wird auch **viszerale Osteopathie** genannt. Im Gegensatz dazu kann die oben beschriebene manuelle Medizin auch als **parietale Osteopathie** bezeichnet werden. Verschiedene andere Facetten (z. B. Kraniosakraltherapie) ergänzen das Spektrum. Es stehen verschiedene sog. viszerale Techniken mit jeweils regionalen Besonderheiten zur Verfügung (z. B. Baral 1988, De Coster u. Polaris 1995).

Die Therapie kann entweder vom spezialisierten und therapeutisch tätigen Arzt oder einem entsprechend ausgebildeten Physiotherapeuten durchgeführt werden. Derzeit ist in Europa der »osteopathische Markt« heiß umkämpft. Die viszerale Osteopathie als Bestandteil der manuellen Medizin wird von vielen Berufsgruppen für sich beansprucht, wobei der viszerale Anteil gelegentlich überbordet und mit philosophischen Inhalten vermengt wird. Dies schadet der Methode der manuellen Medizin, und es bleibt abzuwarten, welche Entwicklungen Bestand haben werden. Ein Teil unserer Patienten mit persistierenden funktionellen Beschwerden kann jedoch von viszeralen osteopathischen Diagnostik- und Behandlungsansätzen profitieren.



## 4.12 Evidenzlage manualmedizinischer Techniken

Die wissenschaftliche Belegung der Behandlungsergebnisse der manuellen Medizin wird zu Recht immer wieder gefordert. Nach heutigem Stand der Forschung ist die Datenlage uneinheitlich. Die wissenschaftlichen Untersuchungen auf dem Gebiet der manuellen Medizin sind nicht abgeschlossen. Verschiedene Studien zur Reliabilität der Untersuchungsergebnisse und zur Wirksamkeit der Methoden liegen jedoch vor (z. B. Conradi u. Smolenski 2005, Jensen Stockendahl et al. 2007, Niemier et al. 2007). Generell kann festgestellt werden, dass Therapieeffekte im Bereich der Halswirbelsäule besser untersucht und mit höherer Evidenz belegt sind als im Bereich der Brust- und Lendenwirbelsäule. Für die Behandlung des nichtradikulären akuten und chronischen Zervikalsyndroms finden sich zahlreiche Publikationen, die die Wirksamkeit der Methoden der manuellen Medizin belegen bzw. deren Überlegenheit gegenüber anderen Verfahren nachweisen (Gross et al. 2004, 2010). Wesentlich uneinheitlicher ist die Evidenzlage bei der Beurteilung von Therapieeffekten der manuellen Medizin bei aktuen und chronischen Lumbalsyndromen (◘ Tab. 4.9). Die folgenden Quellen werden hier exemplarisch genannt und sollen die wissenschaftliche Situation verdeutlichen. Prinzipiell kann jedoch die experimentelle Forschung von der klinischen Versorgungsforschung unterschieden werden.

### 4.12.1 Diagnostik

Lendenwirbelsäule: Die Reliabilität der segmentalen Diagnostiktechniken an der Wirbelsäule wird in der Literatur unterschiedlich bewertet. Inter- und Intraobservervariabilitäten von 42% bzw. 70% und Kappa-Werte von 0,21…0,57 bzw. 0,60…0,70 werden angegeben (Qvistgaard et al. 2006).

**Iliosakralalgelenk:** Einzelne Diagnostikverfahren (Gaenslen-Test, Faber-Test und Posterior-shear-Test) sind mit relativ großer Sicherheit ausgestattet. Ihre klinische Reliabilität beträgt mehr als 80% (Dreyfuss et al. 1996, Fortin et al. 1994). In Bezug auf die Validität der Tests hat nach Literaturangaben lediglich der Posterior-shear-Test eine ausreichend gute Spezifität und Sensitivität von > 80% und ist damit anderen Testverfahren überlegen (Broadhurst u. Bond 1998, Ostgaard et al. 1994). Aus dieser Situation der mangelnden Reliabilität und Validität heraus hat sich die Anwendung verschiedenen **Testkombinationen** durchgesetzt (Kayser 2008, Nationale VersorgungsLeitlinie Kreuzschmerz 2010). Verschiedene Autoren berichten von der Kombination von mindestens 3 Testverfahren, die eine ausreichende Sicherheit in der Diagnosestellung eine SD erbringen (Broadhurst u. Bond 1998, Cibulka u. Koldenhoff 1999). Robinson et al. (2007) zeigten in ihrer systematischen Studie, dass Schmerzprovokationstests moderate bis gute Reliabilität zeigen, während Palpationstests eine schlechte Reliabilität aufwiesen. Auch sie empfehlen eine Testkombination von 3–5 Verfahren.

**Muskuläre Techniken:** Unter bestimmten Voraussetzungen (Schmerzpalpation!) scheint für diese eine höhere Reliabilität vorzuliegen. In verschiedenen Studien konnte nachgewiesen werden, dass die palpatorische Erfassung muskulärer Triggerpunkte ausreichend reliabel ist (z. B. Licht et al. 2007). Die unspezifische Muskeldiagnostik wird von den meisten Autoren als nicht ausreichend reproduzierbar angesehen (Conradi u. Smolenski 2005).

**Bildgebende Diagnostik:** Auch die bildgebende Darstellung blockierter Segmente mittels Knochenszintigraphie wurde durchgeführt (Wolf et al. 2000) und mit der palpatorischen Diagnostik korreliert. Es zeigten sich Übereinstimmungen in Bezug auf die Segmenthöhe von 75% und in Bezug auf die Seite des blockierten Segments von 83%.

### 4.12.2 Therapie

Eine Unterscheidung der therapeutischen Techniken in Mobilisation (*low-velocity, without impulse*) und Manipulation (*high-velocity, with impulse*) wird in der englischsprachigen Literatur nicht generell vorgenommen (Kayser 2008) . Wenn Verfahren mit oder ohne Impuls getrennt untersucht wurden, ist ein Vorteil für das eine oder andere Verfahren nicht zu belegen (Shearar et al. 2005). Die Studie von Buchmann (Buchmann et al. 2005) mit Vorteilen für eine manipulative Behandlung wurde bereits erwähnt (▶ 4.10.2). Für die generelle Wirksamkeit manueller Therapiemethoden liegen insgesamt jedoch widersprüchliche Angaben vor. Selbst bei genauer Analyse der Studien sind die untersuchten Diagnosekriterien, die den Behandlungsstatistiken zugrunde liegen, nicht immer nachvollziehbar und müssen hinterfragt werden. Eine exakte und reproduzierbare Diagnostik und Therapie in der manuellen Medizin und deren Evaluierung in kontrollierten Studien bleibt zu fordern, wenn dies im klinischen Alltag auch schwer zu realisieren ist. ◘ Tab. 4.9 gibt einen Überblick über die derzeitige Studienlage.

**Tab. 4.9** Ausgewählte Studien zur Evidenzlage in der manuellen Medizin

| Autoren und Publikationsjahr | Studieninhalt |
|---|---|
| **Studien mit nachgewiesener Evidenz für Methoden der manuellen Medizin** | |
| Bronfort et al. (2004) – Review-Artikel | Moderate Evidenz für spinale manipulative Therapie bei **akutem lumbalem Rückenschmerz** mit Vorteilen der Manipulation gegenüber der Mobilisation<br>Moderate Evidenz für spinale Manipulation bei **chronischem lumbalem Rückenschmerz** ähnlich der NSAR-Gabe mit Vorteilen gegenüber Plazebo und Physiotherapie<br>Limitierte Evidenz für spinale Manipulation gegen Chemonukleolyse bei Bandscheibenvorfall<br>Bei Mischbildern aus chronischer und akuter Symptomatik bei **lumbalem Rückenschmerz** besser als Plazebo und besser als übliche Therapien (Rückenschule, Physiotherapie, Weichteilbehandlungen u. ä.)<br>Besserer Effekt von spinaler Manipulation bei **zervikogenem Kopfschmerz** als Massage<br>Prophylaktischer Effekt bei **Spannungskopfschmerz** und **Migräne**<br>Moderate Evidenz für spinale Manipulation bei **chronischem Zervikalsyndrom** gegenüber allgemeinärztlicher Behandlung<br>Gleiche Effizienz wie »*high-technology rehabilitation*« |
| Buchmann et al. (2005) – n = 26 | Nachweis von Therapieeffekten durch Manipulation und Mobilisation bei **Kopfgelenksblockierungen** gegenüber Plazebogruppe |
| Shearar et al. (2005) – n = 60 | Vorteile für Mobilisation und Manipulation bei **iliosakraler Dysfunktion** |
| Fernandez-de-Las-Penas et al. (2006) – Review-Artikel | Geringe Evidenz bei **Kopfschmerzen** |
| Vernon et al. (2007) – Review-Artikel | Moderate bis hohe Evidenz für spinale Manipulation bei **chronischem Zervikalsyndrom** ohne Armschmerz nach **Schleudertrauma** |
| Hahne et al. (2010) | Moderate Evidenz für Überlegenheit der lumbalen Manipulation gegen Schein-Manipulation bei lumbaler Radikulopathie |
| Stuber et al. (2009) | Limitierte Evidenz für chirotherapeutische Behandlung der lumbalen Spinalkanalstenose bei geringer Anzahl verfügbarer Studien |
| Chou et al. (2007) | Gute Evidenz für moderate Effektivität u. a. der spinalen Manipulation bei subakutem und chronischem Kreuzschmerz, nicht jedoch bei akutem Rückenschmerz |
| Krouwel et al. (2009) | Amplitudenunabhängige schmerzreduzierende Effekte der LWS-Mobilisation |
| Walker et al. (2010) | Nachweis kurz- und mittelfristiger Wirksamkeit chirotherapeutischer Interventionen bei akutem und subakutem lumbalem Rückenschmerz (LBP); keine Überlegenheit gegenüber anderen therapeutischen Verfahren |
| Cecchi et al. (2010) – n = 210 | Signifikant bessere Wirksamkeit der spinalen Manipulation im Vergleich zu Rückenschule und konventioneller Physiotherapie bei LBP |
| Clinical Guideline Subcommittee on Low Back Pain (2010) | Signifikante Reduktion des Rückenschmerzes durch OMT; besser als Plazebo; Effekte auch nach 12 Monaten nachweisbar |
| **Studien ohne nachgewiesene Evidenz für Methoden der manuellen Medizin** | |
| Ferreira et al. (2002) – Review-Artikel | Kein Vorteil von spinaler Manipulation gegenüber NSAR bei **chronischem Rückenschmerz** |
| Assendelft et al. (2003) – Metaanalyse | Keine Evidenz für manuelle Methoden bei **chronischem oder akutem Rückenschmerz** |
| Hancock et al. (2007) – n = 240 | Kein Vorteil von zusätzlicher Gabe von NSAR oder spinaler Manipulation bei **akutem lumbalem Rückenschmerz** |
| Assendelft et al. (2008) – Review-Artikel (Chochrane Analyse) | Kein Vorteil für spinale Manipulation bei **lumbalem Rückenschmerz akut oder chronisch** |

*NSAR* nichtsteroidale Antirheumatika, *LBP* lumbaler Rückenschmerz (*low back pain*), *OMT* orthopädische manuelle Therapie.

### 4.12.3 Komplikationen

Die in den letzten Jahren hitzig geführte Diskussion der Komplikationsrate nach zervikaler Manipulation ist aktuell an einer großen prospektiven Studie aus Großbritannien beschrieben (Thiel et al. 2007). Hier wird das Risiko leichterer Affektionen nach Manipulation (Nackenschmerz, Schulterschmerz und -bewegungseinschränkung, Kopfschmerz etc.) zwar als relativ häufig beschrieben, eine schwere Komplikation wie beispielsweise eine Vertebralisdissekation mit folgendem Insult wurde bei > 50.000 zervikalen Manipulationen nicht beobachtet (Thiel et al. 2007). Die Autoren postulieren eine geschätzte Häufigkeit von relevanten Komplikationen von 6/100.000 Manipulationen. Damit wird das Risiko als gering bis sehr gering eingestuft (Thiel et al. 2007).

Inzwischen ist in die Bewertung des Schlaganfallrisikos nach Vertebralisdisskekationen in zeitlichem Zusammenhang zu manualmedizinischen Maßnahmen an der Halswirbelsäule ein gewisser Realismus zurückgekehrt. Cassidy et al. (2008) fanden in ihrer breit angelegten Crossover-Studie keinen Zusammenhang zwischen zervikaler Manipulation und erhöhter Schlaganfallhäufigkeit. Lediglich Menschen < 45 Jahre mit vertebralisbedingtem Kopf- und Nackenschmerz vor einem Schlaganfall haben ein erhöhtes Risiko für einen entsprechenden Insult, jedoch unabhängig davon, ob sie zuvor den Allgemeinmediziner oder den Chiropraktiker aufgesucht hatten.

Jeder Anwender der manuellen Medizin wird immer wieder faszinierende Behandlungsergebnisse bei einem vergleichsweise sehr geringen Risiko erleben. Dies bezieht sich auf Bagatellbeschwerden am Stütz- und Bewegungssystem, aber auch auf rezidivierende Verläufe. Dem orthopädisch-traumatologischen Operateur erschließen sich durch Beherrschung der Methoden der manuellen Medizin zusätzliche Diagnostik- und Therapieoptionen. Nachbehandlungskonzepte werden wesentlich bereichert (R. Kayser, Vortrag auf der 59. Jahrestagung Süddeutscher Orthopäden 2009 in Baden-Baden). Weitere Studien zur wissenschaftlichen Untermauerung der Methoden der manuellen Medizin bleiben jedoch notwendig.

## 4.13 Literatur


Assendelft WJJ, Morton SC, Yu EI, Suttrop MJ, Shekelle PG (2003) Spinal manipulative therapy for low back pain. Ann Intern Med 138: 871–881

Bankoul S, Goto T, Yates B, Wilson VJ (1995) Cervical primary afferent input to vestibulospinal neurons projecting to the cervical dorsal horn: an anterograde tracing study in the cat. J Comp Neurol 353: 529–538

Baral JP (1988) Visceral manipulation. Eastland Press, Seattle, WA

Baron R (2000) Peripheral neuropathic pain: from mechanisms to symptoms. Clin J Pain (Suppl) 16: 12–20

Blomberg S, Hallin G, Grann K, Berg E, Sennerby U (1994) Manual therapy with steroid injections – a new approach to treatment of low back pain. Spine 19: 569–577

Beyer L (2006) Muskelspannungserhöhung in der Manuellen Medizin – eine physiologische Analyse. Man Med 44: 185–192

Broadhurst NA, Bond MJ (1998) Pain provocative tests for the assessment of sacroiliac joint dysfunction. J Spinal Disord 11: 341–345

Bronfort G, Assendelft WJ, Evans R, Haas M, Bouter L (2001) Efficacy of spinal manipulation for chronic headache: a systemic review. J Manipul Physiol Ther 24: 457–466

Bronfort G, Haas M, Evans RL, Bouter LM (2004) Efficacy of spinal manipulation and mobilisation for low back pain and neck pain: a systematic review and best evidence synthesis. Spine J 4: 335–356

Buchmann J, Weber KG (1997) Weiche Techniken in der Manuellen Medizin. Hippokrates, Stuttgart

Buchmann J, Wende K, Kundt, Haessler F (2005) Manual treatment effects to the upper cervical apophysial joins before, during and after endotracheal anaesthesia: a placebo-controlled comparison. Am J Phys Med Rehabil 84: 251–257

Cassidy JD, Boyle E, Cote P, He Y, Hogg-Johnson S, Silver FL Bondy SJ (2008) Risk of vertebrobasilar stroke and chiropractic care. Results of population-based care-control and case-crossover study. Spine 33: 176–183

Cecchi F, Molino-Lova R, Chiti M, Pasquini G, Paperini A, Conti AA, Macchi C (2010) Spinal manipulation compared with back school and with individually delivered physiotherapy for the treatment of chronic low back pain: a randomized trial with one-year follow-up. Clin Rehabil 24(1): 26–36

Christ B, Günther J, Huang R, Flöel H (2001) Morphologische Grundlagen des Sell´schen Irritationspunktes für das Iliosakralgelenk. Man Med 39: 241–245

Cibulka MT, Koldenhoff R (1999) Clinical usefulness of a cluster of sacroiliac joint tests in patients with and without low back pain. J Orthop Sports Phys Ther 29: 83–92

Chou R, Huffman LH; American Pain Society; American College of Physicians (2007) Nonpharmacologic therapies for acute and chronic low back pain: a review of the evidence for an American Pain Society/American College of Physicians clinical practice guideline. Ann Intern Med 147(7): 492–504

Clinical Guideline Subcommittee on Low Back Pain (2010) American Osteopathic Association guidelines for osteopathic manipulative treatment (OMT) for patients with low back pain. J Am Osteopath Assoc 110(11): 653–666

Conradi S, Smolenski UC (2005) Testgütekriterien manualmedizinischer Tests bei Low-back-pain-Patienten. Man Med 43: 227–234

De Coster M. Polaris A (1995) Viscerale Osteopathie. Hippokrates, Stuttgart

Dishman DJ, Burke J (2003) Spinal reflex excitability changes after cervical and lumbar spinal manipulation: a comparative study. Spine J 3: 204–212

Dreyfuss P; Michaelsen M, Pauza K, McLarty J, Bogduk N (1996) The value of medical history and physical examination in diagnosing sacroiliac joint pain. Spine 21: 2594–2606

Evers S (2004) Cervicogener Kopfschmerz. Man Med 42: 99–102

Feil K, Herbert H (1995) Topographical organisation of spinal and trigeminal somatosensory pathways to the rat parabrachial and Kölliker-Fuse nuclei. J Comp Neurol 353: 506–528

Fernandez-de-Las-Penas C, Alonso-Blanco C, Cuadrado ML, Pareja JA (2005) Spinal manipulative therapy in the management of cervicogenic headache. Headache 45: 1260–1263

Ferreira ML, Ferreira PH, Latimer J, Herbert R, Maher CG (2002) Does spinal manipulative therapy help people with chronic low back pain? Aust J Physiother 48: 277–284

Fortin JD, Aprill CN, Ponthieux B, Pier J (1994) Sacroiliac joint: pain referral maps upon applying new injection/arthrography technique. Part II: Clinical evaluation. Spine 19: 1483–1489

Frese A, Schilgen M, Husstedt IW, Evers S (2003) Pathophysiologie und Klinik cervicogener Kopfschmerzen. Schmerz 17: 125–130

Gaymans F, Lewit K (1975) Mobilisationstechniken unter Anwendung von Druck, Fazilitation und Inhibition. In: Lewit K, Gutmann G (Hrsg) Funktionelle Pathologie des Bewegungssystems. Rehabilitacia, Obzor Bratislava

Goldmann R, Bornscheuer A, Kirchner E (1997) Gelenkblockierungen und gestörtes Gelenkspiel unter Muskelrelaxation. Man Med 35: 56–58

Greenman PE (1987) Models and mechanisms of osteopathic manipulative medicine. Osteopathic Med News 4: 1–20

Gross AR, Hoving JL, Haines TA, Goldsmith CH, Kay T, Aker P, Bronfort G; Cervical Overview Group (2004) Manipulation and mobilisation for mechanical neck disorders. Cochrane Database Syst Rev (1): CD004249

Gross A, Miller J, D'Sylva J, Burnie SJ, Goldsmith CH, Graham N, Haines T et al (2010) Manipulation or mobilisation for neck pain: a Cochrane Review. Man Ther 15(4): 315–333

Gutmann G (1975) Die pathogenetische Aktualitätsdiagnostik. Ein Versuch zur Analyse der diagnostischen Leitlinien in der Manuellen Medizin. In: Lewit K, Gutmann G (Hrsg) Funktionelle Pathologie des Bewegungssystems. Rehabilitacia, Obzor Bratislava

Hahne AJ, Ford JJ, McMeeken JM (2010) Conservative management of lumbar disc herniation with associated radiculopathy: a systematic review. Spine (Phila Pa 1976). 35(11): E488–504

Hancock MJ, Maher CG, Latimer J, McLachlan AJ, Cooper CW, Day RO, Spindler MF, McAuley JH (2007) Assessment of diclofenac or spinal manipulative therapy, or both, in addition to recommended first-line treatment for acute low back pain: a randomized controlled trial. Lancet 370: 1638–1643

Harke G (2009) Manuelle Medizin. In: Niemier K, Seidel W (Hrsg) Funktionelle Schmerztherapie am Bewegungssystem: Ein Leitfaden für Ärzte. Springer, Berlin Heidelberg New York Tokio

Heisel J (2005) Physikalische Medizin. In: Grifka J (Hrsg) Praxiswissen Halte- und Bewegungsorgane. Thieme, Stuttgart

Heymann W v, Böhni U, Locher H (2005) Grundlagenforschung trifft Manualmedizin. Ergebnisse der Bodenseekonferenz deutschsprachiger Manualmediziner. Man Med 43: 385–394

Janda V (1968) Die Bedeutung der muskulären Fehlhaltung als pathogenetischer Faktor vertebragener Störungen. Arch Physikal Ther 20: 113–116

Janda V (1991) Muscle spasm, a proposed procedure for differential diagnosis. J Man Med 6: 136–139

Jensen Stockendahl M, Christensen HW, Hartvigsen J, Vach W, Haas M, Hestbaek L, Adams E et al (2007) Manuelle Untersuchung der Wirbelsäule. Ein systematischer, kritischer Review zur Reproduzierbarkeit. Man Med 45: 301–308

Johnson WL, Friedman HD (1994) Functional methods. American Academy of Osteopathy, Indianapolis, IN

Jones LH (1963) Spontaneous release by positioning. Clinical osteopathy. Man Ther 8: 128–135

Jones LH (1981) Strain and counterstrain. American Academy of Osteopathy, Colorado Springs, CO

Kayser R (2005) Experimentelle Untersuchungen zur Instabilität der lumbalen Wirbelsäule. Habilitationsschrift. Freie und Humboldt-Universität zu Berlin

Kayser R (2008) Das Sakroiliakalgelenk und die sakroiliakale Dysfunktion. Man Med 46(2): 69–72

Kayser R (2010) Manuelle Medizin. Orthopäde 39: 217–228

Kayser R, Tschöke SK, Heyde CE (2008) Das Konzept der stationären Stufendiagnostik bei Patienten mit lumbalem Rückenschmerz. Orthopäde 37: 285–299

Krouwel O, Hebron C, Willett E (2010) An investigation into the potential hypoalgesic effects of different amplitudes of PA mobilisations on the lumbar spine as measured by pressure pain thresholds (PPT). Man Ther 15(1): 7–12

Lewit K (1987) Chain reactions in disturbed function of the motor system. Man Med 3: 27–29

Licht G, Müller-Ehrenberg H, Mathias J, Berg G, Greitemann G (2007) Untersuchung myofaszialer Triggerpunkte ist zuverlässig. Man Med 45: 402–408

Menell J (1952) The science and art of joint manipulation. The spinal column. Churchill, London

Mense S (2004) Mechanismen der Chronifizierung von Muskelschmerz. Orthopäde 33: 525–532

Mense S (2005) Muskeltonus und Muskelschmerz. Man Med 43: 156–161

Mense S, Simons DG (2001) Muscle pain, understanding its nature, diagnosis and treatment. Lippincott. Williams & Wilkins, Baltimore, MD

Mitchell FL Jr, Moran PS, Pruzzo NA (1979) An evaluation and treatment manual of osteopathic muscle energy procedures. Institute for Continuing Education in Osteopathic Principles, Valley Park, MO

Nationale VersorgungsLeitlinie Kreuzschmerz (2010) *www.kreuzschmerz.versorgungsleitlinien.de/*

Niemier K, Ritz W, Seidel E (2007) Funktionelle muskuloskeletale Diagnostik. Man Med 45: 123–127

Neuhuber WL (2005) Funktionelle Neuroanatomie des kraniozervikalen Übergangs. In: Hülse S, Neuhuber WL, Wolff HD (Hrsg) Die obere Halswirbelsäule. Springer, Berlin Heidelberg New York Tokio, S 56–71

Ostgaard HC, Zetherstrom G, Roos-Hansson E (1994) The posterior pelvic pain provocation test in pregnant woman. Eur Spine J 3: 258–260

Pfaller K, Arvidson J (1988) Central distribution of trigeminal and upper cervical primary afferents in the rat studied by anterograde transport of horseradish peroxidase conjugated to wheat germ agglutinin. J Comp Neurol 268: 91–108

Pickar JG (2002) Neurophysiological effects of spinal manipulation. Spine J 2: 357–371

Qvistgaard E, Rassmussen J Laetgaard J, Hecksher-Sorensen S, Bliddal H (2006) Intra-observer and inter-observer agreement of the manual examination of the lumbar spine in chronic low back pain. Eur Spine J 16: 277–282

Robinson HS, Brox JI, Robinson R, Bjelland E, Solem S, Telje T (2007) The reliability of selected motion- and pain provocation tests for the sacroiliac joint. Man Ther 12: 72–79

Sachse J, Schildt-Rudloff K (1994) Manuelle Untersuchung und Mobilisationsbehandlung der Wirbelsäule. Ullstein Mosby, Berlin

Sachse J, Schildt-Rudloff K (2001) Kursbegleitheft der ÄMM E3. Eigendruck, Berlin, S 64-65

Sandkühler J, Benrath J, Brechtel C, Ruscheweyh R, Heinke B (2000) Synaptic mechanisms of hyperalgesia. Prog Brain Res 129: 81–100

Schildt-Rudloff K (1994) Thoraxschmerz. Innere Erkrankung oder Funktionsstörung des Bewegungssystems. Ullstein Mosby, Berlin

Schiltenwolf M, Henningsen P (Hrsg) (2006) Muskuloskelettale Schmerzen. Deutscher Ärzte-Verlag, Köln

Sell K (1969) Spezielle Manuelle Segmenttechnik als Mittel zur Abklärung spondylogener Zusammenhangsfragen. Man Med 7: 99–102
Shearar KA, Colloca CJ, White HL (2005) A randomized clinical trial of manual versus mechanical force manipulation in the treatment of sacroiliac joint syndrome. J Manipul Physiol Ther 28: 493–501
Shiowitz S (1990) A modification of indirect myofascial release techniques. JAOA 901: 145–155
Stuber K, Sajko S, Kristmanson K (2009) Chiropractic treatment of lumbar spinal stenosis: a review of the literature. J Chiropr Med 8(2): 77–85
Taguchi T, John V, Hoheisel U, Mense S (2007) Neuroanatomical pathway of nociception originating in a low back pain muscle (multifidus) in the rat. Neurosci Lett 427: 22–27
Taguchi T, Hoheisel U, Mense S (2008) Dorsal horn neurons having input from low back pain structures in rats. Pain 138(1): 119–129
Thiel HW, Bolton JE, Docherty S, Portlock JC (2007) Safety of chiropractic manipulation of the cervical spine. Spine 32: 2375–2378
Travell JG, Simons DG (1999) Myofascial pain and dysfunction: the trigger point manual, Vol I – upper half of the body. Williams & Wilkins, Baltimore; MD
Vernon H, Humphreys K, Hagino C (2007) Chronic mechanical neck pain in adults treated by manual therapy: a systemic review of change scores in randomized clinical trials. J Manipul Physiol Ther 30: 473–478
Walker BF, French SD, Grant W, Green S (2010) Combined chiropractic interventions for low-back pain. Cochrane Database Syst Rev (4): CD005427
White AA, Panjabi MM (1990) Kinematics of the spine. In: White AA, Panjabi MM (eds) Clinical biomechanics of the spine. Lippincott, Williams & Wilkins, Philadelphia, PA
Wolf U, Brachmann M, Wilke A (2000) Knochenszintigraphische Darstellung bewegungsgestörter Segmente. Man Med 38: 217–222
Wottke D (2004) Die große orthopädische Rückenschule. Heidelberg: Springer
Yamamoto I, Panjabi MM, Crisco T, Oxland T (1989) Three-dimensional movements of the whole lumbar spine and lumbosacral joint. Spine 14: 1256–1260
Zieglgänsberger W, Bayerl H (1976) The mechanism of inhibition of neuronal activity by opiates in the spinal cord of cat. Brain Res 115: 111–128

# Alternative Verfahren

*Jürgen Heisel*

## 4.14 Einführung

Als Alternative zur Schulmedizin zielen die **Naturheilverfahren** auf die Nutzung körpereigener Ressourcen und Heilkräfte in Prävention, Therapie und Rehabilitation ab. Ausgehend vom ganzheitlichen Menschenbild werden in erster Linie natürliche Mittel therapeutisch eingesetzt.

Die klassischen Naturheilverfahren sind seit langem Bestandteil der ärztlichen Weiterbildungsordnung. Im erweiterten Sinne werden hierzu weitere Methoden hinzugerechnet, die ebenfalls spezifisch oder unspezifisch über die Eigenregulationsmechanismen des menschlichen Körpers Stoffwechselvorgänge unterstützen und fördern (Selbstheilungstendenz). Diese Behandlungsstrategien werden unter dem Begriff **Regulationsmedizin** zusammengefasst und sind aktuell nicht Bestandteil der ärztlichen Weiterbildungsordnung. Auch diese Verfahren gehen von einem komplexen kybernetischen Krankheitsverständnis aus und berücksichtigen den Menschen in seinem gesamten biopsychosozialen Umfeld. Sofern wissenschaftliche Nachweise und Studien zur Effizienz noch ausstehen, müssen aber grundsätzliche Forderungen an Plausibilität, Reproduzierbarkeit und empirische Begründung des jeweiligen Verfahrens gestellt sowie verbindliche Standards in Ausbildung und Anwendung gefordert werden.

Im Gegensatz zu den durch speziell ausgebildete Physiotherapeuten umgesetzten konservativen Behandlungsstrategien der unterschiedlichen Reflexzonenmassagen spielen in der Therapie chronischer Schmerzsyndrome der Rumpfwirbelsäule auch die vom Arzt selbst durchgeführten adjuvanten speziellen **Reflextherapien** wie das Schröpfen, die Akupunktur und auch die Neuraltherapie (v. a. die therapeutische Lokalanästhesie TLA; ► Interventionelle Verfahren – Injektionsverfahren an der Lendenwirbelsäule ► Kap. 5) eine durchaus wichtige Rolle. Hierbei handelt es sich im Wesentlichen ebenfalls um die Ausnutzung neurophysiologischer Regulationsmechanismen mit zielgerichteter Beeinflussung gestörter Gewebestrukturen und sie verstärkende Irritationen (vegetatives System) mit dann oft länger anhaltender Analgesie.

Besonders unterschieden werden in diesem Zusammenhang die sog. **ausleitenden Verfahren nach Aschner**. Der Wiener Arzt Bernhard Aschner (1883–1960) brachte die vom Wiener Histologen Pischinger wiederbelebte humoralpathologische Theorie des Altertums in ein therapeutisches System, das auf humoralpathologischen Grundsätzen beruht und teilweise Eingang in die konservative orthopädische Schmerztherapie gefunden hat. Hierzu zählen neben dem Schröpfen auch die heute nur noch im Rahmen der Naturheilverfahren angewandten Methoden der Blutegeltherapie, das Baunscheidt-Verfahren, das Kantharidenpflaster sowie die teilweise als obsolet angesehene Fontanellentherapie (Aschner 1986).

## 4.15 Klassische Naturheilverfahren

### 4.15.1 Schröpfen

**Definition**

**Schröpfen:** Spezielle Methode der lokalen Reflextherapie v. a. im Bereich kutiviszeraler Zonen des Rückens, wobei mit einem Unterdruck (gläserne Saugglocke) eine lokale Hyperämie (trockene Schröpfung) bzw. ein Teiladerlass (blutige Schröpfung) herbeigeführt wird.

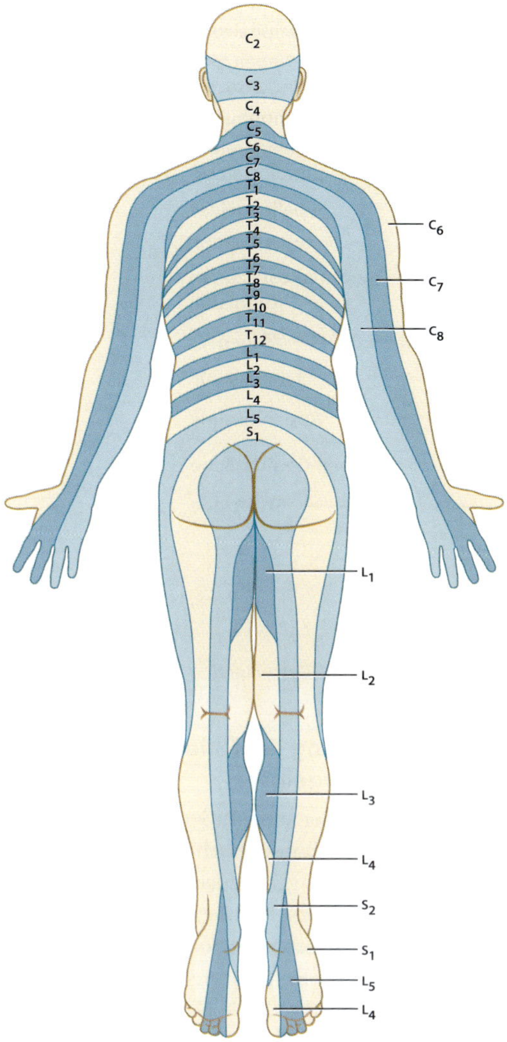


■ **Abb. 4.49** Anatomische Quersegmentierung des menschlichen Rückens unter Bezug auf die Spinalnervensegmente (Dermatome)

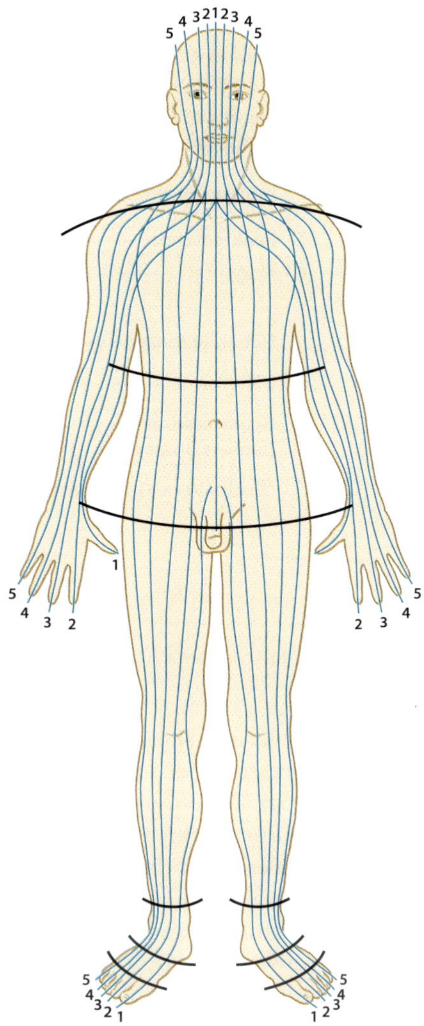

■ **Abb. 4.50** Einteilung der Körperregion in 10 Längszonen (nach Fitzgerald) – schematische Darstellung

**Ziele:**
- Verbesserung der Durchblutung und Steigerung des Stoffwechsels – sowohl lokal im Störfeld aus auch im Zielorgan,
- Regelung des Gewebedrucks (Ödem) mit nachfolgender Entlastung von Nozizeptoren,
- Normalisierung eines gestörten Hologrammbereichs, von dem zuvor infolge falscher Rückkopplungen schmerzhafte Dauerreize ausgingen.

## Grundlagen

Die Hautoberfläche des Rückens ist anatomisch einerseits durch die zentrale Innervierung quersegmental (■ Abb. 4.49) versorgt, andererseits existieren auch längsverlaufende (gedachte) Trennungslinien (sog. Längssegmentation nach Fitzgerald; ■ Abb. 4.50). Über kutiviszerale Verbindungen imponieren v. a. paravertebral gelegene Organreflexzonen (Head-Zonen, McKenzie-Zonen) mit speziellen Irritationszonen (**Maximalpunkte**, *trigger points*), die als mögliche kutane Störfelder (sog. **Gelose** mit »beeinträchtigter Lebensdynamik«) klinisch auffällig werden können. Die klassischen **Schröpfpunkte** als typische Alarmpunkte liegen an den Schnittstellen der queren und längssegmentierten Körperfelder meist unmittelbar über den paravertebralen Ganglien und dem Grenzstrang (im Bereich der Rr. posteriores der somatosensiblen Spinalnerven; ■ Abb. 4.51) (Abele 2000).

## Technik/Durchführung

Der Patient sitzt in maximaler Kyphosehaltung auf der Untersuchungsliege, seine Fersen ragen gerade eben über das Fußende der Liege hinaus. Der ärztliche Untersucher sitzt

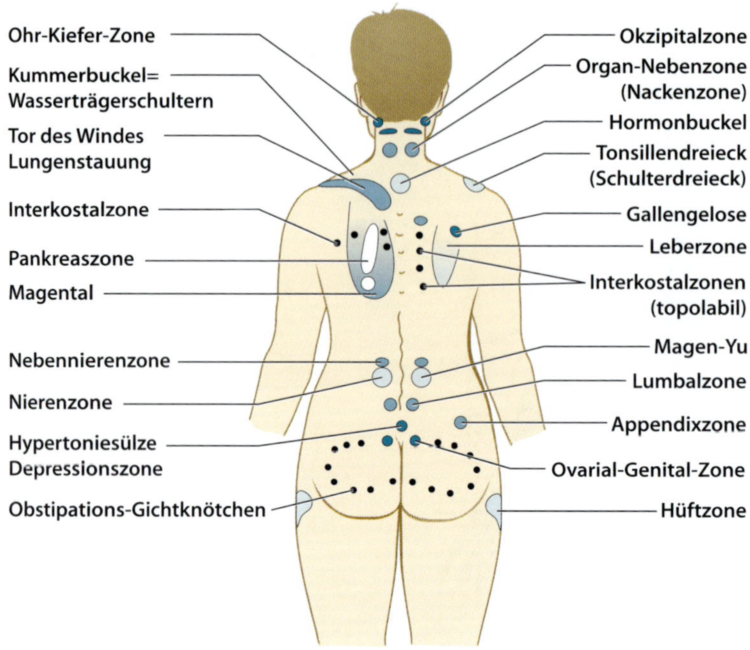


**Abb. 4.51** Typische Gelosen im Bereich des Rückens im Rahmen des Schröpfens – schematische Darstellung

hinter dem Patienten, der mit seinen beiden Händen seine eigenen Knöchel umfasst; dabei soll er seine Schultern hängen lassen. Der Arzt palpiert subtil die Rückenweichteile, teilweise durchaus unter kräftigem Druck mit dem Ziel der Erfassung lokaler Gewebehärten (sog. Füllgelosen mit Durchmessern von etwa 2–3 cm), schlaffer (»toter«) Stellen oder sulziger Einsenkungen (sog. Leergelosen mit Durchmessern von etwa 1 cm) über den Spinalfortsätzen und in der paravertebralen Umgebung.

Ein Gerät für die Schröpftherapie (S. Hengge, persönliche Mitteilung 2008) wird in Abb. 4.52 gezeigt.

### Blutige Schröpfung (im Falle einer heißen oder roten »Füllgelose«)

Klinisch typisch sind im Bindegewebe oder in Muskelbäuchen mit angestautem Blut überladene Zonen mit tastbarer prall-elastischer, oft sehr schmerzhafter Härte. Nach Ritzung der Haut (sog. **Skarifikation**) im Bereich dieses Störfelds (z. B. mit einer kleinen sterilen Lanzette) wird ein evakuiertes Schröpfglas aufgesetzt, das dann schrittweise eine wechselnd große Menge Blut absaugt; ein Schröpfkopfwechsel erfolgt nach Füllung der Glocke um ein bis zwei Drittel so lange, bis aus den Hautstellen kein Blut mehr nachkommt; es folgt die abschließende Desinfektion und sterile Abdeckung des Hautbezirks.

Ein vorausgehendes heißes Bad, ein Saunagang, das Auflegen einer heißen Kompresse oder eines Senfpflasterverbands kann die Effizienz der Behandlungsmaßnahme optimieren.

### Trockene Schröpfung (im Falle einer kalten oder blassen »Leergelose«)

Klinisch lässt sich hier eine äußerst schmerzhafte blutarme Verhärtung im Bindegewebe oder ein zähsulziger, erst auf tiefen und kräftigen Druck reagierender Schmerzpunkt tasten. Auf diesen Hautbezirk wird mithilfe eines Schröpfglases oder einer Saugglocke ein Unterdruck erzeugt (Abb. 4.53), der Erythrozyten aus dem Gefäßsystem saugt (trockene Diapedese); die Glasglocke bleibt solange liegen, bis »blaue« (petechiale) Flecken sichtbar werden. Diese Extravasate müssen dann im weiteren Verlauf vom Bindegewebe im Gefolge einer reaktiv einsetzenden forcierten Hyperämie schrittweise wieder abgebaut werden. So resultiert in der gestörten Reflexzone eine über mehrere

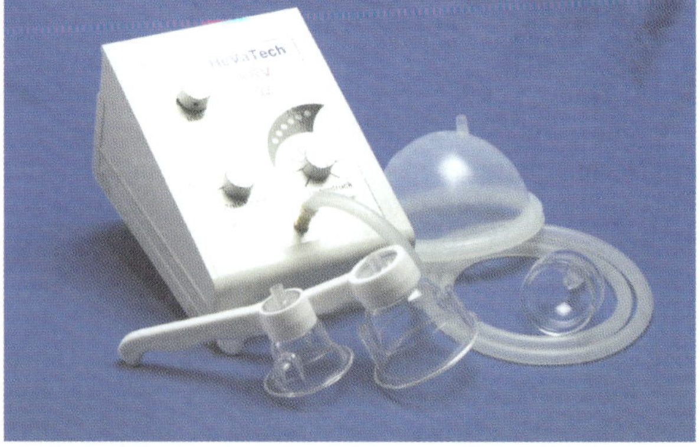

**Abb. 4.52** Gerät zur Schröpftherapie (HeVaTech, Grafenberg/Württemberg, mit freundlicher Genehmigung von S. Hengge)

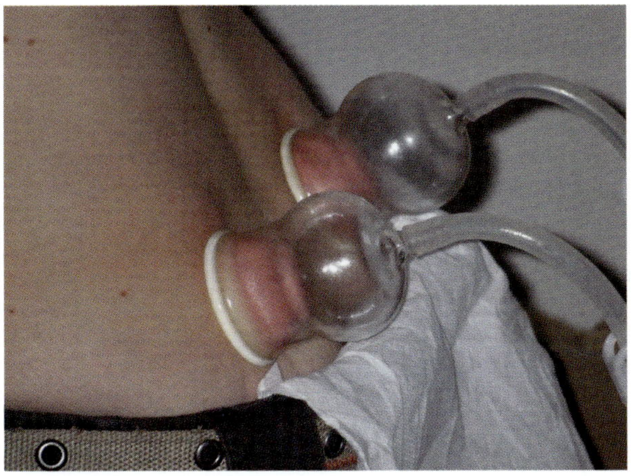

Abb. 4.53 Trockenschröpfung im Bereich der unteren Rumpfwirbelsäule (Fa. HeVaTech, Grafenberg/Württemberg)

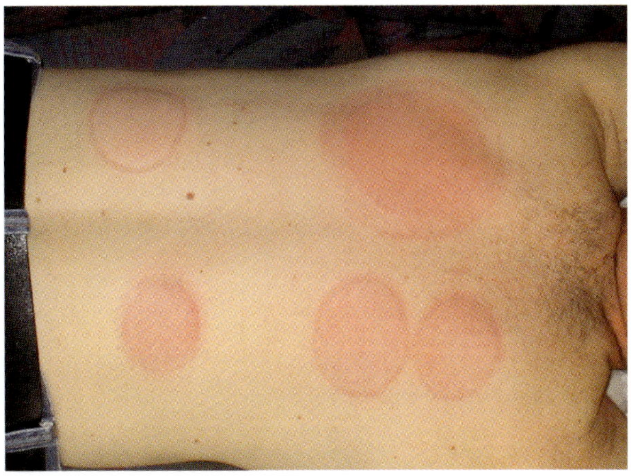

Abb. 4.54 Klinisches Bild nach Trockenschröpfung im Bereich des Rückens mit ausgeprägter lokaler Hyperämie

Tage anhaltende umfassende Aktivierung der physiologischen Stoffwechselvorgänge mit gleichzeitiger konsensueller Hyperämie im Zielorgan (Abb. 4.54).

### Schröpfkopfmassage

Zunächst wird der zu behandelnde Rückenhautbezirk mit Pfefferminzöl eingerieben; anschließend wird dieser mit der aufgesetzten Schröpfglocke ähnlich einer Bindegewebsmassage behandelt.

## Indikationen, Komplikationen und Kontraindikationen

**Schröpfen – Indikationen**

**Trockene Schröpfung**
- Großflächige Myogelosen
- Neuralgien
- Fibromyalgie-Syndrom
- Auch beim lumbalen Facettensyndrom möglich

**Blutige Schröpfung**
- Chronische Funktionsstörungen der zervikalen oder lumbalen Facettengelenke
- Chronische thorakale Syndrome mit Funktionsstörungen der Kostotransversal- und Kostovertebralgelenke, Interkostalneuralgien
- Neuralgien des N. ischiadicus, N. femoralis, N. ilioinguinalis
- Auch bei Koxarthrose einsetzbar

Lokalisationen und entsprechende Indikationen zur Trockenschröpfung und zur blutigen Schröpfung sind in Tab. 4.10 und Tab. 4.11 zusammengefasst.

**Gefahren/Komplikationen:**
Liegen die Saugglocken zu lange, kann es zu einem größeren Hämatom oder zum Austritt von Lymphe in das Stratum corneale kommen; die entstehenden Lymphbläschen können dann mit einer Hämolanzette punktiert werden. Beschrieben werden seltenere Kreislaufkomplikationen, auch hypotone Nachschwankungen im Falle einer blutigen Schröpfung; eine Verschlechterung des Beschwerdebildes ist im Falle einer Trockenschröpfung einer heißen Gelose möglich.

**Schröpfen – Kontraindikationen**
- Lokale entzündliche oder ekzematöse Hautaffektionen
- Bekannte Kreislaufschwäche, kardiopulmonale Dekompensation
- Erhebliche psychische Affektion, sehr ängstlicher Patient
- Blutgerinnungsstörungen mit Quick-Wert < 30% bei beabsichtigter blutiger Schröpfung

### 4.15.2 Akupunktur

**Definition**
**Akupunktur:** Differenzierte Reizung von Hautzonen oder speziellen Punkten mit vermehrter Hautrezeptorendichte (Triggerpunkte, Punkte maximaler Druckschmerzempfindlichkeit) mit Nadeln (aus Gold, Silber oder Stahl) oder mit einem geringen elektrischen Widerstand.

**Tab. 4.10** Lokalisationen zur Trockenschröpfung und entsprechende Indikationen

| Name der Zone | Exakte anatomische Lokalisation | Orthopädische Behandlungsindikation |
|---|---|---|
| Oberer und mittlerer Rücken | Segmente $C_4$ bis $T_9$ paravertebral | Fibromyalgie, Neuralgien; zur Lockerung der Rückenstreckmuskulatur vor einer chirotherapeutischen Behandlung |
| Kreuzbeingegend | Untere Lendenwirbelsäule und Os sacrum bilateral | Kreuzschmerzen paravertebral |

**Tab. 4.11** Lokalisationen zur blutigen Schröpfung und entsprechende Indikationen

| Name der Zone | Exakte anatomische Lokalisation | Orthopädische Behandlungsindikation |
|---|---|---|
| **Tor des Windes** | Zwischen den Querfortsätzen der Brustwirbelsäule | Interkostalneuralgien $T_{3/4/5}$ des 2. und 3. bzw. des 3. und 4. Brustwirbels |
| **Pankreaszone** | BWK5/6 oder BWK6/7 gut handbreit neben der Wirbelsäule | Interkostalneuralgien, Fibromyalgie |
| **Nierenzone** | Über dem Ansatz der 12. Rippe bis etwa handbreit kaudal von diesem Punkt, 3QF paravertebral beidseits im Segment $T_9$ | Rückenschmerzen, Fibromyalgie, Koxarthrose, ISG-Arthritis, Lumboischialgie |
| **Lumbagozone, Darmzone** | Zwischen Nieren- und Ovarzone | Neuralgien des N. ilioinguinalis, N. ischiadicus und des N. femoralis |
| **Lumbalecke, Ovarzone** | Segmente $L_2$–$L_3$ unmittelbar im Winkel, der vom Kreuzbein, der Rumpfwirbelsäule und dem aufsteigenden Iliumrand gebildet wird | Lumbalsyndrome, Neuralgien des N. genitofemoralis, N. pudendus, N. ischiadicus, N. femoralis und des N. peroneus; arterielle und venöse Durchblutungsstörungen der Beine, Koxarthrose, Gonarthrose |
| **Spina iliaca posterior und superior** | Über oder unmittelbar lateral der Spina iliaca | Lumbago, Ischialgie |
| **Hypertoniesülze** | Über dem Proc. spinosus $L_5$, seltener $S_1$ | Kreuzschmerz (**cave:** nicht ungefährlich, da RR-Schwankungen möglich!) |

*ISG* Iliosakralgelenk.

## Grundlagen/Technik

Die ventrale Körperoberfläche wird in sog. fiktive Längsmeridiane eingeteilt, auf denen die definierten oberflächlichen Triggerpunkte aufgereiht sind (Abb. 4.55). Die anatomisch tiefer liegenden sog. Akupunkturpunkte stellen ein Gefäß-Nerven-Bündel dar, eingebettet in weiches Bindegewebe in einer Lücke der oberflächlichen Körperfaszie. Pathologische Veränderungen sind an einer vermehrten Druckdolenz, einer Gelose oder einer Veränderung des elektrischen Hautwiderstands über dem entsprechenden Akupunkturpunkt palpabel.

Über den Gate-control-Mechanismus führt eine mechanische Reizung dieser Punkte zu einer elektrischen Sensation im Verlauf des Meridians (De Qi) mit nachfolgender Blockierung der zentralen Schmerzweiterleitung im Rückenmark (direkte Hemmung der nozizeptiven Afferenz, Nozizeptoren selbst werden nicht gereizt!). Die Fortleitung dieser Impulse in den Hirnstamm resultiert in einer vermehrten Produktion körpereigener Enkephaline, die dann die inhibitorischen absteigenden Schmerzbahnen durch Freisetzung von Noradrenalin und Serotonin aktivieren.

Die **moderne Akupunktur** ist weniger am traditionellen chinesischen Meridiansystem ausgerichtet, sondern beruht eher auf segmentalen, supraspinalen und zentralen Mechanismen.

Die **Mikrosystem-Akupunktur** (z. B. Ohr- bzw. Schädelakupunktur; Abb. 4.56) beruht auf der sog. Somatotopie mit Projektion eines Homunkulus auf die Körperoberfläche in einem begrenzten Bezirk. So findet sich auf der menschlichen Ohrmuschel der gesamte Organismus abgebildet und ist somit einer reflektorischen Therapie zugängig.

**Die Akupunktur heilt, was gestört ist, nicht das, was zerstört ist!**

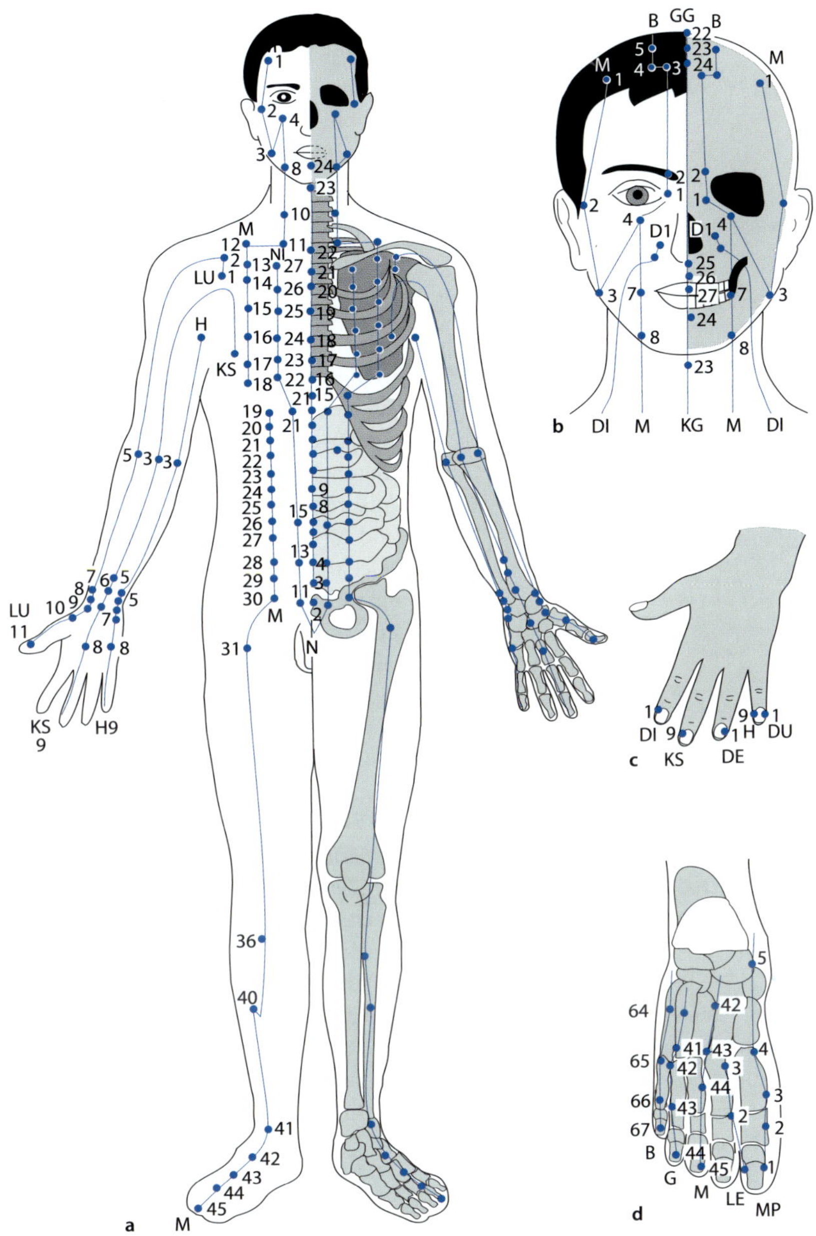

Abb. 4.55 Akupunkturpunkte auf den ventralen Längsmeridianen (schematische Darstellung). (Aus: Heisel u. Jerosch 2007)

## Indikationen, Komplikationen und Kontraindikationen

**Komplikationen:**
Nadelkollaps.

### Akupunktur – Indikationen

- Schmerzhafte globale Wirbelsäulensyndrome
- Myalgien

### Akupunktur – Kontraindikationen

- Infektionskrankheiten
- Akute Arthritiden
- Gerinnungsstörungen
- Kardiale Dekompensation

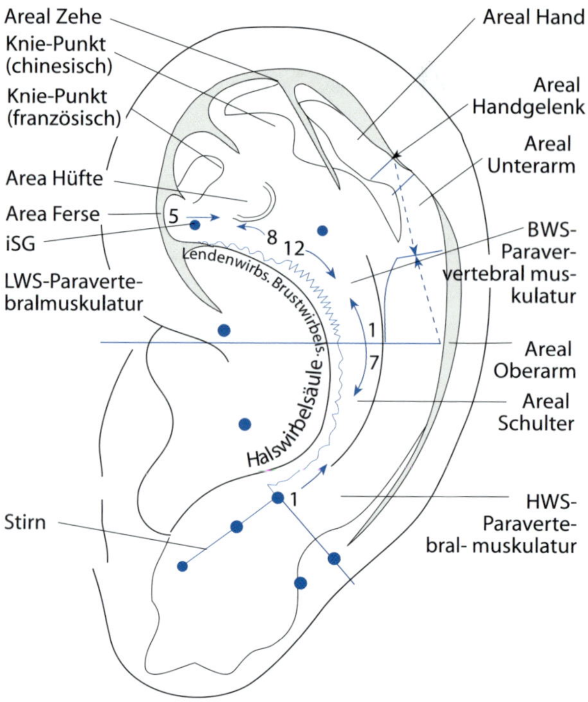


**Abb. 4.56** Akupunkturpunkte im Bereich der Ohrmuschel – schematische Darstellung unter Vorgabe des Homunkulus. (Aus: Heisel u. Jerosch 2007)

### 4.15.3 Stoßwellentherapie von Triggerpunkten

**Definition**

**Stoßwellentherapie von Triggerpunkten:** Tonus- und Schmerzlinderung durch lokalen Einsatz nieder- und mittelenergetischer extrakorporaler Stoßwellen.

#### Allgemeine Grundlagen

**Lokale Schmerzen** können auch mit einer umschriebenen kutanen Hyperalgesie oder Hyperästhesie über dem Ursprungsgebiet einhergehen, was als primäre Hyperalgesie bezeichnet wird.

**Ausstrahlende Schmerzen** finden sich v. a. im Ausbreitungsgebiet von Nerven der Nervenwurzeln, z. B. als Neuralgie eines Nervs bzw. eines Plexus oder aber als Radikulopathie an der Wurzel im Falle einer mechanischen Kompression.

**Übertragener Schmerz** (*referred pain*) stammt von tiefen somatischen oder viszeralen Strukturen und wird in eine entfernte Region projiziert. Er beruht auf dem Konvergenzmodell simultaner Afferenzen aus Neurotom, Viszerotom, Myotom, Dermatom etc. an der Hinterhornzelle (Head-Zonen; Fehllokalisation des Schmerzorts im Gehirn). Hier kann es zwar zu einer Hyperalgesie, einer Muskelverspannung und auch zu autonomen Veränderungen kommen – letztere durch Erregung somatischer Afferenzen – jedoch nicht zu Reflexausfällen oder Muskelatrophien wie beim fortgeleiteten Schmerz. Bei unklarem Untersuchungsphänomen ist an die jeweiligen segmentalen Zusammenhänge zu denken.

Die **myofaszialen Triggerpunkte** mit **Triggerzonen** (Travell u. Simons 1992) dienen als Beispiele einer heterogenen Gruppe umschriebener Schmerzen mit Übertragungsschmerzen (*referred pain*). Die Übertragung erfolgt hier nicht in dieselben Segmente, sondern in mehr oder weniger nahe anatomische Abschnitte, im Einzelfall sogar auf die andere Körperseite. Außerdem verläuft sie in tiefen somatischen Schichten, nicht aber in die Haut. Die Übertragung entwickelt sich in aller Regel langsam, offenbar als Ausdruck einer zunehmenden zentralen Sensibilisierung und Ausbreitung rezeptiver Felder im Rückenmark (Mense et al. 2001). Diese sekundäre Hyperalgesie stellt somit ein nichtnozizeptives, neuropathisches Geschehen dar mit Erniedrigung der Schmerzschwelle, dies im Unterschied zur primären Hyperalgesie, die akut durch Gewebeschädigung als lokaler nozizeptiver Schmerz auftritt. Im Bereich des Muskels resultiert eine Verkürzung, eine Kraftminderung sowie eine Beeinträchtigung der Koordination.

#### Physikalische Grundlagen

**Radiale Stoßwellen** (RSW) stellen ballistisch ausgelöst Druckwellen dar mit langsamer Anstiegszeit und Druckwerten von etwa 10 bar. **Fokussierte Stoßwellen** (FSW) werden elektromagnetisch, elektrohydraulisch oder piezoelektrisch erzeugt; sie haben eine extrem kurze Anstiegszeit und Dauer. Die Maximaldrucke liegen bei 100 bar.

- RSW entfalten eine oberflächliche Wirkung (Eindringtiefe etwa 30 mm); ihr Vorteil ist die mögliche Behandlung größerer Muskelflächen.
- FSW erlauben ein punktförmiges Arbeiten (kleinerer Fokus), die Eindringtiefe liegt bei deutlich über 5,0 cm (Abb. 4.57). Sie lösen exakt den für den jeweiligen Muskel charakteristischen Übertragungsschmerz aus (im Gegensatz zur RSW).
  - fokussierter Applikator: 0,10–0,20 $mJ/mm^2$ (Energieflussdichte in Abhängigkeit von der Schmerzintensität bei der Behandlung),
  - planarer Applikator: 0,25–0,56 $mJ/mm^2$.

Biologisch resultiert im Gewebe eine lokale Stoffwechselsteigerung mit Regeneration (Zellstimulation, Gefäßneubildung).

#### Technik/Durchführung

Eine Lokalanästhesie wird nicht durchgeführt. Zur **exakten Bestimmung der jeweiligen Triggerpunkte** mit Auslösung des typischen Übertragungsschmerzes wird ent-

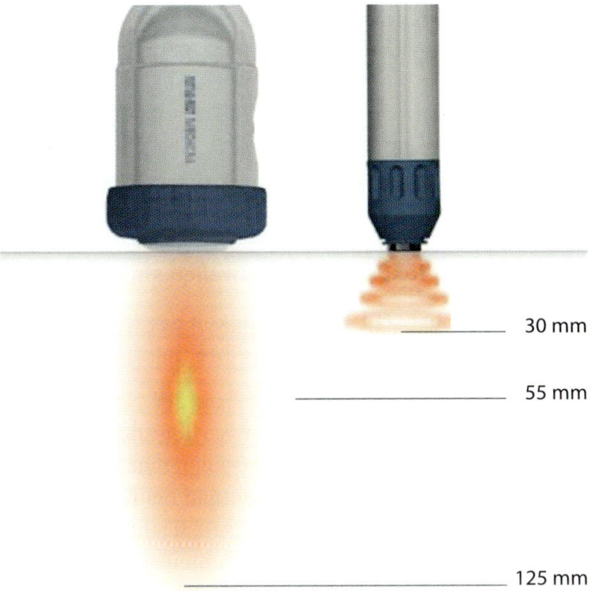


Abb. 4.57 Unterschiedliche Eindringtiefen und Ausbreitung im Gewebe der fokussierten (*links*) und der radialen (*rechts*) Stoßwelle

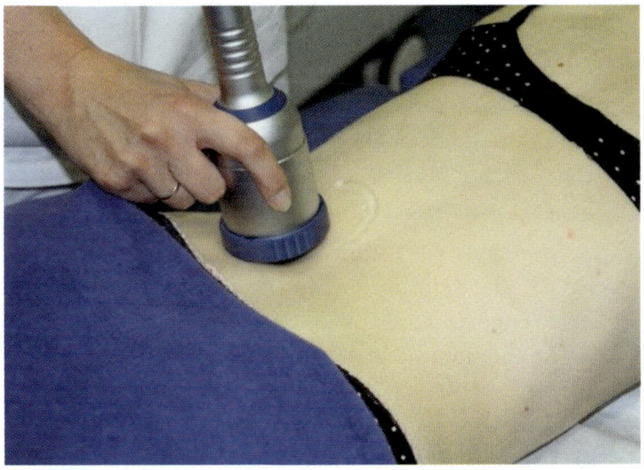

Abb. 4.58 Klinische Anwendung fokussierter Stoßwellen im Bereich der LWS (Bild: M. Gleitz, Luxembourg, mit freundlicher Genehmigung)

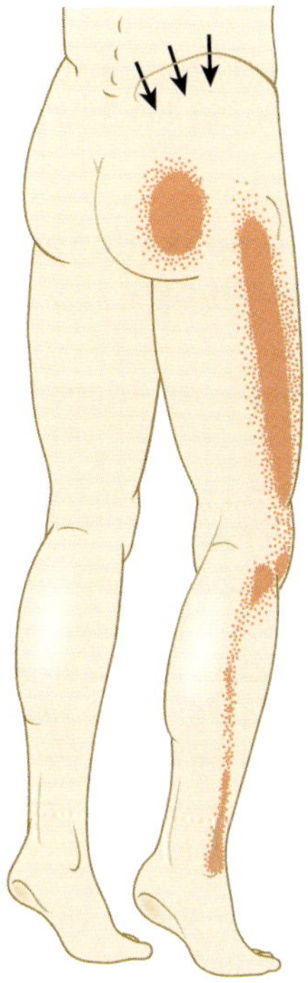

Abb. 4.59 Pseudoradikulärer Übertragungsschmerz durch Trigger aus der Glutealmuskulatur (*Pfeile*) (schematische Darstellung)

weder zur manuellen Diagnostik ein Druckstab mit einer abgerundeten Druckfläche von 1 cm Durchmesser verwendet, der bis zur Schmerzgrenze in den Muskelmantel gedrückt wird. Besser noch gelingt die Diagnostik der Triggerpunkte mit der FSW.

Nach diagnostischem Auslösen des Übertragungsschmerzes erfolgt die Lokalbehandlung der Triggerpunkte (Abb. 4.58) mit 200–500 Schuss pro Knoten mit der FSW plus 300–1000 Schuss mit der RSW, bis der Schmerz verschwindet. Anschließend wird der gesamte Muskel mit der RSW behandelt; die Gesamtschusszahl pro Muskel liegt – abhängig von seiner anatomischen Größe – zwischen 500 und 4000. Die Behandlungsintensität wird jeweils bis an die subjektive Schmerzgrenze gesteigert; diese variiert – in Abhängigkeit von der Muskeldicke – zwischen 0,1 und 0,25 $mJ/mm^2$ bei der FSW und zwischen 1,0 und 3,5 bar bei der RSW.

### Flächenhafte Anwendung

Zur flächenhaften Behandlung größerer Muskelpartien werden RSW mit Applikatoren von 15, 20 bzw. 25 mm Durchmesser zum Einsatz gebracht, die Impulsfrequenz liegt zwischen 15–21 Hz. Der Nachteil liegt in der relativ schlechten Auslösung des Übertragungsschmerzes und einer begrenzten Eindringtiefe.

Bei der FSW werden entsprechend der zu behandelnden Muskelschicht unterschiedlich tief fokussierende Verlaufsstrecken verwendet. Die speziellen anatomischen Verhältnisse sollten zuvor sonographisch untersucht werden.

### Punktuelle Anwendung

Die punktuelle Behandlung (FSW) erlaubt eine exakte Auslösung des Übertragungsschmerzes, allerdings ist das Behandlungsareal deutlich kleiner (Abb. 4.59).

Jüngste Erfahrungen bestätigen eine verbesserte Effizienz bei Kombination radialer mit fokussierten Stoßwellen im Vergleich zu einer Monotherapie (80%, Gleitz 2006 und persönliche Mittteilung von M. Gleitz 2008).

4

**Dosis:**
4–8 Einzelsitzungen (1- bis 2-mal/Woche) mit maximal 10.000 Schuss pro Sitzung bei RSW plus 3000 Schuss bei FSW.

## Indikationen, Komplikationen und Kontraindikationen

### Stoßwellentherapie von Triggerpunkten – Indikationen

- **Diagnostisch** zur genauen Lokalisation der Triggerpunke (mit FSW)
- Lumbale myofasziale Schmerzbilder, v. a. im Bereich der typischen Triggerpunkte
- Akute/chronische pseudoradikuläre Lumboischialgie (Trigger in der Glutealmuskulatur, in den Hüft-Außenrotatoren, im M. quadratus lumborum und in den Lumbalextensoren) mit reproduzierbarem Übertragungsschmerz.

»Übergeordnete«, den Muskelschmerz auslösende Pathologien müssen zunächst ausgeschlossen werden.
**Die Wirkung ist nur kurzfristig** bei
- Chronischer Wurzelkompression (z. B. spinale oder foraminale Enge)
- Psychovegetativer Überlagerung
- Fehlstatik
- Schmerzverarbeitungsstörungen (Fibromyalgie)
- Entzündlich-rheumatischen Erkrankungen
- Hormonell bedingten Stoffwechselstörungen (z. B. Hypothyreose, Hyperparathyreoidismus)

**Gefahren/Komplikationen:**
Selten bei korrekter Anwendung; gelegentliches Auftreten lokaler Hämatome durch radiale Druckwellen (überwiegend beim Einsatz im Bereich der Glutealmuskulatur) mit dann Schmerzzunahme über 1–2 Tage.

### Stoßwellentherapie von Triggerpunkten – Kontraindikationen

- Behandlungen über der Lunge, über Nerven und Gefäßen mit zu tief gewähltem Fokus und hoher Energie
- Medikamentöse Antikoagulation
- Schwangerschaft

## Behandlungserfolg bei Trigger-Stoßwellenbehandlung

**Allgemeine Voraussetzungen:**
- Differenzialdiagnostik und Ausschluss übergeordneter Pathologien,
- sonographische Diagnostik,
- laborserologische Abklärung.

**Wirkungsdauer:**
- Oft einige Monate bis dauerhaft.
- Bei nur kurzfristiger Besserung der Symptomatik ist eine erneute Differenzialdiagnostik zu empfehlen!

**Wertigkeit der fokussierten Stoßwellen am Muskel:**

> **Die diagnostische Zuverlässigkeit der fokussierten Stoßwellen ist größer als ihre therapeutische.**

Dies ist darauf zurückzuführen, dass der Nachweis von Muskeltriggern aufgrund ihrer Übertragungsschmerzen keine Garantie für ihre dauerhaft erfolgreiche Behandlung ist, da der Muskel als plastisches Organ bei einer Vielzahl von auslösenden Grunderkrankungen Triggerpunkte entwickelt. Ihr Ausschalten ist von der Intensität der übergeordneten Pathologie abhängig, welche bei Behandlungsbeginn nur schwer abschätzbar ist.
**Diagnostische Voraussetzungen:**
Um unnötige (nur kurz wirksame) und verschleiernde Behandlungen (mangelndes Erkennen der Grunderkrankung) zu vermeiden, sind folgende Eingangsuntersuchungen zur Differenzialdiagnostik erforderlich:

### Eingangsuntersuchungen für eine Stoßwellentherapie am Muskel

- Röntgen (Ausschluss struktureller Knochenveränderungen wie Arthrose und Tumore)
- CT oder Kernspin (Prolaps, spinale oder foraminale Enge, Tumore)
- Sonographie (Tiefendiagnostik der Muskelschichten, Gefäße und Lunge, Ausschluss struktureller Muskelveränderungen und -verletzungen)
- Labor (Gerinnungswerte, Entzündungsparameter BSG und CRP, Rheumafaktoren, Stoffwechselerkrankungen der Schilddrüse, Nebenschilddrüse)

### Zu behandelnde Muskeln bei Lumbalgie und pseudoradikulärer Lumboischialgie

- Mm. glutei
- Mm rotatores (einschließlich M. piriformis)
- M. quadratus lumborum
- Mm. iliocostalis lumborum et thoracis
- M. iliacus
- M. psoas
- Mm. multifidi et rotatores

### 4.15.4 Schädelakupressur

**Definition**
**Schädelakupressur:** Sonderform der Akupunktur mit dem Kopf als ausschließlichem Behandlungsort.

#### Grundlagen

Im Unterschied zur Körperakupunktur mit energetischen Leitbahnen (Meridiane) und der Ohrakupunktur mit Somatotop im Bereich der Ohrmuschel wird bei dieser Behandlungsform auf ein anatomisches und funktionelles Somatotop am Kopf zurückgegriffen (sog. Basispunkte an Stirn, prä- und retroaurikulär; ◘ Abb. 4.60).

#### Technik/Durchführung

Der Therapeut sucht mit seiner Fingerkuppe bzw. seinem Fingernagel nach Druckdolenzen und eventuellen Gewebeverhärtungen im Bereich der Basispunkte im Stirnbereich mit anschließender ipsilateraler Druckbehandlung; als technische Hilfsmittel kommen auch Massagestäbchen, als Begleitmaßnahmen lokale Kryo- oder Wärme- bzw. Elektrotherapie, transkutane elektrische Nervenstimulation (TENS) u. a. infrage (erst nach der manuellen Akupressur!).

In aller Regel resultiert auf den manuellen Druck ein schmerzfreies Intervall, das sich im Verlauf der Behandlung zeitlich aufsummiert mit dann länger anhaltender Beschwerdefreiheit.

**Behandlungsdauer/Dosierung:**
Im Falle eines **akuten** Schmerzbildes 1- bis 2-mal täglich für 2–10 min; bei **chronischen** Störungen 1- bis 2-mal pro Woche 5–20 min.

#### Indikationen und Kontraindikationen

**Schädelakupressur – Indikationen**

- Sämtliche reversiblen Funktionsstörungen und Schmerzzustände des muskuloskeletalen Systems (Insertionstendopathien, lokale pseudoradikuläre und auch radikuläre Wirbelsäulensyndrome u. a.)
- Unspezifische Schmerzsyndrome (z. B. Fibromyalgie, myofasziales Schmerzsyndrom)
- Als Begleitmaßnahme in der Behandlung zentraler und peripherer Lähmungen.

**Kontraindikationen:**
Keine wesentlichen bekannt; temporäre anfängliche Beschwerdeverschlimmerung bei zu starker Reizung möglich.

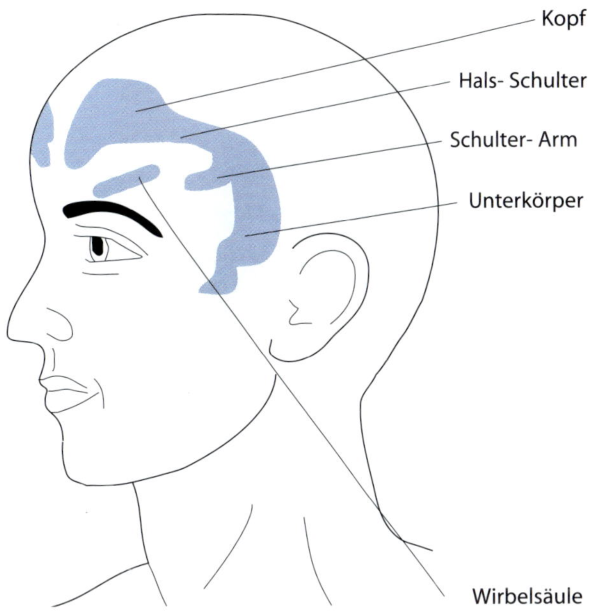


◘ **Abb. 4.60** Homunkulus im Stirnbereich – Basis für die Akupressur nach Yamamoto. (Aus: Heisel u. Jerosch 2007)

## 4.16 Außenseitermethoden

Nachstehend aufgelistete Behandlungsmethoden sind im Rahmen der Schulmedizin des 21. Jahrhunderts kaum mehr gebräuchlich; nichtsdestotrotz werden sie v. a. in der täglichen Praxis der Naturheilkunde als durchaus probate Behandlungsstrategien bei chronischen Schmerzbildern des Rückens propagiert.

### 4.16.1 Blutegeltherapie

**Definition**
**Blutegeltherapie:** Geringer lokaler Aderlass durch aufgesetzte Blutegel.

#### Technik

Der Patient befindet sich in entspannter Bauchlagerung in einem teilweise abgedunkelten Raum; Aufsetzen von bis zu 12 Tieren pro Anwendung auf einen sorgfältig desinfizierten Hautbereich (◘ Abb. 4.61). Nach Biss sind die Egel nach etwa 20–40 min. vollgesaugt und fallen spontan von der Haut ab. Abschließend wird ein steriler Verband aufgelegt. Ein Waschen des behandelten Hautbezirks ist nach 2–3 Tagen wieder möglich.

#### Wirkung

Der lokale Blutverlust durch die Saugkraft eines Tieres beträgt etwa 5–10 ml, es schließt sich eine prolongierte Nach-

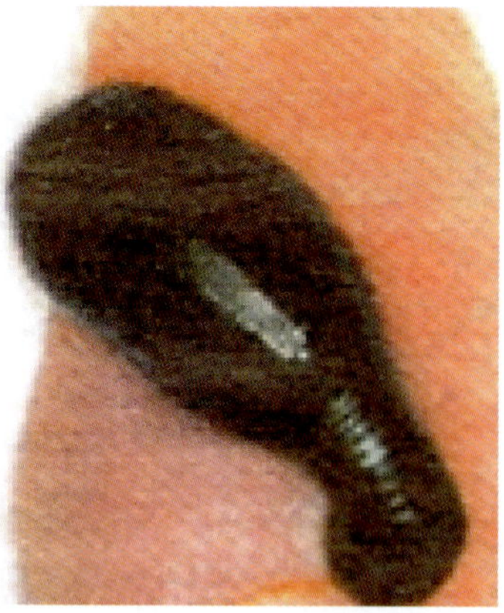

Abb. 4.61 Auf der Haut fest gesaugter Blutegel

blutung von weiteren 10–20 ml über 24 h an. Die Effekte bestehen in
- einer reaktiven deutlichen Verminderung der lokalen Blutviskosität mit Verbesserung der Fließeigenschaften des Blutes im Bereich seiner Endstrombahn, verstärkt durch das vom Blutegel sezernierte Hirudin,
- einem Rückgang des lokalen Gewebeödems sowie der enzymatisch unterhaltenen geweblichen Entzündungsvorgänge,
- der Förderung der körpereigenen Proteinase-Inhibitoren.

### Indikationen und Kontraindikationen

**Blutegeltherapie – Indikationen**
- Schmerzhafte thorakolumbale Degenerosen
- Segmentale Schmerztherapie, auch Neuralgien (z. B. Herpes zoster)

**Blutegeltherapie – Kontraindikationen**
- Hämorrhagische Diathesen, Antikoagulanzientherapie
- Hauterkrankungen am Applikationsort
- pAVK, diabetische Mikroangiopathie

## 4.16.2 Baunscheidt-Verfahren

**Definition**
**Baunscheidt-Verfahren:** Die Methode zählt zu den Pustulanzien (Hautreizverfahren), die ein künstliches therapeutisches Exanthem erzeugen.

### Technik

Bei entspannter Bauchlage des Patienten erfolgt ein Ritzen bzw. Sticheln der zuvor lokal rasierten und desinfizierten Rückenhaut mit einem speziellen Stichinstrument (»Lebenswecker«). Dann wird ein hautreizendes Öl bzw. eine Paste eingerieben und die Haut mit einem Vlies und einem Trikotverband abgedeckt. Der Hautbezirk sollte etwa 5 Tage nicht gewaschen werden; körperliche Schonung wird angeraten.

### Wirkung und Nebenwirkungen

**Wirkung** Auftreten hirsekorngroßer Pusteln oder kleiner Blasen (klarer Inhalt oder steriler Eiter), die nach einigen Tagen platzen oder abtrocknen. Der Patient empfindet ein lokales Wärmegefühl, evtl. auch einen begleitenden Juckreiz; seltenes Auftreten subfebriler Temperaturen.

Typische Gewebeeffekte:
- Lokale Hyperämie,
- reflektorische Aktivierung der Diurese und der Darmmotilität,
- allgemeine Roborierung,
- Immunstimulation,
- Lymphdrainage im gesamten Applikationsbereich,
- antiphlogistisch-analgetische Wirkung.

**Nebenwirkungen:**
- Evtl. Pruritus,
- lokale Hyperpigmentation (bei Patienten mit dunklem Teint),
- lokale allergische Reaktionen (dann Abbruch der Therapie empfohlen).

### Indikationen und Kontraindikationen

**Indikationen** Chronische Schmerzbilder im Rahmen degenerativer Veränderungen der Wirbelsäule.

**Kontraindikationen:**
- Sämtliche Erkrankungen aus dem allergischen Formenkreis, Autoaggressionskrankheiten,
- Pyodermie im Behandlungsgebiet,
- Fieber, hochakute Krankheitsverläufe (BSG-Wert in der ersten Stunde > 25!).

## 4.16.3 Kantharidenpflaster (weißer Aderlass)

**Definition**
**Kantharidenpflaster (weißer Aderlass):** Die Methode zählt zu den Vesikanzien (blasenerzeugendes Verfahren) mit Herbeiführung eines künstlichen therapeutischen Erythems.

### Technik

Bei entspannter Bauchlage des betroffenen Patienten, wird nach lokaler Rasur und Desinfektion der Haut am Applikationsort ein Spezialpflaster, das den sog. Kantharidenextrakt – ein Produkt der Spanischen Fliege – enthält, aufgebracht; zusätzlich werden sterile Kompressen zum Aufsaugen des Wundsekrets aufgelegt. Nach 3–4 h kommt es in aller Regel lokal zu erträglichen Brennschmerzen, nach 12–16 h zu einer größeren Brandblase. Diese Blase wird mit einer Kanüle eröffnet; es folgen sterile Verbandwechsel bis zum Abschluss der Wundheilung.

### Wirkung und Nebenwirkungen

**Wirkung**

- Schmerzlinderung durch Gegenirritation,
- antiödematöser und antiphlogistisch-analgetischer Effekt,
- lokale Hyperämie,
- zunächst lokale, dann systemische Aktivierung immunkompetenter Zellen und hydrolytischer Enzyme,
- Stoffwechselsteigerung mit Tiefenwirkung im betroffenen Segment.

**Nebenwirkungen** Hyperpigmentationen bei dunklen pigmentreichen Patienten.

### Indikationen und Kontraindikationen

**Kantharidenpflaster – Indikationen**

- Chronische pseudoradikuläre Wirbelsäulenbeschwerden
- Postnukleotomie-Syndrom
- Interkostalneuralgien

**Kantharidenpflaster – Kontraindikationen**

- Akute Zystitis, Pyelonephritis (**cave:** nephrotoxisch!)
- Stauungsödeme, pAVK, Gangrän
- Lokale entzündliche Veränderungen der Haut
- Akute entzündliche Affektionen und Systemerkrankungen

## 4.16.4 Fontanellentherapie (Glüheisen-Verfahren)

**Definition**

**Fontanellentherapie (Glüheisen-Verfahren):** Künstliches Erzeugen eines in permanenter Sekretion gehaltenen Hautulkus zur Behandlung chronischer Schmerzbilder.

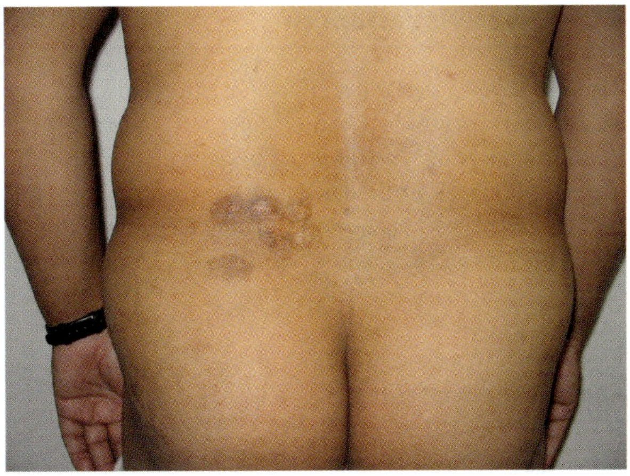

**Abb. 4.62** Hyperpigmentierte Narbenregion im LWS-Bereich nach früherer mehrfacher Fontanellentherapie links (Patient aus dem arabischen Raum mit lokalen chronischen funktionellen lumbalen Schmerzsyndromen)

### Technik

Nach Setzen einer Lokalanästhesie im paravertebralen LWS-Bereich erfolgt eine Elektrokauterisierung der Haut mit Schaffung eines etwa centgroßen Gewebedefekts, der bis zur Muskelfaszie reicht; nach Sistieren der lokalen Blutung (bis zu 100 ml) Verschorfen der Haut; eine eingebrachte sterilisierbare Metallkugel oder Glasperle soll das vollständige Granulieren und Zuheilen der Wunde verhindern. Täglich Verbandswechsel und Austausch des Platzhalters über bis zu 10–12 Wochen.

Wundheilung unter teilweise derber Narbenbildung mit Hyperpigmentation (Abb. 4.62).

### Wirkung

Die artifiziell gesetzte funktionelle Störung wird selbst zu einem (chronischen) Störfeld mit perifokaler Hyperämie; lang anhaltende Immunstimulation. Einsetzen eines analgetischen Effekts im Bereich des betroffenen Wirbelsäulenbereichs nach etwa 4–6 Wochen.

### Indikationen, Komplikationen und Kontraindikationen

**Indikationen** Extreme chronisch-persistierende lumbale Schmerzbilder.

**Komplikationen** Seltene Unterschenkelvenenthrombosen.

**Kontraindikationen**

- Stauungsödeme, pAVK, Gangrän,
- lokale entzündliche Veränderungen der Haut,
- akute entzündliche Affektionen und Systemerkrankungen.

## 4.17 Invasive Verfahren

Bei Fehlschlagen der konventionellen physikalischen, bewegungstherapeutischen balneologischen und evtl. auch trainingstherapeutischen Behandlungsstrategien im Falle (thorako)lumbaler und/oder radikulär ausstrahlender Beschwerdebilder können auch – vor oder als Alternative zu einem operativen Vorgehen – (semi)invasive Maßnahmen überlegt werden.



### 4.17.1 Racz-Katheter

Beim Racz-Katheter (▶ Interventionelle Verfahren – Injektionsverfahren an der Lendenwirbelsäule ▶ Kap. 5) handelt es sich um ein operatives minimalinvasives Verfahren, bei dem außerhalb des Rückenmarkskanals unter Bildwandlerkontrolle in Bauch- oder Mekka-Lagerung des betroffenen Patienten von kaudal her bis hin zur protrudierten Bandscheibe bzw. zur irritierten Spinalnervenwurzel ein Katheter vorgeschoben wird. Anschließend erfolgt in 1- bis 2-tägigen Abständen die Applikation von Lokalanästhetika (z. B. Ropivacain 2 mg), evtl. mit Glukokortikoiden (z. B. Triamcinolon 20–40 mg), aber auch von einer hypertonen (20%igen) Kochsalzlösung (sog. hypertone Dehydratation).

**Therapeutisches Ziel** ist es hier, zu einem Rückgang des entzündlichen Gewebeödems bzw. zur »Gewebeschrumpfung« in Höhe des äußeren Faserrings der Bandscheibe beizutragen. Die Verwendung von Enzympräparaten dient dem Lösen lokaler Verwachsungen und Verklebungen.

**Hauptindikationen** sind erhebliche chronische Schmerzbilder, bedingt durch eine bildgebend objektivierte radikuläre Kompression mit Irritation einer lumbalen Nervenwurzel. Die betroffene Bandscheibe sollte protrudiert, jedoch (noch) nicht disseziert prolabiert sein mit in der Kontinuität erhaltenem Anulus fibrosus bzw. hinterem Längsband (»intradiskale Massenverschiebung«).

### 4.17.2 Spinal-cord-Stimulation

Im Falle einer Spinal-cord-Stimulation (SCS) wird ein Aggregat mit einer mehrpoligen Elektrode (sog. Neurostimulator) im Zuge eines minimalinvasiven, reversiblen Eingriffs epidural platziert (◘ Abb. 4.63). Bei dessen Aktivierung kommt es durch Modulation afferenter nozizeptiver Impulse und der Efferenz des sympathischen Systems im Rückenmark in den vom Patienten angegebenen schmerzhaften Körperarealen zu Parästhesien. Die **Reizfrequenz** beträgt meist 50–100 Hz; Tendenz zum allmählichen Wirkungsverlust bei Langzeitanwendung.

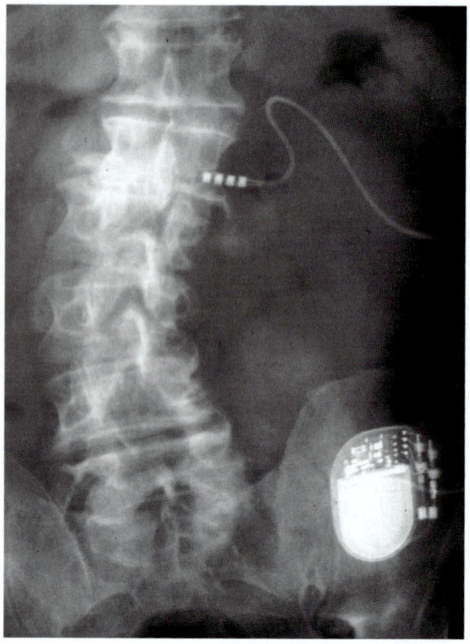

◘ **Abb. 4.63** Röntgenbild der LBH-Region (Lendenwirbelsäule, Becken, Hüftgelenke) im a.-p.-Strahlengang mit Dokumentation einer Spinal-cord-Stimulation mit implantierter Elektrode (therapierefraktärere monolokuläre lumbale Radikulopathie). (Aus: Heisel u. Jerosch 2007)

Die **physiologische Grundlage** der therapeutischen Wirkung einer derartigen Neurostimulation bei chronischen Schmerzen ist bisher nicht endgültig geklärt. Eine elektrische Reizung der in den Hintersträngen des Rückenmarks gelegenen Nervenfasern führt bei einem Teil der Patienten mit neuropathischen Schmerzen zu einer Schmerzlinderung. Behandlungserfolge sind insbesondere in Fällen mit lediglich umschriebenen Schmerzen möglich, wobei die Indikationsstellung erst nach einer Probestimulation über eine nach extern abgeleitete Elektrode erfolgen sollte.

Die subkutane Implantation eines Neurostimulators ist ein relativ kleiner operativer Eingriff. Die **Risiken** des Verfahrens ähneln denen der Implantation einer Medikamentenpumpe. Zusätzlich besteht die Gefahr einer Dislokation der implantierten Elektrode, was dann meist einen Wirkungsverlust mit sich bringt. Infektionen als Reaktion auf den dauerhaft einliegenden Fremdkörper sind selten.

#### Technik

- Einkanalsystem, das 4 Elektroden ansteuern kann; Lithium-Batterie (Lebensdauer: 3–5 Jahre); nahezu stufenlose Feineinstellung; Handprogrammiergerät für den Patienten.
- Gerät mit zwei unabhängigen 4-poligen Elektroden (doppelte Lebensdauer).

### Indikationen und Kontraindikationen

Die **Indikation** erstreckt sich auf Fälle neuropathischer Schmerzbilder, bei denen die afferenten Fasern aus einem Schmerzareal unterbrochen sind und deshalb eine transkutane Nervenstimulation (TENS) nicht möglich ist; zusätzlich sollte die Behandlungspalette mit medikamentösen, physikalischen, psychologischen Maßnahmen ausgeschöpft sein. Dies bedeutet: Es handelt sich um klar definierte Schmerzkrankheiten, die ansonsten keiner kausalen Behandlung mehr zugängig sind:

**Rückenmarkstimulation – Indikationen**

- Neuropathischer Schmerz nach Läsionen von Nervenwurzeln (Radikulopathien), z. B. im Zuge eines Postnukleotomie-Syndroms (mit inoperabler epiduraler Fibrose bzw. Arachnopathie)
- Nach inkompletter periphere Nerven- und/oder Plexusläsion
- Sympathisch unterhaltene Schmerzen
- Postzosterische Neuralgien
- Metabolische (Poly)Neuropathien

**Rückenmarkstimulation – Kontraindikationen**

- Fehlende Ausschöpfung der nichtinvasiven Behandlungsmöglichkeiten
- Keine signifikante Effizienz im Rahmen einer mehrtägigen Testphase unter Alltagsbedingungen
- Manifeste Gerinnungsstörung
- Erhebliche mentale und kognitive Defizite
- Infektionsherd nahe der Punktionsstelle
- Kompletter sensomotorischer Querschnitt
- Karzinomschmerzen
- Deafferenzierungsschmerz bei spinalem Wurzelausriss

### 4.17.3 Deep brain stimulation

Bei einer *deep brain stimulation* (DBS) werden Stimulationselektroden in schmerzhemmende Hirnstrukturen (z. B. in die periaquäduktale Grausubstanz) implantiert und später elektrisch gereizt. Die Indikation zu diesem Vorgehen ist nur bei schwersten, ansonsten therapierefraktären Schmerzzuständen gegeben.

## 4.18 Literatur

Abele J (2000) Das Schröpfen, 4. Aufl. Urban & Fischer, München
Aschner B (1986) Lehrbuch der Konstitutionstherapie, 8. Aufl. Hippokrates, Stuttgart
Delbrück H, Haupt E (Hrsg) (1998) Rehabilitationsmedizin – Ambulant – Teilstationär – Stationär, 2. Aufl. Urban & Schwarzenberg, München
Gleitz, M (2006) Die Orthopädische Trigger-Stosswellen-Therapie mit radialen und fokussierten Stosswellen. Eine Stansortbestimmung. Orth Prax 42: 303
Heisel J (2003) Manual Wirbelsäule. Ecomed, Landsberg
Heisel J (2005) Physikalische Medizin. Thieme, Stuttgart
Heisel J, Jerosch J (2007) Schmerztherapie der Haltungs- und Bewegungsorgane. Springer, Berlin Heidelberg New York Tokio
Heisel J, Jerosch J, Baum M (2007) Schmerztherapie der Halte- und Bewegungsorgane – Allgemeine und spezielle Schmerztherapie. Heidelberg: Springer
Herget H, Vogelsberger W (1986) Schmerztherapie und Naturheilverfahren. Hippokrates, Stuttgart
Jerosch J, Heisel J (2006) Das lumbale Facettensyndrom. Springer, Berlin Heidelberg New York Tokio
Lange A (2003) Physikalische Medizin. Springer, Berlin Heidelberg New York Tokio
Mense S, Simons DG, Russell IJ (2001) Muscle Pain. Understanding its nature, diagnosis and treatment. Lippincott Williams & Wilkins, Philadelphia, PA
Milz F, Pollmann A, Schirmer K-P, Wiesenauer M (1998) Naturheilverfahren bei orthopädischen Erkrankungen. Hippokrates, Stuttgart
Schönle C (2004) Rehabilitation. Praxiswissen Halte- und Bewegungsorgane. Thieme, Stuttgart
Travell J, Simons DG (1992) Myofascial pain and dysfunction: the trigger point manual, Vol II (Lower extremities). Williams & Wilkins, Baltimore, MD

# Psychosomatische Evaluation und therapeutisches Prozedere

*Peter Keel*

## 4.19 Schmerz ohne fassbare Ursache

Rückenschmerzen gelten als körperliches Leiden, obwohl nur bei einer Minderheit der Fälle mit akuten Rückenschmerzen eine organische Ursache gefunden werden kann, welche das Ausmaß der Schmerzen und der Behinderung erklärt. In bis zu 85% der Fälle von Kreuzschmerzen kann **keine pathologisch-anatomische oder pathophysiologische Diagnose** gestellt werden. Degenerative Veränderungen an den Bandscheiben, den Wirbelkörpern (v. a. den Facettengelenken) und den Iliosakralgelenken werden zwar mit bildgebenden Verfahren häufig gefunden, doch sind dies oft harmlose altersentsprechende Veränderungen, die auch bei beschwerdefreien Personen festgestellt werden (Boos et al. 1995), d. h., diese Befunde sind von fraglicher Relevanz und erlauben keine kausale Behandlung. Ohnehin ist die Prognose akuter Rückenschmerzen grundsätzlich gut, indem sich die Beschwerden in der überwiegenden Mehrheit (ca. 93%) der Betroffenen innerhalb von 6 Monaten so weit bessern, dass diese wieder an die Arbeit zurückkehren können (Waddell 2004).

Bei länger persistierenden Beschwerden kann trotz intensiver Abklärungen nur selten eine spezifische Ursache für die Persistenz der Beschwerden gefunden und einer wirksamen kausalen Behandlung zugeführt werden. In der übrigen, großen Mehrheit der Fälle unspezifischer Beschwerden wird eine funktionelle Ursache **angenommen** (Waddell 1987), d. h., es wird postuliert, dass eine psychische Dauerspannung (Sorgen, Angst, Stress) über vegetative und hormonelle Zwischenglieder zu funktionellen Organstörungen führe oder Organschäden und Krankheiten begünstige. Für diese Störungen werden eine Reihe verwandter Begriffe verwendet, welche mehr oder weniger deutlich eine psychosomatische Genese annehmen (unspezifisch, idiopathisch, funktionell, somatoform). Letzterer Begriff wurde in der ICD-10 neu definiert als entweder somatoforme Schmerzstörung (F45.40) oder chronische Schmerzstörung mit somatischen und psychischen Faktoren (F45.41).

### ICD-10-Definitionen

**F45.40 Anhaltende somatoforme Schmerzstörung:**
Die vorherrschende Beschwerde ist ein andauernder, schwerer und quälender Schmerz, der durch einen physiologischen Prozess oder eine körperliche Störung **nicht hinreichend** erklärt werden kann. Er tritt **in Verbindung mit emotionalen Konflikten oder psychosozialen Belastungen** auf, denen **die Hauptrolle für Beginn, Schweregrad, Exazerbation oder Aufrechterhaltung der Schmerzen** zukommt. Die Folge ist meist eine beträchtlich gesteigerte persönliche oder medizinische Hilfe und Unterstützung.

Inklusive Psychalgie; psychogener Kopfschmerz, psychogener Rückenschmerz.

**F45.41 Chronische Schmerzstörung mit somatischen und psychischen Faktoren:**
Im Vordergrund … stehen seit mindestens 6 Monaten bestehende Schmerzen in einer oder mehreren anatomischen Regionen, die ihren **Ausgangspunkt in einem physiologischen Prozess oder einer körperlichen Störung** haben. **Psychischen Faktoren wird eine wichtige Rolle für Schweregrad, Exazerbation oder Aufrechterhaltung der Schmerzen** beigemessen, **jedoch nicht die ursächliche Rolle für deren Beginn**. Der Schmerz verursacht in klinisch bedeutsamer Weise Leiden und Beeinträchtigungen in sozialen, beruflichen oder anderen wichtigen Funktionsbereichen. Der Schmerz wird nicht absichtlich erzeugt oder vorgetäuscht (wie bei der vorgetäuschten Störung oder Simulation). Schmerzstörungen insbesondere im Zusammenhang mit einer affektiven, Angst-, Somatisierungs- oder psychotischen Störung sollen hier nicht berücksichtigt werden.

### Fallbeispiel – Teil 1

Ein 38 Jahre alter angelernter Betriebsmechaniker bei einem Maschinenhersteller für Präzisionsteile leidet seit Jahren unter wiederholten Episoden von Kreuzschmerzen. Umfangreiche Abklärungen haben nur geringe degenerative Veränderungen ergeben, die das Ausmaß der Beschwerden nicht erklären können.

Er arbeitet seit 18 Jahren in derselben Firma, wo er sehr geschätzt wird. Er ist verheiratet, hat 2 Kinder im Alter von 7 und 11 Jahren. In seiner Freizeit war er ein aktiver, guter Fußballspieler und nahm an Meisterschaften teil.

Die Schmerzen besserten sich anfangs mit Physiotherapie und Einnahme von Schmerzmedikamenten (Ibuprofen etc.), auch eine 4-wöchige Intensivbehandlung in einer Rehabilitationsklinik half vorübergehend, und der Patient führte die erlernten Gymnastikübungen und das Krafttraining zu Hause weiter. Wegen zunehmender Schmerzen konnte er schließlich nur noch halbtags Tag arbeiten und bekam wegen anhaltender Arbeitsunfähigkeit eine halbe Invalidenrente zugesprochen.

Anfangs gelang es ihm zwar, unter Einfluss einer vorwiegend kognitiv-verhaltenstherapeutisch orientierten Psychotherapie (Information, Schmerz- und Stressbewältigung) seine Über-Hilfsbereitschaft und sein berufliches Über-Engagiertsein abzubauen (auch wenn er immer noch die Tendenz hatte, trotz zunehmender Schmerzen halbtags krampfhaft weiterzuarbeiten), und seinen Schmerz, die wachsende Behinderung sowie die wechselnde Arbeitsleistung mit weniger Angst als etwas Vertrautes anzusehen. Eine weitere Zunahme der Schmerzen konnte aber – auch durch erneute somatische Interventionen mit Medikamenten, Infiltrationen, Physiotherapie – nicht verhindert werden. Zunehmend musste er bereits nach wenigen Stunden den Arbeitsplatz verlassen, um sich zu Hause hinlegen zu können. Die hohen Dosen von Schmerzmedikamenten (Opiate, trizyklische Antidepressiva, Antiepileptika) machten mit der Zeit die Fahrt an den Arbeitsplatz und die Konzentration auf die Arbeit unmöglich, sodass der Patient schließlich voll arbeitsunfähig wurde. Der Arbeitgeber hielt trotzdem zu ihm, war froh, wenn er auch nur stundenweise zur Arbeit kam, bat ihn aber auch, zwei andere Mitarbeiter in seinen Tätigkeitsbereich einzuführen. Schwierige Service-Arbeiten wurden wegen seiner Erfahrung, Zuverlässigkeit und Exaktheit gerne weiterhin ihm überlassen.

Die Definitionen ersetzen die frühere Bezeichnung »psychosomatisch«, die für viele mit psychogen gleichgesetzt wurde, zu Missverständnissen (»rein psychisch bedingt«) führte und auf Abwehr stieß (»Ich bilde mir meine Schmerzen nicht ein«). Beide ICD-10-Definitionen unterstreichen das Vorliegen eines physiologischen Prozesses oder einer körperlichen Störung, die aber den Schmerz nicht hinreichend erklären können.

Der chronische Verlauf wird zusätzlich durch negative Folgen des langen Leidens beeinflusst bzw. aufrechterhalten. Dazu gehören

- Veränderungen der Schmerzwahrnehmung durch psychologische Faktoren,
- Sensibilisierungsvorgänge aufgrund der Neuroplastizität des Gehirns (Coderre et al. 1993, Giesecke et al. 2004),
- Konditionsverlust,
- Beeinträchtigung des Wohlbefindens (Depressivität),
- Verunsicherung angesichts des chronischen Verlaufs mit vielen erfolglosen Abklärungen und Behandlungen (◘ Abb. 4.67).

## 4.20 Verlauf und Behandlung im akuten und subakuten Stadium

Beim unspezifischen Rückenschmerz steht in der **Frühphase** (erste 4 Wochen) die symptomatische Behandlung mit medikamentöser Schmerzstillung, Schonung, Massage, Wärme, Manipulationen und später aktivierenden und kräftigenden Übungen im Vordergrund, wobei die Wirksamkeit solcher Maßnahmen nicht gesichert ist: In unkomplizierten Fällen erübrigen sich aufgrund des günstigen Spontanverlaufs Behandlungsmaßnahmen, da sie die Wiederaufnahme der Arbeit verzögern und unnötige Kosten verursachen (Malmivaara et al. 1995, Carey et al. 1995, Indahl et al. 1995, Frank et al. 1996, Waddell 1998, Hofstee 2002, Waddell 2004). So verbesserte in einer randomisierten, plazebokontrollierten Studie die Zugabe von Diclofenac oder Manualtherapie zur Standardtherapie (Aufklärung und Paracetamol) das Ergebnis in der akuten Phase nicht (Hancock et al. 2007).

Auch bei protrahierten Verläufen erfolgt in der Regel vorerst eine weitere somatische Abklärung und Behandlung. In der **subakuten Phase** (über 4–12 Wochen persistierende Schmerzen) sind aktive Maßnahmen indiziert, wobei auch hier noch Zurückhaltung angezeigt ist (Frank et al. 1996). Eine gründliche klinische Untersuchung und eine anschließende Beratung über die Ungefährlichkeit der Wiederaufnahme der gewohnten Aktivitäten erwiesen sich als effizientere Maßnahmen als die »übliche medizinische Behandlung« (Indahl et al. 1995, Hofstee 2002). Dabei muss die Angst, eine schwerwiegende Pathologie zu haben und durch eine Aktivierung noch mehr Schaden anzurichten, mit guter Beratung und klarer, konsequenter Führung abgebaut werden (Indahl et al. 1995). Durch diese Beratung soll der Patient lernen, »harmlose« von »gefährlichen« Schmerzen zu unterscheiden, indem die Umstände von Verschlechterungen gemeinsam analysiert werden.

Bei **protrahierten (chronischen) Verläufen** (über 12 Wochen Arbeitsunfähigkeit) sind intensive rehabilitative Maßnahmen indiziert (▶ 4.26.1), weil zu diesem Zeitpunkt ein erhebliches Risiko der Chronifizierung und Invalidisierung besteht (Waddell 1998). Konventionelle Behandlungsmaßnahmen scheinen zu diesem Zeitpunkt ineffizient (Hansson u. Hansson 2000). Nach 6 Monaten Arbeitsunfähigkeit haben rehabilitative Maßnahmen bereits keine große Chance mehr, den Patienten wieder in den Arbeitsprozess zurückzubringen (Waddell 2004).

## 4.21 Psychosomatische Konzepte

Meist wird erst spät – per exclusionem – nach einer (zusätzlichen) psychischen Ursache gesucht.

> **Da bei vielen Patienten kein entsprechendes Problembewusstsein besteht und sie sich nicht psychisch, sondern körperlich krank fühlen (»keine anderen Probleme außer Schmerz«), scheitert die Überweisung zu einem Psychologen oder Psychiater oft, besonders wenn diese nicht in ein multidisziplinäres Team integriert sind.**

Versuche, die Schmerzen voreilig als Ausdruck eines psychischen Problems zu deuten, stoßen auf Widerstand, da Patienten dadurch z. B. den Eindruck gewinnen können, man glaube ihnen nicht, dass sie wirkliche Schmerzen haben. Der Grund dafür ist, dass diese Patienten – mindestens primär – kaum je an psychiatrischen Krankheiten im engeren Sinne wie z. B. einer Konversionsneurose oder einer ausgeprägten Depression (Hasenbring et al. 1994a, Klapow et al. 1995) leiden, sondern an funktionellen Beschwerden (anhaltende somatoforme Schmerzstörung) und allenfalls **sekundären** depressiven Symptomen (▶ 4.23.2). Fehlendes Problembewusstsein und eine Unfähigkeit, belastende Gefühle wahrzunehmen, sind typische Merkmale, die es Patienten mit funktionellen Beschwerden schwer machen, psychosomatische Zusammenhänge zu erkennen.

### Persönlichkeitsmerkmale von Patienten mit psychosomatischen Störungen – unspezifisch (Tendenz zur Selbstüberforderung, »Schmerzpersönlichkeit«)

**Leistungsorientierung:**
- Perfektionismus
- Verausgabung
- Wenig Erholung

**Selbstwertprobleme:**
- Anerkennung von Leistung abhängig
- Selbstentwertungstendenz

**Vermeidung von Abhängigkeit:**
- Forcierte Selbstständigkeit
- Mühe, Hilfe zu beanspruchen

**Aggressionshemmung:**
- Geringes Durchsetzungsvermögen
- Überanpassung
- Harmonisierungsbedürfnis
- Konfliktscheu

**Alexithymie:**
- Unfähigkeit, v. a. unangenehme Gefühle wahrzunehmen und auszudrücken

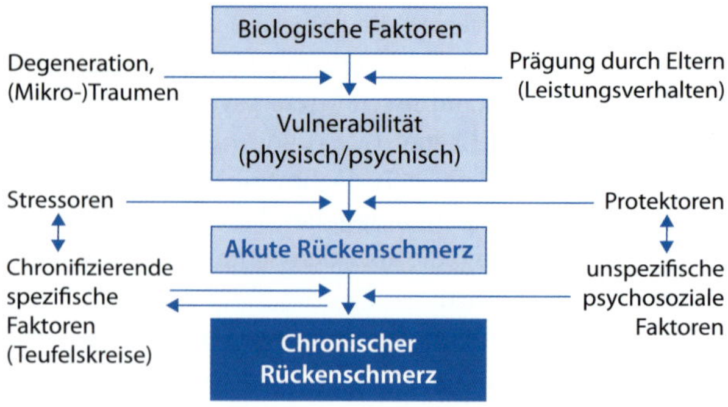


**Abb. 4.64** Interaktives Entwicklungsmodell für chronische Rückenschmerzen

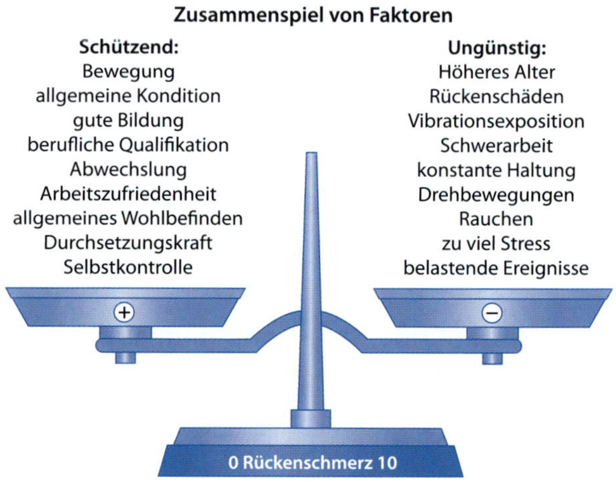
Zusammenspiel von Faktoren
Schützend:
Bewegung
allgemeine Kondition
gute Bildung
berufliche Qualifikation
Abwechslung
Arbeitszufriedenheit
allgemeines Wohlbefinden
Durchsetzungskraft
Selbstkontrolle
Ungünstig:
Höheres Alter
Rückenschäden
Vibrationsexposition
Schwerarbeit
konstante Haltung
Drehbewegungen
Rauchen
zu viel Stress
belastende Ereignisse
+
−
0 Rückenschmerz 10

**Abb. 4.65** Auftreten von Rückenschmerzen – Einflussfaktoren

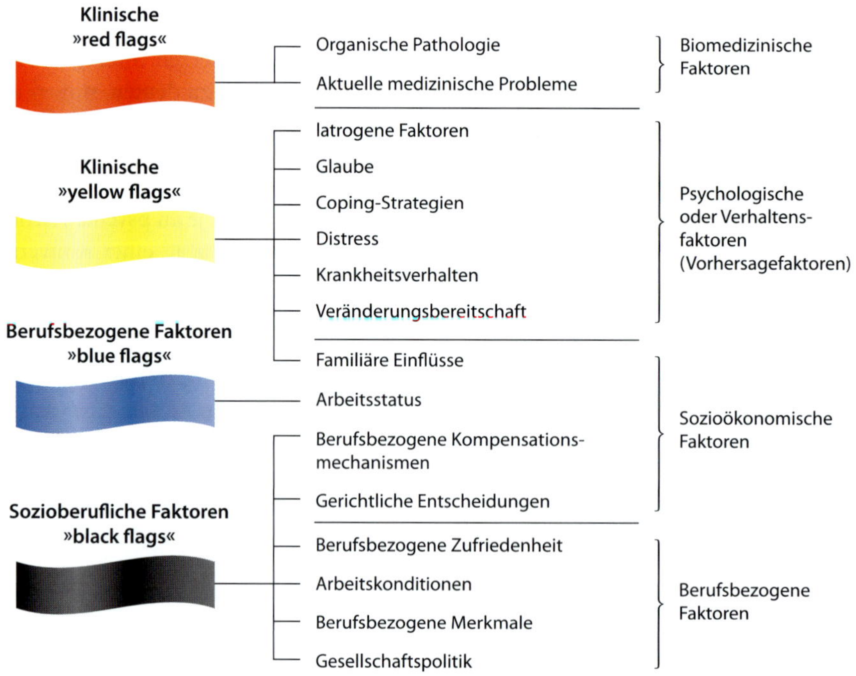


**Abb. 4.66** Somatische und psychosoziale Risikofaktoren: *red, yellow, blue* und *black flags*

Ohnehin sind oder waren sie auch sehr überangepasste Menschen (*solid citizens*) (Blumer u. Heilbronn 1991), die sich sozial erwünscht verhalten mit hohen Ansprüchen an sich selbst bezüglich Leistungen und Hilfsbereitschaft, weshalb sie Mühe haben, sich als psychisch krank zu betrachten.

Zudem ist eine scharfe Unterscheidung zwischen entweder somatisch **oder** »psychisch« bedingten Rückenschmerzen nicht möglich und sinnvoll, sondern sogar hinderlich, denn diese sind in der Regel **multifaktoriell** bedingt (◻ Abb. 4.64), indem neben altersbedingten degenerativen Veränderungen hauptsächlich psychosoziale Faktoren eine Rolle spielen.

Das Auftreten und der Verlauf von Rückenschmerzen werden vom Zusammenspiel einer Reihe von schützenden und belastenden Faktoren bestimmt (◻ Abb. 4.65), wobei bei schwierigen Verläufen solche schützenden Ressourcen in der Regel fehlen.

Die psychosozialen Faktoren, welche – belegt durch teilweise prospektive, sonst retrospektive Studien – den chronischen Verlauf unspezifischer Rückenschmerzen begünstigen, werden gerne in Anlehnung an das Fußballspiel als *yellow flags* (weichere Warnzeichen) bezeichnet, im Gegensatz zu den härteren *red flags*, die Warnzeichen für eine spezifische Ursache sind (▶ Kap. 3). Neben *yellow flags* werden noch weiter *blue flags* und *black flags* differenziert (◻ Abb. 4.66). Während die *yellow flags* Risikofaktoren (psychologische Variablen und Verhalten) beinhalten, betreffen die *blue flags* die subjektive Wahrnehmung der Arbeitssituation und die *black flags* die objektiven Arbeitsbedingungen, welche einen Einfluss auf die Behinderung durch Rückenschmerzen haben.

Dabei werden noch 2 Unterkategorien unterschieden:

- Kategorie I betrifft den Arbeitgeber und das Versicherungssystem, ist also nur bedingt modifizierbar.
- Kategorie II betrifft die körperlichen Anforderungen der Arbeit (v. a. Schwerarbeit) sowie andere Merkmale, welche ein potenzielles Risiko darstellen (wie z. B. Schichtarbeit).

Diese Risikofaktoren werden im Folgenden in 4 Gruppen besprochen. Sie reichen von individuellen (somatischen und psychischen) bis zu sozialen und medizinischen Faktoren, welche einen chronischen Verlauf begünstigen (◻ Tab. 4.12), spiegeln also das **biopsychosoziale Krankheitsmodell** wider. Dabei kann nicht immer klar zwischen primären (kausalen) Faktoren und (sekundären) Folgeerscheinungen oder unspezifischen allgemeinen Risikofaktoren unterschieden werden. Ebenso ist nicht immer klar, ob ein Faktor effektiv das Auftreten von Rückenschmerzen (Prädisposition) oder lediglich Persistenz begünstigt, respektive die Krankheitsbewältigung erschwert.

◻ **Tab. 4.12** Individuelle »Risikofaktoren« für die Chronifizierung von Rückenschmerzen

| Risikofaktor | Wahrscheinlicher (hauptsächlicher) zeitlicher (kausaler) Zusammenhang |
|---|---|
| **Schmerzsymptomatik** | |
| Frühere Schmerzepisoden | 1 |
| Schmerzausstrahlung in das Bein, v. a. unterhalb Knie | 1 |
| Zeichen der Nervenwurzelreizung | 1 |
| **Andere Symptome** | |
| Schlechter allgemeiner Trainingszustand | 2 |
| Allgemein schlechte Gesundheit | 2 |
| Starker Nikotinkonsum | 1 |
| Alter > 50 Jahre | 2 |
| **Psychologische und soziale Faktoren** | |
| Zeichen von Angst und Depressivität | 2 |
| Ungünstige Selbstprognose | 2 |
| Ungünstiges Coping: Katastrophisieren | 1 |
| Belastende Lebensprobleme (Familie, Beruf) | 1 oder 2 |
| **Arbeitssituation** | |
| Geringe Schulbildung, unqualifizierte Arbeit | 1 |
| Unzufriedenheit mit der Arbeit | 1 |
| Fehlende Vertrauensperson am Arbeitsplatz | 1 |
| Unsicherer Arbeitsplatz | 1 oder 2 |
| Verlust der Arbeitsstelle | 3 |
| Schwebendes Rentenverfahren | 3 |

*1* eher primär vorhanden, *2* möglicherweise sekundäres Phänomen, *3* eher Folge des chronischen Verlaufs.

## 4.22 Mit chronischen Verläufen assoziierte Faktoren

### 4.22.1 Somatische Schmerzsymptomatik

Die Chronifizierung von Rückenschmerzen hängt nicht vom Schweregrad des somatischen Befunds ab. Einzig eine Schmerzausstrahlung in die Beine oder eine Nervenwurzelreizung scheinen prognostisch ungünstig (Chou u. Shekelle 2010) zu sein, wohl weil sie eine somatische

Ursache vermuten lassen und entsprechend verunsichern oder gar behindern, doch sind diese Befunde umstritten (Pincus et al. 2008). Auch strukturelle Anomalien im MRT oder eine positive Diskographie konnten die spätere Behinderung nicht oder nur sehr beschränkt (Trend für »Deckplattenveränderungen«) voraussagen (Carragee et al. 2005). Diese und weitere Forschungsarbeiten belegen, dass rein medizinische (einschließlich arbeitsmedizinische) Faktoren für die Zunahme der invalidisierenden Verläufe nicht verantwortlich gemacht werden können (Keel et al. 1996). Zwar sind starke, wiederholte und lang andauernde Schmerzen prognostisch ungünstig (Chou u. Shekelle 2010), doch sind dies wohl bereits erste Indikatoren (Folgen) des chronischen Verlaufs und nicht dessen Ursache. Extrem starke Schmerzen können auch Ausdruck einer starken psychischen Beeinträchtigung der Befindlichkeit oder aber einer beginnenden Hyperalgesie als Folge der chronischen Schmerzen sein (▶ 4.22.2).

## 4.22.2 Schmerzwahrnehmung: zentrale Sensibilisierung, Neuromatrix

Die individuell unterschiedliche Schmerzwahrnehmung wird durch physiologische Steuerungsmechanismen erklärt (**Gate-control-Theorie**; Melzack u. Wall 1965): Ein peripherer Schmerzreiz gelangt auf seinem Weg in das Zentralnervensystem unmittelbar über die Aδ- und langsamer über die C-Fasern in das Hinterhorn des Rückenmarks, wo er durch deszendierende Bahnen aus dem Hirnstamm und dem limbischen System sowie verschiedene Neurotransmitter (u. a. Endorphine) moduliert wird. Über das limbische System können auch Gefühle und Erwartungen die Wahrnehmung beeinflussen. Im Zentralnervensystem lösen Schmerzreize komplexe Antworten aus, die – wie beim Phantomschmerz – auch durch andere Stimuli als periphere Schmerzreize provoziert werden können.

Gemäß dem Konzept der **Neuromatrix** (Melzack 1999), welche ein ausgedehntes Netzwerk von über das ganze Gehirn verbreiteten Neuronen umfasst, beeinflussen neben dem sensorischen Input, modulierbar durch Aufmerksamkeitslenkung, auch kognitive Prozesse (Beurteilung, Kontrollüberzeugungen, Bewältigungsverhalten) und wiederum emotionale Faktoren (v. a. Angst und Depression) die Aktivität, welche durch die »Body-self-Neuromatrix« ausgelöst wird. Diese Aktivität umfasst

- die (zentrale) Schmerzwahrnehmung,
- willkürliche und unwillkürliche Aktionsprogramme (Schmerzreaktionen),
- Stressregulationsprogramme (über Kortison, Noradrenalin, Endorphine und Immunsystem).

Einem **dysfunktionalen Stress-System** kommt bei der Chronifizierung von Schmerz eine große Bedeutung zu (▶ 4.22.4 und ▶ 4.26.4, Rolle der Kindheit). Die Neuroplastizität des Gehirns führt überdies bei lang anhaltenden Schmerzen zu einer Überempfindlichkeit durch zentrale und periphere Sensibilisierungsprozesse (Coderre et al. 1993, Giesecke et al. 2004). Am Beispiel der Fibromyalgie, welche zu den somatoformen Schmerzstörungen gezählt werden muss, konnte dieses Phänomen, welches über eine allgemeine Reizüberempfindlichkeit (inklusive Hyperalgesie) die Chronifizierung fördert, eindrücklich erfasst werden (Staud 2005).

Eine zentrale Sensibilisierung dürfte auch im ▶ Fallbeispiel eine Rolle gespielt haben, wie aufgrund des hohen Bedarfs an Schmerzmodulatoren (Amitriptylin und Gabapentin) vermutet werden kann.

## 4.22.3 Andere Symptome

Ein schlechter allgemeiner Gesundheitszustand, ein schlechter Trainingszustand und Suchtverhalten (Nikotin, Alkohol) sind allgemein negative Prädiktoren (Keel et al. 2007a, Chou u. Shekelle 2010), wobei sich der Trainingszustand auch schmerzbedingt verschlechtert haben kann. Allerdings ist das **Konzept des Konditionsverlusts** als chronifizierender Faktor heute umstritten, auch weil die Trennung von psychologisch bedingtem Vermeidungsverhalten von körperlichem Schonverhalten nicht möglich ist (Bousema et al. 2007). Die prädiktive Bedeutung von Schmerzangst und psychologisch bedingtem Vermeidungsverhalten (▶ 4.22.4) ist weit größer als die des Trainingszustands, welcher in keiner der einbezogenen prospektiven Studien in Erscheinung tritt (Carragee et al. 2005, den Boer et al. 2006, Iles et al. 2008, Pincus et al. 2008, Chou u. Shekelle 2010).

## 4.22.4 Schmerz und Spannung, Schonung und Training

Die physiologische Antwort auf einen Stressor (Arousal) ist u. a. mit einer **Erhöhung des Tonus der quergestreiften Muskulatur** verbunden. Mit Entspannungstechniken kann dieser Tonus gesenkt werden, was sich anhand von EMG-Ableitungen nachweisen lässt (Newton John et al. 1995; ▶ 4.23.1). Schmerzhafte Verspannungen werden durch einen schlechten Trainingszustand der Muskulatur begünstigt. Schmerzbedingte Schonung fördert den Konditionsverlust und kann so zu einem Teufelskreis führen (◻ Abb. 4.67).

Allerdings konnte in einer prospektiven Studie auch bei chronischen Fällen kein Konditionsverlust nachgewie-

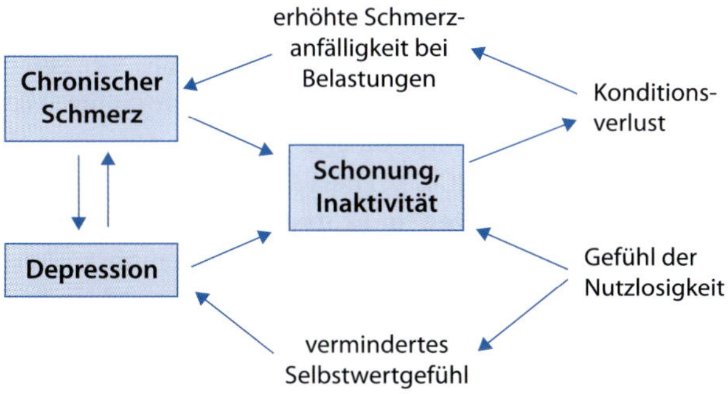


**Abb. 4.67** Chronifizierung von Rückenschmerzen: zirkuläre Zusammenhänge von Schmerz und Schonung. Chronische Rückenschmerzen können in Teufelskreise von Schonung und Depressivität führen, die sich wiederum negativ auf die Schmerzen auswirken

sen werden (Bousema et al. 2007). Dies wird als Hinweis gewertet, dass ein Teil der Patienten mit persistierenden Beschwerden krampfhaft die eigene Leistungsfähigkeit aufrechterhält (► 4.23.3 und ► Fallbeispiel – Teil 1) und die positiven Effekte von Rekonditionierungsmaßnahmen mehr auf deren psychologischer Wirkung beruhen, indem sie das Vertrauen in die Belastbarkeit des Körpers verbessern und den Abbau von übertriebener Schmerzangst fördern (s. unten). Zu ähnlichen Schlüssen kamen eine vergleichende Studie zur Fitness und zu *fear-avoidance-beliefs* (FAB) bei subakuten und chronischen Patienten (Brox et al. 2005) sowie eine prospektive Studie mit akuten Fällen (Storheim et al. 2005).

**Angst vor Schmerz und Verschlimmerung unter Belastung ist ein starker Prädiktor, wobei diese Angst oft durch inadäquate medizinische Informationen geschürt werden dürfte (Brox et al. 2005).**

Metaanalysen verschiedener Studien bei subakuten unspezifischen Schmerzen, d. h. Schmerzen von weniger als 8 Wochen Dauer (Iles et al. 2008, Chou u. Shekelle 2010), bestätigten die eminente Bedeutung psychologischer Faktoren als Prädiktoren für die Rückkehr zur Arbeit bzw. die Persistenz der Beschwerden: Neben den erwähnten **ungünstigen Überzeugungen** (FAB) waren es auch die **ungünstige Selbstprognose** (*recovery expectation*) und **auffälliges Schmerzverhalten** (*non-organic signs*), welche die Rückkehr zur Arbeit negativ beeinflussten. Ein negativer Einfluss von Depression, Angst und Stress sowie geringer Arbeitszufriedenheit konnte bezüglich der Rückkehr zur Arbeit nicht belegt werden, auch wenn sich diese Faktoren negativ auf das Befinden und den Umgang mit den Schmerzen auswirken und chronische Verläufe begünstigen (Iles et al. 2008, Chou u. Shekelle 2010), wie im Folgenden ausgeführt wird.

## 4.23 Psychologische und soziale Faktoren

### 4.23.1 Stressbelastungen

Der Einfluss anhaltender Alltagsbelastungen bzw. **Distress** (oder Dysstress) im privaten oder beruflichen Alltag sowie speziell Unzufriedenheit im beruflichen Alltag (Hoogendoorn et al. 2000) konnten in mehreren Studien als relevante Prädiktoren für die Chronifizierung akuter Schmerzen nachgewiesen werden (Hasenbring et al. 1994b, Burton et al. 1995, Cherkin et al. 1996, Philips u. Grant 1991, Lancourt u. Kettelhut 1992, Hasenbring et al. Soyka 1994a, Papageorgiou et al. 1997). Ein negativer Einfluss von Distress am Arbeitsplatz bzw. geringer Arbeitszufriedenheit wurde auch in einer prospektiven Studie belegt (Kivimaki et al. 2004). Psychobiologisch relevante pathogenetische Mechanismen werden u. a. auf psychomotorischer und psychoendokrinologischer Ebene vermutet. Bei der Fibromyalgie, deren Kernsymptom auch chronische Schmerzen am Bewegungsapparat sind, wurde eine Dysfunktion des Stresshormonsystems belegt (Riedel et al. 2002, Van Houdenhove u. Luyten 2006), ebenso ein erhöhtes Krankheitsrisiko bei beruflichem Stress (Kivimaki et al. 2004).

**Auf muskulärer Ebene wird angenommen, dass anhaltender bzw. repetitiv auftretender emotionaler Distress mit einer Erhöhung der muskulären Aktivität der lumbalen Rückenstreckermuskulatur einhergeht.**

Ein solcher Zusammenhang konnte in Laborstudien gezeigt werden (Flor et al. 1983, 1992, Hasenbring et al. 1994c): Persönlich relevante, alltägliche Belastungssituationen hatten einen Einfluss auf die Anspannung der lumbalen Rückenstreckermuskulatur im Oberflächen-EMG. Die – allerdings beschränkte – Wirksamkeit muskelrelaxierender Maßnahmen (Medikamente, Entspannungsverfahren, Physiotherapie) weist auch in diese Richtung.

### 4.23.2 Depression, Pessimismus, Vermeidungsverhalten

Andauernde Schmerzen und die zunehmenden Schwierigkeiten, den gewohnten Tätigkeiten nachzugehen, wirken für viele Patienten bedrückend, weil es für ihr Selbstwertgefühl wichtig war, tüchtig zu sein. Sind sie nicht mehr in der Lage, die gewohnten Leistungen zu erbringen, oder gar auf Hilfe anderer angewiesen, so fühlen sie sich nutzlos und fürchten, ihren Mitmenschen zur Last zu fallen oder verstoßen zu werden (► Fallbeispiel – Teil 1). Zusätzlich leiden sie unter ihrer Reizbarkeit, ihrer Unzufriedenheit mit sich selbst und ziehen sich zurück. Die depressiven Symptome sowie Angst vor Schmerzprovokation durch körperliche Belastung und entsprechendes Vermeidungsverhalten (FAB, s. unten) verstärken die Schmerzwahrnehmung und fördern die Chronifizierung (Geisser et al. 1994, Asmundson et al. 1997).

Ein Zusammenhang mit einer depressiven Stimmungslage konnte sowohl für das Erstauftreten von Rückenschmerzen (Mannion et al. 1996) als auch für die Chronifizierung von Rücken- und Beinschmerzen nachgewiesen werden (Hasenbring et al. 1994a, Burton et al. 1995, Klenerman et al. 1995, Hazard et al. 1996, Cherkin et al. 1996), wobei Depressivität in neueren prospektiven Studien wiederholt nicht als Prädiktor identifiziert werden konnte (den Boer et al. 2006, Iles et al. 2008, Chou u. Shekelle 2010). Überwiegend handelt es sich dabei um **milde Formen von Depressivität**. Psychiatrisch relevante depressive Erkrankungen fanden sich in einer Studie nur in 2–5% der Fälle (Hasenbring et al. 1994a).

Zukunftsangst, depressive Verstimmungen und schlechtes Allgemeinbefinden mit Zusatzbeschwerden gehen mit längerer Dauer der Schmerzen einher, sind also **eher Folge als Ursache** des chronischen Verlaufs (◘ Abb. 4.67). Vor allem der Verlust der Leistungsfähigkeit und der Arbeitsstelle – bei entsprechender Abhängigkeit des Selbstwerts von diesen – fördern vermutlich die Entwicklung von Depressionen. Studien bei chronisch kranken Patienten belegen, dass das Andauern von Schmerzen Depressivität fördert, diese ihrerseits aber zu einem verstärkten Schmerzerleben führt usw. (s. Hautzinger in Basler et al. 1990), wobei aufgrund der Zirkularität nicht zwischen Ursache und Folgen unterschieden werden kann.

> **Kognitive Faktoren wie Hilf- und Hoffnungslosigkeit und Katastrophisieren auf der einen und Durchhalteappelle auf der anderen Seite (▶ 4.23.3) haben einen bedeutsamen Einfluss auf die Depressivität bei Rückenschmerzpatienten.**

Dies mag auch erklären, weshalb Behandlungsprogramme, welche sich einzig am Konzept des Konditionsverlusts orientieren und einseitig auf eine Verbesserung der Schmerzbewältigung durch Abbau von Vermeidungsverhalten (FAB), Passivität (verbunden mit schlechtem Trainingszustand) und katastrophalen Erwartungen zielen, sich negativ auf das Befinden auswirken können. Dies, weil das Training eine weitere Zunahme der Schmerzen nach sich zieht und die so erfolglosen Patienten sich als Versager erleben und noch mehr depressiv werden. Ein langfristiges Ausbleiben von Therapieerfolgen kann dazu führen, dass Schmerzpatienten ihren Krankheitsverlauf auf Zufälle bzw. Schicksale attribuieren und sich ihrer Situation hilflos ausgesetzt fühlen (Nilges et al. 2007). Demgegenüber wirken sich Programme, in welchen **»Schmerzakzeptanz«** gefördert wird, positiver auf das Befinden aus (McCracken et al. 2004).

Ein ungünstiger Effekt subjektiver Interpretationen (Kognitionen) im Sinne des Katastrophisierens, der Hilf-/Hoffnungslosigkeit und FAB wurde mehrfach gezeigt (Hasenbring et al. 1994a, Burton et al. 1995, Klenerman et al. 1995, Leeuw et al. 2007). Die FAB reflektieren ein auf Ängsten vor Schmerzen und körperlicher Schädigung begründetes Schon- und Vermeidungsverhalten für körperliche Aktivitäten und die Arbeitstätigkeit, welches prospektiv sehr bedeutsam ist. Neben dem Vermeiden körperlicher Aktivitäten (sportlich und beruflich) wurde auch ein **Meiden sozialer Aktivitäten** beobachtet (Hasenbring et al. 1994a). Das Meiden sozialer Aktivitäten führt zu einer Reduktion sozialer Kontakte, indem ein Patient z. B. weder Gäste einlädt noch Freunde und Bekannte besucht oder mit ihnen ins Konzert, Kino etc. geht, weil er z. B. nicht länger als 30 min sitzen kann. Hier spielen latente Minderwertigkeitsgefühle und damit eine Angst, andere mit der Behinderung zu belasten, eine wichtige Rolle, wie die Erfahrung aus Psychotherapien zeigt.

### 4.23.3 Durchhalteverhalten

Wie schon erwähnt, sind längst nicht alle chronischen Patienten dekonditioniert und vermeiden Anstrengungen. Im Gegenteil versucht eine nicht unbedeutende Untergruppe schon im akuten oder subakuten Stadium, trotz Schmerzen und z. B. erfolgter Bandscheibenoperation, krampfhaft ihre Leistungsfähigkeit aufrechtzuerhalten. Solche suppressiven Kognitionen und Verhaltensformen erwiesen sich als ungünstig für eine Chronifizierung (Hasenbring et al. 1994a, Grebner et al. 1999). Patienten zeigen trotz starker Schmerzen ausgesprochenes Durchhalteverhalten (*endurance avoidance*): begleitet von Äußerungen wie z. B. »ein Indianer kennt keinen Schmerz« beißen sie die Zähne zusammen bleiben trotz Schmerzen weiter krampfhaft aktiv. Die Betroffenen sind es nicht gewohnt, Pausen bzw. Phasen der Entspannung in ihren Tätigkeiten einzuschalten, sondern wollen Aktivitäten unbedingt zu Ende führen. Es wird angenommen, dass die häufige Wiederholung schmerzauslösender Aktivitäten Prozesse der neuronalen Sensitivierung anstoßen, die den Weg in die Chronifizierung auf neurophysiologischer Ebene bahnen. Das **Endurance-avoidance-Modell** der Schmerzchronifizierung (Grebner et al. 1999) ist daher eine wichtige Ergänzung zum **Fear-avoidance-Modell**, welches nur einem Teil der Patienten gerecht wird.

Das Vermeidungs- (*avoidance*) und Durchhaltemuster (*endurance*) konnte bereits bei akuten bis subakuten Rückenschmerzen identifiziert werden (Hasenbring et al. 1994a, Buer u. Linton 2002, Grotle et al. 2005). Triebfeder für dieses hartnäckige Aufrechterhalten hoher Leistungen trotz zunehmender Schmerzen ist vermutlich ein ängstlich-unsicheres Bindungsverhalten, aufgrund dessen die Patienten versuchen, Abhängigkeit zu vermeiden und sich weiter sozial erwünscht zu verhalten. Eine Reihe von Hinweisen in Richtung eines Zusammenhangs zwischen Bindungsverhalten und chronischem Schmerz liegen vor (Meredith et al. 2007).

### 4.23.4 Arbeitssituation, Arbeitswelt

Chronische Verläufe sind trotz der Fortschritte in Diagnostik und Therapie sowie erleichterten Arbeitsbedingungen im Steigen begriffen (Nachemson 1994, Waddell 1996), wobei dieses Phänomen weitgehend auf hochindustrialisierte Länder beschränkt bleibt, wie internationale Vergleiche (Violinn 1997) zeigten.

> **Was belastet, sind nicht so sehr die objektiven Arbeitsbedingungen, sondern vielmehr deren subjektive Wahrnehmung und Bewältigung. Sie bestimmen die Beeinträchtigung und die daraus resultierende Behinderung.**

Prospektive Studien haben mehrfach belegt (MacFarlane et al. 1997), dass geringe Arbeitszufriedenheit und das Gefühl, die Rückenschmerzen seien durch die (zu schwere) Arbeit verursacht worden (also FAB), die Rückkehr zur Arbeit am stärksten behindern (Papageorgiou et al. 1997, Fishbain et al. 1997, Williams et al. 1998). Neuere Untersuchen belegen die bereits erwähnte große Bedeutung einer belastenden Arbeits- oder Lebenssituation (Williams et al. 1998, Thomas et al. 1999, Croft et al. 1995, Papageorgiou et al. 1997).

Auch die Verfügbarkeit geeigneter Arbeitsplätze für unqualifizierte Hilfskräfte hat einen Einfluss: Zunehmend verschwinden solche Stellen in Produktionsbetrieben durch Verlagerung der Betriebe in Billiglohnländer. Zurück bleiben v. a. anspruchsvollere Tätigkeiten im Dienstleistungssektor. Dies macht unqualifizierte, schlecht integrierte Hilfsarbeiter mit Rückenbeschwerden zu Teilinvaliden oder Sozialfällen ohne Aussicht auf Wiedereingliederung, wenn sie aufgrund ihrer Beschwerden nicht fähig sind (oder als unfähig betrachtet werden), ihre frühere Schwerarbeit zu verrichten. Allerdings lassen sich die Rolle der Arbeitszufriedenheit, von Stress am Arbeitsplatz und (evtl. iatrogenen) übertriebenen Ängsten vor einer Schädigung durch die Arbeit kaum auseinanderhalten. In der Arbeitswelt ist aber auch eine markante Zunahme von stressbedingten Gesundheitsstörungen zu beobachten (Theiss 2009).

## 4.24 Iatrogene Faktoren

Die Zunahme chronischer Verläufe ist zusätzlich mit weiteren gesellschaftlichen und medizinischen »Risikofaktoren« verknüpft. Es sind dies einerseits die erwähnten Veränderungen in der Arbeitswelt, aber auch medizinische (iatrogene) Faktoren.

**Soziale und medizinische »Risikofaktoren« für die Chronifizierung von Rückenschmerzen**

**Arbeitswelt:**

- Hohe Arbeitslosigkeit, Wegfall von unqualifizierten Tätigkeiten in Produktionsbetrieben
- Zunehmender Stress in der Arbeitswelt (Produktivitätssteigerung, Sparmaßnahmen, Konkurrenz- und Leistungsdruck)
- »Zwang« zu Doppelbelastung Beruf/Haushalt (niedrige Löhne)

**Medizinisches System:**

- Gefahr der Überbewertung harmloser Befunde durch Verbesserung der Angebote (Röntgen-, MRT-Untersuchungen, Wirbelsäulenchirurgie, Arzt- und Therapeutendichte)
- Mangel an qualifizierten Therapieangeboten für somatoforme Störungen
- Sprachliche und kulturelle Hindernisse in der Behandlung

Eine repräsentative Befragung in den USA bestätigte, dass sich trotz der um 65% gestiegenen Gesundheitskosten für Patienten mit Rückenproblemen (von $ 4695 im Jahr 1997 auf $ 6096 im Jahr 2005) der Gesundheitszustand der Betroffenen (Martin et al. 2008) im gleichen Zeitraum nicht verbesserte. Die Kosten waren etwa 1,7-mal höher als bei Personen ohne Rückenprobleme. Die höheren Kosten wurden durch mehr und teurere Abklärungen (kostenintensive Bildgebung und diagnostische Infiltrationen) und Behandlungen verursacht, bei stark gestiegenen Kosten sowohl für die eingesetzten Medikamente, wie z. B. Gabapentin oder retardierte Opiate, als auch für teurere chirurgische Verfahren (Verwendung von Implantaten).

Die Rolle iatrogener Faktoren bei chronischen Verläufen ist inzwischen allgemein anerkannt (Widder et al. 2007):

4

**Iatrogene Faktoren für die Chronifizierung von Schmerzen**

- Mangelnde ärztliche Deeskalation bei ängstlichen, «katastrophisierenden» Patienten
- Somatisierung und Angstförderung durch »katastrophisierende« ärztliche Beratung
- Fehlende oder inadäquate Medikation in der Akutphase
- Förderung passiver (regressiver) Therapiekonzepte
- Lange, unreflektierte Krankschreibung
- Übertriebener Einsatz diagnostischer Maßnahmen
- Überschätzen unspezifischer somatischer Befunde
- Unterschätzen psychiatrischer Komorbidität
- Fehlende Beachtung psychosozialer Belastungsfaktoren
- Präferenz und fehlerhafte Indikationsstellung invasiver und/oder suchtfördernder Therapien
- Inadäquate Therapie im weiteren Verlauf

Entsprechend spielt in der Prävention chronischer Verläufe die Anwendung **evidenzbasierter Leitlinien** eine wichtige Rolle (Waddell 2004, Keel et al. 2007a). Diese betonen die Bedeutung des frühen Einsatzes edukativer und psychotherapeutischer Maßnahmen bei gleichzeitiger Zurückhaltung mit passiven somatischen Maßnahmen respektive der Bedeutung einer restriktiven, präzisen Indikationsstellung.

## 4.25 Abklärungen bei unspezifischen Rückenschmerzen

### 4.25.1 Anamnese und Untersuchungen

In ► Kap. 3 wurden die basalen Abklärungsschritte, die den Ausschluss einer spezifischen somatischen Ursache erlauben, beschrieben. Eingeschlossen sein muss auch eine angemessene Aufklärung über den funktionellen Charakter des Schmerzes, indem das Fehlen fassbarer Befunde dem Patienten in positiver Weise erklärt wird (»nichts Gefährliches«, »gutartiges Leiden« – anstatt lediglich »man habe nichts gefunden«). Um die Diagnose einer somatoformen Störung nicht nur per exclusionem, sondern auch positiv stellen zu können, ist eine vertiefte Erfassung der Schmerzsymptomatik und eine ausführliche biopsychosoziale Schmerzanamnese nötig.

#### Vertiefte Schmerzanamnese

**Vertiefte Schmerzanamnese**

**Symptome:**
- Schmerzbeschreibung: Lokalisation(en), Intensität, Fluktuationen, Auslöser, Einflüsse, Ausdehnung, Qualität

**Andere Beschwerden:**
- Systemanamnese, Psychostatus

**Schmerzäußerungen, Verhalten**

**Krankheitsbewältigung:**
- Selbsthilfe, Selbstkontrolle
- Erwartungen an Therapeuten
- Selbstprognose, eigene Krankheitstheorie

**Bisherige medizinische Maßnahmen:**
- Erfolg, Compliance; Zufriedenheit mit Ärzten, Behandlungen

Zur Schmerzerfassung gehört die ausführliche (vertiefte) Schmerzbeschreibung. Sie umfasst die in der vorstehenden Übersicht, in ◘ Tab. 4.13 sowie ◘ Abb. 4.68 aufgeführten Dimensionen. Schmerzfragebogen, wie die Kurzform des *McGill Pain Questionnaire* (Melzack 1987), können die Erfassung von Lokalisation, Qualität und Intensität erleichtern (► Anhang A12). Mithilfe eines Schmerztagebuchs und einer detaillierten Befragung lassen sich für die Therapie hilfreiche Faktoren eruieren, die den Schmerz beeinflussen.

#### Symptomausweitung

Oft sind sich die Patienten vorerst nur weniger Einflüsse bewusst oder behaupten gar, die Schmerzen seien immer

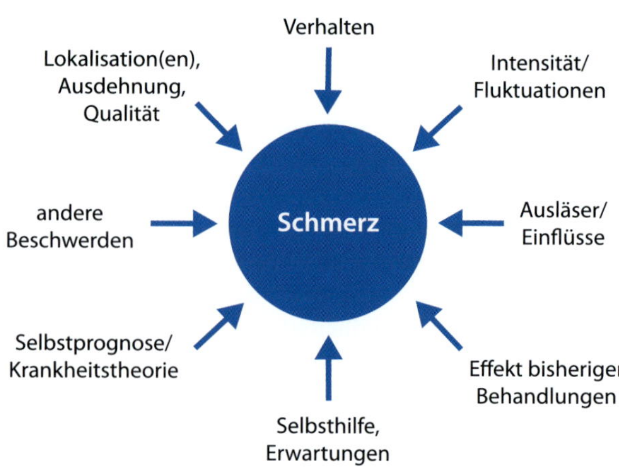


◘ **Abb. 4.68** Vertiefte Schmerzanamnese

**Tab. 4.13** Die 7 Dimensionen der Symptome (Adler u. Hemmeler 1992)

| | |
|---|---|
| 1. Lokalisation | Generalisiert, umschrieben, diffus, ortskonstant, wechselnd, ausstrahlend, oberflächlich, tiefliegend |
| 2. Qualität | Vergleichbar mit … |
| 3. Quantität | Wie oft? Wie stark? Wie groß? |
| 4. Zeitlicher Ablauf | Seit wann? Langsamer oder plötzlicher Beginn<br>Zunehmend, abnehmend, wellenartig<br>«Fahrplan», Dauer der Episoden<br>Wochenend- oder Ferienproblem |
| 5. Umstände | Vor oder nach Mahlzeiten, Miktion, Stuhlgang<br>Zu Hause, auswärts, im Auto, im Bett<br>Bei Kontakt mit bestimmten Personen, Tieren<br>Nur in gewissen Räumen oder Situationen |
| 6. Beeinflussbarkeit | Verschlimmernde oder erleichternde Faktoren |
| 7. Begleitphänomene | Fieber, Gewichtsverlust, gestörte Funktionen |

gleich. **Hinweise auf ein abnormes Schmerzverhalten** (Symptomausweitung) (Matheson 1988) sind

- eine solche übertreibende Schmerzschilderung (»immer unerträgliche Schmerzen«),
- auffälliges Schmerzverhalten (Stöhnen, Reiben, schmerzverzogenes Gesicht bei Bewegungen)
- eine Diskrepanz oder Inkonsistenz zwischen geklagten Beschwerden oder Behinderung und Verhalten in der Untersuchung oder im Alltag (einschließlich Inanspruchnahme medizinischer Leistungen).

### Kriterien für Symptomausweitung

- Extreme Schmerzschilderung (Intensität, Ausdehnung, Verlauf, Einflüsse)
- Auffälliges Schmerzverhalten (Seufzen, Reiben, Hinken etc.)
- Passives Erdulden bei Hoffnung auf Wunderheilung
- Schlechte oder unrealistische Selbstprognose
- Diskrepanz oder Inkonsistenz in Angaben und Verhalten
- Hinweise auf psychosoziale Belastungssituation (akut, vergangen)

Auf den Umgang mit diesem Verhalten wird in ▶ Kap. 1 eingegangen. Ausgedehnte, starke Schmerzen am Körper dürfen aber nicht mit Symptomausweitung gleichgesetzt werden, solange diese differenziert (umschriebene Areale, erhaltene Modulation) beschrieben werden. Eine solche Ausbreitung der schmerzhaften Areale ist typisch für das **Fibromyalgie-Syndrom**, welches von zusätzlichen charakteristischen funktionellen Beschwerden begleitet ist.

### Häufigste funktionelle Begleitbeschwerden der Fibromyalgie

- Müdigkeit (98%)
- Schlafstörungen (90%)
- Gelenkschmerzen (evtl. nur bei Druck) (85%)
- Colon irritabile (Reizdarm) (80%)
- Parästhesien (Empfindungsstörungen) (76%)
- Migräne, Spannungskopfschmerzen (66%)
- Engegefühl beim Schlucken (Globusgefühl) (40%)
- Funktionelle Herz-, Atembeschwerden
- Peptische Magenbeschwerden
- Dysmenorrhö, Dysurie

Diese können mit geeigneten **Beschwerdelisten** systematisch erfasst werden (z. B. BL/BL')

## Erweiterte biopsychosoziale Schmerzanamnese

Mit der erweiterten Schmerz- und Sozialanamnese (Abb. 4.69) sollen Zusammenhänge zwischen dem Schmerz und anderen biologischen oder psychosozialen Faktoren erfasst werden.

### Sozialanamnese (schmerzbezogen)

- Krankheiten in der Familie (Partner)
- Arbeitssituation (körperliche und psychische Belastung, Zufriedenheit, Einsatz, Überstunden)
- Jetzige und frühere Anstellung, Gründe für Wechsel
- Einkommen (Lohn, Taggeld, Ersatzleistungen); Rentenstatus
- Freizeitgestaltung

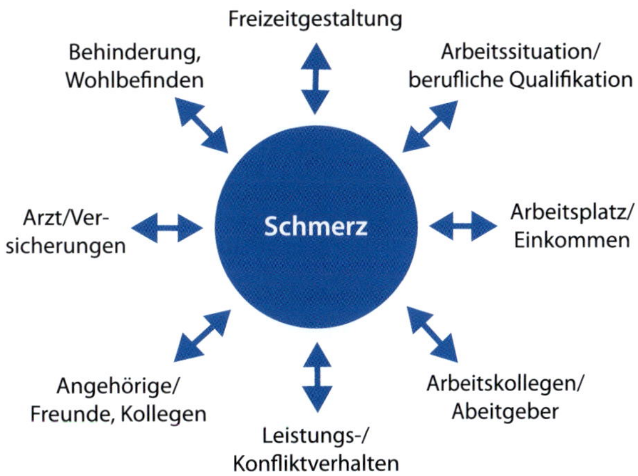


**Abb. 4.69** Erweiterte Schmerzanamnese

Dabei ist eine voreilige, einseitige Festlegung von Ursache und Folge zu vermeiden, da – wie die Doppelpfeile in ◘ Abb. 4.69 andeuten – oft Wechselwirkungen bestehen (z. B. Störungen in der Partnerbeziehung einschließlich sexueller Probleme sind oft mehr Folge als Ursache des Schmerzproblems).

Die Lebens- und Vorgeschichte kann Anhaltspunkte liefern, wie die Persönlichkeit des Patienten geprägt worden ist.

**Lebens- und Vorgeschichte**

- Kindheitssituation:
  - Mangel an Liebe, Zuwendung; Strenge, Strafen, Schläge
  - frühes hartes Arbeiten; Missbrauch (körperlich, sexuell)
  - Armut, Entbehrungen; Elternverlust, Heimkinder
- Schul- und Berufsausbildung
- Frühere Krankheiten, Unfälle; Lebensereignisse

Auffällig ist ein ausgeprägtes **Leistungsverhalten** mit Hang zu Perfektionismus, übermäßiger Hilfsbereitschaft und Arbeitssucht (pausenloses Arbeiten, Verzicht auf Freizeit, Unfähigkeit zu genießen; ► 4.21, Persönlichkeitsmerkmale von Patienten mit psychosomatischen Störungen), wobei dieses von den Betroffenen bisher hauptsächlich als etwas Positives gesehen wurde. Oft können sie aber sehen, dass diese Eigenschaften auch zu Überforderung oder Ausnutzung führen können. Weitere Merkmale sind geringes Durchsetzungsvermögen und eine Tendenz zur Konfliktvermeidung (»um des lieben Friedens willen«).

Aus dieser starken Leistungsorientierung resultiert nicht nur eine Überforderung, sondern auch die Gefahr, sich wert- und nutzlos zu fühlen, wenn man krankheitsbedingt nicht mehr in der Lage ist, die üblichen Leistungen zu erbringen. Vor diesem Hintergrund ist zu verstehen, dass manche Patienten nicht nur früh gelernt haben, viel von sich zu verlangen, sondern auch sehr viel Schmerz auszuhalten und diesen erst zu zeigen, wenn er nicht mehr aushaltbar ist. Die Rolle dieses langen Aushaltens und der Unterdrückung der starken Schmerzen bei der zentralen Sensibilisierung des Nervensystems (Schmerzgedächtnis) wurde bereits besprochen (► 4.22.2).

> **Liegen viele psychosoziale Belastungsfaktoren vor, kann u. U ein geringes Schmerzereignis plötzlich zum Umschlag in eine totale Behinderung führen, v. a. wenn die körperliche Leistungsfähigkeit die einzige Ressource dieser Patienten war (fehlende Berufsausbildung bzw. Bildungsmöglichkeiten).**

Zur Erfassung übertriebener Ängste vor Belastung und Vermeidungsverhalten eignet sich der Fragebogen zu FAB (► Anhang A13). Der Einsatz eines kurzen Screening-Instruments für Angst und Depression (z. B. *Hospital Anxiety and. Depression Scale* – HADS oder *Center for Epidemiologic Studies Depression Scale* – CES-D) ist ebenfalls sinnvoll. Weitere Empfehlungen zu Instrumenten erteilte die Arbeitsgruppe von Pincus (Pincus et al. 2008)

### 4.25.2 Befunde

Die vielfältigen Befunde erlauben eine fundierte Aufklärung über das Wesen des funktionellen Rückenschmerzes. Neben den »weichen« Befunden (◘ Tab. 4.14) im Körperstatus soll auf psychosoziale Zusammenhänge des Schmerzes und dessen wechselnden Verlauf hingewiesen werden (◘ Tab. 4.13). Die Aufklärung schließt die Information ein, dass auf weitere somatische Abklärungen bis auf Weiteres verzichtet und die Behandlung auf eine Erhaltung und Wiedererlangung der Leistungsfähigkeit bei erträglichen Schmerzen ausgerichtet werden soll (»Leben mit dem Schmerz«, ► Kap. 1). Passive (v. a. schmerzstillende) Maßnahmen sind mit Zurückhaltung angezeigt, soweit sie dieses Ziel unterstützen. Dieses Vorgehen erleichtert auch den Einstieg in die Behandlung, denn die intensive Auseinandersetzung mit dem Symptom schafft nicht nur Vertrauen, sondern hilft auch allen Beteiligten, den Schmerz besser kennenzulernen, und kann Beeinflussungsmöglichkeiten aufzeigen.

◘ **Tab. 4.14** Typische Merkmale bei »fehlenden« Befunden

| | |
|---|---|
| Anamnese | Provokation durch ungewohnte Belastung, Überbelastung/Verletzung bei Berufs- und Freizeitaktivitäten, frühere Schmerzepisoden |
| Körperstatus | Muskeln, Sehnenansätze: Verhärtungen, Verkürzungen, Dysbalance, Trainingsmangel |
| Schmerzverlauf | Wechselhaft, typische Einflüsse (Arbeit, Wetter, Stress) |
| Systemanamnese | Andere funktionelle Störungen (Kopfschmerzen, Magen-Darm-Beschwerden etc.) |
| Persönlichkeit | Hinweise auf Überforderung, Dauerbelastung (»Schmerzpersönlichkeit«) |
| Unauffällige Befunde | Neurologie, Röntgen, Labor |

## 4.26 Therapeutisches Vorgehen

### 4.26.1 Wirksamkeit der einzelnen Verfahren (evidenzbasiert)

#### Psychopharmaka

Ein positiver Effekt von Antidepressiva, bei anderen chronischen Schmerzen nachgewiesen (Onghena u. Van Houdenhove 1992), wird auch für chronische Rückenschmerzen berichtet: Metaanalysen zeigen positive Auswirkungen auf die Schmerzintensität, nicht aber die Funktionsfähigkeit (Salerno et al. 2002, Staiger et al. 2003), wobei diese Ergebnisse auch angezweifelt werden (Urquhart al. 2008).

Am besten dokumentiert – und daher empfohlen (Chan et al. 2009) – sind die Substanzen **Amitriptylin** und **Doxepin**. Diese wirken auch gegen Nervosität, Reizbarkeit und Schlafstörungen. Die schmerzdämpfende und sedierende Wirkung stellt sich schon bei niedrigeren Dosen ein als der antidepressive Effekt (auch im ▶ Fallbeispiel zum Einsatz gebracht). Auch ein Versuch mit einem Antiepileptikum oder einem dual und selektiv wirksamen Antidepressivum (**Venlafaxin** oder **Duloxetin**) ist – wie im ▶ Fallbeispiel gezeigt – indiziert, besonders wenn eine neuropathische Komponente vermutet wird. Für Duloxetin wie auch Pregabalin wurde eine bescheidene Wirksamkeit bei der Fibromyalgie, welche mit chronischen Rückenschmerzen assoziiert ist, belegt (Maizels u. McCarberg 2005). Aufgrund der langfristig besseren Verträglichkeit ist diesen Präparaten auch der Vorzug zu geben, wenn eine ausgeprägte Depression vorliegt, da die Trizyklika in höheren Dosen stärkere Nebenwirkungen verursachen (Mundtrockenheit, Harnverhalt u. a.).

#### Rückenschule

Der Besuch einer Rückenschule (meist von Physiotherapeuten durchgeführt) dient der **Sekundärprävention** bei Personen mit abgeklungenen akuten Episoden (Cohen et al. 1994; ▶ 4.5.1). Sie soll ein erneutes Auftreten von Rückenschmerzen verhindern oder wenigstens den Schweregrad von erneuten Episoden mindern. Der überzeugende Nachweis dieser und einer anhaltenden Wirkung auf den Schmerz ist allerdings ausstehend (Heymans et al. 2005, Chou u. Huffman 2007). Die Rückenschule fördert die Übernahme von Selbstverantwortung und Steigerung der Belastungstoleranz durch rückengerechtes Verhalten im Alltag, Erlernen von Schmerzbewältigungsstrategien sowie Entdramatisierung (Abbau von Ängsten und Schonverhalten wie FAB) durch adäquate Aufklärung (ähnliche Ansätze wie in der kognitiven Verhaltenstherapie).

Wie die speziellen ergonomischen Maßnahmen (s. unten) dürfen die Aufklärungsmaßnahmen aber nicht neue, übertriebene Ängste wecken, sondern sollen das Vertrauen in den Körper und dessen Belastbarkeit verbessern. Daher ist ein ergänzendes, anschließendes Trainingsprogramm vorteilhaft, da sich Schulungsprogramme allein als ineffizient erwiesen haben (Daltroy et al. 1997).

Signifikante Besserungen konnten in kontrollierten Studien gezeigt werden, wenn präventive Maßnahmen im beruflichen Umfeld im Auftrag des Arbeitgebers durchgeführt wurden (Chou u. Huffman 2007). In Anbetracht der Zunahme von Arbeitsausfällen durch Krankheitsabsenzen und Frühinvalidisierungen ist ein wachsendes Interesse von Arbeitgebern an einem effizienten »Absenzenmanagement« oder anderen Präventivmaßnahmen spürbar.

#### Ergonomische Beratung und Einbezug des Arbeitgebers

**Ergonomische Prinzipien zur Vermeidung weiterer Schmerzreizung**

- Pausen einlegen, Entlastungshaltungen einnehmen
- Drehbewegungen des Körpers vermeiden, insbesondere bei zusätzlicher Belastung
- Vorwärtsbeugen des Körpers vermeiden
- In die Hocke gehen beim Aufheben eines Gegenstands
- Abstützen des Beckens oder der oberen Extremitäten zur Entlastung der Wirbelsäule
- Gegenstände möglichst körpernah heben und halten

Die genannten Punkte gelten für die akute Schmerzphase. Später kann eine zu strikte Befolgung dieser Prinzipien ohne klare Indikation eine übertriebene Schmerzangst fördern.

Die Anpassung von Arbeitshaltung und -abläufen verringert den Kraft- und Bewegungsaufwand und verhindert vorzeitige Ermüdung, Verkrampfung oder einseitige Belastung. Sowohl das Halten des Körpers in der gleichen, ruhenden Position als auch das Bewegen von Lasten v. a. in vorgebeugter Haltung können Schmerzen provozieren. Diese Empfehlungen sollen maßvoll umgesetzt werden, um nicht iatrogen eine übertriebene Angst vor Belastung zu induzieren.

Ergonomische Schutzmaßnahmen scheitern oft an den **Arbeitsbedingungen** (Zeitdruck) und der **Arbeitseinstellung** (hohe Leistungsansprüche) der Betroffenen. Kontakt des Arztes oder Psychotherapeuten mit dem Arbeitgeber – allenfalls über einen Case Manager der Versicherung – kann ein realistisches Bild von der Arbeitssituation und der Arbeitsleistung des Patienten geben. Dies erlaubt allenfalls, Maßnahmen zur Stressreduktion in die Wege zu leiten und unrealistische Befürchtungen z. B. vor Stellenverlust bei verringerter Belastbarkeit abzubauen, wie im ▶ Fallbeispiel leider erst viel zu spät erkannt: Aus ständiger Angst vor Stellenverlust – gefördert durch Entlassungen im Betrieb – hatte der Patient seine Beschwerden lange verheimlicht, und selbst als er offiziell nur noch zu 50% arbeiten konnte, nicht gewagt z. B. Hilfe beim Heben schwerer Lasten anzunehmen.

**Bei großen physischen Belastungen oder reduzierter Leistungsfähigkeit kann ein beratender Besuch am Arbeitsplatz durch Physio- oder Ergotherapeuten helfen, eine Diskrepanz zwischen Anforderungen und Leistungsfähigkeit eventuell zu beheben.**

Ohnehin sind Kontakte mit dem Arbeitgeber sinnvoll, um eine objektiveres Bild der Arbeitssituation zu erhalten. Arbeitgeber sind oft entgegenkommender als die Patienten selbst erwarten, da letztere dazu tendieren, ihre Leistungen, die vom Arbeitgeber geschätzt werden, selbst zu unterschätzen. Unser Patient im ▶ Fallbeispiel fürchtete, wie erwähnt, die Entlassung und war sehr überrascht, als er mit einem großen Geschenk für lange Betriebstreue und großen Einsatz belohnt wurde (»Sie sind Gold wert«).

### Multimodale, interdisziplinäre Rehabilitationsprogramme (inkl. Psychotherapie)

Bei persistierenden Beschwerden über mehr als 12 Wochen steht die Wiedererlangung der gestörten Funktionen im Vordergrund (Bendix et al. 1996). Stationäre multimodale intensive Rehabilitationsprogramme dauern in der Regel mindestens 4 Wochen. Eine **teilstationäre** Durchführung ist vorteilhafter, weil die Patienten in ihren Alltag eingebettet bleiben (Pfingsten et al. 1997, Sollner u. Doering 1997a,b). Solche Programme umfassen die in der nachstehenden Übersicht aufgelisteten Elemente, welche auch im ambulanten Rahmen individuell angeboten werden können. Sie werden im Folgenden einzeln beschrieben.

#### Multimodale, interdisziplinäre Rehabilitationsprogramme

**Physiotherapie:**
- Anleitung zur Selbstbehandlung mit Übungen für Beweglichkeit (Dehnübung), Kraft (v. a. Rumpfmuskulatur), Ausdauer (allgemein, Aerobics), Koordination (Balance, Körpergefühl)
- Informationen, Instruktionen (»Rückenschule«, Einsatz der Übungen, ergonomische Beratung)

▼

**Psychotherapie:**
- Entspannungsverfahren (meist progressive Muskelentspannung PME, autogenes Training, Biofeedback; Körperwahrnehmungsschulung, Atemübungen, Achtsamkeitstraining, Selbsthypnose, Autosuggestionen etc.)
- Verhaltenstherapie: Abbau von Verstärkerbedingungen (meist Paartherapie oder stationäre Programme zur Modifikation von Schmerzverhalten)
- Kognitive Verfahren:
  - Wahrnehmungsschulung
  - Korrektur ungünstiger Denkmuster oder Copingstile (v. a. Katastrophisieren, Vermeidungsverhalten wie *fear avoidance beliefs*)
  - Verbesserung der Schmerzbewältigung
  - Neudefinition von Zielen, »Pacing-Techniken« (Vermeidung von Überforderung)
- Ablenkstrategien, Genusstraining

Die Effizienz solcher Programme ist erwiesen (Hazard 1995, Pfingsten et al. 1997, Karjalainen et al. 2001, Guzman et al. 2001) und umso besser, je früher sie einsetzen (Linton et al. 1989, Waddell 1992). Sie führen zu einer stärkeren Reduktion der Arbeitsabsenzen als traditionelle Therapien, wenn sie ein arbeitsspezifisches Training (*work hardening*) und kognitive Verhaltenstherapie einschließen (Paternostro-Sluga 2006, Chou u. Huffman 2007). Die Effizienz kognitiver Verhaltenstherapie allein ist erwiesen (Van Tulder et al. 2000, Hoffman et al. 2007), für andere Psychotherapieverfahren existieren kaum qualitativ hochstehende Studien (▶ 4.26.3).

## 4.26.2 Elemente integrativer Behandlungskonzepte

### Therapeutisches Grundkonzept bei persistierenden funktionellen (unspezifischen) Rückenschmerzen

Die Behandlung dieser Patienten basiert auf zwei Pfeilern:
1. Etablierung (oder Erhalt) einer guten Vertrauensbeziehung,
2. Wechsel zu einem partnerschaftlichen Therapiekonzept mit dem Ziel, dem Patienten zu helfen, mit dem Schmerz leben zu lernen.

Dazu sind Schulungsmaßnahmen notwendig, mit welchen die Selbsteffizienz (Selbstkontrolle) und damit die Selbstverantwortung gefördert werden (s. unten). Voraussetzung für eine **Vertrauensbeziehung** ist einerseits eine (psycho)therapeutische Grundhaltung, die von Einfühlung, positiver Wertschätzung und Echtheit geprägt ist, andererseits ein vertieftes Eingehen auf den Patienten und seine Beschwerden mit einer – wie in ▶ 4.25.1 geschilderten – umfassenden Anamnese.

**Sicherung des Vertrauensverhältnisses**

- Eingehen auf den Patienten (therapeutische Grundhaltung)
- Beschwerden ernst nehmen:
  - vertiefte Schmerzanamnese (▶ 4.25.1)
  - erweiterte Schmerzanamnese (◘ Abb. 4.69)
  - umfassende körperliche Untersuchung
- Aufklärung über die Gutartigkeit des Leidens (Fehlen einer gefährlichen Ursache)
- Erneute somatische Untersuchung/Abklärung nur bei neuen Symptomen

### Information über Schmerz

Voraussetzungen für eine selbsthilfeorientierte psychosomatische Therapie (durch spezialisierte, d. h. psychosomatisch/psychotherapeutisch ausgebildete Ärzte oder Psychologen) sind ausreichende Informationen über die Bedeutung von akutem und chronischem Schmerz und die Schmerzverarbeitung sowie die somatischen Hintergründe von unspezifischen Rückenschmerzen und Zusammenhänge mit psychosozialen Faktoren. Die pathophysiologischen Kenntnisse sollen in verständlicher, dem Bildungsniveau und dem Informationsstand angepasster Form vermittelt werden. Dabei kann die Beiziehung eines entsprechenden Facharztes (Rheumatologe, Orthopäde, Wirbelsäulenchirurg) hilfreich sein, damit er fundierte Auskünfte über die Krankheit und deren Behandlungsmöglichkeiten (insbesondere die Analgetika) sowie den Aufbau und die Funktionen des Bewegungsapparats geben kann.

### Mit dem Schmerz leben

Anstelle von **Heilung** tritt beim ganzheitlichen Konzept **eine Auseinandersetzung mit dem Schmerz**, der als Signal dieser Überforderung gesehen wird und durch entsprechende Verhaltensänderung unter Kontrolle gebracht werden muss (»mit dem Schmerz leben«).

Um dies zu erreichen, müssen die Betroffenen zu »Experten« für ihre Krankheit gemacht werden: Durch Schulung und Selbstbeobachtung sollen sie Einflüsse entdecken, die zu einer Zu- oder Abnahme der Schmerzen führen. Dadurch kann das traditionelle monokausale Modell der Akutmedizin verlassen werden, welches davon ausgeht, dass dem Rückenschmerz eine fassbare und behandelbare Einzelursache zugrunde liege.

An seiner Stelle kommt ein **ganzheitliches, biopsychosoziales Modell** zur Anwendung, welches den Rückenschmerz nicht als Symptom einer Schädigung, sondern vielmehr als Zeichen einer Überforderung oder Stresssituation (▶ 4.21, Persönlichkeitsmerkmale von Patienten mit psychosomatischen Störungen) sieht, welche mannigfaltige Ursachen haben kann. Es berücksichtigt das komplexe Zusammenspiel von Faktoren, die bei Auftreten und Persistenz von Rückenschmerzen einen Einfluss haben (◘ Abb. 4.65). Der Arzt muss dazu seine Rolle als Heiler (Macher), der den Patienten von seinen Schmerzen befreit, aufgeben und wird zum Begleiter oder »Coach« bei diesem Lernprozess, der zum Ziel hat, dem Patienten zu helfen, mit seinen Schmerzen leben zu lernen. Dazu muss der Patient, wie schon erwähnt, gut informiert sein, und es ist ein partnerschaftliches Verhältnis zwischen Arzt und Patient erforderlich, in welchem Autonomie, Selbstverantwortung und Eigeninitiative (Selbsteffizienz) des Patienten gefördert werden.

**Um besser mit dem Schmerz leben und diesen ein Stück weit kontrollieren zu können, muss der Patient lernen, die Botschaft des Schmerzes zu verstehen und ernst zu nehmen. Dies kann bei Rückenschmerz – entsprechend den erwähnten Verhaltensmerkmalen – heißen, mehr Rücksicht auf den Rücken und damit auf sich selbst zu nehmen.**

### Rücksicht auf den Rücken – Rücksicht auf sich selbst

**Rücksicht auf den Rücken, Rücksicht auf sich selbst**

**Rücksicht auf sich selbst = den Rücken …**

- … vor Überlastung schützen
  → Schwerarbeit dosieren, konstante Haltungen meiden (Ergonomie)
- … durch Training stärken
  → Bewegung im Alltag, Sport
- … durch Ausgleich entlasten
  → Pausen, Sport, Entspannung

**Rücksicht auf sich selbst = Stressbewältigung:**

- Sich Zeit nehmen für sich selbst
- Nein sagen lernen
- Sich durchsetzen lernen
- Konfliktfähiger werden
- Perfektionismus abbauen

Dieses einfache Konzept zeigt, wie fließend die Übergänge zwischen Grenzen somatischer und psychologischer Maßnahmen sind. Wenn der Patient lernt, auf seinen Rücken (körperlich) mehr Rücksicht zu nehmen, findet er auch zu einem rücksichtsvolleren Umgang mit sich selbst. Je nach Lebens- und Arbeitssituation heißt dies, den Rücken eher vor Überlastung zu schützen oder aber diesen (bei Bewegungsarmut) durch Training zu stärken. Entlastung durch Ausgleich ist in Anbetracht der starken Leistungsorientierung meist indiziert (außer bei völligem Rückzug in die Passivität).



Die Umsetzung dieser Maßnahmen scheitert oft, weil die Patienten glauben, keine Zeit dafür zu haben. Um diese zu schaffen, müssen die Patienten lernen, vermehrt nein zu sagen gegenüber Forderungen anderer sowie zu eigenen Bedürfnissen (»Zwang, immer allen alles recht machen zu müssen«, Perfektionismus). Sie müssen sich besser durchsetzen, ohne übermäßige Angst vor Konflikten, und übermäßigen Stress durch solche hohen Ansprüche vermeiden. Dies zu lernen sowie die hohen Ansprüche an sich selbst (Über-Hilfsbereitschaft, Perfektionismus) infrage zu stellen, gelingt meist nur im Rahmen einer **aufdeckenden Psychotherapie**, da eine entsprechende Prägung durch die Kindheit für dieses zwanghaft überangepasste Verhalten verantwortlich ist (▶ 4.26.4, Rolle der Kindheit).

## Umgang mit Widerstand gegen die psychosomatische Sicht

Rückenschmerzpatienten sind oft überzeugt, ihre Schmerzen seien körperlich bedingt, und zeigen Widerstand gegen diese neue Sicht. Sie beharren hartnäckig darauf, dass doch eine Ursache der Schmerzen gefunden werden müsse, und suchen immer neue Spezialisten auf, in der Hoffnung, durch eine passive Intervention von ihren Schmerzen befreit zu werden. Oft werden sie durch festgestellte degenerative Veränderungen an der Wirbelsäule auch in dieser Ansicht scheinbar bestätigt. Allerdings besteht, wie erwähnt, vielfach eine sehr geringe Korrelation zwischen den somatischen Befunden und den subjektiven Beschwerden, d. h., diese können das Ausmaß von Schmerz und Behinderung nicht erklären. Oder aber die Behandlung der scheinbaren Schmerzursache (Bandscheibenschaden, Facettengelenksdegeneration, Instabilität eines Bewegungssegments) hat nicht zum gewünschten Erfolg geführt.

Solche Patienten sind auf viel Geduld und Wohlwollen ihrer Ärzte und Therapeuten angewiesen, wobei es auch Standhaftigkeit und Überzeugungskraft braucht, um den Therapieprozess in Gang zu halten.

> **Die Therapeuten sollen sich dabei nicht scheuen, ihre Macht- und Hilflosigkeit offen darzulegen, anstatt sich zu kurzfristigen Hilfsaktionen hinreißen zu lassen, die letztlich nicht weiterführen (neue Abklärung, Zuweisung zu anderen Spezialisten, passive Behandlungen etc.).**

Indem dem Patienten klar gemacht wird, dass es keine weiteren Möglichkeiten der Abklärung und der kausalen Behandlung gibt, und er auf seine Selbstverantwortung verwiesen wird, kann er immerhin vor weiteren unnötigen und kostspieligen Untersuchungen und Behandlungen und deren eventuell gefährlichen Nebenwirkungen geschützt werden. Die meisten chronischen Schmerzpatienten wissen diese Art der Begleitung mit der Zeit sehr zu schätzen und ziehen einen ehrlichen Arzt, zu welchem sie Vertrauen haben können, obwohl er seine Hilflosigkeit zeigt, jenen anderen vor, die ihnen unrealistische Hoffnungen machen (»es wird schon gut«) und weiter passive Maßnahmen einsetzen oder sie an immer neue Spezialisten weiterweisen.

Ein **konstruktiver Umgang mit Widerständen** gegen den beschriebenen Wechsel zu einem partnerschaftlichen Arbeitsverhältnis ist wichtig. Übertriebene Hilflosigkeit des Patienten (»Ich möchte ja etwas tun, aber es geht nicht«) muss erkannt und dieser damit konfrontiert werden.

### Widerstände gegen Veränderung

- Unrealistisch hohe Erwartungen: Heilung – »Wenn meine Schmerzen beseitigt sind, gehe ich wieder arbeiten …«
- Hilflos-passive Erwartungshaltung: »Ich kann nichts dagegen tun …«
- Einwände gegen Veränderung: »Ja, aber …«
- Verdeckte Widerstände: »… nichts hilft, alles macht Nebenwirkungen, immer gleich …«
- Vermeintliche Sachzwänge: »Ich muss 100% arbeitsfähig sein, weniger ist nicht möglich …«
- Unrealistische Ängste (*fear avoidance beliefs*)

Minimale Eigenleistungen (z. B. kleine körperliche Aktivitäten) müssen verlangt, Behandlungsziele (Trainingsfortschritt, Hausaufgaben) festgelegt und deren Erreichung gefordert und überprüft werden. Die beiden folgenden Übersichten fassen die Veränderungen in Therapeuten- und Patientenrolle zusammen:

### Umgang mit Widerstand: Veränderungen in Helferrolle

- Rolle des omnipotenten Helfers aufgeben (Paradigmenwechsel: Akutmedizin → Rehabilitation)
- Eigene Grenzen (Gefühle) kennen und zeigen (Echtheit!), trotzdem wohlwollend und einfühlsam bleiben
- Eigene Angst zu enttäuschen ablegen: Nein sagen gegenüber dem Patienten

**Umgang mit Widerstand: Erwartungen an den Patienten**

- Klare Abmachungen (Erwartungen klären, Ziele definieren, Vertrag)
- Eigenverantwortung fördern (Selbstreflexion), Eigenleistungen verlangen (Hausaufgaben)
- Übertriebene Hilflosigkeit aufdecken, überwinden helfen (»Ja, aber ...«)

### 4.26.3 Kognitive Schmerzbewältigungstechniken (Verhaltenstherapie)

#### Kognitive Verhaltenstherapie

Kognitiv-verhaltenstherapeutische Interventionen, einschließlich Entspannungstechniken, zielen auf die **Korrektur von ungünstigen (dysfunktionalen) Denkmustern und Verhalten** aufgrund falscher Informationen oder negativer Erfahrungen. Ihre Wirksamkeit – meist im Rahmen integrierter Behandlungsprogramme, aber auch als Einzelintervention (Turner u. Jensen 1993) – ist auch bei Kreuzschmerz nachgewiesen (Van Tulder et al. 2000, 2001, Ostelo et al. 2005).

Die Interventionen können in 3 Kategorien eingeteilt werden (Turk u. Meichenbaum 1989):

- Die **sensorisch-diskriminative** Dimension (Schmerzwahrnehmung) kann durch Aufmerksamkeitslenkung beeinflusst werden. Zur Schmerzkontrolle wird z. B. mithilfe einer zielgerichteten Phantasie (mit Vorteil im Rahmen einer Entspannungsübung wie PME) die Aufmerksamkeit auf eine andere, angenehme Wahrnehmung gelenkt. Zielgerichtete Aktivitäten wie Freizeitaktivitäten (einschließlich Bewegungsübungen oder Ausdauertraining), welche den Betroffenen in ihren Bann ziehen können und mit einer gewissen Freude verrichtet werden, eignen sich als praktische Ablenkstrategien.
- Die **affektiv-motivationale** Komponente beeinflusst die Wahrnehmungsverarbeitung durch die Bewertung aufgrund der begleitenden Gefühle und Haltungen, wie die erwähnten Gefühle von Hilflosigkeit, katastrophalen Erwartungen, Angst und Depression. Adäquate Informationen (► 4.23.2) und die Vermittlung von Selbstkontrollstrategien helfen, die verzerrte Wahrnehmung zu korrigieren.
- Dies ist eng verknüpft mit der **kognitiv-evaluativen** Dimension, welche die Beurteilungsvorgänge und Interpretation der Schmerzen und das daraus resultierende Verhalten umfasst. Sie zielen auf die durch schmerzhafte Reize ausgelösten Beurteilungsprozesse, welche ebenfalls durch Kenntnisse und Erfahrungen

**Tab. 4.15** Beispiel einer kognitiven Strategie – Situation: Mein Rücken schmerzt, ich kann mich kaum bücken, auch im Liegen tut es weh

| Ungünstige Reaktionen | Günstige Reaktionen |
|---|---|
| Es sind schreckliche Schmerzen. | Ich habe wieder diese Schmerzen, es spannt. |
| Ob ein Nerv eingeklemmt ist? | Ich bin wohl verspannt, weil ich diese Reise vor mir habe und noch Vieles vorbereiten muss; ich habe Angst, zu spät zu kommen. |
| Es wird immer schlimmer. | Wenn es mir gelingt, mich zu entspannen, wird der Schmerz erträglicher werden. |
| Ich muss zum Arzt. | Ein warmes Bad und ein paar Entspannungsübungen werden helfen. |
| Ich muss mich schonen. | Ich sollte wieder regelmäßig schwimmen gehen. |

der Patienten stark beeinflusst werden. Die Überbewertung harmloser radiologischer Befunde (► 4.19) kann Anlass zu katastrophalen Befürchtungen geben (z. B. Gefahr einer Lähmung, Angst »im Rollstuhl zu landen«), ebenso die besprochenen übertriebenen Ängste vor Schädigung des Rückens durch körperliche Belastungen (FAB). Tab. 4.15 illustriert die Strategien, welche der Korrektur ungünstiger Gedankenabläufe bei Rückenschmerzen dienen.

#### Entspannungsbehandlung

Entspannungsübungen können bei muskulärer Verspannung direkt zur Symptomlinderung und allgemeinen Entspannung eingesetzt werden. Sie vermitteln auch ein Gefühl der Selbstkontrolle, wenn sie als Selbstbehandlung praktiziert werden. Die häufig eingesetzte **progressive Muskelentspannung** (PME) (Bernstein u. Borkovec 1975), deren Effizienz bei Kreuzschmerz – allerdings nur kurzfristig – belegt ist (Ostelo et al. 2005), eignet sich für Patienten, welche eher Mühe haben mit der Konzentration, während das **autogene Training** (AT) (Schultz 1932) von Patienten geschätzt wird, die sich gut in eine meditative Entspannung einlassen können. Zum Einsatz von verwandten Verfahren wie Selbsthypnose (Elkins et al. 2007), Atemtherapie (Mehling et al. 2005) und Biofeedback (Newton John et al. 1995) liegen Studien vor, wobei kein Verfahren dem anderen oder auch reinen Trainingsinterventionen klar überlegen scheint (Ostelo et al. 2005).

**Fallbeispiel – Teil 2**

Erst die nach der Teilberentung eingeleitete psychodynamische Psychotherapie deckte die tragische Kindheitsgeschichte des Patienten mit wiederholter »Verstoßung« durch die Eltern und die anschließenden Ersatzeltern (Großmutter, Tante) auf und damit die Hintergründe des hartnäckigen Durchhaltens trotz zunehmender Schmerzen: Die Eltern waren aus Süditalien in die Schweiz ausgewandert und hatten ihn 2-jährig bei einer Großmutter gelassen. Als diese krank wurde, brachte man ihn 4-jährig zu einer Tante mit bereits 5 Kindern. Diese fühlte sich mit ihm zunehmend überfordert, weshalb er 9-jährig von seinen Eltern in die Schweiz geholt wurde zu seinen 4 andern Geschwistern. Auch hier gab es wenig Platz für ihn, sowohl am Esstisch als auch im Familienauto. Aus dauernder Angst, erneut verstoßen zu werden, entwickelte er sich zu einem sehr hilfsbereiten, überangepassten, mit sich harten Menschen, der ja niemandem zur Last fallen wollte. Am Arbeitsplatz machte er aus Angst vor Stellenverlust versteckt Erholungspausen auf der Toilette, wenn die Schmerzen unerträglich wurden. Er leistete unbezahlte Überstunden für Arbeitsvorbereitung oder Aufräumen, um sicherzustellen, dass man mit seinen Leistungen zufrieden war. Nur noch halbtags arbeitsfähig, fürchtete er dauernd die Entlassung und wagte angebotene Entlastungen von Schwerarbeit nicht anzunehmen.

Für ihn völlig unerwartet tauchten Eheprobleme auf: Die Ehefrau hatte seit einem Jahr eine Außenbeziehung gehabt und trennte sich abrupt von ihm, als er dies entdeckte. Sie brach den Kontakt zu den Kindern, die ihm bleiben wollten, auf herzlose Weise ab. Erst rückblickend erkannte der Patient wie kühl, egoistisch und unehrlich seine Frau gewesen war.

Er war gleichzeitig froh, in der Betreuung der Kinder eine neue, sinnvolle Aufgabe gefunden zu haben, suchte aber bald nach weiteren möglichen Beschäftigungen und begann, stundenweise in der Begleitung von alten, behinderten Leuten zu arbeiten.

Die Aufarbeitung dieser Erlebnisse sowie seines Verhaltens als alleinerziehender Vater den Kindern gegenüber half ihm auch, seine eigene tragische Lebensgeschichte und seinen früheren Umgang mit sich selbst besser zu verstehen und endlich – allerdings leider erst nach Eintreten der vollen Berufsunfähigkeit – neue Verhaltensmuster (Abgrenzung, Hilfe beanspruchen, Perfektionismus ablegen) zu erproben. Er würde gerne wieder eine Teilzeittätigkeit aufnehmen (z. B. als Betagtenbetreuer), doch scheiterte dies bisher an der Unberechenbarkeit seiner Beschwerden und der geringen körperlichen Belastbarkeit (er könnte für längere Zeit keinen Rollstuhl schieben).

### Gruppenbehandlung

Gruppenverfahren sind für die Vermittlung von Informationen über chronischen Schmerz (z. B. Rückenschule) und von kognitiven Schmerzkontrolltechniken ökonomischer und effizienter als Einzeltherapie und ermöglichen zudem einen hilfreichen Erfahrungsaustausch (»Lernen am Modell der anderen«). Theoretische Konzepte gewinnen an Überzeugungskraft, wenn sie anhand der Erfahrungen von Patienten erarbeitet und illustriert werden. Die Gruppe ermöglicht auch soziales Lernen, was in Anbetracht des fehlenden Urvertrauens und der Über-Wachsamkeit (Hilfsbereitschaft) vieler Patienten hilfreich ist.

Das ▶ Fallbeispiel – Teil 2 zeigt, wie die symptomorientierte Therapie zu kurz greifen kann.

## 4.26.4 Psychodynamische Psychotherapie

### Weitere Hindernisse gegen Veränderungen

Die Durchsetzung der schmerzzentrierten Strategien (◘ Tab. 4.15) stößt auch auf Hindernisse, wenn die Patienten vor einer Veränderung ihres übertriebenen Leistungsverhaltens Angst haben, weil ihre Über-Hilfsbereitschaft und ihr Perfektionismus der Abwehr von Minderwertigkeitsgefühlen, Ängsten vor Abhängigkeit und der Vermeidung von Konflikten sowie der Abwehr von Ängsten vor Verstoßung oder Bestrafung dienten. Aufgrund ihrer Überanpassung nehmen sie die sie ausbeutenden Beziehungsmuster nicht wahr. Verdeckte Minderwertigkeitsgefühle führen dazu, dass sie bei Konflikten rasch die Schuld bei sich selbst suchen und aufgrund ihrer Tendenz zu Konfliktleugnung diese rasch zu entschärfen trachten.

Mit einer psychodynamischen Therapie können die **unbewussten Hintergründe des Verhaltens aufgedeckt und bearbeitet** werden. Dadurch können unbewusste Widerstände gegen eine Veränderung des überangepassten Verhaltens (»Durchhalter«, ▶ 4.23.3) beseitigt werden. Oft müssen stark abgewehrte traumatische Erfahrungen aufgearbeitet werden (▶ 4.25.1, Lebens- und Vorgeschichte), die spezielle Therapietechniken erfordern (z. B. Reddemann 2005, Van der Hart et al. 2008). Dabei empfehlen sich bei chronischen Schmerzpatienten in Abweichung von klassischen psychoanalytischen Techniken modifizierte, stärker strukturierte und auch mehr supportive Verfahren, wie dies z. B. die geschilderte Kombination mit symptomorientierter kognitiver Verhaltenstherapie ermöglicht (Sollner u. Schussler 2001).

### Tendenz zu Selbstüberforderung

Diese – auch im ▶ Fallbeispiel vorliegenden – allerdings unspezifischen Verhaltensmuster (▶ 4.21, Persönlichkeitsmerkmale von Patienten mit psychosomatischen Störungen) wurden verschiedentlich beschrieben (Roy 1982, Adler et al. 1989, Blumer u. Heilbronn 1991, Doering u. Sollner 1997). Ähnliche Muster wurden z. B. bei Patienten mit entzündlichem Rheumatismus beobachtet (Solomon 1981, Baum 1982).

Das Konstrukt der *counterdependency* (Nemiah 1981) versucht, diese Persönlichkeits- und Verhaltensmerkmale im Kontext von Vermeidung von Abhängigkeit von anderen zu verstehen (Gregory u. Berry 1999). Vorteil dieses Konzepts ist, dass es als Fokus einer Psychotherapie mit chronischen Schmerzpatienten akzeptabler ist als z. B. die Merkmale des *pain-prone patient* (▶ 4.21, Persönlichkeitsmerkmale von Patienten mit psychosomatischen Störungen; Engel 1959), welche eher defizitäre (kompensatorische) Eigenschaften wie Hilflosigkeit, unterdrückte Aggressionen, Depression oder Hypochondrie betonen.

Blumer (1982) erkannte, dass diese Menschen von dem Ziel geprägt sind, unabhängig zu sein, weshalb sie hart arbeiten (Ergomanie) und nach Perfektionismus streben, dass sie dabei zur Entspannung unfähig sind und emotionale und zwischenmenschliche Konflikte verneinen. Nemiah (1981) stellte fest, dass Patienten mit einem medizinisch nicht erklärbaren hohen Grad an Arbeitsunfähigkeit vor der zu chronischen Schmerzen führenden Verletzung unüblich aktiv und unabhängig waren, indem sie sich kaum Freizeit oder Ferien gönnten und meist früh in ihrem Leben zu arbeiten begonnen hatten. Sie vermieden Situationen, in welchen sie von anderen unterstützt werden müssten oder abhängig sein könnten.

### Rolle der Kindheit

Hinter der Über-Hilfsbereitschaft steckt eine ständige **Suche nach Akzeptanz**, wozu auch das harte (scheinbar) süchtige Arbeiten sowie die Rücksichtslosigkeit mit sich selbst gehören. Damit sollen alle ausgedrückten oder vermuteten Bedürfnisse anderer befriedigt werden, um Zurückweisung (Strafe oder Verstoßung) zu vermeiden, wie das ▶ Fallbeispiel drastisch zeigt. Diese Verhaltensweisen haben ihre Wurzeln in der Vergangenheit, in der die Patienten gehäuft einen Mangel an Liebe und Zuwendung sowie Härte und Strenge erlebten, welche einen fortgesetzten körperlichen oder sexuellen Missbrauch begünstigten (Pecukonis 1996, Van Houdenhove et al. 2001, Imbierowicz u. Egle 2003, Kopec u. Sayre 2005), wobei die Häufung von negativen Erlebnissen auch angezweifelt wurde (Nickel et al. 2002).

Körperlicher Missbrauch in der Kindheit scheint nur dann mit einem gehäuften Auftreten von chronischen Rückenschmerzen assoziiert zu sein, wenn aktuelle **belastende lebensverändernde Ereignisse** dazukommen (Lampe et al. 2003). Tierexperimentelle Untersuchungen liefern mögliche Erklärungen für den Zusammenhang zwischen Missbrauchserfahrungen und Stressempfindlichkeit, indem ein beeinträchtigtes Fürsorgeverhalten der Mutter bei den Nachkommen zu Störungen der Glukokortikoidregulation und damit zu einer erhöhten Stresssensitivität führte, was neurobiologisch die schlechtere Stresstoleranz und Entwicklung chronischer Schmerzen erklären könnte. Hintergrund der emotionalen Deprivation sind oft (aber nicht zwingend) Situationen von Armut, frühem hartem Arbeiten und Abwesenheit von Elternfiguren in verschiedenen Formen, wie auch im angeführten ▶ Fallbeispiel (▶ 4.25.1, Lebens- und Vorgeschichte).

Vor diesem Hintergrund ist zu verstehen, dass diese Patienten nicht nur früh gelernt haben, viel von sich zu verlangen, sondern auch sehr viel Schmerz auszuhalten (Hasenbring 1993; Durchhalten, u. a. durch Abspaltung oder Dissoziation), und diesen erst (und oft nur im medizinischen Setting) zeigen, wenn er nicht mehr aushaltbar ist. Da sie in Krankheit ein Zeichen von Schwäche oder gar Faulheit sehen (bzw. so behandelt wurden) und häufig erlebten, dass ihr Schwachsein grausam missbraucht wurde, haben sie oft lange Zeit Mühe, sich Schwäche einzugestehen und therapeutische Hilfe in Anspruch zu nehmen. Eine Häufung von Schmerzproblemen in Familien (»Schmerzfamilien«) konnte v. a. für abdominelle und Kopfschmerzen (Groholt et al. 2003), aber auch für Rückenschmerzen gezeigt werden. Diskutiert wird ein Einfluss von Modellernen, Identifikations- oder Verstärkermechanismen (Egle u. Hoffmann 1993), wobei in neueren Untersuchungen keine Häufung von kranken Eltern bei Rückenschmerzen gefunden werden konnte (Thomas et al. 1999, Nickel et al. 2002).

Das in ▶ 4.26.2 beschriebene Vorgehen (Zugang über Symptom Schmerz) hilft Patienten, Vertrauen in den Therapeuten zu entwickeln, wenn sie sich mit ihren »unerklärlichen« Beschwerden ernst genommen fühlen. Dies ist Voraussetzung für die Aufarbeitung traumatischer Erfahrungen ohne Angst, erneut nicht ernst genommen, in ihrer Schwäche ausgenutzt oder erneut verstoßen zu werden. Gelingt es, diesen Prozess in Gang zu bringen, kann aus einem »schwierigen Schmerzpatienten« ein sehr dankbarer Psychotherapiepatient werden, für den der Schmerz zu einem hilfreichen Wegweiser zu einem rücksichtsvolleren Umgang mit sich selbst wird, wie das ▶ Fallbeispiel zeigt.

## 4.27 Praktische Umsetzung

Die konkrete klinische Umsetzung einer integrativen Schmerztherapie kann am besten in **interdisziplinär** arbeitenden Behandlungsteams, Kliniken oder Schmerzzentren geschehen, die aus Wirbelsäulenspezialisten der Orthopädie, Rheumatologie oder Neurologie/Neurochirurgie sowie Physiotherapeuten und Psychologen/Psychiatern zusammengesetzt sind, letztere mit entsprechender Qualifikation für die Behandlung chronischer Schmerzpatienten (am besten mit breitem therapeutischem Spektrum aus kognitiv-verhaltenstherapeutischen und psychodynamischen Verfahren). Die Zusammenarbeit und der Erfahrungsaustausch können durch regelmäßige Fallbesprechungen (Schmerzkonferenzen), konsiliarische Beratungen oder gemeinsam angebotene Therapieprogramme in Gruppen gewährleistet werden, auch wenn die verschiedenen Spezialisten nicht in derselben Institution tätig sind. Entsprechende Behandlungskonzepte wurden publiziert (z. B. Kröner-Herwig 2000).

Zwecks Früherfassung von Patienten mit einem hohen Risiko der Chronifizierung und um die Behandlung kosteneffizient zu gestalten, ist ein systematisches Vorgehen nach **evidenzbasierten Leitlinien** ratsam (Übersicht in Waddell 2004; Schweizer Leitlinien: BACK in time 1997; Kurzfassung in Keel et al. 2007a,b). Eine Schulung von Hausärzten und Wirbelsäulenspezialisten anhand solcher Konzepte ist notwendig, wobei der praktischen Vermittlung von Fertigkeiten für die Gesprächsführung (Anamnese und nondirektive Beratung) große Bedeutung zukommt.

## 4.28 Literatur


Adler R, Hemmeler W (1992) Anamnese und Körperuntersuchung. Der biologische, psychische und soziale Zugang zum Patienten. Urban & Fischer, München

Adler RH, Zlot S, Hürny C, Minder C (1989) Engel's »Psychogenic pain and the pain-prone patient«: a retrospective, controlled clinical study. Psychosom Med 51: 87–101

Asmundson GJ, Norton GR, Allerdings MD (1997) Fear and avoidance in dysfunctional chronic back pain patients. Pain 69: 231–236

BACK in time (1997) Kreuzschmerzen: Empfehlungen für Abklärung und Behandlung. FMH, Bern, S 1–36

Basler HD, Franz CE, Kröner-Herwig B (1990) Psychologische Schmerztherapie. Springer, Berlin Heidelberg New York Tokio

Baum J (1982) A review of the psychological aspects of rheumatic diseases. Semin Arth Rheum 11(3): 352–361

Bendix T, Bendix AF, Busch E, Jordan A (1996) Functional restoration in chronic low back pain. Scand J Med Sci Sports 6: 88–97

Bernstein DA, Borkovec TD (1975) Entspannungstraining: Handbuch der progressiven Muskelentspannung. Pfeiffer, München

Blumer D (1982) Psychiatric aspects of chronic pain: nature, identification and treatment of the pain-prone disorder. In: Rothman RH, Simeone JA (eds) The spine. Saunders, Philadelphia, pp 1090–1117

Blumer D, Heilbronn M (1991) The pain-prone disorder: a clinical and psychological profile. Psychosomatics 22: 395–402

Boos N, Rieder R, Schade V, Spratt KF, Semmer N, Aebi M (1995) The diagnostic accuracy of magnetic resonance imaging. Work perception, and psychosocial factors in identifying symptomatic disc herniations. Spine (Phila Pa 1976) 20: 2613–2625

Bousema EJ, Verbunt JA, Seelen HA, Vlaeyen JW, Knottnerus JA (2007) Disuse and physical deconditioning in the first year after the onset of back pain. Pain 130: 279–286

Brox JI, Storheim K, Holm I, Friis A, Reikeras O (2005) Disability, pain, psychological factors and physical performance in healthy controls, patients with sub-acute and chronic low back pain: a case-control study. J Rehabil Med 37: 95–99

Buer N, Linton SJ (2002) Fear-avoidance beliefs and catastrophizing: occurrence and risk factor in back pain and ADL in the general population. Pain 99: 485–491

Burton AK, Tillotson KM, Main CJ, Hollis S (1995) Psychosocial predictors of outcome in acute and subchronic low back trouble. Spine (Phila Pa 1976) 20: 722–728

Carey TS, Garrett J, Jackman A, McLaughlin C, Fryer J, Smucker DR (1995) The outcomes and costs of care for acute low back pain among patients seen by primary care practitioners, chiropractors, and orthopedic surgeons. The North Carolina Back Pain Project. N Engl J Med 333: 913–917

Carragee EJ, Alamin TF, Miller JL, Carragee JM (2005) Discographic, MRI and psychosocial determinants of low back pain disability and remission: a prospective study in subjects with benign persistent back pain. Spine J 5: 24–35

Chan HN, Fam J, Ng BY (2009) Use of antidepressants in the treatment of chronic pain. Ann Acad Med Singapore 38: 974–979

Cherkin DC, Deyo RA, Street JH, Barlow W (1996) Predicting poor outcomes for back pain seen in primary care using patients' own criteria. Spine (Phila Pa 1976) 21: 2900–2907

Chou R, Huffman LH (2007) Nonpharmacologic therapies for acute and chronic low back pain: a review of the evidence for an American Pain Society/American College of Physicians clinical practice guideline. Ann Intern Med 147: 492–504

Chou R, Shekelle P (2010) Will this patient develop persistent disabling low back pain? JAMA 303: 1295–1302

Coderre TJ, Katz J, Vaccarino AL, Melzack R (1993) Contribution of central neuroplasticity to pathological pain: review of clinical and experimental evidence. Pain 52: 259–285

Cohen JE, Goel V, Frank JW, Bombardier C, Peloso P, Guillemin F (1994) Group education interventions for people with low back pain. An overview of the literature. Spine (Phila Pa 1976) 19: 1214–1222

Croft PR, Papageorgiou AC, Ferry S, Thomas E, Jayson MI, Silman AJ (1995) Psychologic distress and low back pain. Evidence from a prospective study in the general population. Spine (Phila Pa 1976) 20: 2731–2737

Daltroy LH, Iversen MD, Larson MG, Lew R, Wright E, Ryan J, Zwerling C et al (1997) A controlled trial of an educational program to prevent low back injuries (see comments). N Engl J Med 337: 322–328

Den Boer JJ, Oostendorp RA, Beems T, Munneke M, Oerlemans M, Evers AW (2006) A systematic review of bio-psychosocial risk factors for an unfavourable outcome after lumbar disc surgery. Eur Spine J 15: 527–536

Doering S, Sollner W (1997) (Psychosomatic aspects of chronic pain). Orthopade 26: 521–527

Egle UT, Hoffmann SO (1993) Der Schmerzkranke. Schattauer, Stuttgart

Elkins G, Jensen MP, Patterson DR (2007) Hypnotherapy for the management of chronic pain. Int J Clin Exp Hypn 55: 275–287

Engel GL (1959) »Psychogenic« pain and the pain-prone patient. Am J Med 26: 899–918

Fishbain DA, Cutler RB, Rosomoff HL, Khalil T, Steele Rosomoff R (1997) Impact of chronic pain patients' job perception variables on actual return to work. Clin J Pain 13: 197–206

Flor H, Haag G, Turk DC, Koehler H (1983) Efficacy of EMG biofeedback, pseudotherapy, and conventional medical treatment for chronic rheumatic back pain. Pain 17: 21–31

Flor H, Schugens MM, Birbaumer N (1992) Discrimination of muscle tension levels in chronic pain patients and healthy controls. Biofeedback Self-Regulation 17: 165–177

Frank JW, Brooker AS, DeMaio SE, Kerr MS, Maetzel A, Shannon HS, Sullivan TJ et al (1996) Disability resulting from occupational low back pain. Part II: What do we know about secondary prevention? A review of the scientific evidence on prevention after disability begins. Spine (Phila Pa 1976) 21: 2918–2929

Geisser ME, Robinson ME, Keefe FJ, Weiner ML (1994) Catastrophizing, depression and the sensory, affective and evaluative aspects of chronic pain. Pain 59: 79–83

Giesecke T, Gracely RH, Grant MA, Nachemson A, Petzke F, Williams DA, Clauw DJ (2004) Evidence of augmented central pain processing in idiopathic chronic low back pain. Arthritis Rheum 50: 613–623

Grebner M, Breme K, Rothoerl R, Woertgen C, Hartmann A, Thome C (1999) Coping and convalescence course after lumbar disk operations. Schmerz 13: 19–30

Gregory RJ, Berry SL (1999) Measuring counterdependency in patients with chronic pain. Psychosom Med 61: 341–345

Groholt EK, Stigum H, Nordhagen R, Kohler L (2003) Recurrent pain in children, socio-economic factors and accumulation in families. Eur J Epidemiol 18: 965–975

Grotle M, Brox JI, Veierod MB, Glomsrod B, Lonn JH, Vollestad NK (2005) Clinical course and prognostic factors in acute low back pain: patients consulting primary care for the first time. Spine (Phila Pa 1976) 30: 976–982

Guzman J, Esmail R, Karjalainen K, Malmivaara A, Irvin E, Bombardier C (2001) Multidisciplinary rehabilitation for chronic low back pain: systematic review. BMJ 322: 1511–1516

Hancock MJ, Maher CG, Latimer J, McLachlan AJ, Cooper CW, Day RO, Spindler MF, McAuley JH (2007) Assessment of diclofenac or spinal manipulative therapy, or both, in addition to recommended first-line treatment for acute low back pain: a randomised controlled trial. Lancet 370: 1638–1643

Hansson TH, Hansson EK (2000) The effects of common medical interventions on pain, back function, and work resumption in patients with chronic low back pain. Spine (Phila Pa 1976) 25: 3055–3064

Hasenbring M (1993) Durchhaltestrategien – ein in der Schmerzforschung und Therapie vernachlässigtes Phänomen. Schmerz 7: 304–313

Hasenbring M, Marienfeld G, Kuhlendahl D, Soyka D (1994b) Risk factors of chronicity in lumbar disc patients. A prospective investigation of biologic, psychologic, and social predictors of therapy outcome. Spine (Phila Pa 1976.) 19: 2759–2765

Hazard RG (1995) Spine update – functional restoration. Spine (Phila Pa 1976) 20: 2345–2348

Hazard RG, Haugh LD, Reid S, Preble JB, MacDonald L (1996) Early prediction of chronic disability after occupational low back injury. Spine (Phila Pa 1976) 21: 945–951

Heisel J, Jerosch J, Baum M (2007) Schmerztherapie der Halte- und Bewegungsorgane – Allgemeine und spezielle Schmerztherapie. Heidelberg: Springer

Heymans MW, Van Tulder MW, Esmail R, Bombardier C, Koes BW (2005) Back schools for nonspecific low back pain. Spine (Phila Pa 1976) 30: 2153–2163

Hoffman BM, Papas RK, Chatkoff DK, Kerns RD (2007)Meta-analysis of psychological interventions for chronic low back pain. Health Psychol 26: 1–9

Hofstee D (2002) Westeinde sciatica trial: Randomized controlled study of bed rest and physiotherapy for acute sciatica. J Neurosurg 96: 45–49

Hoogendoorn WE, van Poppel MN, Bongers PM, Koes BW, Bouter LM (2000) Systematic review of psychosocial factors at work and private life as risk factors for back pain. Spine (Phila Pa 1976) 25: 2114–2125

Iles RA, Davidson M, Taylor NF (2008) Psychosocial predictors of failure to return to work in non-chronic non-specific low back pain: a systematic review. Occup Environ Med 65: 507–517

Imbierowicz K, Egle UT (2003) Childhood adversities in patients with fibromyalgia and somatoform pain disorder. Eur J Pain 7: 113–119

Indahl A, Velund L, Reikeraas O (1995) Good prognosis for low back pain when left untampered. Spine (Phila Pa 1976) 20: 473–477

Karjalainen K, Malmivaara A, Van Tulder MW, Roine R, Jauhiainen M, Hurri H, Koes BW (2001) Multidisciplinary biopsychosocial rehabilitation for subacute low back pain in working-age adults. Spine (Phila Pa 1976) 26: 262–269

Keel PJ, Perini C, Schütz-Petitjean D (1996) Chronifizierung von Rückenschmerzen – Hintergründe, Auswege. Eular, Basel

Keel P, Schwarz H, Brem P, Operschall C (2007a) Das Vermeiden der Chronifizierung unspezifischer lumbaler Rückenschmerzen. Teil 1. Hintergründe der Chronifizierung, Handlungsbedarf in den Phasen des Verlaufs. Swiss Med Forum 7: 514–519

Keel P, Schwarz H, Brem P, Operschall C (2007b) Das Vermeiden der Chronifizierung unspezifischer lumbaler Rückenschmerzen. Teil 2. Evidenzbasierte Empfehlungen für die Therapie in den Phasen des Verlaufs. Swiss Med Forum 7: 534–538

Kivimaki M, Leino-Arjas P, Virtanen M, Elovainio M, Keltikangas-Jarvinen L, Puttonen S, Vartia M et al (2004) Work stress and incidence of newly diagnosed fibromyalgia: prospective cohort study. J Psychosom Res 57: 417–422

Klapow JC, Slater MA, Patterson TL, Atkinson JH, Weickgenant AL, Grant I, Garfin SR (1995) Psychosocial factors discriminate multidimensional clinical groups of chronic low back pain patients. Pain 62: 349–355

Klenerman L, Slade PD, Stanley IM, Pennie B, Reilly JP, Atchison L, Troup JDG et al (1995) The prediction of chronicity in patients with an acute attack of low back pain in a general practice setting. Spine (Phila Pa 1976) 20: 478–484

Kopec JA Sayre EC (2005) Stressful experiences in childhood and chronic back pain in the general population. Clin J Pain 21: 478–483

Kröner-Herwig B (2000) Rückenschmerz. Hogrefe, Göttingen

Lampe A, Doering S, Rumpold G, Solder E, Krismer M, Kantner-Rumplmair W, Schubert C, Söllner W (2003) Chronic pain syndromes and their relation to childhood abuse and stressful life events. J Psychosom Res 54: 361–367

Lancourt J, Kettelhut M (1992) Predicting return to work for lower back pain patients receiving worker's compensation. Spine (Phila Pa 1976) 17(6): 629–640

Leeuw M, Goossens ME, Linton SJ, Crombez G, Boersma K, Vlaeyen JW (2007) The fear-avoidance model of musculoskeletal pain: current state of scientific evidence. J Behav Med 30: 77–94

Linton SJ, Bradley LA, Jensen I, Spangfort E, Sundell L (1989) The secondary prevention of low back pain: a controlled study with follow-up. Pain 36: 197–207

MacFarlane GJ, Thomas E, Papageorgiou AC, Croft PR, Jayson MI, Silman AJ (1997) Employment and physical work activities as predictors of future low back pain. Spine (Phila Pa 1976) 22: 1143–1149

Maizels M, McCarberg B (2005) Antidepressants and antiepileptic drugs for chronic non-cancer pain. Am Fam Physician 71: 483–490

Malmivaara A, Hakkinen U, Aro T, Heinrichs ML, Koskenniemi L, Kuosma E, Lappi S et al (1995) The treatment of acute low back pain – bed rest, exercises, or ordinary activity? N Engl J Med 332: 351–355

Mannion AF, Dolan P, Adams MA (1996) Psychological questionnaires: do »abnormal« scores precede or follow first-time low back pain? Spine (Phila Pa 1976) 21: 2603–2611

Martin BI, Deyo RA, Mirza SK, Turner JA, Comstock BA, Hollingworth W, Sullivan SD (2008) Expenditures and health status among adults with back and neck problems. JAMA 299: 656–664

Matheson LN (1988) Symptom magnification syndrome. In: Isernhagen SJ (ed) Work injury: Management and prevention. Aspen, Gaithersburg, MD, pp 257–282

McCracken LM, Carson JW, Eccleston C, Keefe F (2004) Acceptance and change in the context of chronic pain. Pain 109: 4–7

Mehling WE, Hamel KA, Acree M, Byl N, Hecht FM (2005) Randomized, controlled trial of breath therapy for patients with chronic low-back pain. Altern Ther Health Med 11: 44–52

Melzack R (1987) The short-form McGill pain questionnaire. Pain 30: 191–197

Melzack R (1999) From the gate to the neuromatrix. Pain Suppl 6: S121–S126

Melzack R, Wall PD (1965) Pain mechanisms: a new theory. Science 150: 971–979
Meredith P, Ownsworth T, Strong J (2007) A review of the evidence linking adult attachment theory and chronic pain: presenting a conceptual model. Clin Psychol Rev 28(3): 407–429
Nachemson AL (1994) Chronic pain – the end of the welfare state? Qual Life Res 3(Suppl 1): S11–S17
Nemiah JC (1981) The role of preventive psychiatry in physical disability. Bibliotheca Psychiat 160: 67–72
Newton John TR, Spence SH, Schotte D (1995) Cognitive-behavioural therapy versus EMG biofeedback in the treatment of chronic low back pain. Behav Res Ther 33: 691–697
Nickel R, Egle UT, Hardt J (2002) Are childhood adversities relevant in patients with chronic low back pain? Eur J Pain 6: 221–228
Nilges P, Koster B, Schmidt CO (2007) Pain acceptance – concept and validation of a German version of the chronic pain acceptance questionnaire. Schmerz 21: 57
Onghena P, Van Houdenhove B (1992) Antidepressant-induced analgesia in chronic non-malignant pain: a meta-analysis of 39 placebo-controlled studies. Pain 49: 205–219
Ostelo RW, Van Tulder MW, Vlaeyen JW, Linton SJ, Morley SJ, Assendelft WJ (2005) Behavioural treatment for chronic low-back pain. Cochrane Database Syst Rev: CD002014
Papageorgiou AC, MacFarlane GJ, Thomas E, Croft PR, Jayson MI, Silman AJ (1997) Psychosocial factors in the workplace – do they predict new episodes of low back pain? Evidence from the South Manchester Back Pain Study. Spine (Phila Pa 1976) 22: 1137–1142
Paternostro-Sluga T (2006) EU Richtlinien zur Behandlung akuter und chronischer Rückenschmerzen. Phys Rehab Kur Med 16(04): A59
Pecukonis EV (1996) Childhood sex abuse in women with chronic intractable back pain. Soc Work Health Care 23: 1–16
Pfingsten M, Hildebrandt J, Leibing E, Franz C, Saur P (1997) Effectiveness of a multimodal treatment program for chronic low- back pain. Pain 73: 77–85
Philips HC, Grant L (1991) Acute back pain: a psychological analysis. Behav Res Ther 29(5): 429–434
Pincus T, Santos R, Breen A, Burton AK Underwood M (2008) A review and proposal for a core set of factors for prospective cohorts in low back pain: a consensus statement. Arthritis Rheum 59: 14–24
Reddemann L (2005) Psychodynamisch Imaginative Traumatherapie. Pfeiffer, Stuttgart
Riedel W, Schlapp U, Leck S, Netter P, Neeck G (2002) Blunted ACTH and cortisol responses to systemic injection of corticotropin-releasing hormone (CRH) in fibromyalgia: role of somatostatin and CRH-binding protein. Ann NY Acad Sci 966: 483–490
Roy R (1982) Pain-prone patient. Psychother Psychosom Med Psychol 37: 202–213
Salerno S, Browning R, Jackson RP (2002) The effect of antidepressant treatment on chronic back pain. Arch Intern Med 162: 19–24
Schultz JH (1932) Das autogene Training. Thieme, Stuttgart
Shaw WS, van der Windt DA, Main CJ, Loisel P, Linton SJ (2009) Early patient screening and intervention to address individual-level occupational factors (»blue flags«) in back disability. J Occup Rehabil 19: 64–80
Sollner W, Doering S (1997a) Psychologische Therapieverfahren bei chronischen nicht-radikulären Rückenschmerzen. Orthopade 26: 535–543
Sollner W, Doering S (1997b) Psychological therapy modalities in chronic back pain. Schmerz 11: 418–429
Sollner W, Schussler G (2001) Psychodynamische Therapie bei chronischen Schmerzerkrankungen. Eine systematische Literaturübersicht. Z Psychosom Med Psychother 47: 115–139
Solomon GF (1981) Psychoneuroimmunology. Emotional and personality factors in the onset and course of autoimmune disease, particularly rheumatoid arthritis. Academic Press, Orlando, FL, pp 159–183
Staiger TO, Gaster B, Sullivan MD, Deyo RA (2003) Systematic review of antidepressants in the treatment of chronic low back pain. Spine (Phila Pa 1976) 28: 2540–2545
Staud R (2005) The neurobiology of chronic musculoskeletal pain. In: Wallace DJ, Clauw DJ (eds) Fibromyalgia & Other Central Pain Syndromes. Lippincott Williams & Wilkins, Philadelphia, PN, pp 45–62
Storheim K, Brox JI, Holm I, Bo K (2005) Predictors of return to work in patients sick listed for sub-acute low back pain: a 12-month follow-up study. J Rehabil Med 37: 365–371
Theiss U (2009) Von der Manager- zur Volkskrankheit. Beobachter 24 *(http://www.beobachter.ch/arbeit-bildung/artikel/stress_von-der-manager-zur-volkskrankheit/)*
Thomas E, Silman AJ, Croft PR, Papageorgiou AC, Jayson MI, MacFarlane GJ (1999) Predicting who develops chronic low back pain in primary care: a prospective study. BMJ 318: 1662–1667
Turk DC, Meichenbaum DH (1989) A Cognitive-behavioural Approach to Pain Management. In: Wall PD, Melzack R (eds) Textbook of Pain. Churchill Livingstone, Edinburgh, pp 1001–1009
Turner JA, Jensen MP (1993) Efficacy of cognitive therapy for chronic low back pain. Pain 52: 169–177
Urquhart DM, Hoving JL, Assendelft WW, Roland M, Van Tulder MW (2008) Antidepressants for non-specific low back pain. Cochrane Database Syst Rev: CD001703
Van der Hart O, Nijenhuis ERS, Steele K (2008) Das verfolgte Selbst. Junfermann, Paderborn
Van Houdenhove B, Luyten P (2006) Stress, depression and fibromyalgia. Acta Neurol Belg 106: 149–156
Van Houdenhove B, Neerinckx E, Lysens R, Vertommen H, Van Houdenhove L, Onghena P, Westhovens R, D'Hooghe MB (2001) Victimization in chronic fatigue syndrome and fibromyalgia in tertiary care: a controlled study on prevalence and characteristics. Psychosomatics 42: 21–28
Van Tulder MW, Ostelo R, Vlaeyen JW, Linton SJ, Morley S, Assendelft WJ (2000) Behavioral treatment for chronic low back pain. Spine (Phila Pa 1976) 25: 2688–2699
Van Tulder MW, Ostelo R, Vlaeyen JW, Linton SJ, Morley SJ, Assendelft WJ (2001) Behavioral treatment for chronic low back pain: a systematic review within the framework of the Cochrane Back Review Group. Spine (Phila Pa 1976) 26: 270–281
Violinn E (1997) The Epidemiology of Low Back Pain in the Rest oft the World. Spine (Phila Pa 1976) 22: 1747–1754
Waddell G (1987) Clinical assessment of lumbar impairment. Clin Orthop 221: 110–120
Waddell G (1992) Biopsychosocial analysis of low back pain. Baillieres Clin Rheumatol 6: 523–557
Waddell G (1996) Low back pain: a twentieth century health care enigma. Spine (Phila Pa 1976) 21: 2820–2825
Waddell G (1998) The Back Pain Revolution. Churchill Livingstone, Edinburgh
Waddell G (2004) The Back Pain Revolution. Churchill Livingstone, Edinburgh
Widder B, Dertwinkel R, Egle UT, Foerster K, Schiltenwolf M (2007) Leitlinie für die Begutachtung von Schmerzen, Psychotherapeut 52: 334–346
Williams RA, Pruitt SD, Doctor JN, Epping Jordan JE, Wahlgren DR, Grant I, Patterson TL, Webster JS, Slater MA, Atkinson JH (1998) The contribution of job satisfaction to the transition from acute to chronic low back pain. Arch Phys Med Rehab 79: 366–374

4

# Medikamentöse Optionen zur Schmerztherapie

*Jürgen Jage*

## 4.29 Grundlagen der Schmerzentstehung

### 4.29.1 Periphere und zentrale Sensibilisierung

Durch degenerative, entzündliche oder mechanische Prozesse werden die peripheren Nozizeptoren stimuliert. Akut finden schmerzverstärkende Prozesse im Gewebe statt (**primäre Hyperalgesie**). Die Erregbarkeitsschwelle der peripheren Nozizeptoren in Periost, Synovia, Muskulatur und anderen Geweben ist gesenkt, der afferente Impulsstrom zum Rückenmark nimmt zu. Dadurch werden dort und in höher gelegenen Teilen des ZNS neuroplastische Vorgänge mit Aktivierungen exzitatorischer Aminosäuresysteme induziert (spinale Sensibilisierung), die schmerzverstärkend sind (**sekundäre Hyperalgesie**). Innerhalb der peripheren und zentralen Sensibilisierung spielen eine Vielzahl erregbarkeitsfördernder Faktoren eine Rolle, so beispielsweise Neuropeptide oder Prostaglandine. Auf der Grundlage dieser schmerzverstärkenden Prozesse entstehen chronische Schmerzen. Sie wirken sich organisch-funktionell und psychosozial beeinträchtigend aus.

### 4.29.2 Schmerztyp

**Nozizeptiver** Schmerz entsteht durch Stimulation der peripheren Nozizeptoren. Im muskuloskelettalen Bereich ist er gut lokalisierbar, sein Charakter kann z. B. spitz, stumpf, scharf oder stechend sein. Akut entzündliche Prozesse (Hitze, Rötung, Schwellung) werden beobachtet. Im viszeralen Bereich ist er weniger gut lokalisierbar, hat einen dumpf-drückenden Charakter mit spastischer Begleitkomponente. **Neuropathischer** Schmerz entsteht durch eine Schädigung des somatosensorischen Systems (Treede et al. 2008), beispielsweise durch metabolische (Polyneuropathie), virale (Herpes zoster) oder mechanische Prozesse (Kompression, Destruktion). Bei tumorbedingtem Schmerz ist häufig eine nozizeptive Begleitkomponente vorhanden (Mischformen aus neuropathischem und nozizeptivem Schmerz).

Die mit neuropathischer Schmerzätiologie einhergehenden Sensibilitätsstörungen sind überaus vielgestaltig. Sie umfassen Symptome gesteigerter wie auch verminderter nervaler/neuraler Aktivität, die als Plus- und Minuszeichen bezeichnet werden (Treede et al. 2008). **Pluszeichen** deuten auf eine erhöhte Spontanaktivität (Dysästhesie, Parästhesie, einschießende Schmerzattacken) oder eine evozierbare Aktivität hin (Hyperalgesie, Allodynie). **Minuszeichen** sind Hypästhesie und Hypalgie. Die Schmerzen können brennenden/reißenden/ziehenden/bohrenden/einschießenden Charakter haben. Motorische Beeinträchtigungen sowie trophische Störungen infolge Sympathikusbeteiligung können hinzukommen.

Sowohl bei chronischem nozizeptivem als auch bei neuropathischem Schmerz sind psychische und soziale Faktoren schmerzverstärkend. In Subgruppen chronischer Schmerzen (Rückenschmerz, Fibromyalgesie, somatoforme Schmerzstörungen mit multilokulären Schmerzen) besteht eine hohe Prävalenz psychischer Erkrankungen. Bei Zusammentreffen von Schmerz und psychischen Störungen wird von **psychischer Komorbidität** gesprochen. Darunter werden beispielsweise Persönlichkeits- und Angststörungen, Depression, Somatisierungsstörungen und Sucht zusammengefasst. Die psychische Komorbidität hat in der ICD-10 eigenständige Kodierungen. Sie sind nicht identisch mit Anpassungs- bzw. Verhaltensstörungen (ICD-10: F43.2 bzw. F54) und werden anders behandelt.

> **Psychische Komorbiditäten sind psychotherapiepflichtig. Werden sie nicht behandelt, verschlechtert sich der schmerztherapeutische Erfolg. Auch Anpassungs- und Verhaltensstörungen müssen therapeutisch berücksichtigt werden, allerdings anders als die psychischen Komorbiditäten.**

In den letzten Jahren ist eine enge funktionelle Verbindung zwischen erhöhter Stressvulnerabilität, Psychopathologie und verstärkter Nozizeption/verstärktem Schmerzempfinden nachgewiesen worden (Dersh et al. 2002, Wasan et al. 2005). Dies muss bei schwierig behandelbaren Schmerzen diagnostisch und therapeutisch beachtet werden. In anderen Subgruppen mit chronischem Schmerz besteht bereits vor dem Auftreten des Schmerzes eine psychische Auffälligkeit, denn in der Allgemeinbevölkerung beträgt die summarische Prävalenz verschiedener psychischer Erkrankungen ohnehin schon etwa 20% (Egle u. Nickel 2003).

Die **ätiopathogenetischen Kriterien** der IASP (*International Association for the Study of Pain*) sind zur Diagnostik und Therapie chronischer Schmerzen geeignet (Nickel et al. 2002; ◻ Abb. 4.70). So gibt es neben

1. nozizeptivem/neuropathischem Schmerz auch Subgruppen mit
2. dysfunktioneller oder
3. psychogener Schmerzätiologie.

Bei den Patienten unter 2. und 3. lassen sich keine oder nur gering ausgeprägte organische Ursachen finden. Vordergründig sind erhebliche Funktionseinschränkungen ohne erkennbares organisches Korrelat. Auffällig sind dauerhaftes Distress-Empfinden bzw. eine hohe psychosoziale

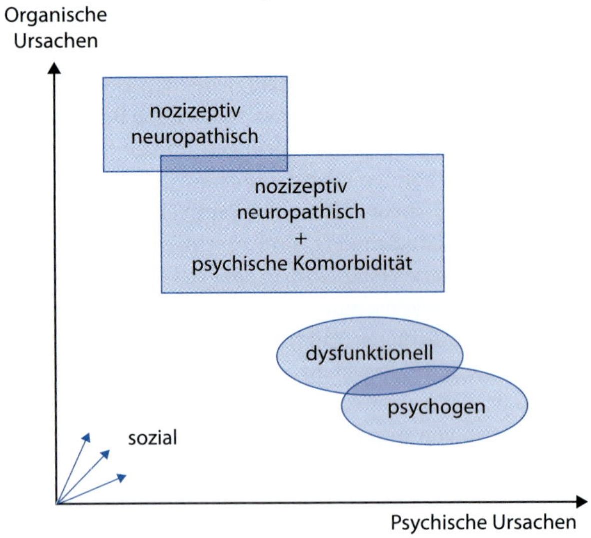


**Abb. 4.70** Ätiopathogenetisches Modell der Einteilung chronischer Schmerzen unter besonderer Berücksichtigung verschiedenartiger psychischer Einflussfaktoren wie (negatives) Coping, Angst, depressive Verstimmung, Angststörungen, Persönlichkeitsstörungen, Depression, posttraumatische Belastungsstörung, Substanzabhängigkeit, Somatisierungsstörungen, somatoforme Schmerzstörung. Je stärker dysfunktionelle und psychische Einflüsse sind, desto geringer ist der Therapieerfolg durch Nichtopioide, Opioide und Koanalgetika (und auch durch chirurgische Eingriffe z. B. an der Wirbelsäule)

Stressvulnerabilität sowie verschiedene psychische Komorbiditäten. Dann können Schmerzen das Leitsymptom (polysymptomatische Somatisierungsstörung ICD-10: F45.0/.1) oder auch das alleinige Somatisierungssymptom sein (ICD-10. F45.4). Je länger chronische Schmerzen andauern, desto schwieriger ist es, sie zu beseitigen. Zunehmende psychosoziale Auswirkungen, funktionelle Beeinträchtigungen und Distress-Empfinden (körperlich, psychisch, sozial) können in den Vordergrund treten.

## 4.30 Analgetika

Nichtopioide (NOP), Opioide und Koanalgetika sind symptomatische Therapieoptionen, die dem Ziel dienen, die eigenständige körperliche, psychische und soziale Patientenaktivität trotz Restschmerz und funktioneller Beeinträchtigung zu fördern (*pain acceptance*) (McCracken u. Eccleston 2003).

**Im Rahmen chronischer Schmerzen können Analgetika nur begrenzt analgetisch (= antinozizeptiv) wirken. Psychische und/oder soziale schmerzverstärkende Faktoren sind dadurch nicht behandelbar. Stehen diese im Vordergrund, sind auch starke Analgetika (Opioide) wirkungslos.**

NOP und Opioide mindern aufgrund ihrer Wirkungsmechanismen die nozizeptiven, teils auch die neuropathischen Schmerzanteile. Bei Patienten mit ausgeprägter Psychopathologie sind Analgetika hingegen weniger wirksam, denn sie können die in diesen Fällen ausgeprägt affektiv-emotionalen bzw. dysfunktionellen Anteile der Nozizeption nicht beeinflussen. Intravenös injiziertes Morphin wirkt erheblich geringer analgetisch bei Patienten mit chronischem Rückenschmerz als in einer Vergleichsgruppe mit gering ausgeprägten psychischen Faktoren (Wasan et al. 2005).

**Bei Patienten mit affektiv-emotional betonter Schmerzerkrankung besteht die Gefahr einer unkritisch gesteigerten ärztlichen Aktivität, belegbar durch organische Überdiagnostik, Überbewertung von Normbefunden, häufiger Opioidverschreibung und Neigung zu invasiver Schmerztherapie. Bis heute steht der Nachweis aus, dass diese Wege der Schmerztherapie erfolgreicher sind als andere therapeutische Alternativen.**

### 4.30.1 Nichtopioide

Zu den NOP gehören:
- die traditionellen nichtsteroidalen antiphlogistischen Rheumatika (NSAR),
- die Cyclooxygenase-2-Hemmer (Coxibe),
- Paracetamol,
- Metamizol.

Bei den NOP müssen **therapeutische Dosierungen** eingehalten werden. Niedrigere Dosierungen erzeugen keine analgetische Wirkung. Zudem sind maximale Einzel- und Tagesdosierungen zu beachten, oberhalb derer eine Zunahme der UAW (unerwünschte Arzneimittelwirkungen) möglich ist (Tab. 4.16). Aufgrund der UAW ist eine zeitlich unlimitierte Langzeiteinnahme nicht wünschenswert, was besonders für NSAR und Coxibe gilt (Tab. 4.17).

#### Nichtsteroidale antiphlogistische Rheumatika (traditionelle, gemischt wirksame Cox-Hemmer)

Die NSAR haben eine analgetische und ausgeprägte antientzündliche Wirkung. Der Stellenwert von z. B. Diclofenac, Ibuprofen oder Naproxen ist hoch. Ihre UAW sind etwas geringer als anderer NSAR. Lang wirksame NSAR wie Piroxicam können durch Kumulation zu stärkeren UAW führen und werden nicht mehr empfohlen. Im Rah-

**Tab. 4.16** Wirkungsprofil der Nichtopioide

| Wirkstoff | Analgetisch | Antientzündlich | Spasmolytisch |
|---|---|---|---|
| Paracetamol | ++/+++[a] | – | – |
| NSAR | +++ | +++ | + |
| Cox-2-Hemmer | +++ | +++ | + |
| Metamizol | +++ | – | +++ |

[a] Als i.v.-Infusion.
+ gering, ++ mäßig, +++ stark, – kein.

**Tab. 4.17** Schädigungsmöglichkeiten durch die langzeitige Gabe eines Nichtopioids (zusätzliche Risikofaktoren beachten, so Vorerkrankungen, Flüssigkeitsmangel, Überdosierung)

| Wirkstoff | Niere | Leber | Magen-Darm-Trakt | Herz |
|---|---|---|---|---|
| Paracetamol | Nein | Ja[a] | Nein | Nein |
| NSAR | Ja | Selten | Ja | Ja |
| Coxibe | Ja | Nein | Ja | Ja |
| Metamizol | Nein | Nein | Nein | Nein |

[a] Erst bei Überdosierung oder schwerer Vorschädigung möglich.

**Tab. 4.18** Sinnvolle und riskante Kombinationen von Nichtopioiden

| Kombination | Bewertung |
|---|---|
| NSAR plus NSAR | Riskant |
| NSAR plus Coxib | Riskant |
| Coxib plus Coxib | Riskant |
| NSAR oder Coxib plus Metamizol | Sinnvoll |
| NSAR oder Coxib plus Paracetamol | Sinnvoll |
| NSAR oder Coxib plus Opioid | Sinnvoll |

*NSAR* nichtsteroidale antiphlogistische Rheumatika, *Coxib* Cox-2-Hemmer.

men der **Kombinationstherapie mit einem Opioid** führen die NSAR zu stärkerer Analgesie bzw. wirken opioidsparend ohne analgetische Einbuße (Elia et al. 2005, Ong et al. 2010), was im Einzelfall zu einer relevanten Abnahme opioidbedingter UAW führen kann. Andere Kombinationen, so die gleichzeitige Anwendung zweier NSAR, erhöhen hingegen das Risiko von UAW (Tab. 4.18).

### Wirkungsmechanismus

- Analgesie durch Hemmung der im traumatisierten Gewebe aktivierten Cox-2,
- Nebenwirkungen (gastrointestinal, renal, kardial, vaskulär, thrombozytär) durch Hemmung der ubiquitär im Körper vorhandenen, konstitutiven Cox-1 und Cox-2.

### Gastrointestinale UAW

Das Risiko für symptomatisches Magenulkus nach mindestens 8-wöchiger Einnahme von NSAR liegt bei 1:70, für blutendes Magenulkus bei 1:150 und für Tod durch blutendes Magenulkus bei 1: 3000.

**Magenulkus: risikoerhöhende Faktoren**

- Ulkusanamnese
- Alter > 65 Jahre
- Schlechter Allgemeinzustand
- Multimorbidität
- Komedikation mit Kortikosteroid
- Komedikation mit oralen Antikoagulanzien
- Low-dose-Prophylaxe mit Acetylsalicylsäure (ASS)

Je höher der Cox-2-hemmende Aktivitätsanteil des NSAR ist, desto höher ist das Schädigungsrisiko (Ibuprofen < Naproxen). Bei Langzeittherapie mit NSAR ist die Gabe eines Protonenpumpenhemmers ratsam.

### Renale UAW

Renale Funktionsminderung bis zum Nierenversagen.

**Renale Risikofaktoren**

- Hohe Dosis/Langzeitgabe
- Nierenanamnese
- Blutung/Volumenmangel/Schock
- Schwere Herzinsuffizienz
- Komedikation mit Diuretikum
- Komedikation mit ACE-Hemmer
- Komedikation mit potenziell nephrotoxischen Substanzen wie Cyclosporin, Aminoglykosid oder Methotrexat
- Langzeiteinnahme von NSAR

Die kurzzeitige, 7-tägige postoperative Gabe von Diclofenac, Ketoprofen und Ketorolac ergab unter kontrollierten, randomisierten Studienbedingungen eine Inzidenz akuten Nierenversagens von nur 0,09% (Forrest et al. 2002).

Im Zusammenhang mit der Anwendung von NSAR und anderen renal eliminierten Pharmaka (Coxibe, fraktionierte Heparine, Opioide, Antibiotika) ist die orientierende Berechnung der renalen Funktion sinnvoll. Mit der **Cockcroft-Formel** (Thomas u. Thomas 2009) kann die **renale Kreatinin-Clearance** sehr einfach berechnet werden und erlaubt orientierende Rückschlüsse auf die glomeruläre Filtrationsrate bzw. die Nierenfunktion (mittelgradige Insuffizienz: < 60 ml/min; hochgradige Insuffizienz: < 30 ml/min). Bei Insuffizienz sind NSAR und Coxibe **kontraindiziert**. Weitere renal elimierte Medikamente (LMW-Heparine, Antibiotika, einige Opioide) müssen in reduzierter Dosis und/oder mit verlängertem Zeitintervall verabreicht werden.

**Definition**

$$\text{Kreatinin-Clearance} = \frac{(140 - \text{Alter}) \times \text{Körpergewicht (kg)}}{\text{Serum-Kreatinin (mg/dl)} \times 72}$$

Bei Frauen: Multiplikation des errechneten Wertes mit 0,85 (Cockcroft, zitiert in Thomas u. Thomas 2009)

## Kardiale UAW

**Risiko für kardiale UAW**

**Herzinsuffizienzrisiko:**

- Anstieg durch langzeitige NSAR-Einnahme um 60% (relatives Risiko 1,6; 95% CI 0,7–3,7)
- bei kardialer Vorerkrankung und NSAR-Einnahme Anstieg um mehr als 20-fach (relatives Risiko 26; 95% CI 6–199)

**Kardiovaskuläres Risiko:**

- Anstieg in Abhängigkeit von der
  - partiell Cox-2-hemmenden Wirksamkeit
  - Tagesdosis
  - Therapiedauer

Die NSAR-induzierte Hemmung der Cox-2 der Gefäßintima begünstigt bei vaskulären Vorschäden eine prothrombotische Reaktionslage. Die EMEA (*European Medicines Agency*), die FDA (*Food and Drug Administration*, USA) und die *American Heart Association* haben im Rahmen der Diskussion der Coxibe auf ähnliche, wenngleich unterschiedlich ausgeprägte vaskuläre Risiken einzelner NSAR und die dazu fehlenden Daten hingewiesen.

Eine Dosisabhängigkeit kardiovaskulärer Komplikationen ist bei Diclofenac > 100 mg/Tag oder Ibuprofen > 1200 mg/Tag vorhanden, nicht aber bei geringeren Dosierungen. Bei Naproxen ist ein Dosiszusammenhang nicht erkennbar (Übersicht bei Jage et al. 2008a). Erst ab einer Therapiedauer > 30 Tage steigt unter Diclofenac das Risiko myokardialer Komplikationen.

**Die traditionellen NSAR sollten bei kardiovaskulären Risikopatienten (hochgradige Koronarsklerose, Zustand nach Myokardinfarkt, Schlaganfall oder schwere arterielle Verschlusskrankheit) möglichst kurzzeitig und in geringsten analgetisch wirksamen Dosierungen angewendet werden.**

Zur Minimierung des kardiovaskulären Risikos durch NSAR scheint Naproxen am günstigsten zu sein, denn die Präferenz zur Cox-2-Hemmung ist geringer als bei Diclofenac und Ibuprofen. Bei der Nutzen-Risiko-Bewertung von Naproxen muss allerdings dessen langsame renale Elimination beachtet werden, Ibuprofen und Diclofenac sind aus dieser Sicht besser geeignet, denn sie werden rascher eliminiert.

## Thrombozytäre UAW

Hemmung der Thrombozytenaggregation; reversible Hemmung, deren Dauer sich an der Plasmahalbwertszeit der jeweiligen Substanz orientiert und bei Diclofenac oder Ibuprofen nicht länger als 24 h andauert.

Im Gegensatz zu den traditionellen NSAR blockiert ASS die Cox-1 durch Acetylierung der Serinketten irreversibel, weil die kernlosen Thrombozyten nicht zur Neubildung der Cox-1 fähig sind. Prostazyklin (PGI2) kann in der Gefäßintima jedoch nachgebildet werden. Dadurch entsteht ein antithrombotisch wirksames Übergewicht unter ASS in niedriger Dosis, weshalb es zur Myokardinfarktpropylaxe bei Patienten mit koronarer Herzkrankheit dauerhaft eingesetzt wird. Die Dauermedikation von niedrig dosiertem ASS hebt jedoch die gastrointestinalen Vorteile der Coxibe auf, verstärkt die der NSAR und kann bei geriatrischen Patienten zu schmerzlosen gastroduodenalen Ulzera führen.

Die Low-dose-Prophylaxe mit ASS sollte nicht abrupt abgesetzt werden, denn dadurch erhöht sich die Inzidenz für kardio-, zerebro- sowie peripher vaskuläre, prothrombotisch geprägte Komplikationen. Ibuprofen hebt die thrombozytenaggregationshemmende Wirkung von ASS auf. Es sollte deshalb während einer kardioprotektiven Prophylaxe mit ASS nicht angewendet oder, falls eine Indikation gesehen wird, stets erst 2–3 h nach ASS eingenommen werden.

## Wechselwirkungen

- Wirkungsverstärkung durch Barbiturate, Digoxin, Methotrexat, Sulfonamide, orale Antidiabetika, Lithium,
- Wirkungsverminderung durch Antihypertensiva, Schleifendiuretika (Furosemid), Spironolacton, ACE-Hemmer,
- verstärkte Blutungsneigung unter gleichzeitiger Behandlung mit Antikoagulanzien (z. B. Kumarinen oder Heparinen), daher ist Paracetamol zur Analgesie bei antikoagulierten Patienten vorzuziehen,

- gleichzeitige Behandlung mit Acetylsalicylsäure und Kumarinen möglichst vermeiden,
- verstärkte ulzerogene Wirkung bei gleichzeitiger Therapie mit Glukokortikoiden und durch Alkohol,
- Aufhebung der niedrigen gastrointestinalen Komplikationsrate von Celecoxib,
- Aufhebung der antithrombotischen ASS-Wirksamkeit durch Ibuprofen.

#### Indikationen

Mittelstarke/starke Schmerzen im muskuloskelettalen Bereich.

#### Dosierung

Tab. 4.19

### COX-2-Hemmer

Cox-2-Hemmer (Coxibe) unterscheiden sich kaum von den traditionellen NSAR hinsichtlich der analgetischen und antiphlogistischen Wirksamkeit. Ihnen fehlt die akut schädigende Wirkung auf die Schleimhaut des Magen-Darm-Trakts. Sie hemmen aufgrund ihrer selektiven Cox-2-Wirkungen nicht die thrombozytäre Aggregation, denn diese ist Cox-1-gesteuert und somit nur durch NSAR möglich. Dies ist bei Operationen in gut durchbluteten Bereichen (Kopf, Hals, plastische Eingriffe) oder im Zusammenhang mit der postoperativen epiduralen Analgesie ein Vorteil.

Die Coxibe haben seit ihrer Markteinführung bei Weitem nicht den Stellenwert erreicht, der anfänglich erwartet wurde. Anfangs verschwiegene erhöhte Risiken für kardiovaskuläre Komplikationen führten zu Marktrücknahmen

**Tab. 4.19** Pharmakokinetik, Dosierungen und Verabreichungsintervall ausgewählter Nichtopioide

| Substanz | Orale Bioverfügbarkeit (%) | Plasmahalbwertszeit | Proteinbindung (%) | Dosis/Verabreichungsintervall |
|---|---|---|---|---|
| Paracetamol | 70–90 | 1,5–2,5 h | 5–50 | **p.o., rektal:**<br>1000 (500) mg 4- bis 6-stündlich<br>Maximal pro Tag: 60–80 mg/kg<br>**i.v.:**<br>15 mg/kg 6-stündlich<br>Maximal pro Tag: 60 mg/kg |
| Metamizol | 100 | 2–4 h | 50 | **p.o., rektal, i.v.:**<br>1000 (500) mg 4- bis 6-stündlich<br>Maximal pro Tag: 60 mg/kg |
| Diclofenac | 30–80 | 1–2 h | 99 | **p.o., rektal:**<br>50–75 mg 8- bis 12-stündlich<br>Maximal pro Tag: 2 (3) mg/kg |
| Ibuprofen | 80–100 | 2–4 h | 99 | **p.o., rektal:**<br>400 (600) mg 6- bis 8-stündlich<br>Maximal pro Tag: 30 mg/kg |
| Naproxen | 95 | 13–15 h | 99 | **p.o., rektal:**<br>500 (250) mg 8- bis 12-stündlich<br>Maximal pro Tag: 15 mg/kg |
| Acetylsalicylsäure | 20–70 | 20 min (biotransformiert zu Salicylsäure) $t_{1/2}$ 2,5–7 h | > 80 | **p.o.:**<br>100 mg/Tag (*low dose*) |
| Parecoxib | – | 22 min (biotransformiert zu Valdecoxib) $t_{1/2}$ 8 h | > 90 | **i.v.:**<br>40 (20) mg 12-stündlich<br>Maximal pro Tag: 80 mg (auch s.c.) |
| Celecoxib | 20–60 | 10 h | > 90 | **p.o.:**<br>200 (100) mg 12-stündlich<br>Maximal pro Tag: 400 mg |
| Etoricoxib | 80–90 | 22 h | > 90 | **p.o.:**<br>30 (–120) mg 24-stündlich<br>Maximal pro Tag: 120 mg |

$t_{1/2}$ Halbwertszeit.

einiger Coxibe oder zu kritischen Ausführungen in den Produktinformationen. Bei Anwendung eines Coxib sollte sehr genau auf zugelassene Indikationen, Anwendungsbeschränkungen, Tagesdosierungen und die Therapiedauer geachtet werden. Diese Feststellung bleibt, auch wenn für die NSAR ähnliche kardiovaskuläre Komplikationen beschrieben wurden.

Für Coxibe gelten die gleichen **Risikofaktoren** wie für NSAR (Übersicht bei Jage et al. 2008a) .

**COX-2-Hemmer: risikoerhöhende Faktoren**

- Gastrointestinale Erkrankungen
- Höheres Alter
- Schwere Funktionsschäden von Myokard und Nieren
- Therapie mit Diuretika und ACE-Hemmern
- Herzinsuffizienz
- Hypertonie

Coxibe sind **kontraindiziert** bei kardio-, zerebro- und peripher-vaskulärem Risiko. Zu den Kontraindikationen gehören:

- Schwere Arteriosklerose,
- Koronarsklerose,
- Adipositas,
- Diabetes mellitus,
- Myokardinfarkt,
- Apoplex,
- wiederholte ischämische zerebrovaskuläre Ereignisse.

Das **prothrombotische Risiko** muss als Gruppeneffekt der Coxibe, möglicherweise auch einiger NSAR, eingeschätzt werden. Es ist unter Coxibe wie auch unter NSAR unterschiedlich (Coxibe > Diclofenac > Ibuprofen > Naproxen) (Abb. 4.71).

Nach neueren Daten müssen auch die traditionellen NSAR kritisch gesehen werden, wenn prothrombotische Risiken bestehen (Naproxen < Ibuprofen < Diclofenac). Gegenwärtig wird empfohlen, sie dann in möglichst niedriger, analgetisch wirksamer Dosis über einen möglichst kurzen Zeitraum einzusetzen (Antman et al. 2007).

Zu weiteren UAW (Knochenwachstum, Wundheilung, Fertilität) der Coxibe fehlen kontrollierte, großzahlige Langzeitbeobachtungen.

## Wirkungsmechanismus

- Analgesie durch Hemmung der im traumatisierten Gewebe und in Teilen des ZNS aktivierten Cox-2,
- klinisch relevante Nebenwirkungen durch Hemmung der auch ubiquitär im Körper vorhandenen, konstitutiven bzw. der stark exprimierten Cox-2 bei kardiovaskulären und renalen Risikopatienten.

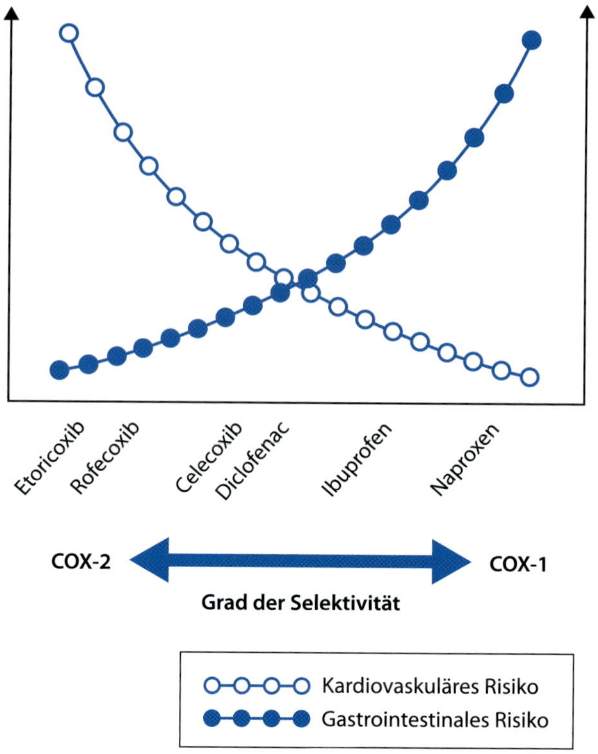


**Abb. 4.71** Kardiovaskuläres und gastrointestinales Risiko in Abhängigkeit von verschiedenen traditionellen NSAR und selektiven Cox-2-Hemmern (Statement der *American Heart Association*, Antman et al. 2007). Die Reihung auf der *x-Achse* wurde anhand der experimentell ermittelbaren Quotienten aus Cox-1- und Cox-2-Hemmung (IC50) vorgenommen. Die Risikogruppierung bezieht sich auf verschiedene umfangreiche klinische Studien, beispielsweise VIGOR, EDGE, CLASS

**Bei klinisch relevanten vaskulären Vorschäden ist auch die kurzzeitige Coxib-Therapie problematisch.**

So ergab die 10- bis 14-tägige Anwendung von Parecoxib/Valdocoxib bei kardiovaskulären Risikopatienten nach koronarer Bypass-Chirurgie eine 3-fach erhöhte Inzidenz von Myokardinfarkt plus Schlaganfall im Vergleich zu Plazebo (gepoolte Daten) (Furberg et al. 2005, Nussmeier et al. 2005). Das Risiko für kardiovaskuläre Ereignisse (Infarkt, Thrombose, Embolie u. a.) war doppelt so hoch wie bei Plazebo (*risk ratio* 2,0; 95% CI 0,5–8,1) (p > 0,05). Bei Zusammenfassung ernsthafter Ereignisse (kardial, vasulär, renal, gastrointestinal, Wundblutung) wiesen die Coxib-Patienten signifikant häufiger Komplikationen auf (*risk ratio* 1,9; 95% CI 1,1–3,2). Im Gegensatz dazu führte bei kardial nicht vorgeschädigten Patienten die 10- bis 14-tägige Coxib-Gabe nicht zu einem erhöhten Risiko für kardiovaskuläre thrombotische Ereignisse (Nussmeier et al. 2006).

### Wechselwirkungen

► 4.30.1, NSAR

### Indikationen

Mittelstarke und starke Schmerzen im muskuloskelettalen Bereich.

**Zugelassene Indikationen für Coxibe**

- Degenerative Gelenkerkrankungen
- Chronische Polyarthritis
- M. Bechterew (Celecoxib)
- Degenerative und entzündliche Gelenkerkrankungen
- Akute Gichtarthritis (Etoricoxib)
- Postoperative Schmerzen (Parecoxib)

### Dosierung

Tab. 4.19

## Paracetamol

Die **analgetische Wirksamkeit** ist nach oraler und rektaler Verabreichung geringer als nach i.v.-Infusion oder im Vergleich zu anderen NOP. Paracetamol wirkt nicht antiphlogistisch. Die mäßige Analgesie kann durch die Kombinationstherapie mit einem NSAR, einem Coxib, Metamizol oder einem Opioid verstärkt werden (Ong et al. 2010).

Stärker analgetisch als die orale/rektale Verabreichungsform von Paracetamol ist die **i.v.-Infusion** (Übersicht bei Jage et al. 2008a). Sie setzt innerhalb einiger Minuten aufgrund der zügigen Durchdringung der Blut-Hirn-Schranke ein und ist derjenigen von Diclofenac, Metamizol oder Morphin vergleichbar. Paracetamol gilt als NOP mit der günstigsten Nutzen-Risiko-Relation wegen keiner/geringer UAW auf Magen-Darm-Trakt, Herz, Lunge, Niere und Blutbildung. Hepatische Schädigungen sind dosis- und zeitabhängig.

Kritische Mitteilungen zu Nutzen und Risiken von Paracetamol (Zahn et al. 2010) sollten nicht überbewertet werden. Analgetika ohne potenzielles Schädigungsrisiko wird es wohl niemals geben. Der Einsatz eines jeden Analgetikums ist kritisch zu bedenken, und ein großer Teil der Patienten mit chronischen Schmerzen ist ohnehin nicht mit Paracetamol allein behandelbar (Arnold et al. 2009).

### Wirkungsmechanismus

- Zentrale Hemmung der Prostaglandinsynthese,
- Aktivitätssteigerung zentraler, antinozizeptiver Bahnen,
- fragliche zentrale Hemmung eines weiteren Isoenzyms der Cyclooxygenase (Cox-3).

### Wechselwirkungen

Bei chronischem Alkoholabusus oder schwerer Unterernährung ist die hepatotoxische Schwellendosis erniedrigt (wahrscheinlich durch Induktion von CYP2E1 mit vermehrter Bildung toxischer Metaboliten), sodass die empfohlene orale/rektale/intravenöse Tagesdosis von 4000 mg toxisch wirken kann. Dann sollte auf Paracetamol verzichtet werden (Zahn et al. 2010). Auch bei Medikation mit Barbituraten, Antikonvulsiva wie *Phenytoin* oder *Carbamazepin, Rifampicin* oder *Isoniazid* ist das Hepatotoxizitätsrisiko erhöht.

### Indikationen

- Geeignetes Basisanalgetikum, auch zur Kombination mit Opioiden,
- alternatives Nichtopioid bei Vorliegen von Kontraindikationen/Anwendungsbeschränkungen der NSAR/Coxibe.

### Dosierung

Tab. 4.19

## Metamizol

Die analgetische Wirkung von Metamizol ist den NSAR und dem i.v.-verabreichten Paracetamol vergleichbar. Es zeigt keine antiphlogistische Wirksamkeit, wirkt aber ausgeprägt spasmolytisch. Es hat keine relevanten UAW auf kardiale, renale Funktionen oder die Magen-Darm-Schleimhaut. Trotz sachgemäßen Umgangs sind jedoch Agranulozytose, aplastische Anämie sowie weitere Störungen der Hämatopoese möglich.

Diese werden außerhalb von Schweden in Europa extrem selten gesehen (Agranulozytose: max. 9 Erkrankungen/1 Mio. Einwohner bzw. das nach epidemiologischen Kriterien berechnete Exzess-Risiko bei 1:1,1 Mio. Anwendungswochen). Neuere schwedische Zahlen zeigen eine Inzidenz von 1 auf 1431 Verschreibungen von Metamizol. Die Ursachen dieser unterschiedlichen Risikobewertungen sind unklar (Jage et al. 2008a).

Agranulozytose klingt bei rechtzeitiger Diagnose (Fieber, Halsschmerzen, Ulzera im Schleimhautbereich von Mund und Rachen), Absetzen der Substanz und Gabe von G-CSF (*granulocyte colony stimulating factor*) ab und ist dann nicht tödlich.

> **Klinische Relevanz haben anaphylaktische, mitunter vital bedrohliche Reaktionen bei rascher i.v.-Verabreichung.**

Zur Wirkungsverbesserung kann Metamizol mit einem starken oder schwachen Opioid oder einem NSAR/Coxib kombiniert werden.

#### Wirkungsmechanismus

Möglicherweise Hemmung der zentralen Prostaglandinsynthese.

#### Wechselwirkungen

Möglich ist die verminderte
- diuretische und antihypertensive Wirkung von Diuretika,
- antihypertensive Wirkung von ACE-Hemmern,
- Clearance von Methotrexat (Monitoring),
- Serumkonzentrationen von Ciclosporin (Monitoring).

#### Indikationen

Alternatives NOP bei vorliegenden Kontraindikationen für NSAR/Coxibe/Paracetamol.

#### Dosierung

Tab. 4.19

### 4.30.2 Opioide

Es kann unterschieden werden zwischen **schwachen** Opioiden (Tramadol, Tilidin mit Naloxon, Tramadol), anwendbar bei mittelstarken Schmerzen, und **starken** Opioiden (Morphin, Oxycodon, Hydromorphon, Fentanyl, Piritramid, Buprenorphin) die bei mittelstarken und starken Schmerzen hilfreich sind.

Opioide wirken stärker als Nichtopioide. Ein Vorteil gegenüber NSAR/Coxibe ist, dass sie keine negativen Auswirkungen auf das kardiovaskuläre, gastrointestinale oder renale Funktionssystem haben. Sie weisen andere typische UAW auf (beispielsweise Konzentrationsschwäche, Müdigkeit, Obstipation, Übelkeit, Fallneigung bei Älteren). Dies hängt nicht allein von der Dosis oder dem ausgewählten Opioid/seiner Verabreichungsform ab, sondern auch von individuellen Besonderheiten. Hinzu kommen iatrogene Faktoren, etwa eine zu hohe Initialdosis und zu rasche Dosissteigerungen. Bei älteren Patienten entstehen dadurch Probleme mit einigen UAW. Ungünstige Interaktionen kommen durch die gleichzeitige Therapie mit weiteren zentral wirksamen Pharmaka (Benzodiazepine, Antikonvulsiva, trizyklische Antidepressiva) zustande.

> **Opioide nehmen in der Therapie starker tumorbedingter Schmerzen oder starker postoperativer Schmerzen einen hohen Stellenwert ein. Diese Schmerzen gehen stets einher mit einer eindeutig verifizierbaren organischen Schmerzursache.**

Die **Kombinationstherapie** mit einem Nichtopioid ist häufig wirksamer als die Monotherapie mit einem Opioid, was auch für die zusätzliche Anwendung von Koanalgetika gilt. Daher werden sie im Rahmen des dreiteiligen WHO-Stufenschemas bei tumorbedingten Schmerzen mit Erfolg eingesetzt.

Es besteht Konsens darüber, dass Opioide bei **tumorbedingtem Schmerz** mit großzügiger Indikation und, falls erforderlich, auch mit hohen Dosierungen verabreicht werden müssen. Patienten können auch unter Anwendung sehr hoher Tagesdosen an ihrer Umgebung teilhaben, sie werden nicht süchtig oder atemdepressiv. Diesbezügliche Ängste sind irrational. Opioide sind auch dann indiziert, wenn eine Suchtanamnese (Alkohol, Heroin, andere psychotrope Substanzen) besteht.

Anders ist die Indikationsstellung bei **chronischen nichttumorbedingten Schmerzen** zu sehen. In Subgruppen und bei einzelnen Patienten (Responder) können Opioide ein wertvolle therapeutische Option sein, wenn sie im Rahmen einer tatsächlich stattfindenden multimodalen Therapie verabreicht werden (Arnold et al. 2009). Die Einschränkungen zur Indikationsstellung und zur Wirksamkeit sind allerdings zahlreich. So ist das ätiopathogenetische Spektrum chronischer Schmerzen groß, schwere degenerativ bedingte Schmerzen sind ebenso möglich wie Schmerzen mit vordergründig psychosozialen Faktoren (Fibromyalgie, multilokuläre Schmerzen, funktionelle Schmerzen im urologischen/gynäkologischen/viszeralen Bereich, ein hoher Anteil an Patienten mit chronischem Rückenschmerz). In diesen Fällen sollte beachtet werden, dass starker Schmerz nicht allein nozizeptiv bedingt ist, sondern durch hohen individuellen Distress, psychische Besonderheiten (z. B. passives Coping, Anpassungsstörungen, psychische Erkrankungen) sowie soziale Faktoren (Arbeitslosigkeit, soziale Isolation) erheblich verstärkt werden kann. Opioide können die psychosozialen Einflüsse auf die Schmerzwahrnehmung und -empfindung nicht mindern. Sie können nur die nozizeptiven, nicht aber die affektiv-emotionalen Anteile von Schmerz reduzieren. In diesen Fällen sind sie nicht nur analgetisch unwirksam, sondern erhöhen das Missbrauchsrisiko (Übersicht bei Jage et al. 2005). Opioide wirken bei Patienten mit hochgradig ausgeprägten psychischen Distress-Faktoren weniger analgetisch als bei geringerer Ausprägung (Wasan et al. 2005).

> **Die Indikation zur langzeitigen Opioidtherapie bei chronischem, nichttumorbedingtem Schmerz ist kritisch zu sehen. Opioide wirken häufig nicht ausreichend (Non-Responder), entfalten langfristig eher mäßige Analgesie oder unangenehme UAW (LONTS 2009). Deshalb verlassen viele Patienten eine begonnene Therapie mit Opioiden, oder sie müssen von ihnen entzogen werden (Jage et al. 2005, Maier 2008). Die Prävalenz von**

▼

**Fehlverschreibungen und Missbrauch nimmt in beunruhigender Weise zu (Cicero et al. 2005, Wasan et al. 2007, LONTS 2009, Meltzer et al. 2011). Das bedeutet allerdings nicht, Opioide seien nicht analgetisch anzuwenden. Die Patienten sollten jedoch auf die realistischen Möglichkeiten dieser Therapie hingewiesen werden. Bei unzureichender Wirksamkeit sollte eine Opioidtherapie abgebrochen werden.**

Vor Beginn einer Opioidtherapie müssen die Patienten über die relevanten Risiken der Opioidtherapie informiert werden – dies ist ihr Recht und nicht allein ethischer Anspruch.

**Risiken einer Opioidtherapie (nach LONTS 2009, Jage et al. 2005)**

- Substanzmissbrauch
- Sucht
- Körperliche Abhängigkeit
- Kognitive Beeinträchtigungen
- Einschränkungen bei motorisierter Teilnahme an Straßenverkehr
- Fertilitätsstörungen
- Verstärkte UAW durch Alkohol und zentral wirksame Pharmaka
- Analgetische Wirksamkeit ist unklar (keine hohen Erwartungen erzeugen!)
- Möglichkeit der Schmerzverstärkung (opioidinduzierte Hyperalgesie)

**Opioide sollten nur von einem Arzt verschrieben werden, der auch die Übersicht über den zeitabhängigen Opioidverbrauch und wiederholte Rezeptierungen hat.**

Es mehren sich Berichte über

- nichtwirksame Langzeitverordnungen von Opioiden,
- bedarfsabhängige Verordnung von Opioiden,
- missbräuchliche Opioideinnahme von Patienten mit mangelnder Compliance,
- Verkauf verschriebener, aber nicht benötigter Opioide,
- zunehmende und ärztlich bagatellisierte Verbreitung der Einnahme von Tilidin-Tropfen,
- von Patienten/ihren Angehörigen erwünschte Opioidentzüge.

**Abbruchkriterien** einer Opioidtherapie sind:

- unzureichende analgetische Wirkung,
- unzureichende Funktionsverbesserung,
- beeinträchtigende UAW (z. B. kognitive Defizite, Fallneigung bei Älteren).

Ein Abbruch sollte nach etwa 8 (–12) Wochen einer nichterfolgreichen Opioidtherapie erfolgen. Dann allerdings sollte eine Reevaluation aller nozizeptiven/affektiv-emotionalen Schmerzeinflüsse erfolgen, um dem Patienten alternative Therapieoptionen zu eröffnen (Klinger et al. 2008, LONTS 2009).

Nur in Subgruppen von nichttumorbedingten Schmerzerkrankungen wirken Opioide dauerhaft und verbessern die Lebensqualität der Betroffenen (Maier 2008). Das ist der Fall, wenn sie **im Rahmen einer multimodalen Therapiekonzeption** (Arnold et al. 2009), so als aktivierende Rehabilitation mit Berücksichtigung psychosozialer Faktoren und entsprechend der Schmerzätiologie mit weiteren ausgewählten Pharmaka (NOP/Antikonvulsiva/Antidepressiva) verabreicht werden. Psychopathologische Faktoren sollten therapeutisch berücksichtigt werden (Klinger et al. 2008), da andernfalls die Opioide vermindert wirken (Wasan 2005) und der Therapieerfolg ausbleibt.

**Aufgrund der Datenlage sind Opioide nur dann indiziert, wenn eine eindeutige organische Schmerzursache diagnostiziert werden kann und die gleichzeitige Diagnostik psychischer Besonderheiten zu einer abgewogenen Gewichtung schmerzfördernder Faktoren – auch in der Therapie – führt.**

Bei Überwiegen psychosozialer Faktoren sind Opioide **nicht** indiziert (LONTS 2009). Andere Behandlungsalternativen (z. B. aktivitätsorientierte physio- und sporttherapeutische Maßnahmen, psychologische kognitiv-verhaltenstherapeutische Interventionen) sollten evaluiert werden (Klinger et al. 2008). In solchen Fällen sind auch chirurgische Maßnahmen oder häufig wiederholte Nervenblockaden keine sinnvolle Alternative, weil für deren Erfolg sehr ähnliche schmerzätiologische Überlegungen gelten wie bei der Opioidanwendung.

Nationale und internationale Konsensuskonferenzen weisen deshalb auf eine **restriktive Indikationsstellung** von Opioiden bei nichttumorbedingtem chronischem Schmerz hin (Kalso et al. 2004, LONTS 2009). Es gibt keinen evidenzbasierten Nachweis dafür, dass mit einem Opioid eine zuverlässige, dauerhafte Schmerztherapie möglich ist (Sorgatz u. Maier 2010). Andererseits berechtigen die Daten der Opioidtherapie einen individuellen Therapieversuch unter sorgfältiger Wirkungskontrolle (Sorgatz 2010). Stellt sich jedoch nach einigen Wochen der Wirkungsnachweis nicht ein, ist eine dennoch fortgesetzte Opioidverordnung nicht länger begründbar.

## Schwache Opioide

Bei mittelstarken Schmerzen können schwache Opioide stärker wirksam sein als NOP. Eine Kombination mit einem NOP ist sinnvoll. Bei Dauerschmerz ist die orale Retardverabreichung (Tilidin, Tramadol) effektiver und mit geringeren zentralen UAW verbunden als die Verabreichung in Form nichtretardierter Tropfen. Die gelegentliche bedarfsgerechte Ergänzung einer Retardtherapie mit Tropfen kann hingegen nützlich sein.

Die **begrenzte Tagesdosis** ist ein eindeutiger Nachteil gegenüber starken Opioiden. Allerdings sind einige UAW geringer ausgeprägt als bei starken Opioiden, so die Obstipation bzw. Peristaltikminderung oder eine relevante Sedierung mit Atemdepression. Schwache Opioide sind leichter zu handhaben (kein Betäubungsmittel) und teils kostengünstiger als einige starke Opioide. Andere UAW wie Fallneigung, Konzentrationsschwäche oder Übelkeit sind ähnlich wie bei den starken Opioiden.

### Tramadol

Tramadol erzeugt bis zu einer Dosisgrenze von 400 (600) mg/Tag eine analgetische Wirkung; es existieren mehrere Verabreichungsformen (i.v., p.o., rektal).

Bei etwa 10% der weißhäutigen Menschen wirkt Tramadol kaum analgetisch. Ursache ist ein genetischer Polymorphismus im Cytochromoxydase-System (CYP2D6), wodurch der wichtigste analgetische Metabolit von Tramadol (O-Desmethyltramadol) nicht oder in geringer Menge gebildet wird (*poor metabolizer*) (Stamer et al. 2003). Im Gegensatz dazu metabolisieren einzelne Patienten Tramadol sehr rasch (*ultrarapid metabolizer*), was bei Niereninsuffizienz zu stark ausgeprägten Nebenwirkungen mit Atemdepression führen kann.

Die Retardform führt nach eigenen Beobachtungen zu geringeren Nebenwirkungen als die Tropfenform. Die alleinige, häufige Einnahme von Tropfen (etwa > 3–4 × pro Tag) erhöht das Missbrauchsrisiko.

#### ▪ Wirkungsmechanismus

- Schwach agonistisch an μ-Opioidrezeptoren,
- Hemmung der synaptischen Rückresorption von Noradrenalin und Serotonin in nozizeptiven Neuronen.

#### ▪ Wechselwirkungen

- Verstärkung der Wirksamkeit anderer zentral wirksamer Substanzen (Alkohol, starke Opioide, Butyrophenone, Phenothiazine, Hypnotika/Sedativa, Barbiturate, trizyklische Antidepressiva),
- verstärkter Tramadol-Metabolismus (verminderte Analgesie möglich) durch Carbamazepin (Enzyminduktion),
- eventuell Verstärkung der Wirkung durch Monoaminoxidasehemmer mit Risiko von Hypertonie, Hyperpyrexie, Exzitation, Delir, Krampfanfällen.

Tramadol ist bei Epilepsie **kontraindiziert**.

#### ▪ Indikationen

Mittelstarke Schmerzen und unzureichender Wirksamkeit von NOP. In Kasuistiken wurde eine antihyperalgetische Wirkung im Rahmen neuropathischer Schmerzen beschrieben.

#### ▪ Dosierung

▣ Tab. 4.20

### Tilidin mit Naloxon

Geeignetes Retardpräparat mit 12-stündigem Verabreichungsintervall bei mittelstarken Schmerzen; Dosisgrenze 400–600 mg/Tag.

Tilidin wird zum Schutz vor intravenösem Missbrauch mit Naloxon hergestellt. Bei oraler Aufnahme von Tilidin wirkt Naloxon nicht antianalgetisch, wohl aber wirkt es geringer obstipierend als andere Opioide. Bei renalen Schäden kann es in unveränderter Dosis angewendet werden.

Die Retardform führt nach eigenen Beobachtungen zu geringeren Nebenwirkungen als die Tropfenform. Die alleinige, häufige Einnahme (etwa > 3–4 × pro Tag) erhöht das Missbrauchsrisiko.

#### ▪ Wirkungsmechanismus

- Hepatische vollständige Biotransformation zum aktiven Metaboliten Nor-Tilidin (schwach μ-Opioidrezeptor-agonistische Wirkung)
- nur 2% des Nortilidin werden renal eliminiert, daher ist Tilidin in unveränderter Dosis bei Patienten mit Nierenversagen anwendbar.

#### ▪ Wechselwirkungen

**Cave:** Verstärkte Wirkung zentral dämpfender Arzneimittel (z. B. Hypnotika/Sedativa, Phenothiazine, trizyklische Antidepressiva) und von Alkohol.

#### ▪ Indikationen

- Schwache bis mittelstarke Schmerzen,
- die Retardform ist bei anhaltenden Schmerzen unverzichtbar, ergänzt durch die gelegentliche Gabe der rasch wirksamen Tilidin-Tropfen,
- die häufige oder auch alleinige Einnahme der Tropfen (etwa > 3–4 × pro Tag) erhöht das Missbrauchsrisiko von Tilidin.

#### ▪ Dosierung

▣ Tab. 4.20

### Dihydrocodein

In der Retardform ist Dihydrocodein zur Therapie chronischer Schmerzen anwendbar. Die Obstipation kann erheblich sein. Andere retardierte Opioide (Tramadol, Tilidin) sind bessere Alternativen.

**Tab. 4.20** Pharmakokinetik, Dosierungen und Verabreichungsintervall[a] geeigneter Opioide

| Substanz | Orale Bioverfügbarkeit (%) | Plasmahalbwertszeit | Proteinbindung (%) | Dosis/Verabreichungsintervall |
|---|---|---|---|---|
| Tramadol | 65 | 5 h | > 5 | **p.o.:**<br>Retardform: 100 (200) mg 12(8)-stündlich<br>Nichtretardiert: 50 (–100) mg bis 4-stündlich<br>**Rektal:**<br>100 mg 6(4)-stündlich<br>Maximal pro Tag: 400 (600) mg<br>**i.v.:**<br>20 mg/h (mittels Perfusor)<br>**Achtung!** Vor Start einer Infusion von Tramadol langsame Infusion der Beladungsdosis von 1,5 mg/kg innerhalb etwa 20 min<br>Maximal pro Tag: 400 (600) mg |
| Tilidin mit Naloxon | 16% als Tilidin = Prodrug<br>Hepatische Biotransformation zu Nortilidin (100%) | Nortilidin: 4 h | 25 | **p.o.:**<br>Retardform: 100 (200) mg 12(8)-stündlich<br>Nichtretardiert: 50 (–100) mg bis 2- bis 3-stündlich bei Bedarf (keine alleinige Bedarfstherapie dauerhafter Schmerzen!)<br>Maximal pro Tag: 600 mg |
| Piritramid | – | 5–6 h | 95 | **i.v.:**<br>Kurzinfusion: 7,5 mg in etwa 15 min<br>**s.c.:**<br>15 (7,5) mg maximal 4-stündlich<br>Maximal pro Tag: unlimitiert |
| Morphin | 20–30 | 2–3 h | 35 | Retardform 20 (30) mg 12-stündlich[a] |
| Fentanyl | – | i.v./s.c. 3 h Transdermal (Matrix): 16 h | 80 | Matrixpflaster 25 µg/h alle 72 Stunden[a] bzw. höhere Dosis, falls Vortherapie mit anderem Opioid |
| Oxycodon | 60–90 | 2–3 h | 45 | Retardform: 10 (20) mg 12-stündlich[a] |
| Hydromorphon | 60 | 2–3 h | 7 | Retardform: 4 mg 12-stündlich[a] |
| Levomethadon | 90 | ca. 30 h | 90 | Abhängig von Vortherapie |
| Buprenorphin | 30–50 | 35 h | 8 | Matrixpflaster 35 µg/h alle 96 h[a] |

[a] Meist nur als Ausgangspunkt zur weiteren Dosistitration der Schmerzstärke zu verstehen; bei alten Patienten ist initial eine geringere Dosis sinnvoll, ggf. auch ein längeres Einnahmeintervall und eine vorsichtige Dosissteigerung über einen längeren Zeitraum (Grund: zentrale UAW wie Konzentrations- und Gedächtnisschwäche, Schwindel, Fallneigung).

## Starke Opioide

Im Gegensatz zu schwachen Opioiden weisen starke Opioide **keine Tageshöchstdosen** auf. Die Dosierungen können optimal an die individuelle Schmerzstärke angepasst werden (Dosistitration) (Jage et al. 2008b).

Die UAW der Opioide (Übelkeit, kognitive Defizite, Schwindel, Sedierung, Atemdepression) können dosisabhängig sein. Das trifft für die häufige Obstipation aber nicht zu. Bei älteren Patienten sind die UAW der Opioide stärker ausgeprägt, was wie auch anderen zentral wirksamen Pharmaka, u. a. zu erhöhter Fallneigung führt (Ensrud et al. 2003).

**Die Obstipation bedarf besonderer Aufmerksamkeit in Form ausreichender Flüssigkeits- und Ballaststoffeinnahme, körperlicher Aktivität und ggf. einer Dauertherapie mit einem geeigneten Laxans. Bei Risikofaktoren ist eine Prophylaxe ratsam (Laxanzien).**

**Retardiertes Morphin** ist nach wie vor das Opioid der Wahl zur Dauertherapie. Die in letzter Zeit zunehmend propagierte individuelle Selektion eines Opioids basiert auf der Annahme, es gebe ausreichende Belege für eine unterschiedliche analgetische Wirksamkeit der Opioide bei gleichfalls unterschiedlicher Schwere der UAW. Das ist nicht der Fall, denn dazu fehlen großzahlige randomisierte Vergleichsstudien. Anwendungsbeobachtungen sind ungeeignet, vergleichende Aussagen zu treffen. Im Gegenteil belegen wenige vergleichende randomisierte Studien eine Wirkungsäquivalenz. Daher sollte initial die individuelle Nutzen-Kosten-Abwägung die Auswahl eines Opioids steuern (LONTS 2009). Im Therapieverlauf kann sich dann durchaus ergeben, dass die individuelle Ansprechbarkeit auf das initial gewählte Morphin (Relation von Analgesie und UAW) ungünstig ist und durch Dosis- und Intervalländerungen sowie Symptomkontrolle nicht zu verbessern ist. Dann können andere Opioide als Morphin geeignet sein, und dann wird auch die Nutzen-Kosten-Relation günstig. Bei Patienten mit Schluckstörungen und schlechter Patienten-Compliance hat anstelle oraler die transdermale Opioidverabreichung (Matrixpflaster) einen hohen Stellenwert.

Es gibt keine durch randomisierte Studien belegbaren Daten zur besseren Wirksamkeit eines Opioids für bestimmte Schmerzen. Das trifft beispielsweise auch für die propagierte Anwendung von Oxycodon bei chronischen Schmerzen im Bewegungsapparat oder von Hydromorphon bei tumorbedingtem Schmerz zu.

### Morphin

Morphin ist das **Referenzopioid**. Orale Retardpräparate, nichtretardierte Präparate zur Soforttherapie einiger Formen von Schmerzdurchbruch und eine Vielzahl verschiedener Verabreichungswege sind nützlich (oral, rektal, intravenös, subkutan, intrathekal, peridural).

#### ▪ Wechselwirkungen

- Verstärkung der Wirkung anderer zentral wirksamer Substanzen,
- höhere individuelle Ansprechbarkeit im Alter, bei Schlafapnoe sowie bei renaler Funktionseinschränkung (▶ 4.30.1, Cockcroft-Formel), d. h., aufgrund der behinderten Elimination einiger Opioide und/oder ihrer aktiven Metabolite (Morphin, Piritramid, Oxycodon, Methadon) sind stärkere oder/und länger andauernde UAW zu beobachten.

Bei renalen Funktionsstörungen entstehen kumulativ-toxische Risiken mit Sedierung, Verwirrtheit und Atemdepression, weshalb Morphin dann nicht gegeben werden sollte.

### Oxycodon

Oxycodon ist in verschiedenen Präparaten verkehrsfähig, so als oral verabreichbares Retardpräparat (Oxygesic), als retardiertes Kombinationspräparat mit Naloxon (Targin) sowie als i.v.-Applikationsform (Oxygesic injekt).

Oxycodon zeigt bei einzelnen Patienten geringere UAW als Morphin. Im Gegensatz zu anderen Retard-Opioiden hat es eine duale Galenik, mit deren Hilfe eine rasch eintretende Analgesie innerhalb etwa einer Stunde und eine dann andauernde Analgesie zustande kommen (Analgesiedauer: 12 h).

Der Zusatz von Naloxon (Targin) könnte die opioidbedingte Obstipation und den relevanten Missbrauch von Oxycodon (Cicero et al. 2005) reduzieren. Kontrollierte randomisierte Vergleichsstudien zur geringeren Obstipation wurden bisher nicht publiziert.

Das **retardierte Mischpräparat** aus Oxycodon mit Naloxon (10 mg Oxycodon + 5 mg Naloxon; 20 mg Oxycodon + 10 mg Naloxon) ist nur bis zur (geringen) Tagesdosis von 40 mg Oxycodon (= 20 mg Naloxon) zugelassen. Es muss darauf hingewiesen werden, dass oral verabreichtes Naloxon schon in Tagesdosen von 6–12 mg eine durch Morphin oder Oxycodon erzeugte Analgesie partiell aufheben (Liu u. Wittbrodt 2002) oder im Einzelfall ein Opioidentzugssyndrom auslösen kann.

Bei renalen Funktionsstörungen kann der aktive Metabolit Noroxycodon kumulieren, weshalb eine Dosisreduktion bzw. eine Intervallverlängerung nötig sind.

Oxycodon ist **nicht** das Opioid der 1. Wahl. Dazu fehlen evidenzbasierte Belege eines generellen Vorteils gegenüber Morphin (Reid et al. 2006). Die bevorzugte Indikationsstellung bei muskuloskelettalen Erkrankungen ist nicht evidenzbasiert. Es ist teurer als Morphin.

#### ▪ Dosierung

Tab. 4.20

### Hydromorphon

Hydromorphon ist als oral verabreichbare Form (Palladon: retardiert mit 12-stündiger und nichtretardiert mit etwa 4-stündiger Wirkungsdauer) sowie zur parenteralen Injektion verfügbar (Dilaudid). Neuerdings ist eine orale Retardform mit 24-stündiger Wirkungsdauer erhältlich (Jurnista).

Bei einzelnen Patienten treten geringere UAW als unter Morphin auf. Dann ist Hydromorphon ein geeignetes **Wechselopioid**. Das gilt insbesondere, wenn eine Vielzahl weiterer Pharmaka eingenommen werden, denn dann erweist sich die geringe Eiweißbindung im Blut als vorteilhaft. Deshalb kann bei einer Polymedikation das Hydromorphon günstiger als andere Opioide wirken.

Hydromorphon ist **kein** Opioid der 1. Wahl. Es fehlen vergleichende, randomisierte Studien zu anderen Opioiden, so auch Morphin. Die propagierte Indikationsstellung bei tumorbedingtem Schmerz hat keine rationale Grundlage.

#### ▪ Dosierung

Tab. 4.20

## Fentanyl

In Form eines **transdermalen Matrixsystems** ist Fentanyl bei chronischen, überwiegend gleichförmigen Schmerzen ein geeignetes Opioid, wenn gleichzeitig die orale Zufuhr eines anderen Opioids behindert ist oder die Compliance des Patienten zu einer täglichen oralen Mehrfacheinnahme eines anderen Opioids eingeschränkt ist. Die Wirkungsdauer beträgt 72 h, sie kann im Therapieverlauf geringer werden und bei 48 h liegen. In solchen Fällen lässt die Analgesie schon nach 48 h spürbar nach. Dann kann das neue Pflaster auch schon nach 48 h verabreicht werden.

> **Ausführliche Patienteninformationen sind nötig, um eine richtige und analgetisch wirksame Anwendung des Pflasters zu gewährleisten.**

**Korrekte Anwendung des transdermalen Fentanyl-Systems**

- Der Ort der Verabreichung muss von Mal zu Mal wechseln.
- Das Pflaster ist keinesfalls wirksamer, wenn es auf den schmerzhaften Ort verabreicht wird.
- Bei akuten Schmerzverstärkungen soll kein weiteres Pflaster genommen werden, denn dann würde es etwa 12–16 h dauern, bis sich die zusätzliche Schmerzlinderung entwickelt hat.

Bei Durchbruchschmerzen (tumorbedingter Schmerz) ist ein rasch wirksames Opioid (z. B. Morphin-Tropfen in einer Milligrammdosis von etwa 50% der stündlichen Fentanyl-Freisetzung in µg/h) nötig. Bei nichttumorbedingtem Schmerz ist eine derartige bedarfsweise Supplementierung strittig, denn sie kann das Missbrauchsrisiko fördern (Kalso et al. 2004).

Unter Behandlung mit dem Fentanyl-Pflaster sind Obstipation und Laxanzienbedarf etwas geringer als unter Morphin.

Das transdermale Fentanyl-System ist **strikt kontraindiziert** bei akuten Schmerzen, insbesondere zur postoperativen Schmerztherapie (Jage et al.2008b). Die Risiken opioidbedingter Komplikationen steigen, die bei akuten Schmerzen überaus wichtige rasche Dosistitration zur Vermeidung einer analgetischen Unterversorgung ist nicht möglich. Daher ist diese Indikation unethisch, sie hält keiner Qualitätskontrolle der Schmerztherapie stand und ist zudem ökonomisch nicht vertretbar.

#### Dosierung

Tab. 4.20

## Buprenorphin

Buprenorphin ist in Form eines **transdermalen Matrixsystems** bei chronischen, überwiegend gleichförmigen Schmerzen ein geeignetes Opioid, wenn gleichzeitig die orale Zufuhr eines anderen Opioids behindert oder die Compliance des Patienten zu einer täglichen oralen Mehrfacheinnahme eines anderen Opioids eingeschränkt ist. In Kasuistiken wird von einer überraschend guten Wirksamkeit bei neuropathischem Schmerz berichtet, randomisierte Studien fehlen. Die Wirkungsdauer des Pflasters beträgt 96 h, sie kann im Therapieverlauf abnehmen. In solchen Fällen lässt die Analgesie schon früher spürbar nach, und das das neue Pflaster kann auch schon eher als nach 96 h verabreicht werden.

Wie bei Fentanyl sind auch hier ausführliche Patienteninformationen nötig, um eine richtige und analgetisch wirksame Anwendung des Pflasters zu gewährleisten (s. oben).

Bei Durchbruchschmerzen (tumorbedingter Schmerz) ist wie bei Fentanyl ein rasch wirksames Opioid (z. B. Morphin-Tropfen in einer orientierenden Milligramm-Dosis von etwa 50% der stündlichen Buprenorphin-Freisetzung in µg/h) nötig. Bei nichttumorbedingtem Schmerz ist einer derartige bedarfsweise Supplementierung ebenfalls strittig, da sie das Missbrauchsrisiko fördern kann (Kalso et al. 2004).

Unter Behandlung mit dem Buprenorphin-Pflaster sind Obstipation und Laxanzienbedarf geringer als unter Morphin. Buprenorphin kann bei renaler Insuffizienz in unveränderter Dosis gegeben werden, denn es wird hepatisch eliminiert.

#### Kontraindikation

s. oben, Fentanyl

#### Dosierung

Tab. 4.20

## Piritramid

Piritramid wird in Deutschland häufig zur postoperativen Schmerztherapie genutzt, so zur i.v.-PCA (patientenkontrollierte Analgesie), i.v.-Infusion/Injektion oder s.c.-Injektion. Die wirksame Einzeldosis beträgt 15 mg (s.c.), die nur im Alter oder im reduzierten Allgemeinzustand auf 7,5 mg s.c. reduziert werden sollte.

Bei starken Schmerzen ist auch eine intravenöse Kurzinfusion von 7,5 mg plus 100 ml NaCl wirksam, die jedoch mindestens 20 min währen sollte. Aus den Erfahrungen der postoperativen Schmerztherapie ist es deutlich wirksamer, eine Ampulle Piritramid (15 mg) auf 10 ml mit NaCl zu verdünnen und langsam je 2 ml (= 3 mg) im Abstand von etwa 5 min wiederholt zu injizieren, bis eine allmähliche Schmerzlinderung einsetzt. Unter derartigen

Bedingungen kann auch mehr als eine Ampulle Piritramid in geringen Teildosen injiziert werden, solange keine Vigilanzminderung eintritt.

### 4.30.3 Koanalgetika



Dazu gehören die **trizyklischen Antidepressiva** (TZA) und einige **Antikonvulsiva** (AK). Sie wirken analgetisch, sind aber für eine andere Indikation (Depression bzw. Epilepsie) zugelassen worden. Kontrollierte Studien zur Analgesie belegen die Indikation bei schwierig therapierbarem nozizeptivem und/oder neuropathischem Schmerz. Sie können den Nutzen der NOP oder der Opioide erhöhen, weil sie die pathologische Schmerzentstehung (Spontanschmerz, evozierter Schmerz) durch ihre besondere Wirkungsweise hemmen.

TZA sind bei erhöhter neuronaler Spontanaktivität (dysästhetischer Brennschmerz, Parästhesie, einschießende Schmerzattacken) wirksamer als Opioide, denn sie hemmen die ursächlich erhöhte Natriumkanalaktivität peripherer Nerven (Tab. 4.21). Niedrigere Dosierungen als zur Behandlung von Depressionen sind wirksam.

Hyperalgesie bzw. Allodynie (mechanisch bzw. kälte- und/oder hitzebedingt) sind im Rahmen neuropathischer Schmerzen häufig. Sie sind klinisch relevante Pluszeichen evozierter neuronaler Aktivität im Hinterhorn des Rückenmarks. Am Zustandekommen dieser Symptome sind die Expression erregbarkeitssteigernder Glutamatrezeptoren im Rückenmark sowie die Zunahme spannungsabhängiger Kalzium- und Natriumkanäle beteiligt (Treede et al. 2008). Deshalb können Antikonvulsiva eine antihyperalgetische Wirksamkeit entfalten, die in dieser Ausprägung weder NOP noch Opioide aufweisen (Tab. 4.21) und wodurch sich eine schmerzlindernde Wirksamkeit ergibt. Es kann allerdings auch sein, dass allein durch Opioide eine Hyperalgesie entsteht (opioidinduzierte Hyperalgesie) (Übersicht bei Jage et al. 2008b). Dann wäre ein Opioidwechsel indiziert.

Antikonvulsiva der 1. Wahl (Pregabalin als Prekursor von Gabapentin bzw. Gabapentin selbst) können eine ausgeprägte antihyperalgetische Wirkung infolge ihrer überwiegend modulierenden Wirkung auf die Kalziumkanäle entfalten. Als 2. Wahl werden Antikonvulsiva mit einer überwiegend natriumkanalblockierenden Wirksamkeit eingestuft (Carbamazepin, Oxcarbazepin, Lamotrigin) (Stengel et al. 2007; Tab. 4.21). Sie haben zudem etwas stärkere UAW als die Antikonvulsiva der 1. Wahl.

> **Bei neuropathischem Schmerz sollte die Basistherapie der 1. Wahl aus einem TZA und/oder Antikonvulsivum bestehen. Möglicherweise kann diese Therapie mit einem Opioid kombiniert werden, aber erst dann, wenn nach einigen Wochen die zentralen UAW von TZA bzw. Antikonvulsivum (Müdigkeit, Schwindelgefühl) abgeklungen sind. Die Dosissteigerung des TZA, des AK oder des Opioids sollte vorsichtig erfolgen.**

Die Datenlage ist jedoch noch unzureichend durch klinisch kontrollierte Studien gesichert, auch hinsichtlich der Kombination verschiedener Koanalgetika bzw. der Auswahl von Opioiden. Tramadol, Fentanyl, Buprenorphin, Oxycodon sowie Levomethadon wurden bei neuropathischem Schmerz verschiedentlich erfolgreich eingesetzt. Kontrollierte Vergleichsstudien zwischen Opioiden fehlen, es gibt überwiegend Kasuistiken.

**Tab. 4.21** Indikationen von Koanalgetika bei neuropathischem Schmerz

| Schmerzhafte Symptome | Koanalgetikum |
|---|---|
| Spontanschmerz: Dysästhetischer Brennschmerz, Parästhesie | TZA (1. Wahl z. B. Amitriptylin oder Doxepin; 2. Wahl z. B. Desipramin) |
| | AK: Pregabalin/Gabapentin (1. Wahl) |
| | AK: Carbamazepin/Oxcarbazepin/Lamotrigin (2. Wahl) |
| Spontanschmerz: Einschießende Schmerzattacken | AK: Pregabalin/Gabapentin (1. Wahl) |
| | AK: Carbamazepin/Oxcarbazepin/Lamotrigin (2. Wahl) |
| Evozierter Schmerz: Hyperalgesie/Allodynie | AK: Pregabalin/Gabapentin (1. Wahl) |
| | AK: Carbamazepin/Oxcarbazepin/Lamotrigin (2. Wahl) |
| Evozierter Schmerz: Allodynie | Topische Verabreichung von Lidocain, Capsaicin |
| Hinweise auf Nervenkompression | Glukokortikosteroide (antiödematös) |
| Starke Schmerzen durch osteolytische Knochenmetastasen | Bisphosphonate/Vitamin D |

*TZA* trizyklische Antidepressiva, *AK* Antikonvulsiva.

**Tab. 4.22** Pharmakokinetik, analgetische Dosierungen und Verabreichungsintervall geeigneter Koanalgetika

| Substanz | Orale Bioverfügbarkeit (%) | Plasmahalbwertszeit (h) | Proteinbindung (%) | Dosis/Verabreichungsintervall |
|---|---|---|---|---|
| Amitriptylin | 50 | 20–30 | 95 | Start[a]: 10 (25) mg abends<br>Später[b]: 25 mg 8-stündlich<br>TMD: 150 mg |
| Doxepin | 30 | 18 (–40) | 80 | Start[a]: s. Amitriptylin<br>Später[b]: s. Amitriptylin<br>TMD: 150 mg |
| Desipramin | 50 | 13–25 | 90 | Start[a]: 25 mg abends<br>Später[b]: 25 mg 12-stündlich<br>TMD: 75 mg |
| Pregabalin (Precursor von Gabapentin) | –[c] | 6–8 | –[c] | Start[a]: 75 (25) abends<br>Später[b]: 75–200 mg 8-stündlich<br>TMD: 600 mg |
| Gabapentin | 60 | 6–8 | 0 | Start[a]: 100 mg abends<br>Später[b]:600–1200 mg 8-stündlich<br>TMD: 2400 mg |
| Carbamazepin | >70 | 38 (9) | 75 | Start[a]: 100 mg abends<br>Später[b]: 300–600 mg 24-stündlich<br>TMD: 1200 mg |
| Oxcarbazepin | –[c] | 1–5 | –[c] | Start[a]: 150 mg abends<br>Später[b]: 600–1200 mg 12-stündlich<br>TMD: 1800 mg |
| Lamotrigin | 98 | 24 | 55 | Start[a]: 25 mg abends<br>Später[b]: 50–200 mg 24-stündlich<br>TMD: 400 mg |

[a] »Start«: Initiale Dosierung, die wegen der typischen Kreislaufwirkungen am besten abends gegeben wird; für alle in der Tabelle aufgeführten Pharmaka gilt, die Startdosis für Tage bis Wochen zu belassen bzw. diese Dosis sehr langsam (über Tage bis Wochen) zu steigern ([b] »Später«). Dadurch sind subjektiv starke UAW weitgehend zu vermeiden oder nur gering ausgeprägt; es sind Schädigungen der Blutbildung/Leberschäden möglich (Carbamazepin). Alte und Patienten in reduziertem Allgemeinzustand sind besonders gefährdet. Die teils sehr lange Plasmahalbwertszeit ist zu beachten, um renale Vorschäden durch ein längeres Verabreichungsintervall als angegeben zu kompensieren. [c] Daten nicht verfügbar.
TMD Tagesmaximaldosis.

**Grundsätzlich ist anzumerken, dass die initialen Dosierungen aller Koanalgetika möglichst gering sein müssen, um deren starke UAW zu vermeiden. Eine langsame, d. h. vorsichtige Dosissteigerung ist sinnvoll, um die Compliance der Patienten nicht zu überfordern.**

Anfänglich ist die alleinige abendliche Einnahme sinnvoll. Es bedarf einiger Wochen der vorsichtigen Dosissteigerung, bis die individuelle Relation von UAW und Antihyperalgesie/Analgesie gefunden ist. Darüber hinaus ist das Kumulationsrisiko einiger Koanalgetika zu beachten, wenn die renale Funktion eingeschränkt ist (▶ 4.30.1, Anwendung der Cockcroft-Formel). Dann müssen die Dosierungen reduziert werden, und das Verabreichungsintervall ist zu verlängern (Tab. 4.22).

Zusätzliche medikamentöse Möglichkeiten bei lokal ausgeprägtem neuropathischem Schmerz können die topische Applikation von **Capsaicin-Salbe** (0,025–0,01%; 3 × täglich; **cave:** initial starkes Hautbrennen) oder bei Allodynie das **Lidocain-Pflaster** (Versatil) (5% 1–2 × täglich) sinnvoll sein.

Auch Kortikosteroide und Bisphosphonate können als Koanalgetika eingestuft werden, wenn sie zusätzlich zu NOP und/oder Opioiden verwendet werden. Sie werden hier nicht besprochen.

**Neuroleptika** und **selektive Serotoninwiederaufnahmehemmer** (SSRI) zählen nicht zu den Koanalgetika, sind aber bei begleitender Übelkeit (Neuroleptika) und psychiatrischen Erkrankungen (SSRI) wichtige adjuvante Medikamente.

## 4.31 Literatur


Antman EM, Bennett JS, Daugherty A et al (2007) Use of nonsteroidal anti-inflammatory drugs. An update for clinicians. A scientific statement from the American Heart Association. Circulaton 115: 1634–1642

Arnold B, Brinkschmidt T, Casser H-R et al (2009) Multimodale Schmerztherapie. Schmerz 23: 112–120

Cicero TJ, Inciardi JA, Munoz A (2005) Trends in abuse of OxyContinR and other opioid analgesics in the United States: 2002–2004. J Pain 6: 662–672

Dersh J, Polatin PB, Gatcehl RJ (2002) Chronic pain and psychopathology: research findings and theoretical considerations. Psychosom Med 64: 773–786

Egle UT, Nickel R (2003) Diagnostik und Differenzialdiagnose aus biopsycho-sozialer Sicht. In: Egle UT, Hoffmann SO, Lehmann KA, Nix WA (Hrsg) Handbuch Chronischer Schmerz. Schattauer, Stuttgart, S 162–173

Elia N, Lysakowski C, Tramèr MR (2005) Does multimodal analgesia with acetaminophen, nonsteroidal anti-inflammatory drugs, or selective cyclooxygenase-2 inhibitors and patient-controlled analgesia morphine offer advantages over morphine alone? Anesthesiology 103: 1296–1304

Ensrud KE, Blackwell T, Mangione CM et al (2003) Central nervous system active medications and risk for fractures in older women. Arch Intern Med 163: 949–957

Forrest JB, Camu F, Greer IA et al (2002) Ketorolac, diclofenac, and ketoprofen are equally safe for pain relief after major surgery. Br J Anaesth 88: 227–233

Furberg C, Psaty B, FitzGerald GA (2005) Parecoxib, valdecoxib, and cardiovascular risk (editorial). Circulation 111: 249

Jage J, Willweber-Strumpf A, Maier C (2005) Risikofaktoren für Missbrauch und Abhängigkeit bei der Opioidtherapie chronischer nicht-tumorbedingter Schmerzen. Schmerz 19: 434–440

Jage J, Laufenberg-Feldmann R, Heid F (2008a) Medikamente zur postoperativen Schmerztherapie: Bewährtes und Neues. Teil 1: Nichtopioide. Anaesthesist 57: 382–390

Jage J, Laufenberg-Feldmann R, Heid F (2008b) Medikamente zur postoperativen Schmerztherapie: Bewährtes und Neues. Teil 2: Opioide, Ketamin und Gabapentinoide. Anaesthesist 57: 491–498

Kalso E, Edwards JE, Moore RA, McQuay HJ (2004) Opioids in chronic non-cancer pain: systematic review of efficacy and safety. Pain 112: 372–380

Klinger R, Geiger F, Schiltenwolf M (2008) Lässt sich eine »failed back surgery« verhindern? Psychologische Risikofaktoren für postoperative Schmerzen nach Wirbelsäulenoperationen. Orthopäde 37: 1000–1006

Liu M, Wittbrodt E (2002) Low-dose oral naloxone reverses opioid-induced constipation and analgesia. J Pain Sympt Manage 23: 48–53

LONTS (2009) Langzeitanwendung von Opioiden bei nicht tumorbedingten Schmerzen. AWMF-Leitlinien-Register Nr. 041/003 (Entwicklungsstufe 3)

Maier C (2008) Auch Sucht ist eine Krankheit (Editorial). Schmerz 22: 639–643

McCracken LM, Eccleston CA (2006) A comparison of the relative utility of coping and acceptance-based measures in a sample of chronic pain sufferers. Eur J Pain 10: 23–29

Meltzer EC, Rybin D, Saitz R et al (2011) Identifying prescription opioid use disorder in primary care: diagnostic characteristics of the Current Opioid Misuse Measure (COMM). Pain 152: 397–402

Nickel R, Egle UT, Schwab R (2002) Diagnostische Subgruppen und psychosoziale Charakterisierung von Patienten einer universitären Schmerzambulanz. Psychother Psych Med 52: 378–385

Nussmeier NA, Whelton AA, Brown MT et al (2005) Complications of the COX-2-inhibitors parecoxib and valdecoxib after cardiac surgery. New Engld J Med 352: 1081–1091

Nussmeier NA, Whelton AA, Brown MT et al (2006) Safety and efficacy of the cyclooxygenase-2 inhibitors parecoxib and valdecoxib after noncardiac surgery. Anesthesiology 104: 518–526

Ong CK, Seymour RA, Lirk P et al (2010) Combining paracetamol (acetaminophen) with nonsteroidal anti-inflammatory drugs: a qualitative systematic review of analgesic efficacy for acute postoperative pain. Anesth Analg 110: 1170–1179

Reid CM, Martin RM, Sterne JA et al (2006) Oxycodone for cancer-related pain: meta-analysis of randomized controlled trials. Arch Intern Med 166: 837–843

Sorgatz H, Maier C (2010) Einer neuen Wahrheit ist nichts schädlicher als ein alter Irrtum. Schmerz 24: 309–312

Stamer U, Lehnen K, Höthker F et al (2003) Impact of CYP2D6 genotype on postoperative tramadol analgesia. Pain 105: 231–238

Stengel M, Binder A, Maag R, Baron R (2007) Neuropathischer Schmerz. In: Baron R, Strumpf M (Hrsg) Praktische Schmerztherapie. Springer, Berlin Heidelberg New York Tokio, S 280–294

Thomas C, Thomas L (2009) Niereninsuffizienz- Bestimmung der glomerulären Funktion. Dtsch Ärztebl 106: 849–854

Treede R-D, Jensen TS, Campbell JN et al (2008) Neuropathic pain. Redefinition and a grading system for clinical and research purposes. Neurology 70: 1630–1635

Wasan AD, Davar G, Jamison R (2005) The association between negative affect and opioid analgesia in patients with discogenic low back pain. Pain 117: 450–461

Zahn PK, Sabatowski R, Schuag SA et al (2010) Paracetamol für die perioperative Analgesie. Alte Substanz – neue Erkenntnisse. Anaesthesist 59: 940–952


# Heilmittelrichtlinien

*Dietmar Wottke*

## 4.32 Allgemeine Erläuterungen zu den Heilmittelrichtlinien

Heilmittel sind persönlich zu erbringende Maßnahmen durch den Heilmittelerbringer (z. B. Physiotherapeut, Ergotherapeut) und können zulasten der Krankenkassen nur verordnet werden, wenn sie notwendig sind, um

- eine Krankheit zu heilen, ihre Verschlimmerung zu verhüten oder Krankheitsbeschwerden zu lindern,
- eine Schwächung der Gesundheit, die in absehbarer Zeit voraussichtlich zu einer Krankheit führen würde, zu beseitigen,
- einer Gefährdung der gesundheitlichen Entwicklung eines Kindes entgegenzuwirken oder
- Pflegebedürftigkeit zu vermeiden oder zu mindern (Richtlinien des Gemeinsamen Bundesausschusses über die Verordnung von Heilmitteln in der vertragsärztlichen Versorgung (Heilmittel-Richtlinien) – in der Fassung vom 1. Dezember 2003/16. März 2004, in Kraft getreten am 2. April 2005).

**Tab. 4.23** Mögliche Indikationsschlüssel der Diagnosegruppen im Rahmen der physiotherapeutischen Therapie bei Erkrankungen der Lendenwirbelsäule (muss auf dem Rezept noch ergänzt werden mit dem Buchstaben für die vorherrschende Leitsymptomatik)

| | |
|---|---|
| WS1 | Wirbelsäulenerkrankungen mit prognostisch kurzzeitigem Behandlungsbedarf |
| WS2 | Wirbelsäulenerkrankungen mit prognostisch länger dauerndem Behandlungsbedarf |
| PN | Periphere Nervenläsionen |
| LY1 | Lymphabflussstörungen mit prognostisch kurzzeitigem Behandlungsbedarf |
| LY2 | Lymphabflussstörungen mit prognostisch länger dauerndem Behandlungsbedarf |
| CS | Chronifiziertes Schmerzsyndrom |

Die Verordnung von Heilmitteln darf der behandelnde Arzt nur dann ausstellen, wenn er sich vom Zustand des Kranken überzeugt und diesen dokumentiert hat. Sie soll zu einer medizinisch angemessenen und wirtschaftlichen Versorgung führen.

Ein wesentlicher Bestandteil der Heilmittelrichtlinien ist der **Heilmittelkatalog**. Darin sind Einzeldiagnosen zu Diagnosegruppen zusammengefasst. Den Diagnosegruppen sind zugeordnet:

- die jeweiligen Leitsymptomatiken (Funktionsstörungen/Schädigungen),
- Therapieziele,
- die einzelnen verordnungsfähigen Heilmittel,
- Angaben zur Verordnung,
- die Verordnungsmengen und Empfehlungen zur Therapiefrequenz.

Die zu verordnenden Heilmittel bei Erkrankungen der Lendenwirbelsäule finden sich im Heilmittelkatalog im Wesentlichen unter den in Tab. 4.23 aufgeführten Indikationsschlüsseln.

### 4.32.1 Verordnungsfähige Heilmittel im Rahmen der physiotherapeutischen Therapie

Heilmittel können als vorrangiges, optionales und ergänzendes Heilmittel und als standardisierte Heilmittelkombination verordnet werden.

Das sog. **vorrangige Heilmittel** (A) sollte immer als vorrangige Maßnahme zur Anwendung kommen. Dazu zählen entsprechend der Leitsymptomatik in erster Linie die Folgenden:

**Vorrangige Heilmittel**

- Krankengymnastik (KG)
- Manuelle Therapie (MT)
- Krankengymnastik am Gerät (KGG)
- Manuelle Lymphdrainage (MLD)
- Klassische Massagetherapie (KMT)

Kann das vorrangige Heilmittel aus Gründen, die beim Patienten liegen, nicht angewendet werden, ist alternativ ein sog. **optionales Heilmittel** (B) verordnungsfähig. Beispiele dafür sind:

**Optionale Heilmittel**

- Übungsbehandlung (ÜB)
- Chirogymnastik (CHG)
- Unterwassermassage (UWM)
- Segmentmassage (SM)
- Periostmassage (PM)
- Bindegewebsmassage (BGM)

Wenn medizinisch sinnvoll bzw. erforderlich, kann zusätzlich ein **ergänzendes Heilmittel** (C) verordnet werden. Infrage kommen:

**Ergänzende Heilmittel**

- Wärmetherapie (WT, spezifiziert anzugeben als Fango, Heiße Rolle, Heißluft)
- Kältetherapie (KT)
- Elektrotherapie (ET)
- Elektrostimulation (EST)
- Hydroelektrisches Bad (HED)
- Traktionsbehandlung (TR)

Die Verordnung einer **standardisierten Heilmittelkombination** (D) mit mehreren vorrangigen und ergänzenden Heilmitteln ist nur bei komplexen Schädigungsbildern möglich. Die Kombination der Heilmittel muss in einem zeitlichen und örtlichen Zusammenhang stehen und synergistisch sinnvoll sein. Die gleichzeitige Verordnung einer standardisierten Heilmittelkombination der physikalischen Therapie mit einem weiteren Einzelheilmittel der physikalischen Therapie ist nicht zulässig.

### 4.32.2 Einzel- und Gesamtverordnungsmenge

Die im Heilmittelkatalog vorgesehenen Verordnungsmengen orientieren sich am sog. Regelfall (s. unten). Nach

Maßgabe des Katalogs wird unterschieden in **Erstverordnung** und **Folgeverordnung** (jede Verordnung mit gleicher Diagnose nach der Erstverordnung, auch wenn sich die Leitsymptomatik ändert und unterschiedliche Heilmittel zum Einsatz kommen).

Folgeverordnungen sind nach Maßgabe des Heilmittelkatalogs nur zulässig, wenn sich der behandelnde Vertragsarzt zuvor erneut vom Zustand des Patienten überzeugt hat.

### 4.32.3 Verordnungen innerhalb des Regelfalls

Die Verordnung im Regelfall geht von der Vorstellung aus, dass mit dem der Indikation zugeordneten Heilmittel im Rahmen der Gesamtverordnungsmenge des Regelfalls das angestrebte Therapieziel erreicht werden kann.

Rezidive oder neue Erkrankungsphasen mit gleicher Diagnose können die Verordnung von Heilmitteln als erneuten Regelfall auslösen, wenn nach der letzten Heilmittelanwendung ein behandlungsfreies Intervall von 12 Wochen liegt. Sofern das behandlungsfreie Intervall noch nicht abgelaufen ist, kann der Arzt gemäß der Ausnahmeregelung zwar weiterhin Verordnungen ausstellen, muss diese aber als »Verordnung außerhalb des Regelfalls« (s. unten) kennzeichnen.

### 4.32.4 Verordnungen außerhalb des Regelfalls

Verordnungen außerhalb des Regelfalls muss der Arzt auf dem Heilmittelrezept medizinisch begründen (mit prognostischer Einschätzung). Die Verordnungsmenge ist abhängig von der Behandlungsfrequenz so zu bemessen, dass mindestens eine ärztliche Untersuchung innerhalb einer Zeitspanne von 12 Wochen nach der Verordnung gewährleistet ist.

**Beispiel: Bei einer verordneten Behandlungsfrequenz von 1 × pro Woche (2 × pro Woche) kann der Arzt weitere 12 (24) Behandlungen außerhalb des Regelfalls verordnen. Dann allerdings ist vor der Weiterverordnung eine ärztliche Untersuchung Pflicht!**

Begründungspflichtige Verordnungen sind vom Patienten vor Fortsetzung der Therapie der zuständigen Krankenkasse zur Genehmigung vorzulegen, soweit diese nicht pauschal auf eine Genehmigungspflicht verzichtet hat.

### 4.32.5 Darauf ist bei der Ausstellung der Verordnung zu achten:

- Vorrangig soll eine im Heilmittelkatalog als vorrangiges Heilmittel (A) bezeichnete Maßnahme zur Anwendung kommen.
- Ist dies aus in der Person des Patienten liegenden Gründen nicht möglich, kann alternativ ein im Heilmittelkatalog genanntes optionales Heilmittel (B) verordnet werden.
- Soweit medizinisch erforderlich, kann zu einem vorrangigen Heilmittel (A) oder einem optionalen Heilmittel (B) nur ein weiteres im Heilmittelkatalog genanntes ergänzendes Heilmittel (C) verordnet werden (d. h. auf jeder Verordnung dürfen maximal 2 Heilmittel angegeben sein!). Die isolierte Verordnung nur eines ergänzenden Heilmittels (z. B. Fango) ist grundsätzlich nicht gestattet. Von dieser Regelung ausgenommen ist lediglich die Verordnung von Elektrotherapie/-stimulation sowie Ultraschall-/Wärmetherapie (diese dürfen auch ohne vorrangiges oder optionales Heilmittel verordnet werden, soweit der Heilmittelkatalog diese Maßnahmen indikationsbezogen als ergänzende Heilmittel vorsieht).
- Standardisierte Heilmittelkombinationen (D) dürfen nur verordnet werden,
  - wenn der Patient bei komplexen Schädigungsbildern einer intensiveren Heilmittelbehandlung bedarf und die therapeutisch erforderliche Kombination von 3 oder mehr Maßnahmen synergistisch sinnvoll ist,
  - wenn die Erbringung dieser Maßnahmen in einem direkten zeitlichen und örtlichen Zusammenhang erfolgt und
  - wenn der Patient aus medizinischer Sicht geeignet ist.
- Die gleichzeitige Verordnung einer standardisierten Heilmittelkombination (D) der physikalischen Therapie mit einem weiteren Einzelheilmittel der physikalischen Therapie ist nicht zulässig.
- Die gleichzeitige Verordnung eines vorrangigen Heilmittels (A) und eines optionalen Heilmittels (B) bei derselben Schädigung ist nicht zulässig.
- Bei der Verordnung von Massagetechniken und standardisierter Heilmittelkombination darf die Höchstzahl von 10 Einheiten nicht überschritten werden.

## 4.33 Schritte zur Verordnung

Ein praktisches ▶ Fallbeispiel soll die Vorgehensweise des Arztes bei der Heilmittelverordnung erläutern.

**Fallbeispiel: Diagnose »Bandscheibenbedingtes Lumbalsyndrom mit segmentaler Bewegungseinschränkung«**

Für eine gewünschte Heilmittelverordnung muss der Arzt im ersten Schritt feststellen, welcher Diagnosegruppe die von ihm individuell gestellte Diagnose zugeordnet werden kann. Im vorliegenden Fall wäre die Diagnose der Diagnosegruppe »Diskopathien« mit dem Indikationsschlüssel «WS1« für »Wirbelsäulenerkrankungen mit prognostisch kurzzeitigem Behandlungsbedarf« zuzuordnen. Die führende Leitsymptomatik «Segmentale Bewegungsstörung« ist unter »d« beschrieben. Das Therapieziel lautet »Wiederherstellung, Besserung der gestörten Beweglichkeit«. Der ermittelte Indikationsschlüssel ist auf dem Verordnungsvordruck (in den hierfür vorgesehenen »Kästchen«) mit »WS1d«anzugeben.

Verordnungsfähig im Regelfall ist als vorrangiges Heilmittel (A) entweder »Krankengymnastik« oder »manuelle Therapie«. Optional (B) stehen »Übungsbehandlung« oder »Chirogymnastik« zur Auswahl. Als ergänzendes Heilmittel (C) kann der Arzt zusätzlich »Wärmetherapie« (spezifiziert) oder »Kältetherapie« verordnen.

Die Verordnungsmenge auf dem Rezept (Erstverordnung) ist auf 6 Behandlungseinheiten begrenzt, die Gesamtverordnungsmenge ebenfalls auf 6.

Sofern verlaufsabhängig ein Wechsel von WS1 zu WS2 (Wirbelsäulenerkrankungen mit prognostisch länger dauerndem Behandlungsbedarf) medizinisch begründet ist, kann der Arzt im Rahmen des Regelfalls bis maximal 2 weitere Rezepte als Folgeverordnungen mit je 6 Einheiten ausstellen. Die in WS1 bereits verordnete Menge von 6 Behandlungen muss auf WS2 angerechnet werden. Damit sind die unter WS2 vorgegebenen insgesamt maximal 18 Einheiten ausgeschöpft.

Sollte die Erkrankung noch weiterhin behandlungsbedürftig sein, muss sich der Patient einer weiterführenden Diagnostik (dies ist im Heilmittelkatalog nicht weiter spezifiziert) unterziehen. Der Arzt kann bei entsprechendem Befund zusätzliche krankengymnastische Therapien verordnen, wenn er dies für medizinisch sinnvoll und wirtschaftlich erachtet, allerdings jetzt »außerhalb des Regelfalls«. Dies bedarf auf dem Rezept einer schriftlichen medizinischen Begründung.

Die Therapiefrequenz (Anzahl der Behandlungen/Woche) legt der Arzt nach eigener Beurteilung fest.

### 4.33.1 Checkliste für die Verordnung

Damit der Heilmittelerbringer die Therapie beginnen kann, muss der verordnende Arzt das Rezept vollständig ausgefüllt haben. Insbesondere sind folgende Angaben an den auf dem Rezeptformular vorgesehenen Stellen zu machen:

**Checkliste: Erforderliche Angaben auf dem Rezeptformular**

- Art der Verordnung (Erstverordnung, Folgeverordnung oder Verordnung außerhalb des Regelfalls)
- Hausbesuch (ja oder nein)
- Durchführung der Therapie als Einzel- oder Gruppentherapie

▼

- Ggf. spätester Zeitpunkt des Behandlungsbeginns (ohne Angabe muss der Patient innerhalb von 10 Tagen mit der Therapie beginnen, ansonsten verliert das Rezept seine Gültigkeit!)
- Verordnungsmenge
- Das/die Heilmittel gemäß den Vorgaben im Heilmittelkatalog
- Frequenzempfehlung (Anzahl der Behandlungseinheiten pro Woche)
- Therapiedauer bei der Verordnung »manuelle Lymphdrainage« (30, 45 oder 60 Minuten)
- Diagnose, Leitsymptomatik und Indikationsschlüssel
- Medizinische Begründung bei Verordnungen außerhalb des Regelfalls
- Ggf. Anforderung eines Therapieberichts
- Ausstellungsdatum
- Stempel und Unterschrift des Arztes

## 4.34 Literatur

Richtlinien des Gemeinsamen Bundesausschusses über die Verordnung von Heilmitteln in der vertragsärztlichen Versorgung (Heilmittel-Richtlinien) in der Fassung vom 1. Dezember 2003/16. März 2004, veröffentlicht im Bundesanzeiger 2004, Nr. 106a, in Kraft getreten am 1. Juli 2004, zuletzt geändert am 21. Dezember 2004, veröffentlicht im Bundesanzeiger 2005; Nr. 61: S. 4995, in Kraft getreten am 2. April 2005. *www.g-ba.de/informationen/richtlinien/12/*

# Therapeutische Möglichkeiten – interventionelle und operative Verfahren

## Genese des Rückenschmerzes

*Bertram Böhm*



## Injektionsverfahren an der Lendenwirbelsäule

*Andreas Lange und Anke Eckardt*

# Genese des Rückenschmerzes

*Bertram Böhm*

## 5.1 Pathophysiologie der Schmerzentstehung

### 5.1.1 Alterungsprozesse der Wirbelsäule

Die Wirbelsäule entsteht aus der Chorda dorsalis. Die Chorda bildet den späteren Gallertkern der Bandscheiben. Bei Geburt ist die Wirbelsäule in ihrer Anlage voll entwickelt. Vor dem 4. Lebensjahr ist die Bandscheibe bis in den äußeren Faserring vaskularisiert. Nach dem 4. Lebensjahr erfolgt die Ernährung der Bandscheibe ausschließlich per Diffusion, Gefäße sind dann nicht mehr nachweisbar. Die Wirbelsäule durchläuft einen natürlichen Alterungsprozess. Schon mit dem 30. Lebensjahr treten beim Menschen physiologischerweise degenerative Veränderungen der Bandscheibe auf. Der Nucl. pulposus hat einen hohen Proteoglykan- und damit einen hohen Wassergehalt. Bei der kindlichen Bandscheibe liegt der Wassergehalt bei 90%, dieser nimmt im Alter auf ca. 70% ab (Gower u. Pedrini 1969). Er ist von einem kräftigen Anulus fibrosus und von Poren enthaltenden kartilaginären Endplatten umgeben. Nach innen verlaufen die Fasern in einem Winkel von ca. 60°, wodurch die Wirbelsäule eine wesentliche Stabilität für Rotationsbewegungen erhält (Krismer et al. 1997). Der intradiskale Ruhedruck einer intakten Bandscheibe beträgt ca. 500 kPa, kann aber in Abhängigkeit von der Belastung bis auf 2300 kPa ansteigen (Eysel et al. 2000, Wilke et al. 2001). Unter Belastung verliert die Bandscheibe Wasser, der osmotische Druck nimmt umgekehrt proportional zur Belastung zu (Kolditz et al. 1985).

Krämer (1994) bezeichnet dieses Stadium als **Stadium 1 der Diskose**. Es betrifft den Jugendlichen und jungen Erwachsenen. Klinisch auffällig können diese Patienten durch intradiskale Massenverschiebungen werden. **Stadium 2** ist gekennzeichnet von radiären Rissbildungen des Anulus fibrosus. Der unverändert hohe Druck im Nucl. pulposus kann zu Bandscheibenprotrusionen und -prolapsen führen. Das 2. Stadium beginnt zwischen dem 20. und 30. Lebensjahr (Faustmann u. Dermietzel 2004). Histologisch wurden Revaskularisationen und Neoinnervationen der Bandscheibe gefunden, die offensichtlich mit chronischen Schmerzsyndromen korrelieren (Freemont et al. 1997, Rauschning 1993).

Im weiteren Verlauf folgen sekundäre knöcherne Reaktionen der angrenzenden Wirbelkörper, wie Osteochondrose und Spondylose. Letztere stellt eine Abstützreaktion der Wirbelsäule auf eine inzwischen stattgefundene Segmentinstabilität dar. Sie dient dem Schutz der inzwischen degenerierten Bandscheibe. Der Flüssigkeitsaustausch wird durch die zunehmende Sklerose gestört. Die Folge ist ein Flüssigkeits- und Druckverlust in der Bandscheibe. Röntgenologisch zeigen sich eine Höhenminderung des Zwischenwirbelraums und eine knöcherne Abstützreaktion (Spondylophyten) (Ray 1992). Histologisch ist eine Parallelisierung der Kollagenfasern nachweisbar. Biomechanisch tritt eine Drehpunktverlagerung in die dorsalen Anteile der Wirbelsäule auf. Dies bedeutet eine Mehrbelastung der Wirbelgelenke (Spondylarthrose). Dieses Stadium definiert Krämer als **3. Diskosestadium**, welches sich ca. ab dem 60. Lebensjahr einstellt (Faustmann u. Dermietzel 2004, Skouen et al. 1997).

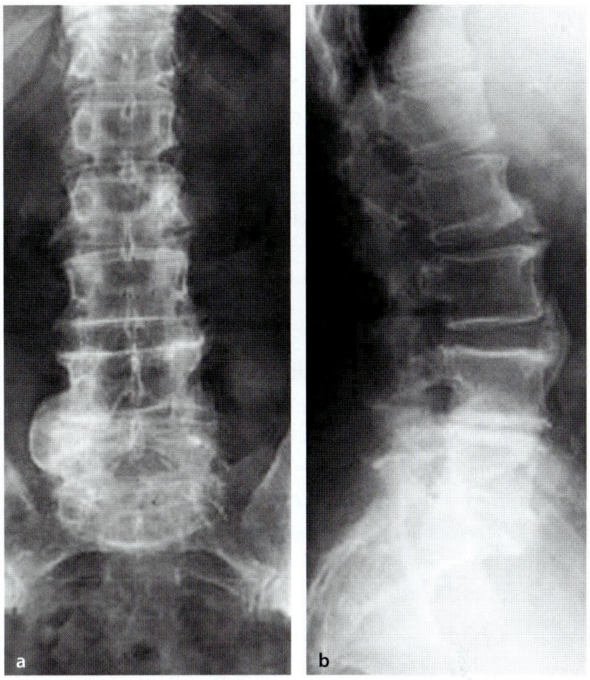


**Abb. 5.1 a, b** LWS-Röntgenaufnahmen in zwei Ebenen einer 72-jährigen Patientin mit fortgeschrittener Bandscheibendegeneration der unteren lumbalen Segmente. Anamnestisch hatten nie Rückenschmerzen bestanden, die Patientin war Zeit ihres Berufslebens in Vollzeit als Laborantin tätig gewesen

> **Diese Diskosestadien haben per se keinen Krankheitswert.**

Damit hat das Wort »degenerativ« im Sinne einer Abweichung von der Norm, wie wir es für andere Bereiche der Orthopädie anwenden, nur eingeschränkt Gültigkeit. Es sagt hier nur aus, dass ein gewisses Krankheitspotenzial besteht (Abb. 5.1).

> **Die Lokalisation der Schmerzursache ist das Kernproblem in der Behandlung degenerativer Wirbelsäulenleiden, insbesondere dann, wenn operative oder minimalinvasive Therapien eingesetzt werden.**

Die beschriebenen röntgenologischen Veränderungen treten im Rahmen der physiologischen Alterung der Wirbelsäule auf. Ein Rückschluss auf eine therapiewürdige Pathologie ist nur bedingt möglich.

In jeder dieser Alterungsstufen treten typische Schmerzsyndrome auf, die zu einer erheblichen Beeinträchtigung der Betroffenen führen können.

### 5.1.2 Kreuzschmerz

**Kreuzschmerz – Definition**

Als Kreuzschmerz werden Schmerzen in der Lumbosakralregion beschrieben. In der Klinik sind hierfür verschiedenste Begriffe gebräuchlich wie Lumbalgie, Lumbalsyndrom, *back pain*, *low back pain*.

Bei einer Schmerzausstrahlung in das Bein spricht man von Lumboischialgie oder lumbalem Wurzelreizsyndrom.

Für die Prognose ist die Unterscheidung zwischen einfachen und komplizierten Kreuzschmerzen wichtig (Rubenthaler et al. 2005). Der kurz andauernde, unkomplizierte Kreuzschmerz ist therapeutisch gut behandelbar und hat keine Chronifizierungstendenz. Auf apparative Diagnostik kann verzichtet werden, wenn keine alarmierenden Symptome, Deformitäten oder eine Persistenz der Schmerzen vorliegen (Ludwig u. Kramer 2002, Waddell u. Burton 2001).

Der Kreuzschmerz hat eine hohe Punkt- (35%) und Jahresprävalenz (68%) sowie Lebenszeitinzidenz (80–100%) und wird daher auch als Volkskrankheit bezeichnet (Raspe u. Kohlmann 1993). Neben den orthopädisch relevanten vertebragenen Kreuzschmerzen kommen auch Ursachen im kleinen Becken verschiedenster Ätiologien infrage.

Bezüglich der Schmerzausstrahlung muss unterschieden werden zwischen

- radikulären Schmerzen und
- pseudoradikulären Schmerzen.

Beim **radikulären** Schmerz tritt eine dermatombezogene, segmentale Ausstrahlung auf. Die Schmerzen sind typischerweise elektrisierend oder ziehend. Radikuläre Schmerzen können mit neurologischen Ausfällen und Reflexstörungen einhergehen.

Der **pseudoradikuläre** Schmerz ist von der echten Ischialgie abzugrenzen. Er ist ein fortgeleiteter Schmerz. Ursachen sind in erster Linie Störungen der Wirbelgelenke durch eine Arthrose, seltener eine Spondylolisthese oder Tendinose des Kreuz-/Darmbein-Gelenks. Auch das typische Postnukleotomie-Syndrom und das diskogene Schmerzsyndrom entsprechen in der Mehrzahl einem pseudoradikulären Schmerzsyndrom (Mooney u. Robertson 1976).

Diese Einteilung, die ausschließlich die Schmerzausstrahlung berücksichtigt, wird der Pathogenese, welche insbesondere bei chronischen Schmerzpatienten vorliegt, nicht gerecht. Die Aufdeckung der Schmerzursache hat für die Therapie oberste Priorität.

### 5.1.3 Schmerzkomponenten

Die neurale Versorgung des äußeren Anulusdrittels ist unstrittig, und ganz sicher nimmt das innere Anulusdrittel nicht an der Versorgung teil. Bogduk et al. (1981) beschrieben erstmals die lumbale Bandscheibeninnervation. Coppes et al. (1990) erkannten zudem nozizeptive Eigenschaften in den Nerven des äußeren Anulus fibrosus und fanden Nervenfasern, welche bis in das mittlere Anulusdrittel reichten. Die Nervenendigungen sind Äste der Sinuvertebralnerven, der Rr. communicantes, der lumbalen ventralen Wurzeln der Spinalnerven sowie des Truncus sympathicus (Faustmann 2004).

Immunhistochemisch konnten Aδ- und C- Fasern gefunden werden (Virri et al. 1994). Freemont et al. (1997) beschrieben eine Neovaskularisation und neuronale Expression von Substanz P. Diese Veränderungen konnten eindeutig der klinisch schmerzhaften Bandscheibendegeneration zugeordnet werden. Sie identifizierten Nervenfasern bis in das innere Anulusdrittel und den Anulus fibrosus.

Eine ähnliche Innervation ist im vorderen und hinteren Längsband nachweisbar. Hier finden sich auch propriozeptive Fasern von Vater-Pacini-Körperchen, Golgi-Sehnenorganen und Ruffini-Scheiben (Bogduk u. Long 1983). Bei der Bandscheibendegeneration sprießen nozizeptive Fasern bis in den Nucl. pulposus ein. Ein Zusammenhang zwischen in die Bandscheibe eingewachsenen nozizeptiven Fasern und dem Auftreten von sowohl Rücken- als auch Beinschmerzen konnte dargestellt werden (Freemont et al. 1997, Rauschning 1993).

Die mechanische Kompression der Nervenwurzel als Ursache des **neuropathischen Schmerzes** kann durch die Erfolge der operativen Bandscheibenchirurgie oder Dekompression des Spinalkanals als sicher belegt gelten (Kotilainen et al. 2001, Mayer et al. 2003, Rompe et al. 1999, Schmid 2000). Durch chronischen Druck ändert der Nerv sein Aussehen, dabei kommt es zur Degeneration oder Atrophie der Neurone (Baron 2000 a,b). Aufgrund einer veränderten Produktion von Neuropeptiden verändern sich Neurotransmitter in ihrer biochemischen Zusammensetzung. Daraus resultieren weiterhin eine veränderte Synthese von Transducer-Molekülen sowie eine

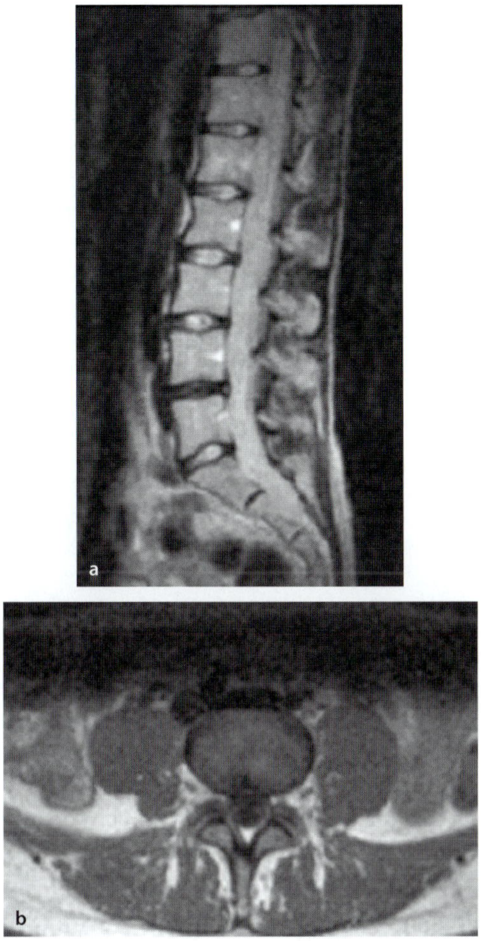


**Abb. 5.2** MRT-Aufnahmen einer 34-jährigen Patientin, anamnestisch 6-monatige Lumboischialgie mit pseudoradikulärer Schmerzausstrahlung links (VAS Rücken 7, VAS Bein links 5), positive Diskographie LWK4/5 mit 0,2 ml Kontrastmittel (**a**), MRT: Bandscheibendehydratation und Bandscheibenprotrusion LWK4/5, HIZ (*high intensity zone*) LWK4/5 (**b**)

Expression von α-Adrenozeptoren und Glutamatrezeptoren. Insgesamt kommt es zu einer peripheren chronischen Sensibilisierung von Nozizeptoren mit Ausbildung einer Ruheaktivität. Die Schwelle auf externe Reize wird herabgesetzt (Baron 2004). Neben diesen peripheren Veränderungen laufen dynamische, neuroplastische Veränderungen im zentralen Nervensystem ab, die sog. **zentrale Sensibilisierung**. Als weiterer Mechanismus wirkt ein Funktionsverlust inhibitorischer Systeme im Rückenmark, die physiologischerweise eine nozizeptive Überaktivität verhindern (Baron 2004).

Abzugrenzen davon ist der **entzündlich-neuropatische Nervenwurzelschmerz**. Die Patienten weisen klinisch alle Kriterien des mechanisch-neuropatischen Nervenwurzelschmerzes auf, allein es fehlt das morphologische Korrelat. Hierfür wurde eine entzündliche Ursache postuliert. Patienten mit Bandscheibenvorfällen zeigen erhöhte Spiegel von Albumin und IgG im Liquor (Skouen et al. 1997). Der Nachweis eines erhöhten Spiegels an Prostaglandin und Phospholipase bei Bandscheibenvorfällen ist ein Hinweis auf eine aktivierte Kininkaskade und unterstützt diese These. In operativ gewonnenem Bandscheibengewebe konnten des Weiteren erhöhte Spiegel an Interleukin-6 und PE 2 nachgewiesen werden (Kang et al. 1995).

> **Aufgrund dieser Überlegungen hat sich für die Lumboischialgie der Begriff des Mixed-pain-Konzepts durchgesetzt. Als Generator der z. T. chronifizierten Schmerzen können also eine nozizeptive lokale Schmerzkomponente und mehrere neuropathische Schmerzkomponenten (mechanisch/entzündlich) auftreten (Baron 2004).**

Diese Kenntnis ist für die operative Therapieentscheidung bei Bandscheibenpatienten von besonderer Bedeutung. Klinischer Beleg dieser Theorie ist die Tatsache, dass Patienten mit Bandscheibendegeneration ohne sichtbare intraspinale mechanische Kompression einen klassischen Beinschmerz bis hin zu Sensibilitätsstörungen beklagen können, obwohl MR-tomographisch keine mechanische Wurzelbedrängung nachweisbar ist (Baron 2004; Abb. 5.2).

## 5.2 »High intensity zone« und Diskographie als morphologisches Korrelat beim diskogenen Rückenschmerz

Mixter und Barr wiesen 1934 erstmals auf die pathologische Bandscheibe für die Genese des Rückenschmerzes hin. 1945 behaupteten Key und Mitarbeiter, 99% aller Rückenschmerzen seien bandscheibenbedingt, was unseren heutigen Kenntnissen der Schmerzgenese sicher nicht mehr gerecht wird (Allan u. Waddell 1989).

Vor einem interventionellen oder gar operativen wirbelsäulenchirurgischen Eingriff ist daher die gezielte diagnostische Abklärung notwendig. Dies gilt nach unserem Dafürhalten insbesondere dann, wenn in der Bildgebung wenig pathologisch morphologisches Substrat nachweisbar ist. Ist keine Osteochondrose, Listhese oder anterior-posteriore Instabilität nachweisbar, muss der diskogene Rückenschmerz von anderen Ursachen abgegrenzt werden.

### 5.2.1 High intensity zone

Degenerative Veränderungen der Bandscheibe sind mit Röntgentechniken gut darstellbar, korrelieren aber nicht zwingend mit der Schmerzsymptomatik. MR-tomographisch wird der Beginn der Bandscheibendegeneration mit Dehydratation und Einrissen des äußeren Anulus

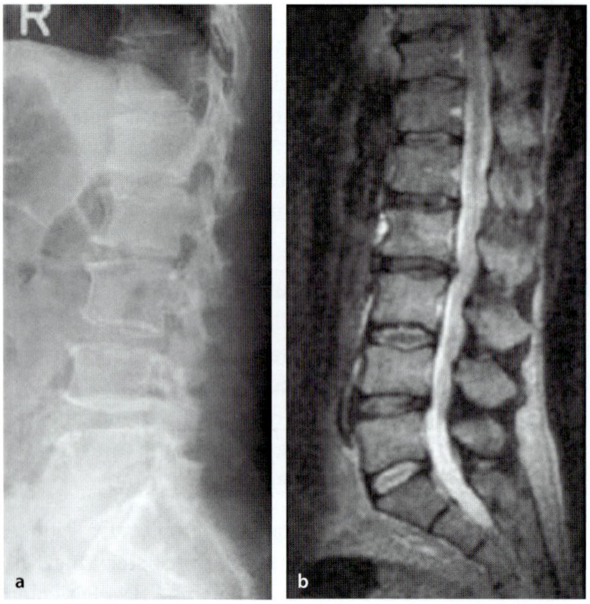


**Abb. 5.3** Laterale Röntgenaufnahme der LWS ohne wesentliche Auffälligkeiten (**a**), sagittale MRT: Bandscheibendegeneration mit Protrusion LWK2/3 mit Nachweis einer kleinen *high intensity zone* (**b**) bei einem 46-jährigen Patienten (Kfz-Mechaniker) mit seit Monaten persistierenden Rückenschmerzen, kein Beinschmerz

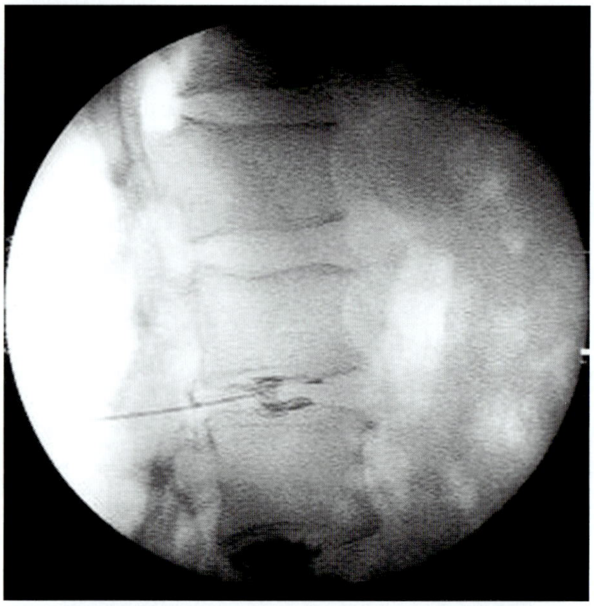

**Abb. 5.4** Diskographie bei dem in Abb. 5.3 beschriebenen Patienten: LWK3/4 negativ bei 2 ml Kontrastmittel, LWK2/3 mit 0,5 ml Kontrastmittel: *memory pain* positiv, sichtbare Anulusruptur Grad IV nach dorsal

sichtbar. Die MRT gibt außerdem wichtige Hinweise für eine schmerzhafte Bandscheibe. Bei symptomatischen Patienten kann in ca. 30% der Fälle eine sog. *high intensity zone* (HIZ) nachgewiesen werden (Faustmann 2004, Abb. 5.3 und Abb. 5.4). Die HIZ wird allgemein als Anulusriss bezeichnet, dennoch bleiben Fragen zur Genese offen. Nach Lam et al. (2000) handelt es sich um einen Radiärriss des Anulus mit lokaler Entzündungsreaktion. Aprill und Mitarbeiter fanden eine hohe Korrelation zum Typ-IV-Anulusriss (Aprill u. Bogduk 1992, Bogduk u. Mc Guirk 2002).

Mit verbesserter MRT-Gerätequalität (Feldstärke) können die Anulusrisse offensichtlich häufiger dargestellt werden. Während Aprill und Bogduk (1992) und Sachs et al. (1987) eine Häufigkeit von 28% angaben, fanden Lam et al. (2000) 51% HIZ bei Rückenschmerzpatienten (Ob die HIZ wirklich einem schmerzhaften Einriss entspricht, wird kontrovers diskutiert.

### 5.2.2 Diskographie

Die Kontrastmitteldarstellung der Bandscheibe (Diskographie) scheint ein nützliches zusätzliches Instrument zur Diskriminierung schmerzhafter und schmerzfreier Bandscheiben zu sein. Aprill und Bogduk (1992) fanden eine signifikante Korrelation der MR-tomographisch nachgewiesenen HIZ zum *memory pain*, was auch von anderen Autoren in ähnlicher Weise bestätigt werden konnte (Sachs et al. 1987, Abb. 5.3 und Abb. 5.4). Neben der HIZ definiert Bogduk schmerzfreie Anulusrisse als LIZ (*low intensity zone*).

Diese für die Praxis so nützliche und klare Arbeitsgrundlage wird von Carragee et al. (2000) infrage gestellt. Neben 72% diskographisch positiven HIZ bei symptomatischen Patienten fand er auch 69,2% diskographisch positive Segmente mit HIZ bei asymtomatischen Patienten (Carragee et al. 2000). Er stellte weiterhin eine Verstärkung des *memory pain* bei chronischen Schmerzpatienten, in sozialen Stresssituationen sowie bei psychosomatischen Störungen fest (Carragee 2001, Carragee et al. 2002, Carragee u. Hannibal 2004). Moneta et al. (1994) konnten in einer retrospektiven Arbeit die Korrelation zwischen positivem *memory pain* in der Diskographie und einem Radiärriss des Anulus im CT nachweisen. Die logische Konsequenz ist die Konzentration der Behandlung auf diskographisch positive Segmente. Colhoum et al. (1998) konnten in einer prospektiven Arbeit zeigen, dass bei Patienten mit positivem *memory pain* in 89% der Fälle gute Ergebnisse durch eine Wirbelsäulenoperation erreicht werden konnten, bei diskographisch negativen Segmenten lag die Erfolgsrate nur bei 52%.

Auch bei vorliegender HIZ kann eine negative Diskographie vorliegen, nämlich bei kompletter Anulusruptur (Typ-V-Degeneration). Es kommt zum Abfluss des Kontrastmittels, die im MRT dargestellte Bandscheibendegeneration ist dann diskographisch stumm (Sachs et al. 1987).

**Problematisch ist die Rate falsch positiver Diskographien. In einer Reihe von Arbeiten konnte an »rückengesunden Freiwilligen« eine schmerzhafte Injektion bei 20–30%, teilweise bis 70% der Probanden erzielt werden (Carragee et al. 2002).**

Die Häufigkeit positiver Diskographien ist bei chronischen Schmerzpatienten und psychosomatischen Störungen deutlich höher (Lam et al. 2000). Walsh et al. (1990) erfassten daher neben dem subjektiven Schmerzkriterium auch das Schmerzverhalten und schlussfolgerten eine Null-Prozent-Rate falsch positiver Diskographien.

Bei der Durchführung der Diskographie sind immer wieder erhebliche qualitative Unterschiede sichtbar. So gibt ein Teil der Patienten bereits bei Penetration des Längsbandes und äußeren hinteren Anulus mit der Diskographienadel einen heftigen Rückenschmerz an, für andere ist schon die Injektion von wenigen Millilitern Kontrastmittel mit heftigsten Rückenschmerzen verbunden. Auf der Grundlage dieser Beobachtungen haben wir die Kriterien für die Diskographie, z. T. angelehnt an bestehende Klassifikationen, in unserer Klinik festgeschrieben (Sachs et al. 1987).

In einer eigenen retrospektiven Untersuchung (Böhm et al. 2005) kamen wir zu dem Schluss, dass neben der Erfassung des *memory pain* (subjektives Kriterium) weitere objektive Kriterien zur Identifizierung einer diskogenen Schmerzursache wichtig sind:

**Kriterien zur Identifizierung einer diskogenen Schmerzursache**

**Subjektives Kriterium:**
- Erfassung des *memory pain*

**Objektive Kriterien:**
- Schmerzhaftigkeit bei der Punktion des Längsbandes und Anulus selbst
- Kontrastmittelmenge (< 1 ml)
- Erfassung der Schmerzintensität
- Erfassung der kompletten oder inkompletten Anulusruptur

Die ausschließliche Erfassung des *memory pain* war für die Diagnosestellung des diskogenen Schmerzes unzureichend. Unter Einbeziehung dieser Kriterien reduzierte sich die Anzahl der positiven Diskographien von 77,1% auf 54,1% (Böhm et al. 2005). Zu diesem Schluss kommen auch Guyer et al., die den *memory pain* und nicht die Kontrastmittelverteilung in den Mittelpunkt stellen und eine Sensitivität von 73% und eine Spezifität von 89% fanden (Philips et al. 2000).

## 5.3 Bedeutung der Wirbelgelenksbeteiligung an der Genese des Rückenschmerzes

### 5.3.1 Anatomische Verhältnisse

Jeder lumbale Wirbelkörper besteht aus dem Körper (Corpus), dem Bogen (Arcus), den oberen und unteren Gelenkfortsätzen (Procc. articulares superiores et inferiores), dem Dornfortsatz (Proc. spinosus) und Querfortsätzen (Procc. transversi) . Die Verbindung des Wirbelkörpers zum Wirbelbogen und zum Gelenkfortsatz erfolgt über den Pedikel (Pediculus arcus vertebrae). Die Bogenwurzeln sind plump, mit einer flachen Incisura superior und einer tiefen Incisura inferior. Die Lumbalwirbel sind über die Bandscheibe und die Gelenke miteinander verbunden. Die Wirbelkörper der Lendenwirbelkörper sind besonders mächtig und vorne höher als hinten. Die Ausrichtung der Gelenkfortsätze ist entscheidend für die Beanspruchung der Bogengelenke (Bertolinie 1987, Wittenberg u. Haaker 2001).

Die Wirbelgelenke selbst bestehen aus einem kleineren, eher frontal ausgerichteten sowie einem größeren sagittal eingestellten Anteil (Taylor u. Twomey 1986). Sato konnte zeigen, dass eine vorwiegend sagittale Ausrichtung der Gelenkflächen eher eine degenerative Listhese zur Folge hat (Sato et al. 1989). Eine seitendifferente Ausrichtung der Wirbelgelenke korreliert mit vermehrter Degeneration. Trotz überwiegend sagittaler Ausrichtung begrenzen bei intakter Bandscheibe unter physiologischen Lasten die Anulusfasern die Rotation stärker als die Wirbelgelenke (Krismer et al. 1997). Gerade im lumbalen Bereich weisen die Wirbelgelenke eine erhebliche Variationsbreite auf.

Die Gelenkflächen werden vom **Gelenkknorpel** überzogen, wobei die Stärke maximal 4 mm beträgt. Die Knorpelzellen sind, wie auch in anderen Gelenken, in eine Matrix aus Glykosaminoglykanen und Typ-II-Kollagenfasern eingebettet. Die Gelenke werden von einer Kapsel, die mit Synovia ausgekleidet ist, überzogen. Die Kapsel wird ventral vom Lig. flavum und dorsal von einem aus kollagenen Fasern bestehenden Ligament verstärkt. Zusätzliche Verstärkung erhält die Gelenkkapsel von einstrahlenden Faserzügen des M. multifidius. Zu den ligamentären Gelenkverbindungen gehören funktionell auch die Ligg. interspinalia, supraspinalia und intertransversaria (Louis 1984). Die Facettengelenke sind diarthrodiale Gelenke und ermöglichen Bewegungen in verschiedene Richtungen.

**Wichtig für die Kenntnis der Schmerzsyndrome der LWS sind die neuroanatomischen Strukturen. Die Innervation des vorderen Kompartiments erfolgt durch drei miteinander verbundene Nervengeflechte, dem ventralen, dorsalen und duralen Nervengeflecht.**

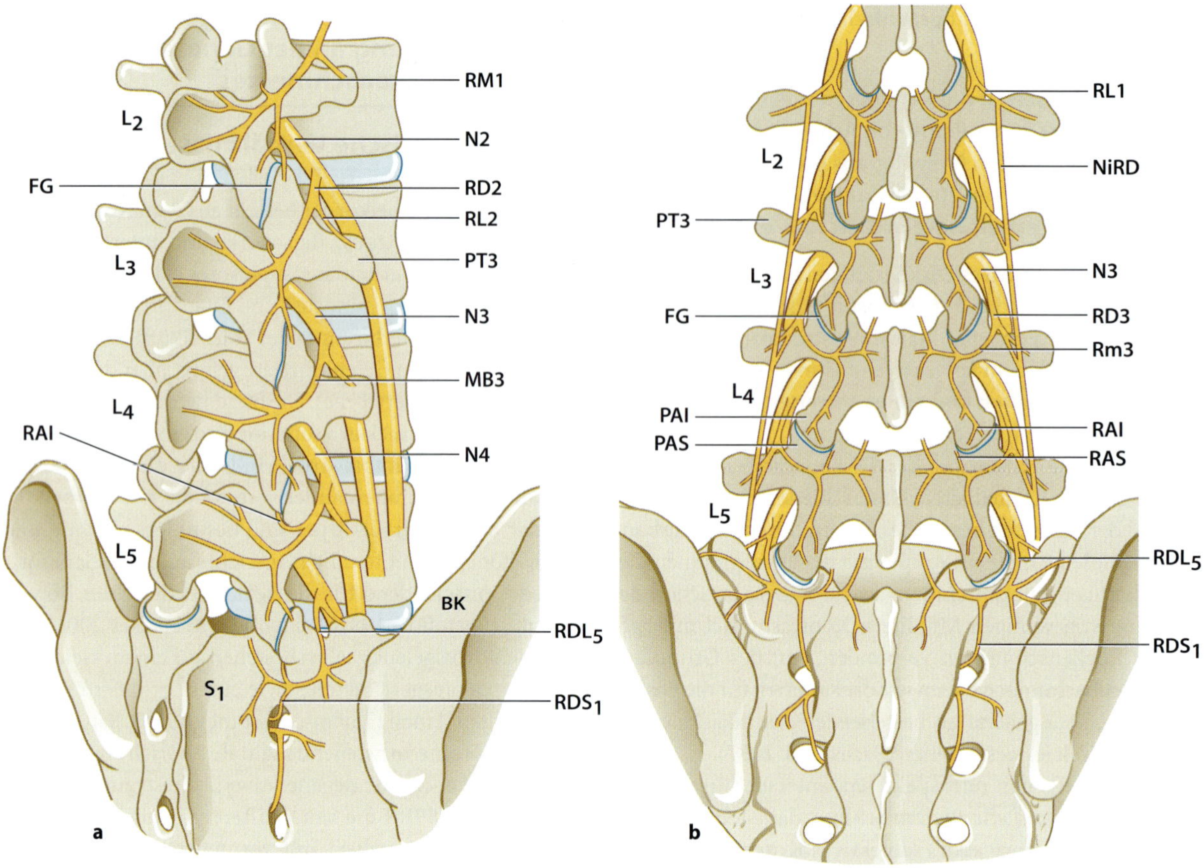


**Abb. 5.5 a, b** Nervenversorgung der lumbalen Facettengelenke. *RM* R. medialis, *N* Nervenwurzel, *PT* Proc. transversus, *FG* Facettengelenk, *BK* Beckenkamm, *RL* R. lateralis, *RD* R. dorsalis, *RAS* R. articularis superior, *RAI* R. articularis inferior, *NIRD* N. intermedius R. dorsalis, *PAS* Proc. articularis superior, *PAI* Proc. articularis inferior

Das ventrale Nervengeflecht wird aus den Fasern des bilateralen Grenzstranges und den Rr. communicantes, dem dorsalen Nervengeflecht und den kurzen und langen Sinuvertebralnerven (Rr. meningei) der Spinalnerven gebildet. Diese kommunizieren miteinander und kreuzen zur Gegenseite (Groen 1990). Das hintere Kompartiment wird von Ästen der Rr. dorsales der Spinalnerven versorgt. Diese wiederum kommunizieren über die Rr. communicantes mit den Nerven des ventralen Kompartiments. Die lumbalen Facettengelenke werden von medialen Ästen der Rr. dorsales der Spinalnerven versorgt, hier liegt jeweils eine Innervation aus 2 Segmenten vor (Bogduk u. Long 1979). Ob eine Innervation aus 3 Segmenten besteht, wird diskutiert (Paris 1983). Die Nervenversorgung der lumbalen Facettengelenke ist die Grundlage für die Facettendenervation (Bogduk 1983, Bogduk u. Long 1979, Abb. 5.5).

## 5.3.2 Facettensyndrom

Die grundsätzliche Beteiligung der Facetten in der Entstehung von Rückenschmerzen wird mit unterschiedlicher Häufigkeit angegeben. Richtig ist sicher, dass in vielen Fällen sowohl die Facettengelenke als auch die Bandscheiben Generator der beklagten Beschwerden sind und somit das Bewegungssegment als solches die Beschwerden hervorruft. Unstrittig ist aber die Tatsache, dass beim älteren Patienten die Dorsalverlagerung des Drehpunkts der Wirbelsäule zu einer zunehmenden Wirbelgelenksbelastung führt.

Das **Facettensyndrom** selbst wurde erstmals von Ghormley (1933) formuliert. Die Schmerzgenese wird sowohl entzündlichen Veränderungen, Instabiltäten des Bewegungssegments als auch der Entstehung von Arthrosen des Facettengelenks zugeschrieben (Giles u. Taylor 1982, Nachmeson 1985). Eine Besonderheit des Facettensyndroms bilden die Juxtafacettzysten, welche je nach Ausdehnung zusätzlich radikuläre Beschwerden auslösen können (Lyons et al. 2000). Das führende Symptom des Facettensyndroms sind aber sog. pseudoradikuläre Hüft- und Beinschmerzen, meist über die Oberschenkelaußenseite laufend, verbunden mit Rückenschmerzen, häufig mit Anlaufschmerzen.

Grundlage für die Diagnosestellung und eine mögliche Facettendenervation ist die diagnostische Facetteninfiltration, welche bildwandler-, sonographie-, computer- oder gar MRT-gestützt erfolgen kann (Grönemeyer u. Seibel 1989). Die Infiltration kann direkt in den unteren Anteil des Facettengelenks mit einem Volumen zwischen 1 ml und 5 ml erfolgen, wobei größere Volumina zur Kapselruptur führen und dann auch die Ausschaltung anderer schmerzauslösender Ursachen wahrscheinlich wird. Was die Rate und Dauer der Schmerzfreiheit nach Facetteninfiltration betrifft, so widersprechen sich die Studien erheblich. Während Lora und Mitarbeiter (Lora u. Long 1976) eine signifikant längere Schmerzfreiheit nach medikamentöser Facetteninjektion gegenüber einer Kochsalzlösung sahen, fanden Lilius et al. (1989) keinen Unterschied. Die sicherste Methode, den Behandlungserfolg der Facettendenervation zu prüfen, erfolgt über die selektive Blockade des R. medialis. Die Facetteninfiltration ist damit eine diagnostische **und** eine therapeutische Maßnahme (Dreyfuss et al. 1997, Schwarzer et al. 1994).

Auf der Grundlage dieser pathophysiologischen und pathomorphologischen Erkenntnisse wurden in den vergangenen Jahren **minimalinvasive Operationsmethoden** in die klinische Praxis eingeführt. Die Verfahren kommen als Bindeglied zwischen der konservativen Behandlung und den operativen Therapieverfahren in Betracht.

## 5.4 Literatur

Allan DB, Waddell G (1989) A historical perspective on low back pain and disability. Acta Orthop Scand Suppl. 234: 1–23

Aprill C, Bogduk N (1992) High-intensity zone: a diagnostic sign of painful lumbar disc on magnetic resonance imaging. Br J Radiol 65: 361–369

Baron R (2000a) Neuropathic pain. The long path from mechanisms to mechanism-based treatment. Anaesthesist 49: 373–386

Baron R (2000b) Neuropathische Schmerzen. Der lange Weg vom Mechanismus zur mechanismenorientierten Therapie. Clin J Pain 16: 12–20

Baron R (2004) Wie neuropathisch ist die Lumboischialgie? Orthopäde 33: 568–575

Bertolinie R (1987) Wirbelsäule. In: Bertolini R (Hrsg) Systematische Anatomie des Menschen, 3. Aufl. Verlag Volk und Gesundheit, Berlin

Bogduk N (1983) The innervation of the lumbar spine. Spine 8: 286–293

Bogduk N, Mc Guirk B (2002) Causes and sources of low back pain. In: Bogduk N, Mc Guirk B (eds) Medical management of acute and chronic low back pain. An evidence-based approach. Elsevier, Amsterdam, pp 115–125

Bogduk N, Long DM (1979) The anatomy of the so-called »articular nerves« and their relationship to facet denervation in the treatment of low-back pain. J Neurosurg 51: 172–177

Bogduk N, Tynan W, Wilson AS (1981) The nerve supply to the human intervertebral discs. J Anat 132: 39–56

Böhm B, Giesa M, Meinig H, Eckardt A, Schadmand-Fischer S, Heine J (2005) Correlation of high intensity zone and discography in lower back pain patients. Orthopäde 34: 1144–1149

Carragee EJ (2001) Psychological screening in the surgical treatment of lumbar disc herniation. Clin J Pain 17: 215–219

Carragee EJ, Hannibal M (2004) Diagnostic evaluation of low back pain. Orthop Clin North Am 35: 7–16

Carragee EJ, Paragioudakis SJ, Khurana S (2000) Lumbar high-intensity zone and discography in subjects without low back problems. Spine 25: 2987–2992

Carragee EJ, Alamin TF, Miller J, Grafe M (2002) Provocative discography in volunteer subjects with mild persistent low back pain. Spine J 2: 25–34

Colhoun E, McCall IW, Williams L, Cassar Pullicino VN (1998) Provocation discography as a guide to planning operations on the spine. J Bone Joint Surg Br 70: 267–271

Coppes NH, Marani E, Thomeer RT, Oudega M, Groen GJ (1990) Innervation of annulus fibrosis in low back pain. Lancet 336: 189–190

Dreyfuss P, Schwarzer AC, Lau P, Bogduk N (1997) Specificity of lumbar medial branch and L5 dorsal ramus blocks. A computed tomography study. Spine 22: 895–902

Eysel P, Zöllner J, Heine J (2000) Die künstliche Bandscheibe. Dt Ärztebl 46: 3092–3096

Faustmann PM (2004) Neuroanatomische Grundlagen des diskogenen Schmerzes. Z Orthop Grenzgeb 142: 706–708

Faustmann PM, Dermietzel R (2004) Orthopädie und Orthopädische Chirurgie. In: Krämer J (Hrsg) Funktionelle Anatomie und Biomechanik. Thieme, Stuttgart

Freemont AJ, Peacock TE, Goupille P, Hoyland JA, O'Brien J, Jayson MI (1997) Nerve ingrowth into diseased intervertebral disc in chronic back pain. Lancet 350: 178–181

Ghomerley RK (1933) Low back pain, with special reference to articular facets, with presentation of an operative procedure. JAMA 101: 1773–1777

Giles LG, Taylor JR (1982) Intra-articular synovial protrusions in the lower lumbar apophyseal joints. Bull Hosp Jt Dis Orthop Inst 42: 248–255

Gower WE, Pedrini V (1969) Age-related variations in protein polysaccharides from human nucleus pulposus, annulus fibrosus, and costal cartilage. J Bone Joint Surg Am 51: 1154–1162

Groen GJ, Baljet B, Drukker J (1990) Nerves and nerve plexuses of the human vertebral column. Am J Anat 188: 282–296

Grönemeyer DHW, Seibel RMM (1989) Interventionelle Computertomographie. Ueberreuther, Berlin

Kang JD, Georgescu HI, McIntyre-Larkin L, Stefanovic-Racic M, Evans CH (1995) Herniated cervical intervertebral discs spontaneously produce matrix metalloproteinases, nitric oxide, interleukin-6, and prostaglandin E2. Spine 20: 2373–2378

Kolditz D, Kramer J, Gowin R (1985) Water and electrolyte content of human intervertebral disks under varying load. Z Orthop Grenzgeb 123: 235–238

Kotilainen E, Alanen A, Erkintalo M, Valtonen S, Kormano M (2001) Association between decreased disc signal intensity in preoperative T2-weighted MRI and a 5-year outcome after lumbar minimally invasive discectomy. Minim Invasive Neurosurg 44: 31–36

Krämer J (1994) Bandscheibenbedingte Erkrankungen. Thieme, Stuttgart

Krismer M, Haid C, Rabl W (1996) The contribution of anulus fibers to torque resistance. Spine 21: 2551–2557

Krismer M, Haid C, Ogon M, Behensky H, Wimmer C (1997) Biomechanik der lumbalen Instabilität. Orthopäde 26: 516–520

Lam KS, Carlin D, Mulholland RC (2000) Lumbar disc high-intensity zone: the value and significance of provocative discography in the determination of the discogenic pain source. Eur Spine J 9: 36–41
Lilius G, Laasonen EM, Myllynen P, Harilainen A, Grönlund G (1989) Lumbar facet joint syndrome. A randomised clinical trial. J Bone Joint Surg Br. 71: 681–684
Lora J, Long DM (1976) So-called facet denervation in the management of intractable back pain. Spine 1: 121–126
Louis R (1984) Morphologie der Wirbelsäule. In: Louis R (Hrsg) Die Chirurgie der Wirbelsäule. Springer, Berlin Heidelberg New York Tokyo
Ludwig J, Kramer J (2002) Kreuzschmerz. Orthopäde 31: 337–341
Lyons MK, Atkinson JL, Wharen RE, Deen HG, Zimmerman RS, Lemens SM (2000) Surgical evaluation and management of lumbar synovial cysts: the Mayo Clinic experience. J Neurosurg. 93: 53–57
Mayer HM, List J, Korge A, Wiechert K (2003) Mikrochirurgie bei lumbaler Spinalkanalstenose. Orthopäde. 32: 889–895
Moneta GB, Videman T, Kaivanto K, Aprill C, Spivey M, Vanharanta H, Sachs BL et al (1994) Reported pain during lumbar discography as a function of anular ruptures and disc degeneration. A re-analysis of 833 discograms. Spine 19: 1968–1974
Mooney V, Robertson J (1976) The facet syndrome. Clin Orthop Relat Res 115: 149–156
Nachemson A (1985) Lumbar spine instability. A critical update and symposium summary. Spine 10: 290–291
Paris SV (1983) Anatomy as related to function and pain. Orthop Clin North Am. 14: 475–489
Phillips FM, Carlson GD, Bohlman HH, Hughes SS (2000) Results of surgery for spinal stenosis adjacent to previous lumbar fusion. J Spinal Disord 13: 432–437
Raspe H, Kohlmann T (1993) Rückenschmerzen – eine Epidemie unserer Tage? Dt Ärztebl 90: 2165–2172
Rauschning W (1993) Pathoanatomy of lumbar disc degeneration and stenosis. Acta Orthop Scand Suppl 251: 3–12
Ray CD (1992) The artificial disc. Introduction, history and socioeconomics. In: Weinstein JN (ed) Clinical efficacy and outcome in the diagnosis and treatment of low back pain. Raven Press, New York, pp 205–225
Rompe JD, Eysel P, Zollner J, Nafe B, Heine J (1999) Degenerative lumbar spinal stenosis. Long-term results after undercutting decompression compared with decompressive laminectomy alone or with instrumented fusion. Neurosurg Rev 22: 102–106
Rubenthaler F, Kramer J, Kleinert H (2005) Kreuzschmerzen. Z Orthop Grenzgeb 143: 67–76
Sachs BL, Vanharanta H, Spivey MA, Guyer RD, Videman T, Rashbaum RF, Johnson RG et al (1987) Dallas discogram description. A new classification of CT/discography in low-back disorders. Spine 12: 287–294
Sato K, Wakamatsu E, Yoshizumi A, Watanabe N, Irei O (1989) The configuration of the laminas and facet joints in degenerative spondylolisthesis. A clinicoradiologic study. Spine 14: 1265–1271
Schmid UD (2000) Microsurgery of lumbar disc prolapse. Superior results of microsurgery as compared to standard- and percutaneous procedures (review of literature). Nervenarzt 71: 265–274
Schwarzer AC, Aprill CN, Derby R, Fortin J, Kine G, Bogduk N (1994) The false-positive rate of uncontrolled diagnostic blocks of the lumbar zygapophysial joints. Pain 58: 195–200
Skouen JS, Larsen JL, Gjerde IO, Hegrestad SE, Vollset SE (1997) Cerebrospinal fluid protein concentrations in patients with sciatica caused by lumbar disc herniation: an investigation of biochemical, neurologic, and radiologic predictors of long-term outcome. J Spinal Disord 10: 505–511
Taylor JR, Twomey LT (1986) Age changes in lumbar zygapophyseal joints. Observations on structure and function. Spine 11: 739–745
Virri J, Sikk S, Gronblad M, Tolonen J, Seitsalo S, Kankare J, Karaharju EO (1994) Concomitant immunocytochemical study of macrophage cells and blood vessels in disc herniation tissue. Eur Spine J 3: 336–341
Waddell G, Burton AK (2001) Occupational health guidelines for the management of low back pain at work: evidence review. Occup Med 51: 124–135
Walsh TR, Weinstein JN, Spratt KF, Lehmann TR, Aprill C, Sayre H (1990) Lumbar discography in normal subjects. A controlled, prospective study. J Bone Joint Surg Am. 72: 1081–1088
Wilke H, Neef P, Hinz B, Seidel H, Claes L (2001) Intradiscal pressure together with anthropometric data – a data set for the validation of models. Clin Biomech 16: 111–126
Wittenberg RH, Haaker R (2001) Biomechanik und Biostatistik. In: Strempel A v (Hrsg) Die Wirbelsäule. Thieme, Stuttgart, S 16–37

# Injektionsverfahren an der Lendenwirbelsäule

*Andreas Lange und Anke Eckardt*

## 5.5 Einführung

Durch die Entwicklung der **Lokalanästhetika** (LA) mit ersten klinischen Anwendungen gegen Ende des 19. Jahrhunderts ergaben sich vielfältige Indikationen in der Schmerztherapie. Die erste Leitungsanästhesie wurde 1884 mit Kokain durchgeführt, die erste Spinalanästhesie 1898 durch August Bier (Bier 1899). Nach der ersten epiduralen Anwendung von Kokain 1885 (Corning 1885) wurde diese Methode nach erstmaliger Verwendung des sakralen Zugangs 1901 (Cathelin, Sicard) klinisch erfolgreich eingesetzt.

Inzwischen sind Lokalanästhetika als therapeutische Lokalanästhesie (TLA) ein fester Bestandteil der orthopädischen Schmerztherapie. Sie werden bei **wirbelsäulenfernen Injektionen** benutzt. Hierzu zählen z. B. die Neuraltherapie nach Hunecke, Injektionen an Triggerpunkte, in paraspinale Muskeln und Sehnenansätze, oberflächliche Quaddelungen sowie die Prolotherapie. Die Anwendung bei **wirbelsäulennahen Injektionen** umfasst die epidurale und perineurale Injektion sowie die Facetten- und ISG-Infiltration bzw. -Injektion.

Durch die Anwendung der LA werden sensibilisierte (hyperergе) Nervenfasern blockiert. Dies bewirkt eine Schmerzreduktion, eine Verbesserung der Durchblutung sowie eine Abnahme der Nervenerregbarkeit. Bereits Mandl (1947) erkannte, dass paravertebrale Novocain-Injektionen längere schmerzlindernde Effekte als die primäre lokalanästhetische Wirkung haben. Reischauer (1953) behandelte das Wurzelreizsyndrom mit großvolumigen

LA-Gaben an gereizte Spinalnerven und Nervenwurzeln, um eine Desensibilisierung der übererregbaren Nerven mit Heraufsetzen der Reizschwelle und dadurch bedingte Schmerzlinderung zu erreichen. Mittlerweile sind diese physiologischen Wirkungen der LA durch weitere Untersuchungen belegt (Yabuki et al. 1998, Onda et al. 2001). Die TLA erfolgt niedrigdosiert, da die dünneren sensiblen Schmerzfasern (Aδ- und C-Fasern) dadurch ausreichend blockiert werden und die Erregbarkeit der dickeren motorischen Fasern überwiegend erhalten bleibt.

Die **desensibilisierende Wirkung der LA** lässt sich z. T. durch den Einfluss auf die »**neurogene Entzündung**« erklären. Durch verminderte Erregbarkeit von Nervenendigungen kommt es zu einer verminderten Ausschüttung von Neuropeptiden (Substanz P, *calcitonin gene related peptide* CGRP), die den Entzündungsprozess im Sinne eines Circulus vitiosus über Aktivierung von Entzündungszellen mit verstärkter Prostaglandin- und Zytokinbildung unterhalten (Zimmermann 2004). Außerdem wurden **direkt antiinflammatorische Effekte von LA** (Cassuto et al. 2006, Hollmann u. Durieux 2000, Rimbäck et al. 1988) durch eine verminderte Superoxidfreisetzung aus neutrophilen Granulozyten (Ohsaka et al. 1994), eine antiproliferative Wirkung (Martinsson et al. 1993) sowie die Blockade der Leukotrien- und Interleukinfreisetzung (Sinclair et al. 1993) beschrieben.

Um eine länger anhaltende Wirkung mit einer Desensibilisierung zu erzielen, müssen die Infiltrationen in der Regel mehrfach wiederholt werden (Reischauer 1953, Krämer 1986). Als Folge zeigen die primär betroffenen sensorischen (aber auch motorischen) Fasern eine verminderte Frequenz und Intensität der Erregung. Somit kann der Chronifizierung von Schmerzen (Zimmermann 2004, Krämer 2002, Zieglgänsberger u. Tölle 1993) entgegengewirkt werden. Aus diesem Grund sollte die TLA frühzeitig bei Versagen der konservativen Therapie eingesetzt werden. Um den Erfolg der TLA zu stabilisieren und langfristig zu sichern, ist eine sofortige begleitende kausale krankengymnastische Therapie wichtig (Kinard 1996, Krämer 1996).

Die Schmerztherapie bei Wirbelsäulenerkrankungen wird von zwei Schmerzarten (*mixed pain*, Baron u. Binder 2004, Junker 2004) bestimmt, zum einen vom **pathologischen Nozizeptorschmerz** durch inflammatorisch gereiztes Gewebe, zum anderen vom **neuropathischen Schmerz** durch mechanisch und sekundär inflammatorisch gereizte Nervenfasern (Baron u. Binder 2004). Bei beiden Prozessen können **Kortikoide** antiphlogistisch, u. a. durch Hemmung der Phospholipase A2 mit Reduktion der Prostaglandinsynthese (Zimmermann 2004), eingreifen und zur Schmerzlinderung führen. Möglicherweise haben Kortikoide zudem eine direkte lokalanästhetische Wirkung (Johansson et al. 1990). Aus diesen Gründen werden sie oft bei der TLA zusätzlich eingesetzt (**TLAS**). Bei Kontraindikation für LA können Kochsalz-Kortikoid-Injektionen (**TLS**) oder nur Kochsalzlösungen verwendet werden.

Vor einer **therapeutischen lokalen Injektion (TLI)** wird oft eine **diagnostische lokale Injektion (DLI)** zur Lokalisation des Schmerzgenerators durchgeführt. Diese kann als diagnostischer Provokationstest mit Kochsalzlösung sowie Kontrastmittel (KM) oder als diagnostische Lokalanästhesie **(DLA)** erfolgen. Dabei sollten kleine Volumina (in der Regel maximal 1 ml LA) verwendet werden, damit sich das LA nicht in die angrenzenden Segmente verteilt, um eine möglichst präzise segmentbezogene Aussage zu erhalten (► 5.8.2, Ramus-medialis-Blockade; selektive Nervenblockade SNB). Außerdem sollten vor diagnostischen Blockaden Schmerzmittel abgesetzt bzw. möglichst reduziert werden, um das Ergebnis nicht zu beeinflussen.

**Therapeutische lokale Injektionen (TLI)**

- **TLA:** Therapeutische Lokalanästhesie
- **TLAS:** TLA mit Steroiden
- **TLS:** Therapeutische lokale Steroide

**Diagnostische Lokale Injektion (DLI)**

- Diagnostische Lokalanästhesie (**DLA**)
- Lokale Schmerzprovokation (0,9% NaCl; Kontrastmittel)

Die Infiltrationstherapie an der Wirbelsäule hat verschiedene Ansatzpunkte (▣ Tab. 5.1). Die **wirbelsäulenfernen Injektionstechniken** zur Behandlung des chronischen Rückenschmerzes sind nicht evidenzbasiert (Dagenais et al. 2007, 2008, Staal et al. 2008, 2009). Sie können je nach Erfahrung des behandelnden Arztes auch frühzeitig als adjuvante Therapie im Rahmen einer multimodalen Schmerztherapie eingesetzt werden. Da bei korrekt durchgeführten oberflächlichen Injektionen der Epiduralraum und die foraminoartikuläre Region nicht erreicht werden und somit nicht mit einer Periduralanästhesie, Spinalanästhesie oder folgenreichen Gefäß- bzw. Nervenverletzung zu rechnen ist, können diese Verfahren problemlos ambulant ohne besondere Überwachung durchgeführt werden.

Im Mittelpunkt dieses Kapitels stehen die **wirbelsäulennahen minimalinvasiven Injektionsverfahren** (▣ Abb. 5.6), bei denen häufig neben dem Lokalanästhetikum ein **Kortikoid** eingesetzt wird. In erster Linie wird Triamcinolon in Form des Depotpräparats Triamcinolonacetonid als Kristallsuspension (10–80 mg je nach Indikation) verwendet. Die Freisetzung in das Gewebe erfolgt über ca. 2 Wo-

**Tab. 5.1** Einsatzmöglichkeiten der TLI im Bereich der Lendenwirbelsäule

| | | |
|---|---|---|
| **Wirbelsäulenfern** (Syn.: segmentfern) | Haut | Oberflächliche Quaddelung |
| | Muskulatur | Intramuskuläre Infiltration<br>Triggerpunktinfiltration |
| | Ligamente | Infiltration bei Enthesopathien<br>Prolotherapie |
| **Wirbelsäulennah** (Syn.: segmentnah) | Facettengelenk | Facettengelenksinjektion/-infiltration<br>Blockade des R. medialis des R. dorsalis |
| | ISG | Ligamentäre Infiltration/ISG-Injektion |
| | Foraminoartikuläre Region | Diagnostische »Wurzelblockade« (SNB)<br>Transforaminale epidurale Steroidinfiltration (TFESI)<br>Lumbale Spinalnervenanalgesie (LSPA) |
| | Spinalkanal | Interlaminäre epidurale Steroidinjektion (ILESI)<br>Kaudale epidurale Steroidinjektion (CESI)<br>Perkutane epidurale Neuroplastie (Racz-Katheter) |

*TLI* therapeutische lokale Injektion, *ISG* Iliosakralgelenk, *SNB* selektive Nervenblockade.

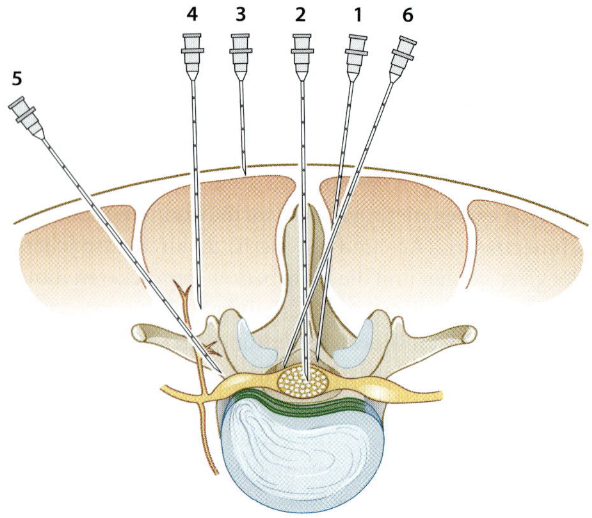


1 **dorsale-epidurale Injektion (z.B. ILESI)**
2 **intrathekale Injektion (Spinalanästhesie)**
3 **subkutane Injektion (Quaddeln)**
4 **Facettengelenksinjektion/-infiltration**
5 **Infiltration der foraminoartikulären Region (z.B. LSPA, TFESI, SNB)**
6 **epidurale-perineurale Injektion (Krämer 1996)**

**Abb. 5.6** Schematische Darstellung der häufigsten Infiltrationstechniken an der LWS. (Mod. nach Wottke 2004)

chen, womit eine längere Gewebeverweildauer als bei den alternativ anwendbaren wasserlöslichen Dexamethason-Präparaten besteht. Die Kontraindikationen für die Anwendung von Kortikoiden und Lokalanästhetika sind zu beachten. Die pharmakologischen Unterschiede einiger Kortikoidpräparate sind Tab. 5.2 zu entnehmen.

Zur TLA werden in der Regel LA vom Amid-Typ verwendet (Tab. 5.3). Üblicherweise werden Konzentrationen zwischen 0,25% und 0,5% (Lidocain bis 1%) benutzt, um die gewünschte analgetische desensibilisierende Wirkung unter Erhalt der Motorik zu erreichen.

**Tab. 5.2** Pharmakologische Daten einiger Kortikoide

| Kortikoid | Handelsname | Relative antiphlogistische Wirkung | Eliminations-HWZ (h) | Biologische Wirkdauer (h) |
|---|---|---|---|---|
| Kortison | Cortison Ciba | 0,8 | 1,5–3,0 | 8–12 |
| Hydrokortison (Kortisol) | Hydrokortison | 1,0 | 0,5 | 8–36 |
| Prednison | Decortin | 4 | 3–4 | 18–36 |
| Prednisolon | Decortin H, SDH | 4 | 2–4 | 12–36 |
| Methylprednisolon | Urbason | 5 | 2–4 | 12–36 |
| Triamcinolon | Triamhexal, Volon A | 5 | 3,5 | 12–36 |
| Dexamethason | Fortecortin | 25–26,7 | 3,5–5,0 | 36–54 |
| Betamethason | Betnesol | 25–33,3 | 5,0 | 36–54 |

*HWZ* Halbwertszeit.

**Tab. 5.3** Übersicht über die häufigsten verwendeten Lokalanästhetika (Zink u. Graf 2003, Zimmer et al. 2007)

| Wirkstoff | Handelsname | Analgetische Potenz | Wirkbeginn | Wirkdauer | Besonderheit |
|---|---|---|---|---|---|
| Lidocain | Xylocain | Mittel | Schnell | Mittel | Erprobtes Lokalanästhetikum, höchste Neurotoxizität (nur Lösungen < 2% verwenden) |
| Mepivacain | Scandicain | Mittel | Schnell | Mittel | Profil ähnlich wie Lidocain |
| Bupivacain | Carbostesin, Bucain | Hoch | Langsam | Lang | Erprobtes Langzeit-Lokalanästhetikum, sehr lipophil, höchste Kardiotoxizität (größere Dosen vermeiden) und hohe Neurotoxizität |
| Ropivacain | Naropin | Hoch | Mittel bis schnell | Lang | Bei niedriger Dosierung (2 mg/ml = 0,2%) günstiges Verhältnis von sensorischer zu motorischer Blockade, niedrigeres zentralnervös-toxisches Potenzial als Bupivacain |

## 5.6 Grundsätze der Injektionstherapie an der LWS

Die wirbelsäulennahe Injektionstherapie sollte **erst bei erfolgloser nichtinvasiver Therapie** (allgemeine Schmerztherapie, Krankengymnastik, physikalische Therapie etc.) zum Einsatz kommen. Allerdings muss die Gefahr der Schmerzchronifizierung (Gerdesmeyer et al. 2005, Zimmermann 2004, Zieglgänsberger u. Tölle 1993) beachtet werden. Da sich jedoch ein großer Anteil der akuten bandscheibenbedingten Schmerzen sowie Lumbalsyndrome innerhalb von Wochen spontan bzw. unter konservativer Therapie deutlich zurückbildet (Krämer 1986, 2006, Hakelius 1970), sehen wir den Zeitpunkt für eine Injektionsbehandlung bei etwa 4–6 Wochen Symptomdauer. Art und Ursache der Beschwerden, die persönliche Lebenssituation (z. B. Arbeitsfähigkeit) und der Wunsch des Patienten beeinflussen die Indikationsstellung im erheblichen Maße. **Kontraindikationen** (insbesondere bei epiduralen Injektionen) sind sorgfältig auszuschließen.

**Kontraindikationen für eine Injektionstherapie an der LWS**

- Medikamentenunverträglichkeiten bzw. -allergien
- Lokale Wundheilungsstörungen
- Lokale oder systemische Infekte
- Erkrankungen des ZNS
- Schwere Herz-Kreislauf-Erkrankungen
- Gerinnungsstörungen

Außerdem muss bei Anwendung von epiduralen Techniken die **Notfallversorgung** bis hin zum ACLS (*advanced cardiac life support*) zur Behandlung von sehr seltenen, aber möglichen schwerwiegenden Komplikationen gewährleistet sein (Tab. 5.4).

Bezüglich der präinterventionellen Einnahme von antithrombotisch wirksamen Medikamenten (Marcumar, niedermolekulares Heparin NMH, Thrombozytenaggregationshemmer etc.) ist streng nach der aktuellen DGAI-Leitlinie »Rückenmarksnahe Regionalanästhesien und Thromboembolieprophylaxe/antithrombotische Medikation« (Gogarten et al. 2007) oder nachfolgenden Aktualisierungen zu verfahren.

Vor der Durchführung wirbelsäulennaher Injektionen muss eine aktuelle Labordiagnostik (Gerinnungs- und Entzündungswerte) vorliegen. Der Quick/INR und die Thrombozytenzahlen sollten Werte von 70%/1,2 bzw. 100.000/µl nicht unterschreiten. Außerdem sollte eine konventionelle Röntgendiagnostik sowie, zumindest bei perineuralen/epiduralen Injektionen, ein aktuelles MRT (3–6 Monate alt) vorhanden sein.

Liegen keine Kontraindikationen (Tab. 5.4) vor bzw. sind diese behoben, ist der Patient in einem **Aufklärungsgespräch** mit schriftlicher Einwilligung über den Eingriff und seine Risiken (► 5.10) sowie über Alternativen zu informieren. Bei elektiver Behandlung, v. a. bei geplanten perineuralen und epiduralen Injektionen, muss dies 24 h vor dem Eingriff geschehen.

**Um das Blutungsrisiko zu vermindern, sind präinterventionell hyperämisierende Maßnahmen (z. B. Fango) zu vermeiden.**

**Bei relativ absehbarer Operationsindikation ist die lokale epidurale (und auch systemische) Anwendung von Kortikoiden hinsichtlich möglicher Nebenwirkungen kritisch zu überprüfen.**

**Tab. 5.4** Kontraindikationen bei wirbelsäulennaher TLAS (Bromage 1978b, Bogduk 1994, Gogarten et al. 2007)

| Ursache | Kontraindikation | Maßnahme |
|---|---|---|
| Medikamente | Allergie gegen Lokalanästhetika bzw. verwendete Medikamente<br>Kontraindikation gegen Medikamente | Injektion ohne LA (TLS) bzw. ohne Kortikoid (TLA) durchführen; anstelle von konventionellen KM kann Gadolinum verwendet werden |
| Immunsuppression | Aktuelle Chemotherapie, Leukopenie | Ende der Chemotherapie und Verbesserung der Leukozytenzahlen abwarten; Indikation: lokaler Infekt (s. unten) |
| Infektionen | Wundheilungsstörung | Wundheilungsstörung behandeln |
| | Systemische Infekte, Fieber | Infektion behandeln |
| | Lokaler Infekt (z. B. Spondylitis, epiduraler Abszess, Haut-/Weichteilinfekt) | Infektion behandeln. Später, je nach Befund, Injektion nur im Einzelfall bei strenger Indikationsstellung und entsprechender Patientenaufklärung durchführen; ggf. prophylaktische Antibiose |
| ZNS | Epilepsie, RM-Erkrankungen | Je nach Befund und strenger Indikationsstellung Injektion ohne LA (TLS) durchführen |
| Herz-Kreislauf | Schwere HRST (z. B. Bradykardien)<br>Überleitungsstörungen (z. B. AV-Block)<br>Dekompensierte Herzinsuffizienz<br>Nichtbehandelte Hypovolämie | Behandlung der Grunderkrankung; anschließend strenge Indikationsstellung; ggf. Injektion ohne LA (TLS) durchführen |
| Gerinnung | Blutgerinnungsstörung:<br>Thrombozyten: < 100000/µl<br>Quick < 70%, INR > 1,2<br>PTT > 40 s | Abklärung und ggf. Therapie der Gerinnungsstörung |
| | Antikoagulation (Marcumar, NMH, ASS etc.) | Antikoagulanzien frühzeitig absetzen, Umstellung auf NMH (s. aktuelle DGAI-Richtlinien, Gogarten et al. 2007) |
| Überwachung | Überwachung mit Monitoring sowie ACLS nicht möglich | Bei epiduralen Injektionen müssen die apparative Ausstattung sowie Fähigkeiten zur Überwachung und zum ACLS zwingend vorhanden sein |
| Röntgen | Schwangerschaft | Injektion nicht durchführen oder, falls möglich, ohne BV |
| Anatomie | Postoperative Zustände mit erheblich veränderter Anatomie<br>Anatomische Abnormalität des Sakrums oder der LWS (z. B. ausgeprägte Skoliose, Spina bifida (Bogduk 1994, Singh u. Manchikanti 2002)<br>Spinale durale arteriovenöse Fisteln (SDAVF) | Injektion nicht durchführen (SDAVF sind **absolute Kontraindikationen**) oder alternative Zugänge benutzen (s. unten) |

*TLAS* therapeutische Lokalanästhesie mit Steroiden, *KM* Kontrastmittel, *RM* Rückenmark, *HRST* Herzrhythmusstörungen, *PTT* partielle Thromboplastinzeit, *ASS* Azetylsalizylsäure, *NMH* niedermolekulares Heparin, *BV* Bildverstärker.

## 5.7 Vorbereitung zur Infiltration

Prinzipiell ist bei der Injektionstherapie an der LWS auf eine **entlordosierende Lagerung** zu achten:

- **Sitzen** (mit hohem Fußbänkchen): Knie höher als das Becken (Reklination des Beckens), Oberkörper leicht nach vorne geneigt (z. B. Katzenbuckel), Schultern hängen lassen, Unterarme liegen auf den Oberschenkeln auf, v. a. bei adipösen Patienten einfacher.
- **Bauchlage:** Unterstützung des proximalen Beckens und Bauchs mit einem Polster (Kissen).
- **Seitlage:** z. B. Katzenbuckel, Knie angewinkelt zum Kopf ziehen, geringere Kollapsgefahr, angenehmer für Patienten, technisch etwas schwieriger.

Bei **epiduralen Injektionen** ist ein i.v.-Zugang obligat. Bei Anwendung von LA kann präinterventionell zur Prophylaxe einer möglichen Sympathikolyse eine Hämodilution mit Plasmaexpander durchgeführt werden. Außerdem sollten ein Monitoring der Vitalparameter (Blutdruck, Herzfrequenz, $O_2$-Sättigung), eine ACLS-Bereitschaft und eine postinterventionelle Überwachung verfügbar sein (Bogduk 1994).

Die Injektion sollte gemäß der regelmäßig aktualisierten DGOOC-Leitlinie »Intraartikuläre Injektionen und Punktionen« (aktuell: Stand 06/2008, Bernau et al. 2008) durchgeführt werden. Bei mehrtägigen Injektionstherapien ist die engmaschige Kontrolle der Entzündungswerte erforderlich. **Vasokonstriktoren** sind prinzipiell **nicht indiziert** (Grifka et al. 1999).

Die Anwendung von Röntgenstrahlung muss soweit wie möglich reduziert werden. Sie ist aber je nach Injektionstechnik und Erfahrung des Behandlers notwendig. Die Anwendung dient der technisch einwandfreien Durchführung der Injektion und der Minimierung der Risiken (wie z. B. intravasale oder intrathekale Injektion). Der Bildverstärker (BV) befindet sich bei **a.-p.- und Schrägaufnahmen** oberhalb, die Röntgenröhre unterhalb des Patienten. Bei **lateralen Aufnahmen** sollte der Untersucher auf der Seite des BV stehen. Dadurch wird der Untersucher weniger durch die röntgenröhrenseitige höhere Streustrahlung belastet.

## 5.8 Peri-/intraartikuläre Infiltrationen

### 5.8.1 Facetteninfiltration/Facettengelenksinjektion

#### Prinzip

Temporäre Ausschaltung der Nozizeption durch Verabreichen von LA (und ggf. Kortikoiden) in die Gelenkkapsel **(Injektion)** oder um die Gelenkkapsel **(Infiltration)** der kleinen Wirbelgelenke (Abb. 5.6).

#### Indikation

- Therapeutisch: Facettensyndrom, pseudoradikuläre Syndrome, hyperlordosebedingte Lumbalgie.
- Diagnostisch: Ermittlung der Schmerzursache (Schmerzgenerator)

#### Technik

##### Facetteninfiltration/Facettengelenksinjektion ohne BV

Bauchlage oder sitzend.

**Facetten LWK1/2 bis LWK4/5:** Diese werden über eine ca. 2 cm paraspinal liegende Einstichstelle auf interspinöser Höhe erreicht. Dabei wird die Nadel (20–22 G, ca. 8–10 cm lang) senkrecht bis zum Knochenkontakt vorgeschoben. Nach unauffälliger Aspiration werden 1,0 ml bis maximal 1,5 ml LA-Kortikoid-Gemisch (ca. 5–10 mg pro Facette) injiziert. Perikapsulär kann zusätzlich infiltriert werden.

**Facette LWK5/SWK1:** Ermitteln der Verbindungslinie zwischen den Spinae iliacae posteriores superiores (SIPS). Diese sollte etwas unterhalb des Proc. spinosus von LWK5 liegen. Auf der SIPS-Verbindungslinie werden die Hauteinstichstellen 2 cm paraspinal bestimmt. Senkrechtes Einstechen bis zum Knochenkontakt und Injektion wie oben beschrieben.

#### Technische Hinweise

- Bei **therapeutischer Indikation** oft gleichzeitige bilaterale Injektion der unteren 2–3 Segmente (Grifka et al. 1999), bei **diagnostischer Fragestellung** nur ein Gelenk mit wenig Volumen (max. 0,5–1,0 ml).
- Eine **intrakapsuläre Injektion** gelingt nicht immer. Oft reicht es aus, die reichhaltig mit Nozizeptoren versehene Gelenkkapsel von außen (**periartikuläre bzw. perikapsuläre Infiltration**) zu erreichen. Eine tiefe intraartikuläre Injektion ist ohnehin wegen möglicher Knorpelschäden zu vermeiden (Jerosch u. Heisel 2006, Fenton u. Czervionke 2003). Ob intrakapsuläre Injektionen der perikapsulären Applikation überlegen sind, wird kontrovers beurteilt (Lynch u. Taylor 1986, Krämer 2006).
- Das Fassungsvermögen der Wirbelgelenkkapseln wird mit 1,0 ml bis max. 2,0 ml angegeben (Windsor et al. 2003, Fenton u. Czervionke 2003, Jerosch u. Heisel 2006). Größere Volumina können zur **Kapselruptur** führen. Bei der therapeutischen perikapsulären Infiltration können Volumina bis zu 5 ml verwendet werden.
- Beim Einstich in die Gelenkkapsel können Schmerzen (*memory pain*) auftreten. Der Schmerzcharakter und die ggf. vorhandene Ausstrahlung sollten dokumentiert werden.
- Postinterventionell kann es zur **vorübergehenden Schmerzverstärkung** (2% der Fälle) kommen (Windsor et al. 2003).
- Eine **intrathekale Injektion** durch Nadelfehllage oder abnormale Verbindung zwischen Facettengelenk und Durasack ist möglich.
- Facetteninfiltrationen können bei therapeutischer, besonders bei diagnostischer Zielsetzung unter **Verwendung bildgebender Verfahren** (Sonographie, C-Bogen, MRT und CT) durchgeführt werden (Grifka et al. 1995, Jerosch u. Heisel 2006).

##### Facetteninfiltration/Facettengelenksinjektion mit BV (Fenton u. Czervionke 2003, Hong Wang et al. 2006)

Bauchlage, a.-p.-Projektion mit parallelen Endplatten der Wirbelkörper im Zielsegment. Rotation des deckenwärtsgerichteten Bildwandlers (BV) auf die Seite der Injektion. Einstellen des dorsalen Gelenkspalts bei ca. 10–45° Rotation (je nach anatomischer Ausrichtung der Facette, segment- und patientenabhängig).

Da die Facetten häufig gebogen sind (Konkavität nach medial), bildet sich während der Rotation zunächst der

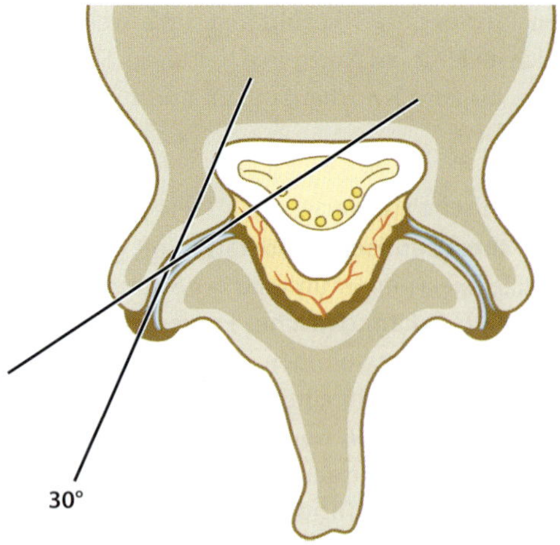


■ **Abb. 5.7** In der Schrägprojektion wird bei konkaven Facettengelenken zuerst der posteriore Gelenkspalt (z. B. untere LWS ca. 30° schräg) sichtbar

posteriore Gelenkspalt ab, bei weiterer Rotation der mittlere und später der anteriore Anteil. Entscheidend für die Injektion ist der sich zuerst röntgenologisch »öffnende« posteriore Gelenkspalt (■ Abb. 5.7). Die Ausrichtung der Facettengelenke unterliegt einer erheblichen Varianz (Bogduk 2005).

Auf Höhe der **Facetten LWK1/2 und LWK2/3** wird der dorsale Anteil des Gelenks schon bei 10–20° Schrägprojektion (Rotation) sichtbar.

Die kaudalen **Facetten LWK3/4, LWK4/5 und LWK5/SWK1** öffnen sich erst bei 20–40°. Zusätzlich sollte der BV in den beiden unteren Segmenten leicht nach kranial (ca. 10°) geschwenkt werden. Dies wird in der Regel bei Beachtung der Endplattenparallelität im Zielsegment erreicht.

Ziel ist es, mit der Nadelspitze den größeren unteren Rezessus der dorsalen Gelenkkapsel zu erreichen. Dieser befindet sich in der Schrägprojektion inferiolateral des Proc. articularis inferior knapp über dem »Nacken« des *Scotty dog* (■ Abb. 5.8).

Subkutane LA-Quaddel und Stichkanalanästhesie, Einstechen der ca. 8–10 cm langen 22-G-Spinalnadel in Projektion auf den oben beschriebenen Punkt und Vorschieben der Nadel im »Tunnelblick« (nur als Punkt erkennbar) bis zum inferioren Gelenkanteil. Manchmal ist die Gelenkkapsel als erhöhter Widerstand spürbar. Fakultativ kann zur Lagekontrolle eine Arthrographie mit 0,2–0,3 ml KM durchgeführt werden, anschließend Injektion von 1,0 ml des Kortikoid-LA-Gemischs (z. B. 10 mg Triamcinolon; Pauza 2004, Huston et al. 2008). Eine zusätzliche perikapsuläre Infiltration von weiteren 0,5–1,0 ml kann bei therapeutischen Injektionen durchgeführt werden.

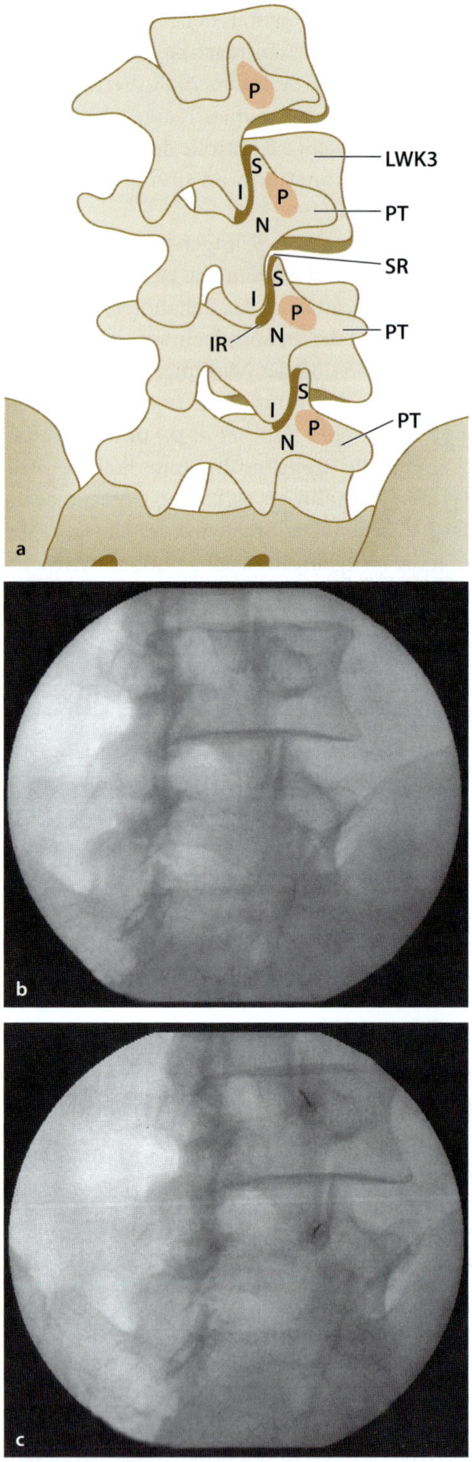


■ **Abb. 5.8 a, b** Zielpunkt der intrakapsulären Injektion ist der untere Rezessus der dorsalen Gelenkkapsel (Fenton u. Czervionke 2003). *S* PAS (Proc. articularis superior), *P* Pedikel, *PT* Proc. transversus, *N* Nacken/Hals, *IR* inferiorer Rezessus, *SR* superiorer Rezessus, *I* PAI (Proc. articularis inferior). **c** Facettengelenksinjektion LWK3/4 und LWK4/5 *rechts* im Bereich des unteren Rezessus

- **Technische Hinweise**
  - s. oben, Facetteninfiltration/Facettengelenksinjektion ohne BV
  - Als **diagnostischer Block** wird die intrakapsuläre LA-Injektion mit max. 0,5 ml durchgeführt (Huston et al. 2008, Fenton u. Czervionke 2003, Pauza 2004), um eine ergebnisverfälschende Kapselruptur sicher zu vermeiden.

**Ergebnisse nach intraartikulärer Facettengelenks-injektion**

- Insgesamt sind wenige valide Daten zur Wirksamkeit von intraartikulären Facettengelenksinjektionen verfügbar!
- Datta et al. (2009): Aufgrund der unzureichenden Daten ohne valide Studien (Ausschluss von 5 randomisierten und 15 beobachtenden Studien) über **therapeutische Facettengelenksinjektionen** wird die **Wirksamkeit mit eingeschränkt bzw. limitiert** (Level III) **bewertet**
- Boswell et al. (2007): Systematische Literaturbewertung (2 Studien, 161 Patienten), **moderater Beweis für Kurz-** (< 6 Wochen) **und Langzeitwirkung** (> 6 Wochen) **für therapeutische Facettengelenksinjektionen**

## 5.8.2 Blockade des lumbalen Ramus medialis

Syn.: *lumbar medial branch block* (LMBB)

- **Prinzip**

Selektive Blockade des R. medialis des R. dorsalis nervi spinalis, der den dorsalen Anteil des Wirbelgelenks innerviert. Dabei ist die vertikale Innervation zu berücksichtigen, d. h., vom R. medialis ziehen Äste zu demselben und zum nächsttieferen Segment. Um z. B. die Facette LWK4/5 selektiv auszuschalten, muss der R. medialis des Segments LWK4/5 (Wurzel $L_4$: versorgt Facettengelenk von distal) und des Segments LWK3/4 (Wurzel $L_3$: versorgt Facettengelenk von proximal) blockiert werden (Jerosch u. Heisel 2006, Bogduk 2004; Dreyfuss et al. 1997, Bogduk et al. 1982).

- **Indikation**

► 5.8.1 (Facetteninfiltration/Facettengelenksinjektion, v. a. vor geplanter Facettendenervation).

- **Technik**

**▪▪ Ramus-medialis-Blockade $L_1$–$L_4$**

Bauchlage. Rotation des BV zur ipsilateralen Seite (ca. 20°), bis sich der *Scotty dog* zeigt. Dabei sollte die laterale Kante des Proc. articularis superior (PAS) scharf abgrenzbar sein.

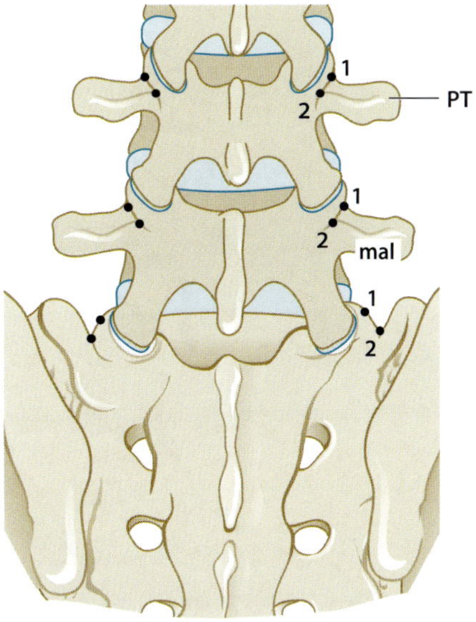


**Abb. 5.9** Dorsale Ansicht der lumbalen Wirbelsäule mit schematischer Darstellung des oberen (*1*) und unteren Zielpunkts (*2*) für den R. medialis von $L_3$ und $L_4$ sowie den R. dorsalis für $L_5$. *PT* Proc. transversus, *mal* mamilloakzessorisches Ligament

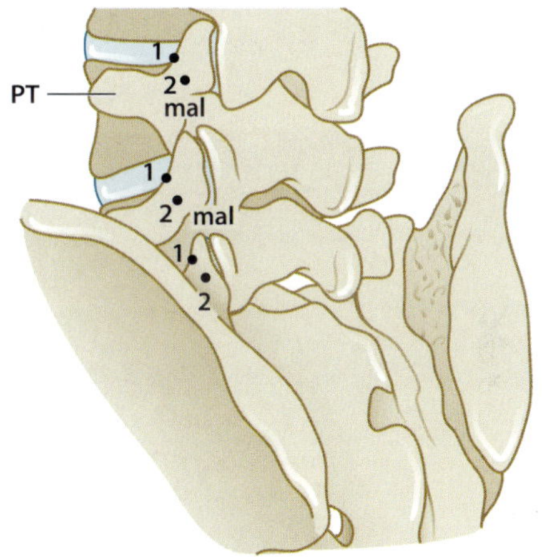


**Abb. 5.10** 45°-Schrägansicht der lumbalen Wirbelsäule mit schematischer Darstellung des oberen (*1*) und unteren Zielpunkts (*2*) für den R. medialis von $L_3$ und $L_4$ sowie den R. dorsalis für $L_5$. *PT* Proc. transversus, *mal* mamilloakzessorisches Ligament

Die Oberkante des »Auges« sollte mit der lateralen Basis des PAS zusammenfallen (Abb. 5.11). Dies ist der primäre Zielpunkt der Injektion und entspricht dem Übergang (*notch*) zwischen Oberkante des Proc. transversus und Basis des PAS, wo der R. medialis verläuft. Ein zweiter Zielpunkt liegt wenige Millimeter tiefer auf dem Proc. transversus im weiteren Verlauf des R. medialis (Abb. 5.9, Abb. 5.10 und Abb. 5.11). Nach Haut- und oberflächlicher Stichkanalanästhesie Einstechen und Vorschieben der Nadel im »Tunnelblick« bis zum Knochenkontakt. Da-

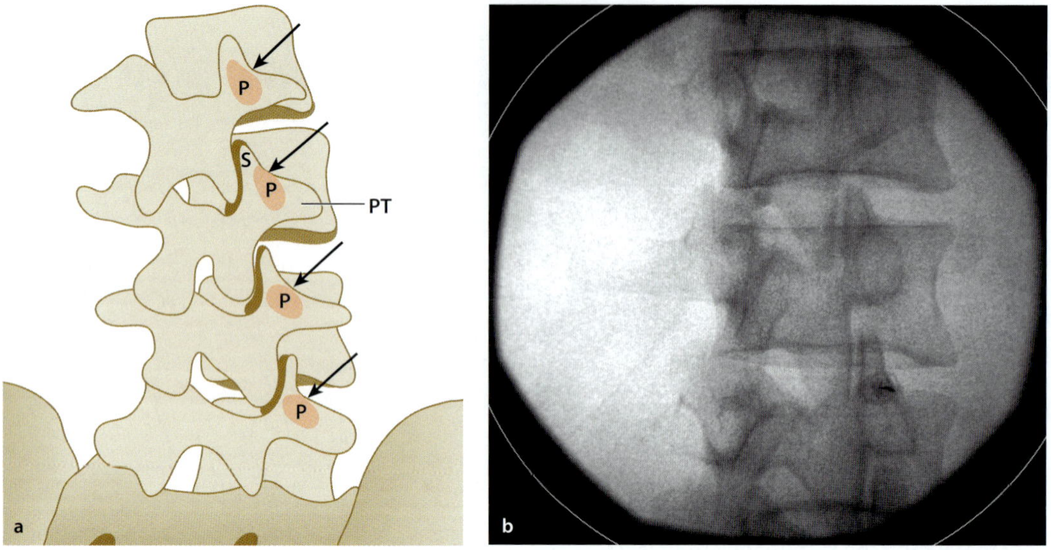


**Abb. 5.11** **a** Oberer Zielpunkt des rechten R. medialis $L_1$–$L_4$ am Übergang (*notch, schwarzer Pfeil*) zwischen Oberkante des Proc. transversus (*PT*) und Basis des Proc. articularis superior (PAS) (*S*). *P* Pedikel. **b** Zielpunkt R. medialis $L_3$ rechts für den distalen Anteil der Facette LWK3/4 rechts und den proximalen Anteil der Facette LWK4/5 rechts

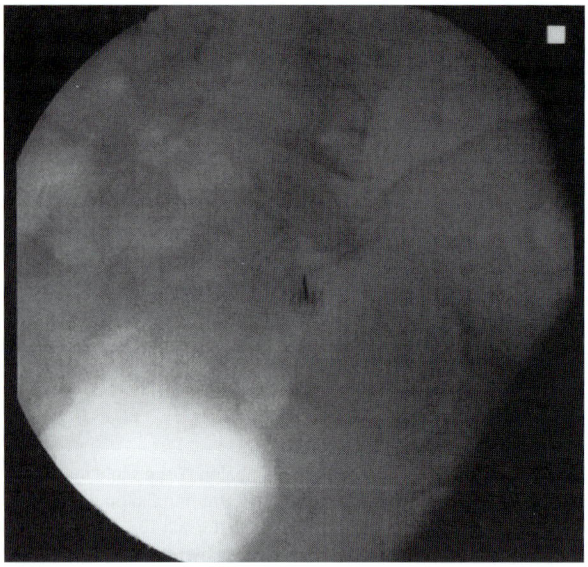

**Abb. 5.12** Oberer Zielpunkt des R. dorsalis $L_5$ rechts (Abb. 5.9 und Abb. 5.10)

bei muss darauf geachtet werden, nicht über die Oberkante des Proc. transversus in Richtung Foramen vorzustoßen. Dies wird in der lateralen Projektion überprüft. Mit der Seite des Nadelschliffs zum R. medialis sowie vom Foramen abgewandt erfolgt die Injektion von 0,1–0,3 ml KM zum Ausschluss einer intravaskulären Nadellage. Danach Injektion von 0,3–0,5 ml LA (Huston et al. 2008, Jerosch u. Heisel 2006, Pauza 2004, Fenton u. Czervionke 2003).

#### Ramus-dorsalis-Blockade $L_5$ (Abb. 5.12)

Bei dem Segment LWK5/SWK1 wird bereits der R. dorsalis $L_5$ blockiert (Abb. 5.9 und Abb. 5.10). Nach ipsilateraler Schrägeinstellung von 15–20° Ermittlung des Zielpunkts 5 mm kaudal des Übergangs (*notch*) zwischen Proc. articularis superior SWK1 und Ala sacralis (Pars lateralis sacralis). Weiteres Vorgehen wie bei $L_1$–$L_4$-Blockade (Bogduk 2004, Dreyfuss et al. 1997).

### Technische Hinweise

- Trotz korrekter Nadellage und geringem Volumen von 0,1–0,3 ml KM kommt es in ca. **15% zu einem KM-Abfluss in das Neuroforamen** (Dreyfuss et al. 1997).
- 15–20 min postinterventionell wird der Patient nach seinen Schmerzen befragt. Eine **Besserung ab 80%** gilt als **positive Injektionen** und somit als Hinweis für einen Facettenschmerz (Huston et al. 2008).

**Ergebnisse nach diagnostischer und therapeutischer lumbaler »Medial-branch-Blockade« (LMBB)**

- Datta et al. (2009): Systematische Literaturbewertung **diagnostischer lumbaler R.-medialis-Blockaden** (**LMBB**, 7 Studien, 1420 Patienten), sehr deutlicher (Level I) bis deutlicher (Level II-1) Beweis für die Bestimmung der Facettengelenke als Schmerzgenerator des lokalen Rückenschmerzes durch kontrollierte LA-Blockaden. Die Wirksamkeit

▼

therapeutischer **LMBB** (2 Studien, 204 Patienten) wird als deutlich (Level II-1) bis moderat (Level II-2) eingestuft
- Boswell et al. (2007): Systematische Literaturbewertung (5 Studien über lumbale, thorakale und zervikale *medial branch blocks* (MBB), 348 Patienten, davon 133 LMBB), moderater Beweis für Kurz- (< 6 Wochen) und Langzeitwirkung (> 6 Wochen) für **therapeutische MBB** mit LA (mit oder ohne Kortikoid)

### 5.8.3 ISG-Injektion/ligamentäre ISG-Infiltration

#### Prinzip

Blockade sensibilisierter Nozizeptoren der Gelenkkapsel bzw. des Lig. iliolumbale durch extrakapsuläre **Infiltration** oder intraartikuläre **Injektion**. Das durchschnittliche intraartikuläre Volumen beträgt 1,5–1,6 ml und variiert zwischen 0,8 ml und 2,5 ml (Fortin et al. 1994a,b, Dreyfuss et al. 2008).

#### Indikationen

- ISG-Syndrom,
- ISG-Blockade,
- Sakroiliitis,
- Lumbalgien,
- pseudoradikuläre LWS-Syndrome.

#### Technik

##### Ligamentäre Infiltration

Hauteinstich in der Mitte der Verbindungslinie ipsilaterale SIPS–Processus spinosus SWK1 im 45°-Winkel zur Sagittalebene. Fächerförmige Infiltration von 10 ml LA-Kortikoid-Gemisch an den dorsalen Kapselbandapparat nach kranial, horizontal und kaudal unter wiederholter Aspiration.

##### BV-gesteuerte ISG-Injektion (inferiorer Zugang, Aprill et al. 1992, Dussault et al. 2000, Bogduk 2004)

Bauchlage. Einstellen des ISG in der a.-p.-Projektion. Der vordere Anteil (Gelenklinie) projiziert sich lateral, der dorsale Anteil medialseitig. Kippen des BV um 10–20° zur Gegenseite, bis die beiden Gelenklinien sich fast überdecken und möglichst scharf abbilden. Kippen des BV um 20–25° nach kranial, um den distalen dorsalen gut punktierbaren Gelenkanteil (Rezessus) überlagerungsfrei darzustellen. Einstich der 22-G-Spinalkanüle in »Tunnelblick-Technik« 1–2 cm kranial oder direkt unterhalb der unteren Gelenkbegrenzung (dorsaler Rezessus; Abb. 5.13). Aspiration, Injektion von 0,3–0,5 ml KM. Nach regelgerechtem

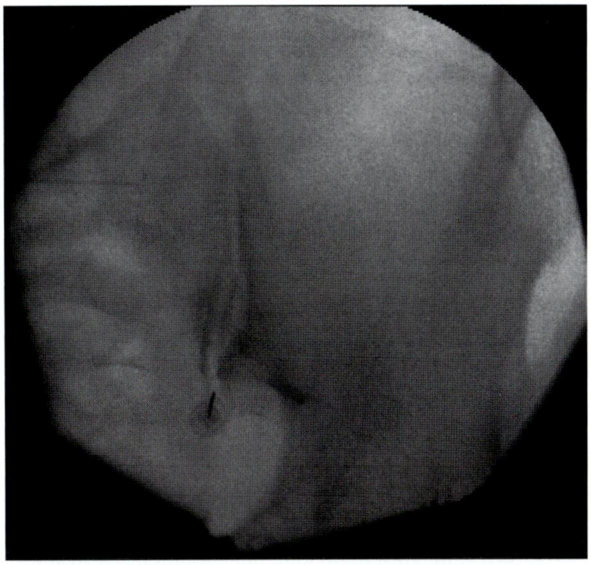

**Abb. 5.13** Dorsale Gelenklinie (scharfe Gelenkkonturen bei leicht schrägem a.-p.-Strahlengang) mit inferiorem Rezessus als Zielpunkt der ISG-Injektion

Arthrogramm bei therapeutischer Zielsetzung Injektion von 1,5–2,0 ml einer LA-Kortikoid-Lösung (10–20 mg Triamcinolon). Anschließend kann wie oben beschrieben zusätzlich perikapsulär infiltriert werden.

#### Technische Hinweise

- Bei **diagnostischer Blockade** 1,5–2,0 ml LA intraartikulär injizieren.
- Bei Fehlpositionierung der Nadel distal des ISG kann es zum Kontakt mit dem N. ischiadicus kommen. Daher prinzipiell auch bei tief inferiorem Zugang (Rezessus) zunächst Knochenkontakt suchen, um die Einstichtiefe zu bestimmen (Bogduk 2004).

**Ergebnisse nach diagnostischer/therapeutischer intraartikulärer ISG-Injektion**

- Insgesamt sind wenig valide Daten zur Wirksamkeit von ISG-Injektionen verfügbar!
- Rupert et al. (2009): Systematische Literaturbewertung (5 Studien, 440 Patienten), deutlicher bis moderater Beweis (Level II-2) zur **Diagnosestellung** bei Anwendung von vergleichenden kontrollierten intraartikulären ISG-Blockaden. Keine validen Studien hinsichtlich der **therapeutischen Wirksamkeit** von ISG-Injektionen. Für die Radiofrequenzablation des ISG zeigt sich nur ein limitierter Beweis (Level II-3) mit schwacher Empfehlung

▼

- Hansen et al. (2007): Systematische Literaturbewertung (1 Studie, 3 Reports, 84 Patienten), moderater Beweis für Aussagekraft **diagnostischer ISG-Injektionen**, limitierter Beweis für **therapeutische ISG-Injektionen**, in der Regel Kurzzeitwirkung von weniger als 6 Wochen



## 5.9 Epidurale/perineurale Injektionstechniken

### 5.9.1 Einführung

#### Historischer Überblick

Die Wurzeln der Periduralanästhesie und periduralen Schmerztherapie liegen am Anfang des letzten Jahrhunderts. 1901 publizierten unabhängig voneinander drei Autoren die Anwendung von Kokain über den **Hiatus sacralis** (Sicard 1901, Cathelin 1901, Pasquier u. Leri 1901). Bereits damals wurden von Sicard und Pasquier/Leri auf diese Weise Wurzelreizsyndrome mit Lumboischialgie behandelt. 20 Jahre später veröffentlichte der spanischen Militärarzt Fidel Pagés als Erster eine Serie erfolgreicher Periduralanästhesien über einen lumbalen interlaminären Zugang (Pagés 1921). Das dabei von ihm angewandte **Prinzip des nachlassenden Widerstands** beim Durchtritt durch das Lig. flavum wurde zwar auch durch Sicard und Forestier im gleichen Jahr bei der ersten Epidurographie erkannt und genutzt, aber erst seit 1931 durch Dogliotti als *loss of resistance* (**LOR**) populär gemacht (Dogliotti 1931, 1933). Weitere epidurale Anwendungen folgten, insbesondere von größeren Volumina bei der sakralen Anwendung (60 ml bis zu 145 ml; 1930 Evans). Reischauer (1953) verwendete seit 1951 die Technik der lumbalen paravertebralen »Wurzelblockade« zur Behandlung des Wurzelreizsyndroms mit Lumboischialgie über einen 20° schrägen Zugang zum **Foramen intervertebrale**. MacNab verfeinerte die Methode 1971 als »diagnostische Wurzelscheideninfiltration« bei unklarer Operationsindikation unter Anwendung von Kontrastmittel mit **röntgenologischer Darstellung des Spinalnerven und der Nervenwurzeln**.

Die erste epidurale Anwendung von **Kortison** wurde 1952 von Robecchi bei einer $S_1$-Forameninfiltration durchgeführt (Robecchi u. Carpa 1952). Im weiteren Verlauf kam es seit den 1960er Jahren zu einer breiteren Anwendung epiduraler Kortikoide (Goebert et al. 1961, Coomes 1961). Inzwischen sind die epiduralen Injektionsverfahren (oft mit LA und Kortison durchgeführt) in der Therapie des lumbalen Wurzelreizsyndroms mit radikulärer Ausstrahlung etabliert (Bogduk 1994, 2004) und werden von vielen Schmerztherapeuten angewendet. Bezüglich der Injektionstechnik, sei es als sog. »Single-shot-« oder Katheterbehandlung (z. B. Racz-Katheter ) gibt es laufend Modifikationen ohne größere Änderungen des therapeutischen Prinzips. Im Folgenden werden die gängigsten Basisverfahren dezidiert beschrieben und erläutert, z. T. mit Hinweisen auf modifizierte Techniken.

#### Radikuläre Schmerzentstehung

Die Entstehung des **radikulären neuropathischen Schmerzes** wird auf zwei Mechanismen zurückgeführt. Zum einen auf die direkte **mechanische Komponente**, zum anderen auf die sog. »**chemische Radikulitis**« (Marshall et al. 1977). Der zweite Prozess entsteht zum einen durch Entzündungsstimuli aus freiem Nucleus-pulposus-Material (Olmarker et al. 1993, 1995) und zum anderen durch Inflammation als Folge der kompressionsbedingten mechanischen Reizung der Nervenwurzel (Pither 2000). Das Spinalganglion spielt eine entscheidende Rolle in der Pathologie des radikulären Schmerzes (Olmarker et al. 2006).

Der Prozess der **biochemischen Radikulitis** ist komplex und zurzeit noch nicht ganz verstanden. Im Wesentlichen sind zytokinproduzierende Zellen (TNF-α, IL-6, IL-1ß) aus Bandscheibenmaterial an dem Prozess beteiligt (Olmarker et al. 2006, Olmarker 2001). TNF-α scheint dabei eine Schlüsselfunktion zuzukommen. Als Resultat kommt es zu einer Entzündungsreaktion im Epiduralraum (Olmarker 2001) und später in der Nervenwurzel (v. a. im Spinalganglion) zur Verminderung des intraneuronalen Blutflusses (Otani et al. 1999) und Anstieg des Gewebedrucks (Yabuki et al. 1998). Die Permeabilität der Nervenwurzelgefäße nimmt zu. Im weiteren Verlauf kommt es zu einem intraneuralen Ödem (Byröd et al. 2000, Yabuki et al. 1998) mit Schwellung der Nervenwurzel.

#### Kortikoide/Steroide

In diesen Mechanismus können **Kortikoide** u. a. über ihre vasoprotektive Wirkung und Hemmung der Interleukinsynthese sowie der Phospholipase A2 eingreifen (Byröd et al. 2000, Olmarker et al. 1994). Zudem hemmen Kortikoide die Migration von Entzündungszellen sowie deren Ausdifferenzierung zu funktionsfähigen Makrophagen. Die verwendeten Kortisonpräparate wurden nicht eigens zur epiduralen Anwendung zugelassen und werden somit »zulassungsüberschreitend« (Off-label-Gebrauch) angewendet. Kortikoide sind aber zur Injektionstherapie an der LWS nicht zwingend erforderlich. Beispielsweise zeigen einige prospektive doppelblind randomisierte Studien bei Injektion in die foraminoartikuläre Region (▶ 5.9.3) keinen eindeutigen Vorteil der kombinierten LA-Kortikoid-Injektion gegenüber der alleinigen LA-Injektion (Teske et al. 2009, Tachihara et al. 2008, Ng et al. 2005).

Oft besteht bei Bandscheibenvorfällen neben dem **neuropathischen radikulären Schmerz** ein **lokaler nozizep-**

**tiver Rückenschmerz**. Dieser entsteht überwiegend im Versorgungsgebiet des in den Spinalkanal rekurrierenden R. meningeus (sinuvertebraler Nerv, SVN). Dieser versorgt u. a. das hintere Längsband, die dorsalen Anteile des Anulus fibrosus und Anteile des Wirbelkörperperiosts (Gajraj 2004, Kinard 1996). Hierdurch erklärt sich der Behandlungserfolg epiduraler Steroidinjektionen bei lokalem Rückenschmerz.

Bei **isolierten Rückenschmerzen** (Lumbago) liegt die Ursache häufiger nicht direkt im Wirbelkanal bzw. in Strukturen, die nicht durch den R. meningeus innerviert werden. Aus diesem Grund wird die Anwendung epiduraler Steroide bei Lumbago kontrovers diskutiert (Conn et al. 2009, Bogduk 1994). In erster Linie ist die epidurale Injektionstherapie bei radikulären Schmerzen durch lumbale Wurzelreizsyndrome indiziert.

**Indikationen für eine epidurale Injektionstherapie**

- Radikuläres Wurzelreizsyndrom (Bogduk 1994)
- Multisegmentale Erkrankung (z. B. Spinalkanalstenose)
- Lokaler Rückenschmerz, z. B. diskogener Schmerz (Singh u. Manchikanti 2002, Conn et al. 2009), erst nach sorgfältigem Ausschluss anderer Ursachen (z. B. Facettengelenk, ISG)
- Konservative Therapie war nicht erfolgreich (Singh u. Manchikanti 2002)
- Drohende Schmerzchronifizierung

Axialer Rückenschmerz und übertragener bzw. pseudoradikulärer Schmerz sind in der Regel keine Indikation für die Anwendung epiduraler Steroide (Bogduk 1994). Metaanalysen konnten die Wirksamkeit bei akutem und chronischem Rückenschmerz zudem nicht belegen (Nelemans et al. 2000, 2001, Staal et al. 2008, 2009).

## Klinische Ergebnisse bei Wurzelreizsyndrom

Von Kritikern der epiduralen Steroidtherapie beim Wurzelreizsyndrom (WRS) wird insbesondere der Nachweis der längerfristigen Wirksamkeit gefordert (Koes et al. 1995, Nelemans et al. 2001). Es liegen mehrere valide randomisierte doppelblinde kontrollierte Untersuchungen (Abdi et al. 2007) und Metaanalysen (Watts u. Silagy 1995) vor, die zumindest die kurz- bis mittelfristige Wirkung bestätigen (Arden et al. 2005). Ein generelles Problem bei der Analyse stellt die Heterogenität der Daten dar, da oft keine einheitlichen Studienprotokolle angewendet werden (DePalma u. Slipman 2008). In einer Neubewertung der epiduralen Steroidtherapie des bandscheibenbedingten WRS sehen Manchikanti et al. (2008) unter Auswertung der zur Verfügung stehenden randomisierten kontrollierten klinischen Studien für kaudale und transforaminale epidurale Steroidinfiltrationen (CESI, TFESI) einen deutlichen postinterventionellen Wirksamkeitsnachweis innerhalb von 6 Monaten, während für die lumbale interlaminäre Technik (ILESI) nur eine sehr schwache Empfehlung im Gegensatz zur zervikalen Anwendung (starker Wirksamkeitsnachweis) ausgesprochen wird. Ingesamt muss jedoch die relativ geringe Anzahl der validen Studien und auch die zum Teil geringe Patientenanzahl berücksichtigt werden.

Nach allgemeinen Erfahrungen profitieren ca. 60–75% der Patienten mit WRS von der Gabe epiduraler Steroide (Bogduk 1994). Die Steroideffekte sind in der Regel aber von limitierter Dauer (White et al. 1980). Der Behandlungsvorteil gegenüber einer nichtinvasiven Behandlung wird von wenigen Wochen bis zu 3 Monaten angegeben. Phasen längerer Schmerzfreiheit sind weniger häufig (Bogduk 1994, White 1983). Patienten mit kürzerer Schmerzanamnese haben bessere Ergebnisse.

Somit besteht **bei Versagen der konservativen Therapie des lumbalen Wurzelreizsyndroms**, insbesondere auch um Schmerzchronifizierungsprozessen vorzubeugen (Gerdesmeyer et al. 2005, Zimmermann 2004, Krämer 2002, Zieglgänsberger u. Tölle 1993), die Indikation zur **frühzeitigen Kortikoidinjektion** zur Beeinflussung der inflammatorischen Komponente (Schaufele et al. 2006). Dies wird von der Arzneimittelkommission der deutschen Ärzteschaft ebenso beurteilt (Höffler et al. 2007). Durch den kurz- bis mittelfristigen Erfolg der Injektion kann der Circulus vitiosus des Schmerzes durchbrochen und der Patient einer aktiven Physiotherapie zugeführt werden (Krämer 2002, Kinard 1996, White 1983). Die Anzahl der Injektionen richtet sich nach deren Wirkung. Bei erfolgloser korrekt durchgeführter Erstinjektion (*single shot*) sind weitere Versuche nicht Erfolg versprechend. Ansonsten können 3–6 weitere Behandlungen erfolgen (Bogduk 1994, Singh u. Manchikanti 2002). Die Gesamtdosis von 200 mg Triamcinolon-Äquivalent im Behandlungszyklus sollte nicht überschritten werden.

> **Es besteht heute Einigkeit darüber, dass epidurale Steroide zur Behandlung des Wurzelreizsyndroms mit radikulärer Schmerzausstrahlung, bei dem häufig auch lokale Rückenschmerzen vorliegen, nützlich sind. Die Indikation beim Rückenschmerz ohne radikuläre Symptomatik wird kontrovers beurteilt.**

## Epidurale Steroidinfiltration (ESI)

Die epidurale Steroidinfiltration **(ESI)** wird je nach Zugangsort zum Epiduralraum unterteilt (Tab. 5.5).

Ziel der periduralen Injektionen ist es, den Ort der Pathologie, der sich üblicherweise im ventralen bzw. ventro-

**Tab. 5.5** Epidurale Steroidinfiltration (ESI)

| Bezeichnung | Zugangsweg | Vorteile | Nachteile |
|---|---|---|---|
| Kaudale epidurale Steroidinfiltration (CESI) | Hiatus sacralis | Technisch einfacher (v. a. unter Durchleuchtung)<br>Bei multisegmentaler Pathologie (LWK4–SWK1)<br>Durapunktion unwahrscheinlich | Höheres Infektionsrisiko<br>Relativ fern der Pathologie<br>In der Regel Röntgen (nicht zwingend erforderlich)<br>Ventraler Epiduralraum wird nicht immer erreicht |
| Interlaminäre epidurale Steroidinfiltration (ILESI, Abb. 5.6) | Interlaminärer dorsaler Zugang | Bei multisegmentaler Pathologie<br>Näher an der Pathologie<br>Röntgen nicht erforderlich | Technisch schwieriger (v. a. postoperativ)<br>Ventraler Epiduralraum wird nicht immer erreicht |
| Transforaminale epidurale Steroidinfiltration (TFESI, Abb. 5.6) | Posterolateraler Zugang über Foramen intervertebrale | Nah an der Pathologie<br>Ventraler Epiduralraum wird besser erreicht | Technisch schwieriger<br>Röntgen obligat (in der Regel mit KM)<br>Gefäßversorgung des Rückenmarks bzw. der Nervenwurzeln über Foramen intervertebrale<br>Erhöhtes Risiko der intraneuralen Injektion bzw. Nervenverletzung |

*KM* Kontrastmittel.

lateralen Epiduralraum befindet, zu erreichen. Prinzipiell ist die Verteilung des Injektats vom Volumen, der Injektionsgeschwindigkeit, der Qualität der Nadelpositionierung sowie der Anatomie des Epiduralraums abhängig. Epidural können Narbengewebe oder ligamentäre Verbindungen (Plica mediana dorsalis, transforaminale Ligg. etc.) die Verteilung beeinflussen (Bogduk 1994). Nachgewiesenermaßen gelangen epidural applizierte Substanzen über mikrovaskuläre Transportmechanismen zu den betroffenen Spinalnervenwurzeln (Byröd et al. 1995).

**Ergebnisse nach epiduraler Steroidinjektion (ESI)**

- Luijsterburg et al. 2007: Systematische Literaturbewertung (15 Studien, 880 Patienten). Geringe Hinweise für Kurzwirksamkeit von ESI, keine Langwirksamkeit bei Lumboischialgie
- Watts et al. (1995): Metaanalyse aus 11 Studien und 907 Patienten. Geringer Wirksamkeitsnachweis der ESI zur Behandlung der Lumboischialgie im Plazebovergleich, bessere Kurzwirksamkeit (2 Monate) als Langwirksamkeit (12 Monate), CESI wirksamer als ILESI

### Weitere Wirkstoffe

Andere Medikamente zur Injektionstherapie des WRS, die direkt an den Rezeptoren der Zytokine angreifen, wie **IL-1-Rezeptorantagonisten** (Orthokine) oder **TNF-α-Inhibitoren** (Etanercept: Enbrel) sowie **monoklonale Antikörper gegen TNF-α** (Infliximab: Remicade) befinden sich in der klinischen Erprobung (Becker et al. 2007, Korhonen et al. 2004, Genevay et al. 2004, Karppinen et al. 2003).

## 5.9.2 Interlaminäre Verfahren

Der **Epiduralraum** (Trotter 1947, Botwin et al. 2004, Hogan 1991, Bromage 1978a) erstreckt sich vom Foramen magnum bis zum Hiatus sacralis. Nach außen wird er durch die Periduralmembran begrenzt, die sich vor den knöchernen und ligamentären Strukturen des Wirbelsäulenkanals befindet. Auf der Innenseite befindet sich die Dura mater. Der **dorsale Epiduralraum** variiert von 5–6 mm in der mittleren LWS bis auf ca. 2 mm auf Höhe SWK1 (Manchikanti 2000a, Cheng 1963). In der Mittellinie ist er weiter als lateral. Das theoretische Fassungsvermögen beim Erwachsenen beträgt ca. 120–150 ml (Bromage 1978a, Heisel 2003). Der Epiduralraum kann phasenweise durch direkten Kontakt der Dura mit dem Lig. flavum oder Knochen fehlen.

Die Entfernung des Epiduralraums zur Hautoberfläche ist sehr unterschiedlich. Die größten Abstände ergeben sich am lumbosakralen und thorakozervikalen Übergang. Im Bereich der LWS beträgt der Abstand zwischen 2 cm und 9 cm (mittlere LWS 2,5–8,5 cm, davon bei ca. 80% der Patienten zwischen 3 cm und 6 cm; Bromage 1978a).

Die in der Literatur angegebenen **Injektionsvolumina** bei der ILESI schwanken zwischen 2 ml und 43 ml. Ein eindeutiger Zusammenhang zwischen Wirksamkeit und Injektionsvolumen konnte bisher nicht belegt werden

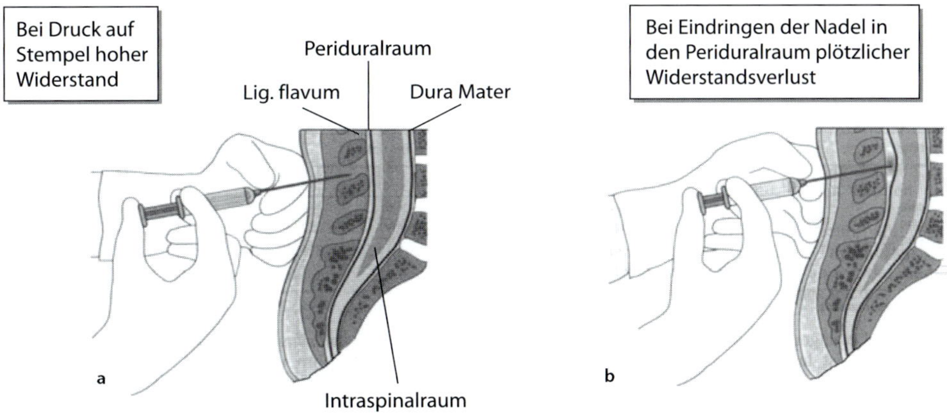


**Abb. 5.14 a, b** Durchführung der LOR-Technik am sitzenden Patienten unter Anwendung des »Bromage-Griffs«. (Aus: Heck u. Fresenius 2010)

(Bogduk 1994). Im Durchschnitt werden je nach Anzahl der zu behandelnden Segmente 10–20 ml Kortikoid-LA-Gemisch (mit 40–80 mg Triamcinolon) verwendet, wobei der Erhalt der Motorik erwünscht ist.

> **Der noch unerfahrene Anwender sollte zunächst mit dem »einfacheren« medianen Standardzugang beginnen (Bromage 1978a). Prinzipiell ist aber auch das Erlernen aller Alternativzugänge sinnvoll, um für jeden Einzelfall optimal gerüstet zu sein.**

## Gerader medianer Zugang, »Standardzugang« (Bromage 1978a, Larsen 2006)

Syn.: Single-shot-Periduralanästhesie (SS-PDA), ILESI

### Prinzip

Dorsaler (interlaminärer) Zugang zum Epiduralraum unter Verwendung der LOR-Technik (Abb. 5.6 und Abb. 5.14).

### Indikation

▶ 5.9.1 (Pathologie Etage LWK1/2 bis LWK5/SWK1).

### Technik

#### Vorbereitungen, Segmentlokalisation, Bestimmen des interspinösen Raums

- i.v.-Zugang, Monitoring, Seitenlage oder sitzend.
- Meist liegt der Proc. spinosus des 4. LWK auf Höhe der Beckenkämme (intercristale Linie, Tuffier-Linie, Larson 2006). Digitale Identifikation der Dornfortsätze durch seitliche transversale Palpation. Markierung des Hauteintrittspunkts (z. B. Kreuz mit Kugelschreiber oder durch Druck mittels Fingernagel) zwischen den Dornfortsätzen (genau in der Mittellinie) des gewählten Segments. Dabei leichte Tendenz zum kranialen Proc. spinosus.
- Vorbereitung der Medikamente, Überprüfen der LOR-Spritze sowie der Medikamentenspritze auf Leichtgängigkeit.
- Desinfektion. Abdeckung mit Lochtuch. Weiteres Vorgehen in »No-touch-Technik«. Setzen eines kleinen LA-Depots (ca. 1,0–1,5 ml, 22- bis 25-G-Kanüle) auf Höhe der Einstichstelle. Dabei Sondierung des interspinalen Fensters auf Durchgängigkeit.
- Grundsätzlich sollte bei allen Arbeitsschritten die nadelführende Hand mit dem Handrücken fest am Rücken des Patienten fixiert werden (»Bromage-Griff«), um ruckartige plötzliche Relativbewegungen (z. B. bei Patientenbewegungen) zwischen Nadel und Patient zu vermeiden.

> **Die korrekte Lagerung mit ausreichender Inklination der LWS ist gerade bei älteren Patienten mit degenerativen Rückenerkrankungen wesentlich für den Erfolg der Injektion.**

#### Punktion des Epiduralraums (LOR-Technik; Abb. 5.6 und Abb. 5.14)

Um die Reibung zwischen Haut und »Epidural-Nadel« gering zu halten sowie ggf. zur Vermeidung eines Stanzzylinders, wird der anästhesierte Hautbezirk an der geplanten Einstichstelle mit einer 18- oder 19-G-Nadel punktiert, danach wird die »Epidural-Nadel« (in der Regel 18- oder 19-G-Touhy-Nadel, Standardlänge 8 cm) mit kranialseitiger Öffnung ggf. unter leichtem Drehen in das vorbereitete Loch eingestochen. Dabei wird die mediane Nadelführung überprüft und die »ledige« Nadel (mit Mandrin) mit einem ansteigenden Winkel von ca. 10° je nach Patientenkonstitution ca. 2,0 cm (bei lokaler Adipositas max. 3 cm) durch das ca. 1 cm dicke Lig. supraspinale in das Lig. interspinale (oft »knirschender« Widerstand) vorgeschoben. Aufsetzen der 10-ml-LOR-Spritze (z. B. Omnifix von Braun) mit 10 ml 0,9%iger NaCl-Lösung. Unter konstantem Stempeldruck weiteres gleichmäßiges langsames medianes Vorschieben durch das Lig. interspinale sowie das mehrere Millimeter dicke Lig. flavum. Dabei fühlbar zunehmender Stempeldruck. Das Verlassen des Lig. flavum bedeutet den Eintritt in den Epiduralraum mit typischem Widerstandsverlust (*loss of resistance*). Dabei lässt sich in der Regel die Kochsalzlösung leicht (»butterweich«) applizieren (ca. 2–3 ml).

#### Bestätigungstests (Aspiration, Teststreifen, Temperaturtest)

- Vorsichtige Aspiration zum Ausschluss einer intravasalen oder intrathekalen Lage. Absetzen der Spritze, um einen spontanen Rückfluss von Liquor oder Blut auszuschließen. Drehen (in Ausnahmen nur bei erschwerter Katheterinstallation sinnvoll) zum Nachweis der kompletten epiduralen Lage der Kanülenspitze sollte vermieden werden, um eine dadurch provozierte Dura- oder Gefäßverletzung zu vermeiden (Bromage 1978a).
- Bei korrekter Nadellage Injektion der **LA-Testdosis** (ca. 3–4 ml, Injektionsgeschwindigkeit 10 ml/min) zum nochmaligen Ausschluss einer intrathekalen Injektion, ca. 5 min abwarten. Bei älteren Patienten mit Arteriosklerose muss das Volumen ggf. reduziert werden.
- Test auf zurücktropfende Flüssigkeit. Bei Verdacht auf intrathekale Nadellage mit Liquoraspiration kann entweder ein **Urin-Teststreifen zum Glukosenachweis** (Liquor enthält ca. 50–80 mg/dl Glukose) verwendet oder ein **Temperaturtest** am Handrücken durchgeführt werden.

> **Bei Zweifel an der korrekten epiduralen Nadellage, ist die Injektion zu unterbrechen und auf gleicher oder anderer Etage neu durchzuführen, bzw. bei Verdacht auf intrathekale Nadellage abzubrechen.**

#### Medikamenteninjektion (ca. 5–20 ml, z. B. 15 ml 0,2–0,375% Ropivacain mit 40–80 mg Triamcinolon)

Nach Ausschluss einer intrathekalen Nadellage langsame fraktionierte Injektion (mindestens 2 Teilgaben im Abstand von ca. 2 min) des Medikamentengemischs unter mehrfacher Aspiration. Eine zu schnelle Injektion kann Schwindel und Kopfdruck verursachen. Daher sollte die Injektionsgeschwindigkeit 0,3–0,5 ml/s nicht überschreiten (Larsen 2006, Bromage 1978a). Nochmaliger Test auf austretende Flüssigkeit und Aspiration und Verabreichen der weiteren Dosen bzw. der Restdosis. Entfernung der Nadel (mit Mandrin). Aufbringen eines Hautpflasters, Rückenlagerung mit 30°-Oberkörperhochlagerung. Die Höhe der Injektion, die Einstichtiefe sowie die verabreichten Medikamente, deren Volumina und Dosen sind zu dokumentieren.

> **Trotz negativer Aspiration oder negativer Testinjektion ist eine intrathekale, subdurale oder intravasale Injektion möglich!**

#### Ablauf der Anästhesie

In der Regel beginnt die analgetische Wirkung nach 5–10 min (u. a. überprüfbar durch abnehmende Wurzelreizung, z. B. Lasègue). Die maximale Wirkung wird nach ca. 20–30 min erreicht. Die Patienten verspüren nach einigen Minuten häufig im Bereich des Beckens und der unteren Extremitäten ein sich **langsam(!) entwickelndes Wärme-, Entspannungs- oder Taubheitsgefühl** sowie teilweise leichte Kribbelparästhesien. (Rasche Symptomentwicklung innerhalb von einer bis wenigen Minuten mit motorischen Schwächen sind Anzeichen einer Spinalanästhesie!) Die Gesamtdauer der Anästhesie hängt stark vom verwendeten LA, seiner Dosis und der Patientenanatomie ab und beträgt in der Regel 2–6 h.

### Technische Hinweise

- Bei voroperierten Patienten besteht bei Injektionen auf gleicher Höhe ein erhöhtes Risiko für eine Durapunktion (Bogduk et al. 1994). Daher sollten die benachbarten Etagen gewählt werden.
- Aufgrund der oben beschriebenen Anatomie sollte der nicht täglich interventionell tätige Schmerztherapeut bzw. Nichtanästhesist eine interlaminäre Injektion generell nur kaudal der Etage LWK2/3 durchführen, denn Untersuchungen zur Segmentlokalisation anhand anatomischer Landmarks wiesen nur in ca. 30% der Fälle eine korrekte Höhenlokalisation nach. In ca. 50% der Fälle wurde die Etage zu hoch gewählt (Broadbent et al. 2000). Eine zu schräge Nadelführung mit Risiko der Nervenwurzelschädigung muss vermieden werden (Cousins u. Veering 1998).
- Eine Rotation der Epiduralnadel (in der Regel Touhy-Nadel) mit dem Ziel der besseren Injektatverteilung birgt das Risiko der Duraperforation mit subduraler oder subarachnoidaler Injektion und sollte unbedingt vermieden werden (Waurick u. Van Aken 2003, Lubenow et al. 1988, Bromage 1978a).
- Bei **unzureichender Palpation** von knöchernen Landmarken (z. B. Adipositas) kann eine längere Nadel zur Orientierung und LA-Injektion verwendet werden. Bei fehlendem knöchernem Kontakt fächerförmiges Vorgehen in der sagittalen und horizontalen Ebene; ggf. Wählen eines neuen Einstichpunkts für die PDA und evtl. einer längeren (> 8 cm) Touhy-Nadel.
- Durch **Verknöcherungen im Lig. interspinale** oder **unzureichende Inklination der LWS** kann ein weiteres Vorschieben der Nadel unmöglich sein; ggf. einen paramedianen Zugang wählen.

- **Fehlender/geringer Widerstand** im interspinalen Raum oder **frühzeitiger Widerstandsverlust** durch Abweichen der Nadel aus der medianen Ebene (Lig. interspinale) oder inhomogenes aufgelockertes Lig. interspinale. Am einfachsten für die LOR-Technik ist die Etage LWK2/3 oder LWK3/4, da die spinalen Ligamente (Ligg. supraspinale und interspinale) dort am kräftigsten sind (Bromage 1978a).
- **Fehlender Widerstandsverlust:** Nadelführung ist inkorrekt, der Epiduralraum wird nicht erreicht. Bei korrektem Vorgehen kann es bei Anomalien (z. B. Spina bifida occulta) oder postoperativer Narbenbildung (z. B. nach Laminektomie) zur Obliteration von Anteilen des Epiduralraums kommen. Eine nicht vollständige Verbindung der Ligg. flava in der Mittellinie (Hogan 1991) kann den spürbaren *loss of resistance* deutlich vermindern (Botwin et al. 2004). Bei erhöhtem Risiko einer Duraperforation Wechsel zur benachbarten Etage.
- Beim Auftreten von **radikulären Schmerzen, Muskelzuckungen** oder **Parästhesien** (Nervenwurzelkontakt) sofortiges Zurückziehen der Nadel (Twomey u. Tsui 2007). Bei **lokalen Schmerzen** (evtl. Periostkontakt) ebenfalls Lagekorrektur.
- **Aspiration von klarer Flüssigkeit:** Kochsalz, LA oder Liquor (evtl. schlierenförmig, Nachweis s. oben)
  - Die Nadel ist von der Mittellinie abgewichen und liegt nicht epidural, sondern paravertebral. Das bei »scheinbarem« Widerstandsverlust injizierte Volumen fließt aufgrund des zunehmenden Drucks zurück.
  - Trotz korrekter epiduraler Nadellage kann es, insbesondere bei älteren Patienten, bedingt durch Rigidität und Enge im Epiduralraum (Narbengewebe, fortgeschrittene Spinalkanalstenose) oder zu rascher Injektion zu einem spontanen Rückfluss von Injektat kommen. Nach sorgfältigem Ausschluss einer Duraperforation evtl. Lagekorrektur.
  - Bereits beim Verdacht auf eine **akzidentelle Durapunktion (ADP)** ist die Behandlung abzubrechen. Eine Injektion sollte unterbleiben, um mögliche intrathekale LA-Überdosierungen oder intrathekale Nebenwirkungen von Begleitsubstanzen (▶ 5.10.6, chronische Arachnoiditis) zu vermeiden. Bei einer ADP mit einer 17- bis 18-G-Nadel ist mit einer Wahrscheinlichkeit von 70–80% mit Kopfschmerzen (ca. 20% sehr stark) zu rechnen (Bromage 1978b). Diese beginnen gewöhnlich am Folgetag und dauern ca. 5–8 Tage (in Einzelfällen auch erheblich länger) an (▶ 5.10.4).
- **Aspiration von Blut** (Punktion einer Periduralvene): Lagekorrektur.

**Tab. 5.6** Unterschiede zwischen konventioneller und BV-kontrollierter ILESI

| | ILESI konventionell (»blind«) | ILESI (Bildwandler, Kontrastmittel) |
|---|---|---|
| Vorteile | Zeitsparender<br>Keine Strahlenbelastung | Interlaminäres Fenster sichtbar<br>Bauchlage evtl. bequemer<br>Kontrolle der Medikamentenverteilung<br>Nachweis einer intrathekalen/intravasalen Nadellage |
| Nachteile | Bei Adipositas und Wirbelsäulendegeneration erschwert oder unmöglich | Ggf. umlagerungsbedingte Positionsänderung der Nadel<br>Höhere Anforderung an Ausstattung und Personal |

*ILESI* interlaminäre epidurale Steroidinjektion, *BV* Bildverstärker.

- Manche Autoren (White 1983) empfehlen die **ILESI unter Durchleuchtung mit KM** (Tab. 5.6), um eine intravasale oder intrathekale Injektion auszuschließen. Oft zeigen Epidurogramme einen unilateralen KM-Abfluss, der durch Adhäsionen oder eine Plica mediana dorsalis bedingt sein kann (Botwin et al. 2004). Falls die Seite der Pathologie nicht erreicht wird, kann eine Nadelkorrektur mit möglicher Wirkungsverbesserung erfolgen. Die Nadelpositionierung bis in das oberflächliche Lig. interspinale (stabiler Sitz) wird unter dem C-Bogen in Bauchlage durchgeführt. Danach kann die Bauchlage beibehalten werden, oder es wird in die Seitlage gewechselt. Weiteres Vorgehen wie oben beschrieben. Zur Epidurographie werden KM-Volumina von 2–5 ml angewendet (White 1983, Botwin et al. 2004).
- **Epiduralkatheter** zur mehrtägigen Injektion (zum technischen Vorgehen s. Lehrbücher der Anästhesie).

## Leicht schräger paramedianer (»paraspinöser«) Zugang nach Bonica (1956)

### Prinzip

Direkt paraspinöser interlaminärer leicht schräger Zugang zum dorsomedianen Epiduralraum mit dem Ziel, den Epiduralraum in der sicheren (breiteren gefäßärmeren) Zone zu erreichen.

### Indikation

Medianer Zugang technisch nicht möglich (v. a. bei älteren Patienten durch z. B. verkalktes Lig. interspinale), fehlende Entfaltbarkeit der LWS. Der Zugang wurde erstmals von Bonica (1956) zur leichteren Katheterinstallation bei kontinuierlicher PDA beschrieben bzw. angewendet.

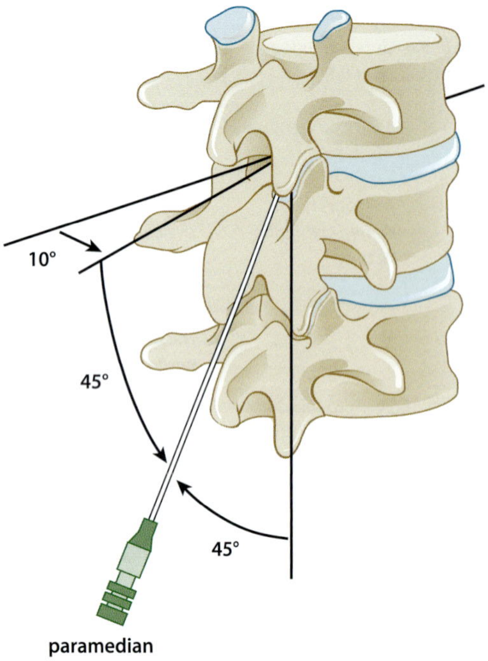


Abb. 5.15 Lumbaler paramedianer Zugang zur Periduralanästhesie nach Bonica (1956)

### Technik (Bonica 1956, Bromage 1978a, Niesel 1994, Larsen 2006)

Sitzende Position, Hautquaddel ca. 1,0–1,5 cm paramedian (paraspinös) auf der Höhe des Dornfortsatzunterrandes des kaudalen Wirbelkörpers des gewählten Segments. Kranial gerichtetes (ca. 25–30°) paraspinöses Infiltrieren (9–10 cm lange 22-G-Nadel) bis Erreichen der Lamina des kaudalen WK nach ca. 4–6 cm. Hierbei Bestimmen der Einstichtiefe. Vorbereiten der Einstichstelle mit einer 18-G-Kanüle. Kranial gerichtetes (kaudokranialer-Winkel von ca. 45° und dadurch bedingter »breiterer« Epiduralraum) Einführen einer 18-G-Epiduralnadel (z. B. Touhy) mit kranial liegender Öffnung. Dabei dem Rand des Proc. spinosus (»paraspinös«) in einem leicht schrägen Winkel von 10–15° zur Sagittalebene folgen mit dem Ziel eines späteren medianen Zugangs zum Epiduralraum (Abb. 5.15). Die Nadel wird vorsichtig durch die paraspinale Muskulatur bis zum knöchernen Kontakt (ipsilaterale Lamina im Bereich des Dornfortsatzabgangs des kaudalen Wirbelkörpers) vorgeschoben. Erst ab diesem Zeitpunkt Entfernen des Mandrins und Aufsetzen der LOR-Spritze. Anschließend »Wandern« mit der Nadelspitze auf der Lamina zur Ermittlung der Oberkante bis zum Eintritt in das Lig. flavum (»lederartiger« Widerstand). Alle weiteren Schritte wie bei der »medianen« Standardtechnik.

### Technische Hinweise

- In dieser Technik zeigt sich ein relevanter Gewebewiderstand erst ab Erreichen des Lig. flavum. Somit ist ein sehr vorsichtiges Vorgehen zur Exploration notwendig. Die Technik sollte daher nur von erfahrenen Schmerztherapeuten angewendet werden. Im Gegensatz zum geraden paramedianen (fast horizontalen) Zugang (s. unten) eignet er sich aufgrund des ansteigenden Winkels von bis zu 45° für lumbale Kathetertechniken (Blomberg 1989, Bonica 1956).
- Ein zu lateraler Zugang mit zu schräger Nadelführung zur Sagittalebene, die eine Gefäß- oder Nervenwurzelschädigung begünstigt, muss vermieden werden.

## Gerader paramedianer (»lateraler«) Zugang

Der Zugang wurde bereits 1921 durch Pagés zur epiduralen Anästhesie angewendet (Pagés 1921, Bromage 1978a). Wegen des schmaleren und gefäßreicheren lateralen Epiduralraums wurde dieser Zugang nur bei Schwierigkeiten bei der kurze Zeit später entwickelten sichereren medianen LOR-Technik angewendet. Er ähnelt dem paramedianen Zugang zur Spinalanästhesie mit dem Unterschied, dass die Nadelführung streng sagittal anstatt 15° medialwärts gerichtet ist.

Aufgrund eines epidurographisch nachgewiesenen häufiger vorhandenen unilateralen KM-Abflusses (Botwin et al. 2004) bei der medianen ILESI (z. T. durch eine Plica mediana dorsalis bedingt) wird der Zugang durch erfahrene Schmerztherapeuten in den letzten Jahren vermehrt benutzt (Candido et al. 2008, Schaufele 2006 et al., Boon et al. 2003, Hildebrandt 2001, Link et al. 1998).

### Prinzip

Paramedianer interlaminärer gerader Zugang zum dorsolateralen Epiduralraum.

### Indikation

Medianer Zugang technisch nicht möglich (v. a. bei älteren Patienten durch z. B. verkalktes Lig. interspinale, fehlende Entfaltbarkeit der LWS), Plica mediana dorsalis (PMD).

### Technik

Sitzende Position. Ipsilaterale (auf der Seite der Pathologie) Hautquaddel ca. 1,0 cm (bis max. 1,5 cm auf der Etage LWK5/SWK1) paramedian (bzw. parasagittal) auf der Höhe des Dornfortsatzoberrandes des kaudalen Wirbelkörpers des gewählten Segments, sodass die Injektionsnadel bei horizontaler (ca. 0°) und streng sagittaler Führung den kranialen Bereich der Lamina des gleichen Wirbelkörpers erreicht (Abb. 5.16). Weiteres Vorgehen wie beim konventionellen (paraspinösen) paramedianen Zugang (s. oben). Die Punktion des Epiduralraums kann auch direkt ohne vorherigen Knochenkontakt erfolgen.

**Vorteile:** Besseres Erreichen der Pathologie, Alternative bei Schwierigkeiten des medianen Standardzugangs.

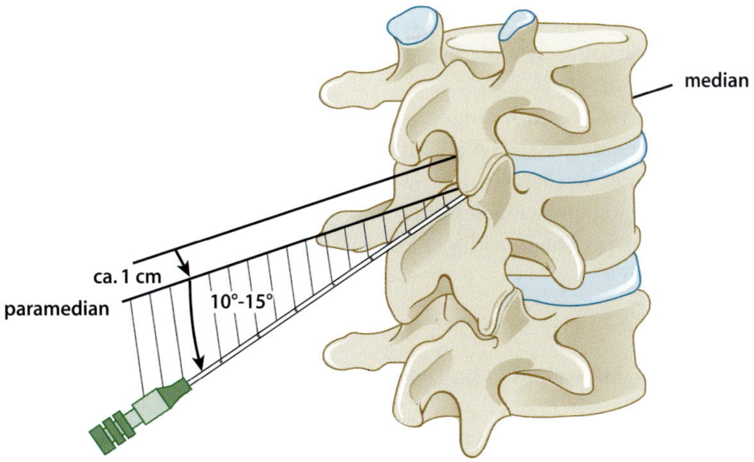


**Abb. 5.16** Gerader paramedianer Zugang: Einstich ca. 1,0 cm paramedian in Höhe der Prozessus-Oberkante, horizontaler sagittaler Einstich bis zum Laminakontakt, dann Gleiten auf der Lamina (ca. 10° kranial gerichtet) bis zum LOR

**Nachteile:** Erhöhtes Risiko der Gefäßinjektion und Durapunktion (lateraler Epiduralraum ist schmaler und gefäßreicher, Bromage 1978a). Der technisch anspruchsvollere Zugang sollte nur von Schmerztherapeuten angewendet werden, die ausreichende Erfahrung bei der medianen ILESI besitzen.

## Schräge (kontralaterale) epidurale-perineurale Injektion nach Krämer (1996)

### Prinzip

Erreichen des anterolateralen Epiduralraums im Bereich des Dreiecks der abgehenden und traversierenden Nervenwurzel über einen schrägen interlaminären Zugang, im Idealfall durch Passage des lateralen Epiduralraums (Rezessus) ohne transthekale Nadelpassage (Abb. 5.6 und Abb. 5.17); Theodoridis et al. 2009, Theodoridis 2007, Theodoridis u. Krämer 2006, Krämer 1996).

### Indikation

Monoradikuläres WRS der unteren LWS (überwiegend Etagen LWK4/5 und LWK5/SWK1), Postdiskektomiesyndrom.

### Technik (z. B. bei mediolateralen Nucleus-pulposus-Prolaps LWK5/SWK1)

Sitzender Patient. Einführen einer Introducer-Kanüle **je 1 cm unterhalb und kontralateral des Dornfortsatzes** LWK5 (horizontale oder leicht ansteigende Nadelführung, **Winkel zur Sagittalebene idealerweise 15°, Schwankungsbreite 10–20°**, Theodoridis et al. 2009, Theodoridis u. Krämer 2006). Die Nadel überquert die Mittellinie im Bereich des Lig. interspinale und wird bis zum Erreichen des Lig. flavum vorgeschoben. Einführen einer 12 cm langen scharfen 29-G-Kanüle, bis man einen harten (Knochen: Wirbelkörperhinterkante) oder prall-ellastischen (Bandscheibe) Widerstand verspürt. Dies ist bei einer Einstichtiefe von durchschnittlich 6,5 cm der Fall (bei ausgeprägter Adipositas bis zu 11 cm, Theodoridis 2007). Entfernen des Metallmandrins und Injektion von 1–2 ml LA-Kortikoid-Gemisch (5–10 mg Triamcinolon). Abschließend Dokumentation der Nadeltiefe und des Injektionswinkels in der Sagittalebene und Horizontal- bzw. Transversalebene. Hautpflaster.

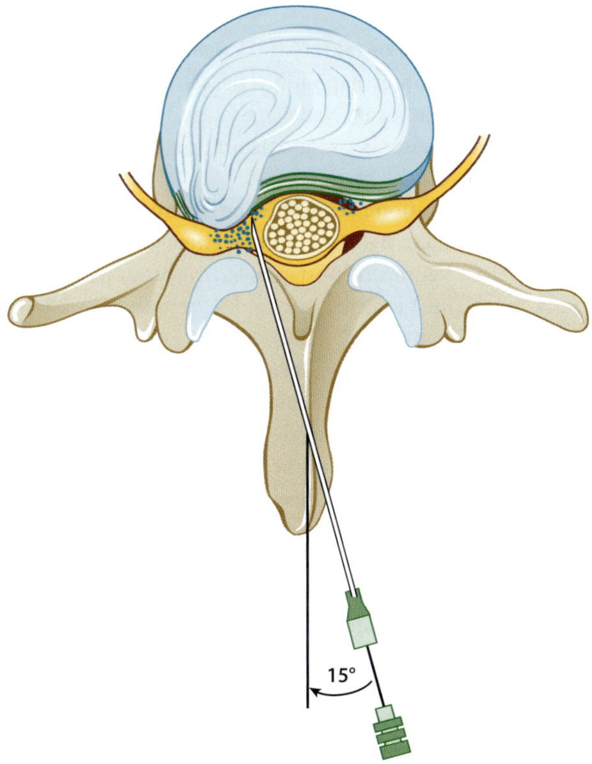


**Abb. 5.17** Schräge (kontralaterale) epidurale-perineurale Injektion nach Krämer (1996)

**Vorteil:** Im Gegensatz zu den üblichen interlaminären Injektionstechniken wird direkt der anterolaterale Epiduralraum (Ort der Pathologie) erreicht.

**Nachteil:** Bei degenerativen LWS-Veränderungen ist die Verwendung oberhalb des Segments LWK5/SWK1 aufgrund des nach kranialwärts kleiner werdenden interlaminären Fensters (Foramen interarcuale) eingeschränkt oder nur mit Durapassage möglich (Theodoridis et al. 2009, Theodoridis u. Krämer 2006).



#### Technische Hinweise

- **Früher Knochenkontakt** (d. h. bei geringer Eindringtiefe):
  1. **Lamina:** Die Nadelführung in der Sagittalebene ist zu steil (kranial gerichtet) oder der Hauteintrittspunkt zu hoch, es kommt zum Kontakt an der oberen Lamina. Bei kaudalisierter Nadel oder zu niedrig gewähltem Hauteintrittspunkt Kontakt an der unteren Lamina.
  2. **Facettengelenk:** Der Winkel zur Sagittalebene ist zu groß oder der Nadeleintrittspunkt nicht weit genug paraspinal (d. h. < 1 cm). Insbesondere bei Rezessusstenose bzw. Spondylarthrose mit hypertrophen Facettengelenken kann das interlaminäre Fenster in der Horizontalausdehnung vermindert sein, sodass der Einstichwinkel zur Sagittalebene verringert werden muss (manchmal < 10°, Theodoridis 2007).
- **Nervenwurzelkontakt:** Zurückziehen der Nadel um ca. 1–2 mm unter Aspiration. Bei fehlendem Hinweis für eine intrathekale Nadellage kann das Medikament injiziert werden, bei Liquoraspiration Neupositionierung der Nadel.
- Durch Aspiration nachgewiesene **Durapassage** (ca. in 10% der Fälle). Bei Verwendung einer scharfen 29-G-Nadel ist kaum mit postspinalen Kopfschmerzen zu rechnen (im Vergleich nur ca. 8% bei scharfen 27-G-Nadeln; Flaatten et al. 2000).
- In der unteren LWS ist alternativ die **modifizierte ipsilaterale Technik nach Steinhaus** möglich. Insbesondere bei nicht oder gering degenerativ vorgeschädigten lumbalen Bewegungssegmenten mit breitem interlaminären Fenster ist häufig ein sagittaler Einstich (Winkel von 0°) durchführbar (Theodoridis et al. 2009). Diese Technik kann auch bei Verknöcherungen des Lig. interspinale oder liegendem interspinösen Spacer, wo eine quere Nadelführung von kontralateral nicht möglich ist, versucht werden. Die **Nadel** wird je nach interlaminärer Breite (Größe des Foramen interarcuale) und dadurch bedingten Einstichwinkel (0° bis ca. 10°) zur Sagittalebene ipsilateral (auf der Seite der Wurzelirritation) 5 mm bis max. 15 mm paramedian neben der Unterkante des Dornfortsatzes des kranialen Wirbelkörpers des Segments relativ horizontal eingestochen. Die Chance, den anterolateralen Epiduralraum durch den Rezessus ohne Durapassage zu erreichen, ist bei fortgeschrittener Degeneration deutlich geringer.

**Ergebnisse nach ILESI**

- Parr et al. 2009: Systematische Literaturbewertung der ILESI (6 Studien, 687 Patienten mit NPP und/oder SKS), deutlicher Beweis (Level II-2) für Kurzzeitwirkung (< 6 Monate) und geringer Beweis (Level III) für Langzeitwirkung bei Lumboischialgie durch NPP, geringer Beweis (Level III) für Kurz- und Langzeitwirkung bei spinalkanalstenose-bedingtem oder diskogenem Rückenschmerz.
- Abdi et al. 2007: Systematische Literaturbewertung der ILESI (11 Studien, 990 Patienten); starker Beweis für Kurzzeitwirkung (< 6 Wochen) und limitierter Beweis für Langzeitwirkung(> 6 Wochen)

### 5.9.3 Posterolaterale Injektionen in den foraminoartikulären Bereich

Bereits 1905 wurden vom deutschen Chirurgen Hugo Selheim thorakale (Sellheim 1905) und 1909 durch den Leipziger Chirurgen Läwen lumbale paravertebrale Blockaden (»Paravertebralanästhesie«, Läwen 1911) unter Verwendung von Kokain mit dem Ziel einer Leitungsanästhesie eingesetzt. 1926 beschrieb der Wiener Chirurg Mandl einen 20–25° schrägen (4–5 cm paravertebral) Zugang zur Sagittalebene zur lumbalen paravertebralen Blockade (Mandl 1926, 1947). Seit 1951 wendete Reischauer (1953) die gezielte Zwischenwirbellochinfiltration mit großem Volumen (30 ml 1%ige Novocain-Lösung) im Sinne der paravertebralen Umflutung zur Behandlung der Lumboischialgie auf den Etagen LWK4/5 und LWK 5/SWK1 bei WRS $L_5$ und $S_1$ an. Ziel der Behandlung war die Desensibilisierung von hyperergen Nervenfasern. 1971 veröffentlichte MacNab eine diagnostische Technik zur selektiven Nervenwurzelblockade (bzw. Spinalnervenblockade) im Foramen intervertebrale mit dem Ziel, bei klinisch unklaren Fällen die schmerzauslösende Nervenwurzel festzustellen. Die Injektion erfolgte BV-gesteuert in die (Spinal)Nervenscheide unter Verwendung von Kontrastmittel. Seit 1971 wurde diese Technik mit zusätzlicher Kortikoidgabe zur Behandlung der Radikulopathie genutzt (Tajima et al. 1976). Inzwischen existieren mehrere Synonyma für die Zwischenwirbellochinjektion sowie abgewandelte Injektionstechniken.

**Tab. 5.7** Injektionstechniken in die foraminoartikuläre Region (Abb. 5.6)

| | | |
|---|---|---|
| **Diagnostisch** | | |
| 1 | Selektive Nervenblockade (SNB)<br>Syn.: Selektive »Wurzelblockade«<br>(Kaplan 1997, Manchikanti 2000) | BV-gesteuert (Ziel: »Zirkumneuralscheide« bzw. Nervenscheide)<br>Selektive Injektion (max. 0,5 ml) außerhalb des Foramen intervertebrale als *selective ventral ramus block* (SVRB; Furman 1999 u. 2000a, Waldman 2003, Gajraj 2004) oder innerhalb des Foramens als *selective spinal nerve block* (SSNB; Spinalnerv, Pauza 2004) oder *selective nerve root block* (SNRB; Spinalnervenwurzeln, Spinalnervenganglion) |
| **Therapeutisch** | | |
| 2 | Transforaminale epidurale Steroidinjektion (TFESI)<br>(Bogduk 2004) | BV-gesteuert (Ziel: »Zirkumneuralscheide« bzw. Nervenscheide)<br>LA-Kortikoid-Injektion (geringes Volumen von 3–5 ml) in das Foramen intervertebrale direkt subpedikulär in die Zirkumneuralscheide mit dem Ziel eines epiduralen Abflusses zum Ort der Pathologie; damit Ausschaltung des segmentalen Spinalnerven, inkl. R. meningeus, R. communicans und R. dorsalis |
| 3 | Paravertebrale »Wurzelblockade«<br>Syn.: Paravertebralanästhesie, Paravertebralblock, paravertebrale Umflutung | In der Regel kein BV (Ziel: foraminoartikuläre Region)<br>Partielle Analgesie und Desensibilisierung der hyperergen Neurone (Spinalnerv, R. ventralis, Nervenwurzeln), durch mehrfache (6- bis 12-mal) Injektionen (Reischauer 1953, Krämer 1978) |
| | – Lumbale Spinalnervenanalgesie (LSPA) (Krämer 1978) | LA-Injektion (10 ml niedrig dosiertes LA) in die foraminoartikuläre Region. Einstich ca. 8 cm paravertebral mit schrägem Zugang (bis 60°) zum Foramen. Fakultativ Kortikoidgabe (Theodoridis u. Krämer 2006) |
| | – »Wurzelblockade« nach Reischauer (1953) | LA-Injektion (30 ml Novocain 1%) an das Zwischenwirbelloch, erheblicher Spüleffekt. Einstich 4–5 cm paravertebral mit leicht schrägem Zugang (20–25°) zum Foramen |

*BV* Bildverstärker, *LA* Lokalanästhetikum.

## Injektionstechniken

Grundsätzlich kann zumindest theoretisch in die **diagnostische** selektive Nervenblockade (SNB) sowie die **therapeutische** transforaminale epidurale Steroidinfiltration (TFESI) und die sog. paravertebrale »Wurzelblockade« (Blockade des Spinalnerven bzw. R. ventralis und auch der segmentalen Nervenwurzeln) unterteilt werden (Tab. 5.7).

Die **selektive Nervenblockade (SNB)** hat zum Ziel, den Ort der Schmerzentstehung zu bestimmen. Hinsichtlich der Nadelplatzierung zu Spinalnerv (bzw. Nervenwurzel) und R. ventralis gibt es zwei Konzepte:

- Das erste Konzept (Furman 1999, Gajraj 2004, Waldmann 2003) beinhaltet die **extraforaminale** (paraforaminale) selektive Ausschaltung des R. ventralis (*selective ventral ramus block*, **SVRB**) mit Erhalt der Afferenzen aus dem Versorgungsgebiet des R. dorsalis und des R. meningeus (innerviert u. a. das hintere Längsband, den ventralen Thekalsack, die durale Nervenwurzelscheide und die dorsale Bandscheibe).
- Das zweite Konzept (Nadelposition liegt **im Foramen**) zielt auf die Anästhesie des 1–3 mm langen (El Khoury et al. 1994) Spinalnerven (*selective spinal nerve block*, **SSNB**, Pauza 2004) und/oder der sensiblen Spinalnervenwurzel mit Spinalganglion (*selective nerve root block*, **SNRB**) ab. Liegt der Schmerzgenerator im Versorgungsgebiet des R. meningeus, ist die Aussagekraft der intraforaminalen Blockadetechniken eingeschränkt (Furman 1999, Gajraj 2004, Waldmann 2003).

Beiden Konzepten gemeinsam ist die **Blockade der sensiblen Anteile des R. ventralis**, um bei unklaren Befunden mit radikulärer Symptomatik die betroffene Nervenwurzel zu ermitteln. Wegen der Selektivität dürfen nicht mehr als 0,5 ml LA appliziert werden. Insbesondere beim *spinal nerve block* bzw. *nerve root block* muss die epidurale Ausbreitung zu segmentbenachbarten Nervenwurzeln vermieden werden.

Der Zugang der **therapeutischen** transforaminalen epiduralen Steroidinfiltration **(TFESI)** ist der gleiche wie bei der intraforaminalen Spinalnervenblockade. Bei nicht erforderlicher Selektivität betragen die injizierten Volumina 3–5 ml, um die Pathologie im **ventrolateralen Epiduralraum** (Bogduk 1994) in Höhe der Nervenwurzelalteration (Bandscheibe, knöcherne Enge etc.) sicher zu erreichen, wodurch der Entzündungsprozess kausal beeinflusst wird.

Bei der **therapeutischen Spinalnervenanalgesie**, die auch mit einem Kortikoid durchgeführt werden kann, erfolgt eine partielle Analgesie und Desensibilisierung des hyperergen Spinalnerven und der hyperergen Spinalnervenwurzeln. Der Anteil des Injektats (in der Regel 10 ml), der sich durch das Foramen intervertebrale epidural im Bereich der segmentalen sensiblen und motorischen Spi-

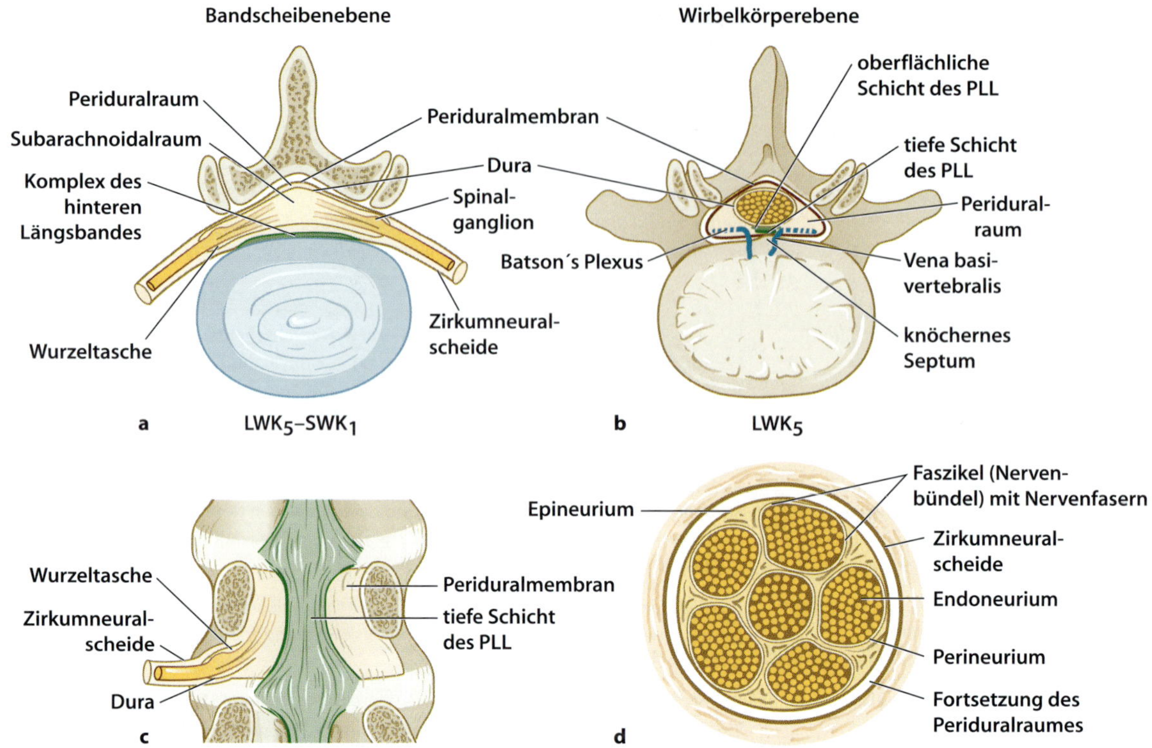


**Abb. 5.18** **a** Periduralmembran mit Übergang in die Zirkumneuralscheide, horizontaler Querschnitt auf Höhe der Bandscheibe LWK5/SWK1, **b** Anatomische Lage der Periduralmembran, horizontaler Querschnitt auf Höhe des Wirbelkörpers LWK5, **c** Periduralmembran mit Übergang in die Zirkumneuralscheide, Aufsicht auf die Wirblekörperrückseite, **d** Querschnitt durch die Spinalnervenscheide (»Zirkumneuralscheide«). *PLL* hinteres Längsband

nalnervenwurzel bis zum Ort der Pathologie verteilt, hängt von der Nadelposition ab. Diese wird in der Regel aber nicht röntgenologisch kontrolliert.

## Periduralmembran (PDM) und Zirkumneuralscheide (Wiltse et al. 1993, Wiltse 2000, Loughenbury et al. 2006)

Erstmals durch den deutschen Anatom Fick 1904 beschrieben, wurde die Struktur erst 1975 als **Periduralmembran** (PDM; Dommisse 1975a,b) bezeichnet (Syn.: *epidural membrane*; Kikuchi 1982). Die fibröse Periduralmembran umgibt den gesamten knöchernen Wirbelsäulenkanal und ist somit die äußere Begrenzung des Epiduralraums (Abb. 5.18). **Ventral** liegt die PDM flächenförmig der Rückseite der Wirbelkörper auf, jedoch ohne festen Kontakt. Sie befindet sich ventral des Lig. longitudinale posterius (LLP) und ist im Bereich der Wirbelkörperabschlussplatten an den tiefen Anteilen des LLP befestigt, wobei der zentrale (mediale) Bereich des Diskus ausgespart bleibt. Im **dorsalen** (posterioren) Bereich ist sie mit den Laminae und dem Lig. flavum verbunden. **Lateral** hat sie Kontakt zu den medialen Flächen der Pedikel. Durch das Foramen intervertebrale bildet die PDM einen Trichter und geht in die **Zirkumneuralscheide** (Syn.: *epiradicular sheath*, Kikuchi 1982; »periradikuläre Hülle«, Hildebrandt 2001; »perineuraler Schlauch«, Theodoridis u. Krämer 2006) über (Abb. 5.18c), die u. a. den Spinalnerven und den R. ventralis bis auf eine Länge von ca. 10 cm umgibt. Der Raum bzw. Spalt zwischen ihr und dem Epineurium (Fortsetzung der Dura mater) wird bei korrekt durchgeführter »**Radikulographie**« (korrekter: **Nervographie**, da es sich überwiegend um den Spinalnerven bzw. R. ventralis des Spinalnerven und nicht um die Nervenwurzeln handelt; Abb. 5.19) durch KM dargestellt (Manchikanti 2000). Das Hauptinjektionsvolumen des KM sollte aber epidural in den Spinalkanal zwischen Dura und der PDM zum Ort der Pathologie abfließen (**Epidurographie**).

> **Prinzipiell ist bei direktem Nervenwurzelkontakt auch eine intraepineurale Infiltration von geringen Volumina möglich (Pfirrmann et al. 2001). Diese sollte aber vermieden werden.**

Per definitionem muss die außerhalb des Foramens liegende »**(Spinal)Nervenscheide**« (Zirkumneuralscheide) streng von der intraforaminalen bzw. intraspinalen **duralen Nervenwurzelscheide** (sog. »Wurzeltasche«) abgegrenzt werden. Man geht davon aus, dass eine therapeutische Injektion in die Nervenscheide bessere Ergebnisse

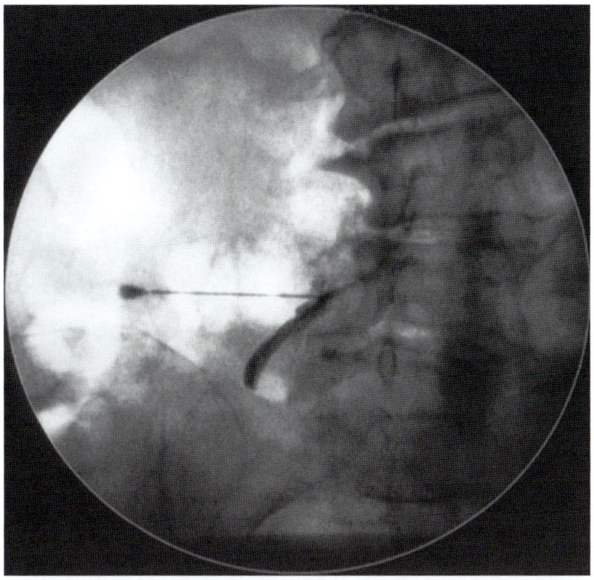

**Abb. 5.19** TFESI $L_4$ links bei intra- und extraforaminalen NPP LWK4/5 links. Durch den extraforaminalen Vorfall bedingt stellt sich nach kranial nur eine *sehr dünne Sichel* (Epidurogramm: medial um den linken Pedikel LWK4) dar. Nach kaudal reichendes typisches »Radikulogramm« (Nervogramm) $L_4$ links. Aufgrund des extraforaminalen Vorfalls und vorliegender rechtskonvexer Lumbalskoliose war die exakte subpedikuläre Nadelpositionierung erschwert

liefert, als wenn das Injektat außerhalb dieser appliziert wird (Hildebrandt 2001).

## Transforaminale epidurale Kortikoidinjektion (TFESI)/selektive Nervenblockade (SNB)

### Prinzip

Um einen Nervenwurzelkontakt sowie eine Duraverletzung zu vermeiden, werden bei der **therapeutischen** und **diagnostischen Injektion** die oberen Quadranten des Zwischenwirbellochs im Bereich des sog. *safe triangle* angestrebt. Hiermit wird in der a.-p.-Projektion das rechtwinklige Dreieck zwischen horizontaler Tangente an der Pedikelunterkante, vertikaler lateraler Wirbelkörperbegrenzung und der schräg verlaufenden (Hypotenuse) duralen Nervenwurzelscheide (Abb. 5.20) bezeichnet. Aufgrund der Pathologie des WRS ist es üblich, den vorderen oberen Quadranten mit Nähe zum ventrolateralen Epiduralraum zu wählen (**subpedikulärer anteriorer Zugang**; Syn.: »konventioneller« oder »rostraler« Zugang).

### Indikation

- Diagnostisch:
  - Bestimmung des Schmerzursprungs (Schmerzgenerator) bei Multisegmenterkrankung.
- Therapeutisch:
  - akutes und chronisches monoradikuläres WRS,
  - intraforaminaler bzw. lateraler Vorfall,
  - Versagen der interlaminären oder sakralen Infiltration.

### Technik

#### TFESI über subpedikulären Zugang (Derby et al. 1993, Waldman 2003, Bogduk 2004, Fenton u. Czervionke 2003, Hong Wang et al. 2006)

Bauchlage. Kippen des C-Bogens in der a.-p.-Projektion, bis die Grund- und Deckplatten des Zielsegments parallel zueinander stehen. Rotation des C-Bogens (BV über dem Patienten) nach ipsilateral, bis die Senkrechte durch die Spitze des Proc. articularis superior (Ohr des *Scotty dog*) des kaudalen WK den kranialen Wirbelkörper in etwa drittelt bis halbiert. In der Regel zeigt die laterale Spitze des Proc. articularis superior (PAS) auf das Zentrum des darüberliegenden Pedikels (Schrägstellung des C-Bogens ca. 25–40°). Es sollte genügend Abstand zwischen Pedikelunterkante und PAS bestehen, ansonsten muss der BV nach kranial nachjustiert werden. Die 22- bis 25-G-Nadel (9–10 cm lang, bei starker Adipositas ggf. länger) wird im »Tunnelblick« (Nadel nur als Punkt erkennbar) so durch die Haut (Einstichstelle in etwa 6–8 cm paramedian) geführt, dass sie knapp kraniolateral der Prozessusspitze (der PAS muss lateral passiert werden!) und ca. 2 mm unterhalb der Pedikelunterkante (Abb. 5.21) liegt. Vorschieben der

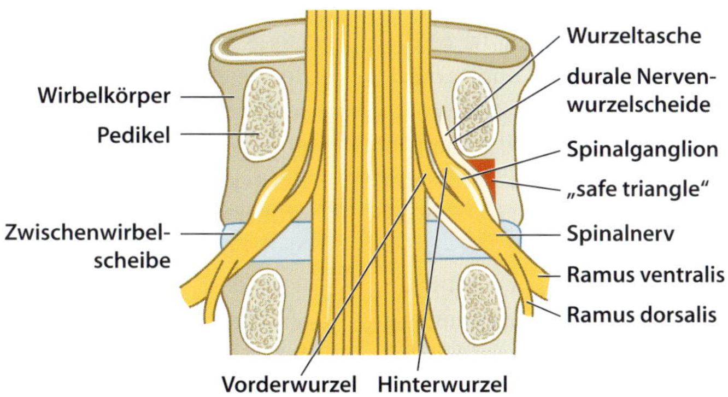


**Abb. 5.20** *Safe triangle* (die Periduralmembran, Abb. 5.18c ist hier nicht dargestellt)

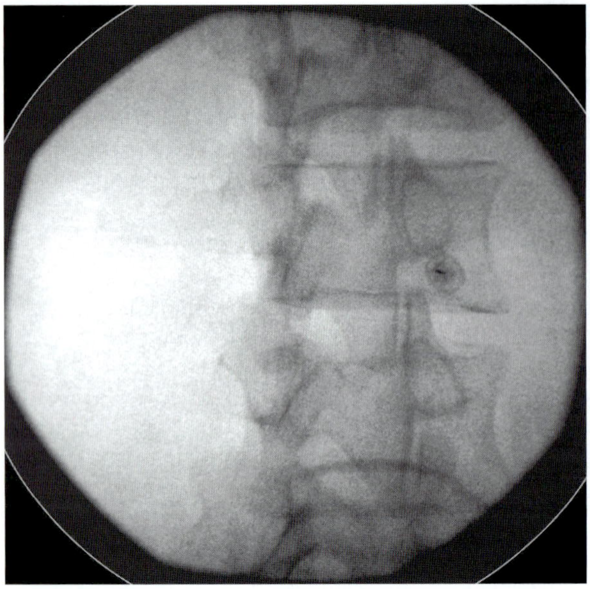

Abb. 5.21 Subpedikulärer (anteriorer) Zugang LWK3/4 rechts (schräge Projektion). TFESI $L_3$ rechts. Die Nadelspitze sollte ca. 2–4 mm lateral und kranial des PAS liegen (ca. 2 mm subpedikulär, ca. 5:30-Position)

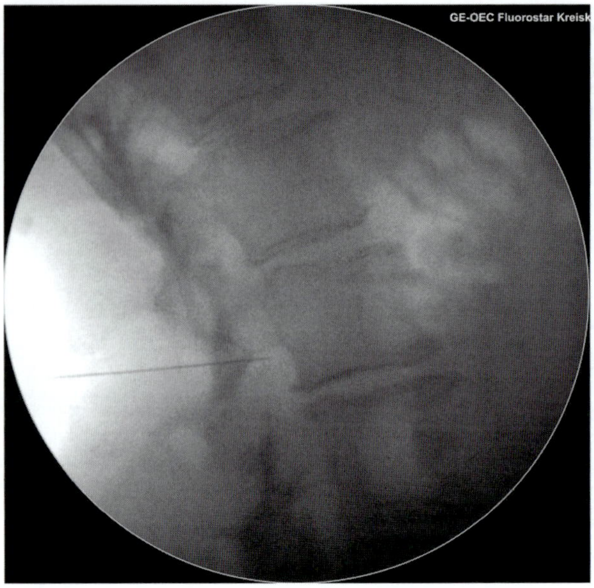


Abb. 5.22 Subpedikulärer (anteriorer) Zugang bei intraforaminalem NPP LWK2/3 rechts (seitliche Projektion). TFESI $L_2$ rechts, Nadelspitze am Übergang vom hinteren zum vorderen oberen Quadranten

Nadel zunächst in schräger Projektion bis zum knöchernen Kontakt (Wirbelkörperrückseite). Leichtes Zurückziehen der Nadel von ca. 2 mm, sodass die Nadelspitze im kranioventralen Quadranten zum Liegen kommt (Abb. 5.22). Überprüfen der Lage in der lateralen Projektion. In der a.-p.-Projektion sollte die Nadel ca. 1–2 mm direkt unterhalb des Pedikels liegen, ohne die Mittellinie nach medial zu überschreiten (rechts ca. 5:30 bis 6:00, links ca. 6:00 bis 6:30; Abb. 5.23). Nach unauffälliger Aspiration Injektion von 0,2–0,5 ml KM (z. B. Solutrast M 200) zum Ausschluss einer intravasalen oder intrathekalen (z. B. Wurzeltasche) Nadellage. Im Idealfall zeigt sich ein epiduraler KM-Abfluss nach medial (z. B. sichelförmig um den medialseitigen Pedikel; **Epidurographie**, Abb. 5.19 und Abb. 5.24) und je nach Nadellage auch ein distaler Abfluss zum Spinalnerven (bzw. R. ventralis, **Nervographie**, Abb. 5.19 und Abb. 5.24). Anschließend langsame Applikation von ca. 3–5 ml LA-Kortikoid-Lösung (z. B. 10–40 mg Triamcinolon mit 2–3 ml 0,25–0,5% Bupivacain). Entfernen der Nadel (ggf. mit Mandrin), Hautpflaster.

**Ablauf der Anästhesie:** Während der Injektion kann es zur Verstärkung des dem Patienten bekannten Schmerzes kommen. Diese wird von einigen Autoren als Hinweis für die Identifikation der schmerzauslösenden Nervenwurzel angesehen (Kinard 1996). Nach einigen Minuten (5–15 min) sollte es zur Schmerzabnahme (z. B. Kontrolle durch Nervenwurzelprovokationstest) kommen. Hypästhesie im Dermatom der Nervenwurzel sowie ein »angenehmes« Entspannungs- und Wärmegefühl des betroffenen Beins können auftreten (Krämer 1996). Seltener kommt es, je nach Ausprägungsgrad der Anästhesie, zu muskulären Schwächen (Krämer et al. 2006).

### Technische Hinweise

- Bei **diagnostischem selektivem Block** dürfen nicht mehr als **0,5 ml LA** verwendet werden (Furman et al. 2008, van Akkerveeken 1993, Castro et al. 1994). Eine Nadelposition medial der 6:00-Position reduziert die Selektivität der Injektion (Wolff et al. 2006). Ein positiver Block sollte mindestens eine Schmerzverbesserung von 80% erreichen (Slipman u. Issac 2001, Bogduk 2004).
- Bei korrekter Nadellage ist ca. 1 ml KM zur Spinalnerven- und epiduralen Nervenwurzeldarstellung notwendig. Ungefähr 2 ml werden gebraucht, um den Abgang der benachbarten Nervenwurzel zu erreichen. Die KM-Injektionen sollten langsam (ca. 3 ml/min) durchgeführt werden (Bogduk et al. 1995).
- Je näher die Einstichstelle paramedian gewählt wird, desto kleiner ist der Injektionswinkel mit möglichem Kontakt zum Facettengelenk, je weiter lateral, desto größer ist der Injektionswinkel und -weg (ggf. längere Nadel benutzen) mit ggf. vermehrter Eindringtiefe in das Neuroforamen und Nähe zum ventralen Epidural-, aber auch Subarachnoidalraum.
- Bei Hauteinstich der Nadel in direkter Projektion auf die Pedikelunterkante und weiterem Vorschieben der Nadel in »Tunnelsicht« kann es zum **Knochenkontakt**

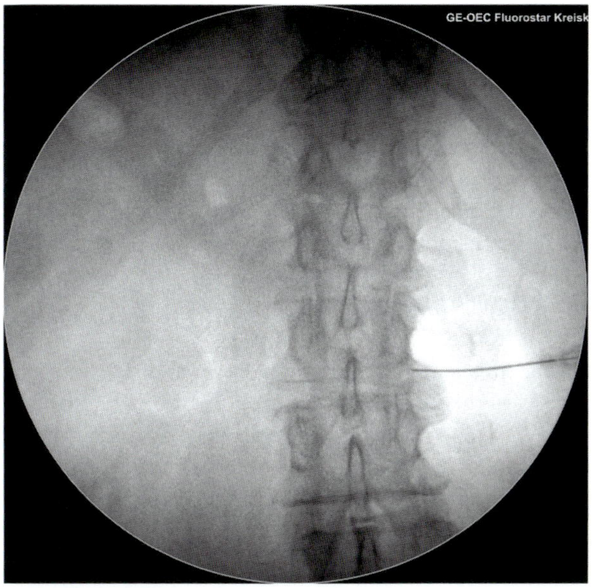


**Abb. 5.23** Subpedikulärer (anteriorer) Zugang bei intraforaminalem NPP LWK2/3 rechts (a.-p.-Projektion). Nadelpositionierung zur TFESI $L_2$ rechts in ca. 5:30-Position

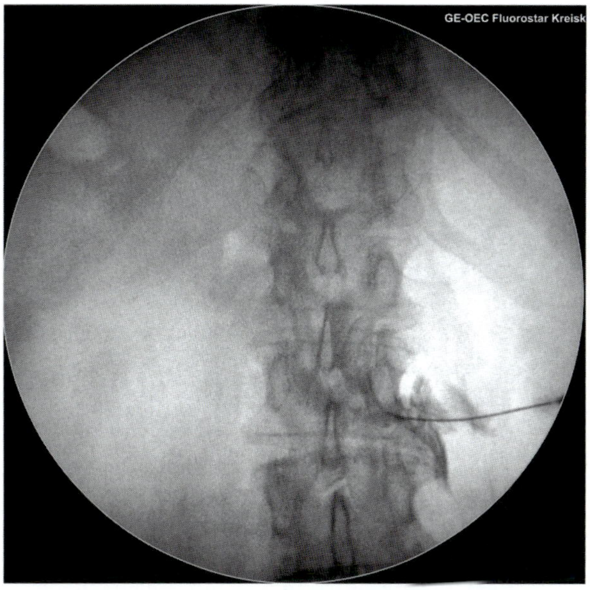


**Abb. 5.24** Subpedikulärer (anteriorer) Zugang bei intraforaminalem NPP LWK2/3 rechts (a.-p.-Projektion). Epidurogramm (KM-Sichel medial des Pedikels) und Nervogramm (zentrifugaler KM-Abfluss in die Zirkumneuralscheide des Spinalnerven $L_2$)

**an der Unterkante des Proc. transversus** kommen, sodass die Nadel abgesenkt werden muss. Daher den Einstich wie oben beschrieben ca. 2 mm tiefer wählen.

- **Facettenhypertrophie** (v. a. des Proc. articularis superior) kann die exakte Schrägeinstellung erschweren.
- Nach **Fusionsoperationen** muss die Nadel mehr von lateral eingeführt werden, um die Fusionsmasse zu umgehen.
- **Segment LWK5/SWK1:** In der Regel besteht in der schrägen Projektion ein kleiner dreieckiger Zugang zum Foramen. Die Begrenzung wird durch den Darmbeinkamm, die Unterkante des Proc. transversus des LWK5 und den Proc. articularis superior des SWK1 gebildet. In der Standardtechnik kann die Darmbeinschaufel diesen Zugang behindern. Durch Verminderung der Rotation (Schrägheit) des C-Bogens lässt man die Darmbeinschaufel nach lateral wandern, bis sich ein Fenster öffnet (Fenton u. Czervionke 2003).
- Bei **intraforaminalem Vorfall** kann es zur subpedikulären Verlagerung der Nervenwurzel mit fast vollständigem **Aufbrauchen des *safe triangle*** kommen (Fenton u. Czervionke 2003). Es kommt zu einem **Stopp des KM** in Höhe des Pedikels (Abb. 5.19).
- **Kugelförmige KM-Verteilung/ungenügender zentraler KM-Abfluss:** Die Nadelspitze liegt nicht in der Zirkumneuralscheide (eingeschränkter epiduraler/epineuraler Abfluss) oder zu lateral, Lagekorrektur erforderlich.
- Bei **Nervenwurzelkontakt** (der primär vermieden werden sollte) die Nadel 1–2 mm zurückziehen und bei guter Lage die Injektion durchführen, ansonsten Lagekorrektur vornehmen.
- Bei einmaliger **intrathekaler** oder **intraarterieller** Punktion sowie wiederholter **intravenöser Punktion** sollte die Behandlung abgebrochen und vertagt werden, bis die Läsion verheilt ist (Bogduk 2004).
- Bei hochlumbalen bzw. thorakalen Zwischenwirbellochinjektionen sind inzwischen Einzelfälle schwerer neurologischer Komplikationen (in der Regel durch Affektion der arteriellen Gefäßversorgung des Rückenmarks bzw. der Nervenwurzeln) bis hin zur Querschnittslähmung aufgetreten (▶ 5.10). Ein **retroneuraler (dorsaler) Zugang** weist theoretisch ein geringeres Risiko auf. Dabei wird die Nadelspitze in der a.-p.-Projektion ca. 3–4 mm subpedikulär in 6:00-Position und in der lateralen Ansicht des Foramens im kraniodorsalen Drittel positioniert (Bogduk 2004). Hingegen ergab eine retrospektive Untersuchung von mehr als 1200 lumbalen SNB, dass bei Unterteilung des Neuroforamens in 8 Quadranten die genaue Nadelposition bei einem Injektionsvolumen von 2–3 ml für die direkt postinterventionelle Komplikationsrate sowie Schmerzfreiheit keine Rolle spielt (Stalcup et al. 2006, Crall et al. 2006).

**Ergebnisse nach diagnostischer »Wurzelinfiltration« (*selective nerve root block*, SNRB)**

- Castro u. Akkerveeken (1991): Vergleich des postoperativen Ergebnisses mit präoperativer selektiver Wurzelblockade. **Sensitivität** (24 Patienten) **bei diskogenem WRS 100%; positiver Vorhersagewert** (30 Patienten) **bei degenerativem WRS** (Spinalkanalstenose) **70–80%.**
- Everett et al. (2005): Systematische Literaturbewertung (11 Studien, 775 Patienten) **moderater Beweis für SNRB als Diagnostikum für Wurzelreizsyndrome.**
- Furman et al. (2008): Volumenabhängige **Selektivität von lumbalen SNRB** (30 Patienten). Bei **0,5 ml KM 70%,** bei 1,0 ml KM 33%, bei 1,5 ml KM 13% und bei 2,5 ml KM 10%.
- Datta et al. (2007): Systematische Literaturbewertung (16 Studien, 975 Patienten). Limitierter (Level IV) Beweis für SNRB als Diagnostikum für Wirbelsäulenschmerz. **Moderater** (Level III) **Beweis für SNRB als Diagnostikum für Wurzelsyndrome.** SNRB haben nützlichen negativen und niedrigen positiven Vorhersagewert.

**Ergebnisse nach transforaminaler epiduraler Steroidinfiltration (TFESI)**

- Buenaventura et al. (2009): Systematische Literaturbewertung (4 Studien, 502 Patienten); deutlicher Beweis (Level II-1) für Kurzzeitwirkung (< 6 Monate), Beweis (Level II-2) für Langzeitwirkung bei Lumboischialgie
- DePalma et al. (2005): Systematische Literaturbewertung (6 Studien, 377 Patienten); moderater Beweis (Level III) für Behandlung der lumbosakralen Radikulopathie
- Manchikanti et al. (2008): Systematische Literaturbewertung (4 Studien, 294 Patienten); starker Beweis für Kurzzeitwirkung (< 6 Monate) und Langzeitwirkung bei diskogener Lumboischialgie
- Abdi et al. (2007): Systematische Literaturbewertung (11 Studien, 922 Patienten); starker Beweis für Kurzzeitwirkung (< 6 Wochen) und moderater Beweis für Langzeitwirkung bei lumbalem Nervenwurzelschmerz

## Lumbale Spinalnervenanalgesie (LSPA)

### ■ Prinzip

Schmerzlinderung durch Analgesie und Desensibilisierung des lumbalen Spinalnerven, der Nervenwurzeln und des Spinalganglions durch posterolaterale Injektion eines LA in die foraminoartikuläre Region.

### ■ Indikation

- Wurzelreizsyndrome,
- andere lokale Reizzustände im Bewegungssegment (z. B. Spinalkanalstenose, Facettengelenk),
- Postnukleotomie-Syndrom.

### ■ Technik (◘ Abb. 5.25; Krämer 1978, 1997, Zöch 1969)

Sitzender Patient. Zur Infiltration der Foramina der unteren LWS wird die Einstichstelle ca. 8 cm paravertebral (21-G-Nadel, 10–15 cm lang) direkt über dem Darmbeinkamm gewählt. Je nach Foramen wird bei einem Einstichwinkel zur Sagittalebene von 60° die Nadel in der Frontalebene horizontal (Foramen LWK3/4 mit Wurzel $L_3$) geführt oder abgesenkt (30° LWK4/5 mit Wurzel $L_4$; 50–60° LWK5/SWK1 mit Wurzel $L_5$). Von insgesamt 10 ml LA (0,5–1,0%) werden unter häufiger Aspiration ca. 5 ml im Bereich der Muskulatur und des Wirbelgelenks und 5 ml direkt in der foraminoartikulären Region infiltriert. Fakultativ kann bei korrekter Nadellage periradikulär nochmals ein geringes Volumen eines länger anhaltenden LA (z. B. Bupivacain oder Ropivacain) in Verbindung mit einem Glukokortikoid (z. B. 10–20 mg Triamcinolon) injiziert werden. Bei Verwendung einer 1%igen LA-Lösung kommt es zu einer Schmerzlinderung von durchschnittlich 3,5 Stunden (Krämer 1996).

## Injektion Neuroforamen $S_1$

### ■ Prinzip

Injektion eines LA-Kortikoid-Gemischs durch das dorsale $S_1$-Neuroforamen (enthält R. dorsalis von $S_1$) direkt an den Spinalnerven $S_1$ bzw. an die Nervenwurzel $S_1$.

### ■ Indikation

$S_1$-Radikulopathie (z. B. NPP LWK5/SWK1), v. a. bei wirkungsloser ILESI oder CESI.

### ■ Technik (Huston et al. 2008, Bogduk 2004, Pauza 2004)

Bauchlage, Hautdesinfektion, Einstellen des Foramen $S_1$ mit dem C-Bogen. Die Hauteinstichstelle liegt etwas lateral und kranial des Foramens. Je nach Anatomie leichte ipsilaterale Schrägeinstellung (BV nach lateral) um 10–15°, um das ventrale und dorsale Foramen übereinander zu projizieren sowie leichter kaudozephaler Strahlengang (BV nach kaudal geneigt). Die 22- bis 25-G-Nadel wird bis zur 11:00- (links) bzw. 01:00-Position (rechts) vorgeschoben, bis knöcherner Kontakt besteht. Nach Periostkontakt wird die Nadel um 2–3 mm nach mediokaudal in Richtung Foramen positioniert. Üblicherweise ist ein leicht nachlassender Widerstand beim Eintritt in das Foramen zu spü-

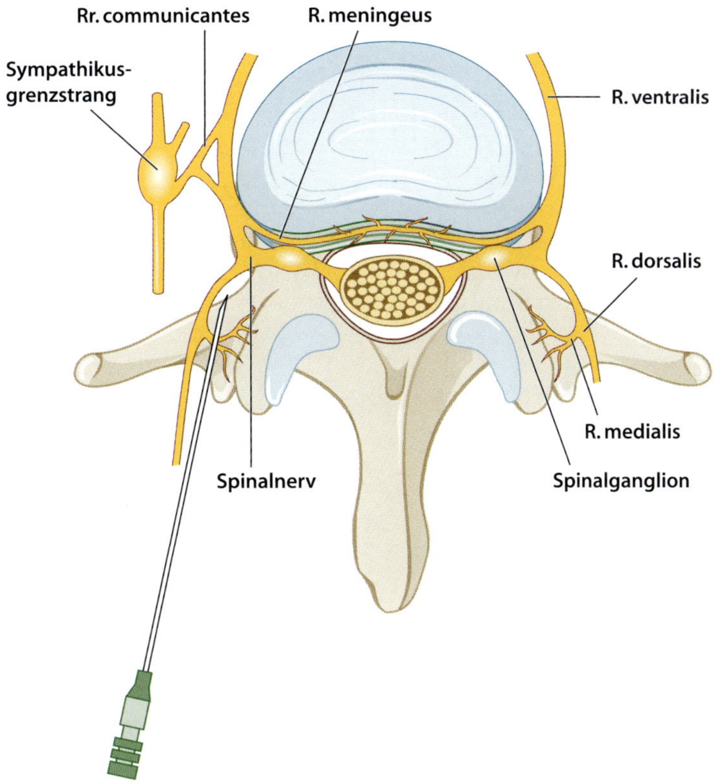


**Abb. 5.25** Paravertebrale Spinalnervenanalgesie (SPA) mit Umflutung des Spinalnerven in der foraminoartikulären Region des Bewegungssegments

ren. Die Nadelspitze wird vorsichtig bis in den Sakralkanal vorgeschoben, wobei der Abstand zum Boden des Kanals mindestens 5 mm betragen sollte (Kontrolle der Nadeltiefe in seitlicher Projektion). Aspiration und anschließend Injektion von 0,5 ml KM. Idealerweise kommt ein typisches **S1-Nervogramm mit Epidurogramm** zur Darstellung. Bei **therapeutischer TFESI** werden 2 ml Kortison (z. B. 20–40 mg Triamcinolon) und 2 ml LA, bei **selektiver Nervenblockade (SNB)** 1 ml LA injiziert.

#### Technische Hinweise

Vorsichtige Nadelführung, um einen Durchtritt durch das ventrale Neuroforamen in das kleine Becken zu vermeiden.

### 5.9.4 Kaudaler Zugang/CESI

Syn.: Sakrale Überflutung, sakrale Blockade, Kaudalanästhesie; mit Steroid: kaudale epidurale Steroidinfiltration (CESI)

#### Prinzip

Injektion eines Medikaments (in der Regel LA-Kortikoid-Gemisch) über den meist gut zugänglichen Hiatus sacralis in den sakralen und lumbalen Epiduralraum.

#### Indikationen

- NPP mit $L_4$- bis $S_1$-Symptomatik (in erster Linie Pathologie auf Etage LWK4/5 und LWK5/SWK1),
- multisegmentale LWS-Degeneration,
- mono-/multisegmentale Spinalkanalstenose,
- Kokzygodynie,
- Postnukleotomie-/Postfusions-Syndrom (fehlender interlaminärer Zugang).

#### Anatomie des Sakrums (Trotter 1947)

Der Sakralkanal als Fortsetzung des Spinalkanals reicht kaudal bis zum Hiatus sacralis, der durch die Ligg. sacrococcygea dorsalia bindegewebig verschlossen wird. Die rudimentären Gelenkfortsätze des SWK5 (bzw. auch SWK4 oder höher) bilden die Cornua sacralia. Form und Lumen des menschlichen Sakralkanals sind sehr unterschiedlich. Die maximale a.-p.-Ausdehnung liegt kranial bei 10 mm, auf Höhe des Apex des Hiatus sacralis ergeben sich Durchschnittswerte von 5–6 mm (bei ca. 5% der Individuen beträgt der Wert nur 2 mm oder weniger). Durch die ebenso sehr unterschiedliche laterale Ausdehnung variiert das Volumen zwischen ca. 12 ml und 65 ml (Durchschnitt ca. 32 ml). Das Volumen setzt sich aus dem Epiduralraum und dem Durasack zusammen.

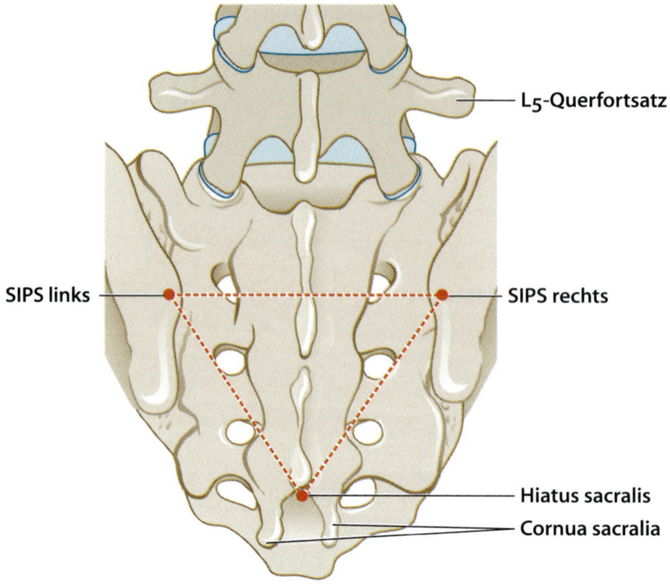


**Abb. 5.26** Lage des Hiatus sacralis zwischen den Cornua sacralia. *SIPS* Spina iliaca posterior superior

Der Hiatus sacralis entsteht in den meisten Fällen durch den unvollständigen Bogenschluss des 5. und z. T. 4. SWK. Der Apex des Hiatus befindet sich in ca. 34% der Fälle in Höhe des unteren Drittels des 4. SWK. Bei 19% der Patienten kann er weiter kaudal liegen. Bei den übrigen 47% liegt aber ein »langer« Hiatus mit kranialisiertem Apex vor, der maximal bis in das obere Drittel des 2. SWK reichen kann (in ca. 1% der Fälle kann die knöcherne Hinterwand ganz fehlen). Subarachnoidalraum und Dura enden in der Regel zwischen SWK1 und SWK3 (am häufigsten bei SWK2).

**Hierdurch bedingt beträgt die klinisch relevante Entfernung der Dura vom Hiatus sacralis zwischen 1,9 cm und 7,5 cm (Durchschnitt 4,7 cm). Diese Varianz muss bei jeder Injektion beachtet und zur Vermeidung einer intrathekalen Injektion stets eine Liquorprobe (Aspiration) durchgeführt werden.**

- **Technik mit BV (modifiziert nach White 1983)**

Bauchlage. Zur Erleichterung der Nadelplatzierung Anheben des Beckens mit einem Kissen sowie leichtes Abspreizten der Beine mit außenrotierten Fersen und innenrotierten Zehen (Entspannung der Glutealmuskulatur), ggf. bei adipösen Patienten Auseinanderziehen der Gesäßbacken mit Pflasterzügeln zur besseren Darstellung der Rima ani. Einlage einer sterilen Kompresse über den Anus zum Schutz vor Desinfektionsmittel. Insbesondere bei adipösen Patienten ist es hilfreich, die beiden Spinae iliacae posteriores superiores (SIPS) aufzusuchen, die mit dem Hiatus sacralis ein gleichschenkliges Dreieck bilden (Abb. 5.26). Die Cornua sacralia werden mit Daumen und Zeigefinger palpiert. Markierung der Landmarken. Etwa 1,5 cm distal der Verbindungslinie der beiden SIPS befindet sich bei den meisten Patienten das Ende des Durasacks, welches mit der Nadel nicht erreicht werden darf.

Mehrfache Desinfektion und steriles Abdecken des Hiatus sacralis mit einem Lochtuch. Nochmaliges Dezinfizieren. 2–3 cm kaudal des Hiatus Lokalanästhesie (ca. 2–3 ml LA, dünne Nadel) der Haut und des subkutanen Fettgewebes. Dabei bereits BV-Kontrolle der Nadelposition zum Hiatus sacralis in der seitlichen Projektion. Eine 8–10 cm lange 20- bis 22-G-Nadel (kann je nach Form des Sakrums vorher zurechtgebogen werden) wird in der Mittellinie eingebracht (Abb. 5.27). Beim Durchtritt durch die dorsalen Ligg. sacrococcygea ist häufig ein typischer Widerstandsverlust zu spüren. Insgesamt unter ständiger Aspiration Vorschieben der Nadel um max. 3–4 cm in den Sakralkanal, um eine Punktion des Thekalsacks zu vermeiden (s. oben). Des Weiteren muss ein Austritt der Nadel aus dem Kreuzbeinkanal nach dorsal oder ventral (**cave:** Rektumverletzung) ausgeschlossen werden (Lagekontrolle in der lateralen Projektion; Abb. 5.28). Nach Ausschluss einer Blut- oder Liquoraspiration Injektion von 1–2 ml KM zur Verifizierung des epiduralen Abflusses (ist nicht zwingend erforderlich, jedoch sicherer, um eine intravasale/intrathekale Applikation zu vermeiden). Bei der Injektion kann es zu lokalen Druckschmerzen oder zur Symptomverstärkung kommen.

Bei korrekter Nadellage vorsichtiges Applizieren einer **Testdosis** von ca. 5 ml, 5 min abwarten. Dabei sorgfältiges Monitoring und klinische Untersuchung und Beobachtung des Patienten. Es können ein leichtes Wärmegefühl, leichte

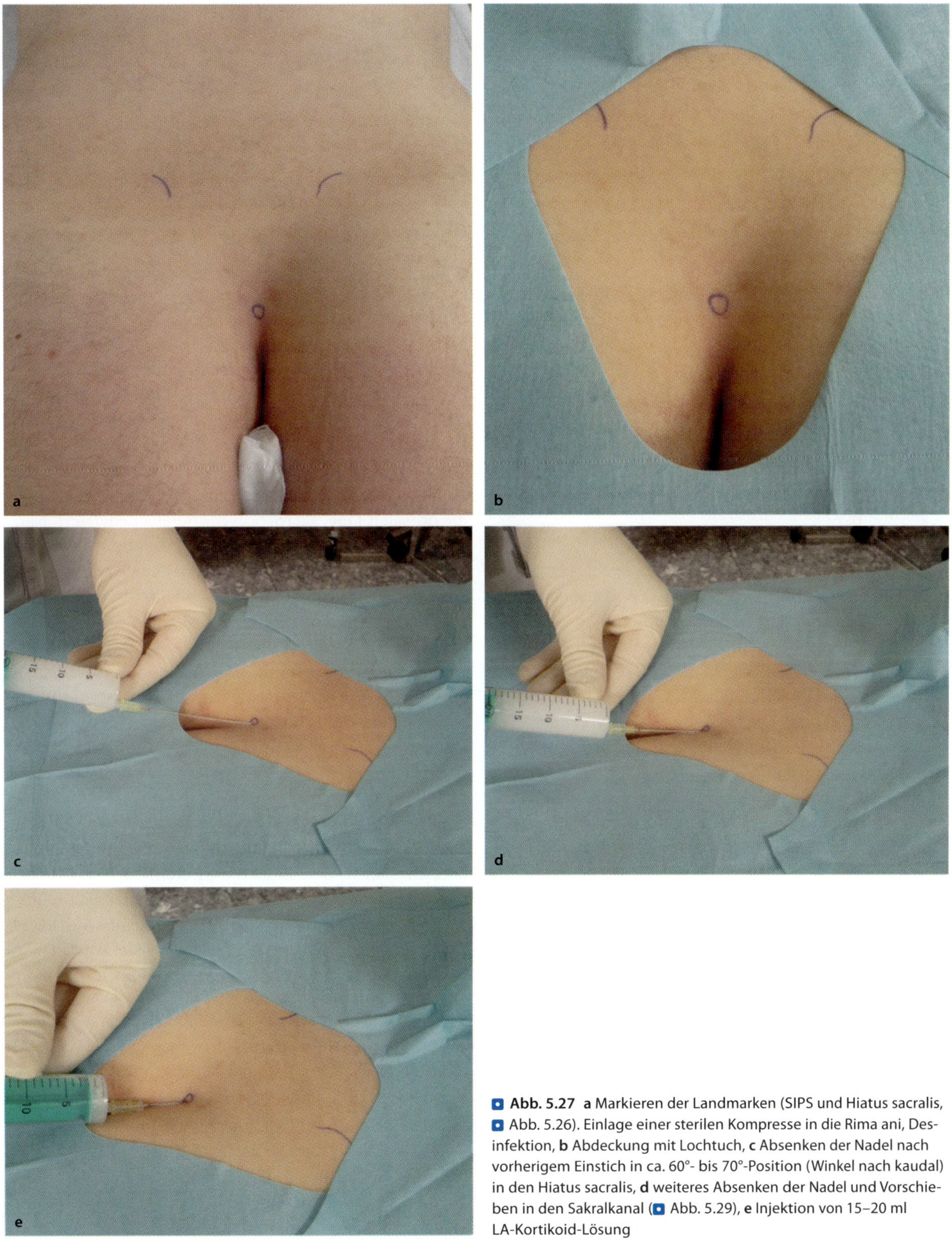

**Abb. 5.27** **a** Markieren der Landmarken (SIPS und Hiatus sacralis, Abb. 5.26). Einlage einer sterilen Kompresse in die Rima ani, Desinfektion, **b** Abdeckung mit Lochtuch, **c** Absenken der Nadel nach vorherigem Einstich in ca. 60°- bis 70°-Position (Winkel nach kaudal) in den Hiatus sacralis, **d** weiteres Absenken der Nadel und Vorschieben in den Sakralkanal (Abb. 5.29), **e** Injektion von 15–20 ml LA-Kortikoid-Lösung

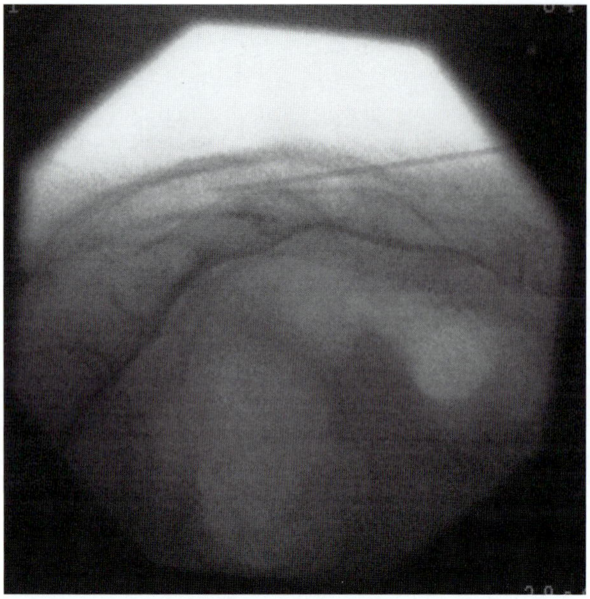

Abb. 5.28 CESI: Die Kanüle wurde ca. 4 cm in den Hiatus sacralis vorgeschoben (Abb. 5.27d und e)

Kribbelparästhesien in den Beinen sowie leichte Hypästhesien (»pelziges Gefühl«) am Ende dieser Zeitspanne auftreten. Eine schnelle extensive Ausbreitung spricht allerdings für eine intrathekale Applikation (eine Durapunktion tritt bei Beachtung der Vorsichtsmaßnahmen beim sakralen seltener als beim interlaminären Zugang auf). Bei unauffälligem Verlauf fraktionierte Gabe des Restvolumens.

Die Gabe des Gesamtvolumens von insgesamt 10–30 ml (z. B. 10 ml 0,75% Naropin mit 10 ml NaCl und 40–80 mg Triamcinolon; Bogduk 1994, Singh u. Manchikanti 2002) sollte relativ leicht und ohne wesentliche Schmerzen verlaufen. Bei starken Schmerzen muss zunächst die Nadellage kontrolliert, ggf. die Injektionsgeschwindigkeit verringert und das Volumen reduziert werden. Verstärkung des typischen radikulären Schmerzes ist nicht ungewöhnlich.

Im Anschluss an die Injektion kommt es, je nach Anatomie des Sakralkanals und des lumbalen Epiduralraums mit unterschiedlicher Verteilung des LA, in 10–30 min zur Ausbildung einer mehr oder minder ausgeprägten Anästhesie mit Abnahme oder Sistieren der radikulären Schmerzsymptomatik (prüfbar durch Nervenwurzelprovokationstests).

#### Kaudalanästhesie ohne BV (Abb. 5.26 und Abb. 5.27; Theodoridis u. Krämer 2006, Jankovic 2004)

Vorbereitung, Desinfektion und Abdeckung wie weiter oben beschrieben (Abb. 5.27 a,b). Palpation der beiden Cornua sacralia mit Daumen und Zeigefinger (diese verharren während des Infiltrationsvorgangs in Position). Lokalanästhesie s. oben, allerdings mit möglichst geringem Volumen, um die anatomische Orientierung zu gewährleisten. Die vorher vorbereitete 8–10 cm lange 20- bis 22-G-Nadel wird mit aufgesetzter Spritze in einem nach kaudal spitzen Winkel von ca. 70° in Richtung des Hiatus sacralis bis zum Knochenkontakt (ventrale knöcherne Begrenzung des Hiatus) eingeführt. Häufig werden dabei die dorsalen Ligg. sacrococcygea bereits penetriert. Nach leichtem Zurückziehen der Nadel erfolgt ein deutliches Senkungsmanöver (Abb. 5.27 c, d: bei Männern auf ca. 10–20°, bei Frauen auf ca. 20–30°). Unter ständiger Aspiration vorsichtiges weiteres Vorschieben in den Sakralkanal um ca. 3 cm (Abb. 5.29 und Abb. 5.27 d). Bei frühzeitigem Widerstand bzw. knöchernem Kontakt ist eine Veränderung der Nadellage in erster Linie in der Sagittalebene (oder auch Horizontalebene) notwendig. Danach sorgfältige Aspiration zum Ausschluss einer intravasalen oder intrathekalen Lage. Während die Sakrumoberfläche durch die freie Hand palpiert wird, erfolgt der Provokationstest durch rasche Injektion von 5 ml 0,9% NaCl-Lösung (hierbei können erwartungsgemäß Druckparästhesien in den Beinen auftreten). Bei erheblichen Schmerzen oder nachweisbarer subkutaner Schwellung ist von einer falschen Nadellage auszugehen mit resultierender Positionskorrektur. Liegt die Nadel korrekt, wird nach nochmaliger negativer Aspiration wie oben beschrieben verfahren (Abb. 5.27 e).

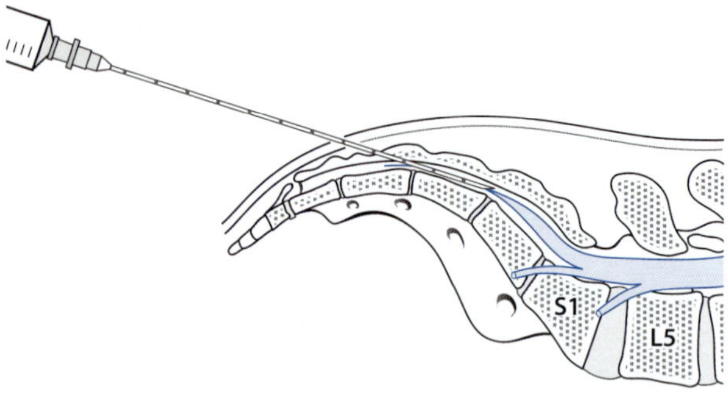


Abb. 5.29 Vorgehensweise bei der CESI. (Aus: Wottke 2004)

#### Technische Hinweise

- Die angegebenen Injektionsvolumina variieren erheblich (10–64 ml; Bogduk 1994). In der Regel werden 2–3 ml LA-Kortikoid-Gemisch pro Segment veranschlagt (Jankovic 2004). Das bedeutet für die Etage LWK5/SWK1 (5 Segmente) 10–15 ml und für LWK4/5 (6 Segmente) 12–18 ml. Aufgrund der o. g. erheblichen Volumenvarianz des Epiduralraums kann die Ausbreitung und Ausprägung der Anästhesie sehr unterschiedlich ausfallen. Bei 20 ml Injektionsvolumen wird oft die Etage LWK2/3 erreicht (Dvorak u. Grob 2004, Grob u. Dvorak 1998).

- Zur **Epidurographie** des Sakrums reichen in der Regel 1–2 ml KM, für den lumbalen Epiduralraum sind 5–10 ml notwendig (White 1983).
- **Aspiration von Blut:** Kanüle einige Millimeter vorschieben, 1–2 ml NaCl injizieren, 2–3 min abwarten, erneute Aspiration. Falls erneut blutig, Behandlung abbrechen.
- **Aspiration von Liquor:** Punktion abbrechen.
- Wenn die Bauchlage nicht möglich ist, kann die Injektion in Knie-Ellenbogen-Position erfolgen.
- 25–45% Versagerrate bei blinder Nadelpositionierung (Weinstein et al. 2003, Stitz u. Sommer 1999, White 1983).

**Bei schmerztherapeutischer Indikation sollte zur Validierung der Nadellage und Reduzierung der Komplikationsrate die sakrale epidurale Injektion bildwandlergesteuert durchgeführt werden, da der Kreuzbeinkanal nachweislich einer erheblichen Varianz unterliegt und in mehreren Untersuchungen Fehlpositionierungen sowie intravasale Injektionen trotz negativer Aspiration und Testdosis nachgewiesen wurden.**

**Ergebnisse nach kaudaler epiduraler Steroidinfiltration (CESI)**

- Conn et al. (2009): Systematische Literaturbewertung (6 Studien mit 328 Patienten mit diskogener Radikulitis, 3 Studien mit 169 Patienten mit Postoperations-Syndrom, 4 Studien mit 209 Patienten mit SKS, 3 Studien mit 196 Patienten mit diskogenem Rückenschmerz); **starker Beweis** (Level I) **für Kurzzeit-** (< 6 Monate) **und Langzeitwirkung bei diskogener Lumboischialgie und diskogenem Rückenschmerz.** Deutlicher Beweis für Kurzzeit- (< 6 Monate) und Langzeitwirkung bei Postoperations-Syndrom (Level II-1) und SKS (Level II-2)
- Manchikanti et al. (2008): Systematische Literaturbewertung (4 Studien, 294 Patienten), **starker Beweis für Kurzzeit-** (< 6 Monate) **und Langzeitwirkung bei diskogener Lumboischialgie**
- Abdi et al. (2007): Systematische Literaturbewertung (13 Studien, 630 Patienten), **starker Beweis für Kurzzeit-** (< 6 Wochen) und **moderater Beweis für Langzeitwirkung bei lumbalem Nervenwurzelschmerz**

### 5.9.5 Lumbale perkutane epidurale Neurolyse nach Racz

Die schmerztherapeutische Technik der epiduralen Adhäsiolyse mit einem direktionierbaren Epiduralkatheter wurde 1989 erstmals von Prof. Gabor Racz veröffentlicht. Die Methode kann im Bereich der gesamten Wirbelsäule angewendet werden. Der Wirksamkeitsnachweis ist nach wie vor umstritten, weswegen die Behandlung zurzeit als experimentelles Behandlungsverfahren eingestuft wird (HTA der Bundesärztekammer und der Kassenärztlichen Bundesvereinigung 2003) (Klakow-Franck u. Rheinberger 2003).

#### Prinzip (Day et al. 2008, Gerdesmeyer et al. 2005)

Kausale Therapie lokaler Veränderungen wie Inflammation, venöse Stase, perineurale Fibrose und Ödeme:

- **Diagnose von pathologischen Veränderungen** im Epiduralraum durch KM-Applikation,
- **Adhäsiolyse** von Narbengewebe durch Hyaluronidase-NaCl-Injektion in Narbengewebe,
- Kontrolle des Behandlungsergebnisses durch **Epidurographie**,
- gezielte **Injektion von Medikamenten** (LA, Hyaluronidase, Steroide, hypertone NaCl-Lösung),
- erheblicher »**Spüleffekt**« bei Volumina bis 70 ml.

#### Indikationen (Day et al. 2008)

- Postlaminektomie-Syndrom,
- Bandscheibenvorfall,
- Spinalkanalstenose,
- Multilevel-Arthritis der Facettengelenke,
- Facettensyndrom.

#### Technik (Day et al. 2008, Heavner et al. 2004)

Der Standardzugang ist der **Hiatus sacralis**. Seitliches Einführen des Katheters gegenüber der betroffenen Seite (Hautpunktion 1 cm lateral und 2,5 cm distal des Hiatus sacralis) zur Risikoverminderung einer subarachnoidalen bzw. subduralen Punktion. Nach Hautinzision mit einer dicken Kanüle oder einem Stilett Einbringen der 16-G-Coudé-Kanüle. Aspiration, Injektion von 10 ml KM zur **vollständigen Epidurographie** der LWS (»christbaumartig«). Bei Füllungsdefekt Hinweis für Adhäsion oder Verlegung (z. B. NPP) des Epiduralraums. Einführen des Sprungfeder-Epiduralkatheters (z. B. TUN-L-XL, Epimed) durch die gekrümmte »Coudé-Kanüle« in den Bereich des Füllungsdefekts (epidurale Narbe). Je nach Position der Adhäsionen muss der Katheter mehrfach korrigiert werden. Aspiration und nochmalige KM-Gabe von ca. 3 ml durch den Katheter. Der vorherige Füllungsdefekt sollte beseitigt sein. Injektion von 10 ml physiologischer NaCl-Lösung (fakultativ mit 1500 IE Hyaluronidase). Danach fraktionierte Gabe (Testdosis 3 ml) von 10 ml LA-Kortikoid-Gemisch (9 ml 0,2%iges Naropin und 1 ml 40 mg Triamcinolon). Nach 30 min Lagerung zur betroffenen Seite und Infusion von 10 ml einer 10%igen NaCl-Lösung (antiödematöse Wirkung an zuvor vernarbten oder entzündeten Nervenwurzeln) über weitere 30 min, Ausspülen des Katheters mit 2 ml physiologischer NaCl-Lösung. Abschließend sichere Fixation des Katheters für die Folgebehandlung über 3 Tage. Diese beinhaltet das Injizieren von LA und hypertoner NaCl-Lösung sowie nachfolgendes Ausspülen mit 0,9%iger NaCl-Lösung wie oben beschrieben. Eine Antibiotikaprophylaxe ist Standard.



- **Technische Hinweise**

- Der **sakrale Zugang** eignet sich je nach Positionierung des Katheters für pathologische Veränderungen im antero- und posterolateralen Epiduralraum. Bei unmöglichem sakralem Zugang kann der anterolaterale Epiduralraum über das **Foramen intervertebrale** (Day et al. 2008) erreicht werden.
- Bei Aspiration von Blut Lagekorrektur, bei Liquoraspiration Abbruch der Injektion.
- Hypertone NaCl-Lösung im Epiduralraum ist sehr schmerzhaft, daher sollte eine ausreichende Zeitspanne zwischen LA- und NaCl-Injektion gewählt werden.
- Es ist stets auf ein langsames vorsichtiges Vorschieben des Katheters zu achten, um eine subdurale oder intrathekale Fehlplatzierung zu vermeiden.
- Modifikationen mit z. B. eintägigen Behandlungen (Manchikanti et al. 2001) sind ebenfalls wirksam, wobei bei häufigerer Anwendung das Ergebnis dauerhafter ist (Manchikanti et al. 1999).
- Die Katheterplatzierung in den ventralen Epiduralraum bietet Vorteile gegenüber nichtdirektionierbaren Epiduralkathetern, bei denen häufig nur der dorsale Epiduralraum erreicht wird (Gerdesmeyer et al. 2005).
- Eine postinterventionelle intensive kontinuierliche Krankengymnastik mit Gleitübungen für die betroffenen Nervenwurzeln bzw. Duraareale ist wichtig (Day et al. 2008).

- **Spezielle Komplikationen (Gerdesmeyer et al. 2005)**

- Leichtgradiges transientes neurologisches Defizit (34%),
- Dura-mater-Perforation (3%),
- Katheterabscherung (3%),
- epidurale Infektion (1,6%),
- Arachnoiditis.

**Ergebnisse mit dem Racz-Katheter**

- Racz et al. (2008): Systematische Literaturbewertung (8 Studien, 453 Patienten); starker Beweis für Kurzzeitwirksamkeit (< 3 Monate), moderater Beweis für Langzeitwirksamkeit
- Gerdesmeyer et al. (2005): 61 Patienten; Evidenzlevel I oder II werden nicht erreicht, somit ist die Methode trotz klinisch guter Ergebnisse als nicht evidenzbasiert einzustufen und nur bei chronischen Verläufen anzuwenden
- Manchikanti et al. (2004): 75 Patienten, 25 je Gruppe (Gruppe I: Katheter, LA, 0,9% NaCl, Kortikoid. Gruppe II: Wie I mit Adhäsiolyse. Gruppe III: wie II mit 10% NaCl). Nach 12 Monaten zeigten 0% der Gruppe I, 60% der Gruppe II und 72% der Gruppe III eine signifikante Verbesserung zum Ausgangsbefund
- Klakow-Franck und Rheinberger (2003): Gemeinsames HTA (*Health Technology Assessment*) der Bundesärztekammer und der Kassenärztlichen Bundesvereinigung zur minimalinvasiven Wirbelsäulenkathetertechnik nach Racz: Kein etabliertes Behandlungsverfahren, sondern experimentelle Methode

## 5.10 Komplikationen und Behandlung

Bei Berücksichtigung der jeweiligen Kontraindikationen und Beachtung möglicher Komplikationsmöglichkeiten kommt es bei der Injektionstherapie an der LWS selten zu klinisch relevanten Nebenwirkungen. Irreparable Schäden sind sehr selten, kommen jedoch vor. Um ein umfassendes Verständnis der Zusammenhänge zur möglichst effektiven Prophylaxe zu erreichen, werden die Risiken bzw. Komplikationen und deren bestmögliche Therapie ausführlich erörtert. Denn, wer wirbelsäulennahe Injektionen durchführt, muss auch in der Lage sein, die Komplikationen zu erkennen und ggf. eine adäquate Therapie selbst durchzuführen bzw. dafür Sorge tragen, dass sie sofort verfügbar ist.

**Gute Kenntnisse über mögliche Risiken der Injektionstherapie sind wichtig für eine wirkungsvolle Prophylaxe. Die adäquate und sofortige Therapie von Komplikationen ist entscheidend, um das Ausmaß der Folgen zu minimieren.**

### 5.10.1 Vasovagale Reaktionen/Synkopen (Reflexsynkopen)

Hierunter werden zum einen sog. **neurokardiogene Synkopen**, die z. B. durch langes Sitzen (führt zur Abnahme des thorakalen Blutvolumens durch venöses Pooling und Filtration in den Beinen) ausgelöst werden können, sowie sog. **verletzungsassoziierte Synkopen**, die durch Schmerzreize induziert werden, verstanden. Angst und Stress können verstärkende Kofaktoren sein. Es kommt zu einer Reflexkaskade mit Abnahme des Sympathiko- und zur Zunahme des Parasympathikotonus. Vasovagale Synkopen äußern sich in einer arteriellen Hypotonie, Schwindel, Schwitzen, Ohrensausen, Blässe und Übelkeit. Die Abgrenzung zu zentralnervösen neurotoxischen LA-Wirkungen oder auch zu allergischen Reaktionen kann im Einzelfall erschwert sein (Ahnefeld et al. 1994; s. unten und ◻ Tab. 5.8). Die **Inzidenz** beträgt ca. 4–5% (Hanefeld et al. 2005) und tritt häufiger bei Erstbehandlungen und jüngeren Patienten auf.

**Therapie** Kopftieflagerung (Schocklagerung) und Beruhigung und mäßige Volumenzufuhr sind in der Regel ausreichend. Bei ausgeprägter Reaktion ist ggf. die zusätzliche Gabe von Vasokonstriktoren (Vagolytikum wie z. B. Atropin oder Sympathikomimetika z. B. Akrinor) erforderlich.

**Prophylaxe** Seitlage. Patientenkontakt vor dem Eingriff und ruhige entspannte Atmosphäre wirken sich positiv aus. Die präinterventionelle orale Gabe von anxiolytischen Benzodiazepinen (z. B. Midazolam 3,75 mg oder Valium 10 mg) kann im Einzelfall sinnvoll sein. Zu beachten ist allerdings die Verringerung des Sicherheitsabstands zwischen neurotoxischen und kardiotoxischen LA-Effekten (s. unten; Graf u. Niesel 2003, Zink u. Graf 2003).

## 5.10.2 Medikamentennebenwirkungen

### Allergische Reaktionen

Ursächlich kommen Lokalanästhetika (v. a. Aminoester), Kontrastmittel oder Begleitsubstanzen wie Konservierungsstoffe (z. B. Methylparaben oder Natriumbisulfit) in Betracht. Insgesamt sind allergische Reaktionen selten (Botwin et al. 2008).

**Pathophysiologie/Ursachen anaphylaktischer/anaphylaktoider Reaktionen (Ring et al. 2007, Thiebes et al. 2009)**

- Oft **Immunreaktion vom Typ I (IgE)** durch Antikörper-Antigen-Reaktion mit Freisetzung von Entzündungsmediatoren (Arachidonsäuremetabolite, Histamin, Zytokine etc.), seltener IgG- und IgM-vermittelt (Immunkomplexanaphylaxie), dosisunabhängig
- Phänomen der »**Augmentation**« bzw. »**Summationsanaphylaxie**« durch behandlungsbedingten zusätzlichen Reiz (z. B. Stress)
- Differenzialdiagnose: **Nichtallergische Anaphylaxie** (»anaphylaktoide Reaktion« bzw. »pseudoallergische Reaktion« ohne AG-AK-Kontakt, in der Regel nach Erstapplikation, keine Sensibilisierung notwendig, dosisunabhängig)
- Klinische Symptomatik meist innerhalb von 30 min, kann aber auch verzögert auftreten
- Klinische Unterscheidung zwischen anaphylaktischer und anaphylaktoider Reaktion nicht möglich
- Ursachen:
  - Häufiger bei **Ester-LA** (z. B. Procain: Novocain) als bei **Amid-LA**
  - **Parabene** und **Natriumbisulfit** (Stabilisatoren, Antioxidanzien), z. B. in Durchstechflaschen
  - **Kontrastmittel**: pseudoallergische Reaktion >> allergische IgE-Sofortreaktion (Typ I), ca. 1,0–5,0%
- Prophylaxe: Sorgfältige Anamnese, ggf. nur TLS durchführen, LA aus Ampullen verwenden, ggf. auf röntgenpositive KM verzichten (oder alternativ Gadolinium-Chelate einsetzen)

Initial bestehen oft Pruritus und Flush mit Entwicklung einer Urtikaria oder eines Angioödems (**Stadium I**). Nach zusätzlichen Allgemeinreaktionen (**Stadium II**) wie Kreislaufdysregulation (Tachykardie mit Anstieg $\geq$ 20/min, Hypotonie mit Abfall $\geq$ 20 mmHg systolisch), gastrointestinalen Symptomen (Übelkeit, Erbrechen, Bauchkrämpfe) und beginnenden respiratorischen Störungen (leichter Bronchospasmus mit Dyspnoe) kann es zum Larynxödem mit »Kloß im Hals« (wichtiges klinisches Merkmal) und allergischem Schock (**Stadium III**) sowie nachfolgendem Herz-Kreislauf- und Atemstillstand (**Stadium IV**; ◻ Tab. 5.8) kommen. Dabei muss nicht jedes Stadium durchlaufen werden.

> **Wegen Unvorhersehbarkeit der Dynamik einer Reaktion (Fortschreiten bis Grad IV innerhalb weniger Minuten möglich) muss bereits bei initialer Allgemeinsymptomatik (Stadium I), falls nicht bereits präinterventionell erfolgt, ein i.v.-Zugang gelegt werden und die Klinikeinweisung bzw. -vorstellung erfolgen.**

Die weitere Behandlung wird gemäß den aktuellen DGAKI-Richtlinien (Ring et al. 2007, ◻ Tab. 5.8) durchgeführt, wobei bei Progredienz der Symptomatik frühzeitig ab dem Stadium II bei ambulanter Behandlung die **i.m.-Injektion**

**Tab. 5.8** Anaphylaktische Reaktionen Stadium I–IV (Ring u. Messmer 1977) mit Therapie nach DGAKI-Richtlinien (Ring et al. 2007, Klimek 2008, Larsen 2006, Ranft u. Kochs 2004, Ahnefeld et al. 1994)

| Stadium | Symptome | Therapie |
|---|---|---|
| 0 | **Kutane Lokalreaktion:** Übermäßige Schwellung/ Rötung der Injektionsstelle | Allergenstopp, Kühlen, evtl. Antihistaminika p.o., **engmaschige Inspektion von Rachen und Kehlkopf** |
| I | **Leichte AR:** Unruhe, Kopfschmerz, Schwindel, Tremor<br>**Disseminierte kutane Reaktion:**<br>– Flush, Erythem, Urtikaria, Angioödem<br>– Pruritus (perioral, -anal, palmoplantar)<br>– Schleimhautreaktion (Nase, Konjunktiven) | i.v.-Zugang, $O_2$-Gabe (100%, 6–8 l/min), flache Lagerung (ggf. Trendelenburg), Kliniküberwachung mindestens 6 h (**cave:** biphasische Reaktion!) |
| | | **$H_1$-Blocker** als KI ca. 5 min:<br>– Clemastin 2 mg (Tavegil, 2 mg/Tag) oder<br>– Dimetidin 4 mg (Fenistil, 4–8 mg/Tag) |
| | | **Evtl. $H_2$-Blocker** als KI ca. 5 min:<br>– **Nur in Kombination mit $H_1$-Blocker**<br>– Cimetidin 200–400 mg (Tagamet, 1 g/Tag) oder<br>– Ranitidin 100 mg (Zantic, 200 mg/Tag) |
| | | **Glukokortikoid** (z. B. 250–1000 mg SDH oder Urbason) |
| II | **Ausgeprägte/schwere AR:**<br>**Herz-Kreislauf:** HF↑(> 20/min), syst. RR↓ (> 20 mmHg), Arrhythmie<br>**Gastrointestinal:** Übelkeit, Diarrhö, Bauchkrämpfe, Stuhl- und Harndrang<br>**Respirationstrakt:** Rhinorrhö, Heiserkeit, initiale Bronchokonstriktion mit Dyspnoe<br>**ZNS:** Angst | **Zusätzlich:**<br>Atemwegssicherung, stationäre Überwachung für mindestens 24 h |
| | | **Adrenalin** (Suprarenin):<br>1. Initial 0,3–0,5 (0,7) mg i.m. in M. vastus lateralis, erneute Dosen nach ca. 5–10 min<br>2. Bei Progredienz 0,05–0,2 mg (max. ≤ 0,3 mg) i.v. (**cave:** 1:10 verdünnt, $v_{max}$ = 0,1 mg/min), wiederholbar<br>3. ggf. Inhalation (Spray oder über Tubus) ca. 0,2–0,3 mg |
| | | **Volumengabe** (ca. 100 ml/min, ggf. mehrere Zugänge!):<br>– Max. 1500–2000 ml HES 6% 200/0,5 in Kombination mit $H_1$- und $H_2$-Blocker,<br>– ggf. zusätzlich 1000–2000 ml Kristalloide |
| | | **$\beta_2$-Agonisten** (p.i./i.v.): Fenoterol/Salbutamol 0,2–0,3 mg p.i. |
| III | **Bedrohliche AR – Schock:**<br>**Herz-Kreislauf:** HF↑(>> 20/min), RR ↓↓ (>> 20 mm Hg), Bewusstseinsstörung<br>**Respirationstrakt:** Bronchospasmus, Larynxödem (»Kloß im Hals«), Zyanose<br>**Gastrointestinal:** Erbrechen, Defäkation, Miktion, Uteruskrämpfe<br>**ZNS:** Zerebrale Krämpfe, Bewusstlosigkeit | **Zusätzlich:**<br>**Adrenalin:** wie Stadium II, aber bis max. 1 mg i.v. in 10 min |
| | | **Volumengabe:** wie Stadium II, initial bis 3000 ml, ggf. später SVR (*small volume resuscitation*; 7,2%-NaCl-Kolloid-Lsg.) |
| | | **Theophyllin:** 5 mg/kg KG i.v. (nur bei schwerer therapieresistenter Bronchokonstriktion) |
| | | Ggf. **Intubation**, Koniotomie oder Nottracheotomie |
| IV | **Vitales Organversagen:**<br>Atem- und Kreislaufstillstand | **Zusätzlich:**<br>**Adrenalin:** 1 mg i.v., oder 2–3 mg auf 10 ml NaCl endotracheal (nach 3–5 min wiederholbar) |
| | | **CPR** nach ACLS-Standard |

*DGAKI* Deutsche Gesellschaft für Allergologie und klinische Immunologie, *AR* Allgemeinreaktion, *KI* Kurzinfusion, *CPR cardiopulmonary resuscitation (Herz-Lungen-Wiederbelebung), ACLS advanced cardiac life support.*

**von 0,3–0,5 mg Adrenalin** in den M. vastus lateralis die Methode der Wahl ist (Thiebes et al. 2009). Die titrierte i.v.-Gabe von 0,05–0,2 mg Adrenalin (1:10 verdünnt) mit maximaler Injektionsgeschwindigkeit von 0,05–0,1 mg/min unter unbedingt notwendigem Monitoring bleibt der notärztlichen bzw. intensivmedizinischen Klinikbehandlung vorbehalten (Ranft u. Kochs 2004, Pumphrey et al. 2000). Eine Adrenalin-Überdosierung mit Komplikationen muss dabei unbedingt vermieden werden (Thiebes et al. 2009, Pumphrey et al. 2000).

**Vorsicht ist v. a. bei Patienten mit Herzerkrankungen geboten. Einerseits sind sie durch kardiotoxische Allergiemediatoren, andererseits durch eine Überdosierung von Adrenalin besonders gefährdet (cave: akute Koronarinsuffizienz mit aktuem Koronarsyndrom (ACS), Myokardinfarkt, Kammerflimmern; Thiebes et al. 2009).**

Die jeweiligen Dosen können je nach Verlauf alle 5–15 min wiederholt werden.

Bei bekannter **KM-Allergie** kann als Alternative **Gadolinium-EDTA** angewendet werden, welches ebenfalls eine ausreichend gute Bildqualität aufweist (Safriel et al. 2008, Shetty et al. 2007).

Bei Beginn der Therapie in fortgeschrittenen Stadien sind die Maßnahmen der vorangehenden Stadien durchzuführen. Wegen des langsamen Wirkungseintritts von Antihistaminika und Glukokortikoiden (ca. nach 10–30 min »membranstabilisierende« Wirkung bei hohen Dosen ≥ 500 mg, Ahnefeld et al. 1994) muss bei Therapiebeginn ab Stadium II jedoch die Gabe von **Adrenalin** (i.m/ i.v./inh.), **$\beta_2$-Agonisten** (i.v./inh.) und Volumen entsprechend der **AAC-Regel** (Antigen weg – Adrenalingabe – Kortikosteroidgabe) wegen der sofortigen Wirkung zuerst erfolgen (Larsen 2006).

Seit Februar 2008 können anaphylaktische Reaktionen im **Anaphylaxie-Register** (*www.anaphylaxie.net*) über einen Online-Zugang gemeldet werden.

## Kortikoid-Nebenwirkungen

### Lokale Effekte

Insgesamt gesehen treten lokale Kortikoidnebenwirkungen sehr selten auf. Im Gegensatz zu einigen neurologischen Erkrankungen, bei denen eine gezielte intrathekale Steroidinjektion erfolgt (Bogduk et al. 1994), kann es bei der periduralen Schmerztherapie versehentlich zur intrathekalen Applikation kommen. Dadurch besteht in seltenen Fällen die Möglichkeit einer Arachnoiditis (s. unten), deren Genese aber kontrovers diskutiert wird (Latham et al. 1997, Wilkinson 1992, Nelson 1988). In erster Linie werden Begleitsubstanzen wie z. B. Polyethylenglykol (z. B. in Depo Medrol: Wirkstoff Methylprednisolon; Johnson et al. 1991, Nelson 1988) oder auch Antioxidanzien in LA wie Natriumbisulfit (Vandermeulen et al. 1997) angeschuldigt. Theodoridis und Krämer (2006) sehen in der versehentlichen intrathekalen Applikation von kristalloiden Kortikoidsuspensionen kein wesentliches Nebenwirkungspotenzial. Die epidurale Applikation ist als sicher zu betrachten (Bogduk et al. 1994).

Bei lokaler Anwendung von Kortisonpräparaten besteht durch die Beeinflussung der lokalen Infektabwehr generell ein **erhöhtes Infektionsrisiko**. Möglicherweise wird ein Teil der berichteten Einzelfälle mit Rückenmarksschäden durch kortisonpartikelbedingte Thrombembolien der versorgenden Arterien (▶ 5.10.3, Gefäßversorgung des Rückenmarks) verursacht (Tiso et al. 2004, Houten u. Errico 2002).

Eine weitere seltene Komplikation ist die **epidurale Lipomatose**, welche in der Regel bei chronischer systemischer, aber in Einzelfällen nach wiederholter lokaler epiduraler Kortikoidapplikation entstehen kann (McCullen et al. 1999, Roy-Camille et al. 1991). Bei extremer Ausprägung sind Fälle mit neurologischen Symptomen beschrieben, die eine operative Dekompression erforderten (Gupta et al. 2007, Burkhardt u. Hamann 2006, Roy-Camille et al. 1991).

### Systemische Effekte

Postinterventionell können zwischen 12 h und 72 h nach epiduraler Anwendung Gesichtsflush (bis zu 10% der Fälle; Everett et al. 2004, Cicala et al. 1989), generalisierte Erytheme und Hitzegefühl (DeSio et al. 1995, Cicala et al. 1989) sowie Fieber (Weinstein u. Herring 2003, DeSio et al. 1995) auftreten. Sehr seltene allergische Reaktionen könne durch weitere Inhaltsstoffe wie z. B. Sulfite ausgelöst werden (*AHFS Drug Information* 2003).

Temporäre Hyperglykämie bei Diabetikern, temporäre arterielle Hypertension, Insomnie und Nervosität sowie typische Nebenwirkungen wie bei Langzeittherapie (z. B. Vollmondgesicht, Cushing-Syndrom) können in Einzelfällen auftreten (Tuel et al. 1990, Knight et al. 1980). Besonders bei in kurzer Zeit wiederholter Anwendung ist eine Unterdrückung der Hypothalamus-Hypophysen-Nebennieren-Achse für wenige Tage bis zu 6 Wochen (Kay et al. 1994, Jacobs et al. 1983) beschrieben. Zudem kann es in bis zu 10% der Fälle zu transienter Dysphonie oder Heiserkeit kommen (Bhat et al. 2005, Slipman et al. 2002).

Im Gegensatz dazu konnten Manchikanti et al. (2000) bei durchschnittlicher kumulativer jährlicher Gesamtdosis von ca. 150 mg (Maximalwert 328 mg) Methylprednisolonäquivalent (entspricht der Wirkstärke von Triamcinolon) keinen signifikanten Einfluss auf die Gewichtsentwicklung oder Knochenmasse im Sinne der Osteoporose feststellen.

**Da Kortikoide bei der Injektionstherapie an der LWS nicht zwingend notwendig sind (Teske et al. 2009, Ng et al. 2005), sollte ihr Einsatz insbesondere bei Diabetes mellitus, gastroduodenalen Erkrankungen, arteriellem Hypertonus und Osteoporose im Einzelfall kritisch überprüft werden.**

## Nebenwirkungen der Lokalanästhetika

### Systemische LA-Effekte

Das Auftreten systemisch-toxischer Symptome bei epiduralen Regionalanästhesien hat sich durch konsequente

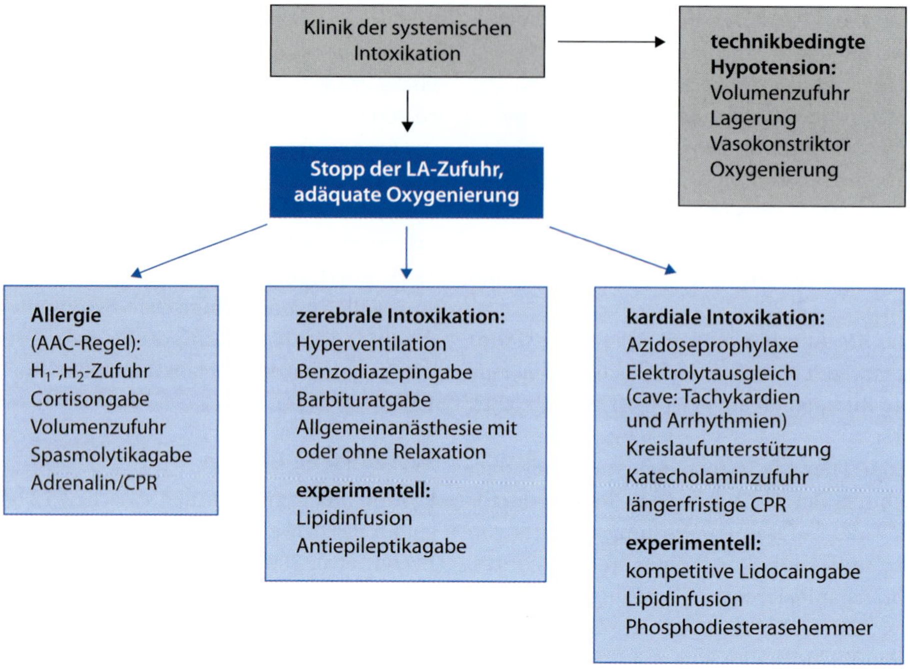


**Abb. 5.30** Nebenwirkungen der Lokalanästhetika (*LA*). *CPR cardiopulmonary resuscitation* (Herz-Lungen-Wiederbelebung)

Einhaltung der »Sicherheitsregeln« in den letzten 20 Jahren deutlich auf ca. 0,01–0,1% verringert (Waurick u. Van Aken 2003). Bei peripheren Nervenblockaden treten in ca. 0,075–0,20% der Fälle systemisch-toxische Komplikationen auf (Mulroy 2002, Auroy et al. 1997, Brown et al. 1995).

Die zentralnervösen und kardiovaskulären **systemischen Effekte** (Abb. 5.30) resultieren aus plötzlich ansteigender »freier« ungebundener LA-Konzentration in Serum oder Liquor (intrathekal) mit Überschreitung des substanzspezifischen Grenzwerts. Sie sind in der Regel Folge einer nicht beabsichtigten **intravasalen Applikation** (Abb. 5.31), z. B. in den epiduralen Venenplexus (Mulroy 2002, Larson 2006), einer **beschleunigten Resorption** oder seltener einer technikbedingten unbeabsichtigten **intrathekalen Injektion** bei akzidenteller Durapunktion (ADP) (Zink u. Graf 2003, Graf u. Niesel 2003).

Der resorptiv bedingte Plasmaspiegel ist von der lokalen Perfusion am Injektionsort, von eventuell mitapplizierten Vasokonstriktoren und von der physikochemischen Eigenschaft des LA abhängig. Die Ausprägung und das zeitliche Auftreten der systemischen Nebenwirkungen hängt von der verabreichten Dosis, der Injektions-/Resorptions- und Anflutungsgeschwindigkeit sowie vom Applikationsort ab (Zink u. Graf 2003, Mulroy 2002). Im Gegensatz zur raschen Wirkung bei der intravasalen Injektion ist bei der Resorption von LA eine Wirkung erst nach ca. 20–30 min zu erwarten (Mulroy 2002).

> **Je stärker die anästhetische Potenz eines Lokalanästhetikums, desto ausgeprägter ist die neurotoxische Wirkung, die eine umgehende Therapie erfordert.**

**Zentralnervöse Nebenwirkungen** treten in der Regel bei deutlich niedrigeren ungebundenen LA-Plasmaspiegeln auf als **kardiotoxische Nebenwirkungen** (Abb. 5.32). Allerdings gibt es unterschiedliche substanzspezifische Schwellenwerte. Unabhängig von der toxischen Schwelle mit Erstauftreten systemischer Effekte wurde als Maß für das »**Sicherheitsspektrum**« (Zink u. Graf 2003) zwischen dem Auftreten kardiovaskulärer toxischer und zentralnervöser Symptome die »*cardiovascular collapse(CC)/central nervous system(CNS) ratio*« eingeführt. Die plasmaspiegelbezogenen Werte betragen z. B. für Lidocain ca. 3,6:1, für Bupivacain ca. 1,7:1 und Ropivacain ca. 1,6:1 (Groban 2003, Santos et al. 2001, Morishima et al. 1985). Dies bedeutet bei den lang wirksamen Substanzen wie z. B. Bupivacain und Ropivacain beim Auftreten von zentralnervösen Nebenwirkungen eine größere Gefahr für einen möglicherweise folgenden lebensbedrohlichen kardiovaskulären Kollaps. Ropivacain besitzt allerdings im Vergleich zu anderen LA die geringste Toxizität (Zink u. Graf 2008, Simpson et al. 2005, Casati u. Putzu 2005, Graf 2001, McClellan u. Faulds 2000). **Zentralnervöse Nebenwirkungen** können in der Regel durch rechtzeitige Intervention folgenlos therapiert werden (Zink u. Graf 2003, Graf u. Niesel 2003). **Kardiovaskuläre**

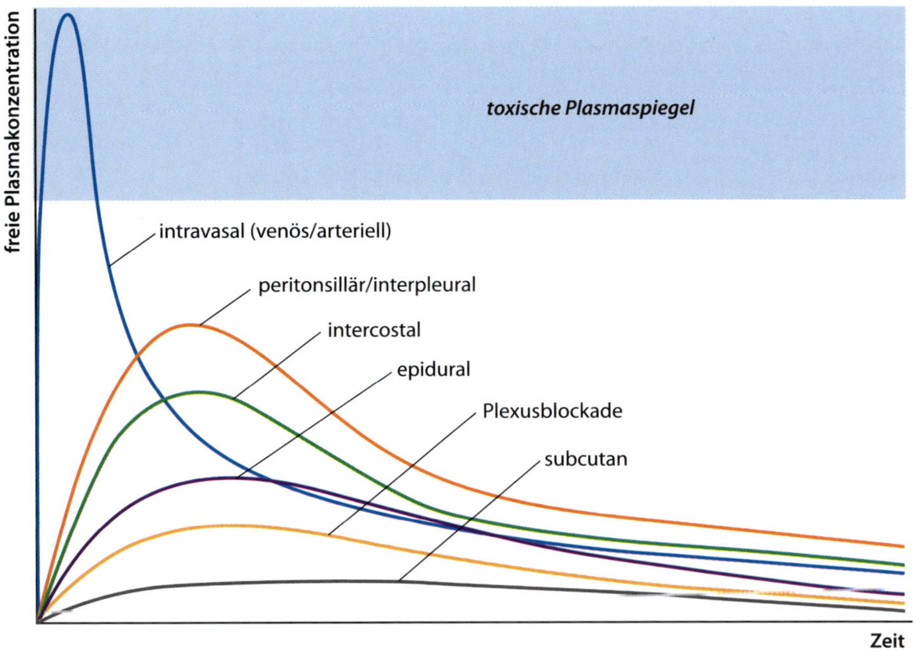


**Abb. 5.31** LA-Plasmaspiegel in Abhängigkeit der Applikationsart. (Aus: Zink u. Graf 2003)

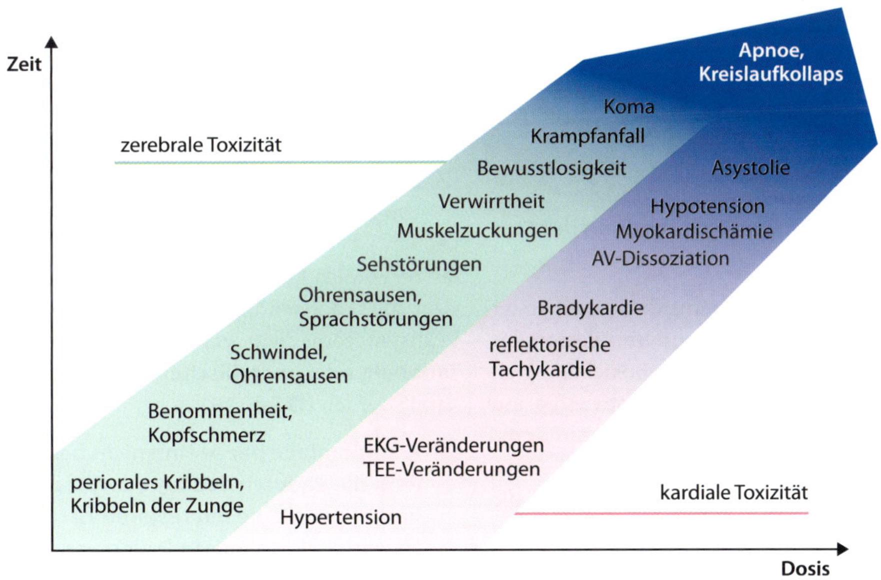


**Abb. 5.32** Dosis- und zeitabhängige neuro- und kardiotoxische Nebenwirkungen von Lokalanästhetika

**Zwischenfälle**, die in der Regel bei höheren Plasmaspiegeln auftreten, sind häufiger therapieresistent und werden trotz adäquater Therapie häufiger vom Patienten nicht unbeschadet überstanden bis hin zum letalen Verlauf (Pogatzki-Zahn et al. 2007, Graf u. Niesel 2003, Zink u. Graf 2003).

#### Systemisch-zentralnervöse LA-Effekte

Die **zentralnervöse Intoxikation** verläuft in der Regel in **vier Stadien**. Als Prodromi (Stadium I) gelten periorale Taubheit, Prickeln, metallischer Geschmack, Schwindel, Ohrensausen, Hyperakkusis. Bei steigenden LA-Plasmaspiegeln mit resultierendem präkonvulsivem Stadium II durch Blockade inhibitorischer kortikaler Neurone kann das konvulsive Stadium III bis hin zur ZNS-Depression (Stadium IV mit Blockade exzitatorischer Zentren) eintreten (▣ Tab. 5.9 und ▣ Abb. 5.32). Bei initial sehr hohen Dosen, insbesondere bei Bupivacain, können Stadium II und III nur sehr kurzfristig auftreten oder übersprungen

**Tab. 5.9** Zentralnervöse Intoxikation durch Lokalanästhetika (Pogatzki-Zahn et al. 2007, Bösebeck et al. 2006, Zink u. Graf 2003, Graf u. Niesel 2003, Weinberg 2008, Zimmer et al. 2007)

| Stadium | Symptome | Therapie |
|---|---|---|
| **I. Prodromalstadium:**<br>Überwiegend **indirekte ZNS-Effekte** durch Blockade **peripherer** afferenter und efferenter Gehirnnervenfasern | »**Verbales zerebrales Monitoring**«:<br>– **Periorale** und **linguale Taubheit**<br>– **Metallischer Geschmack**<br>– Hyperakusis, Angst, Unruhe | LA-Stopp<br>Hyperventilation mit $O_2$<br>Ggf. Herz-Kreislauf-Stabilisierung (Tab. 5.8) |
| **II. Präkonvulsives Stadium:**<br>Selektive Blockade inhibitorischer **Kortexneurone** | – Tremor, Shivering<br>– Muskelzuckungen<br>– Sehstörungen, Nystagmus<br>– Tinnitus, Hörstörungen<br>– **Sprachstörungen**, Somnolenz | **Zusätzlich:**<br>**Lipidemulsion** (Intralipid 20%)<br>**Benzodiazepine** i.v. (1. Wahl):<br>– Diazepam (5–10 mg; 0,25 mg/kg in 5 mg/min)<br>– Midazolam (2,5–5 mg; 0,1 mg/kg)<br>**Barbiturate** i.v. (2. Wahl):<br>– Thiopental (1–2 mg/kg, max. 5 mg/kg) |
| **III. Konvulsives Stadium**<br>Mandelkern, Hippokampus<br>(**Limbisches System**) | – Generalisierte tonisch-klonische Anfälle<br>– Bewusstseinsverlust<br>– Ggf. Apnoe-Phasen | **Zusätzlich:**<br>Beatmung, Herz-Kreislauf-Stabilisierung (Tab. 5.8) |
| **IV. Stadium der ZNS-Depression**<br>Blockade exzitatorischer Neurone<br>(**subkortikale Zentren**) | – Koma, Apnoe<br>– Kreislaufkollaps mit Bradykardie und Hypotonie (Ausfall des Vasomotorenzentrums)<br>– »Null-Linie« im EEG | Wie Stadium III |

*LA* Lokalanästhetikum, *EEG* Elektroenzephalogramm.

werden (Zink u. Graf 2003, Cox et al. 2003, Rosenberg et al. 1983).

> **Bereits bei Auftreten von Prodromi (Stadium I, s. oben) muss eine sofortige Unterbindung der LA-Zufuhr erfolgen.**

Zur **Prophylaxe generalisierter Krämpfe** wird in erster Linie eine **adäquate Oxygenierung und Ventilation** zur Korrektur einer respiratorischen sowie hypoxiebedingten metabolischen Azidose (Zink u. Graf 2003) notwendig, um die Proteinbindung des LA zu erhöhen und dadurch die toxischen Plasmaspiegel zu senken (Zimmer et al. 2007, Zink u. Graf 2003, Moore et al. 1982). Zudem wird die zerebrale Krampfschwelle für LA durch eine **Hyperventilation** (Hypokapnie vermindert außerdem die zerebrale Durchblutung und damit die Anflutung des LA) und i.v.-Gabe von **Benzodiazepinen** (Diazepam, Midazolam) angehoben. Ein Absenken erhöhter Kaliumspiegel wirkt ebenfalls antikonvulsiv (Cox et al. 2003).

Die **Therapie** der neurotoxischen Nebenwirkungen besteht neben der Fortführung der prophylaktischen Maßnahmen in der Atemwegssicherung (ggf. Intubation mit künstlicher Beatmung) und der Kreislaufstabilisation (Vasokonstriktoren, Volumengabe). Bei unzureichender antiepileptogener Wirkung von Benzodiazepinen können **Barbiturate** (z. B. Thiopental 1–2 mg/kg) verabreicht werden, die jedoch kardiodepressiv wirken (Graf u. Niesel 2003). Grundsätzlich sind bei rechtzeitiger adäquater Therapie die neurotoxischen Nebenwirkungen komplett reversibel (Zink u. Graf 2003, Graf u. Niesel 2003).

Um zerebrale Intoxikationssymptome frühzeitig zu erkennen, ist eine ständige verbale Kommunikation (**»verbales zerebrales Monitoring«**; Graf u. Niesel 2003, Zink u. Graf 2003) notwendig. Dadurch können Prodromal- bzw. Frühsymptome wie **verwaschene Sprache, periorale Taubheit** oder **metallischer Geschmack** frühzeitig erkannt werden (Tab. 5.9).

> **Krampfanfälle per se sind nicht bedrohlich, sondern die dadurch bedingte zerebrale Hypoxie und Hyperkapnie mit respiratorischer Azidose. Daher ist die adäquate Oxygenierung und Ventilation stets die erste Maßnahme (Graf u. Niesel 2003)!**

Ein neuer viel versprechender Ansatz zur Senkung toxischer Plasmaspiegel durch intravasale Lipidbindung besteht in der **i.v.-Gabe von Lipidlösungen** (z. B. 20% Intralipid, Fresenius Kabi Austria GmbH: 1,5 ml/kg in einer Minute als initialer Bolus sowie 0,25 ml/kg/min für 30–60 min; Marwick et al. 2009, Weinberg 2008, Litz et al. 2008, AAGBI 2007). Wurde die Anwendung v. a. bei kardiovaskulärem Kollaps zunächst nur als Ultima Ratio bei fehlendem Erfolg der üblichen Maßnahmen (s. unten) empfohlen (Corman u. Skledar 2007, Weinberg 2006), wird sie inzwischen frühzeitig bei sicheren Anzeichen einer LA-Intoxikation eingesetzt (Weinberg 2008). Die Behandlung wird auch durch die *National Patient Safety Agency* (NPSA 2007) und die *Association of Anaesthetists of Great Britain & Ireland* (AAGBI 2007) empfohlen.

#### Systemisch-direkte kardiovaskuläre LA-Effekte

Die systemischen **kardiovaskulären toxischen Effekte** sind komplex (◘ Abb. 5.32). Es kommt zu einer **direkten** stereoselektiven **Reizleitungsblockade** (negativ chronotrop und dromotrop) und zur **Blockade des myokardialen Energiestoffwechsels** (negativ inotrop) mit resultierender Bradykardie, ventrikulärer Arrhythmie und Herz-Kreislauf-Stillstand und zu **direkten vaskulären** Wirkungen (niedrige Plasmaspiegel – Vasokonstriktion; höhere Plasmaspiegel – Vasodilatation) (Graf u. Niesel 2003, Zink u. Graf 2003).

#### Systemisch-indirekte kardiovaskuläre LA-Effekte

Neben den direkten toxischen LA-Wirkungen bestehen **indirekte zentralnervöse kardiozirkulatorische Effekte**. Diese äußern sich zum einen initial durch Hemmung inhibitorischer Neurone in einer **Stimulation des Vasomotorenzentrums** (Medulla oblongata) mit **Hypertension** (Vasokonstriktion) und **Tachykardie** in der präkonvulsiven Phase (◘ Tab. 5.9 und ◘ Tab. 5.10) gefolgt von einer **direkten Blockade des Vasomotorenzentrums** mit **Bradykardie** und **Hypotension** (Vasodilatation durch Sympathikolyse) bei weiter ansteigenden Plasmaspiegeln (Stadium der ZNS-Depression, ◘ Tab. 5.9 und ◘ Tab. 5.10).

Zum anderen können bei hochdosierter Periduralanästhesie (»massive PDA«) bzw. hoher Subduralanästhesie oder nicht beabsichtigter Spinalnervenanalgesie zunehmend die **präganglionären Sympathikusfasern blockiert** werden. Die Blockade der Segmente $T_5$–$L_2$ (N. splanchnicus) kann zur Dilatation der Becken-, Abdominal- und Beingefäße mit resultierender relativer Hypovolämie und Hypotonie führen (in ca. 20% der Fälle, Twomey u. Tsui 2007). Kranial von $T_5$ werden die Hals- und oberen Thoraxganglien (überwiegend Ganglion stellatum) und davon abgehende **postganglionäre Sympathikusfasern**, die die **Nn. cardiaci** bzw. **Nn. accelerantes** (Ursprung $T_1$–$T_4$) bilden, ausgeschaltet. Dadurch kann es zu einem erheblichen Abfall des arteriellen Blutdrucks und des Herzzeitvolumens kommen. Die Bradykardie ist z. T. weniger stark ausgeprägt (Larsen 2006).

Bei der PDA kann die sympathische Blockade (**Vasodilatation, Bradykardie**) einerseits durch die schnellere Blockade präganglionärer B-Fasern und postganglionärer C-Fasern (**zeitlich dissoziierte Blockade**), andererseits auch durch generelle bessere Blockierbarkeit der sympathischen Neurone (**Differenzialblock**) um ca. 2–4 Segmente höher ausfallen als die der sensorischen A-Fasern (Larsen 2006, Graf u. Niesel 2003).

> **Da Aδ-Fasern (Temperatur) schneller als Aβ-Fasern (Berührung) ausgeschaltet werden, sollte generell das Temperaturempfinden im Verlauf zur Ermittlung der Anästhesiehöhe überprüft werden.**

◘ **Tab. 5.10** Toxische kardiovaskuläre Reaktionen auf Lokalanästhetika, modifiziert nach Covino (Larsen 2006, Graf u. Niesel 2003, Zink u. Graf 2003, Groban u. Butterworth 2003, Weinberg 2008)

| Stadium (kardiovaskulärer Effekt) | Kreislaufreaktion | Therapie |
|---|---|---|
| **I. Initiale ZNS-Stimulation** (indirekte zentralnervöse Effekte) | Aktivierung des Vasomotorenzentrums (Hirnstamm) durch Blockade inhibitorischer Neurone:<br>→ **Hypertension** und **Tachykardie** | Therapie der neurotoxischen Effekte/Nebenwirkungen (◘ Tab. 5.9) |
| **II. Primäres Stadium der Dämpfung** (direkt > indirekt) | Negative Inotropie<br>↓ HZV<br>**Leichte** bis **mäßige Hypotension** | Azidoseprophylaxe: $O_2$-Gabe, Hyperventilation<br>Elektrolytausgleich<br>Kreislaufunterstützung: Schocklagerung, Volumengabe |
| **III. Sekundäres Stadium der Dämpfung** (direkt > indirekt) | ↓↓↓ HZV<br>Periphere Vasodilatation<br>**Schwere Hypotension** | Lipidinfusion<br>Atropin, Vasokonstriktoren<br>Ggf. Dihydroergotamin |
| **IV. Terminales Stadium** (direkt >> indirekt) | **Sinusbradykardie**<br>Intrakardiale Leitungsstörung, ventrikuläre Arrhythmie (v. a. Bupivacain)<br>**Herzstillstand** | Verlängerte CPR (ACLS-Standard)<br>Experimentell:<br>– PDE-Hemmer + Katecholamin<br>– Kompetitive Lidocaingabe |

*HZV* Herzzeitvolumen, *CPR* cardiopulmonary resuscitation (Herz-Lungen-Wiederbelebung), *ACLS* advanced cardiac life support.

**Bei allen neuroaxialen und rückenmarksnahen Techniken kann eine Blockade der prä- und postganglionären Sympathikusfasern mit Sympathikolyse auftreten (Graf u. Niesel 2003)!**

Durch eine totale Sympathikusblockade (bis RM-Segment $C_8$) mit vollständiger Ausschaltung der präganglionären sympathischen Reflexreaktionen des Herz-Kreislauf-Systems kommt es zu einer erheblichen Anfälligkeit auf Volumenmangel und Veränderungen der Körperlage (Larsen 2006).



**Prophylaxe/Therapie** Absolute Priorität bei kardiovaskulärer Intoxikation haben ebenfalls die **adäquate Sauerstoffversorgung** und die Vermeidung bzw. Beseitigung einer azidotischen Stoffwechsellage. Die Natrium- und Kalium-Serumspiegel sollten zur Membranstabilisierung in hoch- bzw. niedrignormalen Bereichen gehalten und engmaschig kontrolliert werden (Zink u. Graf 2003). Eine Hypotonie wird primär durch **Volumengabe** behandelt, wobei Kolloide keinen eindeutigen Vorteil gegenüber kristallinen Lösungen aufweisen (Zink u. Graf 2003). Bei Therapieresistenz müssen **Vasopressoren** (z. B. Noradrenalin bzw. Adrenalin) eingesetzt werden. Die kardiodepressiven Eigenschaften der LA (v. a. von Bupivacain) können durch **Lipidinfusionen** bzw. durch die gleichzeitige Gabe von Glukose und Insulin signifikant abgeschwächt werden (Cho et al. 2000, Weinberg 2002, 2003).

**Bereits bei Beginn von schweren kardiotoxischen Nebenwirkungen (ausgeprägte Hypotension, relevante Sinusbradykardie sowie sonstige Herzrhythmusstörungen) sind Lipidinfusionen (s. oben) indiziert (Weinberg 2008, AAGBI 2007, Groban u. Butterworth 2003).**

Bei hämodynamisch relevanten **Bradykardien** mit Frequenzen < 60 Schläge/min ist ein medikamentöser Therapieversuch mit hochdosiertem Atropin, Isoproterenol bzw. Adrenalin zu überlegen. Bei fortbestehender Erfolglosigkeit ist die Anwendung eines transkutanen bzw. transvenösen Herzschrittmachers zu erwägen, obwohl durch lang wirksame Lokalanästhetika verursachte bradykarde Herzrhythmusstörungen oftmals therapieresistent sind (Hörnchen et al. 1993).

Bei **ventrikulären Herzrhythmusstörungen** wurde als Ultima Ratio versuchsweise hochdosiertes Lidocain unter der Vorstellung der kompetitiven Verdrängung von LA mit hoher Na+-Kanal-Affinität eingesetzt, bisher ohne sicher nachweisbaren Erfolg (Zink u. Graf 2003). Dabei gilt es zu beachten, dass die hochdosierte i.v.-Gabe von Lidocain zu einer Verstärkung der Intoxikationssymptomatik führen kann und somit eher kontraindiziert ist (Pogatzki-Zahn et al. 2007, Groban u. Butterworth 2003, Zink u. Graf 2003).

Ein durch LA ausgelöster **Herz-Kreislauf-Stillstand** wird gemäß den gültigen ACLS-Richtlinien behandelt. Aufgrund der Bindungskinetik hochkardiotoxischer Substanzen, wie Bupivacain, sind häufig prolongierte Reanimationsmaßnahmen erforderlich (Graf u. Niesel 2003). Kammerflimmern kann durch **Amiodaron** behandelt werden (Edwards u. Wenstone 2000, Siegers u. Board 2002, Haasio et al. 1990).

Es gibt Hinweise, dass die Applikation von **PDE-Hemmern** (z. B. Amrinon) deutliche Vorteile bringt gegenüber Adrenalin (Lindgren et al. 1992, Saitoh et al. 1995). Darüber hinaus scheinen Katecholamine, wie Noradrenalin, Isoprenalin oder Phenylephrin, die Kreislaufverhältnisse wirksamer stabilisieren zu können als Adrenalin (Feldman et al. 1989, Heavner et al. 1995, Lancombe et al. 1991).

**Im Gegensatz zu den zentralnervösen Symptomen, die bei rechtzeitiger therapeutischer Intervention reversibel sind, stellt die kardiovaskuläre Intoxikation mit Lokalanästhetika eine schwerwiegende lebensbedrohliche Komplikation dar.**

Obwohl die zur **orthopädischen Schmerztherapie** verwendeten LA-Dosen deutlich geringer sind als die der Regionalanästhesie, gilt es, toxische Plasmaspiegel durch **langsame fraktionierte Applikation**, wiederholte Aspiration und durch Reduzierung der Gesamtdosis zu vermeiden (Mulroy 2002). Die angegebenen Maximaldosierungen sind stets kritisch zu betrachten und je nach Anwendung der Substanz im Einzelfall nicht aussagekräftig, da bei intravasaler Injektion schon bei niedrigen Dosen toxische Symptome auftreten können (Zink u. Graf 2003). Zur Reduzierung neurotoxischer Nebenwirkungen kann 30–60 min vor der Intervention Diazepam (5–10 mg p.o.) gegeben werden mit dem Nachteil, dass dadurch der Sicherheitsabstand zu gefährlicheren kardiotoxischen Nebenwirkungen sinkt.

**Bei epiduraler Anwendung von LA sollte der Patient mindestens 30 Minuten lang postinterventionell engmaschig überwacht werden. Bupivacain sollte aufgrund der kardiodepressiven Wirkung nur in geringen Dosen gegeben werden.**

### Lokale LA-Effekte

Die **lokalen gewebstoxischen Effekte** betreffen **direkte neurotoxische** (Perez-Castro et al. 2009) und **myotoxische Schäden** am Applikationsort. Allerdings werden die toxischen Konzentrationen in den meisten klinischen Anwendungsfällen nicht erreicht (Zink u. Graf 2003).

Die Inzidenz **peripherer Nervenschäden** durch Regionalanästhesieverfahren liegt bei < 0,1% (Borgeat et al. 2007, Auroy et al. 2002). Die periphere Nervenschädigung kann innerhalb von einigen Stunden bis 3 Wochen postinterventionell auftreten (Moore et al. 1978). Die Pathophysiologie ist komplex (Hogan 2008, Borgeat et al. 2007), als Ursache für ein intraneurales Ödem wird eine Störung der Blut-Nerven-Schranke, ein Anstieg des intraneuralen hydrostatischen Drucks sowie eine substanzabhängige Neurotoxizität angenommen (Kalichman 1993, Kalichman et al. 1993). **Lidocain** weist die die **höchste Neurotoxizität** auf (Zink u. Graf 2003). Obwohl eine intraneurale Injektion von LA selten zu klinischen Nervenschäden führt, sollte sie vermieden werden (Hogan 2008, Borgeat 2006, Bigeleisen 2006).

Bei normaler Dosierung werden nach Spinalanästhesien sehr selten (ca. 0,12%; Horlocker et al. 1997) und nach Epiduralanästhesien in Einzelfällen (Ikeya 2007, Al-Nasser et al. 2002, Bourlon-Figuet et al. 2000, Markey et al. 2000, Freedman 1999) **neurotoxische Symptome** beobachtet. In der Regel sind es sog. **transiente neurologische Symptome** (TNS, Schneider et al. 1993) . Diese substanzabhängigen **reversiblen Phänomene** äußern sich in dumpfen Lumbalgien und Dysästhesien z. T. mit Ausstrahlung in das Gesäß, die Hüften und die Beine. Die Symptomatik tritt innerhalb von 24 h auf und ist innerhalb von 1–3 Tagen rückläufig. Vorbestehende neuropathische Erkrankungen weisen ein etwas erhöhtes Risiko (ca. 0,4%) für TNS auf (Hebl et al. 2006a,b). Einzelfälle **persistierender** toxischer sensorischer und motorischer Schäden nach Periduralanästhesie sind beschrieben (Symons u. Palmer 2008, Ikeya 2007).

**Myotoxische LA-Wirkungen** sind tierexperimentell nachgewiesen (Zink u. Graf 2004, Komorowski et al. 1990, Carlson et al. 1990, Foster u. Carlson 1980). Nach dem momentanen Kenntnisstand haben sie klinisch wenig Bedeutung (Zink et al. 2007, Pere et al. 1993).

## 5.10.3 Intravasale Injektion/Blutungen/ Gefäßverletzungen

Grundsätzlich besteht bei der Injektionstherapie die Möglichkeit, venöse oder arterielle Gefäße versehentlich zu punktieren. Dies kann einerseits zu der oben beschriebenen toxischen Folge einer intravasalen Medikamenteninjektion führen, andererseits zu Blutungskomplikationen aus dem punktierten Gefäß oder zur Beeinträchtigung der arteriellen Gefäßdurchblutung.

### Intravasale Injektion

Die Inzidenz fluoroskopisch gesicherter intravasaler Injektionen während der Injektionsbehandlung an der LWS beträgt ca. 8,5%. Kaudale (CESI) und transforaminale Injektionen (TFESI) weisen mit ca. 11% bzw. 11–13% die höchsten Werte auf (Smuck et al. 2007, Sullivan et al. 2000, Furman et al. 2000). Bei Facetteninjektionen kommt es in 6,1%, bei ISG-Injektionen in 5,3% und bei translaminärer Anwendung (ILESI) in 1,9% der Fälle zu Gefäßinjektionen (Sullivan et al. 2000).

Die Häufigkeit systemischer LA-Effekte bei Epiduralanästhesien wird mit 0,013–0,12% angegeben, wobei der Anteil durch intravasale Injektionen nicht genau bestimmt werden kann (Waurick u. Van Aken 2003).

Die Sensitivität von Aspirationen zum Nachweis einer intravasalen Nadellage beträgt nur ca. 45% (Peng u. Chan 2007). Mittels dynamischer »Real-time-Fluoroskopie« bei der TFESI wurde in bis zu 9% der Fälle eine simultane epidurale und intravasale Applikation nachgewiesen, sodass ein epidurales KM-Muster eine intravasale Injektion ebenfalls nicht sicher ausschließt (Smuck et al. 2007).

### Paravertebrale Hämatome

Liegt das blutende Gefäß außerhalb des Spinalkanals ist in der Regel nicht mit neurologischen Ausfallerscheinungen zu rechnen. Es können jedoch je nach Blutungsneigung erhebliche paravertebrale Hämatome entstehen, die ggf. durch eine Sonographie oder MRT-Untersuchung objektiviert werden müssen. Selten kommt es zur Kompression von Nervenwurzeln mit klinischer Symptomatik, die je nach Ausprägungsgrad eine operative Entlastung notwendig macht.

### Spinale Hämatome

Gefährlicher sind die sehr seltenen spinalen Hämatome (**epidurale Hämatome > subdurale/subarachnoidale Hämatome**). Einen wesentlichen Risikofaktor stellt die Thrombembolieprohylaxe und Anwendung von Periduralkathetern dar (Moen et al. 2004, Vandermeulen et al. 1997, Tryba u. Dietrich 1993). In erster Linie ist bei orthopädischen Schmerzpatienten während der periduralen Injektion eine Punktion des venösen Gefäßplexus (venöse Stase durch die Pathologie im Epiduralraum) möglich. In der Regel sind die daraus resultierenden Blutungen selbstlimitierend (Twomey u. Tsiu 2007). Eine arterielle Ursache ist theoretisch möglich, aber selten (Larsen 2006).

Die allgemeine Häufigkeit **spinaler epiduraler Hämatome (sEDH)** unter einer periduralen Injektion ist mit 1:150.000 bis 1:190.000 (Castillo et al. 2007, Wulf et al. 1996, Tryba u. Dietrich 1993) sehr selten. Die Inzidenz unter Thrombembolieprophylaxe wird auf 1:15.000 (Tryba u. Dietrich 1993) geschätzt. Moen et al. (2004) berichten bei der Auswertung von 450.000 Epiduralanästhesien (überwiegend über Katheter) in Schweden aus dem Zeitraum 1990–1999 über ein Gesamtrisiko von 1:18.000. Unter Abzug der Anwendungen bei Schwangeren (Risiko 1:200.000) ergibt sich bei 250.000 Periduralanästhesien ein Wert von 1:10.400. Auffallend ist, dass in mindestens 96% der sEDH ein Periduralkatheter (PDK) verwendet wurde. Als weitere Risikofaktoren nennen die Autoren die Beeinflussung der

Blutgerinnung (antithrombotische Substanzen, Koagulopathien), das Vorliegen einer Osteoporose oder Spinalkanalstenose sowie technische Schwierigkeiten bei der PDA (Mehrfachpunktionen, Kathetermanipulation).

Bei klinischen Hinweisen für ein sEDH (z. B. neu aufgetretene starke scharfe Rückenschmerzen oder radikuläre Schmerzen, neue motorische und sensorische Defizite, Blasen- und Mastdarmstörungen) muss umgehend eine MRT der Wirbelsäule durchgeführt werden und bei Nachweis eines sEDH mit klinisch relevanter Neurologie sofort eine Dekompression (< 8-Stunden-Intervall, Vandermeulen et al. 1997, Schmidt u. Nolte 1992) erfolgen. Liegen keine oder minimale neurologische Beeinträchtigungen vor oder ist das Zeitfenster für eine neurologische Rekonvaleszenz deutlich überschritten, ist ein konservatives Vorgehen gerechtfertigt. i.v.-Steroide sind in jedem Fall sinnvoll (David et al. 2008).

**Empfehlung**

**Bei sichtbarer Blutung während des Injektionsvorgangs sollte die Injektion abgebrochen und auf die Folgetage verschoben werden. Zudem ist der Injektionsort zu wechseln. Tritt eine überdurchschnittliche Hämatomentwicklung auf, dürfen bis zum Ausschluss einer generellen Blutungsneigung keine weiteren Injektionen durchgeführt werden.**

Bezüglich der periinterventionellen Gabe von **antithrombotischer Medikation** wird auf die DGAI-Richtline 2007 (Gogarten et al. 2007) verwiesen. Dabei müssen insbesondere bei niereninsuffizienten Patienten verlängerte Zeitintervalle oder Dosisreduktionen bei Heparingabe beachtet werden. Eine häufiger bestehende Thrombozytenaggregationshemmung mit ASS 100 mg bei kardialer und angiologischer Indikation darf gemäß Richtlinien als Monotherapie fortgeführt werden, ohne dass mit einem erhöhten Blutungsrisiko zu rechnen ist (Horlocker et al. 2002). Trotzdem sollte die Indikation in jedem Einzelfall hinsichtlich des Nutzen-Risiko-Verhältnisses streng überprüft werden, da in Kombination mit NMH statistisch eine erhöhte Blutungsneigung besteht. Bei ASS-Einnahme darf NMH nur bis 42 h vor der Intervention verabreicht werden. Andere Substanzen wie Clopidogrel (z. B. Iscover, Plavix) und Ticlopidin (z. B. Ticlid) sind in jedem Fall 7 bzw. 10 Tage vor der Intervention abzusetzen (Gogarten et al. 2007).

## Intrakranielle Hämatome

Extrem selten (Einzelfälle; 1:100.000–1:150.000) kann es durch eine akzidentelle Durapunktion (ADP) zu **kraniellen subduralen Hämatomen** kommen. Je nach klinischer Symptomatik ist eine Kraniotomie erforderlich (Moen et al. 2004).

## Arterielle Perfusionsstörungen – spinale Infarkte (Vandermeulen 1997)

### Gefäßversorgung des Rückenmarks

Die thorakalen und lumbalen Rr. spinales gehen aus den hinteren Ästen der aus der thorakalen und lumbalen Aorta entstammenden Interkostal- und Lumbalarterien hervor. Sie verlaufen durch das Zwischenwirbelloch mit den segmentalen Spinalnerven. Nach Abgabe eines anterioren und posterioren epiduralen Astes in den Spinalkanal bildet sich die A. nervomedullaris mit anschließender Aufteilung in einen vorderen und hinteren Wurzelast (R. radicularis), die entsprechenden Nervenwurzeln begleitend. Beim Erwachsenen hat ein großer Anteil v. a. der anterioren Wurzelgefäße die Verbindung zum Rückenmark verloren, sodass nur ein kleiner Anteil von ihnen die innere Blutversorgung des Rückenmarks (der unpaare Truncus arteriosus spinalis ventralis versorgt 65–75% des Rückenmarks, der paarige Truncus arteriosus spinalis dorsalis den restlichen dorsalen Anteil) bildet (Töndury 1987, Dommisse 1974). Die obliterierten Wurzelgefäße versorgen segmental nur noch Dura, Spinalganglien und Nervenwurzeln (Töndury 1987).

Somit wird die Versorgung des Rückenmarks im Bereich des thorakolumbalen Übergangs überwiegend durch die **A. radicularis magna (»Adamkiewicz«**, Adamkiewicz 1882) versorgt. In 46% der Fälle versorgt sie alleinig als »funktionelle Endarterie« (Ohnesorge u. Beck 2003) die ventralen zwei Drittel des lumbosakralen Rückenmarks (Intumescentia lumbosacralis und Conus medullaris). Das Gefäß ist immer einseitig angelegt (ca. 75–78% linksseitig) mit einem Durchmesser von ca. 0,5–1,0 mm (Bridenbaugh et al. 1998, Töndury 1987). In ca. 15% der Fälle hat sie einen hohen Ursprung ($T_5$–$T_8$), in ca. 75% der Fälle entspringt sie zwischen $T_9$ und $T_{12}$, und in ca. 10% der Fälle verläuft sie mit den Nervenwurzeln $L_1$ und $L_2$. Aber auch tiefere Abgänge sind beschrieben (z. B. $L_4$ bei ca. 0,75%; Lo et al. 2002, Windsor u. Falco 2001, Bridenbaugh et al. 1998, Dommisse 1974, Adamkiewicz 1882) oder werden postuliert ($L_5$ oder $S_1$, Houten u. Enrico 2002).

Ein weiterer Sonderfall, z. B. bei hohem Abgang der A. radicularis magna aus der Aorta descendens, ist die **Desproges-Gotteron-Arterie** (Desproges-Gotteron 1955), die aus der A. iliaca interna entspringt und über lumbale und lumbosakrale Wurzelarterien (z. B. $L_4$, $L_5$ oder $S_1$) die A. spinalis anterior speist und die entsprechenden Nervenwurzeln und Anteile des Conus medullaris versorgt (Masson 2009, Novy et al. 2006, Bridenbaugh et al. 1998).

### A.-spinalis-anterior-Syndrom

Die unpaare A. spinalis anterior ist wesentlich anfälliger für Ischämien als die paarige dorsale Blutversorgung des Rückenmarks (Aa. spinales posteriores). Als regionalanästhesiebedingte Ursachen werden arterielle Hypotension, lokale Vasokonstriktoren, Gefäßspasmen, ein erhöhter Druck im Epiduralraum durch das Injektionsvolumen und Gefäßembolien (z. B. versehentliche intraarterielle Injektion von kristalloiden Kortikoidpartikeln; Tiso et al. 2004, Scanlon et al. 2007, Dafotakis 2008) sowie die direkte Traumatisierung der Wurzelgefäße (z. B. A. radicularis magna) im Foramen intervertebrale bzw. innerhalb der Wurzeltasche angesehen (Sage u. Fowler 2007).

Ob **interlaminäre epidurale Injektionsverfahren** zu einem gehäuften Auftreten einer Perfusionsstörung der A. spinalis anterior mit resultierender spinaler Infarzierung führen kann, ist nicht eindeutig geklärt (Ohnesorge u. Beck 2003). Einzelfälle sind beschrieben (Lenoir et al. 2008). Die Inzidenz bei neuroaxialen Blockaden wird zwischen 1:30.000 bis unter 2:1.000.000 angegeben (Fischer u. Damian 2009, Auroy et al. 1997, Scott u. Hibbard 1990).

**Injektionsverfahren in die »forarminoartikuläre Region«** scheinen durch Affektion der Äste der Rr. spinales (R. radicularis anterior: z. B. A. radicularis magna, Desproges-Gotteron-Arterie) ein höheres Risiko für eine spinale Infarzierung zu haben. Neben zervikalen TFESI sind inzwischen einige Fälle lumbaler TFESI mit schweren neurologischen Komplikationen bis hin zum Querschnittssyndrom dokumentiert (Lyders u. Morris 2009, Wybier 2008, Quintero et al. 2006, Somayaji et al. 2005, Glaser u. Falco 2005, Martin u. Huntoon 2005, Huntoon u. Martin 2004, Houten u. Errico 2002). Oft wurden dabei Kristallsuspensionen mit größerer Partikelgröße verwendet. Aus diesem Grund steht zur Diskussion, Kortikoidpräparate mit möglichst kleiner Partikelgröße wie z. B. Celestone-Soluspan 6 mg/ml (Betamethason) oder gänzlich wasserlösliche partikelfreie Präparate wie Celestan 4 mg (Betamethason, Singh u. Manchikanti 2002) oder Dexamethasondihydrogenphosphat (z. B. Dexamethason AbZ 8 mg, Dexamethason Sandoz parenteral 4/8 mg) zu verwenden (Derby et al. 2008, Benzon et al. 2007, Dreyfuss et al. 2006, Windsor u. Falco 2001).

**Spinale Infarkte (in der Regel Versorgungsgebiet der A. spinalis anterior) entwickeln sich innerhalb von Minuten (selten Stunden). Es kommt oft zu gürtelförmigen Schmerzen und Parästhesien. Sie sind durch eine schlaffe Lähmung, Verlust der Muskeleigenreflexe, positive Pyramidenbahnzeichen und eine dissoziierte Empfindungs- bzw. Sensibilitätsstörung (Schmerz und Temperaturempfinden gestört, epikritische Sensibilität intakt) distal der Läsion gekennzeichnet (Mumenthaler u. Mattle 2002, Waurick u. Van Aken 2003).**

Bei Verdacht ist umgehend eine diffusionsgewichtete MRT der LWS (Weidauer et al. 2002) zur Diagnosesicherung und zum Ausschluss einer spinalen Raumforderung durchzuführen. Spinale Ischämien sind kaum kausal zu behandeln, die Prognose ist schlecht, und Schäden sind meist irreversibel (Mumenthaler u. Mattle 2002, Waurick u. Van Aken 2003, Vandermeulen et al. 1997).

## 5.10.4 Durapunktion/intrathekale Injektion

### Akzidentelle Durapunktion (ADP) und postpunktioneller Kopfschmerz (PPKS)

Eine **akzidentelle Durapunktion** (ADP, ◻ Abb. 5.33) bei der kaudalen periduralen Infiltration (CESI) ist bei korrekter Anwendung mit ca. 1,25% relativ selten (Dawkins 1969) und bei zusätzlicher Anwendung eines C-Bogens weitgehend vermeidbar (White et al. 1983). Häufiger ist dies bei der interlaminären Technik sowie bei der posterolateralen Injektion in die foraminoartikuläre Region. Die Inzidenz der akzidentellen Durapunktion sollte bei korrekt durchgeführter interlaminärer Technik bei < 0,5–1,0% liegen (Bromage 1978b). In der Literatur werden bei anästhesiologischem Patientengut jedoch Werte zwischen 0,18% und 3,6% angegeben (Horlocker et al. 2002, Gleeson u. Reynolds 1998, Flaatten et al. 1998, Dawkins 1969). Bei schmerztherapeutischer Anwendung (z. B. häufige degenerative WS-Erkrankungen, Vernarbungen durch Voroperationen) liegt die Rate bei bis zu 5% (Bogduk et al. 1994).

Bei der Spinalanästhesie mit geplanter Durapunktion mit sehr dünnen atraumatischen (Whitacre, Sprotte) 27- bis 29-G-Nadeln tritt ein relevanter PPKS in nur < 1% auf (Corbey et al. 1997, Geurts et al. 1990, Flaatten et al. 1989). Im Gegensatz dazu steigt bei einer akzidentellen Durapunktion (ADP) während einer PDA mit einer stumpfen 16- bis 18-G-Touhy-Nadel die Rate auf ca. 50–85% (Turnbull u. Shepherd 2003, Choi et al. 2003, Evans et al. 2000, Costigan u. Strigge 1996, Bromage 1978b).

Der **PPKS** ist durch den **punktionsbedingten Liquorverlust** bedingt (Kessler et al. 2008). Die Häufigkeit und der Ausprägungsgrad des PPKS nach erfolgter Duraperforation hängen in erster Linie von Nadelkaliber und -typ (Quincke > *pencil point*, Larsen 2006, Flaatten et al. 2000) ab. Weitere Risikofaktoren sind die Anzahl der Punktionsversuche, ein niedriges Patientenalter und möglicherweise weibliches Geschlecht (Kessler u. Wulf 2008, Larsen 2006, Halpern u. Preston 1994). Keinen Einfluss auf den PPKS haben prophylaktische Bettruhe sowie prophylaktische orale oder i.v.-Hydratation (Kessler u. Wulf 2008, Larsen 2006).

Der PPKS tritt laut Definition der *International Headache Society* (IHS) innerhalb von 5 Tagen nach der Durapunktion auf (Olesen et al. 2004, Choi et al. 2003), 90% davon nach 24–48 h (Kessler u. Wulf 2008). Pathognomonisch ist die **Lageabhängigkeit**, d. h. die Assoziation mit aufrechter Körperhaltung und Besserung innerhalb von 15 min nach Wechsel in die horizontale Körperlage.

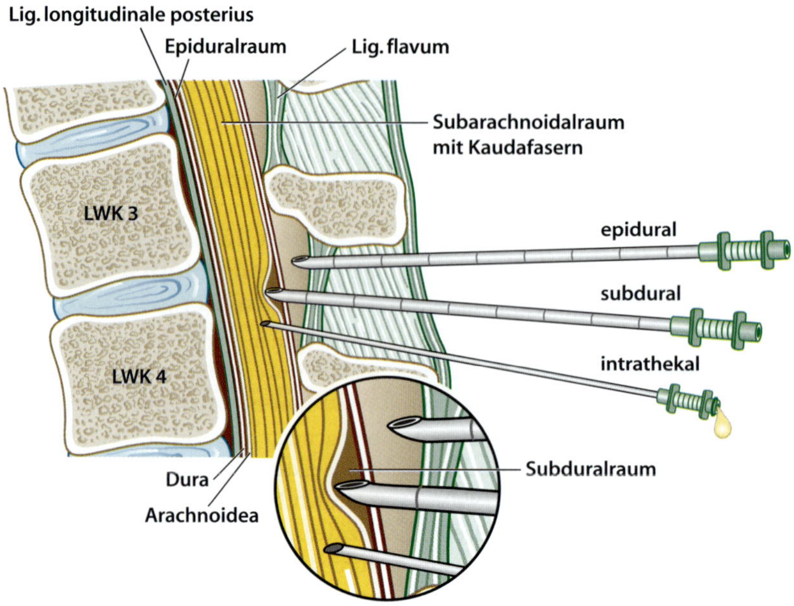


**Abb. 5.33** Anatomie bei epiduraler, subduraler und intrathekaler (subarachnoidaler) Kanülenlage

Eine bilaterale temporale, frontale und/oder okzipitale Lokalisation, Provokation durch Kopfschütteln und erhöhter intraabdomineller Druck sowie zervikale Ausstrahlung bzw. Nackensteifigkeit ohne Meningismus sind häufig (Kessler u. Wulf 2008, Vilming u. Kloster 1998). Hirnnervenstörungen wie Sehstörungen (z. B. Diplopie), Hörstörungen und Schwindel sowie Übelkeit, Erbrechen und selten Krampfanfälle bis hin zur kortikalen Blindheit können auftreten (Kessler u. Wulf 2008, Larsen 2006, Olesen et al. 2005, Vilming u. Kloster 1998).

**Differenzialdiagnostisch muss initial eine bakterielle Meningitis (Fieber, Photophobie, meningeale Reizungszeichen, Somnolenz) unbedingt ausgeschlossen werden.**

In 95% der Fälle variiert die Kopfschmerzdauer zwischen 12 Stunden und 7 Tagen (Olesen et al. 2005, Choi et al. 2003). Mehr als 85% der PPKS bei geplanter Durapunktion durch eine Spinalanästhesie bilden sich ohne weitere Behandlung zurück (Turnbull u. Sheperd 2003, Candido u. Stevens 2003).

Neben der intensiven Patientenbetreuung wird eine **symptomatische Therapie** durch Flachlagerung (Bettruhe), eine ausreichende Hydratation, die Gabe von Analgetika sowie ggf. Antiemetika, Sedativa und bei Immobilisation eine Thromboseprophylaxe empfohlen (Kessler u. Wulf 2008, Larsen 2006, Möllmann u. Lanz 2003).

Die ggf. eingesetzte **kausale medikamentöse Zusatztherapie** hat das Ziel, die Liquorproduktion zu steigern und dilatierte intrakranielle Gefäße zu konstrigieren. Übliche Dosierungen: **Koffein** p.o. 3 × 200 mg bis 4 × 300 mg/Tag und **Theophyllin** p.o. 3 × 350 mg/Tag bei mittleren Cephalgien, bis 300–500 mg Koffein 2 × täglich über 1 h i.v. bei schweren Cephalgien (Larsen 2006, Turnbull u. Shepherd 2003).

Bei länger als 24 h **anhaltenden starken Kopfschmerzen** sollte frühzeitig bis 48 h nach der Duraverletzung ein lumbaler **autologer epiduraler Blutpatch** (AEBP) mit 10–20 ml sterilem Eigenblut (ca. 0,3 ml/s) durchgeführt werden, der nach 1–2 h Bauch- oder Rückenlage in über 90% erfolgreich ist (Kessler u. Wulf 2008, Larsen 2006, Vilming et al. 2005, Candido u. Stevens 2003, Möllmann u. Lanz 2003). Bei unzureichender Primärwirkung beträgt die Erfolgsrate nach einem zweiten AEBP insgesamt 98% (Twomey u. Tsui 2007).

Bei interventionell realisierter ADP mit einer Epiduralnadel (z. B. 18- bis 19-G-Touhy-Nadel) wird ein **prophylaktischer Blutpatch** überwiegend nicht empfohlen (Larsen 2006, Kessler u. Wulf 2008, Turnbull u. Shepherd 2003, Candido u. Stevens 2003, Sudlow u. Warlow 2002), da er nur Dauer des PPKS verkürzen kann, aber nicht die Inzidenz reduziert (Scavone et al. 2004). Eine ebenfalls umstrittene Behandlungsalternative bei Kontraindikation für einen AEBP ist eine peridurale NaCl-Infusion über PDK von ca. 1500 ml in 24 h (Larsen 2006, Stevens u. Jorgensen 1988, Baysinger et al. 1986) oder intrathekale NaCl-Gabe von ca. 10 ml (Charsley u. Abram 2001). In Ausnahmefällen kann bei therapieresistentem PPKS der neurochirurgische Verschluss der Läsion notwendig sein (Kessler u. Wulf 2008, Turnbull u. Shepherd 2003).

## Intrathekale Injektion – akzidentelle Spinalanästhesie

**Bei Duraperforation sollte die Intervention abgebrochen und verschoben werden. Eine erhebliche Gefahr besteht jedoch bei nicht bemerkter ADP mit intrathekaler (subarachnoidaler) oder subduraler Injektion (zwischen Dura mater und Arachnoidea, Vandenaabele et al 1996) des LA-Kortikoid-Gemischs.**

In Abhängigkeit der subarachnoidal verabreichten Dosis kommt es zur **inkompletten** oder **kompletten Spinalanästhesie (SPA).** Die Inzidenz beträgt bei der interlaminären Technik ca. 0,2% (bei ca. 48.300 Patienten; Dawkins 1969), bei der LSPA ca. 0,3% (Wurzeltascheninfiltration, Krämer et al. 1997) und beim sakralen Zugang ca. 0,14% (ca. 6300 Patienten, Dawkins 1969). Im Gegensatz zur periduralen LA-Injektion tritt nach einer **intrathekalen LA-Gabe** eine nahezu sofortige Wirkung auf (Wärmegefühl, Schweregefühl, Kribbeln). Innerhalb einer substanzspezifischen Anschlagszeit (Fixierungszeit) von ca. 5–15 min liegt der volle Ausprägungsgrad vor. Die Wirkung der **Periduralanästhesie** beginnt in der Regel erst später (nach ca. 5 min). Die analgetische und motorische Blockade tritt je nach Substanz in ca. 15–30 min auf (Larsen 2006).

Obwohl eine **hohe** oder **totale SPA** klinisch sehr dramatisch abläuft (Taubheit der Arme und Hände, Ateminsuffizienz bis hin zur Apnoe, Bewusstlosigkeit, Mydriasis) und unbehandelt lebensbedrohlich ist, stellt sie bei rechtzeitiger Therapie der Hypoxie (Maskenbeatmung, Intubation) und der Azidose (Hyperventilation) sowie der sympathikolysebedingten kardiovaskulären Depression (Vasokonstriktoren, »Small-volume-Infusion« mit hypertoner 7,2%iger NaCl-Lösung) eine **vollkommen reversible** Regionalanästhesie des Cerebellums dar (Graf u. Niesel 2003, Larsen 2006).

Folgende weitere neurologische Komplikationen nach **akzidenteller SPA** sind möglich:
- TNS (transiente neurologische Symptome),
- Arachnoiditis,
- direkte Rückenmarksverletzung/Myelitis,
- spinales Hämatom,
- Cauda-equina-Syndrom (CES),
- intrakranielles Hämatom,
- Epiduralabszess,
- aseptische Meningitis,
- bakterielle Meningitis.

Die **Inzidenz akzidenteller subduraler Injektionen** (Abb. 5.33) beträgt ca. 0,1–0,8% (Waurick u. Van Aken 2003, Lehmann u. Pallares 1995, Lubenow et al. 1988). Neben der ILESI (Collier 2004) ist eine subdurale Injektion auch bei der TFESI beschrieben (Goodman et al. 2007). Tab. 5.11 stellt differenzialdiagnostisch die Unterschiede zur epiduralen und subarachnoidalen Injektion dar. Trotzdem ist die Diagnosestellung einer subduralen Injektion schwierig und entspricht möglicherweise Fällen mit einer sog. »massiven Epiduralanästhesie« (Waurick u. Van Aken 2003). Eine einseitige und ungewöhnlich hohe und dissoziierte Ausbreitung der Anästhesie kann Hinweise liefern (Waurick u. Van Aken 2003, Lehmann u. Pallares 1995). Die sensomotorische Blockade entwickelt sich in der Regel

**Tab. 5.11** Klinische differenzialdiagnostische Symptome nach Bolusinjektion von 5 ml eines isobaren Lokalanästhetikums im Bereich der unteren Brust- und oberen Lendenwirbelsäule (Lehmann u. Pallares 1995, Gaus et al. 2002)

| Symptom | Injektionsort bzw. Katheterlage | | |
|---|---|---|---|
| | Epidural | Subdural | Subarachnoidal |
| Anästhesie ausgeprägter als erwartet | Möglich | Typisch, eher kranialbetont | Möglich, eher kaudalbetont |
| Seitendifferenzen in der Ausbreitung | Möglich | Typisch | Nicht typisch |
| Liquor spontan oder bei Aspiration | Unmöglich | Unmöglich | Voraussetzung |
| Erste sichere Zeichen der Anästhesie | > 5 min | > 5 min | < 5 min |
| Anästhesie von Hirnnerven | Unmöglich | Möglich | Denkbar, aber unwahrscheinlich |
| Motorische Blockade | Möglich bei entsprechender Konzentration | Möglich, in der Regel weniger ausgeprägt und kurz anhaltend | Typisch, schnelle Entwicklung |
| Blutdruckabfall | Nicht typisch | Möglich, in der Regel leicht therapierbar | Typisch |

langsamer und weniger ausgeprägt als bei der Spinalanästhesie (Twomey u. Tsui 2007, Gaus et al. 2002, Reynolds u. Speedy 1990, Lubenow et al. 1988), kann aber auch rasch fortschreiten (Wills 2005). Die subdurale Injektion bzw. Fehllage eines Katheters kann sicher nur durch ein Subdurogramm (Ko et al. 2009, Wills 2005, Gaus et al. 2002) nachgewiesen werden (Waurick u. Van Aken 2003). Die Behandlung entspricht derjenigen bei akzidenteller intrathekaler Injektion bzw. LA-Intoxikation (s. oben).



### 5.10.5 Infektionen

Bei allen wirbelsäulennahen Injektionstechniken ist eine strenge Asepsis einzuhalten. Präinterventionell sollten die Entzündungsparameter (Leukozyten, CRP) überprüft und je nach Anzahl weiterer Injektionen oder nach klinischem Verlauf nochmals kontrolliert werden. Trotz sorgfältig durchgeführter Injektion können **extraspinale** subkutane, paravertebrale, intraartikuläre (Weingarten et al. 2006, Daivajna et al. 2004, Orpen u. Birch 2003) oder **intraspinale Infekte bzw. Abszesse** auftreten (Coscia u. Trammel 2002), die umgehend i.v.-antibiotisch behandelt und je nach Befund oft auch chirurgisch saniert werden müssen. Intraspinale Infekte (Abszesse, Meningitiden) können primär bei periduralen Interventionen entstehen oder seltener Folge einer sekundären Infektausbreitung in den Spinalkanal sein. Im Verdachtsfall ist eine sofortige MRT-Diagnostik mit Kontrastmittel erforderlich. Als häufigster Erreger wird **Staphylococcus aureus** (Antibiose: s. unten, epiduraler Abszess) nachgewiesen (Botwin et al. 2008, Kindler et al.1998). Die Inzidenz von Infektionen bei der Injektionstherapie an der LWS liegt bei bis zu 1%, schwerwiegende Infektionen treten in 1:1000 bis 1:10.000 Fällen auf (Windsor 2003).

#### Spinaler epiduraler Abszess (SEA) – spinales epidurales Empyem

**Spinale epidurale Abszesse** (SEA) bzw. Empyeme nach Single-shot-Injektionen sind extrem selten (Ohnesorge u. Beck 2003). Die in der Literatur berichteten Abszesse entstanden sehr häufig nach Katheteranlage (Moen et al. 2004, Vandermeulen et al. 1997). Die Literaturangaben über die Häufigkeit katheterassoziierter Epiduralabszesse schwanken zwischen ca. 1:2000 (Wang et al. 1999) in einem gemischten Patientengut und 1:500.000 (Scott et al. 1990) bei geburtshilflicher Anästhesie. In der »Schweden-Studie« mit 450.000 Periduralanästhesien (Moen et al. 2004) beträgt die SEA-Inzidenz 1:37.500 bei ebenfalls sehr starker Assoziation mit Anlage und Liegedauer eines Periduralkatheters. Das Zeitintervall von der Anlage des PDK bis zum Auftreten der Symptomatik lag zwischen 2 Tagen und 5 Wochen (im Mittel 5 Tage).

Ursächlich kann eine hämatogene Streuung von Keimen bei der Punktion, ein langsames Wandern von Keimen (Hautkeime) in den Epiduralraum entlang des Katheters sowie eine Kontamination von Medikamenten oder von Spritzen bzw. Kanülen vorliegen. Prädisponierend sind in ca. 70% der Fälle (Moen et al. 2004) eine Immunsuppression (z. B. Diabetes mellitus, Chemotherapie etc.) sowie technische Schwierigkeiten bei der Periduralanästhesie und auch eine Katheterverweildauer von mehr als 4 Tagen. Das Haupterregerspektrum bilden in bis zu 80% der Fälle Staphylokokken (Wang et al. 1999, Kindler et al. 1998). Haupterreger sind **Staphylococcus aureus** (> 50%) und **Staphylococcus epidermidis** (Pogatzki-Zahn et al. 2007, Botwin et al. 2008).

Zunächst kommt es zu **Rückenschmerzen** und **Fieber** mit Anstieg von CRP, die Zellzahl im Liquor ist erhöht (Reizpleozytose, Mumenthaler u. Mattle 2002). Später kommen neurologische Ausfälle hinzu (Pogatzki-Zahn et al. 2007).

##### Diagnostik/Therapie

> **Bei Verdacht einer epiduralen Infektion muss umgehend eine MRT-Untersuchung mit KM erfolgen.**

Die initiale Antibiose (vor Erregerbestimmung) sollte aufgrund der Schwere der Erkrankung möglichst breit und in Höchstdosierung durchgeführt werden. Die i.v.-Therapie wird in der Regel mit Cephalosporinen der 3. Generation wie **Ceftriaxon** (Rocephin), **Cefotaxim** (Claforan) oder **Ceftazidim** (Fortum, breitestes Spektrum, gute Pseudomonas-Wirksamkeit) in Kombination mit **Vancomycin** (MRSA-sensibel) eingeleitet (Eiffert et al. 2008, Fitch u. Van de Beek 2007, Pogatzki-Zahn et al. 2007, Darouiche 2006). **Linezolid** (Zyvoxid) steht als Reserveantibiotikum zur Verfügung (Eiffert et al. 2008, Rupprecht u. Fister 2005). Nach Erregerbestimmung ist ggf. eine Anpassung erforderlich. Die i.v.-Antibiotikatherapie ist für 6–12 Wochen fortzuführen (Pogatzki-Zahn et al. 2007, Rigamonti et al. 1999). Die meisten Abszesse bedürfen einer umgehenden Dekompression und Drainage, in der Regel offen chirurgisch, alternativ per CT-gesteuerter Feinnadelaspiration (Sendi et al. 2008). In bis zu 30% der Fälle kann – einerseits nach Ausschluss einer Sepsis bei fehlenden oder sehr geringen Anzeichen einer neurologischen Beeinträchtigung oder andererseits bei länger als 48 h bestehender Paraplegie mit schlechter Prognose oder allgemeinen operativen Kontraindikationen – die alleinige Antibiotikatherapie gerechtfertigt sein (Chen et al. 2008, Sendi et al. 2008, Siddiq et al. 2004, Mumenthaler u. Mattle 2002, Rigamonti et al. 1999). In diesen Fällen muss engmaschig klinisch und kernspintomographisch kontrolliert werden, zur Erregerbestimmung muss ggf. eine Feinnadelaspiration erfolgen (Rigamonti et al. 1999). Trotz rechtzeitiger Therapie beträgt die Letalität epiduraler Abszesse ca. 10% (Botwin et al. 2008, Reishaus et al. 2000).

### Bakterielle Meningoenzephalitis

Im Gegensatz zum spinalen epiduralen Abszess (SEA) tritt die **bakterielle Meningitis** häufiger nach intrathekaler Analgesie (1:55.000, Moen et al. 2004) auf, sie ist aber auch nach einer PDA (ca. 1:75.000; Moen et al. 2004) möglich (Hooten et al. 2004, Ready u. Helfer 1989, Dougherty u. Fraser 1978). Tritt sie nach einer PDA auf, ist in der Regel von einer Duraverletzung auszugehen (Hooten et al. 2004, Dougherty u. Fraser 1978). Pathogenetisch wird überwiegend eine Verschleppung von hämatogenen Keimen in den Spinalkanal unter Umgehung der Blut-Hirn-Schranke angenommen (Pogatzki-Zahn et al. 2007). Das symptomfreie Intervall kann zwischen 6 h und 8 Tagen nach der Intervention (SS-PDA, PDK) betragen (Pogatzki-Zahn et al. 2007, Moen et al. 2004). Bei der postinterventionellen Meningoenzephalitis werden häufiger **α-hämolysierende Streptokokken** (Streptococcus viridans), seltener Staphylokokken nachgewiesenen (Pogatzki-Zahn et al. 2007, Baer 2006, Moet et al. 2004, Dougherty u. Fraser 1978).

Klinisch entwickeln sich Fieber, Kopfschmerz und Nackensteifigkeit. Die Diagnose wird durch die Lumbalpunktion gestellt, wenn vorher ein epiduraler Abszess (Gefahr der Keimverschleppung, Waurick u. Van Aken 2003, Reihsaus et al. 2000) und ein erhöhter Hirndruck (Gefahr der Einklemmung) ausgeschlossen wurden. Bei Verdacht wird bereits nach Abnahme von Blutkulturen und unmittelbar nach der Lumbalpunktion (bei neurologischen Auffälligkeiten bereits vorher) eine **i.v.-Antibiose** (s. oben, epiduraler Abszess) **in Höchstdosierung** eingeleitet. Bei Hinweisen für eine eitrige Meningitis (trüber Liquor) wird eine adjuvante **i.v.-Therapie** mit 10 mg **Dexamethason** (Fortecortin alle 6 h für 4 Tage, jeweils unmittelbar vor der Antibiose) empfohlen, welches durch die neuroprotektive Wirkung die Letalität der Erkrankung senken kann (Eiffert et al. 2008, Fitch u. Van de Beek 2007, Van de Beek et al. 2007, De Gans u. Van de Beek 2002); ggf. Anpassung der Antibiose nach Erregerbestimmung. Die Antibiose sollte je nach Verlauf für ca. 2–3 Wochen erfolgen.

> **Bei bakterieller Meningitis ist der sofortige Behandlungsbeginn im Verdachtsfall prognoseentscheidend (Eiffert et al. 2008, Proulx et al. 2005). Trotz rechtzeitiger Antibiotikatherapie beträgt die Mortalitätsrate der bakteriellen Meningoenzephalitis noch ca. 15–30% (Fitch u. Van de Beek 2007, Pogatzki-Zahn et al. 2007, Mumenthaler u. Mattle 2002).**

## 5.10.6 Neurologische Komplikationen (Nervenverletzungen, Nervenschäden)

Irreversible Nervenschäden nach Regionalanästhesien bzw. schmerztherapeutischen Verfahren sind gefürchtet, jedoch sehr selten. Als Ursachen gelten Kompression (Hämatom, Abszess) des Rückenmarks oder von Nervenwurzeln mit seltener Maximalausprägung eines Cauda-equina-Syndroms bzw. Paraplegien, Durchblutungsstörungen (Arteria-spinalis-anterior-Syndrom, spinale durale arteriovenöse Fisteln), direkte Schädigung neurogener Strukturen durch Nadelverletzung oder toxische Injektate sowie Folgen einer adhäsiven Arachnoiditis oder Meningoenzephalitis (Sage u. Fowler 2007). Die Angaben über die Inzidenz neurologischer Komplikationen bei Epiduralanästhesien variieren stark zwischen ca. 1:1000 und 1:20.000 (Moen et al. 2004, Auroy et al. 1997, Aromaa et al. 1997, Dahlgren u. Törnebrandt 1995).

Moen et al. (2004) untersuchten 1,71 Mio. neuroaxiale Anästhesien (1,26 Mio. Spinalanästhesien und 450.000 Periduralanästhesien) in Schweden aus dem Zeitraum 1990–1999. Extrem selten (0,0074%) traten schwere neurologische Komplikationen auf (0,005% persistierend). Die Rate bei den Periduralanästhesien war mit 0,0138% im Vergleich zu den Spinalanästhesien (0,004%) erhöht.

Die Inzidenz **direkter Nervenwurzelverletzungen** mit folgender Radikulopathie durch Nadeltraumata während einer periduralen Injektion wird mit 0,016% angegeben (Auroy et al. 1997). Die Injektionen sind in der Regel mit radikulären Schmerzen verbunden (Sage u. Fowler 2007). Bei Dysästhesien während einer epiduralen oder spinalen Injektion ist das Risiko einer Schädigung erhöht (Horlocker et al. 1997).

Diverse patientenabhängige, aber auch technische Faktoren erhöhen das Risiko für neurologische Komplikationen (Sage u. Fowler 2007). Insbesondere die orthopädischen Schmerzpatienten haben häufiger internistische Nebenerkrankungen, Risikofaktoren sowie erhebliche degenerative LWS-Erkrankungen (Spinalkanalstenose, Spondylarthrose etc.), welche die Durchführung der Interventionen erschweren.

**Risikofaktoren für schwere (irreversible) neurologische Komplikationen (Sage u. Fowler 2007)**

**Patientenfaktoren:**

- Weibliches Geschlecht
- Atherosklerose
- Diabetes mellitus
- Zunehmendes Alter

▼

- **Spinale Erkrankungen:**
  - Osteoporose
  - Spondylitis ankylosans (M. Bechterew)
  - Spinalkanalstenose (SKS)
  - Osteoarthritis (z. B. Spondylarthrose)
  - Spinale durale arteriovenöse Fisteln (SDAVF; Hetts et al. 2008)
  - Sonstige spinale Deformitäten
- Neuropathie
- Gerinnungsstörung

**Technische Faktoren:**
- Epiduralkatheter
- Traumatische Punktion (Dura-, Gefäß-, direkte Nervenverletzung)
- Dysästhesien während der Intervention
- Prolongierte Dauer der Blockade
- Hypotension

Bei vorbestehenden spinalen duralen arteriovenösen Fisteln (SDAVF) kann es durch epidurale Injektionen zur Verstärkung der venösen Stauungsmyelopathie mit Paraparese kommen (Hetts et al. 2008). Sie stellen somit eine **Kontraindikation** für epidurale Injektionen dar.

## Chronische adhäsive Arachnoiditis (CAA)

Die **CAA** wurde erstmals 1909 durch Victor Horsley beschrieben. Sie ist eine klinisch signifikante, nichtspezifische Entzündung der Arachnoidea und der intrathekalen neuronalen Elemente (Rice et al. 2004). Die genaue Ursache ist in vielen Fällen unklar. Früher wurde sie häufig bei Infektionen wie Syphilis, Gonorrhö und Tuberkulose beobachtet. Andere Ursachen sind die intrathekale Anwendung von ölhaltigen Kontrastmitteln bei der Myelographie, subarachnoidale Blutungen (z. B. postoperativ, postinterventionell, intrathekaler Bloodpatch) sowie Traumata und neurochirurgische Operationen.

Als weitere mögliche Ursache bei epiduralen Injektionen werden **akzidentell intrathekal applizierte Medikamente** angesehen. Darunter werden weniger die Steroide selbst als vielmehr Begleitsubstanzen wie Konservierungsmittel wie Polyethylenglykol (enthalten z. B. in Depot Medrol mit Wirkstoff Methylprednisolonacetat) und Benzylalkohol sowie mitverabreichte LA diskutiert (Rice et al. 2004, Aldrete 2003, Nelson 1988).

Insgesamt wird die Inzidenz der CAA durch Anästhesieverfahren (inkl. Schmerztherapie mit Kortisonpräparaten) jedoch als sehr gering eingeschätzt (1:10.000 bis 1:25.000; Waurick u. Van Aken 2003), wobei es möglich ist, dass eine nicht unbeträchtliche Dunkelziffer besteht.

Die Erkrankung verläuft in 3 Stadien (1. Radikulitis, 2. akute Arachnoiditis, 3. chronische adhäsive Arachnoiditis). Erst in fortgeschrittenen Stadien kommt es zur Erweiterung des subarachnoidalen Raums, wobei die MRT-Befunde (Verklumpen der Cauda-equina-Fasern, durale Wurzeladhäsionen) und die pathologischen Befunde (z. B. Fibrose der Nervenwurzeln) nicht immer mit dem klinischen Befund (s. unten) korrelieren müssen. Aufgrund der unspezifischen Symptome ist eine CAA klinisch schwer zu diagnostizieren (Warnke u. Mourgela 2007).

**Klinische Symptome der CAA (mod. nach Rice et al. 2004, Aldrete 2003)**
- Bei Belastung zunehmender Rückenschmerz
- Ein- oder häufiger beidseitiger Beinschmerz (häufiger neuropathisch)
- Auffällige neurologische Befunde, häufig Hyporeflexie
- CAA-typische Veränderungen im MRT (bzw. myelographische Veränderungen)

> **Bei postinterventionell neu aufgetretenen persistierenden neurologischen Symptomen muss insbesondere bei periinterventioneller Komplikation eine neurologische Untersuchung und ggf. eine MRT-Untersuchung durchgeführt werden.**

### Therapie

In frühen Stadien (innerhalb der ersten 2–3 Monate) können intrathekale Steroide (ohne toxische Begleitsubstanzen!) und NSAID (*non-steroidal anti-inflammatory drugs*, nichtsteroidale Entzündngshemmer) in manchen Fällen helfen (Aldrete 2003).

## Cauda-equina-Syndrom (CES) – Conussyndrom

Die Inzidenz des **CES** bzw. von Paraplegien bei der PDA beträgt ca. 1:37.500 bis 1:85.000 (Moen et al. 2004, Aromaa et al. 1997). Im Rahmen der lumbalen Schmerztherapie können peri- bzw. postinterventionell verschiedene Komplikationen zum CES/Conussyndrom führen.

**Schmerztherapeutische Ursachen eines Cauda-equina- bzw. Conussyndroms (Sage u. Fowler 2007, Larsen 2006)**
- Kompressiv:
  - Spinale epidurale Hämatome (sEDH)
  - Spinaler Abszess
  - Volumeneffekt des Injektats
- Nichtkompressiv:
  - LA-Neurotoxizität
  - Punktion des Conus medullaris
  - Arachnoiditis

Definitionsgemäß liegt beim **Conussyndrom** die Schädigung in Höhe des LWK1 (bis max. LWK2). Die medullären Gebiete der Wurzeln $S_3$–$S_5$ sind betroffen. Beim **CES** ist die Läsion unterhalb des LWK1 (bzw. LWK2), somit werden nur die Caudafasern beeinflusst.

Da das »**klassische**« **CES** häufiger durch mediale Massenvorfälle der unteren LWS bedingt ist, ist es überwiegend durch die Schädigung von sakralen Fasern gekennzeichnet. Oft sind die dünnen autonomen Nervenfasern zuerst betroffen (Sage u. Fowler 2007).

**Symptome des Cauda-equina-Syndroms**

- **Polyradikuläre Sensibilitätsstörung** von Gesäß, medialem Oberschenkel, z. B. »**Reithosenanästhesie**« ($S_3$–$S_5$)
- **Polyradikuläre Schmerzen** im Versorgungsgebiet der betroffenen Nervenwurzeln
- Distal betonte oft bilaterale **schlaffe Paresen** (v. a. $S_1$ und $S_2$: **Triceps surae, kleine Fußmuskeln**)
- **Blasen-, Mastdarm- und Potenzstörung** ($S_2$–$S_4$): in der Regel **Restharnbildung** (> 100 ml) bzw. Überlaufblase, Obstipation durch Mastdarmlähmung sowie Flatulenz und Stuhlinkontinenz durch **Sphinkterparese**
- **Ausfall von Fremdreflexen**: Bulbokavernosusreflex ($S_3$–$S_4$), **Analreflex** ($S_3$–$S_5$), Kremasterreflex ($L_1$–$L_2$)
- Segmententsprechender **MER-Verlust:** Achillessehnenreflex ASR ($S_1$), Tibialis-posterior-Reflex TPR ($L_5$), Patellarsehnenreflex PSR ($L_{3/4}$), Adduktorenreflex ($L_2$–$L_4$)

Jedoch auch Beeinträchtigungen von proximalen Muskelgruppen (lumbale Nervenwurzeln) sind möglich. Die Symptomatik ist letztendlich von der Höhe der Läsion abhängig (Mumenthaler u. Mattle 2002). Auch kombinierte Cauda-equina-/Conussyndrome können vorkommen. Bei Komplikationen der interventionellen Schmerztherapie muss dies beachtet werden.

Im Gegensatz zum CES kann es beim **Conussyndrom** zur dissoziierten Sensibilitätsstörung und Ausfall der plantaren Schweißsekretion und positiven Pyramidenbahnzeichen kommen (Mumenthaler u. Mattle 2002), Paresen treten in der Regel nicht auf. Häufig ist ein Vollbild des CES bzw. Conussyndroms mit gleichzeitigem und bilateralem Vorliegen der Symptome nicht gegeben, sodass im Einzelfall, v. a. im Anfangsstadium, die Diagnosestellung erheblich erschwert sein kann.

#### Therapie

Bei akutem CES/Conussyndrom ist eine umgehende neurologische Untersuchung notwendig.

> **Da selbst unter erfahrenen Untersuchern eine Falsch-positiv-Rate bei der klinischen Diagnosestellung von bis zu > 40% beschrieben ist (Lavy et al. 2009), ist eine sofortige MRT-Untersuchung unerlässlich.**

Die Operationsindikation muss streng überprüft werden, je nach Befund ist eine sofortige notfallmäßige neurochirurgische Entlastung indiziert. Im Verdachtsfall ist eine sofortige hochdosierte antiödematöse i.v.-Steroidtherapie (z. B. Dexamethason: Fortecortin) sinnvoll.

## 5.11 Fazit

Unter Beachtung der Indikation und Kontraindikationen und bei korrekter Durchführung (Technik und Asepsis) stellt die Injektionstherapie an der LWS eine wirkungsvolle Schmerztherapie bei degenerativen Wirbelsäulenerkrankungen dar, obwohl z. T. mehrere Behandlungen erforderlich sind und nicht immer ein dauerhafter Erfolg erreicht werden kann. Theodoridis und Krämer (2006) sahen bei über 100.000 paravertebralen Injektionen in ca. 10 Jahren keine schwerwiegenden Kreislaufreaktionen. An einem weiteren Patientengut derselben Autoren mit 7963 Injektionsbehandlungen (zervikale und lumbale SPA, Facetteninfiltrationen, lumbale epidural-perineurale Injektionen, ILESI, CESI und ISG-Infiltrationen) lag die Rate der unerwünschten Nebenwirkungen bei 0,3%. Alle Komplikationen waren reversibel bzw. blieben ohne dauerhafte Schäden (Theodoridis u. Krämer 2006).

Bei der LSPA ist in 8% der Fälle mit passageren motorischen Störungen zu rechnen. In ca. 4,3% der Fälle kommt es zu vasovagalen Kreislaufreaktionen. Hypertonie, koronare Herzkrankheit und Herzrhythmusstörungen sind dabei keine besonderen Risikofaktoren (Hanefeld et al. 2005). Eine akzidentelle Durapunktion mit Spinalanästhesie tritt in 0,3% der Fälle auf. Bei routinierter Anwendung besteht ein sehr geringes Risiko für Nierenverletzungen (Theodoridis u. Krämer 2006). Johnson et al. (1999) berichten bei 5334 ESI mit Epidurographie über 4 folgenlose Komplikationen (Komplikationsrate <1‰), darunter je ein Fall mit postinterventioneller arterieller Hypotension, vasovagaler Reaktion, subakuter Tachykardie/arterieller Hypertonie und nicht interventionsbedürftigem leichtgradigem zervikalem epiduralem Hämatom.

Die beschrieben schwerwiegenden Nebenwirkungen und Komplikationen (▶ 5.10) kommen sehr selten vor. Somit ist die Injektionstherapie an der LWS insgesamt betrachtet sehr komplikationsarm, obwohl einige schwerwiegende, v. a. neurologische Komplikationen in der Literatur bekannt sind und die Dunkelziffer wahrscheinlich höher ist. Aus diesem Grund muss in jedem Einzelfall die Indikation (insbesondere peridurale und perineurale Injektionstechniken) gründlich überprüft werden.

## 5.12 Literatur


AAGBI (2007) Guidelines for the Management of Severe Local Anaesthetic Toxicity. The Association of Anaesthetists of Great Britain & Ireland. *www.AAGBI.org*

Abdi S, Datta S, Trescot AM et al (2007) Epidural steroids in the management of chronic spinal pain: a systematic review. Pain Physician 10: 185–212

Adamkiewicz A (1882) Die Blutgefäße des menschlichen Rückenmarks. II. Teil: Die Gefäße der Rückenmarksoberfläche. Sitzungsberichte der Kaiserlichen Akademie der Wissenschaften. Mathematisch-Naturwissenschaftliche Classe 85: 101–130

Ahnefeld FW, Barth J, Dick W et al (1994) Akuttherapie anaphylaktoider Reaktionen. Ergebnisse einer interdisziplinären Consensuskonferenz. Anaesthesist 43: 211–222 (Review)

Al-Nasser B, Négre M, Hubert C (2002) Transient neurological manifestations after epidural analgesia with ropivacaine. Anaesthesia 57: 306–307

Aldrete JA (2003) Neurologic deficits and arachnoiditis following neuroaxial anesthesia. Acta Anesthesiol Scand 47: 3–12

American Society of Health-System Pharmacists (AHFS) (2003) Corticosteroids general statement. American Society of Health-System Pharmacists, Bethesda, MD

Aprill CN (1992) The role of anatomically specific injections into the sacroiliac joint. In: Vleeming A, Mooney V, Snijders C, Dorman T (eds) First Interdisciplinary World Congress on Low Back Pain and its Relation to the Sacroiliac Joint, San Diego, CA, November 5–6, 1992. ECO, Rotterdam, pp 373–380

Arden NK, Price C, Reading I et al (2005) A multicentre randomized controlled trial of epidural corticosteroid injections for sciatica: the WEST study. Rheumatology (Oxford) 44: 1399–1406

Aromaa U, Lahdensuu M, Cozanitis DA (1997) Severe complications associated with epidural and spinal anaesthesias in Finland 1987–1993. A study based on patient insurance claims. Acta Anaesthesiol Scand 41: 445–452

Auroy Y, Narchy P, Messiah A (1997) Serious complications related to regional anesthesia: results of a prospective survey in France. Anesthesiology 87: 479–486

Auroy Y, Benhamou D, Bargues L et al (2002) Major complications of regional anesthesia in France: The SOS Regional Anesthesia Hotline Service. Anesthesiology 97: 1274–1280

Baer ET (2006) Post-dural puncture bacterial meningitis. Anesthesiology 105: 381–393 (Review)

Baron R, Binder A (2004) Wie neuropathisch ist die Lumboischialgie? Das Mixed-pain-Konzept. Orthopäde 33: 568–575

Baysinger CL, Menk EJ, Harte E, Middaugh R (1986) The successful treatment of dural puncture headache after failed epidural blood patch. Anesth Analg 65: 1242–1244

Becker C, Heidersdorf S, Drewlo S, de Rodriguez SZ, Krämer J, Willburger RE (2007) Efficacy of epidural perineural injections with autologous conditioned serum for lumbar radicular compression: an investigator-initiated, prospective, double-blind, reference-controlled study. Spine 32: 1803–1808

Benzon HT, Chew TL, McCarthy RJ, Benzon HA, Walega DR (2007) Comparison of the particle sizes of different steroids and the effect of dilution: a review of the relative neurotoxicities of the steroids. Anesthesiology 106: 331–338

Bernau, Hedtmann, Heeg, Niedhardt et al (2008) Leitlinie »Intraartikuläre Punktionen und Injektionen«: Gemeinsame Leitlinie der Deutschen Gesellschaft für Orthopädie und orthopädische Chirurgie (DGOOC), des Berufsverbandes der Ärzte für Orthopädie (BVO) und Arbeitskreises »Krankenhaus- & Praxishygiene« der AWMF (Nr. 029/006; Stand 06/2008). AWMF-Online, *http://www.awmf.org/uploads/tx_szleitlinien/029-006l_S1_Hygiene_intraartikulaere_Punktionen_und_Injektionen.pdf*

Bhat AL, Chow DW, DePalma MJ, Garvan C, Chou L, Lenrow D, Slipman CW (2005) Incidence of vocal cord dysfunction after fluoroscopically guided steroid injections in the axial skeleton. Arch Phys Med Rehabil 86: 1330–1332

Bier A (1899) Versuche über die Cocainisirung des Rückenmarks. Deutsche Zeitschrift für Chirurgie 51: 361–368

Bigeleisen PE (2006) Nerve puncture and apparent intraneural injection during ultrasound-guided axillary block does not invariably result in neurologic injury. Anesthesiology 105: 779–783

Blomberg RG, Jaanivald A, Walther S (1989) Advantages of the paramedian approach for lumbar epidural analgesia with catheter technique. A clinical comparison between midline and paramedian approaches. Anaesthesia 44: 742–746

Bogduk N (2004) Lumbar spinal nerve blocks. In: International Spine Intervention Society (ISIS), Practice guidelines for spinal diagnostic and treatment procedures, 1st edn. San Francisco, CA, pp 3–19

Bogduk N (2005) Clinical anatomy of the lumbar spine and sacrum, 4th edn. Elsevier, Churchill Livingstone, Edinburgh

Bogduk N, Wilson AS, Tynan W (1982) The human lumbar dorsal rami. J Anat 134: 383–397

Bogduk N, Brazenor G, Christophidis N, Cherry D et al (1994) Epidural use of steroids in the management of back pain and sciatica of spinal origin. National Health and Medical Research Council, Canberra, pp 1–76

Bogduk N, Aprill C, Derby R (1995) Epidural spinal injections. In: White AH, Schofferman JA (eds) Spine care: diagnosis and treatment, 2 Volumes. Mosby, St. Louis, MO, pp 322–343

Bonica JJ (1956) Continuous peridural block. Anesthesiology 17: 626–630

Boon JM, Prinsloo E, Raath RP (2003) A paramedian approach for epidural block: an anatomic and radiologic description. Reg Anesth Pain Med 28: 221–227

Borgeat A (2006) Regional anesthesia, intraneural injection, and nerve injury: beyond the epineurium. Anesthesiology 105: 647–648

Borgeat A, Blumenthal S, Hadzic A (2007) Mechanisms of neurologic complications with peripheral nerve blocks (Chapter 5). In: Finucane BT (ed) Complications of regional anesthesia, 2nd edn. Springer, New York, pp 74-86

Bösebeck F, Möddel G, Anneken K, Fischera M, Evers S, Ringelstein EB, Kellinghaus C (2006) Therapierefraktärer Status epilepticus. Diagnostik, Therapie, Verlauf und Prognose. Nervenarzt 77: 1159–1175 (Review)

Boswell MV, Colson JD, Sehgal N, Dunbar EE, Epter R (2007) A systematic review of therapeutic facet joint interventions in chronic spinal pain. Pain Physician 10: 229–253

Botwin KP, Natalicchio J, Hanna A (2004) Fluoroscopic guided lumbar interlaminar epidural injections: a prospective evaluation of epidurography contrast patterns and anatomical review of the epidural space. Pain Physician 7: 77–80

Botwin KP, Brown LA, Sakalkale D, Savarese R (2008) Side effects and complications of injection procedures: anticipation and management (Chapter 20). In: Slipman CW, Derby R, Simeone FA, Mayer TG (eds) Interventional spine – an algorithmic approach. Saunders-Elsevier, Philadelphia, PA, pp 213–227

Bourlon-Figuet S, Dubousset AM, Benhamou D, Mazoit JX (2000) Transient neurologic symptoms after epidural analgesia in a five-year-old child. Anesth Analg 91: 856–857

Bridenbaugh PO, Greene NM, Brull SJ (1998) Spinal (subarachnoid) neural blockade. In: Cousins MJ, Bridenbaugh PO (eds) Neural blockade in clinical anesthesia and management of pain, 3rd edn. Lippincott-Raven, Philadelphia, PA, pp 203–241

Broadbent CR, Maxwell WB, Ferrie R, Wilson DJ, Gawne-Cain M, Russell R (2000) Ability of anaesthetists to identify a marked lumbar interspace. Anaesthesia 55: 1122–1126

Bromage PR (1978a) Identification of the epidural space (Chapter 6). In: Bromage PR (ed) Epidural analgesia. Saunders, Philadelphia, PA, pp 177–214

Bromage PR (1978b) Complications and contraindications (Chapter 14). In: Bromage PR (ed) Epidural analgesia. Saunders, Philadelphia, PA, pp 654–715

Brown DL, Ransom DM, Hall JA et al (1995) Regional anesthesia and local anesthetic-induced systemic toxity: seizure frequency and accompanying cardiovascular changes. Anesth Analg 81: 321–328

Buenaventura RM, Datta S, Abdi S, Smith HS (2009) Systematic review of therapeutic lumbar transforaminal epidural steroid injections. Pain Physician 12: 233–251

Bundesärztekammer und Kassenärztliche Bundesvereinigung (2008) Minimalinvasive Wirbelsäulen-Kathetertechnik nach Racz. Ein Assessment der Bundesärztekammer und der Kassenärztlichen Bundesvereinigung (28.03.2003), S 1–88. *http://www.bundesaerztekammer.de/downloads/80b.pdf – http://daris.kbv.de/daris/link.asp?ID=1003740574*

Burkhardt N, Hamann GF (2006) Extradurale Lipomatose nach langjähriger Steroidbehandlung. Nervenarzt 77: 1477–1479

Byröd G, Olmarker K, Konno S et al (1995) A rapid transport route between the epidural space and the intraneural capillaries of the nerve roots. Spine 20: 138–143

Byröd G, Otani K, Brisby H, Rydevik B, Olmarker K (2000) Methylprednisolone reduces the early vascular permeability increase in spinal nerve roots induced by epidural nucleus pulposus application. J Orthop Res 18: 983–987

Candido KD, Stevens RA (2003) Post-dural puncture headache: pathophysiology, prevention and treatment. Best Pract Res Clin Anaesthesiol 17: 451–469

Candido KD, Raghavendra MS, Chinthagada M, Badiee S, Trepashko DW (2008) A prospective evaluation of iodinated contrast flow patterns with fluoroscopically guided lumbar epidural steroid injections: the lateral parasagittal interlaminar epidural approach versus the transforaminal epidural approach. Anesth Analg 106: 638–644

Carlson BM, Shepard B, Komorowski TE (1990) A histological study of local anesthetic-induced muscle degeneration and regeneration in the monkey. J Orthop Res 8: 485–494

Casati A, Putzu M (2005) Bupivacaine, levobupivacaine and ropivacaine: are they clinically different? Best Pract Res Clin Anaesthesiol 19: 247–268

Cassuto J, Sinclair R, Bonderovic M (2006) Anti-inflammatory properties of local anesthetics and their present and potential clinical implications. Acta Anesthesiol Scand 50: 265–282

Castillo J, Santiveri X, Escolano F et al (2007) Incidence in Catalonia of spinal cord compression due to spinal hematoma secondary to neuraxial anesthesia. Rev Esp Anestesiol Reanim 54: 591–595

Castro WH, van Akkerveeken PF (1991) Der diagnostische Wert der selektiven lumbalen Nervenwurzelblockaden. Z Orthop Grenzgeb 129: 374–379

Castro WH, Grönemeyer D, Jerosch J, Seibel R, Lorenz G, Beutelstahl D, Ohlbrecht K, Gohlke KH (1994) How reliable is lumbar nerve root sheath infiltration? Eur Spine J 3: 255–257

Cathelin MF (1901) Une nouvelle voie d'injection rachidienne. Méthode des injections épidurales par le procédé du canal sacré. Applications à l'homme. C R Soc Biol (Paris) 53: 452–453

Charsley MM, Abram SE (2001) The injection of intrathecal normal saline reduces the severity of postdural puncture headache. Reg Anesth Pain Med 26: 301–305

Chen WC, Wang JL, Wang JT et al (2008) Spinal epidural abscess due to Staphylococcus aureus: clinical manifestations and outcomes. J Microbiol Immunol Infect 41: 215–221

Cheng PA (1963) The anatomical and clinical aspects of epidural anesthesia. Part II: Physiology and method of spinal epidural analgesia. Anesth Analg 42: 407–415

Cho HS, Lee JJ, Chung IS et al (2000) Insulin reverses bupivacaine-induced cardiac depression in dogs. Anesth Analg 91:1096–1102

Choi PT, Galinski SE, Takeuchi L, Lucas S, Tamayo C, Jadad AR (2003) PDPH is a common complication of neuraxial blockade in parturients: a metaanalysis of obstetrical studies. Can J Anesth 50: 460–469

Cicala RS, Westbrook L, Angel JJ (1989) Side effects and complications of cervical epidural steroid injections. J Pain Symptom Manage 4: 64–66

Collier CB (2004) Accidental subdural injection during attempted lumbar epidural block may present as a failed or inadequate block: radiographic evidence. Reg Anesth Pain Med 29: 45–51

Conn A, Buenaventura RM, Datta S, Abdi S, Diwan S (2009) Systematic review of caudal epidural injections in the management of chronic low back pain. Pain Physician 12: 109–135

Coomes EN (1961) A comparison between epidural anaesthesia and bed rest in sciatica. Br Med J 1(5218): 20–24

Corbey MP, Bach AB, Lech K, Frørup AM (1997) Grading of severity of postdural puncture headache after 27-gauge Quincke and Whitacre needles. Acta Anaesthesiol Scand 41: 779–784

Corman SL, Skledar SJ (2007) Use of lipid emulsion to reverse local anesthetic-induced toxicity. Ann Pharmacother 41: 1873–1877

Corning JL (1885) Spinal anaesthesia and local medication of the cord. NY Med J 42: 483–485

Coscia MF, Trammell TR (2002) Pyogenic lumbar facet joint arthritis with intradural extension: a case report. J Spinal Disord Tech 15: 526–528

Costigan SN, Sprigge JS (1996) Dural puncture: the patients' perspective. A patient survey of cases at a DGH maternity unit 1983–1993. Acta Anaesthesiol Scand 40: 710–714

Cousins MJ, Veering BT (1998) Epidural neural blockade. In: Cousins MJ, Bridenbaugh PO (eds) Neural blockade in clinical anesthesia and management of pain, 3rd edn. Lippincott-Raven, Philadelphia, PA, pp 243–320

Cox B, Durieux ME, Marcus MAE (2003) Toxicity of local anaesthetics. Best Pract Res Clin Anaesthesiol 17: 111–136

Crall TS, Gilula LA, Kim YJ, Cho Y, Pilgram T, Riew KD (2006) The diagnostic effect of various needle tip positions in selective lumbar nerve blocks: an analysis of 1202 injections. Spine 31: 920–922

Dafotakis M, Fink GR, Schlangen C, Block F, Sparing R, Thron A (2008) Akuter zervikaler Rückenmarkinfarkt nach paravertebraler Infiltrationsbehandlung. Nervenarzt 79: 927–931

Dagenais S, Yelland MJ, Del Mar C, Schoene ML (2007) Prolotherapy injections for chronic low-back pain. Cochrane Database Syst Rev (2): CD004059, pp 1–34 (Review)

Dagenais S, Mayer J, Haldeman S, Borg-Stein J (2008) Evidence-informed management of chronic low back pain with prolotherapy. Spine J 8: 203–212

Dahlgren N, Törnebrandt K (1995) Neurological complications after anaesthesia. A follow-up of 18,000 spinal and epidural anaesthetics performed over three years. Acta Anaesthesiol Scand 39: 872–880

Daivajna S, Jones A, O'Malley M, Mehdian H (2004) Unilateral septic arthritis of a lumbar facet joint secondary to acupuncture treatment – a case report. Acupunct Med 22: 152–155

Darouiche RO (2006) Spinal epidural abscess. N Engl J Med 355: 2012–2020

Datta S, Everett CR, Trescot AM, Schultz DM, Adlaka R, Abdi S, Atluri SL et al (2007) An updated systematic review of the diagnostic utility of selective nerve root blocks. Pain Physician 10: 113–128

Datta S, Lee M, Falco FJ, Bryce DA, Hayek SM (2009) Systematic assessment of diagnostic accuracy and therapeutic utility of lumbar facet joint interventions. Pain Physician 12: 437–460

David KS, Rao RD, Fischgrund JS (2008) Postoperative pseudomeningocele, hematoma, and seroma (Chapter 105). In: Slipman CW, Derby R, Simeone FA, Mayer TG (eds) Interventional spine – an algorithmic approach. Saunders-Elsevier, Philadelphia, PA, pp 1147–1153

Dawkins CJ (1969) An analysis of the complications of extradural and caudal block. Anaesthesia 24: 554–563

Day M, Shah R, Heavner J, Racz G (2008) Epidural adhesiolysis (Chapter 106). In: Slipman CW, Derby R, Simeone FA, Mayer TG (eds) Interventional spine – an algorithmic approach. Saunders-Elsevier, Philadelphia, PA, pp 1155–1163

De Gans J, van de Beek D (2002) European Dexamethasone in Adulthood Bacterial Meningitis Study Investigators. Dexamethasone in adults with bacterial meningitis. N Engl J Med 347: 1549–1556

DePalma MJ, Slipman CW (2008) Evidence-informed management of chronic low back pain with epidural steroid injections. Spine J 8: 45–55 (Review)

DePalma MJ, Bhargava A, Slipman CW (2005) A critical appraisal of the evidence for selective nerve root injection in the treatment of lumbosacral radiculopathy. Arch Phys Med Rehabil 86: 1477–1483

Derby R, Bogduk N, Kine G (1993) Precision percutaneous blocking procedures for localizing spinal pain. Part 2: The lumbar neuroaxial compartment. Pain Digest 3: 175–188

Derby R, Lee SH, Date ES, Lee JH, Lee CH (2008) Size and aggregation of corticosteroids used for epidural injections. Pain Med 9: 227–234

DeSio JM, Kahn CH, Warfield CA (1995) Facial flushing and/or generalized erythema after epidural steroid injection. Anesth Anlag 80: 617–619

Desproges-Gotteron R (1955) Contribution à l'étude de la sciatique paralysante. Thèse pour le doctorat en Médecine. Faculté de Médecine de Paris N°342: 158

Dommisse GF (1974) The blood supply of the spinal cord. A critical vascular zone in spinal surgery. J Bone Joint Surg Br 56: 225–235

Dommisse GF (1975a) Morphological aspects of the lumbar spine and lumbosacral region. Orthop Clin North Am 6: 163–175

Dommisse GF (1975b) The arteries and veins of the human spinal cord from birth. Churchill Livingstone, Edinburgh

Dogliotti AM (1931) Eine neue Methode der regionären Anästhesie: Die peridurale segmentäre Anästhesie. Zentralblatt für Chirurgie 58: 3141–3145

Dogliotti AM (1933) A new method of block anesthesia: segmental peridural spinal anesthesia. Am J Surg 20: 107–118

Dougherty JH Jr, Fraser RA (1978) Complications following intraspinal injections of steroids. Report of two cases. J Neurosurg 48: 1023–1025

Dreyfuss P, Schwarzer AC, Lau P et al (1997) Specificity of lumbar medial branch and L5 dorsal ramus blocks. A computed tomography study. Spine 22: 895–902

Dreyfuss P, Baker R, Bogduk N (2006) Comparative effectiveness of cervical transforaminal injections with particulate and nonparticulate corticosteroid preparations for cervical radicular pain. Pain Med 7: 237–242

Dreyfuss P, Snyder BD, Park K, Willard F, Carreiro J, Bogduk N (2008) The ability of single site, single depth sacral lateral branch blocks to anesthetize the sacroiliac joint complex. Pain Med 9: 844–850

Dussault RG, Kaplan PA, Anderson MW (2000) Fluoroscopy-guided sacroiliac joint injections. Radiology 214: 273–277

Dvorak J, Grob D (2004) Epidurale Injektionen. Was ist gesichert? Orthopäde 33: 591–593

Edwards K, Wenstone R (2000) Successful resuscitation from recurrent ventricular fibrillation secondary to butane inhalation. Br J Anaesth 84: 803–805

Eiffert H, Nau R, Pfister H-W et al (2008) Bakterielle (eitrige) Meningoenzephalitis. Leitlinien der Deutschen Gesellschaft für Neurologie (DGN), S 1–17

Evans W (1930) Intrasacral epidural injection in treatment of sciatica. Lancet 216(5597): 1225–1229

Evans RW, Armon C, Frohman EM, Goodin DS (2000) Assessment: prevention of post-lumbar puncture headaches: report of the therapeutics and technology assessment subcommittee of the American Academy of Neurology. Neurology 55: 909–914

Everett CR, Baskin MN, Novoseletsky D (2004) Flushing as a side effect following lumbar transforaminal epidural steroid injection. Pain Physician 7: 427–429

Everett CR, Shah RV, Sehgal N et al (2005) A systematic review of diagnostic utility of selective nerve root blocks. Pain Physician 8: 225–233

Feldman HS, Arthur GR, Covino BG (1989) Comparative systemic toxicity of convulsant and supraconvulsant doses of intravenous ropivacaine, bupivacaine, and lidocaine in the conscious dog. Anesth Analg 69: 794–801

Fenton DS, Czervionke LF (2003) Image-guided spine intervention. Saunders, Philadelphia, PA

Fischer B, Damian M (2009) Spinal cord ischaemia (Chapter 6). 3rd National Audit Project (NAP3) of the Royal College of Anaesthetists. National Audit of Major Complications of Central Neuraxial Block in the United Kingdom. Report and Findings, pp 49–54

Fitch MT, van de Beek D (2007) Emergency diagnosis and treatment of adult meningitis. Lancet Infect Dis 7: 191–200 (Review)

Flaatten H, Rodt SA, Vamnes J et al (1989) Postdural puncture headache. A comparison between 26- and 29-gauge needles in young patients. Anesthesia 44: 147–149

Flaatten H, Felthaus J, Larsen R, Bernhardsen S, Klausen H (1998) Postural post-dural puncture headache after spinal and epidural anaesthesia. A randomised, double-blind study. Acta Anaesthesiol Scand 42(7): 759–764

Flaatten H, Felthaus J, Kuwelker M et al (2000) Postural post-dural puncture headache. A prospective randomised study and a meta-analysis comparing two different 0.40 mm O.D. (27 g) spinal needles. Acta Anaesthesiol Scand 44: 643–647

Fortin JD, Dwyer AP, West S et al (1994a) Sacroiliac joint: pain referral maps upon applying a new injection/arthrography technique. Part I: Asymtomatic volunteers. Spine 19: 1475–1482

Fortin JD, Aprill CN, Ponthieux B et al (1994b) Sacroiliac joint: pain referral maps upon applying a new injection/arthrography technique. Part II: Clinical evaluation. Spine 19: 1483–1489

Foster AH, Carlson BM (1980) Myotoxicity of local anesthetics and regeneration of the damaged muscle fibers. Anesth Analg 59: 727–736

Freedman JM, Rudow MP (1999) Bilateral buttock and leg pain after lidocaine epidural anesthesia. Anesth Analg 88: 1188

Furman M (1999) Is it really possible to do a selective nerve root block? ISIS Scientific Newsletter Issue Vol 3, No 3, p 3

Furman MB, O'Brien EM (2000) Is it really possible to do a selective nerve root block? Pain 85: 526

Furman MB, O'Brien EM, Zgleszewski TM (2000) Incidence of intravascular penetration in transforaminal lumbosacral epidural steroid injections. Spine 25: 2628–2632

Furman MB, Lee TS, Mehta A et al (2008) Contrast flow selectivity during transforaminal lumbosacral epidural steroid injections. Pain Physician 11: 855–861

Gajraj NM (2004) Selective nerve root blocks for low back pain and radiculopathy. Reg Anesth Pain Med 29: 243–256

Gaus P, Eich C, Hildebrandt J (2002) Sekundäre subdurale Fehllage eines Epiduralkatheters. Anaesthesist 51: 918–921

Genevay S, Stingelin S, Gabay C (2004) Efficacy of etanercept in the treatment of acute, severe sciatica: a pilot study. Ann Rheum Dis 63: 1120–1123

Gerdesmeyer L, Lampe R, Veihelmann A et al (2005) Chronische Radikulopathie. Einsatz der minimal-invasiven perkutanen epiduralen Neurolyse nach Racz. Schmerz 19: 285–295

Geurts JW, Haanschoten MC, van Wijk RM et al (1990) Post-dural puncture headache in young patients. A comparative study between the use of 0,52 mm (25-gauge) and 0,33 mm (29-gauge) spinal needles. Acta Anaesthesiol Scand 34: 350–353

Glaser SE, Falco F (2005) Paraplegia following a thoracolumbar transforaminal epidural steroid injection. Pain Physician 8: 309–314

Gleeson CM, Reynolds F (1998) Accidental dural puncture rates in UK obstetric practice. Int J Obstet Anesth 7: 242–246

Goebert HW, Jallo SJ, Gardner WJ, et al (1961) Painful radiculopathy treated with epidural injections of procaine and hydrocortisone acetate. Results in 113 patients. Anesth Analg 40: 130–134

Gogarten W, Van Aken H, Büttner J et al (2007) Rückenmarksnahe Regionalanästhesien und Thromboembolieprophylaxe/antithrombotische Medikation. 2. überarbeitete Empfehlung der DGAI. Anästh Intensivmed 48: 109–124

Goodman BS, Bayazitoglu M, Mallempati S, Noble BR, Geffen JF (2007) Dural puncture and subdural injection: a complication of lumbar transforaminal epidural injections. Pain Physician 10: 697–705

Graf BM (2001) The cardiotoxicity of local anesthetics: the place of ropivacaine. Curr Top Med Chem 1: 207–214

Graf BM, Niesel HC (2003) Pharmakologie der Lokalanästhetika (Kapitel 2). In: Niesel HC, Van Aken H (Hrsg) Regionalanästhesie, Lokalanästhesie, Regionale Schmerztherapie, 2. Aufl. Thieme, Stuttgart, S 33–119

Grifka J, Ludwig J, Henning J, Schmitz-Bargon G (1995) Therapeutische Lokalanästhesie in der Behandlung der Arthrose. In: Eulert J, Eichler J (Hrsg) Praktische Orthopädie, Bd 25: Arthrose. Thieme, Stuttgart, S 77–90

Grifka J, Broll-Zeitvogel E, Anders S (1999) Injektionstherapie bei Lumbalsyndromen. Orthopäde 28: 922–931

Grob D, Dvorak J (1998) Sakralblock: Indikationen und Wirksamkeit. Schweiz Rundsch Med Prax 87: 305–308

Groban L (2003) Central nervous system and cardiac effects from long-acting amide local anesthetic toxicity in the intact animal model. Reg Anesth Pain Med 28: 3–11

Groban L, Butterworth J (2003) Lipid reversal of bupivacaine toxicity: has the silver bullet been identified? Reg Anesth Pain Med 28: 167–169

Gupta R, Kumar AN, Gupta V et al (2007) An unusual cause of paraparesis in a patient on chronic steroid therapy. J Spinal Cord Med 30: 67–69

Haasio J, Pitkänen MT, Kyttä J et al (1990) Treatment of bupivacaine-induced cardiac arrhythmias in hypoxic and hypercarbic pigs with amiodarone or bretylium. Reg Anesth 15: 174–179

Hakelius A (1970) Prognosis in sciatica. A clinical follow-up of surgical and non-surgical treatment. Acta Orthop Scand Suppl 129: 1–76

Halpern S, Preston R (1994) Postdural puncture headache and spinal needle design. Metaanalyses. Anesthesiology 81: 1376–1383

Hanefeld C, Miebach T, Bulut D et al (2005) Auswirkungen der lumbalen Spinalnervenanalgesie (LSPA) auf das Herz-Kreislauf-System. Z Orthop Grenzgeb 143: 86–91

Hansen HC, McKenzie-Brown AM, Cohen SP, Swicegood JR, Colson JD, Manchikanti L (2007) Sacroiliac joint interventions: a systematic review. Pain Physician 10: 165–184

Heavner JE, Pitkanen MT, Shi B et al (1995) Resuscitation from bupivacaine-induced asystole in rats: comparison of different cardioactive drugs. Anesth Analg 80: 1134–1139

Heavner JE, Racz GB, Day M, Shah R (2004) Perkutane epidurale Neuroplastie (Kapitel 49). In: Jankovic D (Hrsg) Regionalblockaden und Infiltrationstherapie. Lehrbuch und Atlas, 3. Aufl. ABW Wissenschaftsverlag, Berlin, S 381–390

Hebl JR, Horlocker TT, Schroeder DR (2006a) Neuraxial anesthesia and analgesia in patients with preexisting central nervous system disorders. Anesth Analg 103: 223–228

Hebl JR, Kopp SL, Schroeder DR, Horlocker TT (2006b) Neurologic complications after neuraxial anesthesia or analgesia in patients with preexisting peripheral sensorimotor neuropathy or diabetic polyneuropathy. Anesth Analg 103: 1294–1299

Heck M, Fresenius M (2010) Repetitorium Anästhesiologie, 6. Aufl. Heidelberg: Springer

Heisel J (2003) Manual Wirbelsäule. Die Orthopädie der Wirbelsäule von A–Z. Ecomed, Landsberg

Hetts SW, Narvid J, Singh T et al (2007) Association between lumbar epidural injection and development of acute paraparesis in patients with spinal dural arteriovenous fistulas. AJNR – Am J Neuroradiol 28: 581–583

Hildebrandt J (2001) Relevanz von Nervenblockaden bei der Diagnose und Therapie von Rückenschmerzen. Ist die Qualität entscheidend? Schmerz 15: 474–483

Höffler D, Lasek R, Bertold HK, Tiaden JD (2007) Empfehlung zu Therapie von Kreuzschmerzen, 3. Aufl. In: Höffler D, Lasek R, Bertold HK, Tiaden JD (Hrsg) Arzneiverordnung in der Praxis (AVP), Bd 34, Sonderheft 2, April 2007 (Therapieempfehlungen der Arzneimittelkommission der deutschen Ärzteschaft)

Hörnchen U, Fischer M, Lauven PM, Hahn N (1993) The cardiotoxicity of bupivacaine during pacemaker stimulation is dependent on the stimulation frequency. Results of an experimental study. Anaesthesist 42: 350–355

Hogan QH (1991) Lumbar epidural anatomy. A new look by cryomicrotome section. Anesthesiology 75: 767–775

Hogan QH (2008) Pathophysiology of peripheral nerve injury during regional anesthesia. Reg Anesth Pain Med 33: 435–441

Hollmann MW, Durieux ME (2000) Local anesthetics and the inflammatory response. A new therapeutic indication? Anesthesiology 93: 858–875

Hong Wang L, McKenzie-Brown AM, Hord AH (2006) The handbook of C-arm fluoroscopy-guided spinal injections, 1st edn. Taylor & Francis, Boca Raton, FL

Hooten WM, Kinney MO, Huntoon MA (2004) Epidural abscess and meningitis after epidural corticosteroid injection. Mayo Clin Proc 79: 682–686

Horlocker TT, McGregor DG, Matsushige DK, Schroeder DR, Besse JA and the Perioperative Outcomes Group (1997) A retrospective review of 4767 consecutive spinal anesthetics: central nervous system complications. Anesth Analg 84: 578–584

Horlocker TT, Bajwa ZH, Ashraf Z et al (2002) Risk assessment of hemorrhagic complications associated with nonsteroidal antiinflammatory medications in ambulatory pain clinic patients undergoing epidural steroid injection. Anesth Analg 95: 1691–1697

Houten JK, Errico TJ (2002) Paraplegia after lumbosacral nerve root block: report of three cases. Spine J 2: 70–75

Huntoon MA, Martin DP (2004) Paralysis after transforaminal epidural injection and previous spinal surgery. Reg Anesth Pain Med 29: 494–495

Huston CW, Slipman CW, Furman MB, Hasan S, Derby R (2008) Spinal injections (Chapter 23). In: Slipman CW, Derby R, Simeone FA, Mayer TG (eds) Interventional spine – an algorithmic approach. Saunders-Elsevier, Philadelphia, PA, pp 245–273

Ikeya K (2007) Neurological deficit following lumbar epidural anesthesia with ropivacaine. Masui (Japanese Journal of Anesthesiology) 56: 945–948

Jacobs S, Pullan PT, Potter JM (1983) Adrenal suppression following extradural steroids. Anesthesia 38: 953–956

Jankovic D (2004) Kaudalanästhesie beim Erwachsenen (Kapitel 47) In: Jankovic D (Hrsg) Regionalblockaden und Infiltrationstherapie. Lehrbuch und Atlas, 3. Aufl. ABW Wissenschaftsverlag, Berlin, S 361–375

Jerosch J, Heisel J (2006) Das lumbale Facettensyndrom, 2. Aufl. Springer, Berlin Heidelberg New York Tokio

Johansson A, Hao J, Sjölund B (1990) Local corticosteroid application blocks transmission in normal nociceptive C-fibres. Acta Anaesthesiol Scand 34: 335–338

Johnson A, Ryan MD, Roche J (1991) Depo-Medrol and myelographic arachnoiditis. Med J Aust 155: 18–20

Johnson BA, Schellhas KP, Pollei SR (1999) Epidurography and therapeutic epidural injections: technical considerations and experience with 5334 cases. AJNR – Am J Neuroradiol 20: 697–705

Junker U (2004) Chronische Schmerzen. Das »mixed pain concept« als neue Rationale. Dt Ärztebl 101: 1393–1394

Kalichman MW (1993) Physiologic mechanisms by which local anesthetics may cause injury to nerve and spinal cord. Reg Anesth 18(6 Suppl): 448–452

Kalichman MW, Moorhouse DF, Powell HC, Myers RR (1993) Relative neural toxicity of local anesthetics. J Neuropathol Exp Neurol 52: 234–240

Kaplan PA, Dussault RG (1997) Image-guided selective nerve blocks in the spine. Semin Muskuloskelet Radiol 1: 231–240

Karppinen J, Korhonen T, Malmivaara A et al (2003) Tumor necrosis factor-α monoclonal antibody, infliximab, used to manage severe sciatica. Spine 28: 750–753, discussion 753–754

Kay J, Findling JW, Raff H (1994) Epidural Triamcinolone suppresses the pituitary-adrenal axis in human subjects. Anesth Analg 79: 501–505

Kessler P, Wulf H (2008) Duraperforation – postpunktioneller Kopfschmerz. Prophylaxe- und Therapiemöglichkeiten. Anästhesiol Intensivmed Notfallmed Schmerzther 43: 346–352

Kikuchi S (1982) Anatomical and experimental studies of nerve root infiltration. Nippon Seikeigeka Gakkai Zasshi (The Journal of the Japanese Orthopaedic Association) 56: 605–614

Kinard RE (1996) Diagnostic spinal injection procedures. Neurosurg Clin North Am 7: 151–165

Kindler CH, Seeberger MD, Staender SE (1998) Epidural abscess complicating epidural anesthesia and analgesia. An analysis of the literature. Acta Anaesthesiol Scand 42: 614–620

Klakow-Franck R, Rheinberger P (2003) HTA-Bericht der Bundesärztekammer und der Kassenärztlichen Bundesvereinigung: Stellenwert der minimalinvasiven Wirbelsäulenkathetertechnik nach Racz. Dt Ärztebl 100: A1022–A1023

Klimek L (2008) Anaphylaxie – Maximalvariante allergischer Reaktionen. Med Monatsschr Pharm 31: 291–296

Knight CL, Burnell JC (1980) Systemic side-effects of extradural steroids. Anesthesia 35: 593–594

Ko HH, Kim JS, Lee JJ et al (2009) Accidental subdural injection during attempted cervical epidural block: radiologic evidence – a case report. Korean J Pain 22: 83–87

Koes BW, Scholten RJPM, Mens JMA et al (1995) Efficacy of epidural steroid injections for low-back pain and sciatica: a systematic review of randomized clinical trials. Pain 63: 279–288

Korhonen T, Karppinen J, Malmivaara A et al (2004) Efficacy of infliximab for disc herniation-induced sciatica. One-year follow-up. Spine 29: 2115–2119

Komorowski TE, Shepard B, Økland S, Carlson BM (1990) An electron microscopic study of local anesthetic-induced skeletal muscle fiber degeneration and regeneration in the monkey. J Orthop Res 8: 495–503

Krämer J (1978) Bandscheibenbedingte Erkrankungen. Ursachen, Diagnose, Behandlung, Vorbeugung, Begutachtung, 1. Aufl. Thieme, Stuttgart

Krämer J (1986) Bandscheibenbedingte Erkrankungen. Ursachen, Diagnose, Behandlung, Vorbeugung, Begutachtung, 2. Aufl. Thieme, Stuttgart

Krämer J (1996) Orthopädische Schmerztherapie. Dt Ärztebl 93: 1961–1965

Krämer J (1997) Bandscheibenbedingte Erkrankungen. Ursachen, Diagnose, Behandlung, Vorbeugung, Begutachtung, 4. Aufl. Thieme, Stuttgart

Krämer J (2002) Behandlung lumbaler Wurzelkompressionssyndrome. Dt Ärztebl 99: 1510–1516

Krämer J (2006) Bandscheibenbedingte Erkrankungen. Ursachen, Diagnose, Behandlung, Vorbeugung, Begutachtung, 5. Aufl. Thieme, Stuttgart

Krämer J, Bickert U, Haaker R et al (1997) Die paravertebrale lumbale Spinalnervenanalgesie zur orthopädischen Schmerztherapie. Standards – Leitlinien – neue Techniken – Ergebnisse. Z Orthop 135: Oa9–14

Lacombe P, Blaise G, Hollmann C et al (1991) Isoproterenol corrects the effects of bupivacaine on the electrophysiologic properties of the isolated rabbit heart. Anesth Analg 72: 70–74

Larsen R (2006) Anästhesie, 8. Aufl. Urban & Fischer/Elsevier, München

Latham JM, Fraser RD, Moore RJ, Blumbergs PC, Bogduk N (1997) The pathological effects of intrathecal betmethasone. Spine 22(14): 1558–1562

Lavy C, James A, Wilson-MacDonald J, Fairbank J (2009) Cauda equina syndrome. BMJ 338: b936

Läwen A (1911) Lokalanästhesie für Nierenoperationen. MMW 58(26): 1390–1391

Lehmann LJ, Pallares VS (1995) Subdural injection of a local anesthetic with steroids: complication of epidural anesthesia. South Med J 88: 467–469

Lenoir T, Deloin X, Dauzac C et al (2008) Paraplegia after interlaminar epidural steroid injection: a case report. Rev Chir Orthop Reparatrice Appar Mot 94: 697–701

Lindgren L, Randell T, Suzuki N et al (1992) The effect of amrinone on recovery from severe bupivacaine intoxication in pigs. Anesthesiology 77: 309–315

Link SC, El-Khoury GY, Guilford WB (1998) Percutaneous epidural and nerve root block and percutaneous lumbar sympatholysis. Radiol Clin North Am 36: 509–521

Litz RJ, Roessel T, Heller AR, Stehr SN (2008) Reversal of central nervous system and cardiac toxicity after local anesthetic intoxication by lipid emulsion injection. Anesth Analg 106: 1575–1577

Lo D, Vallee J, Spelle L et al (2002) Unusual origin of the artery of Adamkiewicz from the forth lumbar artery. Neuroradiology 44: 153–157

Loughenbury PR, Wadhwani S, Soames RW (2006) The posterior longitudinal ligament and peridural (epidural) membrane. Clin Anat 19: 487–492

Lubenow T, Keh-Wong E, Kristof K, Ivankovich O, Ivankovich AD (1988) Inadvertent subdural injection: a complication of an epidural block. Anesth Analg 67: 175–179

Luijsterburg PA, Verhagen AP, Ostelo RW, van Os TA, Peul WC, Koes BW (2007) Effectiveness of conservative treatments for the lumbosacral radicular syndrome: a systematic review. Eur Spine J 16: 881–899

Lyders EM, Morris PP (2009) A case of spinal cord infarction following lumbar transforaminal epidural steroid injection: MR imaging and angiographic findings. AJNR – Am J Neuroradiol 30(9): 1691–1693

Lynch MC, Taylor JF (1986) Facet joint injection for low back pain. A clinical study. J Bone Joint Surg Br 68-B: 138–141

MacNab I (1971) Negative disc exploration: an analysis of the causes of nerve root involvement in sixty-eight patients. J Bone Joint Surg Am 53-A: 891–903

Mandl F (1926) Die paravertebrale Injektion. Anatomie und Technik, Begründung und Anwendung. Springer, Wien

Mandl F (1947) Paravertebral block in diagnosis, prognosis, and therapy. Minor sympathetic surgery. Grune & Stratton, New York

Manchikanti L (2000) Transforaminal lumbar epidural steroid injections. Pain Physician 3: 374–398

Manchikanti L, Pampati V, Bakhit CE (1999) Non-endoscopic and endoscopic adhesiolysis in post lumbar laminectomy syndrome: a one-year outcome study and cost effectiveness analysis. Pain Physician 2: 52–58

Manchikanti L, Pampati V, Beyer C et al (2000) The effect of neuraxial steroids on weight and bone mass density: a prospective evaluation. Pain Physician 3: 357–366

Manchikanti L, Pampati V, Fellows B et al (2001) Role of one day epidural adhesiolysis in the management of chronic low back pain: a randomized clinical trial. Pain Physician 4: 153–166

Manchikanti L, Rivera JJ, Pampati V et al (2004) One day lumbar epidural adhesiolysis and hypertonic saline neurolysis in the treatment of chronic low back pain: a randomized, double-blind trial. Pain Physician 7: 177–186

Manchikanti L, Singh V, Derby R, Schultz DM, Benyamin RM, Prager JP, Hirsch JA (2008) Reassessment of evidence synthesis of occupational medicine practice guidelines for interventional pain management. Pain Physician 11: 393–482

Markey JR, Naseer OB, Bird DJ, Rabito SF, Winnie AP (2000) Transient neurologic symptoms after epidural analgesia. Anesth Analg 90: 437–439

Marshall LL, Trethewie ER, Curtain CC (1977) Chemical radiculitis. A clinical, physiological and immunological study. Clin Orthop Relat Res 129: 61–67

Martin DP, Huntoon MA (2005) Spinal cord infarction following therapeutic computed tomography-guided left L2 nerve root injection. Spine 30: 1558

Martinsson T, Haegerstrand A, Dalsgaard CJ (1993) Ropivacaine and lidocaine inhibit proliferation of non-transformed cultured adult human fibroblasts, endothelial cells and keratinocytes. Agents Actions 40: 78–85

Marwick PC, Levin AI, Coetzee AR (2009) Recurrence of cardiotoxicity after lipid rescue from bupivacaine-induced cardiac arrest. Anesth Analg 108: 1344–1346

Masson C, Bardin T, Desproges-Gotteron (2009) Artery, spinal cord infarction, and transforaminal glucocorticoid injections. Joint Bone Spine 76: 120–121

McClellan KJ, Faulds D (2000) Ropivacaine: an update of its use in regional anaesthesia. Drugs 60: 1065–1093

McCullen GM, Spurling GR, Webster JS (1999) Case report. Epidural lipomatosis complicating lumbar steroid injections. J Spinal Disord 12: 526–529

Moen V, Dahlgren N, Irestedt L (2004) Severe neurological complications after central neuraxial blockades in Sweden 1990–1999. Anesthesiology 101: 950–959

Möllmann M, Lanz E (2003) Spinalanästhesie (Kapitel 5). In: Niesel HC, Van Aken H (Hrsg) Regionalanästhesie, Lokalanästhesie, Regionale Schmerztherapie, 2. Aufl. Thieme, Stuttgart, S 161–195

Moore DC, Bridenbaugh LD, Thompson GE, Balfour RI, Horton WG (1978) Bupivacaine: a review of 11,080 cases. Anesth Analg 57: 42–53

Moore DC, Thompson GE, Crawford RD (1982) Long-acting local anesthetic drugs and convulsions with hypoxia and acidosis. Anesthesiology 56: 230–232

Morishima HO, Pedersen H, Finster M et al (1985) Bupivacaine toxicity in pregnant and nonpregnant ewes. Anesthesiology 63: 134–139

Mulroy MF (2002) Systemic toxicity and cardiotoxicity from local anesthetics: incidence and preventive measures. Reg Anesth Pain Med 27: 556–561

Mumenthaler M, Mattle H (2002) Neurologie, 11. Aufl. Thieme, Stuttgart

Nelemans PJ, de Bie RA, de Vet HCW, Sturmans F (2000) Injection therapy for subacute and chronic benign low back pain. Cochrane Database Syst Rev (2): CD001824 (Review)

Nelemans PJ, de Bie RA, de Vet HCW, Sturmans F (2001) Injection therapy for subacute and chronic benign low back pain. Spine 26: 501–515

Nelson DA (1988) Dangers from methylprednisolone acetate therapy by intraspinal injection. Arch Neurol 45: 804–806 (Review)

Ng L, Chaudhary N, Sell P (2005) The efficacy of corticosteroids in periradicular infiltration for chronic radicular pain: a randomized, double-blind, controlled trial. Spine 30: 857–862

Niesel HC (1994) Regionalanästhesie, Lokalanästhesie, Regionale Schmerztherapie, 1. Aufl. Thieme, Stuttgart

Novy J, Carruzzo A, Maeder P, Bogousslavsky J (2006) Spinal cord ischemia: clinical and imaging patterns, pathogenesis, and outcomes in 27 patients. Arch Neurol 63: 1113–1120

NPSA Patient Safety Alert 21 (28 March 2007) - Safer practice with epidural injections and infusions. London: National Patient Safety Agency. *www.npsa.nhs.uk*

Ohnesorge H, Beck H (2003) Neurologische Komplikationen nach Regionalanästhesie. Anästhesiol Intensivmed Notfallmed Schmerzther 38: 472–475

Ohsaka A, Saionji K, Sato N, Igari J (1994) Local anesthetic lidocaine inhibits the effect of granulocyte colony-stimulating factor on human neutrophil functions. Exp Hematol 22: 460–466

Olesen J, Bousser M-G, Diener H-C et al (2004) The international classification of headache disordes, 2nd edn. Cephalalgia 24(Suppl 1): 8–160

Olmarker K (2001) Radikuläre Schmerzen. Aktuelle pathophysiologische Konzepte und therapeutische Implikationen. Schmerz 15: 425–429

Olmarker K, Rydevik B, Nordborg C (1993) Autologous nucleus pulposus induces neurophysiologic and histologic changes in porcine cauda equina nerve roots. Spine 18: 1425–1432

Olmarker K, Byröd G, Cornefjord M et al (1994) Effects of methylprednisolone on nucleus pulposus-induced nerve root injury. Spine 19: 1803–1808

Olmarker K, Blomquist J, Strömberg J et al (1995) Inflammatogenic properties of nucleus pulposus. Spine 20: 665–669

Olmarker K, Rydevik B, Kikuchi S et al (2006) Sciatica and nerve root pain in disc herniation and spinal stenosis: a basic science review and clinical perspective (Chapter 6). In: Herkowitz HN, Garfin SR, Eismont FJ et al (eds) Rothman-Simeone The Spine, 5th edn. Saunders, Philadelphia, PA, pp 94–107

Onda A, Yabuki S, Kikuchi S, Satoh K, Myers RR (2001) Effects of lidocaine on blood flow and endoneurial fluid pressure in a rat model of herniated nucleus pulposus. Spine 26: 2186–2192

Orpen NM, Birch NC (2003) Delayed presentation of septic arthritis of a lumbar facet joint after diagnostic facet joint injection. J Spinal Disord Tech 16: 285–287

Otani K, Arai I, Mao GP, Konno S, Olmarker K, Kikuchi S (1999) Nucleus pulposus-induced nerve root injury: relationship between blood flow and motor nerve conduction velocity. Neurosurgery 45: 614–620

Pagés DF (1921) Anestesia metamérica. Rev Esp Cir (Revista española de cirugía; Madrid) 3: 121–148

Parr AT, Diwan S, Abdi S (2009) Lumbar interlaminar epidural injections in managing chronic low back and lower extremity pain: a systematic review. Pain Physician 12: 163–188

Pasquier MM, Leri (1901) Injections intra et extra-durales de cocaine à dose minime dans le traitement de la sciatique. Valeur comparée des deux méthodes. – Résultats immédiats et tardifs. Bulletin Général de Thérapeutique Médicale et Chirurgicale (Paris) 142: 196–222

Pauza KJ (2004) PASSOR (Physiatric Association of Spine Sport and Occupational Rehabilitation) – Educational Guidelines for the Performance of Spinal Injection Procedures (April 2004): 1–30

Pere P, Watanabe H, Pitkänen M, Wahlström T, Rosenberg PH (1993) Local myotoxicity of bupivacaine in rabbits after continuous supraclavicular brachial plexus block. Reg Anesth 18: 304–307

Perez-Castro R, Patel S, Garavito-Aguilar ZV, Rosenberg A, Recio-Pinto E, Zhang J, Blanck TJ, Xu F (2009) Cytotoxicity of local anesthetics in human neuronal cells. Anesth Analg 108: 997–1007

Peng PWH, Chan VWS (2007) Complications in chrionic pain therapy (Chapter 17). In: Finucane BT (ed) Complications of regional anesthesia, 2nd edn. Springer, New York, pp 301–322

Pfirrmann CWA, Oberholzer PA, Zanetti M et al (2001) Selective nerve root blocks for the treatment of sciatica: evaluation of injection site and effectiveness – a study with patients and cadavers. Radiology 221: 704–711

Pither C (2000) Pain clinic approaches (Chapter 21). In: Gunzburg R, Szpalski M (eds) Lumbar spinal stenosis. Lippincott Williams & Wilkins, Philadelphia, PA, pp 175–182

Pogatzki-Zahn EM, Wenk M, Wassmann H, Heindel WL, Van Aken H (2007) Postoperative Akutschmerztherapie – Schwere Komplikationen durch Regionalanalgesieverfahren – Symptome, Diagnose und Therapie. Anästhesiol Intensivmed Notfallmed Schmerzther 42: 42–52

Proulx N, Fréchette D, Toye B, Chan J, Kravcik S (2005) Delays in the administration of antibiotics are associated with mortality from adult acute bacterial meningitis. Q J Med 98: 291–298

Pumphrey RS (2000) Lessons for management of anaphylaxis from a study of fatal reactions. Clin Exp Allergy 30: 1144–1150

Quintero N, Laffont I, Bouhmidi L et al (2006) Transforaminal epidural steroid injection and paraplegia: case report and bibliographic review. Ann Readapt Med Phys 49: 242–247

Racz GB, Heavner JE, Trescot A (2008) Percutaneous lysis of epidural adhesions – evidence for safety and efficacy. Pain Pract 8: 277–286

Ranft A, Kochs EF (2004) Therapie anaphylaktischer Reaktionen: Synopsis bestehender Leitlinien und Empfehlungen. Anästhesiol Intensivmed Notfallmed Schmerzther 39: 2–9 (Review)

Ready LB, Helfer D (1989) Bacterial meningitis in parturients after epidural anesthesia. Anesthesiology 71: 988–990

Reihsaus E, Waldbaur H, Seeling W (2000) Spinal epidural abscess: a meta-analysis of 915 patients. Neurosurg Rev 23: 175–204, discussion 205

Reischauer F (1953) Zur Technik der lokalen Novocainbehandlung bei Lumbago-Ischias. Dtsch Med Wochenschr 78: 1375–1376

Reynolds F, Speedy HM (1990) The subdural space: the third place to go astray. Anaesthesia 45: 120–123 (Review)

Rice I, Wee MY, Thomson K (2004) Obstetric epidurals and chronic adhesive arachnoiditis. Br J Anaesth 92: 109–120

Rigamonti D, Liem L, Sampath P et al (1999) Spinal epidural abscess: contemporary trends in etiology, evaluation, and management. Surg Neurol 52: 189–196, discussion 197

Rimbäck G, Cassuto J, Wallin G, Westlander G (1988) Inhibition of peritonitis by amide local anesthetics. Anesthesiology 69: 881–886

Ring J, Messmer K (1977) Incidence and severity of anaphylactoid reactions to colloid volume substitutes. Lancet 309(8009): 466–469

Ring J, Brockow K, Duda D et al (2007) Akuttherapie anaphylaktischer Reaktionen. Leitlinie der DGAKI, des ÄDA, der GPA und der DAAU. Allergo J (16): 420–434

Robecchi A, Capra R (1952) L'idrocortisone (composto F). Prime esperienze cliniche in campo reumatologico. Minerva Med 43: 1259–1263

Rosenberg PH, Kalso EA, Tuominen MK et al (1983) Acute bupivacaine toxicity as a result of venous leakage under the tourniquet cuff during a bier block. Anesthesiology 58: 95-98

Roy-Camille R, Mazel C, Husson JL, Saillant G (1991) Symptomatic spinal epidural lipomatosis induced by a long-term steroid treatment. Review of the literature and report of two additional cases. Spine 16: 1365–1371

Rupert MP, Lee M, Manchikanti L, Datta S, Cohen SP (2009) Evaluation of sacroiliac joint interventions: a systematic appraisal of the literature. Pain Physician 12: 399–418

Rupprecht TA, Pfister HW (2005) Clinical experience with linezolid for the treatment of central nervous system infections. Eur J Neurol 12: 536–542

Safriel Y, Ang R, Ali M (2008) Gadolinium use in spine pain management porcedures for patients with contrast allergies: results in 527 procedures. Cardiovasc Intervent Radiol 31: 325–331

Sage DJ, Fowler SJ (2007) Major neurologic injury following central neural blockade (Chapter 18). In: Finucane BT (eds) Complications of regional anesthesia, 2nd edn. Springer, New York, pp 333–353

Saitoh K, Hirabayashi Y, Shimizu R et al (1995) Amrinone is superior to epinephrine in reversing bupivacaine- induced cardiovascular depression in sevoflurane-anesthetized dogs. Anesthesiology 83: 127–133

Santos AC, DeArmas PI (2001) Systemic toxicity of levobupivacaine, bupivacaine, and ropivacaine during continuous intravenous infusion to nonpregnant and pregnant ewes. Anesthesiology 95: 1256–1264

Scanlon GC, Moeller-Bertram T, Romanowsky SM, Wallace MS (2007) Cervical transforaminal epidural steroid injections: more dangerous than we think? Spine 32: 1249–1256

Scavone BM, Wong CA, Sullivan JT et al (2004) Efficacy of a prophylactic epidural blood patch in preventing post dural puncture headache in parturients after inadvertent dural puncture. Anesthesiology 101: 1422–1427

Schaufele MK, Hatch L, Jones W (2006) Interlaminar versus transforaminal epidural injections for the treatment of symptomatic lumbar intervertebral disc herniations. Pain Physician 9: 361–366

Schmidt A, Nolte H (1992) Subdurale und epidurale Hämatome nach rückenmarksnahen Regionalanästhesien. Anaesthesist 41: 276–284 (Review)

Schneider M, Ettlin T, Kaufmann M, Schumacher P, Urwyler A, Hampl K, von Hochstetter A (1993) Transient neurologic toxicity after hyperbaric subarachnoid anesthesia with 5% lidocaine. Anesth Analg 76: 1154–1157

Scott DB, Hibbard BM (1990) Serious non-fatal complications associated with extradural block in obstetric practice. Br J Anaesth 64: 537–541

Sellheim H (1905) Die Herabsetzung der Empfindlichkeit der Bauchdecken und des Peritoneum parietale durch perineurale Injektion anästhesierender Lösungen an die Stämme der Nervi intercostales, des Subcostalis, des Ileohypogastricus und des Ileoinguinalis. Verhandlungen der Deutschen Gesellschaft für Gynäkologie (13.-17.06.1905), 11. Versammlung: 176–179

Sendi P, Bregenzer T, Zimmerli W (2008) Spinal epidural abscess in clinical practice. QJM 101: 1–12

Shetty SK, Nelson EN, Lawrimore TM, Palmer WE (2007) Use of gadolinium chelate to confirm epidural needle placement in patients with an iodinated contrast reaction. Skeletal Radiol 36: 301–307

Sicard MA (1901) Les injections médicamenteuses extra-durales par voie sacro-coccygienne. C R Soc Biol (Paris) 53: 396–398

Siddiq F, Chowfin A, Tight R et al (2004) Medical vs surgical management of spinal epidural abscess. Arch Intern Med 164: 2409–2412

Siegers A, Board P (2002) Amiodarone used in successful resuscitation after near-fatal flecainide overdose. Resuscitation 53: 105–108

Simpson D, Curran MP, Oldfield V, Keating GM (2005) Ropivacaine: a review of its use in regional anaesthesia and acute pain management. Drugs 65: 2675-2717

Sinclair R, Eriksson AS, Gretzer C et al (1993) Inhibitory effects of amide local anesthetics on stimulus-induced human leukocyte metabolic activation, LTB4 release and IL-1 secretion in vitro. Acta Anaesthesiol Scand 37: 159–165

Singh V, Manchikanti L (2002) Role of caudal epidural injections in the management of chronic low back pain. Pain Physician 5: 133–148

Slipman CW, Issac Z (2001) The role of diagnostic selective nerve root blocks in the management of spinal pain. Pain Physician 4: 214–226

Slipman CW, Chow DW, Lenrow DA et al (2002) Dysphonia associated with epidural steroid injection: a case report. Arch Phys Med Rehabil 83: 1309–1310

Smuck M, Fuller BJ, Yoder B, Huerta J (2007) Incidence of simultaneous epidural and vascular injection during lumbosacral transforaminal epidural injections. Spine J 7: 79–82

Somayaji HS, Saifuddin A, Casey AT, Briggs TW (2005) Spinal cord infarction following therapeutic computed tomography-guided left L2 nerve root injection. Spine 30: E106–108

Staal JB, de Bie R, de Vet HCW, Hildebrandt J, Nelemans P (2008) Injection therapy for subacute and chronic low-back pain (Review). Cochrane Database Syst Rev (3): CD001824, pp 1–51

Staal JB, de Bie RA, de Vet HCW, Hildebrandt J, Nelemans P (2009) Injection therapy for subacute and chronic low back pain: an updated Cochrane review. Spine 34: 49–59

Stalcup ST, Crall TS, Gilula L, Riew KD (2006) Influence of needle-tip position on the incidence of immediate complications in 2,217 selective lumbar nerve root blocks. Spine J 6: 170–176

Stevens RA, Jorgensen N (1988) Successful treatment of dural puncture headache with epidural saline infusion after failure of epidural blood patch. Case report. Acta Anaesthesiol Scand 32: 429–431

Stitz MY, Sommer HM (1999) Accuracy of blind versus fluoroscopically guided caudal epidural injection. Spine 24: 1371–1376

Sudlow C, Warlow C (2002) Epidural blood patching for preventing and treating post-dural puncture headache. Cochrane Database Syst Rev (2): CD001791

Sullivan WJ, Willick SE, Chira-Adisai W (2000) Incidence of intravascular uptake in lumbar spinal injection procedures. Spine 25: 481–486

Symons JA, Palmer GM (2008) Neuropathic pain and foot drop related to nerve injury after short duration surgery and caudal analgesia. Clin J Pain 24: 647–649

Tachihara H, Sekiguchi M, Kikuchi S, Konno S (2008) Do corticosteroids produce additional benefit in nerve root infiltration for lumbar disc herniation? Spine 33: 743-747

Tajima T, Omata S, Kuramochi E et al (1976) Selective lumbosacral radiculography and block. Seikei Geka (Orthopedic Surgery) 27: 1053–1062

Teske W, Zirke S, Trippe C, Krämer J et al (2009) Die epidurale Injektionsbehandlung mit Lokalanästhetikum versus Kortison beim chronischen lumbalen Nervenwurzelkompressionssyndrom: eine prospektive Studie. Z Orthop Unfall 147: 199–204

Theodoridis T (2007) Injektionstherapie an der Wirbelsäule ohne Bildsteuerung. Orthopäde 36: 73–86

Theodoridis T, Krämer J (2006) Injektionstherapie an der Wirbelsäule. Manual und Atlas, 1. Aufl. Thieme, Stuttgart

Theodoridis T, Mamarvar R, Krämer J, Wiese M, Teske W (2009) Einstichwinkel bei der epidural-perineuralen Injektion an der Lendenwirbelsäule. (Angle of needle position for the epidural-perineural injection at the lumbar spine) Z Orthop Unfall 147: 65–68

Thiebes V, Brockow K, Ring J (2009) Akuttherapie und Prophylaxe der Anaphylaxie. Adrenalin wirkt am schnellsten, aber Vorsicht! Pneumo-News 3: 40–44

Tiso RL, Cutler T, Catania JA et al (2004) Adverse central nervous system sequelae after selective transforaminal block: the role of corticosteroids. Spine J 4: 468–474

Töndury G (1987) Rückenmarkshäute und Rückenmarksgefäße (Kapitel 6). In: Leonhardt H, Töndury G, Zilles G (Hrsg) Rauber/Kopsch. Anatomie des Menschen. Lehrbuch und Atlas. Band 3: Nervensystem, Sinnesorgane. Thieme, Stuttgart, S 107–117

Trotter M (1947) Variations of the sacral canal: their significance in the administration of caudal analgesia. Anesth Analg 26: 192–202

Tryba M, Dietrich GV (1993) Rückenmarksnahe Regionalanästhesie und niedermolekulare Heparine: Pro und Kontra Dietrich GV Rückenmarksnahe Regionalanästhesie und niedermolekulare Heparine: Kontra Anästhesiol Intensivmed Notfallmed Schmerzther 28: 179–184

Tuel SM, Meythaler JM, Cross LL (1990) Cushing's syndrome from epidural methylprednisolone. Pain 40: 81–84

Turnbull DK, Shepherd DB (2003) Post-dural puncture headache: pathogenesis, prevention and treatment. Br J Anaesth 91:718–729 (Review)

Twomey C, Tsui BC (2007) Complications of epidural blockade (Chapter 10). In: Finucane BT (ed) Complications of regional anesthesia, 2nd edn. Springer, New York, pp 167–192

Van Akkerveeken PF (1993) The diagnostic value of nerve root sheath infiltration. Acta Orthop Scand 64(Suppl 251): S61–S63

Van de Breek D, de Gans J, McIntyre P, Prasad K (2007) Corticosteroids for acute bacterial meningitis. Cochrane Database Syst Rev (1): CD004405 (Review)

Vandenabeele F, Creemers J, Lambrichts I (1996) Ultrastructure of the human spinal arachnoid mater and dura mater. J Anat 189 (Pt 2): 417–430

Vandermeulen E, Gogarten W, Van Aken H (1997) Risiken und Komplikationsmöglichkeiten der Periduralanästhesie. Anaesthesist 46(Suppl 3): S179–S186

Vilming ST, Kloster R (1998) Pain location and associated symptoms in post-lumbar puncture headache. Cephalalgia 18: 697–703

Vilming ST, Kloster R, Sandvik L (2005) When should an epidural blood patch be performed in postlumbar puncture headache? A theoretical approach based on a cohort of 79 patients. Cephalalgia 25: 523–527

Waldman SD (2003) Atlas of interventional pain management, 2nd edn. Saunders, Elsevier, Philadelphia, PA

Wang LP, Hauerberg J, Schmidt JF (1999) Incidence of spinal epidural abscess after epidural analgesia: a national 1-year survey. Anesthesiology 91: 1928–1936

Warnke JP, Mourgela S (2007) Lumbale adhäsive Arachnoiditis. Endoskopische Subarachnoepidurostomie als neue Behandlungsmöglichkeit. Nervenarzt 78: 1182–1187

Watts RW, Silagy CA (1995) A meta-analysis on the efficacy of epidural corticosteroids in the treatment of sciatica. Anaesth Intens Care 23: 564–569

Waurick R, Van Aken H (2003) Epiduralanästhesie (Kapitel 6). In: Niesel HC, Van Aken H (Hrsg) Lokalanästhesie, Regionalanästhesie, regionale Schmerztherapie, 2. Aufl. Thieme, Stuttgart, S 197–233

Weidauer S, Dettmann E, Krakow K, Lanfermann H (2002) Diffusionsgewichtete MRT bei spinalen Infarkten. Nervenarzt 73: 999–1003

Weinberg GL (2002) Current concepts in resuscitation of patients with local anesthetic cardiac toxicity. Reg Anesth Pain Med 27: 568–575

Weinberg G (2006) Lipid infusion resuscitation for local anesthetic toxicity: proof of clinical efficacy. Anesthesiology 105: 7–8

Weinberg GL (2008) Lipid infusion therapy: translation to clinical practice. Anesth Analg 106: 1340–1342

Weinberg G, Ripper R, Feinstein DL et al (2003) Lipid emulsion infusion rescues dogs from bupivacaine-induced cardiac toxicity. Reg Anesth Pain Med 28: 198–202

Weingarten TN, Hooten WM, Huntoon MA (2006) Septic facet joint arthritis after a corticosteroid facet injection. Pain Med 7: 52–56

Weinstein SM, Herring SA (2003) Lumbar epidural steroid injections. Spine J 3(Suppl 3): 37S–44S

White AH, Derby R, Wynne G (1980) Epidural injections for the diagnosis and treatment of low-back pain. Spine 5: 78–86

White AH (1983) Injection techniques for the diagnosis and treatment of low back pain. Orthop Clin North Am 14: 553–567

Wilkinson HA (1992) Intrathecal Depo-Medrol: a literature review. Clin J Pain 8: 49–56, discussion 57–58 (Review)

Wills JH (2005) Rapid onset of massive subdural anesthesia. Reg Anesth Pain Med 30: 299–302

Wiltse LL (2000) Anatomy of the extradural compartments of the lumbar spinal canal. Peridural membrane and circumneural sheath. Radiol Clin North Am 38: 1177–1206

Wiltse LL, Fonseca AS, Amster J, Dimartino P, Ravessoud FA (1993) Relationship of the dura, Hofmann's ligaments, Batson's plexus, and a fibrovascular membrane lying on the posterior surface of the vertebral bodies and attaching to the deep layer of the posterior longitudinal ligament. An anatomical, radiologic, and clinical study. Spine 18: 1030–1043

Windsor RE, Falco FJE (2001) Paraplegia following selective nerve root blocks. ISIS Scientific Newsletter Vol 4, No. 1, pp 53–54

Windsor RE, Storm S, Sugar R (2003) Prevention and management of complications resulting from common spinal injections. Pain Physician 6: 473–483

Wolff AP, Groen GJ, Wilder-Smith OH (2006) Influence of needle position on lumbar segmental nerve root block selectivity. Reg Anesth Pain Med 31: 523–530

Wottke D (2004) Die große orthopädische Rückenschule. Heidelberg: Springer

Wulf H (1996) Epidural anaesthesia and spinal haematoma. Can J Anaesth 43: 1260–1271 (Review)

Wybier M (2008) Transforaminal epidural corticosteroid injections and spinal cord infarction. Joint Bone Spine 75: 523–525

Yabuki S, Kawaguchi Y, Nordborg C et al (1998) Effects of lidocaine on nucleus pulposus-induced nerve root injury. A neurophysiologic and histologic study of the pig cauda equina. Spine 23: 2383-2389, discussion 2389–2390

Zieglgänsberger W, Tölle TR (1993) The pharmacology of pain signalling. Curr Opin Neurobiol 3: 611–618

Zimmer C, Piepenbrink K, Riest G, Peters J (2007) Kardio- und neurotoxische Nebenwirkungen nach akzidenteller intravasaler Bupivacainapplikation. Therapie mit Lidocain, Propofol und Lipidemulsion. Anaesthesist 56: 449–453

Zimmermann M (2004) Neuronale Mechanismen der Schmerzchronifizierung. Orthopäde 33: 515–524

Zink W, Graf BM (2003) Toxikologie der Lokalanästhetika. Anaesthesist 52: 1102–1123

Zink W, Graf BM (2004) Local anesthetic myotoxicity. Reg Anesth Pain Med 29: 333–340

Zink W, Graf BM (2008) The toxicity of local anesthetics: the place of ropivacaine and levobupivacaine. Curr Opin Anaesthesiol 21: 645–650

Zink W, Sinner B, Zausig Y, Graf BM (2007) Myotoxizität von Lokalanästhetika. Experimenteller Mythos oder klinische Wahrheit. Anaesthesist 56: 118–127

Zöch K (1969) Anatomische Grundlagen und Technik der paravertebralen Spinalnervenblockade. Med Welt 49: 2679–2681

## Facettendenervation

*Bertram Böhm*

### 5.13 Mechanismus

Bei der **perkutanen Thermodenervation** wird mittels Radiofrequenztechnik eine Temperatur erzeugt, welche eine Koagulation an der Nadelspitze bewirkt. Durch die Hitze wird eine Gewebsnekrose hervorgerufen, die den schmerzverursachenden R. medialis zerstört. Eine irreversible Zerstörung von Nervengewebe kann ab Temperaturen von 45° C erreicht werden (Bordkey et al. 1964). Die Radiofrequenzablation wurde erstmals von Shealy und Mitarbeitern an der LWS angewendet (Shealy 1974). Nach anatomischen Studien von Bogduk und Mitarbeitern musste die ursprüngliche Technik korrigiert werden (Bogduk u. Long 1979, 1980).

## 5.14 Technik

Auf dem Markt befindet sich eine Reihe von technisch guten Geräten, mit denen eine gute und sichere Thermodenervation der Facettengelenke durchgeführt werden kann. Wir verwenden den RF-Generator der Firma Stryker (REF.0406-800). Es stehen verschiedene Nadeln zur Verfügung, die sich in der Länge und in der Form der Nadelspitze (gebogen/gerade) unterscheiden. Zusätzlich werden verschiedene Längen für die aktiven Nadelspitzen angeboten (2,5 mm, 5 mm, 7,5 mm, 10 mm und 15 mm). Für die Facettendenervation verwenden wir standardmäßig die 100-mm-Nadel mit gebogener Spitze mit einer aktiven Nadellänge von 5 mm.

### 5.14.1 Denervationspunkte

Entscheidend für den Erfolg der Intervention ist die korrekte Platzierung der Elektrode. Die Spitze der Elektrode für die Thermodenervation des R. medialis wird in die Einkerbung zwischen Querfortsatz und Proc. articularis superior des jeweiligen Wirbelkörpers platziert. Für das Gelenk $L_5/S_1$ werden drei Denervationspunkte benötigt:

**Facettendenervation – Zielpunkte**

1. Zielpunkt ist die Inzisur zwischen dem oberen Gelenkfortsatz von $S_1$ und dem Kreuzbein.
2. Zielpunkt für $S_1$ ist die untere Zirkumferenz des Gelenks $L_5/S_1$ und zusätzlich die obere Kante des posterioren pelvinen Foramens von $S_1$.
3. Zielpunkt für den R. medialis von $L_5$ aufwärts ist die Kreuzung des Oberrandes des Proc. transversus mit dem lateralen Pedikelrand.

Durch 20°-Rotation des Bildwandlers kann der Zielpunkt für die Koagulation ggf. günstiger eingestellt werden (*Scotty dog*). Im seitlichen Strahlengang ist die Elektrodenspitze am ventralen Rand des Proc. articularis inferior gelegen (◘ Abb. 5.34 – ◘ Abb. 5.36).

Die Zielpunkte und Einstichstellen werden vor der Intervention markiert (*Chinese road map*) (Bogduk 1983, Dreyfuss et al. 2000, Nath et al. 2008). Für die Denervation des Iliosakralgelenks sind nach den Empfehlungen von Gevargez et al. (2002) zwei, nach Ray (1982) drei Punktionsziele erforderlich. Zunächst erfolgt die Punktion zwischen Sakrum und Ilium, zur optimalen Darstellung des Gelenks wird der Patient 20–30° zur Punktionsseite gedreht. Zusätzlich werden die drei Denervationspunkte für die Läsion des R. dorsalis für den 5. Spinalnerv angesteuert sowie der obere laterale Bereich des dorsalen pelvinen Foramens von $S_2$.

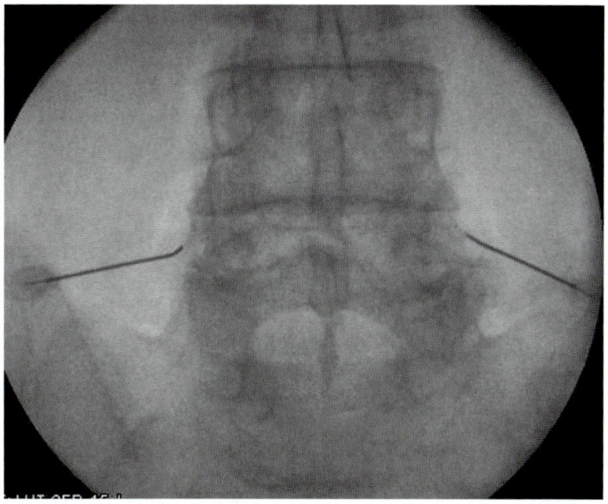

◘ **Abb. 5.34** Intraoperative a.-p.-Bildwandlerkontrolle der Nadelposition zur Facettendenervation des R. medialis $L_4$

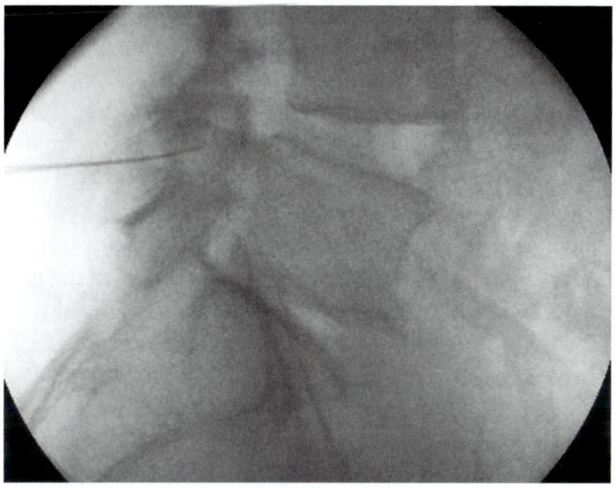

◘ **Abb. 5.35** Intraoperative laterale Bildwandlerkontrolle der Nadelposition zur Facettendenervation des R. medialis $L_4$

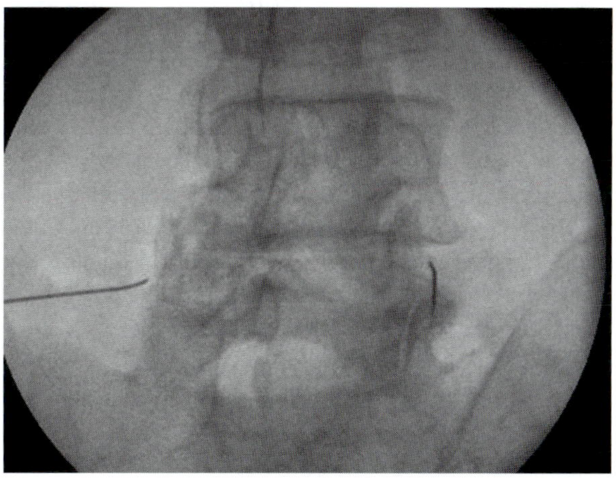

◘ **Abb. 5.36** Intraoperative Bildwandlerkontrolle der Nadelposition in 20° Tischkippung (*Scotty dog*) zur Facettendenervation des R. medialis $L_4$

### 5.14.2 Setzen der RF-Läsion

Der eigentlichen RF-Abgabe werden eine **Empfindungs- und eine Bewegungsreizsteuerung vorgeschaltet**. Der Empfindungsreiz dient dazu, die richtige Platzierung der Elektrode zu erleichtern. Das betreffende Nervengewebe wird isoliert, indem der Schmerz beim Patienten erzeugt wird. Dabei ist die Amplitude ein Maß für die Entfernung der aktiven Elektrodenspitze zum Nerven. Der Bewegungsreiz dient ebenfalls dazu, die richtige Platzierung der Elektrode zu erleichtern. In diesem Fall wird eine zu große Nähe zum motorischen Ast detektiert.

Vor dem Setzen der Läsion werden ca. 0,2–0,5 ml Bupivacain 0,5% sowie 0,3–0,5 ml NaCl 0,9% (Verbesserung der Leistungsabgabe) appliziert. Die **Impedanzüberwachung** während der Denervation dient der Überwachung der Läsionserzeugung und der Lage der Elektrode. Die Impedanz muss im Bereich 35–1900 Ω liegen, ggf. muss die Elektrodenlage korrigiert werden. Während der Denervation wird die Leistungsabgabe (Watt) überwacht, welche nur bei optimaler Ankopplung effektiv ist und ggf. eine nochmalige Applikation von NaCl 0,9% erfordert. Nach radiologisch und reizsteuerungskontrollierter, optimaler Lage der Sonde wird die Denervation ausgeführt. Diese wird nach Zurückziehen der Nadel (5 mm) wiederholt. Die Angaben zur Häufigkeit des Setzens der RF-Läsion variiert in der Literatur, die meisten Autoren wiederholen die Denervation nach Zurückziehen der Nadel um wenige Millimeter (Ray 1982). Nath et al. (2008) setzen sogar 6 Läsionen pro Facettengelenk und Seite.

Die RF-Läsion erzeugt eine ovale Form, daher wird davon ausgegangen, dass nicht die senkrechte, sondern die eher **tangential zum Nerven** ausgerichtete Nadellage eine höhere Effektivität besitzt. Der Radius für das Koagulationsfeld wird nach Bogduk et al. (1987) mit ca. 5 mm angegeben. Aus diesem Grund verwenden wir eine gebogene Nadelspitze, welche vom lateralen, unteren Ende des Proc. transversus eingestochen und auf den Zielpunkt vorgeschoben wird. Wir rotieren dann die gebogene Nadel um 90° nach kranial, was einer eher tangentialen Ausrichtung zum R. medialis entspricht. Aus diesem Grund wird in den Leitlinien der ISIS (*International Spine Intervention Society*) ein noch steilerer Anstellwinkel der Elektrode (15–20° zur Sagittalebene) empfohlen (*International Spine Intervention Society* 2004). Die optimale Läsion wird bei 80° C über eine Dauer von 60–90 s erreicht (Alberts et al. 1966, Bogduk et al. 1987, Organ 1976).

## 5.15 Ergebnisse

Die Durchsicht der Literatur bezüglich der Ergebnisse ist mit erheblichen Unsicherheiten behaftet. Diese resultieren aus unterschiedlichen Auswahlkriterien für das Verfahren der Facettendenervation, aus differierenden Nachuntersuchungskriterien und letztlich auch aus Unterschieden in der Durchführung der Facettendenervation selbst. Eine weitere, nicht unerhebliche Variable in den Untersuchungen ist die Anzahl der voroperierten Patienten. Die Angaben bezüglich sehr guter und guter Ergebnisse reichen von 17–90% (Burton 1977, Ignelzi u. Cummings 1980, Lora u. Long 1976, Oudenhoven 1974, Shealy 1974). Shealy als Inaugurator der Facettendenervation hat in seiner Studie zwar ein positives Ergebnis bei 90% seiner (nicht voroperierten) Patienten gesehen, Bogduk et al. konnten aber in anatomischen Untersuchungen eindeutig zeigen, dass der angegebene Zielpunkt für die Elektrode nicht korrekt war (Bogduk u. Long 1979, 1980, Shealy 1974).

Neben diesen klinischen retrospektiven Arbeiten liegen 5 **randomisierte Doppelblindstudien** vor (Gallagher et al. 1994, Van Kleef et al. 1999, Nath et al. 2008, Leclaire et al. 2001, Jerosch et al. 1993):

- Gallagher und Mitarbeiter fanden einen statistisch signifikanten Vorteil in der Thermokoagulationsgruppe gegenüber der Plazebogruppe. Sie setzten in ihrer Arbeit einen positiven, präinterventionell durchgeführten Facettenblock voraus (Gallagher et al. 1994).
- Vergleichbare Ergebnisse sahen Van Kleef und Mitarbeiter. Auch hier konnten signifikant bessere Ergebnisse in der Läsionsgruppe erzielt werden. Die Erfolgsrate korrelierte auch in dieser Studie entscheidend mit einem zuvor durchgeführten Facettenblock (Van Kleef et al. 1999).
- Nath et al. (2008) konnten in ihrer Studie die signifikante Verbesserung bezüglich Schmerz, aber auch der Lebensqualität bestätigen. In dieser Studie erfolgte eine strenge Patientenselektion, die Indikation zur Facettendenervation wurde erst nach wiederholter positiver Facettenblockade gestellt.
- Leclaire et al. (2001) kamen in ihrer Untersuchung zu dem Ergebnis, dass die Facettendenervation keinen Effekt auf das Schmerzverhalten nach 4 und 12 Wochen hat. Bei dieser Studie wurde im Unterschied zu den übrigen randomisierten Untersuchungen die Punktionstechnik von Shealy (1974) verwendet, welche – wie bereits ausgeführt – in einer später durchgeführten anatomischen Studie durch Bogduk u. Long (1979, 1980) infrage gestellt wurde.

Interessant ist die Arbeit von Ignelzi et al. (1980), welche nach 19 Monaten einen Erfolg der Methode bei 41% ihrer Patienten mit chronischen Rückenschmerzen sahen. Sie beobachteten eine Dissoziation der vom Patienten als zunehmend angegebenen Schmerzen und dem signifikant reduzierten Schmerzmittelverbrauch.

### Bewertung des Verfahrens

- Die Facettendenervation ist eine Operationsmethode, welche bei richtiger technischer Durchführung und strenger Patientenselektion gute kurzfristige Ergebnisse bringen kann.
- Die richtige Patientenselektion schließt insbesondere die klinische Beurteilung und selektive Facettenblockade ein.
- In den ersten 6 Monaten ist mit einer hohen Rezidivrate zu rechnen.
- Die Langzeiterfolge liegen nach 6 Jahren bei maximal 40% (Jerosch et al. 1993).
- Mit der Facettendenervation kann nur eine Komponente der häufig komplexen Schmerzursache behandelt werden.
- Die Komplikationsmöglichkeiten sind sehr selten und beziehen sich meist auf thermische Läsionen (Burton 1977, Katz u. Savitz 1986).
- Bei erneutem Auftreten der Schmerzen nach entsprechendem Intervall kann das Verfahren berechtigt wiederholt werden (Schofferman u. Kine 2004).

**Die Facettendenervation ist eine sichere und effektive, perkutane, in Lokalanästhesie durchzuführende Behandlungsmethode zur Therapie des Arthroseschmerzes an der Wirbelsäule. Es liegen mehrere randomisierte Studien vor, welche die Wirksamkeit der Facettendenervation belegen.**

## 5.16 Literatur

Alberts WW, Wright EW Jr, Feinstein B, Von Bonin G (1966) Experimental radiofrequency brain lesion size as a function of physical parameters. J Neurosurg 25: 421–423

Bogduk N (1983) The innervation of the lumbar spine. Spine 8: 286–293

Bogduk N, Long DM (1979) The anatomy of the so-called »articular nerves« and their relationship to facet denervation in the treatment of low-back pain. J Neurosurg. 51: 172–177

Bogduk N, Long DM (1980) Percutaneous lumbar medial branch neurotomy: a modification of facet denervation. Spine 5: 193–200

Bogduk N, Macintosh J, Marsland A (1987) Technical limitations to the efficacy of radiofrequency neurotomy for spinal pain. Neurosurgery 20: 529–535

Brodkey JS, Miyazaki Y, Ervin FR, Mark VH (1964) Reversible heat lesions with radiofrequency current. J Neurosurg 21: 49–53

Burton CV (1977) Percutaneous radiofrequency facet denervation. Appl Neurophysiol 39: 80–86

Dreyfuss P, Halbrook B, Pauza K, Joshi A, McLarty J, Bogduk N (2000) Efficacy and validity of radiofrequency neurotomy for chronic lumbar zygapophysial joint pain. Spine 25: 1270–1277

Gallagher J, Petriccione diVadi PL, Wedley JR, Hamann W, Ryan P, Chikanza I, Kirkham B, Price R, Watson MS, Grahame R, Wood S (1994). Radiofrequency facet joint denervation in the treatment of low back pain: a prospective controlled double-blind study to assess its efficacy. Pain Clin 7: 193–199

Frymoyer JW, Pope MH, Clements JH, Wilder DG, MacPherson B, Ashikaga T (1983) Risk factors in low-back pain. An epidemiological survey. J Bone Joint Surg 65(2): 213–218

Gevargez A, Groenemeyer D, Schirp S, Braun M (2002) CT-guided percutaneous radiofrequency denervation of the sacroiliac joint. Eur Radiol 12: 1360–1365

Ignelzi RJ, Cummings TW (1980) A statistical analysis of percutaneous radiofrequency lesions in the treatment of chronic low back pain and sciatica. Pain 8: 181–187

International Spine Intervention Society (2004) Guidelines for the performance of spinal injection procedures. *www.spinalinjection.com*

Jerosch J, Castro WH, Halm H, Müller-Silvergieter G (1993) Long-term results following percutaneous facet coagulation. Z Orthop Grenzgeb 131: 241–247

Katz SS, Savitz MH (1986) Percutaneous radiofrequency rhizotomy of the lumbar facets. Mt Sinai J Med 53: 523–525

Leclaire R, Fortin L, Lambert R, Bergeron YM, Rossignol M (2001) Radiofrequency facet joint denervation in the treatment of low back pain: a placebo controlled clinical trial to assess efficacy. Spine 26: 1411–1416

Lora J, Long DM (1976) So-called facet denervation in the management of intractable back pain. Spine 1: 121–126

Nath S, Nath CA, Pettersson K (2008) Percutaneous lumbar zygapophysial (facet) joint neurotomy using radiofrequency current, in the management of chronic low back pain: a randomized double-blind trial. Spine 33: 1291–1297

Organ LW (1976) Electrophysiologic principles of radiofrequency lesion making. Appl Neurophysiol 39: 69–76

Oudenhoven RC (1974) Articular rhizotomy. Surg Neurol 2: 275–278

Ray CD (1982) Percutaneous radiofrequency facet nerve blocks: treatment of the mechanical low-back syndrome. Radionics Procedure Techniques Series. Radionics Corp., Burlington, MA

Shealy CN (1974) Facets in back and sciatic pain. A new approach to a major pain syndrome. Minn Med 57: 199–203

Van Kleef M, Barendse GA, Kessels A, Voets HM, Weber WE, de Lange S (1999) Randomized trial of radiofrequency lumbar facet denervation for chronic low back pain. Spine 24: 1937–1942

Schofferman J, Kine G (2004) Effectiveness of repeated radiofrequency neurotomy for lumbar facet pain. Spine 29: 2471–2473

# Perkutane Nukleoplastie

*Bertram Böhm*

Die Nukleoplastie ist die jüngste minimalinvasive perkutane intradiskale Technik zur Therapie bei diskogenen Schmerzen oder neuropathischen Schmerzen, verursacht durch geringgradige Bandscheibenvorfälle. Mit der perkutanen Nukleoplastie wird die Bandscheibe dekomprimiert.

## 5.17 Mechanismus

Der dekomprimierende Effekt wird durch die **Coblationstechnologie** erreicht. Dabei wird mit bipolarer Radiofrequenztechnologie eine plasmaindizierte Gewebsspaltung erreicht und Gewebe abgetragen. Bei der Coblation werden Elektrolyte mittels Hochfrequenzenergie (HF) in einem leitfähigen Medium angeregt, um ein Plasmafeld zu erzeugen. Die aufgeladenen Teilchen im Plasma verfügen über ausreichend Energie, um Molekülverbindungen aufzuspalten und Weichgewebe abzutragen. Auf diese Weise bleibt das umliegende gesunde Gewebe erhalten. Durch die Coblation wird ein Teil des Nukleusgewebes entfernt und die vorgefallene Bandscheibe dekomprimiert (Woloszko et al. 2002). Bei der Coblation wird eine kontrollierte und lokale Ablation mit niedrigen Temperaturen (40–70°) erreicht. Chen et al. (2003b) zeigten eine kontrollierte Entfernung von Bandscheibenmaterial ohne Verletzung oder Nekrose im unmittelbar benachbarten Bandscheibengewebe. Nur 5 mm von der SpineWand entfernt werden keine erhöhten Temperaturen gemessen, was den schonenden Effekt auf das umgebende Gewebe belegen soll (Chen et al. 2003a). Damit unterscheidet sich das Verfahren entscheidend von herkömmlichen HF-Instrumenten, welche mit bis zu 400° C arbeiten (Kleinstueck et al. 2003) Der Effekt der Nukleoplastie ist damit zum einen mechanisch dekomprimierend, sie senkt aber auch den Bandscheibendruck signifikant (Chen et al. 2003b) und wirkt biochemisch. Der biochemische Effekt beruht auf einer Abnahme von Interleukin-1 und einer Zunahme von Interleukin-8 (O'Neill et al. 2004).

## 5.18 Technik

Die Nukleoplastie nutzt, wie alle dorsalen perkutanen Verfahren, den posterolateralen Zugang, die Punktion erfolgt im Kambinschen Dreieck (Kambin 1999). Wie bei allen perkutanen Verfahren ist aus unserer Sicht die vorherige Durchführung der diagnostischen Diskographie zur Sicherung des schmerzauslösenden Segments erforderlich. Die Nukleoplastie ist an der lumbalen Wirbelsäule mit einer 17-Gauge-Crawford-Nadel mit 157 mm oder 208 mm Länge möglich. In der Nadel wird dann die SpineWand vorgeschoben. Hierfür stehen je nach verwendeter Crawford-Nadel zwei SpineWands zur Verfügung (DLR SpineWand oder DLG SpineWand). Über eine Referenzmarkierung an der SpineWand wird die Tiefe festgelegt. Während der Ablation wird die SpineWand langsam bis zur definierten Insertionstiefe vorgeschoben. Der Ablationsvorgang dauert jeweils 10–15 s. Der erste Ablationsvorgang wird bei 12 Uhr durchgeführt und jeweils bei 2, 4, 6, 8, und 10 Uhr wiederholt. Durch die Rotation der SpineWand wird mit dem gewinkelten Kopf der Sonde ein größeres Coblationsvolumen erreicht (Abb. 5.37).

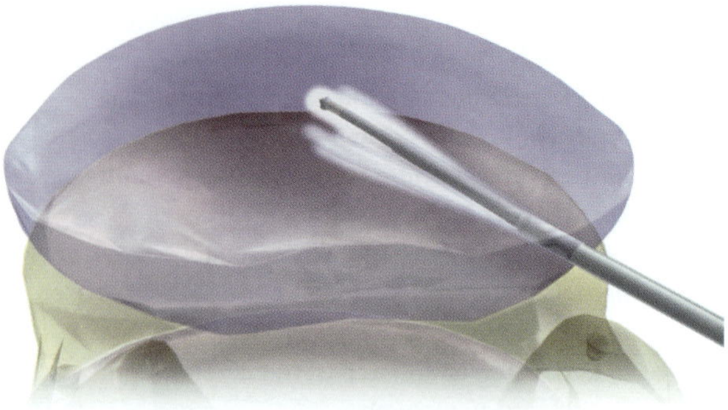

**Abb. 5.37** Schematische Darstellung der Coblationskanäle nach Vorschieben und Rotieren der SpineWand. Mit freundlicher Genehmigung der Fa. ArthroCare (Deutschland) AG

## 5.19 Ergebnisse

Die Nukleoplastie folgt dem allgemeinen Trend, in der Behandlung der degenerativen Bandscheibenerkrankung den operativen Zugang zur Bandscheibe zu minimieren und damit mögliche Komplikationen wie Narbenbildung oder segmentale Instabilität zu reduzieren. Während andere minimalinvasive perkutane Verfahren, wie die Chemonukleolyse oder die YAG Laser Diskektomie, zwar gute kurzfristige Ergebnisse aufwiesen (Choy et al. 1987, Smith 1964), wurden sie dennoch wegen einer Reihe von Nachteilen oder auch Komplikationen wieder verlassen (Choy et al. 1987, Liebler 1995, Smith 1964). Gleiches gilt für die minimalinvasive perkutane automatisierte Diskektomie (Krämer 1994, Sharps u. Isaac 2002), die – wenn auch kaum noch in Anwendung – aber wie auch die anderen Verfahren grundsätzlich zum Verständnis in der Pathogenese des diskogenen Schmerzes beigetragen hat. So ist inzwischen hinlänglich bekannt, dass neben dem mechanischen Schmerzgenerator auch biochemische und neurogene Ursachen eine Rolle spielen (Kirkald-Willis 1999, Saal 1990, Woodward 1995).

Die minimalinvasive Nukleoplastie als Operationsmethode bei der degenerativen Bandscheibenerkrankung wurde erstmals im Juli 2000 durchgeführt (Masala et al. 2007). Den Angaben der Literatur folgend, sind die Ergebnisse nach Nukleoplastie in der **lumbalen** degenerativen Bandscheibenerkrankung ermutigend (Marin 2005, Welch u. Gerszten 2002). Von den Autoren wird nach morphologischen Kriterien übereinstimmend die *contained disc*, also der Bandscheibenvorfall Grad I–III, behandelt.

**Das Verfahren stellt weder eine Indikation bei neurologischen Ausfällen dar noch bei sequestrierten Vorfällen (Mirzai et al. 2007).**

Die signifikante Schmerzverbesserung im ersten postoperativen Jahr reichte von 45–88%, wobei in einigen Studien neben der Schmerzreduktion auch die Zufriedenheit das Zielkriterium war, was die Vergleichbarkeit der Ergebnisse erschwert (Sharps u. Isaac 2002, Masala et al. 2007, Mirzai et al. 2007, Reddy 2005, Singh 2002, Yahovlev et al. 2007). Sharps und Isaac (2002) geben eine signifikante Schmerzreduktion von 67% auch bei Postnukleotomie-Patienten an. Die Reduktion der angegebenen Schmerzen auf der VAS-Skala lag zwischen 3,6 und 5,4 Punkten (Masala et al. 2007, Woloszko et al. 2002, O'Neill et al. 2004, Reddy 2005). In einigen Studien wurden die präinterventionellen Bein- und Rückenschmerzen erfragt, was doch auf geringe Unterschiede in der Patientenauswahl rückschließen lässt. Während bei Yakovlev et al. (2007) 18% der Patienten einen ausschließlichen Rückenschmerz berichteten, gaben Masala et al. (2007) in ihren Studien einen dominierenden Rückenschmerz bei 74% ihrer Patienten an. Masala et al. (2007) berichten neben der 79%igen Schmerzverbesserung auch über eine Volumenreduktion des Bandscheibenvorfalls bei 80% ihrer Patienten im Kontroll-MRT im nachuntersuchten Zeitintervall.

Die einzige randomisierte Studie zur Nukleoplastie geht auf Mirzai et al. (2007) zurück. Danach waren 81–88% der Patienten mit dem Behandlungsergebnis zufrieden. Der Oswestry-Score konnte 6 Monate nach dem Eingriff von 42,2 auf 20,5 reduziert werden.

Das Verfahren ist sicher bezüglich des Ausprägungsgrades und der Größe des drittgradigen Bandscheibenvorfalls limitiert. Während Masala et al. (2007) Vorfälle mit > 1/3 Ausdehnung in den Spinalkanal ausschließen, inkludierten Mirzai et al. (2007) gedeckte Vorfälle bis maximal 6 mm. Die Zahlen demonstrieren in jedem Fall die Therapierbarkeit sowohl des diskogenen Rückenschmerzes als auch des Beinschmerzes beim kleinen »gedeckten« Bandscheibenvorfall.

Der Vollständigkeit halber sei auf erste positive Ergebnisse mit der Nukleoplastie in der Behandlung des **zervikalen** Bandscheibenvorfalls hingewiesen. Auch hier gilt, in Analogie zur Lendenwirbelsäule, eine strenge mophologieangelehnte Indikationsstellung (Bonaldi 2006, Nardi et al. 2005, Singh 2004). Nardi et al. (2005) wenden das Verfahren bei einer Bandscheibenausdehnung von maximal 3 mm bzw. < 1/5 der zentralen Spinalkanalweite an.

**Bewertung des Verfahrens**

- Das Verfahren bietet in der Hand des geübten Wirbelsäulenchirurgen eine hohe Sicherheit.
- Verfahrensbezogene Komplikationen sind bisher nicht beschrieben.
- Mit zufriedenstellenden Ergebnissen kann gerechnet werden, wenn die Indikation auf die Bandscheibenprotrusion und den kleinen gedeckten Bandscheibenvorfall begrenzt bleibt.
- Die Vergleichbarkeit der Studien ist durch die teilweise unterschiedliche Patientenauswahl und unterschiedliche Auswertung nur bedingt möglich.
- Das Fehlen randomisierter Studien für dieses Verfahren ist ein entscheidendes Manko für eine generelle Empfehlung.
- Völlig unklar ist, ob das Verfahren der konservativen Therapie mit periradikulärer Infiltrationstherapie überlegen ist.
- Die Nukleoplastie ist **nicht indiziert** bei einem operationspflichtigen Bandscheibenvorfall (ab Grad IV) bei radikulärer Schmerzsymptomatik mit und ohne Neurologie.

**Bei der perkutanen Nukleoplastie kann durch eine lokale Dekompression von Bandscheibengewebe eine Reduktion von Rücken- und Beinschmerz erzielt werden, dabei ist das Verfahren nur bei kleinen Bandscheibenvorfällen wirksam (Grad 1–3). Bislang liegt nur eine randomisierte Studie zur Nukleoplastie vor, welche deren Wirksamkeit belegt.**

## 5.20 Literatur

Bonaldi G (2006) Plasma radio-frequency-based diskectomy for treatment of cervical herniated Nucleus pulposus: feasibility, safety, and preliminary clinical results. Am J Neuroradiol (AJNR) 27(10): 2104–2111

Chen YC, Lee SH, Saenz Y, Lehman NL (2003a) Histologic findings of disc, end plate and neural elements after coblation of Nucleus pulposus: an experimental nucleoplasty study. Spine J 3: 466–70

Chen YC, Lee SH, Chen D (2003b) Intradiscal pressure study of percutaneous disc decompression with nucleoplasty in human cadavers. Spine 28: 661–665

Choy DS, Case RB, Fielding W, Hughes J, Liebler W, Ascher P (1987) Percutaneous laser nucleolysis of lumbar disks. N Engl J Med. 317: 771–772

Kleinstueck FS, Diederich CJ, Nau WH, Puttlitz CM, Smith JA, Bradford DS, Lotz JC (2003) Temperature and thermal dose distributions during intradiscal electrothermal therapy in the cadaveric lumbar spine. Spine 28: 1700–1708

Kambin P, Brager MD (1987) Percutaneous posterolateral discectomy. Anatomy and mechanism. Clin Orthop Relat Res 223: 145–154

Kambin P (1999) Alternative to open lumbar discectomy: arthroscopic microdiscectomy. In: Welch WC, Jacobs GB, Jackson RP (eds) Operative spine surgery. Appleton & Lange, Stanford, CT, pp 228–237

Kirkald-Willis WH (1999) Pathology and pathogenesis of the low back pain. In: Bernard T Jr (ed) Managing low back pain, 4th edn. Churchill Livingstone, Philadelphia, PN, pp 65–95

Krämer J (1994) Bandscheibenbedingte Erkrankungen. Thieme, Stuttgart
Liebler WA (1995) Percutaneous laser disc nucleotomy. Clin Orthop Relat Res 310: 58–66
Marín FZ (2005) CAM versus nucleoplasty. Acta Neurochir Suppl 92: 111–114
Masala S, Massari F, Fabiano S, Ursone A, Fiori R, Pastore F, Simonetti G (2007) Nucleoplasty in the treatment of lumbar diskogenic back pain: one year follow-up. Cardiovasc Intervent Radiol 30: 426–432
Mirzai H, Tekin I, Yaman O, Bursali A (2007) The results of nucleoplasty in patients with lumbar herniated disc: a prospective clinical study of 52 consecutive patients. Spine J 7: 88–92
Nardi PV, Cabezas D, Cesaroni A (2005) Percutaneous cervical nucleoplasty using coblation technology. Clinical results in fifty consecutive cases. Acta Neurochir Suppl 92: 73–78
O'Neill CW, Liu JJ, Leibenberg E, Hu SS, Deviren V, Tay BK, Chin CT, Lotz JC (2004) Percutaneous plasma decompression alters cytokine expression in injured porcine intervertebral discs. Spine J 4: 88–98
Reddy A (2005) New approach to the management of acute disc herniation. Pain Physician 8: 385–389
Saal JA (1990) The role of inflammation in lumbar pain. Phys Med Rehabil: State of the Art Reviews 4: 191–200
Sharps LS, Isaac Z (2002) Percutaneous disc decompression using nucleoplasty. Pain Physician 5(2): 121–126
Smith L (1964) Enzyme dissolution of the Nucleus pulposus in humans. JAMA 187: 137–140
Singh V (2004) Percutaneous disc decompression for the treatment of chronic atypical cervical discogenic pain. Pain Physician 7: 115–118
Singh V (2002) Percutaneous disc decompression using coblation (nucleoplasty) in the treatment of chronic discogenic pain. Pain Physician 3: 250–259
Welch WC, Gerszten PC (2002) Alternative strategies for lumbar discectomy: intradiscal electrothermy and nucleoplasty. Neurosurg Focus 13(2): E7
Woloszko J, Stalder KR, Brown IG (2002) Plasma characteristics of repetitively-pulsed electrical discharges in saline solutions used for surgical procedures. IEEE Transact Plasma Sci 30: 1376–1383
Woodward J (1995) Epidural procedures in spine pain management. In: Lennard TA (ed) Physiatric procedures and clinical practice. Hanley & Belfus, Philadelphia, PN, pp 260–291
Yakovlev A, Tamimi MA, Liang H, Eristavi M (2007) Outcomes of percutaneous disc decompression utilizing nucleoplasty for the treatment of chronic discogenic pain. Pain Physician 10: 319–328

# IDET-Katheter

*Bertram Böhm*

Die intradiskale elektrothermale Therapie (IDET) ist ein minimalinvasives intradiskales Behandlungsverfahren für Patienten mit chronischen bandscheibenbedingten Rückenschmerzen. In Analogie zur Nukleoplastie wird das Verfahren sowohl für den diskogenen Rückenschmerz als auch für den neuropathischen Schmerz, verursacht durch geringgradige Bandscheibenvorfälle, empfohlen.

## 5.21 Mechanismus

Bei der IDET wird eine navigierbare Wärmesonde perkutan in die Bandscheibe eingeführt und anschließend erwärmt. Die IDET-Therapie wurde von Saal und Mitarbeitern entwickelt und 1997 in die Behandlung der degenerativen Bandscheibenerkrankung eingeführt (Saal u. Saal 2000a,b, 2002). Die Thermosonde wird beginnend bei 65° C erhitzt. Die Temperatur wird alle 30 s um 1° C gesteigert, der Vorgang dauert 12,5 min. 90° C werden abschließend für 4 min gehalten. Die durch die Hitze erzielten Effekte sind nicht abschließend geklärt. Letztlich werden zwei Mechanismen angeführt.

**Kontraktion des Kollagens** Das im Anulus und in der Bandscheibe vorhandene Kollagen liegt als sog. Kollagen-Triple-Helix-Molekül vor. Elastizität und Zugfestigkeit werden einmal durch die spiralige Anordnung, zum anderen durch Quervernetzung mit Wasserstoffbrückenbindung realisiert. Durch die Hitze wird das Kollagen-Triple-Helix-Molekül aufgebrochen. Das Kollagen wird denaturiert und kontrahiert sich somit, was den **Shrinking-Effekt** bewirkt (Ashley et al. 1999). Die Kontraktion des Kollagens bei Hitzeapplikation ist bekannt und wird auch in anderen Bereichen der operativen Therapie genutzt (Wall et al. 1999). Die optimale Temperatur für diesen Mechanismus liegt bei 65° C.

**Ablation von Nozizeptoren** Als weiterer Mechanismus wird eine Ablation von Nozizeptoren beschrieben. Bereits Lecher et al. erkannten 1968, dass durch Thermokoagulation eine irreversible Nervenblockade erzielt werden kann (Letcher u. Goldring 1968). Die **thermische Denervation** und irreversible Schädigung von Nerven ist gut belegt. Brodkey et al. (1964) stellten fest, dass das Nervengewebe im Gehirn bei 45° C irreversibel blockiert werden kann. Nach Untersuchungen wird die Hitze an der Sonde zum äußeren Anulus weitergeleitet und erreicht hier bei ausreichender Applikationsdauer 42–46° C, was für die Destruktion der Nozizeptoren für ausreichend gehalten wird (Kleinstueck et al. 2003). Neuesten Studien zufolge bewirkt die thermische Schädigung einen Zelltod von Chondrozyten in der Bandscheibe, welche nach 4 Wochen offensichtlich weitestgehend regenerieren. Als Residuum verbleibt eine nachweisbare Narbe.

## 5.22 Technik

Die Durchführung des IDET setzt wie auch die Nukeloplastie eine **Diskographie** voraus. Nach eigenen Erfahrungen scheint der ablative Effekt bei der IDET besser ausgeprägt als der Effekt der Volumenreduktion durch das beschriebene Kollagen-Shrinking. Der ideale IDET-Kandidat reagiert bei der Diskographie bereits mit einem starken Punktionsschmerz und gibt einen starken volumen- und druckabhängigen Rückenschmerz an (Böhm et al. 2005). Die ISIS (*International Spine Intervention Society*) hat bezüglich der Diskographie-Parameter entsprechende Leitlinien verfasst. Die morphologische Darstellung der kontrastmittelgefüllten Bandscheibe wird röntgenologisch nach Adams oder mit den Dallas-Kriterien (Postdiskographie-CT) beschrieben (*International Spine Intervention Society* 2004). Die morphologischen Klassifikationen liefern aber allesamt keine Hilfe für die Indikationsstellung oder gar Hinweise zum Erfolg der intradiskalen Therapie.

Bei der Durchführung der Diskographie sind immer wieder erhebliche qualitative Unterschiede sichtbar. So gibt ein Teil der Patienten bereits bei Penetration des Längsbandes und des äußeren hinteren Anulus mit der Diskographienadel einen heftigen Rückenschmerz an, für andere ist schon die Injektion von wenigen Millilitern Kontrastmittel mit heftigsten Rückenschmerzen verbunden. Auf der Grundlage dieser Beobachtungen haben wir die Kriterien für die Diskographie, z. T. angelehnt an bestehende Klassifikationen (Böhm et al. 2005), für unsere Untersuchung festgeschrieben. Neben *memory pain* wurden weitere Faktoren erfasst:

### Kriterien für eine Diskographie

- *Memory pain*
- Kontrastmittelvolumen
- Schmerzhaftigkeit bei der Punktion des Anulus/ hinteren Längsbandes
- Vorliegen eines kompletten Anulusrisses mit Abstrom des Kontrastmittels über den Bandscheibendefekt

Die IDET nutzt ebenfalls den posterolateralen Zugang über die Punktion im Kambinschen Dreieck (Kambin 1999). Die Punktion erfolgt standardmäßig mit einer 17-Gauge-Nadel von 15 cm Länge. Eine weitere Nadel mit 20 cm Länge wird vom Hersteller angeboten. Die Nadeln werden mit stumpfer oder scharfer Spitze angeboten. Über die liegende Nadel wird dann der Katheter platziert. Der Hersteller bietet hierfür zwei verschiedene Katheter mit unterschiedlich langen Heizelementen an:

**SPINECATH – interdiskaler Katheter** Verfügbar ist einmal dieser Katheter mit einem Heizelement von 5 cm Länge (◘ Abb. 5.38). Der Katheter wird entlang dem dorsalen Anulus platziert und liegt während des Thermoablationsvorgangs idealerweise mittig und entlang dem Anulus. Die Indikationsstellung für diesen Katheter ist der diskogene Rückenschmerz. Slipmann et al. (2001) haben die Platzierung dieses Katheters für den gesamten dorsalen Anulus festgeschrieben. Der Katheter muss exakt entlang dem dorsalen Anulus verlaufen und in der a.-p.-Projektion die Mittellinie möglichst weit überschreiten (◘ Abb. 5.39 und ◘ Abb. 5.40).

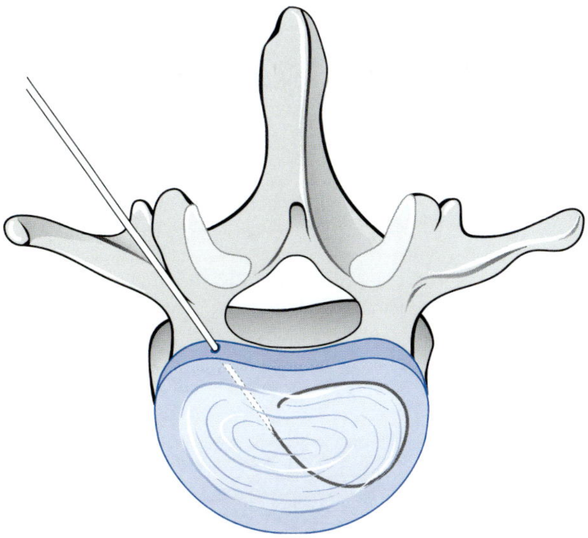

◘ **Abb. 5.38** Schematische Darstellung des SPINECATH – interdiskalen Katheters mit 5 cm-Heizelement (Aus: Wottke 2004)

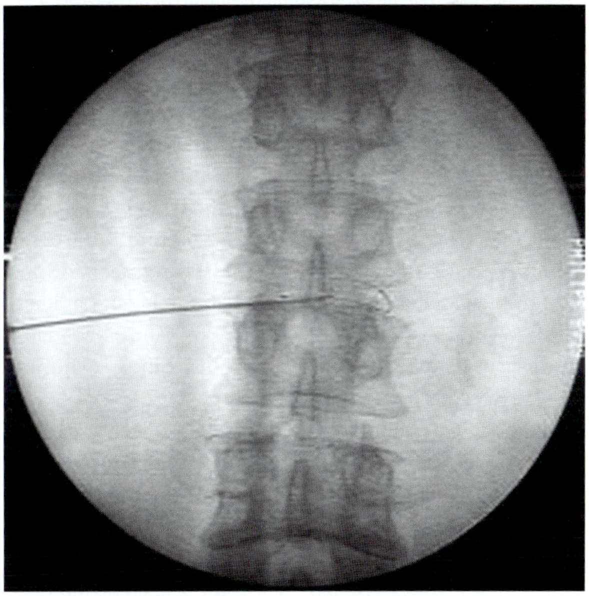

◘ **Abb. 5.39** Intraoperatives laterales Röntgen, bitte beachten: dorsale Lage des Katheters (Patient aus ◘ Abb. 5.3)

**ACUTHERM – Dekompressionskatheter** Für die Therapie des bandscheibenbedingten Beinschmerzes wird dieser Katheter mit kurzem Heizelement (1,5 cm) angeboten. Der Katheter wird unmittelbar am Bandscheibenvorfall (max. Grad III) platziert. Der erwartete Effekt ist hier das beschriebene Shrinking der Kollagenstruktur in der Bandscheibe und im Anulus.

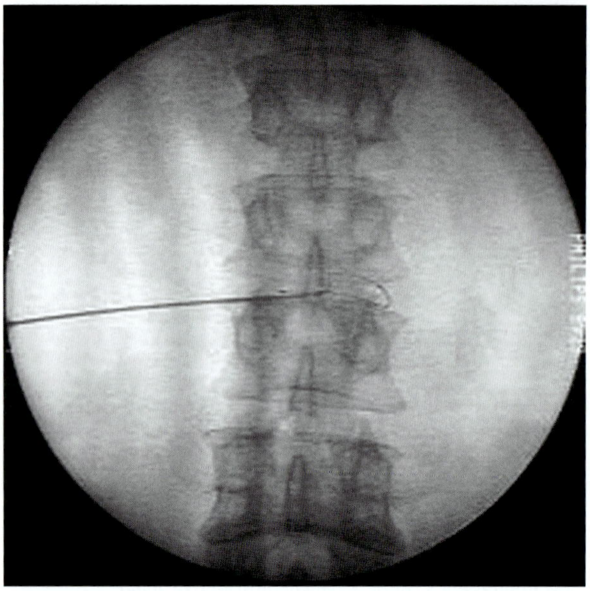

Abb. 5.40 Intraoperatives a.-p.-Röntgen, bitte beachten: Umlauf des Katheters um die dorsale Zirkumferenz (Patient aus Abb. 5.3)

## 5.23 Ergebnisse

Zur intradiskalen elektrothermalen Therapie liegen zahlreiche Studien vor. Die Ergebnisse sind sehr uneinheitlich, teilweise widersprüchlich (Cohen et al. 2003, Gerszten et al. 2002, Saal u. Saal 2000b, 2002). Saal und Mitarbeiter haben nach 12 Monaten eine Verbesserung der VAS um 3,0 Punkte gesehen. Nur 6 von 62 Patienten zeigten keine Verbesserung bezüglich VAS oder SF 36. Nach 24 Monaten fanden sie eine Verbesserung der VAS um 3,16 Punkte (Saal u. Saal 2000b).

Andere Autoren fanden ein deutlich schlechteres Outcome ihrer Patienten (Bogduk u. Karasek 2002, Derby et al. 2004, Karasek u. Bogduk 2000). Derby und Mitarbeiter sahen nur eine Verbesserung der Schmerzen um 1,84 Punkte, Bogduk und Mitarbeiter schlussfolgerten nach IDET-Therapie einen Erfolg zwischen 20% und 60%. Gerszten et al. (2002) dagegen fanden eine Verbesserung nach 1-Jahres-follow-up bei 75% der Patienten.

Pauza et al. (2004) fanden in einer prospektiven, doppelblinden und plazebokontrollierten Studie nach 6 Monaten eine signifikante Verbesserung der VAS, des SF 36, des Oswestry-Index und des Bodily-Pain-Teils des SF 36. In einer anderen prospektiven, randomisierten Doppelblindstudie fanden Freeman et al. (2005) keinen signifikanten Vorteil der IDET-Methode.

Neben diesen doch sehr diskrepanten Ergebnissen klinischer Level-1b- und Level-3b-Studien werden in der Literatur doch einige **Komplikationen** für den IDET-Katheter angegeben. Während Cohen et al. (2003) eine Komplikationsrate von 10%, einschließlich einer Fußheberschwäche, zitieren, berichten Eckel und Mitarbeiter auch über Katheterbrüche, transiente Nervenverletzungen und Bandscheibenherniationen nach dem Eingriff (Eckel u. Oritz 2002). Möglicherweise schwächt die IDET den posterioren Anulus und prädisponiert zu einem Bandscheibenvorfall bei bestehender Diskopathie (Cohen et al. 2003). Über das Auftreten erheblich schmerzhafter postinterventioneller Osteonekrosen berichten sowohl Djurasovic et al. (2002) als auch Scholl et al. (2003). Als schwerste Komplikation nach IDET wurde von mehreren Autoren ein Caudasyndrom beschrieben (Ackerman 2002, Hsia et al. 2000, Wetzel 2001).

Die Angaben zur **Nachbehandlung** differieren erheblich. Wegen der stattfindenden Kollagenneuausrichtung wird eine Schonung und Reduzierung der Alltagsaktivität für 14 Tage empfohlen. Für diese Zeit besteht auch Arbeitsunfähigkeit (Kleinstueck et al. 2003). Patienten, die einer schweren körperlichen Arbeit nachgehen, wird eine 3-monatige Arbeitsunfähigkeit empfohlen.

**Bewertung des Verfahrens**

- Die kritische Einschätzung der Literatur lässt insgesamt gute Ergebnisse bei sorgfältiger Indikationsstellung erwarten.
- Dies betrifft diskogenen Rückenschmerz bei positiver Diskographie und max. Grad-III-Bandscheibenvorfall.
- Die zwei vorliegenden randomisierten kontrollierten Studien sind in ihren Aussagen bezüglich der Erfolgsrate widersprüchlich (Freeman et al. 2005, Pauza et al. 2004).
- Nach unseren Erfahrungen kann das Verfahren bei der genannten strengen Indikationsstellung empfohlen werden.
- Einen Ausschluss sehen wir zusätzlich bei der Osteochondrose im betroffenen Segment.
- Die IDET ist **nicht indiziert** bei einem operationspflichtigen Bandscheibenvorfall (ab Grad IV) bei radikulärer Schmerzsymptomatik mit und ohne Neurologie.

**Fazit: Bei diskogen zuordenbaren Schmerzen sind unter bestimmten Umständen perkutane intradiskale Verfahren indiziert. Diese Methoden zeichnen sich durch einen schonenden perkutanen posterolateralen Zugang und ein damit minimiertes Zugangstrauma aus. Die Reduktion des diskogenen Rückenschmerzes basiert eher auf thermischen Denervation von intradiskalen Schmerzfasern als auf dem Shrinking-Effekt. Die Studienlage bezüglich der Erfolge ist uneinheitlich.**

## 5.24 Literatur

Ackerman WE 3rd (2002) Cauda equina syndrome after intradiscal electrothermal therapy. Reg Anesth Pain Med 27: 622

Ashley JE, Gharpuray VM, Saal JS (1999) Temperature distribution in the intervertebral disc: a comparison of intranuclear radio-frequency needle to a novel heating catheter. BED 42: 77–78

Bogduk N, Karasek M (2002) Two-year follow-up of a controlled trial of intradiscal electrothermal anuloplasty for chronic low back pain resulting from internal disc disruption. Spine J 2: 343–350

Böhm B, Giesa M, Meinig H, Eckardt A, Schadmand-Fischer S, Heine J (2005) Correlation of high intensity zone and discography in lower back pain patients. Orthopäde 34: 1144–1149

Brodkey JS, Miyazaki Y, Ervin FR, Mark VH (1964) Reversible heat lesions with radiofrequency current. A method of stereotactic localization. J Neurosurg 21: 49–53

Cohen SP, Larkin T, Abdi S, Chang A, Stojanovic M (2003) Risk factors for failure and complications of intradiscal electrothermal therapy: a pilot study. Spine 28: 1142–1147

Derby R, Eek B, Lee SH, Seo KS, Kim BJ (2004) Comparison of intradiscal restorative injections and intradiscal electrothermal treatment (IDET) in the treatment of low back pain. Pain Physician 7: 63–66

Djurasovic M, Glassman SD, Dimar JR 2nd, Johnson JR (2002) Vertebral osteonecrosis associated with the use of intradiscal electrothermal therapy: a case report. Spine 27: 325–328

Eckel TS, Ortiz AO (2002) Intradiscal electrothermal therapy in the treatment of discogenic low back pain. Tech Vasc Interv Radiol 5: 217–222

Freeman BJC, Fraser RD, Cain CM, Hall DJ, Chapple DC (2005) A randomized, double-blind, controlled trial: intradiscal electrothermal therapy versus placebo for the treatment of chronic discogenic low back pain. Spine 30: 2369–2377

Gerszten PC, Welch WC, McGrath PM, Willis SL (2002) A prospective outcomes study of patients undergoing intradiscal electrothermy (IDET) for chronic low back pain. Pain Physician 5: 360–364

Hsia AW, Isaac K, Katz JS (2000) Cauda equina syndrome from intradiscal electrothermal therapy. Neurology 55: 320

International Spine Intervention Society (2004) Guidelines for the performance of spinal injection procedures. *www.spinalinjection.com*

Kambin P (1999) Alternative to open lumbar discectomy: arthroscopic mikrodiscectomy. In: Welch WC, Jacobs GB Jackson RP (eds) Operative spine surgery. Appleton & Lange, Stanford, CT, pp 228–237

Karasek M, Bogduk N (2000) Twelve-month follow-up of a controlled trial of intradiscal thermal anuloplasty for back pain due to internal disc disruption. Spine 25: 2601–2607

Kleinstueck FS, Diederich CJ, Nau WH, Puttlitz CM, Smith JA, Bradford DS, Lotz JC (2003) Temperature and thermal dose distributions during intradiscal electrothermal therapy in the cadaveric lumbar spine. Spine 28: 1700–1708

Letcher FS, Goldring S (1968) The effect of radiofrequency current and heat on peripheral nerve action potential in the cat. J Neurosurg 29: 42–47

Pauza KJ, Howell S, Dreyfuss P, Peloza JH, Dawson K, Bogduk N (2004) A randomized, placebo-controlled trial of intradiscal electrothermal therapy for the treatment of discogenic low back pain. Spine J 4: 27–35

Saal JS, Saal JA (2000a) Management of chronic discogenic low back pain with a thermal intradiscal catheter. A preliminary report. Spine 25: 382–388

Saal JA, Saal JS (2000b) Intradiscal electrothermal treatment for chronic discogenic low back pain: a prospective outcome study with minimum 1-year follow-up. Spine 25: 2622–2627

Saal JA, Saal JS (2002) Intradiscal electrothermal treatment for chronic discogenic low back pain: prospective outcome study with a minimum 2-year follow-up. Spine 27: 966–973

Scholl BM, Theiss SM, Lopez-Ben R, Kraft M (2003) Vertebral osteonecrosis related to intradiscal electrothermal therapy: a case report. Spine 28: 161–164

Slipman CW, Patel RK, Zhang L, Vresilovic E, Lenrow D, Shin C, Herzog R (2001) Side of symptomatic annular tear and site of low back pain: is there a correlation? Spine 26: 165–169

Wall MS, Doug XH, Torzilli PA et al (1999) Thermal modification of collagen. J Shoulder Elbow Surg 8: 339–344

Wetzel FT (2001) Cauda equina syndrome from intradiscal electrothermal therapy. Neurology 56: 1607

Wottke D (2004) Die große orthopädische Rückenschule. Heidelberg: Springer

# Operative Verfahren

*Kai-Michael Scheufler*

## 5.25 Lagerung bei operativen Eingriffen an der Lendenwirbelsäule

Die korrekte Lagerung ist eine der wesentlichen Voraussetzungen für die erfolgreiche Durchführung operativer Eingriffe an der Wirbelsäule. Eine ungeeignete Lagerung kann u. a. zu Problemen bei der intraoperativen anatomischen und röntgenologischen Orientierung, zu einer erschwerten Reposition von Deformitäten, einem vermehrten intraoperativen Blutverlust sowie zu kardiopulmonalen und ophthalmologischen Komplikationen führen.

### 5.25.1 Lagerungstypen, Lagerungsziele und technische Voraussetzungen

Die Lagerung des Patienten hat im Rahmen spinaler Eingriffe folgende Aufgaben zu erfüllen:

**Lagerungsziele**

- Ausreichend stabile Fixierung des Patienten auf dem Operationstisch
- Vereinfachung und Standardisierung der Lagerung (möglichst geringe Anzahl notwendiger Lagerungshelfer; Verwendung standardisierter, universell einsetzbarer Lagerungsmittel)
- Gewährleistung eines geeigneten Zugangskorridors
- Ermöglichen bzw. Vereinfachen der intraoperativen anatomischen Orientierung

▼

- Ermöglichen bzw. Vereinfachen der intraoperativen Bildgebung, optional: Kompatibilität mit der intraoperativen Navigation
- Vermeidung von Lagerungsschäden (Rumpf, Extremitäten, Kopf, Augen)
- Vermeidung eines erhöhten intraabdominellen Drucks (Reduktion der Blutungsneigung aus dem paravertebralen Venenplexus)
- Reduktion der Beckengefäßspannung bei ventralen Zugängen zur LWS zur Vereinfachung der Mobilisation und Retraktion der abdominalen und iliakalen Gefäße
- Unterstützung intraoperativer Repositionsmanöver (z. B. bei der Korrektur segmentaler oder regionaler Kyphosen) bzw. Ermöglichen einer weitgehenden anatomischen Reposition bereits im Rahmen der Lagerung (durch Traktion mit Lordosierung und partieller Korrektur in der Frontalebene bei skoliotischen Fehlstellungen)
- Vereinfachung der spinalen Dekompression (z. B. durch intraoperative Entlordosierung der LWS und damit verbundener Spannung des Lig. flavum)

Es empfiehlt sich, für instrumentierte Eingriffe einen **röntgendurchlässigen Operationstisch** zu verwenden, der eine intraoperative Röntgenbildgebung im anterioren Strahlengang ermöglicht. Dies ist auch beim Einsatz der durchleuchtungsgesteuerten Navigation an der Wirbelsäule zu beachten, die biplanare Röntgenaufnahmen (anteroposterior/seitlich) für die Referenzierung benötigt. Wird zur spinalen Navigation eine intraoperative 3D-Bildgebung mittels isozentrischem C-Bogen oder Computertomographie eingesetzt, ist zwingend ein dafür geeigneter vollständig röntgendurchlässiger Operationstisch erforderlich (◘ Abb. 5.41).

Sofern intraoperative Veränderungen des sagittalen Alignements (Lordosierung, Entlordosierung) erfolgen sollen, muss der Patient auf Lagerungsrollen bzw. Thorax- und Beckenkissen anstelle eines fixen Rahmens gelagert werden. Der betreffende Abschnitt der Wirbelsäule muss dann entsprechend den geplanten intraoperativen Positionsänderungen über einem Tischgelenk positioniert werden.

Im Folgenden werden die Standardlagerungsverfahren dargestellt, die routinemäßig in der Behandlung von Erkrankungen der LWS eingesetzt werden.

## Bauchlage

Die Bauchlagerung hat sich als Standardlagerung für alle dorsalen Dekompressions- und Instrumentierungsverfahren etabliert. Sie erlaubt den freien bilateralen dorsalen Zugang zur gesamten Wirbelsäule und eine einfache räumliche Orientierung. Bei Verwendung geeigneter Lagerungskissen kann der intraabdominelle Druck wirkungsvoll reduziert werden (Lee et al. 1998). Darüber hinaus ist zur Ausleitung der Narkose eine vorgängige Umlagerung in die Rückenlage nicht erforderlich (Olympio et al. 2000). Zur Stabilisierung des Patienten in der Bauchlage stehen verschiedene Lagerungshilfsmittel in Form von Schaumstoffrahmen, Lagerungsrollen oder Gelkissen zur Verfügung.

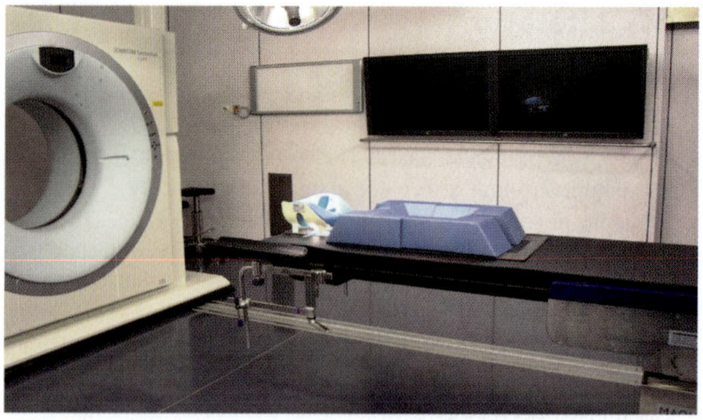

◘ **Abb. 5.41** Vollständig röntgendurchlässiger Carbon-Operationstisch zur intraoperativen Schnittbildgebung mittels isozentrischer C-Bögen oder Computertomographen

> **Wichtig ist die adäquate Abstützung von Thorax und Becken sowie Entlastung des Abdomens, um den intraspinalen Venendruck möglichst gering zu halten.**

Die Arme können in Bauchlage entweder mittels Tuchschlingen oder Schienen aus Kunststoff bzw. Plexiglas an den Rumpf des Patienten angelagert oder auf gepolsterten Armschienen seitlich ausgelagert werden. Bei der seitlichen Auslagerung ist dafür Sorge zu tragen, dass die Axillae freigehalten und die Schultern nicht über 90–100° abduziert werden, um einen Plexusschaden zu vermeiden.

Während die Anforderungen an die Stabilität der Lagerung bei rein dekompressiven Verfahren nicht übermäßig hoch sind, erfüllen nur wenige Lagerungssysteme die Anforderungen einer ausreichenden Rumpfstabilisierung und abdominellen Entlastung unter Minimierung intersegmentaler Bewegungen im Rahmen navigierter Wirbelsäuleneingrifffe in ausreichender Weise.

Die größtmögliche Stabilität und individuelle Anpassbarkeit bieten geschäumte Lagerungsrahmen, die üblicherweise aus 6–8 Einzelkomponenten bestehen, welche entsprechend den individuellen anatomischen Gegebenheiten dem Patienten angepasst und mittels einer Velcro-Fixierung in variabler Geometrie auf der Grundplatte befestigt werden können (◘ Abb. 5.42).

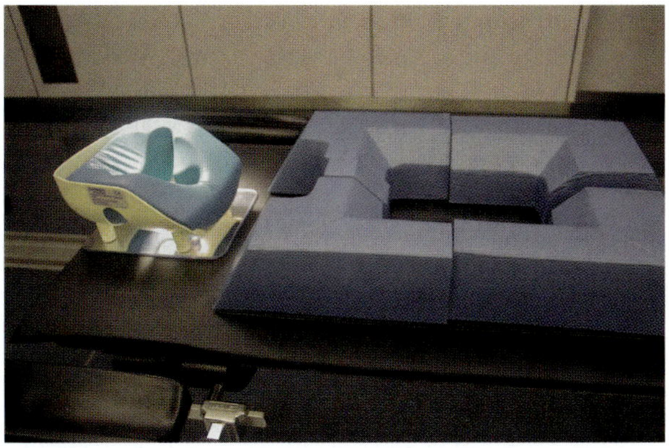

**Abb. 5.42** Frei konfigurierbarer, teilbarer Schaumstoff-Lagerungsrahmen, geeignet für die multiplanare Durchleuchtung bzw. intraoperative Schnittbildgebung

> **Gerade bei längeren Eingriffen in Bauchlage sind die Visualisierung des Beatmungstubus sowie die Freihaltung der Augen während der Lagerung und im Verlauf des Eingriffs wichtig (Cheng et al. 2001).**

Besonders geeignet sind ausgeschäumte Lagerungsschalen (Atwater et al. 2004), die einerseits den Druck gleichmäßig auf die Weichteile verteilen und andererseits alle wichtigen Druckpunkte (**cave:** Augen!) freihalten (Abb. 5.43). Dies erübrigt die regelmäßige Umlagerung des Kopfes während des Eingriffs zur Vermeidung von Lagerungsschäden.

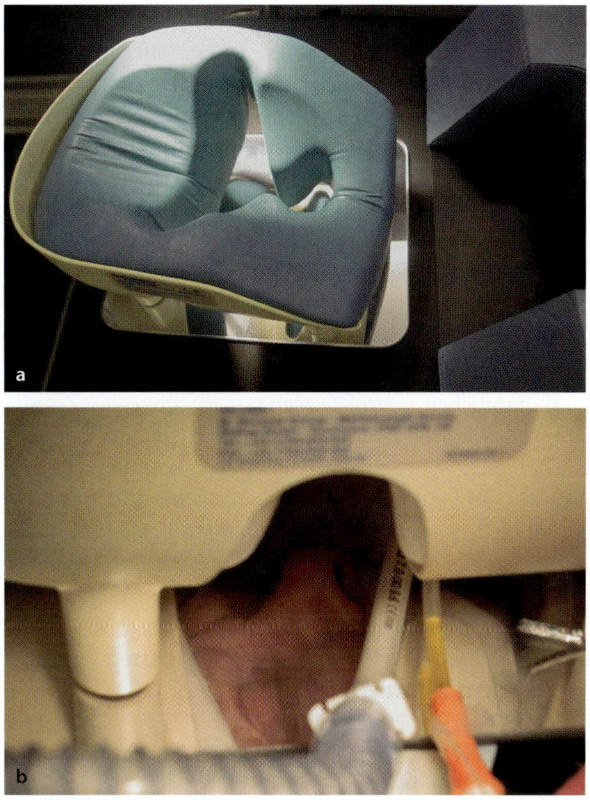

**Abb. 5.43 a, b** Gepolsterte Kopfschale mit Visierausschnitt für Augen, Nase und Endotrachealtubus mit verspiegelter Basisplatte zur intraoperativen Visualisierung des Gesichts (ProneView)

## Rückenlage

Die Rückenlage wird typischerweise für anteriore Eingriffe an der LWS eingesetzt, z. B. für anteriore Fusionseingriffe (ALIF) oder in der lumbalen Bandscheibenendoprothetik. Sie erlaubt sowohl offene als auch minimalinvasive oder laparoskopische Zugänge. Wie bei der Rückenlage können die Arme an- oder auf gepolsterten Armschienen seitlich ausgelagert werden. Letzteres wird zur Vermeidung einer röntgenologischen Überlagerung der Unterarme auf der Wirbelsäule im seitlichen Strahlengang in der Regel empfohlen. Eine leichte Flexion der Hüftgelenke kann effektiv zur Entlastung der Beckengefäße eingesetzt werden, was deren Mobilisation und Retraktion erheblich sicherer und einfach macht.

## Modifizierte Rückenlage (Da-Vinci-Position)

Eine Sonderform der Rückenlage ist die sog. Da-Vinci-Lagerung. Dabei werden die Beine des Patienten gespreizt und auf zusätzlich am Tisch montierten Lagerungsschienen oder den Fußteilen des Operationstischs ausgelagert, sodass der Operateur ergonomisch zwischen den Beinen des Patienten in direkter Verlängerung der Wirbelsäulenlängsachse zu stehen kommt. Diese Position wird v. a. in der Bandscheibenendoprothetik genutzt, da sie die korrekte mediane Positionierung einer Bandscheibenprothese bei der anterioren Implantationstechnik vereinfacht.

Aufgrund der gegenüber der Standardtischposition erheblich veränderten räumlichen Verhältnisse muss bei dieser Lagerung sichergestellt werden, dass die intraoperative Durchleuchtungskontrolle im biplanaren Strahlengang möglich ist. Bei vielen Operationstischen ist dabei die relative Position der Tischsäule zur Position des Patienten zu beachten, da die seitliche Durchleuchtung insbesondere bei Darstellung der höheren lumbalen Segmente nicht selten aufgrund einer Kollision des C-Bogens mit der Tischsäule erheblich erschwert wird.

## Seitlage

Die Seitlage wird im Vergleich zur Bauch- und Rückenlage vergleichsweise seltener verwendet (Laakso et al. 1997). Bestimmte Operationsverfahren, wie die direkt laterale lumbale interkorporelle Fusion (DLIF/XLIF), erfordern jedoch die strenge Seitlagerung, um die intraoperative Orientierung sicherzustellen. Ferner eignet sich die Seitlagerung zur Durchführung von Standardeingriffen bei Patienten, welche die bevorzugte Bauchlage (z. B. bei der Behandlung lumbaler Bandscheibenvorfälle oder von Spinalstenosen) nicht tolerieren oder bei denen diese aus diversen Gründen kontraindiziert ist (z. B. bei Schwangerschaft, unmittelbar vorangehenden abdominellen Eingriffen etc.).

Die Seitlage bietet bei lateralen und anterolateralen Zugängen den Vorteil, dass sich der Peritonealsack durch die Schwerkraft aus dem Zugangsbereich nach ventral verlagert. Dies macht sich der direkt laterale (DLIF-)Zugang zunutze, der aufgrund des minimalen Zugangstraumas (es müssen hier lediglich die quere Bauchmuskulatur entlang ihrer Muskelfaserrichtung sowie nachfolgend die Fascia transversalis gespalten werden, um in den Retroperitonealraum zu gelangen) eine interessante Alternative zum herkömmlichen anterolateralen retroperitonealen Zugang zur Lendenwirbelsäule oberhalb des Segments $L_{4/5}$ darstellt. Ferner ist in Seitlagerung problemlos eine Kombination aus infra- und supradiaphragmatischen Zugängen zur Behandlung von Wirbelsäulenerkrankungen des thorakolumbalen Übergangs möglich.

## 5.25.2 Komplikationen – Vermeidung und Management

**Komplikationsmöglichkeiten bei der Lagerung für operative Eingriffe an der LWS**

- Druckläsionen der Haut, der Weichteile und Nerven an den abhängigen Körperpartien
- Schwellung abhängiger Körperpartien (Kopfweichteile, Pharynx, Larynx). **Cave:** Verlegung der Atemwege nach langer Bauchlagerung mit alterierter Atemmechanik, Schluckstörungen und erhöhte Aspirationsgefahr!
- Erhöhte Blutungsneigung aus dem periduralen Venenplexus bei Druckerhöhung innerhalb des abdominellen bzw. thorakalen Venensystems
- Erschwerte räumliche Orientierung mit der Gefahr der intraspinalen Schraubenfehlplatzierung bei fehlerhafter (wenig exakter) Seitlagerung
- Erschwerte röntgenologische Visualisierung bei Verwendung eines ungeeigneten Tischs bzw. ungeeigneter Lagerungsmittel. **Cave:** fehlerhafte Segmentidentifikation, Fehlplatzierung von Osteosynthesematerial!
- Unzureichende Entspannung der abdominellen bzw. iliakalen Arterien und Venen mit erhöhter Verletzungsgefahr im Rahmen der Gefäßverlagerung bei anterioren Zugängen
- Erschwerte Reposition von Deformitäten bei fehlerhafter Lagerung (Kyphose nicht über Tischgelenk positioniert, mangelnde Lordosierung der LWS bei Spondylodesen u. ä.)

**Die wichtigste Maßnahme zur Vermeidung lagerungsbedingter Komplikationen ist die Präsenz bzw. Mitwirkung des Operateurs im Rahmen der Lagerung, die schon aus medikolegalen Gründen dringend ratsam ist.**

Bei geplantem Einsatz einer intraoperativen Bildgebung (Röntgen, Durchleuchtung, CT) muss sich der Operateur vergewissern, dass der zu behandelnde Wirbelsäulenabschnitt frei zugänglich ist und der Strahlengang der Bildgebungsmodalität nicht durch den Fuß des Operationstischs, seitliche Schienen, Kabel etc. überlagert wird. Dies ist insbesondere bei Einsatz der isozentrischen Durchleuchtung bzw. dem intraoperativen CT von großer Bedeutung, die andernfalls ggf. nicht mehr durchführbar sind. Erfahrungsgemäß ist es äußerst hilfreich, sich vor dem sterilen Abdecken der ausreichenden Qualität der intraoperativen Darstellung der Wirbelsäule nach Abschluss der Lagerung des Patienten zu vergewissern.

Bei der Wahl der bestgeeigneten Lagerung sind neben den Auswirkungen des Lagerungsverfahrens selbst (Pump et al. 2002) auch die individuellen anatomischen und physiologischen Merkmale des Patienten sowie der Umfang und die Dauer des geplanten Eingriffs zu berücksichtigen. Bei längeren Eingriffen in Bauchlage kann der Gefahr einer lagerungsbedingten **hinteren ischämischen Optikusneuropathie** (PION) durch konsequente Entlastung der Augen (Nutzung einer geeigneten Kopfschale, s. oben) sowie durch Anheben des Oberkörpers (Anti-Trendelenburg-Position) entgegengewirkt werden (Grisell u. Place 2008, Katz et al. 1994, Reddy et al. 2008, Walick et al. 2007).

Der Einsatz speziell für Wirbelsäuleneingriffe entwickelter Rahmensysteme trägt maßgeblich dazu bei, die Stabilität der Lagerung (z. B. durch Verhindern des Einsinkens des Patienten) über die gesamte Eingriffsdauer aufrechtzuerhalten, den intraabdominellen Druck wirkungsvoll zu reduzieren und kardiozirkulatorische Nebeneffekte zu vermeiden (Dharmavaram et al. 2006, McNulty et al. 1992, Rigamonti et al. 2005, Park 2000) . Die Inzidenz **unterer Armplexusschädigungen** lässt sich durch konsequente Vermeidung einer Armabduktion > 100° bzw. die seitliche Anlagerung der Arme effektiv reduzieren. Ferner müssen die Arme auf gepolsterten Schienen bzw. in gepolsterten Schlingen gelagert werden. Bei Seitlagerungen ist das abhängige Tibiaköpfchen zur Vermeidung einer lagerungsbedingten Peronäusparese ausreichend zu unterpolstern bzw. freizuhalten.

Die Möglichkeit der **intraoperativen Änderung der Tischposition** (Trendelenburg, Anti-Trendelenburg, Abwinkeln des Tischs über ein oder mehrere Gelenke) kann sich der Operateur zunutze machen, um das Zielgebiet einfacher zu erreichen (z. B. durch Erweiterung des freien

Raums zwischen Brustkorb und Beckenkamm durch Aufklappen des Tischs über ein Gelenk auf Höhe der Flankenregion beim lateralen Zugang), die Reposition von Fehlstellungen zu unterstützen (z. B. schrittweise Lordosierung bei der Kyphosenaufrichtung) und die intraspinale Blutungsneigung sowie den intraokulären Druck zu reduzieren (Anti-Trendelenburg-Position bei längeren spinalen Eingriffen in Bauchlage) (Guanciale et al. 1996, Ozcan et al. 2004, Walick et al. 2007, Baig et al. 2007).

## 5.26 Mikrochirurgische Standardverfahren (Diskektomie/Dekompression)

Die mikrochirurgische Technik gilt derzeit international als Goldstandard bei der Entfernung von Bandscheibenvorfällen sowie bei der Dekompression von Stenosen des Wirbelkanals (Maroon 2002). Sie ermöglicht eine kontrollierte und sichere, wenig invasive Behandlung der häufigsten Folgeerscheinungen degenerativer Veränderungen der LWS.

Die **lumbale Bandscheibenoperation** gehört international zu den häufigsten neurochirurgischen Eingriffen. Jährlich werden in den USA ca. 300.000 chirurgische Eingriffe bei lumbalen vertebragenen Schmerzsyndromen durchgeführt, in Deutschland beträgt die Inzidenz für operative Eingriffe aufgrund von Bandscheibenvorfällen 64/100.000 Einwohner (Kast et al. 2000).

Bei Personen < 45 Jahre stellt der Rückenschmerz die häufigste Ursache für körperliche Aktivitätseinschränkungen dar. 6% der Rentenanträge wegen Erwerbsunfähigkeit gehen auf Bandscheibenleiden zurück. Schätzungsweise 55% aller Männer und 25% aller Frauen leiden mindestens einmal in ihrem Leben unter radikulären Schmerzen. Während lediglich 2% der Patienten, die wegen Lumbago ärztlich behandelt werden, unter einem akuten Bandscheibenvorfall leiden, entfallen etwa 30% der jährlichen Kosten für die Behandlung lumbaler Schmerzen auf die Therapie von Bandscheibenvorfällen (Kast et al. 2000). Die Mehrzahl der Erkrankungsfälle ereignet sich im mittleren Lebensalter bei leichter Bevorzugung des männlichen Geschlechts. $L_{4/5}$ und $L_5/S_1$ sind die am häufigsten betroffenen Segmente, gefolgt von $L_{3/4}$. Die große Mehrzahl lumbaler Bandscheibenvorfälle ist mediolateral innerhalb des Spinalkanals lokalisiert; lediglich 7–12% manifestieren sich als extraspinale Vorfälle (Epstein 1995, 2002).

Die **Symptomatik des lumbalen Bandscheibenvorfalls** unterteilt sich in das Lokalsyndrom (Lumbago, lokaler Klopfschmerz im Bereich des betroffenen Bewegungssegments, paravertebraler schmerzhafter Muskelhartspann) sowie die radikulären Symptome (Parästhesien, Schmerzen, sensible und motorische Ausfälle, vegetative Störungen, Reflexabschwächung oder Reflexausfall). Mediane Protrusionen bzw. breitbasige Vorfälle führen häufig zu reinen Lumbalgien, während sich mediolaterale, intraforaminale und extraspinale Vorfälle in aller Regel durch radikuläre Symptome bemerkbar machen. Ausgedehnte mediane Vorfälle können sich jedoch auch primär in Form eines Caudasyndroms manifestieren.

Die **prächirurgische Diagnostik** umfasst neben der klinisch-neurologischen Untersuchung die Durchführung einer adäquaten Bildgebung , wobei der MRT als Bildgebungsmodalität der ersten Wahl die größte Bedeutung zukommt. Bei Rezidivvorfällen (insbesondere Frührezidiven) kann die Interpretation der MRT gelegentlich Schwierigkeiten bereiten. In solchen Fällen kann die Anfertigung einer lumbalen Myelographie mit postmyelographischem CT sinnvoll sein. Die native CT-Untersuchung erlaubt hingegen oft keine Differenzierung zwischen Rezidiv und postoperativer periradikulärer Narbenbildung. Nativ-Röntgenaufnahmen der LWS inkl. Funktionsaufnahmen liefern wesentliche Informtionen zur Biomechanik des betroffenen Segments und können zur Beurteilung einer segmentalen Instabilität (Osteochondrose, degenerative Pseudolisthese etc.) herangezogen werden.

Mikrochirurgische Bandscheibenoperationen können grundsätzlich entweder in Allgemeinanästhesie oder rückenmarksnaher Anästhesie (Periduralanästhesie, Spinalanästhesie) durchgeführt werden. Während die **Spinalanästhesie** generell gut toleriert wird und hinsichtlich der postoperativen Schmerzkontrolle der Allgemeinanästhesie überlegen ist, müssen Eingriffe mit einer absehbaren Dauer > 90 min sowie komplexe instrumentierte Eingriffe als relative Kontraindikation gegen den Einsatz der Spinalanästhesie gelten. Darüber hinaus ist die unmittelbar postoperativ mitunter erheblich eingeschränkte Beurteilbarkeit der sensomotorischen Funktion an den unteren Extremitäten ein klarer Nachteil der **Periduralanästhesie**.

### 5.26.1 Historischer Überblick

#### Chirurgische Behandlung von Bandscheibenvorfällen

Der ätiologische Zusammenhang zwischen intraspinal disloziertem Bandscheibenmaterial und Rücken- bzw. Beinschmerzen wurde 1932 von Schmorl und Junghanns in Dresden hergestellt (Schmorl u. Junghanns 1932), während die operative Entfernung lumbaler Bandscheibenvorfälle zur Behandlung ischialgiformer Beschwerden erstmals 1934 von Mixter und Barr beschrieben wurde (Mixter u. Barr 1934). Walter Dandy hatte zwar bereits 1929 den Befund intraspinaler Knorpelfragmente als Auslöser von Ischialgien dokumentiert, wobei er jedoch das pathoanatomische Substrat als Tumor des Wirbelkanals fehlinterpretierte (Dandy 1929).

Über viele Jahrzehnte hinweg wurde die Bandscheibenchirurgie rein **makroskopisch**, später unter Zuhilfenahme von Lupenbrillen betrieben. Während der Eingriff zunächst transdural erfolgte, führte Love 1936 die extradurale Diskektomie über eine Hemilaminotomie ein (Love 1936). Herron und Pheasant veröffentlichten 1983 ihre Ergebnisse nach Diskektomie und bilateraler osteoligamentärer Dekompression des Wirbelkanals zur Behandlung des lumbalen Bandscheibenvorfalls, bei der die Relevanz einer ausreichenden Entdachung des Rec. lateralis betont wurde (Herron u. Pheasant 1983). Diese Einschätzung entsprach früheren Beobachtungen von Burton, der eine residuale Stenose im Bereich des lateralen Rezessus bzw. des zentralen Spinalkanals als Ursache unzufriedenstellender Behandlungsergebnisse bei knapp 70% der Patienten einer Serie fehlgeschlagener Bandscheibenoperationen identifizierte (Burton et al. 1981). Die Bedeutung der adäquaten intraoperativen Visualisierung des Wirbelkanals einerseits und der möglichst zurückhaltenden Manipulation der neuralen Strukturen andrerseits rückte somit zunehmend in den Vordergrund.

Der Einsatz **mikrochirurgischer Techniken** bei der Behandlung lumbaler Bandscheibenvorfälle wurde in den 1970er Jahren fast zeitgleich von Caspar und Yasargil in Europa sowie von Williams und Wilson in den USA beschrieben (Iwa u. Caspar 1978, Yasargil 1977, Williams 1978, Wilson u. Kenning 1979). Mit Einführung der Mikrochirurgie konnte sowohl die Eingriffsdauer als auch die operative Komplikationsrate in der lumbalen Bandscheibenchirurgie (v. a. die Anzahl von Dura- und Nervenverletzungen) durchgreifend auf derzeit < 2% reduziert werden (Maroon 2002), während die Inzidenz postoperativer Diszitiden (vermutlich aufgrund der anfänglich fehlenden sterilen Abdeckung des Operationsmikroskops) zunächst leicht anstieg, mit Einführung der perioperativen Antibiotikaprophylaxe jedoch wieder auf < 2% gesenkt werden konnte. Williams erreichte in seiner Serie von 530 Mikrodiskektomien eine klinische Erfolgsrate von 91%. Die Rezidivrate liegt aktuell < 5% (Williams 1986).

### Chirurgische Behandlung von Spinalkanalstenosen

Einen ähnlichen Weg nahm die chirurgische Behandlung der lumbalen Spinalkanalstenose. Bereits 1803 beschrieb Portal die Beziehung zwischen der Verengung des Wirbelkanals und schweren sensomotorischen Defiziten (Portal 1803). DeJerine führte 1911 das Konzept der Claudicatio spinalis ein (DeJerine 1911). Elsberg berichtete 1913 über eine deutliche Verbesserung der klinischen Symptomatik nach dekompressiver Laminektomie (Elsberg 1913). Die Therapie der ossären Neuroforamenstenose geht auf Putti (1927) zurück, der bei Patienten mit ischialgiformen Beschwerden (verursacht durch eine Neuroforamenstenose auf dem Boden einer hypertrophen Spondylarthropathie) mittels Facettektomie eine partielle Reduktion der klinischen Symptomatik erreichen konnte.

Die nähere Charakterisierung der pathoanatomischen Veränderungen, welche der degenerativen Spinalkanalstenose zugrunde liegen, geht auf Henk Verbiest zurück (Verbiest 1949). Er konnte anhand der myelographischen Darstellung der intraspinalen räumlichen Verhältnisse bei Patienten mit Claudicatio den individuellen Beitrag der hypertrophen Spondylarthropathie und der Verdickung und Vorwölbung des Lig. flavum in der Pathogenese der Spinalstenose belegen. Er berichtete ferner über die typische Verbesserung der Claudicatio bei Entlordosierung der LWS. Darüber hinaus konnte Verbiest eine anhaltende klinische Verbesserung nach dekompressiver Laminektomie bei diesen Patienten demonstrieren.

Die Abgrenzung zentraler von rezessalen und foraminalen Stenosetypen erfolgte durch Epstein, Malis und Kirkaldy-Willis in den 1970er Jahren (Epstein 1955, Epstein et al. 1972, Kirkaldy-Willis et al. 1978). Auch die Kombination aus degenerativer spinaler Deformität (Lumbalskoliose) und Stenose des zentralen Spinalkanals bzw. der Recessus und Neuroforamina wurde durch Epstein detailliert beschrieben (Epstein et al. 1979). Zu Beginn der 1980er Jahre berichtete San Martino über die operative Behandlung zentraler Wirbelkanalstenosen sowie auch isolierter Stenosen der Neuroforamina im Rahmen degenerativer Lumbalskoliosen, die mittels spinaler Dekompression und instrumentierter Fusion bei über 90% der Patienten erfolgreich behandelt werden konnten (San Martino et al. 1983).

Seit den ersten Berichten über den Einsatz mikrochirurgischer Operationsverfahren zur Behandlung lumbaler Bandscheibenvorfälle und Spinalstenosen in den späten 1970er Jahren erfolgte eine Vielzahl operationstechnischer und instrumenteller Modifikationen, die jedoch die mittelfristigen klinischen Erfolgsraten von 80–94% (Gould 1980) nicht mehr durchgreifend verändert haben.

## 5.26.2 Indikationen

Die mikrochirurgische Technik besitzt als derzeitiges Standardverfahren ein relativ breites Indikationsspektrum. Dieses umfasst die Behandlung frei sequestrierter sowie gedeckter intraspinaler, foraminaler und extraspinaler lumbaler bzw. lumbosakraler Bandscheibenvorfälle mit konservativ ausbehandelter therapierefraktärer radikulärer Symptomatik. Ferner fällt auch die operative Dekompression lumbaler Spinalkanalstenosen in den klassischen Indikationsbereich der spinalen Mikrochirurgie.

Es lassen sich absolute von relativen Operationsindikationen unterscheiden. Die wichtigste **absolute** und dringlichste Indikation (Notfallindikation) stellt das **Conus-/Caudasyndrom** dar, welches eine umgehende Diagnostik und operative Behandlung erfordert, um dauerhafte neurologische Ausfälle zu vermeiden. Als ebenfalls dringliche, formal jedoch **relative** Operationsindikation ist hingegen eine höhergradige oder progrediente **Parese** anzusehen. Weitere relative Operationsindikationen bestehen bei geringgradigen Paresen, therapierefraktären radikulären Schmerzen oder sensiblen Ausfällen.

Bei Vorliegen eines reinen radikulären Schmerzsyndroms wird in der Regel ein konservativer Therapieversuch, bestehend aus medikamentöser Analgesie, Physiotherapie, Rückenschule, Ergotherapie und Verhaltensmodifikation, vorgeschaltet. Die nichtoperative Therapie führt in 70–80% der Fälle mittelfristig zu einer befriedigenden Symptomreduktion oder sogar zu Beschwerdefreiheit, insbesondere bei lediglich leichter bis mittelgradiger Wurzelkompressionssymptomatik (Postacchini 1996). Umgekehrt führt die konservative Therapie also bei 10–30% der Patienten mit mediolateralen intraspinalen Bandscheibenvorfällen nicht zum Erfolg, oder es tritt eine Verschlechterung der Symptomatik ein (Gibson et al. 1999).

Ein umgekehrtes Verhältnis findet sich bei den extraspinalen Vorfällen, bei denen ein zufriedenstellendes Behandlungsergebnis unter konservativer Therapie in lediglich 10% der Fälle beobachtet wird (Epstein 2002). Bei über 75% der Patienten dieser Gruppe lassen sich höhergradige sensomotorische radikuläre Ausfallserscheinungen nachweisen, sodass sich bei extraspinalen Bandscheibenvorfällen im Unterschied zur sonst üblichen Stufentherapie die operative Intervention als primäre therapeutische Maßnahme anbietet (Epstein 2002).

Die Quote erfolgloser operativer Eingriffe zur Behandlung lumbaler Bandscheibenvorfälle liegt bei durchschnittlich 10%, wobei der überwiegende Anteil an therapeutischen Misserfolgen auf eine fehlerhafte Indikationsstellung zurückgehen dürfte (Burton et al. 1981). Während die Erfolgsrate bei klarer monoradikulärer Symptomatik bei über 95% liegen dürfte, sind die Erfolgschancen bei Patienten mit nicht eindeutig radikulären oder diffusen Schmerzen und signifikanter Rückenschmerzkomponente deutlich reduziert. Wie auch bei den stabilisierenden Verfahren (► 5.27) spielen psychosoziale Faktoren bei erfolglosen lumbalen Bandscheibeneingriffen (insbesondere bei jungen Patienten) eine entscheidende ätiologische Rolle (Kaptain et al. 1998).

Verschiedene unabhängige Untersuchungen konnten darüber hinaus belegen, dass die präoperative Schmerzdauer invers mit dem operativen Behandlungsergebnis korreliert ist. Patienten, die über 3 (bis 8) Monate unter therapierefraktären Schmerzen leiden, weisen ein deutlich schlechteres klinisches Outcome und eine signifikant geringere berufliche Reintegrationsquote auf (Rothoerl et al. 2002, Nygaard et al. 2000). Diese Ergebnisse legen nahe, dass konservative Therapieversuche lediglich in einem begrenzten Zeitfenster sinnvoll sind und nicht über mehr als 3–6 Monate ausgedehnt werden sollten. Aufgrund der Sicherheit des Verfahrens kann die mikrochirurgische Entfernung lumbaler Bandscheibenvorfälle ambulant erfolgen. Dies wird in einigen Ländern auch bereits seit Jahrzehnten erfolgreich praktiziert (Zahrawi 1994).

### 5.26.3 Eingriffsrelevante anatomische Landmarken

**Eingriffsrelevante anatomische Landmarken in der lumbalen Bandscheibenchirurgie (von dorsal nach ventral, d. h. in Zugangsrichtung)**

- Dornfortsätze
- Fascia dorsolumbalis
- Lamina
- Isthmus
- Facettengelenk
- Interlaminäres Fenster
- Querfortsätze
- Pedikel
- Duralschlauch und Nervenwurzeln
- Hinteres Längsband und Bandscheibenfach

Aufgrund der limitierten Zugangsdimensionen ist die adäquate **intraoperative Orientierung** eine der wesentlichen Voraussetzungen für den Behandlungserfolg im Rahmen mikrochirurgischer Eingriffe an der Wirbelsäule. Diese Orientierung setzt einerseits entsprechende Kenntnisse der lokalen Anatomie, andererseits das Vorhandensein und den zielgerichteten Gebrauch geeigneter technischer Hilfsmittel zur intraoperativen Lokalisation des korrekten Segments und der eingriffstaktisch wichtigen anatomischen Landmarken voraus.

Bis auf das Segment $L_5/S_1$, welches anhand anatomischer Orientierungspunkte (Sakrumflügel, Abwesenheit eines palpablen kaudal lokalisierten interlaminären Fensters oder größeren Dornfortsatzes) oft auch ohne intraoperative Bildgebung eindeutig identifiziert werden kann, ist zur korrekten Höhenlokalisation eine intraoperative röntgenologische Kontrolle ratsam, die darüber hinaus auch der chirurgischen Dokumentationspflicht vollumfänglich Rechnung trägt.

Eine intraoperative Durchleuchtungskontrolle im seitlichen Strahlengang ist der einfachste und sicherste Weg, das erkrankte Bewegungssegment korrekt zu identifizieren und den Zugang dorthin entsprechend zu dokumentieren. Röntgenaufnahmen im a.-p.-Strahlengang können hingegen gerade bei adipösen Patienten in Abhängigkeit von der relativen Lagebeziehung zwischen Strahlenquelle, Patient und Filmkassette durchaus zu Fehlinterpretationen bei der Höhenlokalisation des markierten Segments führen.

### 5.26.4 Operationsverfahren

#### Mikrochirurgische Diskektomie

Die mikrochirurgische Diskektomie gilt derzeit als Standardverfahren in der Behandlung lumbaler Bandscheibenvorfälle. Aufgrund der relativen Lage lumbaler Bandscheibenvorfälle zum zugehörigen Bandscheibenfach lassen sich sequestrierte Vorfälle (ohne Kontakt zum Bandscheibenfach) von nicht oder partiell sequestrierten Vorfällen trennen. Vorfälle, die noch vom hinteren Längsband bedeckt sind (gedeckte Vorfälle), lassen sich wiederum von den freien Sequestern abgrenzen.

Ausgedehnte freie Sequester können mitunter dorsal der Spinalnervenwurzeln (also direkt unterhalb des Lig. flavum) zu liegen kommen. Alternativ kann eine Spinalnervenwurzel durch einen ausgedehnten ventral von ihr liegenden Bandscheibenvorfall flach ausgespannt nach dorsal verlagert sein, sodass die definitive intraoperative Abgrenzung des Vorfalls von Nervenwurzeln und Duralschlauch ein entscheidender Schritt zur Vermeidung iatrogener Nervenwurzelverletzungen ist.

Wesentlich für die Wahl des operativen Zugangs ist die Unterscheidung zwischen mediolateralen, lateralen (intraforaminalen) und extraspinalen Vorfällen. Bandscheibenvorfälle, die entweder nach kaudomedial oder kraniolateral in die Achsel der traversierenden bzw. austretenden Nervenwurzel verlagert sind, bedürfen ebenfalls spezifischer Präparationsschritte zur Sicherstellung einer adäquaten Visualisierung und vollständigen Entfernung.

Intraspinale und bis nach intraforaminal reichende Vorfälle lassen sich über intraspinale Zugänge erreichen, während zur Behandlung extraforaminaler (extraspinaler) Vorfälle generell ein lateraler extraspinaler Zugang erforderlich ist. Bandscheibenvorfälle auf Höhe des Bandscheibenfachs oder mit erhaltenem Kontakt zum Bandscheibenfach lassen sich über eine interlaminäre Fensterung erreichen, während weit nach kranial oder kaudal sequestrierte Vorfälle über eine translaminäre Route (mit oder ohne Resektion des Lig. flavum) dargestellt und entfernt werden können.

#### Interlaminärer Zugang

Die interlaminäre Fensterung umfasst je nach Operationsziel eine mehr oder weniger ausgedehnte **Teilresektion der kranialen und/oder kaudalen Hemilamina, der medialen Anteile des Facettengelenks und der lateralen Anteile des Lig. flavum**. Über diesen mikrochirurgischen Standardzugang zum Wirbelkanal werden unter Berücksichtigung der individuellen intraspinalen Lagebeziehungen üblicherweise die laterale Zirkumferenz des lumbalen Duralschlauchs, die austretende bzw. traversierende Spinalnervenwurzel, Pedikel, Foramina, Bandscheibenvorfall und Bandscheibenfach dargestellt. Der Umfang der interlaminären Fensterung hängt von der Lage und Größe des Vorfalls, von der individuellen Form und Weite des Wirbelkanals sowie der Erfahrung und den manuellen Fertigkeiten des Operateurs ab. In der Regel bedarf es lediglich einer limitierten Knochenresektion mit nachfolgender Entfernung der lateralen Anteile des Lig. flavum, um die komprimierte Nervenwurzel und den Bandscheibenvorfall darzustellen. Eine relevante knöcherne Rezessusstenose erfordert eine adäquate ossäre Dekompression, um einem Wiederauftreten radikulärer Symptome nach erfolgter Diskektomie wirkungsvoll und dauerhaft vorzubeugen.

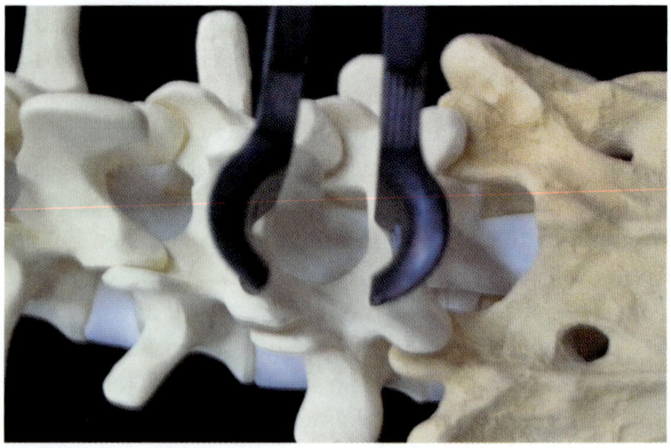

**Abb. 5.44** Caspar-Spekulum für mikrochirurgische Eingriffe an der LWS. Zur Entfernung lumbaler Bandscheibenvorfälle und von Rezessusstenosen an der unteren LWS wird das Spekulum über dem interlaminären Fenster positioniert

Bei der intraoperativen Orientierung anhand anatomischer Landmarken ist die segmenttypische Lagebeziehung zwischen Bandscheibenfach und kranialer Lamina zu beachten. In der Frontalebene überlagert die Lamina $L_5$ das Bandscheibenfach $L_5/S_1$ in der Regel nicht, sodass die Entfernung intraspinaler lumbosakraler Vorfälle vielfach lediglich eine partielle Flavektomie ohne jegliche knöcherne Resektion erfordert, sofern keine kraniale Luxation vorliegt. Das Bandscheibenfach $L_{4/5}$ wird hingegen bereits teilweise von der Lamina $L_4$ überlagert. Die direkte Visualisierung sowie das Einführen von Instrumenten in das Bandscheibenfach $L_{4/5}$ macht also eine Laminotomie notwendig (Abb. 5.44).

Auf Höhe des Segments $L_{1/2}$ liegt das Bandscheibenfach praktisch vollständig unter der kranialen Lamina, sodass hier in der Regel ein translaminärer Zugang (Abb. 5.45) durchzuführen ist. Die intraspinale Präparation kann sich in aller Regel auf das stumpfe Abschieben der Nervenwurzel vom darunterliegenden Vorfall beschränken. Durch Vermeiden unnötiger intraspinaler Manipulationen lässt sich der intraoperative Blutverlust wirkungsvoll reduzieren und somit die Übersichtlichkeit des Operationssitus verbessern. Intraspinale Venen werden, sofern notwendig, zuerst bipolar koaguliert und dann scharf mit der Mikroschere durchtrennt. Zur sanften Medialisierung der Nervenwurzel können zwei mittelgroße Hirnwatten lateral der Wurzel in den Rezessus eingebracht werden. Auf diese Weise lässt sich der darunterliegende Bandscheibenvorfall ohne Einführen weiterer Instrumente zur manuellen Retraktion problemlos erreichen und entfernen.

Bei Eingriffen im Bereich der oberen Lendenwirbelsäule ($L_{1/2}$, $T_{12}/L_1$) ist die Lage des Conus medullaris zu berücksichtigen. Im Unterschied zu den unteren lumbalen Segmenten kann die Retraktion des Duralschlauchs auf Höhe des Conus medullaris zu neurologischen Ausfällen (v. a. Störungen der Harn- und Stuhlkontinenz) führen, sodass hier, analog zum Vorgehen bei Bandscheibeneingriffen an der Brustwirbelsäule, ein ausreichend tangentiales Sichtfeld zum ventralen Spinalkanal sichergestellt werden muss.

Blutungen aus dem epiduralen Venenplexus, die aufgrund des Entlastungseffekts gelegentlich nach Entfernung großer Bandscheibensequester auftreten können, bedürfen keiner ausgiebigen direkten bipolaren Koagulation, sondern lassen sich am einfachsten und wirkungsvollsten durch Einbringen eines kleinen Gelatineschwämmchens und Kompression mithilfe einer Hirnwatte sowie begleitender Spülung kontrollieren.

Nach Entfernung des sequestrierten Bandscheibenvorfalls sollten hinteres Längsband und Anulus fibrosus auf das Vorliegen einer größeren Perforation überprüft werden. Sofern sich eine derartige Perforationsstelle findet, empfiehlt sich die Ausräumung etwaiger im Bandscheibenfach verbliebener lockerer Bandscheibenfragmente. Lässt sich hingegen kein relevanter Defekt in Anulus bzw. Längsband nachweisen, ist eine Ausräumung des Zwischenwirbelraums nicht erforderlich. Unter Beachtung dieser Kautelen ist die Lokalrezidivrate nach reiner Sequestrektomie nicht höher als nach Sequestrektomie mit zusätzlicher Ausräumung des Bandscheibenfachs (Thome et al. 2005, Faulhauer u. Manicke 1995, Balderston et al. 1991). Auf eine aggressive Curettage des Zwischenwirbelraums sollte zur Verringerung des potenziellen Risikos einer aseptischen Diszitis ohnehin verzichtet werden.

Die adäquate Dekompression von Nervenwurzeln und Thekalsack lässt sich über das abschließende Austasten des Wirbelkanals mit einem stumpfen Nervenhäkchen sowie anhand des Nachweises atem- und pulssynchroner Pulsation der o. g. Strukturen belegen. Die betroffene Wurzel sollte dabei mit dem Nervenhäkchen frei um den Pedikel bis in den Neuroforameneingang zu verfolgen sein.

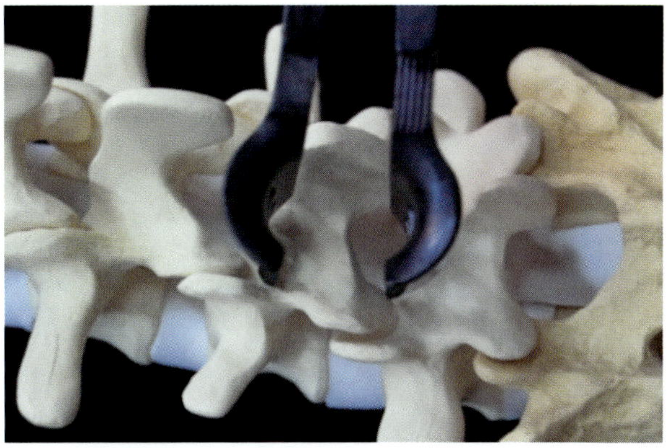

**Abb. 5.45** Translaminärer Zugang – das Caspar-Spekulum wird über dem kranialen Halbbogen des betroffenen Segments platziert

### Translaminärer Zugang

Der translaminäre Zugang stellt eine kraniale Modifikation des interlaminären Zugangs dar. Er eignet sich zur **Entfernung kranial sequestrierter Bandscheibenvorfälle**, die üblicherweise in der Axilla derjenigen Nervenwurzel zu liegen kommen, die im Neuroforamen oberhalb des Bandscheibenfachs austritt (z. B. der Nervenwurzel $L_4$ bei einem kranial luxierten Sequester aus dem Bandscheibenfach $L_{4/5}$). Eine umfängliche Eröffnung des interlaminären Fensters ist in derartigen Fällen aufgrund der Lagebeziehung zwischen Bandscheibenfach, Vorfall und betroffener Nervenwurzel nicht erforderlich (Abb. 5.45). Ferner wird der translaminäre Zugang aufgrund der segmentspezifischen Lagebeziehungen zwischen Bandscheibenfach und Lamina (s. oben) zur **Behandlung von Bandscheibenvorfällen im Bereich der oberen LWS-Abschnitte** ($L_{1/2}$, $T_{12}/L_1$) eingesetzt.

Wichtige anatomische Landmarken beim translaminären Zugang sind der Isthmus, der mediale und untere Rand des kranialen Pedikels (oberhalb des Neuroforamens) sowie die unmittelbar unterhalb des Pedikels in das Neuroforamen eintretende Nervenwurzel. Bei der kranial gerichteten Abtragung der Lamina ist insbesondere bei jüngeren Patienten darauf zu achten, dass der Isthmus nicht < 4–5 mm ausgedünnt wird, da es sonst unter körperlicher Belastung zu Frakturen des kaudalen Gelenkfortsatzes mit Diskonnektion der medialen Gelenkfacette kommen kann. Sofern im Rahmen der Laminotomie nur ein sehr dünner seitlicher Knochensteg übrigbleibt, ist es vermutlich besser, die mediale Gelenkfacette primär zu entfernen, um eine Isthmusfraktur und das damit verbundene potenziell schmerzhafte Flottieren des Facettengelenks zu vermeiden.

Die für den translaminären Zugang geeigneten Bandscheibenvorfälle liegen deutlich kranial des Bandscheibenfachs in der Achselhöhle der austretenden Wurzel und verlagern diese nach dorsal und lateral (gegen den Pedi-

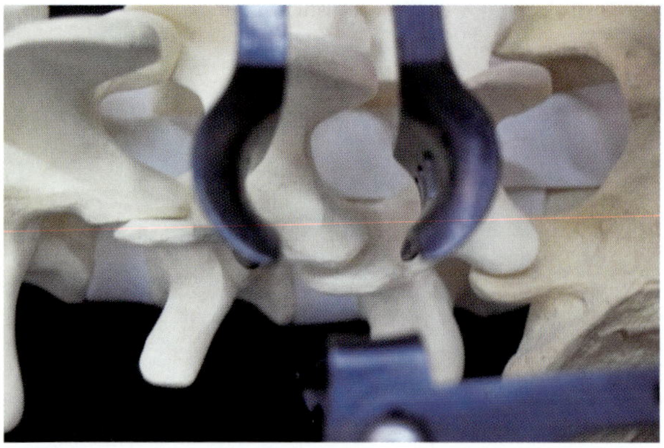

Abb. 5.46 Erweiterter Mittellinienzugang – die Muskulatur wird mithilfe eines Querspreizers von der Mittellinie bis über das Facettengelenk zum Ansatz der Querfortsätze retrahiert

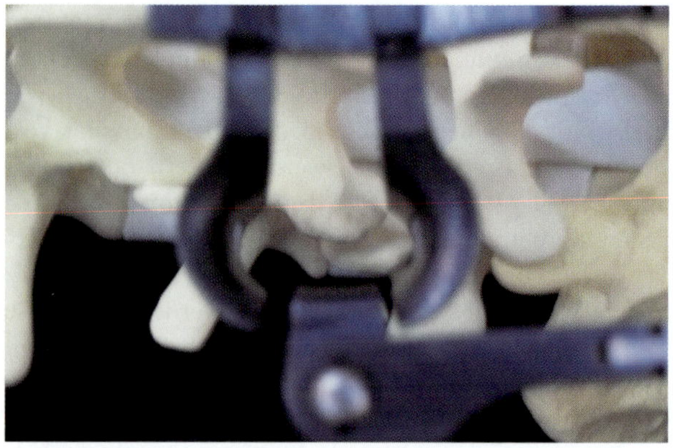

Abb. 5.47 Paraisthmischer Zugang – der extraspinale Zugang nach Reulen et al. (1996) ist auf den Isthmus des kaudalen Gelenkfortsatzes zentriert

kel). Bei der Eröffnung des Spinalkanals ist zu berücksichtigen, dass das Lig. flavum unter dem mittleren Abschnitt der Lamina endet und auch das intraspinale Fettgewebe unter der kranialen Lamina rarefiziert ist, sodass die Dura dort ohne jegliche Weichteilbedeckung direkt unterhalb des Wirbelbogens angetroffen wird. Hier ist also das Risiko einer iatrogenen Duraverletzung besonders hoch, sodass der Einsatz elektrischer oder pneumatischer Knochenfräsen mit entsprechender Vorsicht erfolgen muss.

## Extraspinaler Zugang

Extraspinale (extraforaminale) Bandscheibenvorfälle erfordern einen modifizierten operativen Zugang, der die Darstellung des Neuroforamens und der seitlichen Abschnitte des Bandscheibenfachs von außen ermöglicht. Die Eröffnung des Wirbelkanals ist dabei nicht erforderlich.

**Extraspinale Bandscheibenvorfälle – Zugangsvarianten**

- Erweiterter Mittellinienzugang
- Paraisthmischer Zugang nach Reulen und Ebeling
- Laterale Laminotomie mit partieller oder kompletter Facettektomie
- Modifizierter lateraler extraspinaler Zugang

### Erweiterter Mittellinienzugang

Dieser beinhaltet eine laterale Erweiterung des Mittellinienzugangs zum betroffenen Segment. Die paraspinale Muskulatur wird über das Facettengelenk nach lateral mobilisiert, bis die Querfortsätze ober- und unterhalb des Bandscheibenfachs sichtbar werden (Abb. 5.46). Der laterale Anteil des Neuroforamens und die austretende Nervenwurzel können dann unter Resektion der lateralen Facettengelenksanteile dargestellt werden. Bei Bedarf kann das Neuroforamen kombiniert von intraspinal (über eine interlaminäre Fensterung) und von extraspinal dargestellt werden. Der **Vorteil** dieses Zugangs liegt in seiner Übersichtlichkeit, da er direkte Sicht auf alle relevanten anatomischen Landmarken gestattet. Das Neuroforamen kann über seine gesamte Länge eingesehen, erweitert und ausgetastet werden. Der **Nachteil** liegt in der aufwendigen Präparation mit ausgeprägter Ablösung und Retraktion der paraspinalen Muskulatur, die in der Regel mit einer erheblichen Schädigung der Multifidus-Muskelgruppe vergesellschaftet ist.

### Paraisthmischer Zugang nach Reulen und Ebeling

Um die Nachteile des erweiterten Mittellinienzugangs zu umgehen, wurden bereits in den 1960er Jahren laterale Zugangsverfahren, zunächst zur Durchführung von Wirbelfusionen (► 5.27) entwickelt, welche die Darstellung der lateralen Elemente der Wirbelsäule vereinfachen und die Muskulatur schonen. Mitte der 1980er Jahre wurde der paramediane transmuskuläre Zugang zur Bedhandlung extraspinaler Bandscheibenvorfälle wieder aufgegriffen. Bei der von Reulen et al. (1996) beschriebenen Technik erfolgt der Zugang über eine paramediane Hautinzision auf Höhe der lateralen Grenze des Facettengelenks. Die paraspinale Muskulatur wird gespalten, das Facettengelenk zusammen mit dem Isthmus des kaudalen Gelenkfortsatzes dargestellt (Abb. 5.47). Die lateralen Anteile des Isthmus und der kranialen Gelenkfacette werden bei der Darstellung des Neuroforamenausgangs abgetragen. Im Neuroforamen wird die austretende Nervenwurzel aufgesucht und dann nach distal verfolgt. Die bandscheibenbedigte Raumforderung wird durch eine korrespondierende Verlagerung der Wurzel (nach lateral und dorsal) in ihrem extraspinalen Verlauf erkennbar, sodass dann die schrittweise Darstellung und Entfernung des Vorfalls erfolgen kann.

**Laterale Laminotomie (transpars-interarticularis) mit partieller oder kompletter Facettektomie** Dieses Verfahren stellt eine laterale Variante des o. g. translaminären Zugangs mit Dekonnektion und partieller oder vollständiger Resektion der oberen Gelenkfacette dar (◘ Abb. 5.48). Mittels Laminotomie und medialer Facettektomie können Rec. lateralis und Rec. subarticularis effizient dekomprimiert werden, während die Visualisierung des extraspinalen Kompartiments in der Regel unzureichend ist. Nach vollständiger Facettektomie können alle drei Kompartimente problemlos eingesehen werden. Der **Vorteil** dieses Zugangs liegt in der vollständigen Entdachung des Neuroforamens, die eine gemeinsame Darstellung sowohl des proximalen intraspinalen als auch des distalen extraspinalen Wurzelverlaufs erlaubt. Der **Nachteil** liegt im irreversiblen Verlust der stabilitätstragenden Funktion des Facettengelenks (der jedoch nach neueren biomechanischen Untersuchungen nicht gravierend ist) und dem erforderlichen Umfang der operativen Freilegung.

**Modifizierter lateraler extraspinaler Zugang**
Dieser stellt eine Variante des paraisthmischen Zugangs dar. Der Zugang wird nicht auf den Isthmus, sondern auf den Übergang zwischen Facettengelenk und unterem Querfortsatz (d. h. Querfortsatz unterhalb des Bandscheibenfachs) zentriert (◘ Abb. 5.49). Somit werden zunächst der Pedikel unterhalb des Zwischenwirbelfachs und dann der laterale Anteil der Bandscheibe im Bereich des unteren Neuroforamens (sog. *safe triangle*) dargestellt. Man gelangt über diese trianguläre Zone direkt auf den Bandscheibenvorfall, ohne vorgängig die Wurzel darstellen zu müssen. Im Bereich der sicheren triangulären Zone, die medial durch den Duralschlauch, kaudal durch den Pedikeloberrand und kraniolateral durch die austretende Nervenwurzel begrenzt wird, befinden sich keine neuralen Strukturen, sodass die Sicherheit des Zugangs gegenüber dem klassischen paratisthmischen Zugang, bei dem die Nervenwurzel **vor** Entfernung des Bandscheibenvorfalls identifiziert und dann retrahiert werden muss, deutlich verbessert ist. Nach Entlastung der Raumforderung lässt sich dann die Wurzel in ihrem extraspinalen Verlauf ohne relevante weitere Retraktion bis nach intraspinal verfolgen. Verbliebene Bandscheibenfragmente können dabei problemlos auch bis in das Neuroforamen hinein entfernt werden, ohne Isthmus oder Facettengelenk resezieren zu müssen. Dies erfordert eine ausreichende mediale Konvergenz des Zugangs, sodass der Hautschnitt 2 cm lateral des Facettengelenks angelegt wird. Unter stumpfer Spaltung des weitestgehend gefäßfreien intermuskulären Fettseptums zwischen M. multifidus und M. longissimus gelangt man ohne wesentliche Manipulation der paraspinalen Muskulatur direkt auf die laterale Gelenkfacette und den kaudalen Querfortsatz (unterhalb des betroffenen Bandscheibenfachs).

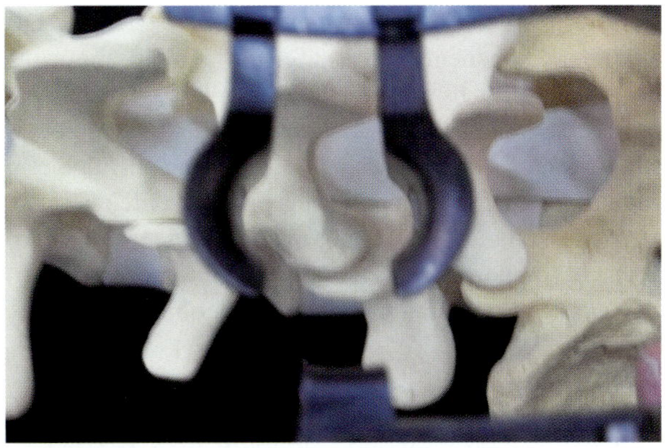

◘ **Abb. 5.48** Transpars-Laminotomie-Zugang. Zur periforaminalen Exploration werden Isthmus und Facettengelenk entfernt

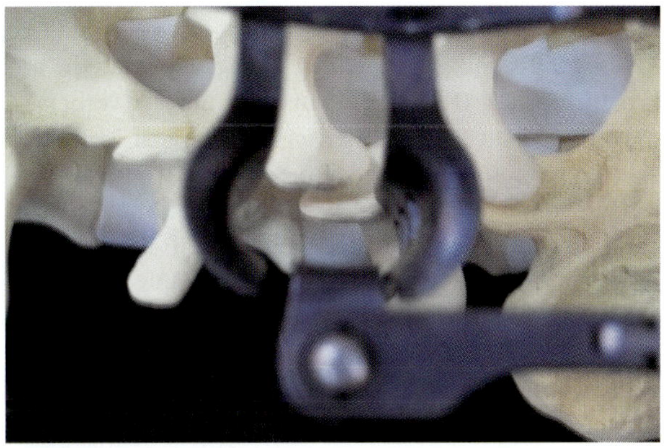

◘ **Abb. 5.49** Der modifizierte laterale extraspinale Zugang ist auf den Übergang zwischen unterer (lateraler) Gelenkfacette und Querfortsatz zentriert. Er führt über die sichere trianguläre Zone direkt auf Bandscheibenfach und Bandscheibenvorfall, ohne dass eine vorgängige Identifizierung der austretenden Nervenwurzel erforderlich ist

Diese beiden Strukturen werden partiell mit der Fräse abgetragen, um den Pedikel und das unmittelbar kranial befindliche Bandscheibenfach zu identifizieren.

## Mikrochirurgische Dekompression bei Spinalkanalstenose

Die osteoligamentäre Erweiterung des Spinalkanals bei degenerativen oder kongenitalen Stenosen ist neben der Mikrodiskektomie eine der typischen mikrochirurgischen Standardoperationen in der Wirbelsäulenchirurgie. Die typische Verengung des Wirbelkanals ist häufig nicht konzentrisch, sondern kleeblattartig konfiguriert und entsteht im Zuge progredienter degenerativer segmentaler Veränderungen mit breitbasiger Bandscheibenprotrusion, Verdickung des Lig. flavum und hypertropher Spondylarthropathie auf dem Boden einer segmentalen Mikro- oder Makroinstabilität. Bei der Spinalkanalstenose lassen sich eine zentrale und eine laterale Komponente (Rezessusstenose und Neuroforamenstenose) unterscheiden. Die zentrale Komponente führt aufgrund der Einschnürung des Duralschlauchs mit Kompression aller zentralen Caudafasern zur klassischen Claudicatio-spinalis-Symptomatik, während der rezessalen und foraminalen Enge rein radikulopathische Symptome zugeordnet werden können. Je nach individueller Ausprägung der beiden morphologischen Komponenten treten diese Symptome jeweils isoliert oder in Kombination unilateral oder bilateral auf.



### Bilateraler Zugang

Da in den meisten Fällen eine bilaterale osteoligamentäre Entlastung des Spinalkanals erforderlich ist, beinhaltete das klassische Dekompressionskonzept einen beidseitigen Zugang, insbesondere um die Recessus erreichen zu können. Während bis Ende des vergangenen Jahrhunderts mehrheitlich dekompressive Laminektomien in makroskopischer Technik durchgeführt wurden, hat sich die mikrochirurgische Dekompression aufgrund der verbesserten intraoperativen Visualisierung der neuralen Strukturen und der geringeren Komplikationsraten in den letzten Jahren zunehmend durchgesetzt. Über einen Mittellinienzugang wird die Paravertebralmuskulatur beidseits bis auf die Facettengelenke abgelöst, anschließend erfolgen bilateral erweiterte interlaminäre Fensterungen unter partieller Resektion der kranialen und kaudalen Laminae, der medialen Facettengelenksanteile und des Lig. flavum. In der Regel ist die Resektion einer begleitenden breitbasigen Protrusion weder erforderlich noch sinnvoll, da sie die zugrunde liegende segmentale Instabilität erhöht.

Das Operationsziel ist erreicht, wenn die Nervenwurzeln und der Duralschlauch beidseits frei pulsieren und der Wurzelverlauf entlang des Rezessus bis in den Neuroforameneingang frei mit einem Nervenhäkchen auszutasten ist. Die **Vorteile** des bilateralen Zugangs liegen in der einfachen und übersichtlichen Darstellung sowohl der zentralen wie auch der rezessalen und foraminalen Kompartimente des Spinalkanals, die **Nachteile** in der Notwendigkeit einer beidseitigen Ablösung der Paraspinalmuskulatur mit erhöhtem Zeitaufwand und Blutverlust sowie einer potenziellen segmentalen Destabilisierung.

### Unilateraler Zugang

Der unilaterale Zugang zur bilateralen Dekompression des Spinalkanals wurde in den 1990er Jahren von Spetzger und Weiner (Spetzger et al. 1997a,b, Weiner et al. 1999) beschrieben. Dabei erfolgt über einen unilateralen Mittellinienzugang zunächst eine ipsilaterale interlaminäre Fensterung, um dann durch Unterschneiden des Dornfortsatzes auf die kontralaterale Seite zu gelangen und dort ebenfalls eine erweiterte interlaminäre Fensterung und Foraminotomie durchzuführen. Das Spekulum wird dabei nach medial in Richtung auf die Basis des Dornfortsatzes der kranialen Lamina gekippt, um den Einblick in den kontralateralen Rezessus zu ermöglichen (▫ Abb. 5.50).

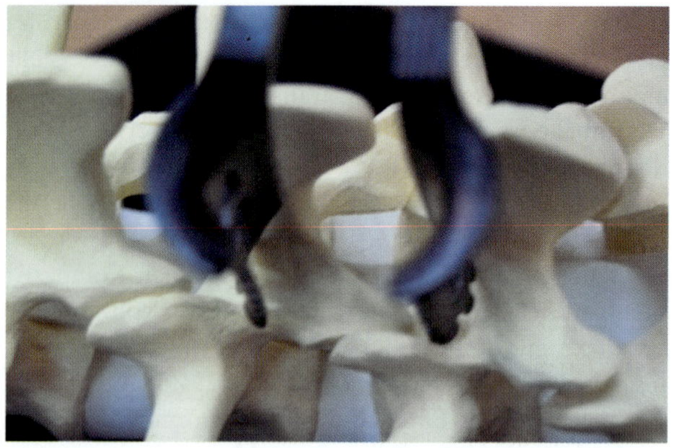

▫ **Abb. 5.50** Mediale Kippung des Spekulums zur kontralateralen Dekompression des Spinalkanals über einen unilateralen Zugang. Der kontralaterale Rezessus ist nach Abtragung der Basis des Dornfortsatzes vollständig einsehbar

Das Lig. flavum, welches den Inhalt des Spinalkanals während der knöchernen Dekompression schützt, wird erst nach Abschluss der kontralateralen knöchernen Fensterung reseziert, um iatrogene Verletzungen des Duralschlauchs bzw. der Nervenwurzeln während der Knochenresektion mittels Fräse und Stanzen zu vermeiden. Der Einsatz einer Hochgeschwindigkeitsfräse (insbesondere auf der Gegenseite des Zugangs) nach Entfernung des Lig. flavum birgt ein hohes Risiko einer iatrogenen Duraverletzung.

Die **Vorteile** des unilateralen Zugangs liegen in der Zeitersparnis sowie dem gegenüber der bilateralen Fensterung deutlich geringeren Blutverlust und einer minimalen Schädigung der paraspinalen Muskulatur. Da sich über den limitierten Zugang die Wundfläche insgesamt reduzieren lässt, resultiert neben verringertem Wundschmerz auch eine beschleunigte postoperative Mobilisierung (Costa et al. 2007, Spratt et al. 2004, Rahman et al. 2008). Aufgrund der reduzierten Zugangsdimensionen und des Erfordernisses der kontralateralen Dekompression über einen schmalen Korridor unterhalb des Dornfortsatzes sind entsprechende manuelle Fertigkeiten und ein versierter Umgang mit dem Operationsmikroskop gefordert. Ansonsten bestehen gegenüber dem konventionellen bilateralen Zugang keinerlei formale Nachteile.

## 5.26.5 Komplikationen – Vermeidung und Management

Die typischen und somit aufklärungspflichtigen Komplikationen der mikrochirurgischen Diskektomie bzw. spinalen Dekompression umfassen **allgemeine** (Blutung, Infektion, Wundheilungsstörung, perioperative Thrombose) und **spezielle** Komplikationen (neurologische Ausfälle, Verletzung großer prävertebraler Gefäße). Hinzu kommen gesonderte **Risiken aufgrund anatomischer Anomalien** (z. B. gedoppelter oder abnormaler Wurzelabgang, interradikuläre Anastomosen etc.) **oder möglicher Voroperationen** mit konsekutiven intraspinalen Adhäsionen.

### Risiken der typischen intraoperativen Komplikationen

- Radikuläre sensomotorische Defizite durch iatrogene Wurzelverletzung: < 1%
- Iatrogenes Caudasyndrom: < 1%
- Duraverletzung: < 7%
- Iatrogene segmentale Instabilität: 10–30%
- Pseudomeningozele: < 1%
- Liquorfistel: < 1%
- Symptomatische intraspinale Nachblutung: < 5%
- Wundinfektion: < 2%
- Rezidiv-Bandscheibenvorfall: < 5%
- Diszitis: 0,1–11,7%
- Verletzung großer prävertebraler Gefäße: < 0,0001%

Diese Prozentsätze gelten **nur für Primäreingriffe**; bei Revisionseingriffen liegt das Risiko je nach Komplikationsart deutlich höher. Das Risiko einer iatrogenen Nervenwurzel- oder Caudaverletzung kann durch adäquate Ausleuchtung und Visualisierung des Spinalkanalinhalts (d. h. Einsatz der mikrochirurgischen Technik) sowie atraumatische und blutarme Präparation während der Dekompression effektiv reduziert werden. Darüber hinaus sind brüske Manipulationen von Wurzel und Duralschlauch zu vermeiden, um iatrogenen sensomotorischen Funktionseinbußen bzw. der Entwicklung eines neuropathischen Schmerzsyndroms vorzubeugen. Bei der Behandlung ausgeprägter Spinalkanalstenosen besteht v. a. bei älteren Patienten ein erhöhtes **Risiko einer intraoperativen Duraverletzung**.

### Maßnahmen zur Vermeidung einer intraoperativen Duraverletzung

- Belassen des Lig. flavum in situ für den gesamten Verlauf der knöchernen Dekompression, v. a. der Gegenseite bei unilateralen Zugängen
- Bei unilateralen Zugängen sollte mit der Flavektomie auf der Gegenseite begonnen werden, um die Herniation des komprimierten Duralschlauchs in den ipsilateralen Zugangsbereich und somit eine Obstruktion des Korridors zur Gegenseite zu verhindern

▼

- Sicherstellung einer ausreichenden knöchernen Dekompression vor Beginn der Flavektomie zur Vermeidung einer relevanten ossären Nachresektion bei freiliegendem Duralschlauch
- Grundsätzlicher Verzicht auf den Einsatz einer Fräse nach partieller oder vollständiger Flavektomie
- Bei ausgeprägten Spinalstenosen älterer Patienten ragt das Lig. flavum oft faltenartig in den Spinalkanal hinein, sodass der komprimierte Duralschlauch eine irreguläre Form einnimmt; daher muss beim Abtragen des Lig. flavum besondere Sorgfalt aufgewendet werden, um unbeabsichtigtes Mitfassen der Dura zu vermeiden

Der Einsatz folgender **adaptierter operativer Strategien** ist hilfreich zur Vermeidung intraoperativer Probleme:

- Das Lig. flavum lässt sich problemlos mit einem Dissektor in Faserrichtung spalten. Auf diese Weise gewinnt der Operateur rasch einen Überblick über den Durchmesser des Lig. flavum und die Position des Duralschlauchs.
- Das Abtragen des gelben Bandes erfolgt nach Laminotomie zunächst im Bereich des kranialen Halbbogens, da dort das Lig. flavum den geringsten Durchmesser besitzt. Der Stanzenschuh sollte dabei zunächst nach kraniolateral gerichtet sein. Nach Ablösen des Lig. flavum von der kranialen Lamina lässt es sich in der Regel problemlos in kaudaler Richtung entfernen. Dabei sollte der Stanzenschuh ebenfalls leicht nach lateral (entsprechend dem Wurzelverlauf) gerichtet sein.
- Die Dekompression des Rec. lateralis erfolgt von kranial her in kaudolateraler Richtung auf den Eingang des Neuroforamens zu. Die traversierende Nervenwurzel lässt sich spätestens in ihrem Verlauf um den Pedikel identifizieren. Aufgrund der zwar selten, aber regelmäßig anzutreffenden Lage- und Formvarianten lumbaler Nervenwurzeln (*conjoined root*, aberranter Verlauf, gemeinsamer Austritt zweier Wurzeln über ein Neuroforamen, interradikuläre Anastomosen etc.) ist bei der Dekompression des Rec. lateralis Vorsicht geboten.

> **Die Darstellung einer Wurzel im medialen Rezessusbereich schließt die Existenz einer weiteren, lateral davon verlaufenden Spinalnervenwurzel nicht aus!**

- Residuale (para)mediane Flavumreste im Bereich der kaudalen Lamina sollten belassen werden. An dieser Lokalisation finden sich regelmäßig bandartige Adhärenzen zwischen Lig. flavum und Dura. Werden diese mit der Stanze gefasst, kommt es zur typischen lang-

streckigen längsgerichteten mittelliniennahen Eröffnung der Dura. Derartige Duraverletzungen sind aufgrund ihrer Lage unterhalb des Dornfortsatzes insbesondere bei unilateralen Zugängen schwer zu erreichen und direkt mittels Naht zu verschließen. Außerdem liegen die sakralen Faszikel in der Mittellinie nicht selten weit dorsal, sodass sakrale Faszikelverletzungen (mit konsekutiven Blasen-Mastdarm-Funktionsstörungen) infolge iatrogener mittelliniennaher dorsaler Duraläsionen häufiger als bei lateralen oder ventrolateralen Duraeröffnungen beobachtet werden.
- Vorangegangene Operationen mit intraspinaler Narbenbildung erhöhen das Risiko einer iatrogenen Duraverletzung, ebenso wie die Ausdünnung des Duralschlauchs bei älteren Patienten. Sofern eine intraoperative Duraverletzung aufgetreten ist, sollte primär ein wasserdichter Verschluss mittels nichtresorbierbarer Naht bzw. Durapatch, Fettpatch und/oder Fibrinkleber erfolgen, um die Ausbildung einer Pseudomeningozele oder Liquorfistel zu verhindern. Ausgetretene Faszikel sollten, soweit möglich, vollständig nach intradural reponiert werden. Im Rahmen der Durarekonstruktion muss eine Schädigung von Nervenfaszikeln durch brüske Manipulationen oder durch den Nahtvorgang (Einbezug an der Dura adhärenter Faszikel in die Naht) vermieden werden.

Zur Entstehung einer **iatrogenen segmentalen Instabilität** nach dekompressiven Eingriffen an der LWS, die im langfristigen Verlauf bei bis zu 30% der Patienten beobachtet wird (Caputy u. Luessenshop 1993), tragen folgende Faktoren bei:
- Laminektomie mit Resektion des posterioren Bandapparats (Rao et al. 2002),
- subtotale oder totale Facettengelenksresektion (Okawa et al. 1996),
- erweiterte Ausräumung des Zwischenwirbelraums (Krenn et al. 2008).

Durch Vermeidung einer ausgeprägten segmentalen Destabilisierung infolge iatrogener resektionsbedingter Facettengelenksinkompetenz und Ausräumung des Bandscheibenfachs im Rahmen lumbaler Dekompressionseingriffe kann die Inzidenz segmentaler mechanischer Dekompensationen gesenkt und darüber das mittel- und langfristige klinische Outcome potenziell verbessert werden (Costa et al. 2007). Auch bei multisegmentalen Eingriffen trägt die Technik der interlaminären Fensterung (als Alternative zur Laminektomie) maßgeblich zum Erhalt der segmentalen Stabilität bei (Okawa et al. 1996, Lu et al. 1999).

Die Inzidenz raumfordernder epiduraler Nachblutungen nach spinalen Dekompressionseingriffen liegt bei 60–80% (Koitilainen 1994, Koitilainen et al. 1994). Allerdings wird nur ein Bruchteil davon klinisch symptomatisch. Die effektivsten Maßnahmen zur **Vermeidung klinisch relevanter Nachblutungen** bestehen in einem möglichst kleinen Zugang, einer sorgfältigen Hämostase, der Auflagerung von Gelatineschwämmchen auf den eröffneten Wirbelkanal und der Einlage von Drainagen, insbesondere bei bilateralen oder multisegmentalen Eingriffen. Nach intraoperativer Duraeröffnung sollten Drainagen ohne Sog eingelegt werden, um das Auftreten von Pseudomeningozelen oder Liquorfisteln nicht zu begünstigen.

Das **Risiko der Wundinfektion** konnte mit Einführung der intraoperativen Single-shot-Prophylaxe durchgreifend auf unter 2% gesenkt werden (Bongartz et al. 1994). Darüber hinaus ist eine deutliche Reduktion der Inzidenz von Wundheilungsstörungen oder Wundinfektionen nach minimalinvasiven Eingriffen festzustellen, die vermutlich ein Resultat des reduzierten Weichteiltraumas mit weitestgehender Erhaltung gut durchbluteter (und dementsprechend immunkompetenter) Wundflächen sowie des fehlenden Totraums zwischen Muskulatur und Knochenoberflächen darstellt.

> **Die Rezidivrate nach Bandscheibenoperationen lässt sich nachweislich nicht durch eine ausgiebige Ausräumung oder forcierte Curettage des Zwischenwirbelraums reduzieren.**

Die Lokalrezidivraten nach Bandscheibenoperationen mit reiner Sequestrektomie und solchen mit zusätzlicher partieller Ausräumung des Bandscheibenfachs sind identisch (Thome et al. 2005, Faulhauer u. Manicke 1995, Balderston et al. 1991). Die Inzidenz der postoperativen Diszitis sowie die Inzidenz persistierener Rückenschmerzen steigen hingegen nach aggressiver Curettage des Bandscheibenfachs deutlich an, sodass diese Maßnahme nicht mehr empfohlen werden kann. Darüber hinaus kann das Risiko einer Verletzung großer prävertebraler Gefäße bei Verzicht auf eine aggressive Ausräumung des Zwischenwirbelfachs vollständig eliminiert werden (Balderston et al. 1991).

## 5.26.6 Klinische Ergebnisse

### Mikrochirurgische Diskektomie

Die klinischen Ergebnisse nach lumbalen Bandscheibenoperationen zählen zweifellos zu den bestdokumentierten unter allen Wirbelsäuleneingriffen. Derzeit kann unter Zugrundelegung einer adäquaten Indikationsstellung (radikuläres Syndrom) von einer langfristigen Erfolgsrate (anhaltende Besserung oder Beseitigung der radikulären Symptomatik) von deutlich über 90% ausgegangen werden. Bei jüngeren Patienten ohne einschlägige psychosoziale Risikofaktoren kann in über 80% der Fälle mit einer

Wiederaufnahme der Arbeit gerechnet werden (Dewing et al. 2008, Gould 1980, Kotilainen et al. 1993, Kotilainen et al. 1994). Die Übereinstimmung in der Bewertung des Behandlungserfolgs zwischen Patienten und behandelden Chirurgen ist in der Regel hoch (Rönnberg et al. 2007). Im Rahmen einer prospektiven Studie an Patienten mit lumbalen Bandscheibenvorfällen zeigte sich, dass die Mehrzahl der operativ behandelten Patienten zwar mit dem Behandlungsergebnis an sich, nicht jedoch mit den begleitenden Informationen über Behandlungsverlauf, berufliche Wiedereingliederung etc. zufrieden waren (Rönnberg et al. 2007).

Der intraoperative Blutverlust bei einem einfachen Bandscheibeneingriff beträgt bei mikrochirurgischer Technik im Durchschnitt deutlich unter 100 ml, die durchschnittliche Operationsdauer 45–60 min (Harrington u. French 2008). Eine klare Beziehung zwischen den Ergebnissen der operativen Revision mit Dekompression bei Caudasyndrom und der präoperativen Dauer der Symptomatik konnte bislang nicht etabliert werden (Buchner u. Schiltenwolf 2002). In der Regel sind weder die präoperativen bildgebenden und klinischen Befunde noch das im Rahmen des Revisionseingriffs beobachtete Ausmaß der lokalen Kompression mit der Ausprägung des Caudasyndroms korreliert (Gitelman et al. 2008). Grundsätzlich erscheint es jedoch sinnvoll, nach erfolgter klinischer Diagnose eines Caudasyndroms den Revisionseingriff möglichst rasch durchzuführen (Gitelman et al. 2008).

Die chirurgische Behandlung lumbaler Bandscheibenvorfälle führt im Vergleich mit der konservativen Therapie verständlicherweise zu einer deutlich schnelleren Symptomreduktion, wobei besonders dem Vorliegen einer präoperativ ausgeprägten radikulären Symptomatik mit geringer oder fehlender Rückenschmerzkomponente und kurzer präoperativer Symptomdauer ein hoher prädiktiver Wert für ein gutes klinisches Outcome zukommt (Postacchini 1996). Bei extraspinalen Vorfällen führt die konservative Therapie lediglich in 10% der Fälle zu einem befriedigenden Resultat (Epstein 1995, 2002).

Durch Einsatz der mikrochirurgischem Operationstechnik lässt sich innerhalb der ersten postoperativen Wochen im Vergleich zur Makrodiskektomie ein besseres klinisches Outcome erzielen (Postacchini 1996). Das schrittweise Angleichen der klinischen Ergebnisse nach Mikrodiskektomie, Makrodiskektomie und konservativer Therapie über einen Beobachtungszeitraum von 10 Jahren lässt sich v. a. auf therapieunabhängig fortschreitende degenerative Veränderungen der lumbalen Bewegungssegmente zurückführen (Postacchini 1996, Atlas et al. 2005a), wobei sowohl das Ausmaß der Symptomreduktion als auch die berufliche Wiedereingliederungsquote und die Patientenzufriedenheit in der chirurgisch behandelten Gruppe höher ist (Atlas et al. 2005a). Ob sich die Ergebnisse nach Revisionseingriffen zur Behandlung lumbaler Rezidivbandscheibenvorfälle (Atlas et al. 2005a,b) deutlich von denjenigen der Primäroperation unterscheiden, kann anhand der vorliegenden Literatur nicht schlüssig beantwortet werden (Suk et al. 2001, Ebeling et al. 1989, Papadopoulos et al. 2006). Eine erhebliche Abnahme der operativen Erfolgsrate, wie weitläufig angenommen, ist bei klarer Indikation jedenfalls nicht zu erwarten (Palma et al. 2008).

Bei jungen, körperlich aktiven Patienten lassen sich durchschnittlich bessere Langzeitergebnisse erzielen als bei älteren, multimorbiden oder adipösen Patienten. Die Ergebnisse nach Diskektomie im Segment $L_5/S_1$ sind besser als nach Eingriffen in Höhe $L_{4/5}$ (Dewing et al. 2008). Außerdem führt die Entfernung sequestrierter Vorfälle zu besseren Resultaten als Eingriffe bei subligamentären (v. a. breitbasigen medianen) Bandscheibenvorfällen (Dewing et al. 2008, Kotilainen et al. 1993). Es besteht eine Korrelation zwischen Patientenalter und segmentaler Lokalisation lumbaler Bandscheibenvorfälle: Mit zunehmendem Alter sind die oberen Segmente der LWS ($L_{3/4}$ und oberhalb) signifikant häufiger betroffen (Dammers u. Koehler 2002).

Eine finnische Studie konnte zeigen, dass lediglich 37% der Patienten mit breitbasigen Protrusionen postoperativ wieder ohne Einschränkungen in ihrem Beruf arbeiten konnten (Wiederaufnahme der Berufstätigkeit insgesamt bei 68%), während dies bei 50% (76%) der Patienten mit subligamentärem Prolaps und bei 60% (85%) der Patienten mit freien Sequestern zu beobachten war (Kotilainen et al. 1993). Nikotinabusus konnte als weiterer unabhängiger negativer Prädiktor für das klinische Outcome identifiziet werden (Dewing et al. 2008).

Der Prozentsatz klinisch relevanter segmentaler Instabilitäten nach lumbaler Bandscheibenoperation liegt nach 3–5 Jahren um 20% (Kotilainen et al. 1994). Die progrediente degenerative Segmentinstabilität ist somit einer der wesentlichen Prädiktoren für einen unzufriedenstellenden Langzeitverlauf nach lumbalen Bandscheibenoperationen (Kotilainen et al. 1994).

### Mikrochirurgische Dekompression bei Spinalkanalstenose

Die klinischen Ergebnisse der chirurgischen Dekompression lumbaler Spinalstenosen unterscheiden sich zwar im Einzelnen von denjenigen nach lumbaler Mikrodiskektomie, sind jedoch angesichts des in der Regel deutlich höheren durchschnittlichen Patientenalters (10-Jahres-Überlebensrate: 67%; Atlas et al. 2005b) und der damit verbundenen Komorbidität trotzdem recht befriedigend (Williams 1986). Zudem führen konservative Maßnahmen, wie z. B. peridurale Kortikoidapplikationen, in der Regel nicht zu einer anhaltenden Symptomreduktion

(Cuckler et al. 1985). Verschiedene Studien dokumentieren über längere Beobachtungszeiträume zwischen 2 und 7 Jahren eine hohe Patientenzufriedenheit nach monosegmentalen lumbalen Dekompressionseingriffen (Sasai et al. 2008, Iwatsuki et al. 2007). Vorbestehende segmentale Instabilitäten (degenerative Pseudolisthese) zeigten zwar im Verlauf eine gewisse Progredienz, was sich jedoch nicht in einer wesentlichen Beeinträchtigung des klinischen Outcome niederschlug (Sasai et al. 2008). Die mittlere Verbesserung des JOA Score 5 Montate nach lumbaler Dekompression betrug 80%. Dabei waren die präoperativen Lumbalgien um 70%, die ischialgiformen Symptome um 87% gebessert (Adachi et al. 2003). Die Verbesserung Kraftentwicklung in den unteren Extremitäten betrug durchschnittlich 70%, die der Claudicatio spinalis sogar 98%. Analog zur lumbalen Bandscheibenoperation fanden sich auch nach Dekompression des lumbalen Spinalkanals bessere Ergebnisse, wenn der Eingriff innerhalb von 2 Jahren nach Einsetzen der Symptome vorgenommen wurde (Adachi et al. 2003).

Ganz ähnliche Langzeitergebnisse konnten im Rahmen einer großen prospektiven Langzeitstudie (*Maine Lumbar Spine Study*) gewonnen werden (Atlas et al. 2005b). Dabei war die klinische Symptomatik in der Gruppe der chirurgisch behandelten Patienten ausgeprägter als in der konservativ behandelten Gruppe. Die funktionellen Ergebnisse nach 1 und 4 Jahren waren in der operativen Gruppe nachweislich besser. Nach 8–10 Jahren gab jeweils knapp die Hälfte der Patienten beider Gruppen eine Besserung der ursprünglich bestehenden Rückenschmerzen an. Allerdings fanden sich bei Patienten der operativ behandelten Gruppe deutlich geringer ausgeprägte Beinschmerzen und eine deutlich ausgeprägtere Verbesserung des rückenspezifischen Funktionsstatus (Atlas et al. 2005b). Bei 23% der operativ behandelten Patienten erfolgte innerhalb des 10-jährigen Beobachtungsintervalls mindestens ein weiterer lumbaler Eingriff, während bei 39% der ursprünglich konservativ behandelten Patienten binnen 10 Jahren ein operativer Eingriff an der LWS vorgenommen wurde.

Ähnliche Resultate wurden von Oertel et al. (2006) im Rahmen einer Langzeitverlaufsuntersuchung nach bilateraler lumbaler Dekompression über einen unilateralen Zugang bei 133 Patienten beobachtet. Bei 98% der Patienten ließ sich unmittelbar postoperativ eine deutliche Verbesserung der präoperativen Symptome feststellen, die nach 10 Jahren bei 85% der Patienten Bestand hatte. Die Reoperationsrate im Untersuchungszeitraum betrug 12%.

## 5.27 Fusionierende und dynamisch-stabilisierende Verfahren

### 5.27.1 Historischer Überblick

Ein Wirbelsäulenabschnitt, der sein Alignement unter physiologischer Belastung in jeder Achse aufrechterhalten und dabei die neuralen Elemente schützen kann, erfüllt formal die Kriterien der Stabilität. Verschiedene Erkrankungen können zu einer Beeinträchtigung oder Aufhebung der spinalen Stabilität führen. Stabilisierende Eingriffe stellen daher seit der Frühzeit der Wirbelsäulenchirurgie ein Schlüsselkonzept der Versorgung diverser Wirbelsäulenleiden dar. Die instrumentelle Fixierung der Wirbelsäule ist dabei eine wesentliche Komponente in der Behandlung traumatischer, neoplastischer, entzündlicher und degenerativer Wirbelsäulenerkrankungen. Die ersten Berichte über spinale Stabilisierungseingriffe stammen aus dem späten 19. Jahrhundert von Wilkins (1888) und Berthold Ernest Hadra (1891). Beide verwendeten Silberdrähte zur Dornfortsatzcerclage bei dislozierten Wirbelfrakturen.

#### Nichtinstrumentierte Fusionsverfahren

Fritz Lange verwendete 1910 zur Verbindung benachbarter Dornfortsätze zunächst Zelluloid, später Stahlstäbe zur Stabilisierung, allerdings ohne formale Fusion (Lange 1910). Über die **dorsale Wirbelfusion** berichteten Russel Hibbs und Fred Albee unabhängig voneinander, jedoch fast zeitgleich im Jahre 1911 (Albee 1911, Hibbs 1911). Hibbs wendete nach zahlreichen vorgängigen Tierversuchen die posteriore Fusion zur Behandlung tuberkulöser Spondylitiden an (Hibbs 1911), während Albee fast zeitgleich seine Ergebnisse nach operativer Fusion bei tuberkulöser Spondylitis veröffentlichte. Albees Fusionstechnik bestand in der Anlagerung autologer Tibiaspäne auf die zuvor gespaltenen Dornfortsätze der betroffenen Wirbel. Hibbs hingegen dekortizierte die Wirbelbögen als Fusionsbett. Seine Technik wurde 1922 von McKenzie-Forbes (Auflagerung kortikaler Knochenspäne auf die dekortizierte Lamina) und 1933 von Ghormley (Einsatz autologer Beckenkammspäne als Fusionsmasse) modifiziert (McKenzie-Forbes 1922, Ghormley 1933). 1924 beschrieb Hibbs den Einsatz seiner Technik der spinalen Fusion zur Behandlung von Skoliosen bei 59 Patienten (Hibbs 1924), während Burns und Mercer bereits zu Beginn der 1930er Jahre lumbosakrale Spondylolisthesen mittels Fusion behandelten (Burns 1933, Mercer 1936).

Die **posterolaterale (intertransversale) Fusion** geht auf Campbell zurück, der autologe Beckenkammspäne als Fusionsmasse zwischen die Querfortsätze einbrachte und auf diese Weise Fusionen zwischen $L_4$ und Sakrum erreichte (Campbell 1939). Diese Technik verbreitete sich ab

Mitte des 20. Jahrhunderts zur Behandlung spinaler Pseudarthrosen.

1953 erfolgte die Erstbeschreibung des lateralen intermuskulären Zugangs zu den Querfortsätzen mit Anlagerung trikortikaler Beckenkammspäne zur intertransverasle n (posterolateralen) Fusion (Watkins 1953). Diese Technik wurde 1968 durch Wiltse in Form des **posterolateralen intermuskulären Zugangs** (*sacrospinalis splitting approach*) modifiziert, der bis heute die Basis sämtlicher (minimalinvasiver) muskelerhaltender paramedianer Fusions- und Instrumentationstechniken darstellt (Wiltse et al. 1968). Bereits zu dieser Zeit ließen sich Fusionsraten von über 90% bei nichtinstrumentierten mono- und bisegmentalen Eingriffen erzielen (Wiltse u. Hutchinson 1964).

## Instrumentierte Fusionsverfahren

Aufgrund der Nachteile nichtinstrumentierter Fusionsverfahren (keine Primärstabilität, Notwendigkeit einer längeren Immobilisation, keine Repositionsmöglichkeit, Ausbildung von Pseudarthrosen bei unzureichender Immobilisation) bestand bereits frühzeitig das Bedürfnis, den Fusionsprozess mittels **instrumenteller interner Fixation** zu unterstützen. King berichtete 1948 über seine Technik der Facettengelenksverschraubung, mit der er eine 90% Fusionsrate bei lumbosakralen Stabilisierungen erreichte (King 1948). Die interspinöse Plattenosteosynthese wurde 1952 von Wilson und Straub beschrieben (Wilson u. Straub 1952). Dieses Verfahren konnte sich jedoch aufgrund der unzureichenden Primärstabilität und der mäßigen klinischen Ergebnisse nicht durchsetzen. Eine der heutigen translaminären Verschraubung ähnliche Technik wurde 1959 von Boucher eingeführt (Boucher 1959). Während der 1960er Jahre kam die von Harrington propagierte Distraktions-Stabfixierung auf, die primär zur Behandlung spinaler Deformitäten eingesetzt wurde (Harrington 1962). Raymond Roy-Camille beschrieb 1970 eine neue interne Fixationstechnik mittels Schrauben und Platten (Roy-Camille 1970). Das Verfahren der sublaminären Drahtcerclage, kombiniert mit Längsträgern aus Stahl, wurde 1982 von Luque zur Skoliosekorrektur propagiert (Luque 1982).

Der Vorläufer des modernen Wirbelsäulenfixateurs stammt von Friedrich Magerl, der perkutan eingebrachte Pedikelschrauben mit einem externen Fixateur kombinierte (Magerl 1984). 1985 wandelte Walter Dick den spinalen Fixateur externe von Friedrich Magerl durch Internalisierung der Schraubenkonnektoren und Längsträger in den heute gebräuchlichen Fixateur interne um (Dick et al. 1985). Zeitgleich berichteten Yves Cotrel und Jean Dubousset über den Einsatz eines modularen Stabsystems (CD-System) in der Skoliosechirurgie (Cotrel u. Dubousset 1984), während Steffee die Technik der transpedikulären Fixation mittels eines Schrauben-Platten-Systems in den USA popularisierte (Steffee et al. 1986). Anfänglich wurde dieses neue Verfahren in den USA nur sehr zögerlich angewandt, zumal der Einsatz von Pedikelschrauben in den ersten Jahren nach der Einführung durch medikolegale Probleme massiv erschwert wurde.

Die Ursprünge der anterioren Instrumentation liegen in den 1940er Jahren (Henschen 1942). Die von Dwyer entworfene anteriore Fixierung mittels drahtverbundener Wirbelkörperschrauben konnte sich aufgrund relativ hoher Komplikationsraten nicht durchsetzen (Dwyer 1973, Dwyer et al. 1976). Zielke und von Strempel modifizierten das Dwyer-System, indem sie die Schrauben mit einem Gewindestab kombinierten. Dieses Verfahren wurde als **ventrale Derotationsspondylodese** (VDS) bekannt und ließ bislang nicht erreichbare Korrekturergebnisse zu (Zielke u. Berthet 1978). Es gilt daher als Vorläufer der modernen anterioren Korrektur- und Stabilisierunssysteme. Die Primärstabilität war bei diesem Verfahren allerdings ebenfalls relativ gering. Das im Jahre 1996 von Kaneda vorgestellte Doppelschrauben-Doppelstab-System konnte hingegen bereits biomechanische Werte vorweisen, die mit jenen moderner anteriorer Schrauben-Stab- bzw. Plattensysteme vergleichbar sind (Kaneda et al. 1996).

Das Konzept der **intersomatischen Fusion** wurde aufgrund der Erkenntnis, dass die primäre lasttragende Achse der Wirbelsäule im Bereich der Wirbelkörper und nicht der dorsalen Element liegt, bereits Mitte des 20. Jahrhunderts aufgegriffen. Bereits 1945 berichtete Cloward über die erste **posteriore interkorporelle Fusion** (PLIF), 1952 folgte die Veröffentlichung der Ergebnisse seiner Methode in einer großen Serie von 321 Patienten (Cloward 1952). Cloward verwendete Beckenkammspäne, die über interlaminäre Fensterungen in das Zwischenwirbelfach eingebracht wurden. Es folgten eine Vielzahl weiterer technischer Varianten und Modifikationen (Sacks 1966, Crock 1981) und die Einführung von Allograft bzw. Fusionskörbchen aus Stahl, Titan und Kunststoff sowie schließlich die Kombination mit der posterioren Fixierung zur Erhöhung der Primärstabilität.

Die **anteriore Variante der intersomatischen Fusion** wurde ebenfalls bereits Mitte des 20. Jahrhunderts, zunächst zur Behandlung der Spondylolisthese, eingesetzt (Lane u. Moore 1948). 1944 beschrieb Iwahara die Vorteile des anterioren retroperitonalen Zugangs zur anterioren Wirbelfusion, mit dem die bekannten Nachteile der Bauchhöhleneröffnung effektiv und ohne Nachteile bei der Freilegung der Wirbelsäule umgangen werden konnten (Iwahara 1944). Capener berichtete 1954 über seine Technik der **anterioren lumbalen interkorporellen Fusion** (ALIF), bei der er autologe Tibiaspäne über einen transperitonealen Zugang in den betroffenen Zwischenwirbelraum einbrachte (Capener 1954).

Wiltberger führte 1957 die anteriore interkorporelle Fusion mit autogenem Knochen zur Therapie degenerativer Bandscheibenerkrankungen ein (Wiltberger 1957). Die modernen anterioren Zugangs- und Fusionstechniken an der Brust- und Lendenwirbelsäule gehen zurück auf Berichte von Hodgson und Stock (1956). Harmon berichtete 1963 über den Einsatz der ALIF-Technik zur Behandlung degenerativer Instabilitäten der Lendenwirbelsäule. Er erreichte in einer Serie von 244 Patienten mit Verlaufsbeobachtung über 5 Jahre 90% gute Ergebnisse (Harmon 1963). Gegen Ende der 1980er Jahre wurden erstmals muskelsparende (minimalinvasive) anteriore Zugangstechniken eingeführt, auf der eine Vielzahl moderner anteriorer Zugangsverfahren basieren.



Mit zunehmendem Aufkommen der anterioren und posterioren Fusionstechniken wurde das Konzept der **zirkumferentiellen 360°-Fusion**, einer Kombination aus anteriorer interkorporeller Fusion und dorsaler Fixierung, inauguriert. Stauffer und Coventry veröffentlichten 1972 ihre klinischen Ergebnisse nach 360°-Spondylodese bei lumbaler Bandscheibendegeneration (Stauffer u. Coventry 1972). Die initalen Ergebnisse (44% Pseudarthrosen) waren jedoch nicht zufriedenstellend. Erst 18 Jahre später konnten Kozak und O'Brien überzeugende Resultate nach 360°-Spondylodese im Rahmen der operativen Behandlung therapierefraktärer Lumbalgien nachweisen, wobei die Fusionsrate nach mono- und bisegmentaler Fusion bei 90%, nach trisegmentalen Eingriffen bei 78% lag. Die dorsale Fixierung erfolgte zunächst noch mit Harrington-Stäben (Kozak u. O'Brien 1990).

Zwischenzeitlich hat sich die zirkumferentielle 360°-Fusion als Standardverfahren in der operativen Therapie degenerativer Wirbelsäulenerkrankungen etabliert (Tribus 2001). Die interkorporelle Fusion kann dabei entweder über einen anterioren (ALIF), lateralen (DLIF) oder posterioren (PLIF, TLIF) Zugang erfolgen, während zur instrumentierten Fixierung und posterioren (posterolateralen) Fusion die dorsale Zugangsroute verwendet wird.

Im Zuge der allgemeinen Verbreitung instrumentierter Fusionstechniken als Standardtherapie bei vielen degenerativen Wirbelsäulenerkrankungen sowie in der Deformitätenbehandlung gerieten im Laufe der 1990er Jahre zunehmend die Probleme und Folgeerscheinungen versteifender Eingriffe ins Blickfeld. Daraus entstanden die Konzepte der **semirigiden bzw. dynamischen Stabilisierung**, letztere völlig ohne formale Fusionsabsicht. Während die semirigiden Stabilisierungsverfahren entsprechend den Wolffschen Prinzipien der belastungsabhängigen Knochenremodellierung bzw. -heilung die Lastenteilung zwischen Wirbelsäule und Implantaten berücksichtigen, besteht das Ziel dynamischer Fixierungssysteme in einer Reduktion der Krafteinleitung auf Bandscheiben und Facettengelenke, um beginnende Degenerationsprozesse dieser Strukturen (zumindest temporär) aufzuhalten bzw. die schmerzhafte Phase des segmentalen Degenerationsprozesses zu überbrücken. Deutlich über dieses Prinzip der temporären Entlastung hinaus geht das Konzept des vollständigen arthroplastischen Ersatzes erkrankter Bandscheiben und Facettengelenke, das die Wiederherstellung einer annähernd normalen Funktion anstrebt.

Der lumbale arthroplastische **Bandscheibenersatz** wird mittlerweile seit 20 Jahren durchgeführt, sodass auf eine Vielzahl klinischer Erfahrungen zurückgegriffen werden kann. Bei näherer Betrachtung wird allerdings deutlich, dass sich einige wesentliche Fragen, insbesondere zum Langzeitverlauf, weiterhin nicht abschließend beantworten lassen. Die dynamischen Stabilisierungsverfahren müssen derzeit als weitestgehend experimentell gelten, da bislang keine konklusiven klinischen Daten als sinnvolle Bewertungsgrundlage vorliegen (Gibson u. Waddell 2005).

## 5.27.2 Indikationen

**Indikationen zur Fusion bei degenerativen Erkrankungen der Lendenwirbelsäule**

- Schmerzhafte degenerative Bandscheibenerkrankungen
- Symptomatische degenerative Instabilitäten (Pseudolisthesen)
- Symptomatische degenerative Deformitäten (Lumbalskoliose, Kyphose)
- Symptomatische anlagebedingte oder erworbene Deformitäten (Spondylolisthese, Skoliose)
- Folgeerscheinungen vorangehender Eingriffe (*failed back*)

### Rigide und semirigide Fixation

Die operative Behandlung **chronischer therapierefraktärer Rückenschmerzen** aufgrund degenerativer Bandscheibenveränderungen ist eine der ältesten Indikationen zur lumbalen Fusion. Mit Aufkommen der lumbalen Bandscheibenendoprothetik lässt sich dieses Indikationsgebiet zwischen mobilitätserhaltender Therapie und Spondyoldese aufteilen. Die **Wirbelfusion** ist derzeit v. a. denjenigen Fällen mit fortgeschrittener irreversibler segmentaler Funktion aufgrund schwerer osteochondrotischer Veränderungen mit annähernd vollständigem Kollaps des Zwischenwirbelfachs und zusätzlichen fortgeschrittenen spondylarthrotischen Veränderungen entsprechend Fujiwara Grad II bzw. III (Fujiwara et al. 2000) sowie degenerativen Deformitäten lumbaler Bewegungssegmente im Sinne segmentaler oder regionaler Kyphosen bzw. Spondylolisthesen vorbehalten.

Bei therapierefraktären Schmerzen oder neurologischen Ausfallserscheinungen auf dem Boden einer **seg-**

**mentalen Makroinstabilität** in Form angeborener, erworbener (traumatischer) oder degenerativer Spondylolisthesen, segmentaler Kyphosen oder Rotationsfehlstellungen (Skoliosen) stellt die Fusion die Therapie der Wahl dar. Die gleichen Prinzipien gelten innerhalb dieses Indikationsspektrums auch für Revisionseingriffe.

Unscharf ist die Indikationsstellung bei der operativen Behandlung schmerzhafter Folgezustände nach vorangehenden Bandscheibenoperationen oder spinalen Dekompressionen (*failed back surgery*). Hier müssen zunächst radikuläre und nichtradikuläre Symptome voneinander isoliert werden. Bei persistierenden radikulären Symptomen müssen eine residuale Wurzelkompression durch Bandscheibengewebe oder eine knöcherne Rezessusstenose sowie postoperative neuropathische Schmerzen unklarer Genese voneinander abgegrenzt werden. Während im ersten Fall eine erneute Dekompression angezeigt ist, besteht die Therapie eines neuropathischen Schmerzsyndroms in medikamentösen bzw. interventionell-schmerz therapeutischen Maßnahmen (Rückenmarks-Stimulation, intrathekale Medikamententherapie).

Stehen hingegen **pseudoradikuläre Beschwerden** oder **axiale Rückenschmerzen** im Vordergrund, ist eine detaillierte morphologische und funktionelle Analyse der betroffenen Bewegungssegmente erforderlich, einschließlich Provokations- bzw. Blockadeverfahren. Lässt sich eine segmentale (horizontale oder vertikale) Instabilität infolge einer fortgeschrittenen Bandscheibendegeneration mit konsekutiven osteochondrotischen und/oder spondylarthrotischen Veränderungen als Ursache der residualen Symptome identifizieren, besteht die Indikation zur Restabilisierung des betroffenen Wirbelsäulenabschnitts.

> **In einigen Fällen können radikuläre und pseudoradikuläre Symptome koexistieren, sodass sowohl dekompressive als auch stabilisierende Maßnahmen erforderlich werden.**

Wesentliches **Ziel der Wirbelfusion** bei allen o. g. Indikationsgebieten ist neben der dauerhaften Immobilisierung der erkrankten Bewegungssegmente die Wiederherstellung eines annähernd physiologischen koronaren und sagittalen Profils, um eine Fehlbelastung benachbarter lumbaler Bewegungssegmente mit konsekutiver, rasch fortschreitender mechanischer Dekompensation sowie Störungen der Körperbalance mit reduzierter Leistungsfähigkeit zu vermeiden (Park et al. 2007).

Grundlage für die individuelle Formkorrektur stellt dabei eine Reihe biomechanischer Kenngrößen dar. Darunter sind die sagittale und koronare Balance sowie diverse sakropelvine morphometrische Parameter (Sakrumwinkel, pelviner Inzidenzwinkel etc.) ebenso wie das individuelle Sagittalprofil der LWS zu berücksichtigen (Barrey et al. 2007, Park et al. 2007). Ferner müssen die biomechanischen Grundsätze der spinalen Fusion bei der Auswahl des individuell am besten geeigneten Verfahrens beachtet werden. Weiterhin spielt die Wahl des operativen Zugangs ebenso wie die zielorientierte Auswahl der Implantate eine wichtige Rolle bei der Sicherstellung eines möglichst guten und dauerhaften Operationserfolgs.

Die Wahl zwischen einem rigiden oder semirigiden Fixationssystem beruht in erster Linie auf der unmittelbaren mechanischen Beanspruchung:

- Liegt das Behandlungsziel in der Korrektur einer Deformität (im Sinne einer Spondylolisthesenreduktion, Skoliosebehandlung oder Kyphosenaufrichtung), kommen **rigide Fixationssysteme** zum Einsatz.
- Bei geringem Korrekturbedarf, wie z. B. im Rahmen der Behandlung degenerativer segmentaler Instabilitäten ohne ausgeprägte Fehlstellung beim älteren Patienten, könnten **semirigide Fixationssysteme**, welche durch Optimierung der Lastenverteilung die mechanische Beanspruchung (Stress) im Bereich der Implantat-Knochen-Grenze reduzieren sollen, in Anlehnung an die Wolffschen Prinzipien der Knochenremodellierung aufgrund einer Verringerung der Rate von Materialversagen (Implantatbruch- bzw. Lockerung) und Pseudarthrosen potentiell vorteilhaft sein.
- Diese theoretischen biomechanischen Vorteile konnten jedoch bislang nicht unter klinischen Bedingungen belegt werden.

## Dynamische Stabilisierung

> **Die Indikationen zur dynamischen Fixierung bei degenerativen Erkrankungen der LWS sind aufgrund der fehlenden bzw. inkonklusiven Datenbasis derzeit nicht einheitlich definiert.**

Die konzeptuelle Grundlage der dynamischen Fixierung besteht in der Annahme, dass die Mehrzahl der degenerativen Prozesse an der Wirbelsäule als physiologischer Alterungsprozess aufzufassen ist, in dessen natürlichem Verlauf vorübergehend Episoden mit schmerzhafter Funktionsstörung (d. h. zeitlich begrenzt mit krankhaftem Charakter) zu beobachten sind. Es gilt festzuhalten, dass der Ausprägungsgrad bildmorphologisch erfassbarer degenerativer Veränderungen an lumbalen Bewegungssegmenten nicht verlässlich mit der klinischen Symptomatik korreliert. Das bedeutet konkret, dass es bei Patienten mit relativ geringfügigen morphologischen Veränderungen durchaus zu (temporären) schweren Funktionsbeeinträchtigungen kommen kann, während andererseits Patienten mit ausgeprägten morphologischen Störungen weitestgehend beschwerdefrei sein können. Das Ziel der dynamischen Fixierung ist es daher, degenerativ veränderte Bewegungssegmente für die Dauer der symptomatischen Funktionsstörung zu entlasten, indem die für die Schmerzauslösung verantwortlichen mechanischen Spitzenbelastungen reduziert und die segmentale Beweglichkeit in definierten Achsen (v. a. der Rotationsachse) gezielt eingeschränkt wird.

Die mechanische Umsetzung dieser Zielsetzungen erfolgt derzeit überwiegend anhand pedikelbasierter Fixationssysteme mit dynamischen (nichtrigiden) Längsträgern bzw. flexiblen Schrauben-Stab-Verbindungen. Davon abzugrenzen sind die interspinösen Distraktionsverfahren (▶ 5.31), der lumbale Bandscheibenersatz bzw. die (bislang experimentelle) totale Facettengelenksarthroplastie, welche den vollständigen funktionellen Ersatz der degenerativ veränderten Komponenten eines erkrankten lumbalen Bewegungssegments anstreben.

## 5.27.3 Eingriffsrelevante anatomische Landmarken

### Dorsaler Zugang

Die dorsalen Verfahren beinhalten die (partielle) Freilegung dorsaler Landmarken zur Dekompression der neuralen Elemente, die Verankerung des Osteosynthesematerials und die Anlagerung der Fusionsmasse. Bezogen auf die spinale Dekompression und die Freilegung des Bandscheibenfachs zur dorsalen interkorporellen Fusion entsprechen die anatomischen Landmarken denjenigen, die vorgehend für die dekompressiven Verfahren aufgeführt wurden (▶ 5.26.3).

Entsprechend der jeweiligen Fixationstechnik sind v. a. die Eintrittspunkte für die translaminäre und transpedikuläre Schraubenosteosynthese sowie die Größenverhältnisse dieser Strukturen von Interesse. Die **translaminäre Verschraubung** setzt eine intakte Pars interarticularis voraus (ist also nicht als alleiniges Fixationsverfahren bei isthmischen Spondylolisthesen geeignet), während die **transpedikuläre Instrumentation** eine ausreichende Dimensionierung der Pedikel zur sicheren Verankerung der Schrauben erfordert. Die notwendigen Informationen lassen sich sehr detailliert aus einem präoperativen CT, jedoch nicht immer verlässlich aus einem MRT (erschwerte Darstellung eines Defekts der Pars interarticularis) extrahieren.

Von operationstechnischem Interesse sind ferner die Konfiguration der Darmbeinschaufeln und deren Lagebeziehungen zum Os sacrum, die aufgrund der potenziellen Interferenz mit den sakralen Pedikelschraubentrajektorien sowie dem transforaminalen Zugang zum Bandscheibenfach (transforaminale lumbale interkorporelle Fusion, TLIF) die Instrumentation erheblich erschweren können. Es ist generell sinnvoll, die Projektionen der Pedikeleingangsebenen bzw. der Eintrittspunkte für translaminäre Schrauben vor der sterilen Abdeckung unter biplanarer Bildwandlerkontrolle auf der Haut zu markieren. Diese Maßnahme ist äußerst hilfreich bei der Beurteilung der geeigneten Position und erforderlichen Länge des Hautschnitts bei herkömmlichen Mittellinienzugängen bzw. der Positionierung des Zugangs bei limitierten lateralen transmuskulären Zugängen. Bei letzteren wird die Hautinzision ca. 1–1,5 cm lateral der eingezeichneten Pedikelprokektionen durchgeführt. Man gelangt von dieser Position über die stumpfe digitale intermuskuläre Präparation direkt auf die Pedikeleingangsebene (Übergang zwischen Querfortsatz und oberem Gelenkfortsatz) bzw. das Facettengelenk.

### Lateraler Zugang

Bei den lateralen Verfahren (anterolateraler transpsoatischer Zugang, ALPA/direkt laterale lumbale interkorporelle Fusion, DLIF) spielt die relative Position des Beckenkamms zum Bandscheibenfach (v. a. beim Zugang zum Segment $L_{4/5}$) eine wesentliche Rolle. Ist es aufgrund der Überlagerung der Crista iliaca nicht möglich, einen annähernd senkrechten Zugang zum Bandscheibenfach zu gewinnen, muss ein alternativer (anterolateraler oder dorsaler) Zugangsweg gewählt werden. Ferner ist beim transpsoatischen Zugang die nach kaudal hin zunehmend ventrale Lage des Plexus lumbalis unter dem M. posas zu berücksichtigen (Benglis et al. 2009).

### Anteriorer Zugang

Beim anterioren Zugang zur LWS spielt die individuelle Gefäßanatomie der großen Beckenarterien und -venen eine wesentliche Rolle, insbesondere dann, wenn ein anteriorer Mittellinienzugang zum Segment $L_{4/5}$ geplant ist. Anhand der präoperativen multiplanaren Schnittbildgebung (CT oder MRT, jeweils mit Kontrastmittelgabe) kann sich der Operateur einen detaillierten Überblick über die Lage der großen prävertebralen Gefäße (einschließlich ggf. vorliegender Lagevarianten) relativ zum operativen Zielgebiet verschaffen. Beim anterioren Zugang zu den kranialen lumbalen Segmenten sind ferner die Lage der Nierenarterien sowie der retroperitonealen Organe zu berücksichtigen. Zur exakten Planung der Hautinzision bei minimalinvasiven anterioren, anterolateralen und lateralen Zugängen ist die Höhenlokalisation unter seitlicher Bildwandlerkontrolle erforderlich.

## 5.27.4 Operationsverfahren

### Posteriore Fusionstechniken

Die dorsalen Fusionsverfahren gehören zu den ältesten spinalen Operationsverfahren. Zu unterscheiden sind v. a. die instrumentierten von den nichtinstrumentierten Verfahren, welche auch heute noch in verschiedenen Ländern angewandt werden. Wesentliche Gemeinsamkeit ist der dorsale Zugang, über den die relevanten Zielstrukturen im Bereich der LWS freigelegt werden. Diese Zielstrukturen umfassen die Laminae, die Facettengelenke, die Querfortsätze und das Bandscheibenfach. Diese dienen sowohl als Fusionsbett als auch als Verankerungspunkte für spinale Instrumentationen. Autologer Knochen als Fusionsmasse gilt weiterhin als Goldstandard. Darüber hinaus werden Allograft-Knochen sowie diverse Knochenexpander (Hydroxylapatit, demineralisierte Knochenmatrix, Trikalziumphosphat etc.) und biologische Induktoren des Knochenwachstums (körpereigenes Knochenmarksaspirat, rekombinante Knochenwachstumsfaktoren/*bone morphogenic proteins*) zur Unterstützung der Fusion eingesetzt.

## Posterolaterale lumbale Fusion (PLF)

Die posterolaterale Fusion ist das älteste Fusionsverfahren zur Behandlung degenerativer lumbaler Instabilitäten. Es wird in weitestgehend unveränderter Form seit über 70 Jahren angewandt. In Mitteleuropa erfolgt gemeinsam mit der Anlagerung von Fusionsmaterial auf die Facettengelenke und Querfortsätze in der Regel eine transpedikuläre oder translaminäre Instrumentation, um die Primärstabilität im versorgten Segment zu sichern. Das Zielgebiet kann entweder über die Mittellinie oder über bilaterale paramediane transmuskuläre Zugänge (nach Wiltse) erreicht werden.

Der **Vorteil** der PLF liegt in der relativ einfachen technischen Durchführung sowie der fehlenden Notwendigkeit zur Eröffnung des Wirbelkanals. **Nachteilig** wirkt sich allerdings die fehlende anteriore intersomatische Abstützung insbesondere bei der Behandlung lumbosakraler und höhergradiger Spondylolisthesen in anderen Segmenten aus, wo sie sich in einer inakzeptabel hohen Rate an Materiallockerungen, Pseudarthrosen und Repositionsverlusten niederschlägt.

Im Bereich der oberen lumbalen Segmente sind die Ergebnisse nach PLF insgesamt deutlich besser als an der unteren LWS. Bei langstreckigen Instrumentationen im Rahmen der spinalen Deformitätenchirurgie ist die PLF weiterhin die gebräuchlichste Fusionsmethode (◘ Abb. 5.51).

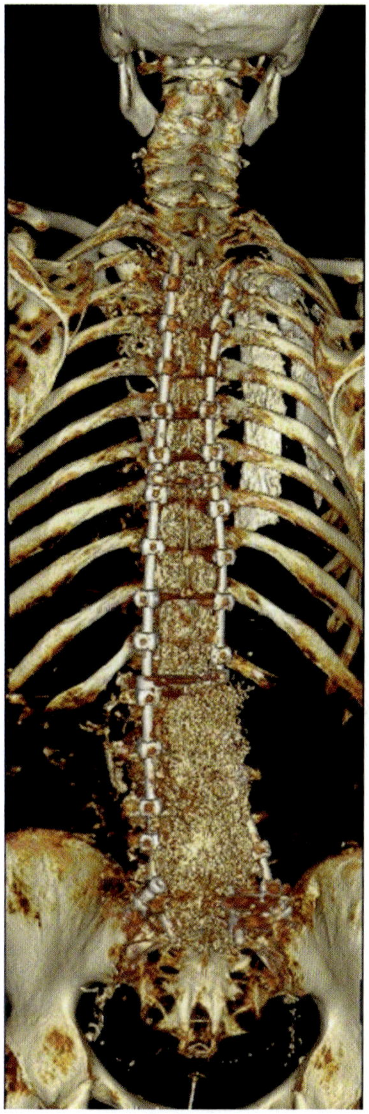

◘ **Abb. 5.51** PLF-Skoliosebehandlung – posterolaterale Auflagerung von Fusionsmasse (autologer Knochen, Knochenexpander) auf Wirbelbögen, Gelenke und Querfortsätze im Rahmen der operativen Behandlung langstreckiger Deformitäten

## Posteriore lumbale interkorporelle Fusion (PLIF)

Die PLIF ist eine Varinte der PLF, erweitert um die ventrale interkorporelle Abstützung. Sie wurde von Cloward in den späten 1940er Jahren erstmals beschrieben (Cloward 1953) und gehört somit ebenfalls zu den älteren dorsalen Fusionstechniken. Ursprünglich als nichtinstrumentierter Eingriff eingeführt, wird sie heute praktisch ausschließlich gemeinsam mit einer dorsalen Instrumentation (aufgrund der notwendigen subtotalen Facettengelenksresektion in der Regel mittels pedikelbasierter Systeme) unter Verwendung spezieller PLIF-Fusionskörbchen durchgeführt. Die dorsale Instrumentation gewährleistet die notwendige Primärstabilität des behandelten Segments und verhindert effektiv die Dislokation der interkorporellen Implantate (Cages, Knochendübel, Fusionsmasse) in den breit eröffneten Spinalkanal, die während diverser Versuche mit exklusiver intersomatischer Cage-Fusion ohne zusätzliche Fixation mit inakzeptabler Häufigkeit zu beobachten war. Dies lässt sich durch die ausgeprägte segmentale Destabilisierung infolge der PLIF-typischen bilateralen subtotalen Facettengelenksresektion, ggf. mit zusätzlicher Laminektomie und Entfernung des Lig. supraspinosum, zwanglos erklären.

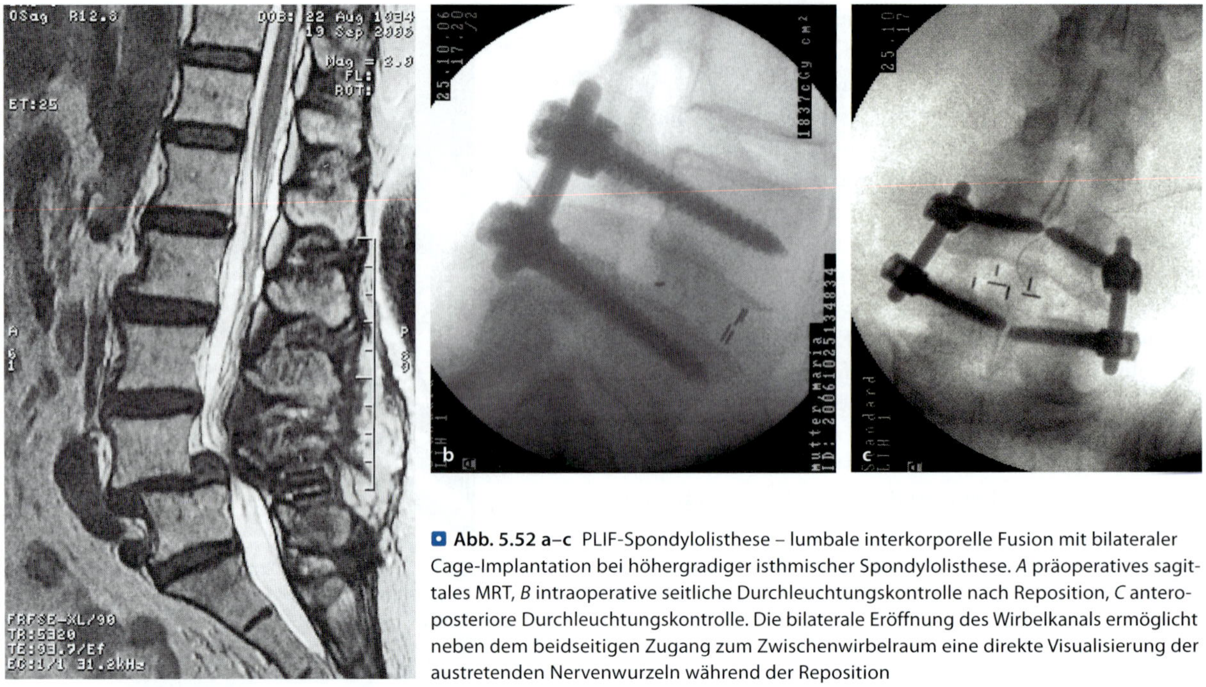

a

**Abb. 5.52 a–c** PLIF-Spondylolisthese – lumbale interkorporelle Fusion mit bilateraler Cage-Implantation bei höhergradiger isthmischer Spondylolisthese. *A* präoperatives sagittales MRT, *B* intraoperative seitliche Durchleuchtungskontrolle nach Reposition, *C* anteroposteriore Durchleuchtungskontrolle. Die bilaterale Eröffnung des Wirbelkanals ermöglicht neben dem beidseitigen Zugang zum Zwischenwirbelraum eine direkte Visualisierung der austretenden Nervenwurzeln während der Reposition

Die **Vorteile** der PLIF liegen in der sehr guten segmentalen Mobilisierung, die man sich zur rein dorsalen Reduktion höhergradiger Spondylolisthesen (°III) sehr effektiv zunutze machen kann (Abb. 5.52), sowie in der direkten bilateralen Zugänglichkeit des Bandscheibenfachs, die einerseits die intersomatische Aufrichtung hochgradig kollabierter Segmente im Vergleich zu unilateralen Verfahren (wie z. B. TLIF) erleichtert und andererseits die bilaterale Implantation von Fusionsmaterial (d. h. eine große Fusionsfläche) ermöglicht.

Die **Nachteile** liegen in der bereits erwähnten ausgeprägten segmentalen Destabilisierung (die per se eine instrumentelle Restabilisierung erforderlich macht) sowie in der Notwendigkeit des bilateralen Zugangs durch den Spinalkanal. Letztere bedingt einen gegenüber der TLIF (s. unten) deutlich erhöhten Blutverlust sowie ein erheblich höheres Risiko einer iatrogenen Beschädigung von Nervenwurzeln und/oder Duralschlauch, insbesondere bei Revisionseingriffen mit Notwendigkeit der Präparation durch vorbestehende Vernarbungen innerhalb des Wirbelkanals.

## Transforaminale lumbale interkorporelle Fusion (TLIF)

Die TLIF-Technik wurde im Laufe der späten 1980er Jahre von Blume und Rojas bzw. Harms popularisiert (Blume u. Rojas 1981, Harms u. Jeszenenski 1998). Sie beinhaltet die Prinzipien der interkorporellen Fusion und der dorsalen instrumentierten Reposition bzw. Stabilisierung. Das Bandscheibenfach wird dabei über einen unilateralen transforaminalen Zugang anhand partieller oder kompletter Facettengelenksresektion erreicht, durch den sich in der Regel eine formale Eröffnung des Spinalkanals erübrigt (Lowe et al. 2002). Das laterale, stark konvergierende Trajektorium zum Bandscheibenfach ermöglicht darüber hinaus die Ausräumung und Distraktion sowohl der gleichseitigen als auch der kontralateralen Abschnitte des Zwischenwirbelraums sowie die Implantation spezieller TLIF-Fusionskörbchen mit großer Auflagefläche (Abb. 5.53).

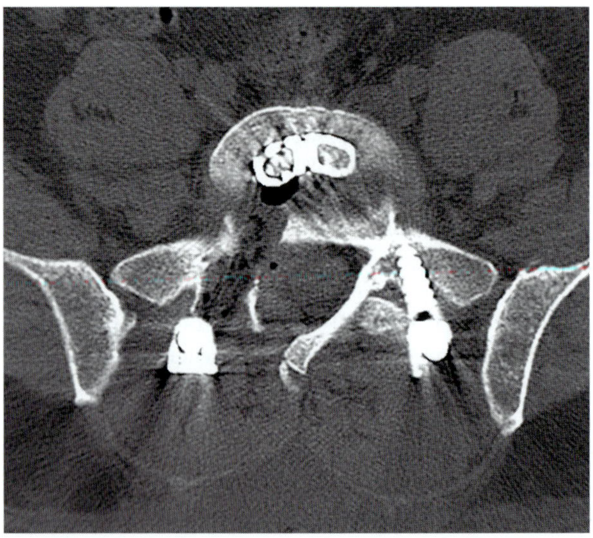

**Abb. 5.53** TLIF Devex – die unilaterale interkorporelle Fusion über den transforaminalen Zugang ermöglicht die Ausräumung des Bandscheibenfachs und die Implantation der Cages ohne formale Eröffnung des Wirbelkanals

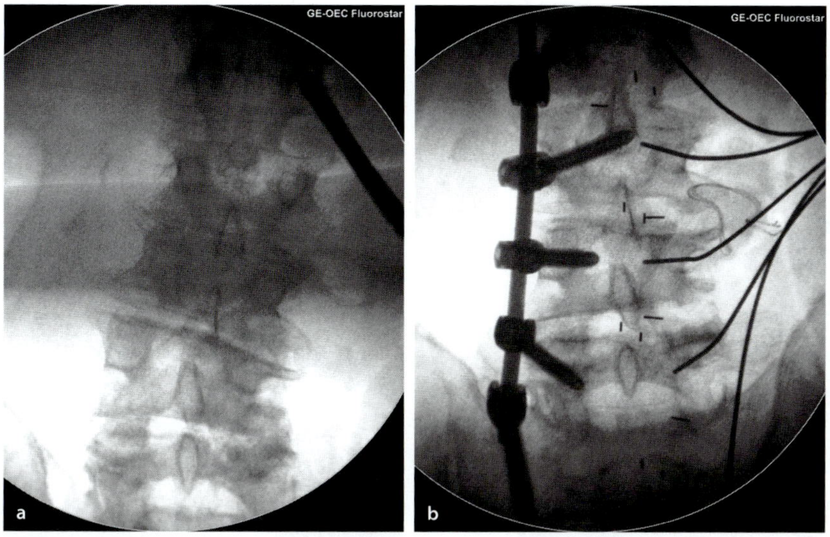


**Abb. 5.54** Exzentrische unilaterale Positionierung interkorporeller Fusions-Cages zur Korrektur skoliotischer Fehlstellungen in der Frontalebene. **a** präoperative anteroposteriore Durchleuchtung, **b** anteroposteriore Durchleuchtungskontrolle nach Korrektur. Die Derotation und Korrektur in der Sagittalebene erfolgt anhand der dorsalen Instrumentation mit einem Schrauben-Stab-System

Im Rahmen der Behandlung koronarer Deformitäten kann infolge eines segmentalen Release mittels Facettektomie in der Konkavität, unilateral betonter intersomatischer Distraktion und exzentrischer Implantation eines Fusions-Cage auf der konkaven Seite (Abb. 5.54) sehr effektiv eine Korrektur in der Frontalebene erzielt werden.

Der initial von Leon Wiltse beschriebene **paramediane intermuskuläre Zugang** (Wiltse et al. 1962) ist speziell für die TLIF geeignet, da sämtliche Zielpunkte (Pedikeleintrittsebene, Facettengelenk, Neuroforamen) lateral gelegen und auf einer Linie mit dem Zugangstrajektorium angeordnet sind. So können auch multisegmentale Eingriffe muskelschonend durchgeführt werden.

Aufgrund der Aussparung des Wirbelkanals ist die TLIF besonders gut für **spinale Revisionseingriffe** geeignet. Im kaudalen Bereich des foraminalen Fensters befinden sich keinerlei kritische anatomische Strukturen, und der Zugang zum Bandscheibenfach erfordert keinerlei intraspinale Präparation. Der unilaterale Zugang erlaubt eine erhebliche Reduktion des zeitlichen Aufwands für eine TLIF gegenüber einer PLIF oder einer dorsoventralen Versorgung (Hee et al. 2001, Yan et al. 2008, Scheufler et al. 2007, Villavicencio et al. 2006). Außerdem konnte anhand biomechanischer Untersuchungen nachgewiesen werden, dass der iatrogene segmentale Destabilisierungseffekt beim TLIF (unilaterale Facettektomie) verglichen mit der partiellen bzw. subtotalen Facettengelenksresektion bei der PLIF erheblich geringer ist. Blutverlust, intraoperative Komplikationsrate und stationäre Verweildauer sind bei der TLIF im Vergleich zur zirkumferentiellen Versorgung mit anteriorer interkorporeller Fusion annähernd halbiert (Villavicencio et al. 2006).

Unter Einsatz mikrochirurgischer Dekompressionstechniken ist es problemlos möglich, eine bilaterale Dekompression des Wirbelkanals über den uniportalen TLIF-Zugang durchzuführen. Einer der wenigen **Nachteile** der TLIF-Technik ist die fehlende direkte Visualisierung der kontralateralen Nervenwurzel(n) im Rahmen der Reduktion ausgeprägter Spondylolisthesen (entsprechend Grad°III/IV nach Meyerding).

## Anteriore und seitliche Fusionstechniken

Der anteriore bzw. anterolaterale oder laterale Zugang zur LWS erlaubt im Gegensatz zu den posterioren Verfahren eine vollständige Entfernung der Bandscheibe sowie umfassendere intersomatische Distraktions- und Relordosierungsmanöver. Nach vollständiger Ausräumung des Zwischenwirbelfachs steht eine große Oberfläche für die anteriore intersomatische Fusion zur Verfügung, die entsprechend der Lastenverteilungsverhältnisse an der LWS nahezu ausschließlich unter Einsatz struktureller Grafts (d. h. Fusionskörbchen) erfolgt. Die anterioren bzw. lateralen Fusions-Cages vermitteln aufgrund ihrer großen Oberfläche eine sichere Abstützung zwischen den benachbarten Wirbeln mit vergleichsweise geringer Sinterungsgefahr und hoher Fusionsrate (Abb. 5.55).

Somit können umfassende intersomatische Aufrichtungen bei vollständig kollabierten und/oder kyphosierten Segmenten mit vergleichsweise geringer Gefahr eines Repositionsverlusts vorgenommen werden. Aufgrund der biomechanisch vorteilhaften intersomatischen Kompression unter regulärer Belastung wird die rasche knöcherne Durchbauung zwischen den benachbarten Wirbeln entsprechend den Wolffschen Prinzipien unterstützt.

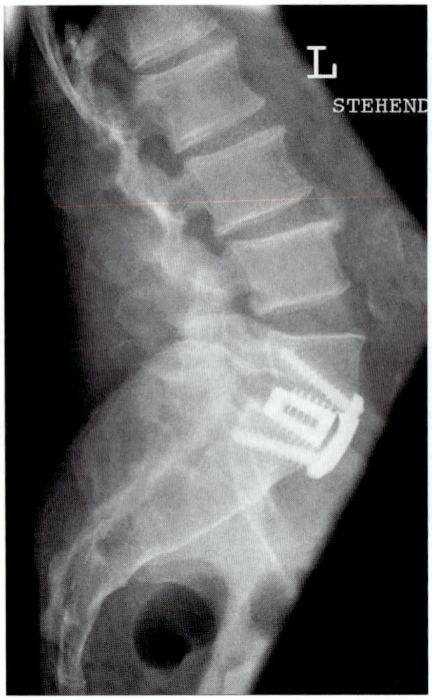


**Abb. 5.55** Bei der anterioren lumbalen interkorporellen Fusion kann im Gegensatz zu den dorsalen Verfahren das gesamte Bandscheibenfach ausgeräumt werden, sodass eine große Fusionsfläche zur Verfügung steht. Das Verfahren kann entweder (wie hier dargestellt) mit einer ventralen Plattenosteosynthese oder einer zusätzlichen dorsalen Fixierung kombiniert werden

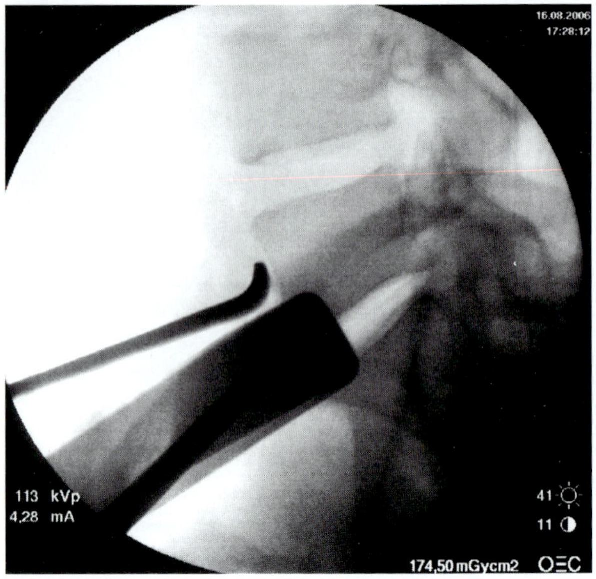


**Abb. 5.56** ALIF $L_5/S_1$ – minimalinvasiver anteriorer Zugang zur LWS (Mini-ALIF). Die präoperative Wahl eines geeigneten Trajektoriums zum betroffenen Segment ist aufgrund der eingeschränkten räumlichen Verhältnisse beim Zugang von entscheidender Bedeutung

Anhand eines sorgfältigen anterioren segmentalen Release und intersomatischer Distraktion lassen sich Korrekturen in der Frontalebene ebenso effektiv durchführen wie lordosierende Korrekturen des Sagittalprofils. Darüber hinaus kommt es zu einer signifikanten Erweiterung der Neuroforamina, sodass Wurzelkompressionssysndrome infolge eines segmentalen Kollapses mit foraminaler Kompression erfolgreich indirekt (d. h. exklusiv über intersomatische Distraktion) behandelbar sind. Durch segmentale Disktraktion können zwar theoretisch auch der dorsale Anulus und das Lig. flavum gestrafft werden, wodurch sich eine gewisse Erweiterung des Spinalknals erreichen ließe.

> **Eine klinisch relevante Stenose des lateralen und/oder zentralen Spinalkanals stellt jedoch formal eine Kontraindikation für ein rein ventrales, ventrolaterales oder laterales Verfahren dar.**

Die spezifischen anatomischen Lageverhältnisse des Plexusverlaufs unter dem M. psoas mit nach kaudal hin zunehmend ventraler Lage müssen entsprechend berücksichtigt werden, um eine iatrogene Wurzel- bzw. Plexusschädigung zu vermeiden (Benglis et al. 2009).

## Anteriore lumbale interkorporelle Fusion (ALIF)

Die ALIF wird routinemäßig über eine Reihe verschiedener Zugangsverfahren von $L_5/S_1$ bis $L_{2/3}$ durchgeführt. Der inital gebräuchliche transperitonale Zugang (in offener oder laparoskopischer Technik) ist heute überwiegend zugunsten der besser verträglichen **retroperitonealen Zugänge** verlassen worden. Wesentlich für die Zugangsplanung sind die individuelle Form und sagittale Winkelung des Bandscheibenfachs, die bekannte, etwas linkslateralisierte Lage des Plexus hypogastricus superior (beim Zugang zu $L_5/S_1$) sowie die Konfiguration und Position der großen abdominellen bzw. iliakalen Gefäße relativ zum Zielgebiet (insbesondere beim Zugang zu $L_{4/5}$). Das Trajektorium zum Bandscheibenfach $L_5/S_1$ muss, beginnend mit der Position des Hautschnitts zwischen Nabel und Symphyse, entsprechend dem individuellen Sakrumwinkel angepasst werden, da der Blick auf die dorsalen Abschnitte eines steilgestellten Zwischenwirbelraums sowie das hintere Längsband bei einem zu flachen Zugangswinkel nicht möglich ist (Abb. 5.56). Diese Überlegung spielt insbesondere in der Bandscheibenendoprothetik eine wichtige Rolle (▶ 5.30).

Der sympathische Plexus hypogastricus superior liegt, etwas linkslateralisiert, ventral innerhalb des prävertebralen Fettgewebes über dem Bandscheibenfach $L_5/S_1$. Der retroperitoneale Zugang von rechts beinhaltet daher das geringste Risiko (< 2%) einer autonomen Funktionsstörung (bei männlichen Patienten mit der Gefahr der retrograden Ejakulation). Der gemeinsame anteriore Zugang zu den Bandscheibenfächern $L_5/S_1$ und $L_{4/5}$ erfolgt dagegen zweckmäßigerweise über einen retroperitonealen Zugang von links. Das höchste Risiko einer autonomen Dysfunktion besteht beim transperitonealen Zugang, der darüber hinaus im Gegensatz zum retroperitonealen Zugang auch das Risiko einer postoperativen Darmatonie und viszeraler Komplikationen signifikant erhöht.

Die infradiaphragmale Aorta und die V. cava liegen ventral vor der Lendenwirbelsäule. Auf Höhe $L_{4/5}$ bestehen zwischen der Vene (seltener auch der Arterie) und den vorderen Längsband gerade bei älteren Patienten gelegentlich ausgeprägte Adhäsionen. Diese bedürfen im Rahmen der Lateralisierung der Bifurkation und Iliakalgefäße einer sorgfältigen schrittweisen Mobilisation, um eine iatrogene Gefäßverletzung mit potenziell schwerwiegenden Konsequenzen zu vermeiden. Wesentliche Faktoren bei der Vermeidung iatrogener vaskulärer Komplikationen sind die ausreichende intraoperative Visualisierung der lokalen Gefäßanatomie, die konsequente Darstellung, Ligatur und Durchtrennung der V. iliolumbalis sowie die Verwendung eines geeigneten selbsthaltenden Retraktionssystems, mit dessen Hilfe nicht nur der retroperitoneale Zugang, sondern auch die vorsichtige schrittweise Mobilisierung der abdominellen bzw. iliakalen Gefäße erleichtert wird.

## Direkt laterale lumbale interkorporelle Fusion (DLIF/XLIF)

Der laterale Zugang ist relativ junge Variante des ALIF, der über einen Flankenschnitt in den Retroperitonealraum und nach Spaltung und/oder dorsaler Retraktion des M. psoas direkt auf die seitliche Zirkumferenz der LWS führt (Bertagnoli u. Vazquez 2003). Die DLIF (in Anlehnung an den 90°-Winkel zwischen Zugang und sagittaler Körperachse auch als XLIF bezeichnet) eignet sich aufgrund der anatomischen Lagebeziehungen zwischen Becken, Wirbelsäule, prävertebralen Gefäßen und Plexus lumbosacralis v. a. für die oberen lumbalen Segmente ($L_{3/4}$–$T_{12}/L_1$). Beim Zugang zum Segment $L_{4/5}$ muss die angesichts des hier deutlich weiter ventralen Verlaufs der lumbosakralen Plexusfasern erhöhte Gefahr einer iatrogenen Plexusläsion berücksichtigt werden. Die häufigste **Nebenwirkung** des Zugangs sind vorübergehende Femoralgien und eine Schwäche der Hüftbeugung durch Funktionsbeeinträchtigung des M. psoas.

Der Patient wird zur Vereinfachung der intraoperativen Orientierung in eine exakte 90°-Seitlage gebracht, Thorax und Becken werden mit Lagerungskissen unterpolstert. Um den Zugang mittels temporärer Erweiterung des Intervalls zwischen Beckenkamm und Brustkorb zu erleichtern, kann der Tisch unterhalb der Flanke des Patienten abgewinkelt werden. Die Arme werden auf gepolsterten Schienen ventral ausgelagert. Unter seitlicher Durchleuchtungskontrolle wird das Segment lokalisiert

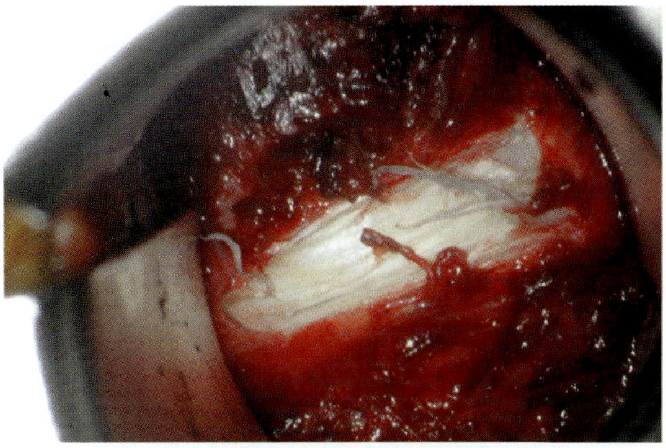

**Abb. 5.57** DLIF – intraoperativer Blick auf das Bandscheibenfach. Der direkt laterale (transpsoatische) Zugang ermöglicht die vollständige Ausräumung des Zwischenwirbelfachs über einen gefäßfreien Korridor sowie eine zusätzliche winkelstabile Fixierung mit einem Schrauben-Platten-System

und auf der Haut markiert. In Höhe $L_{4/5}$ ist dabei die interindividuelle Variabilität der Lagebeziehung zwischen Bandscheibenfach und Crista iliaca zu berücksichtigen. Nach Spaltung der queren Bauchmuskulatur und der Fascia transversa gelangt man über den Retroperitonealraum auf den M. psoas, der zwischen anteriorem und mittlerem Drittel in Faserrichtung mit einem stumpfen Instrument längsgepalten wird. Durch vorsichtige Retraktion der separierten Psoas-Muskelbäuche nach dorsal bzw. ventral (unter sorgfältiger Schonung des darunter verlaufenden Plexus lumbalis) lässt sich die gesamte seitliche Zirkumferenz der LWS darstellen (anterolateraler transposatischer Zugang/ALPA), die Bandscheibe in toto entfernen und ein großvolumiges Fusionskörbchen mit breiter Auflagefläche implantieren (Abb. 5.57). Im Gegensatz zum konventionellen anterolateralen Zugang besteht dabei jedoch keinerlei Notwendigkeit, Peritoneum oder große prävertebrale Gefäße zu mobilisieren.

Zur Durchführung eines minimalinvasiven ALPA-Zugangs stehen verschiedene proprietäre Zugangssysteme zur Verfügung. Ebenso geeignet sind jedoch herkömmliche rahmenbasierte Retraktionssysteme mit variabler Valvengeometrie, die für alle gängigen ventralen Zugänge zur Brust- und Lendenwirbelsäule eingesetzt werden können. Aufgrund des Zugangs zur seitlichen Zirkumferenz der Wirbelsäule kann auch eine laterale Plattenosteosynthese zur winkelstabilen segmentalen Fixierung erfolgen, wodurch sich ein zusätzlicher dorsaler Zugang erübrigt (Abb. 5.58).

## Axiale (transsakrale) lumbale interkorporelle Fusion (AxiaLIF)

Die axiale transsakrale interkorporelle Fusion beinhaltet ein neues Instrumentationsverfahren, bei dem über einen

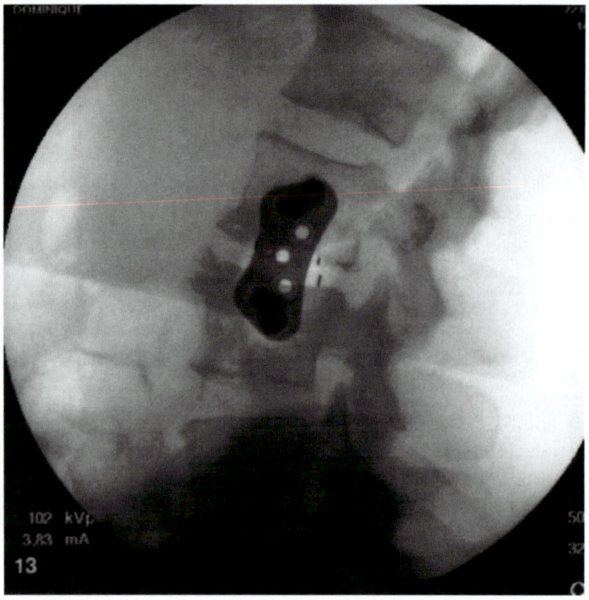


**Abb. 5.58** Seitliche Röntgenaufnahme der Lendenwirbelsäule nach DLIF mit interkorporellem Cage und lateraler Plattenosteosynthese

parakokzygealen Zugang mittels stumpfer Präparation entlang der Ventralfläche des Os sacrum (dorsal des Rektums) der 1. Sakralwirbel erreicht wird. Mithilfe eines Bohrers wird ein Gewebszylinder aus dem Sakrum über das Bandscheibenfach hinweg bis in das kaudale Drittel des 5. Lendenwirbels entfernt. Über diesen zylindrischen Defekt kann dann das Bandscheibenfach mit gewinkelten Küretten ausgeräumt und Fusionsmaterial in den Zwischenwirbelraum gebracht werden. Die segmentale Immobilisation erfolgt mithilfe einer axialen Doppelgewindeschraube, welche von unten durch SWK1 und das Bandscheibenfach hindurch in LWK5 verankert wird. Als Modifikation steht eine Variante zur bisegmentalen Instrumentation zur Verfügung (Abb. 5.59).

Der (theoretische) **Vorteil** des Verfahrens besteht in der reduzierten Zugangsdimension und der Umgehung der paravertebralen Muskulatur. Als **nachteilig** sind neben der im Vergleich mit der dorsalen transpedikulären Verschraubung erheblich geringeren Primärstabilität der transaxialen Schraubenfixation (eine zusätzliche dorsale translaminäre oder transpedikuläre Instrumentation wird deshalb vom Hersteller empfohlen) die technisch schwierige Ausräumung des Bandscheibenfachs und die damit verbundene kleine Fusionsfläche zu nennen. Auch sind in der Regel die postoperativen lokalen Beschwerden im Zugangsbereich deutlich höher als nach einer minimalinvasiven TLIF mit Pedikelschraubeninstrumentierung.

Bislang liegen keine hinreichenden klinischen Daten vor, um den Wert des Verfahrens in der Behandlung degenerativer Instabilitäten der LWS schlüssig einordnen zu können.

## Semirigide Verfahren

Ziel der sog. semirigiden Fixation ist, analog zu den rigiden Systemen, die Unterstützung der knöchernen Fusion durch

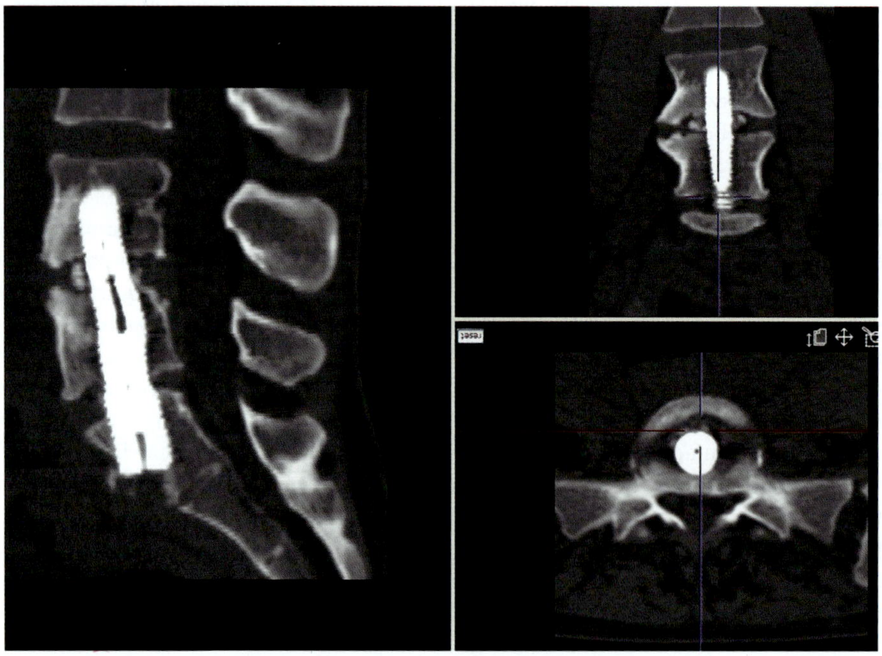

**Abb. 5.59** Postoperative multiplanar reformatierte Computertomographie nach transaxialer bisegmentaler Spondylodese; interkorporelle Fusion unter Einsatz von BMP (*bone morphogenetic proteins*) und autologem Knochen

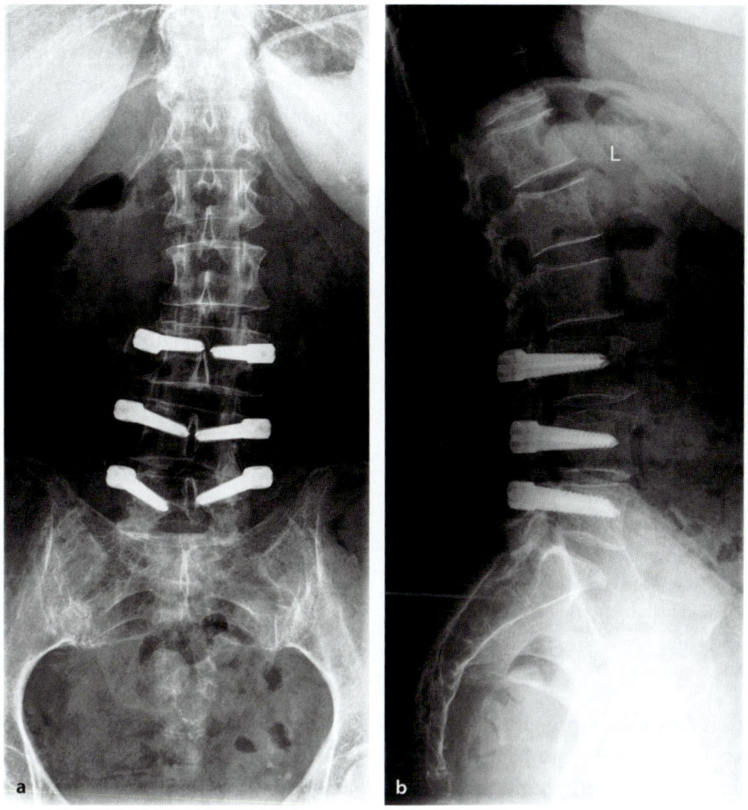


**Abb. 5.60** Anteroposteriore (**a**) und seitliche Röntgenaufnahmen (**b**) nach semirigider intersomatischer Fixierung mittels Dynesis

Erhöhung der Primärstabilität (d. h. Vermittlung einer Übungsstabilität) im versorgten Segment. Dabei führt der Einsatz semirigider Längsträger oder die Verwendung von Pedikelschrauben mit semirigider Schrauben-Stab-Verbindung (z. B. Scharnierkopfschrauben) zu einer im Vergleich mit konventionellen rigiden Systemen erhöhten Flexibilität des Fixateurs. Die vermehrte Flexibilität führt zu einer veränderten Lastenverteilung (*load sharing*) zwischen Implantaten und Wirbelsäule mit vermehrter Krafteinleitung auf die ventralen Abschnitte der Wirbelsäule (vordere Säule entsprechend dem spinalen Säulenmodell nach Denis). Dies führt zur vermehrten Kompression der intersomatischen Fusionsmasse, was gemäß den Wolffschen Prinzipien der Knochenremodellierung und Frakturheilung den Fusionsprozess beschleunigen sollte. Darüber hinaus werden die angrenzenden Segmente einer geringeren kompensatorischen Überbelastung ausgesetzt als nach rigiden Instrumentationen. Außerdem werden die auf Längsträger und Implantat-Knochen-Grenze lastenden Kräfte durch die veränderte Lastenteilung reduziert, sodass (theroretisch) eine reduzierte Rate an Materiallockerungen und Implantatversagen resultieren sollte. Diesen Faktoren wird besonders bei Vorliegen einer altersbedingt reduzierten Knochenqualität (z. B. durch Osteoporose oder Osteomalazie) erhebliches Potenzial im Rahmen der Vermeidung typischer Folgeprobleme nach Instrumentationen bei älteren Patienten zugemessen.

## Dynesis

Das **Dy**namische **Ne**utralisations-**Sys**tem (Dynesis) wurde Mitte der 1990er Jahre als Alternative zur Spondylodese zur Neutralisation von Biege- und Rotationskräften an erkrankten Wirbelsegmenten entwickelt. Während die Wirbelfusion mit der Erhaltung der sagittalen Balance beim Wechsel zwischen verschiedenen Körperhaltungen interferiert, besteht nach Implantation von Dynesis eine gewisse Restmobilität in der Sagittalebene (Mulholland u. Sengupta 2002). Bei degenerativen Bandscheibenerkrankungen und noch weitgehend intakten Facettengelenken erfolgt eine dynamische Abstützung der Wirbelsegmente über Pedikelschrauben, die mit einem flexiblen Längsträger (bestehend aus einer Polyethylenkordel, die auf einen Polyurethan-Spacer variabler Länge aufgefädelt wird) verbunden werden (Abb. 5.60). Die biomechanischen Eigenschaften (Rigidität) des Fixateurs können durch Fixierung der Polyethylenkordel in den Schraubenköpfen unter variabler Zugspannung (arbiträr) variiert werden. Während die Polyethylenkordel die Inklinationsbewegung hemmt, schränkt der zwischen den Schraubenköpfen positionierte Polyurethan-Spacer die segmentale Reklination

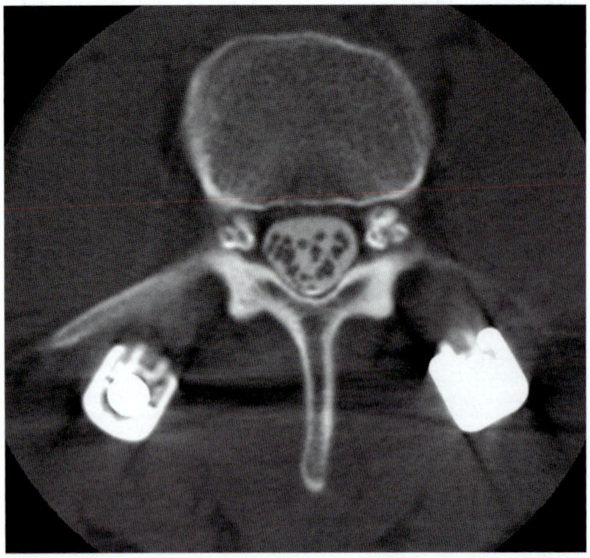

**Abb. 5.61** Semirigide intersomatische Fixierung mittels Cosmic. Die Schraubenköpfe sind über ein Scharniergelenk mit dem Schraubenschaft verbunden

ein. Zusammen bewirken beide Komponenten eine Reduktion der segmentalen Rotationsbewegungen.

Aufgrund der mechanischen Eigenschaften wird Dynesis mittlerweile eher den semirigiden Verfahren zugerechnet. Die klinischen Erfahrungen mit diesem System haben einige grundsätzliche Probleme sog. dynamischer Systeme, die ohne formale Fusionsabsicht implantiert werden, aufgezeigt. Sowohl Schraubenlockerungen als auch Materialermüdung wurden überproportional häufig beobachtet. Dynesis wird aktuell sowohl bei Fusionseingriffen (i. S. einer semirigiden Fixierung) als auch im Rahmen nichtfusionierender Stabilisierungen (i. S. einer dynamischen Fixierung zur Entlastung erkrankter Bandscheiben und Facettengelenke) eingesetzt, ohne dass bislang ein relevanter Vorteil gegenüber der konventionellen Fusion nachgewiesen werden konnte (Schaeren et al. 2008, Welch et al. 2007).

## Cosmic

Das Cosmic-System beruht auf dem Prinzip einer semirigiden Verbindung zwischen Pedikelschrauben und einem rigiden Stab, die über eine Scharnierverbindung der Schraubenköpfe mit dem Schraubenschaft verwirklicht ist (Abb. 5.61).

Das System stellt eine minimal veränderte Variante des bereits in den 1980er Jahren als reines Fusionssystem eingeführten SCSS-Systems dar, von dem es sich lediglich farblich und durch die Hydroxylapatit-Beschichtung der Schraubenschäfte unterscheidet. Es wurde 2005 zur »dynamischen« lumbalen Stabilisierung erneut eingeführt. Aufgrund der nachfolgend aufgeführten biomechanischen Erwägungen erscheint die Einordnung in die Gruppe der semirigiden Systeme jedoch eher gerechtfertigt.

Bei anatomischer, konvergierender Implantation der lumbalen Pedikelschrauben vermittelt das System nach Montage des rigiden Stabes aufgrund der dann annähernd aufgehobenen Scharnierfunktion der Schraubenköpfe bereits bei monosegmentaler Instrumentation eine allenfalls minimale Restmobilität, während seine Flexibilität bei multisegmentaler Instrumentation vollständig aufgehoben ist. Lediglich bei sehr sagittaler (partiell transartikulärer) Schraubenplatzierung (Roy-Camille-Technik) bleibt die Scharnierfunktion zwischen Schraubenkopf und Stab weitestgehend erhalten. Allerdings kommt es infolge dieser Schraubenimplantationstechnik zwangsläufig zu einer Beschädigung benachbarter Facettengelenke, sodass eine vorzeitige Dekompensation angrenzender Bewegungssegmente begünstigt wird. Darüber hinaus wurde beim Einsatz des Systems im Rahmen dynamischer Therapiestrategien ebenfalls eine erhöhte Rate an Implantatlockerungen beobachtet. Der klinische Nachweis der Gleichwertigkeit oder Überlegenheit des Verfahrens gegenüber der Fusion steht aus.

## PEEK-Rod

Das PEEK-Rod-System stellt eine Modifikation eines rigiden pedikelbasierten Wirbelsäulenfixateurs dar, bei dem anstelle eines Titanstabs ein Längsträger aus PEEK (Polyether-Ether-Keton) eingesetzt wird. PEEK ist sehr beständig gegenüber mechanischen und chemischen Einflüssen und eignet sich somit sehr gut als Werkstoff für medizinische Implantate.

Der **Elastizitätsmodulus** beträgt bei

- reinem PEEK 3,9 GPa,
- carbonfaserverstärktem PEEK 20 GPa,
- Titan 110–116 GPa,
- chirurgischen Stahllegierungen 200 GPa,
- kortikalem Knochen 18–20 GPa,
- trabekulösem Knochen 2–10 GPa.

Somit liegen die mechanischen Eigenschaften von PEEK zwischen denen von kortikalem und spongiösem Knochen.

Wird PEEK als Material für den Längsträger eines spinalen Fixateurs verwendet, führt dies zu einer wesentlich besseren Lastenteilung mit dem tragenden Knochen als bei vergleichbaren Instrumentierungen mit Implantaten aus Titan oder chirurgischem Stahl (Highsmith et al. 2007). Entsprechend der Wolffschen Postulate wird der Fusionsprozess infolge der verringerten Stressabschirmung der anterioren interkorporellen Implantate unterstützt. Ferner können die o. g. mechanischen Eigenschaften des semirigiden Fixateurs zu einer Reduktion der auf die Implantat-Knochen-Grenze einwirkenden Kräfte und somit poten-

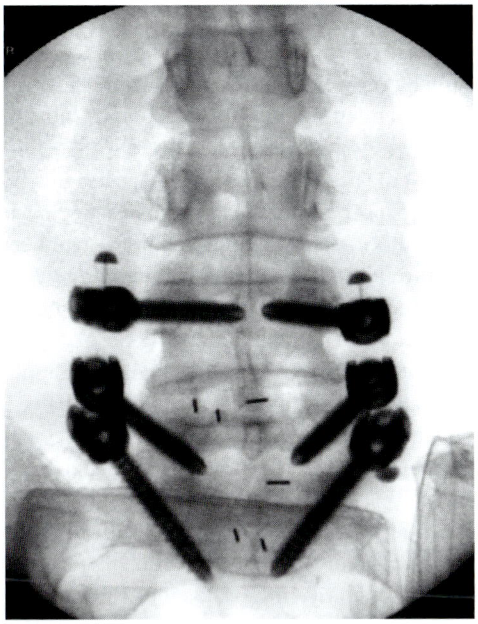

■ **Abb. 5.62** Interkorporelle Fusion mittels semirigidem Schrauben-Stab-System (PEEK-Rod)

ziell zu einer Verringerung der Implantatlockerungsrate beitragen. Als theoretischer Nachteil gegenüber den Titansystemen ist die größere Anfälligkeit von PEEK-Implantaten gegenüber einer perioperativen Keimbesiedlung anzuführen. Die Implantation eines derartigen Systems kann analog zur rigiden Fusion in offener oder minimalinvasiver Technik erfolgen (■ Abb. 5.62).

Das aktuell verfügbare System ist zur Vermittlung einer verbesserten Lastenverteilung im Rahmen der interkorporellen Fusion ausgelegt, um v. a. bei älteren Patienten mit reduzierter Knochenqualität die knöcherne Durchbauung zu beschleunigen und die Fusionsrate zu erhöhen. Bislang liegen allerdings noch keine verlässlichen klinischen Daten vor, welche die Effektivität des Systems gegenüber herkömmlichen Titan-Fixateuren belegen.

## Dynamische Stabilisierungstechniken

Im Gegensatz zu den semirigiden Verfahren zielen die dynamischen Verfahren nicht primär auf das Erreichen eines klar definierten morphologischen Endpunkts (d. h. einer knöchernen Fusion) ab. Vielmehr liegt das Rationale hinter den dynamischen Stabilisierungsverfahren in der **Überbrückung der symptomatischen Phase** im Verlauf des (physiologischen) Degenerationsprozesses lumbaler Bewegungssegmente. Als pathologisch gilt im Rahmen dieser Betrachtungsweise lediglich die (zeitlich begrenzte) schmerzhafte Funktionsstörung und nicht deren morphologisches Korrelat. Unter Berücksichtigung der Tatsache, dass der natürliche Verlauf vieler degenerativ bedingter Rückenschmerzen benigne und durch eine spontane Re-

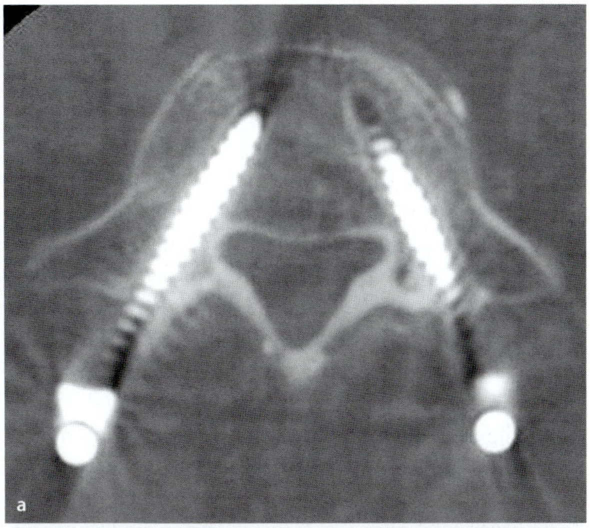

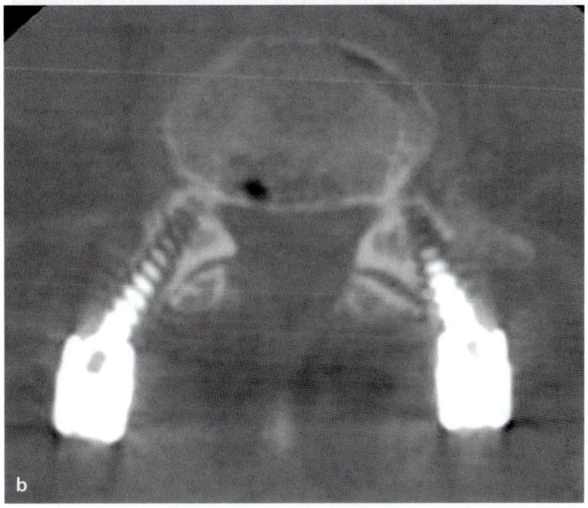

■ **Abb. 5.63 a, b** Materiallockerung nach dynamischer lumbaler Stabilisierung mit typischem Halo im Bereich der Schraubenschäfte

gression der Beschwerden gekennzeichnet ist, soll die dynamische Stabilisierung durch Reduktion des segmentalen Bewegungsumfangs (Entlastung der Facettengelenke und Bandscheiben) die schmerzarme bzw. -freie Funktion der betroffenen Bewegungssegmente wiederherstellen und somit den natürlichen Konsolidierungsvorgang beschleunigen (Mulholland u. Sengupta 2002), ggf. darüber hinaus auch ein akzeleriertes Fortschreiten des zugrundeliegenden degenerativen Prozesses verhindern.

Ein grundsätzliches und konzeptuell bislang nicht befriedigend gelöstes Problem aller bislang verfügbaren dynamischen Stabilisierungssysteme liegt in der bekannten Tatsache, dass sich jedes biologisch nicht integrierte mechanische Implantat unter fortwährender zyklischer Belastung im Laufe der Zeit lockern wird. Dass die für rigide Fixateure etablierte **Lebensdauer** (ohne Fusion) von etwa $1^1/_2$ Jahren prinzipiell auch für dynamische Fixierungssysteme Gültigkeit besitzt, konnte im Rahmen der Verlaufsbeobachtung nach dynamischer Stabilisierung der LWS nachvollzogen werden (Wetzel et al. 1999) (◻ Abb. 5.63).

Der bildmorphologische Nachweis einer zeitgerechten Auslockerung der Pedikelschrauben eines dynamischen Fixateurs (d. h. nach ca. einem Jahr) korrespondiert hingegen nur selten mit der klinischen Symptomatik, entsprechend dem Konzept der temporären mechanischen Unterstützung (als Alternative zur definitiven endpunktorientierten Fusionsstrategie). Eine frühe Implantatlockerung, die dann oft auch mit einer korrespondierenden klinischen Instabilitätssymptomatik einhergeht, ist hingegen Ausdruck einer mechanischen Überbeanspruchung des dynamischen Systems, welches den eingeleiteten Kräften nicht standhält.

Diese Erfahrungen zeigen, dass signifikante (axiale und horizontale) segmentale Instabilitäten eine **Kontraindikation** zur dynamischen Stabilisierung darstellen.

> **Bei Nachweis einer fortgeschrittenen Segmentdegeneration (residuale Bandscheibenhöhe < 5 mm, Endplattendefekte, massive Modic-I-Zeichen, schnabelförmig das Bandscheibenfach überbrückende Spondylophyten, Spondylarthrose°IV, segmentale Kyphose, degenerative Pseudolisthese > 2 mm) haben dynamische Verfahren in der Regel keine Erfolgsaussichten.**

Wie bei den semirigiden Verfahren kann aufgrund der fehlenden Datengrundlage derzeit keine definitive Bewertung einzelner dynamischer Systeme erfolgen.

## 5.27.5 Komplikationen – Vermeidung und Management

**Komplikationsmöglichkeiten bei instrumentierten Eingriffen an der LWS**

- Implantatfehllagen
- Verletzungen von Nerven und/oder Dura
- Implantatversagen
- Implantatdislokation (Schrauben, Längsträger, Cages)
- Repositionsverlust
- Pseudarthrose
- Anschlussinstabilitäten
- Iatrogene Imbalance
- ISG-Syndrom
- Frühinfekt
- Spätinfekt
- Weichteilschädigung (Muskelschädigung, Wundheilungsstörung, Wunddehiszenz)

### Schraubenfehllagen

Die Fehlplatzierung von Schrauben oder Cages stellt eine prinzipiell vermeidbare Komplikation mit potenziell schwerwiegenden Folgen dar. Aufgrund der anatomischen Lagebeziehung zwischen Pedikel und lumbalen Nervenwurzeln ist die medial-kaudale Fehllage besonders problematisch. Lebensbedrohlich kann außerdem eine anteriore Fehllage mit Verletzung der großen prävertebralen Gefäße sein, während es bei nichtkonvergierender Platzierung sakraler Pedikelschrauben mit ventraler Penetration im Bereich der Ala zu einer Verletzung des Tractus lumbosacralis mit radikulären Ausfällen kommen kann.

Die **Fehllagequote** thorakaler und lumbaler Pedikelschrauben liegt

- bei rein anatomischer intraoperativer Orientierung bei bis zu 50%,
- unter Verwendung einer intraoperativen Durchleuchtungskontrolle zwischen 15% und 25%,
- bei intraoperativem Einsatz eines Navigationssystems bei < 5%,
- unter biplanarer Bildwandlerkontrolle bei < 1% (Powers et al. 2006),
- mit intraoperativer CT-Navigation bei < 0,5% (eigene Daten).

Als **relevante Fehllage** gilt nach rein morphologischen Kriterien eine Überschreitung des medialen Pedikelkortex, der lateralen oder anterioren Wand des Wirbelkörpers um mehr als 2 mm. Die intraoperative Elektrostimulation von Pedikelahlen, Führungsdrähten und Schrauben mit Ableitung getriggerter Elektromyogramme an den Kennmuskeln der Segmentwurzeln kann ebenfalls dazu beitragen, die Rate intraspinaler (jedoch nicht extraspinaler) Fehlplatzierungen zu reduzieren (Bindal u. Gosh 2007, Raynor et al. 2007).

> **Es liegt somit auf der Hand, dass die korrekte Implantation von Pedikelschrauben durch Einsatz der biplanaren Durchleuchtungskontrolle, von neurophysiologischen Verfahren oder spinalen Navigationstechnologien wirkungsvoll unterstützt werden kann.**

Die intraoperative Durchleuchtungskontrolle in 2 Ebenen stellt ein relativ einfaches, leicht verfügbares und äußerst sicheres technisches Hilfsmittel dar. Wichtig sind dabei die exakte Einstellung in der Frontalebene (zur Lokalisation der seitlichen Grenze des Wirbelkanals, des medialen Pedikelkortex und zur Abschätzung der notwendigen Schraubenkonvergenz) sowie die exakte Überlagerung der Pedikelkonturen in der seitlichen Durchleuchtung, um eine kaudale Pedikelpenetration mit Verletzung der austretenden Wurzel im Neuroforamen zu vermeiden. Zur Vereinfachung der exakten intraoperativen Darstellung der

Wirbelsäule im a.-p.-Strahlengang sollte der Patient präoperativ unter Durchleuchtungskontrolle in der Frontalebene möglichst exakt ausgerichtet werden.

Beim Einsatz eines Navigationssystems muss stets die Möglichkeit eines **Referenzierungsfehlers** ausgeschlossen werden, der unbemerkt zu schwerwiegenden Komplikationen führen kann. Die ordnungsgemäße Referenzierung lässt sich entweder durch probeweises Abtasten anatomisch exakt lokalisierbarer Landmarken (Unterrand der Lamina, Ober- bzw. Unterrand des Querfortsatzes, seitliche Oberfläche des Dornfortsatzes, Gelenkspalt etc.) oder durch biplanare Bildwandlerkontrollen (geeignet auch bei perkutanen Eingriffen) verifizieren.

Sofern intraoperativ eine relevante Schraubenfehllage (s. oben) bemerkt wird, sollte diese unmittelbar korrigiert werden. Bei postoperativ festgestellter symptomatischer Fehllage ist ebenfalls eine Revision mit Replatzierung der Schraube indiziert, da dies prinzipiell zu einer Verbesserung radikulärer Reizerscheinungen bzw. manifester sensomotorischer Defizite führen kann (Whitecloud et al. 1989). Primär asymptomatische Materialfehllagen bedürfen im Grundsatz dann einer Korrektur, wenn die mechanische Stabilität nicht sicher gewährleistet ist oder eine potenzielle Gefährdung kritischer anatomischer Strukturen (z. B. thorakale oder abdominale Aorta, Rückenmark) nicht ausgeschlossen werden kann.

### Implantatversagen und Materialdislokation

Die Inzidenz des Implantatversagens wird je nach Art der Instrumentation und der behandelten Grundkrankheit mit 2–22% beziffert (Louis 1986, Dickman et al. 1992, Roy-Camille et al. 1986). Dabei ist der **Implantatbruch**, welcher üblicherweise 1–10 Jahre postoperativ auftritt, von der **Auslockerung** aus dem Knochen (üblicherweise innerhalb der ersten 12–16 Monate) zu unterscheiden. Beide können nach instrumentierter Korrektur einer spinalen Deformität (Spondylolisthese, Skoliose, Kyphose) einen Repositionsverlust zur Folge haben. Späte Schraubenbrüche können unabhängig vom Eintritt der knöchernen Fusion auftreten, während ein frühes Versagen des Osteosynthesematerials innerhalb der ersten Monate in der Regel mit einer Pseudarthrose vergesellschaftet ist bzw. in diese einmündet.

Zur **Materialdislokation** kommt es infolge von Lockerung oder Ermüdungsbruch, während intersomatische Cages unter ungünstigen Bedingungen auch ohne nachweisbare Lockerung des Fixateurs dislozieren können (Chen et al. 2005). PLIF-Cages wandern üblicherweise entlang dem Implantationstrajektorium zurück in den Spinalkanal und können dort zu einer massiven Kompression von Nervenwurzeln und Duralschlauch führen (**cave:** Caudasyndrom!), während TLIF-Cages nach dorsolateral in das Neuroforamen wandern und somit eine Wurzelkompression verursachen können. Auch die anteriore Expulsion von ALIF-Cages in den Retroperitonealraum (**cave:** akute Kompression der prävertebralen Gefäße!) sowie die laterale Dislokation eines DLIF-Fusionskörbchens unter den M. psoas (**cave:** Kompression des Plexus lumbalis in Höhe $L_{4/5}$!) sind gelegentlich zu beobachten.

> **Liegt nach 3–5 Jahren weder eine Lockerung noch ein Materialbruch vor, kann in der Regel von einer soliden Fusion ausgegangen werden.**

Die Gefahr eines Implantatbruchs bzw. Materialdislokation kann durch folgende **Maßnahmen** reduziert werden:

- Auswahl korrekt dimensionierter Implantate (Einsatz anatomisch konturierter Fusions-Cages mit ausreichender Höhe und Länge, Verwendung großzügig dimensionierter Schrauben und Stäbe mit einem Durchmesser von mindestens 5–6 mm),
- Verzicht auf aggressive Resektion des hinteren Apophysenrings und Vermeidung von Abschlussplattenverletzungen im Rahmen der Cage-Implantation,
- Beachtung grundlegender biomechanischer Prinzipien (Wiederherstellung der spinalen Balance, Berücksichtigung der Hebelarme, Vermeidung einer übermäßigen Vorspannung des Fixateurs im Rahmen von Repositionsmanövern etc.) unter Berücksichtigung der absehbaren Belastung des Konstrukts bis zum Abschluss des Fusionsprozesses (Hsu et al. 2006, Jang et al. 2007, Gilad et al. 2008),
- Abstützen der ventralen Säule durch interkorporelle Implantate (Lastenverteilung, McAfee et al. 2005a),
- sorgfältige Beachtung der wesentlichen mechanischen und biologischen Fusionsprinzipien (ausreichende Fusionsoberfläche, ausreichende Immobilisation, Kompression),
- Vermeidung langer extraossärer Schraubenhälse (ausreichend tiefe Schraubeninsertion),
- bedarfsweise Zementaugmentation osteoporotischer Wirbel und Verwendung spezieller Schrauben, um eine vorzeitige Auslockerung zu vermeiden (Becker et al. 2008).

Die Auslockerung von Implantaten wird durch eine mangelhafte Knochenqualität (**Osteoporose**) begünstigt. Wenn sich die Schrauben mit geringem Drehmoment einbringen lassen, empfiehlt sich die Augmentation des Implantatlagers (d. h. der Spongiosa des Wirbelköpers) mit Knochenzement. Diese kann vor der Schraubenimplantation in Form einer Vertebroplastie oder bei Einsatz kanülierter Schrauben nach der Implantation durch seitliche Öffnungen im Schraubenschaft erfolgen. Außerdem sollten bei Nachweis einer reduzierten Knochenfestigkeit ausreichend dimensionierte Implantate (größtmögliche Länge und Durchmesser) gewählt und eine bikortikale Verankerung (im Sakrum sowie nach sorgfältiger Analyse der Gefäßanatomie ggf. in dafür geeigneten Thorakalwirbeln) erwogen werden. Wenn sich im Sakrum keine ausreichend stabile Verankerung erzielen lässt, sollten zusätzliche Schrauben in $S_2$, Ala sacralis oder Ilium platziert werden.

Ferner besteht bei ausgeprägter Osteoporose die Option, über einen anterioren Zugang ein großes intersomatisches Implantat mit breiter Auflagefläche und einem entsprechend großen Volumen an Fusionsmaterial einzubringen, um die mögliche Sinterung eines kleineren PLIF- oder TLIF-Cage zu vermeiden und die Bedingungen für die anteriore knöcherne Durchbauung zu optimieren (Lee et al. 2004, 2006). Darüber hinaus kann in derartigen Fällen der Einsatz biologischer Fusionsbeschleuniger (BMP) sinnvoll sein (Burkus et al. 2002, Mummaneni et al. 2004).

## Pseudarthrosen

Die durchschnittliche Pseudarthroserate nach instrumentierten lumbalen Fusionsversuchen konnte mit Einführung der modernen primärstabilen Segmentimmobilisation mittels pedikelbasierter Systeme und zirkumferentieller Fusion durchgreifend von > 35% bei nichtinstrumentierten Fusionseingriffen (Schwab et al. 1995) bzw. 20% bei Einsatz spinaler Fixationssystem der 1. Generation (Zdeblick 1993) auf aktuell < 5% gesenkt werden (Grubb u. Lipscomb 1992, Tribus 2001). Darüber hinaus kann konsequente Abstinenz die Fusionsrate bei Rauchern beträchtlich verbessern. Die Effektivität der elektrischen Knochenstimulation zur Verbesserung der Fusionsrate bei Risikopatienten konnte zwar unter klinischen Bedingungen belegt werden (Kahanovitz 2002), dennoch wird das Verfahren in Mitteleuropa nur selten durchgeführt. Demgegenüber ist der Einsatz rekombinanter Knochenwachstumsfaktoren bei Risikopatienten bereits relativ verbreitet (Boden et al. 2002, Dimar et al. 2009).

## Anschlussinstabilitäten und iatrogene Imbalance

Das Risiko von Anschlussinstabilitäten im mittel- und langfristigen Verlauf (5–15 Jahre) nach lumbalen Fusionseingriffen wird mit einer großen Bandbreite zwischen 5% und 60% beziffert (Harrop et al. 2008, Park et al. 2004, Kumar et al. 2001, Cheh et al. 2007). Während sich Anschlussinstabilitäten ganz überwiegend in den kranial benachbarten Segmenten manifestieren (Okuda et al. 2008), ist gelegentlich auch die mechanische Dekompensation eines kaudal angrenzenden Segments zu beobachten. Die häufig zu beobachtende sukzessive Minderung der Bandscheibenhöhe in angrenzenden Segmenten ist hingegen nicht mit einem schlechteren klinischen Outcome assoziiert (Schulte et al. 2007).

Zu den **begünstigenden Faktoren** für die Entwicklung einer symptomatischen akzelerierten Degeneration benachbarter Bewegungssegmente nach Fusionseingriffen und der unterten Brust- und Lendenwirbelsäule zählen:

- Vorbestehende horizontale Konfiguration der Lamina im apikalen Segment der Instrumentation (Laminawinkel > 130°; Okuda et al. 2008),
- Facettengelenkstropismus > 10° (Okuda et al. 2008),
- iatrogene Destabilisierung des Facettengelenks am kranialen Ende der Instrumentation, d. h. dem Übergang zum nächsthöhergelegenen Segment (Cardoso et al. 2008),
- flacher Sakrumwinkel (Disch et al. 2008),
- lumbaler Lordosewinkel < 20° (Disch et al. 2008),
- *floating fusion* (die alleinige Fusion des Segments $L_{4/5}$ mit freien kranialen und kaudalen Nachbarsegementen führt in 46% der Fälle zum Auftreten einer Anschlussdegeneration, während dies nach Fusion des Segments $L_5/S_1$ bzw. nach bisegmentalen Fusionen $L_4$–$S_1$ (*fixed fusion*) lediglich in 20% der Fälle beobachtet wird) (Disch et al. 2008),
- höheres Patientenalter (Harrop et al. 2008),
- Persistenz eines gestörten Sagittalprofils der LWS bzw. iatrogenes Auslösen einer spinalen Imbalance (Min et al. 2008, Kumar et al. 2001),
- Verwendung hochrigider Instrumentationssysteme (Park et al. 2004, Highsmith et al. 2007).

Insbesondere bei Korrektureingriffen zur Behandlung degenerativer Deformitäten der unteren Brust- und Lendenwirbelsäule muss eine weitestgehende Wiederherstellung des individuellen Sagittalprofils der LWS sowie der Balance in Sagittal- und Frontalebene angestrebt werden, um Funktionsstörungen proximaler Wirbelsäulenabschnitte einschließlich Schultern und Halswirbelsäule zu vermeiden (Kumar et al. 2001, Labelle et al. 2005). Die präzise Beurteilung des spinalen Realignements wird durch die intraoperative röntgenologische Darstellung der gesamten Wirbelsäule einschließlich Becken und Schultern (z. B. unter Verwendung langer Filmkassetten, Anfertigung eines intraoperativen seitlichen und anteroposterioren CT-ScoutView o. ä.) erleichtert.

Die Gefahr der Dekompensation junktionaler Segmente (insbesondere im Bereich des thorakolumbalen Übergangs) scheint hingegen deutlich geringer zu sein, als verschiedentlich vermutet. So konnte eine erfahrene Gruppe von Skoliosechirurgen zeigen, dass die Inzidenz junktionaler Kyphosen bzw. progressiver Störungen der sagittalen Balance und schlechteres klinisches Outcome nicht an die Höhe des proximalen Instrumentationsendes gekoppelt waren (Kim et al. 2007a). Versorgungen mit einem proximalen Instrumentationsende bei $T_9$ bzw. $T_{10}$ unterschieden sich nicht von jenen mit einem proximalen Instrumentationsende bei $T_{11}/T_{12}$ bzw. $L_1/L_2$.

Ob der gegenwärtig propagierte prophylaktische Einsatz dynamischer Systeme zur mechanischen Abschirmung (Protektion) kranialer Nachbarsegmente im Rahmen lumbaler Fusionseingriffe zu einer relevanten Reduktion der symptomatischen Degeneration von Anschlusssegmenten führt, ist Gegenstand diverser aktueller Verlaufsuntersuchungen.

## ISG-Syndrom

Das postoperative Iliosakralfugen-Syndrom ist nach lumbalen Stabilisierungseingriffen, insbesondere unter Einschluss des Sakrums (*fixed fusion*) in bis zu 75% der Fälle zu beobachten (Cohen 2005, Katz et al. 2003, Ha et al. 2008). Das Iliosakralgelenk (ISG) stellt mit einer durchschnittlichen Oberfläche von 17,5 $cm^2$ die größte axiale Gelenkverbindung (Amphiarthrose) beim Menschen dar. Lediglich das anteriore Gelenkdrittel erfüllt die Kriterien eines diarthrodialen Synovialgelenks, während die restlichen Anteile über einen komplexen Bandapparat miteinander verbunden sind. Die sensible Innervation des ISG entstammt einer Vielzahl lumbaler und sakraler Nervenwurzeln ($L_2$–$S_2$) (Cohen 2005, Katz et al. 2003). Der durchschnittliche mechanische Schwellenwert iliosakraler nozizeptiver Rezeptoren liegt zwischen denen vergleichbarer Einheiten in lumbalen Facettengelenken und im anterioren Anulus lumbaler Bandscheiben. Es ist somit aus schmerzphysiologischer Sicht recht plausibel, dass es nach lumbosakralen Spondylodesen infolge einer mechanischen Überlastung des ISG zu hartnäckigen Glutealgien (häufig mit pseudoradikulärer Ausstrahlung in die dorsolateralen Ober- und Unterschenkel sowie auch nach proximal in den Bereich der Lenden- und unteren Brustwirbelsäule) kommen kann.

Da mittels medikamentös-analgetischer Therapie in der Regel keine ausreichende Schmerzreduktion zu erreichen ist, werden üblicherweise duchleuchtungs- bzw. CT-gesteuerte lokale Infiltrationen des ISG mit relativ hoher Ansprechrate (60–75%) und mittel- bis langfristiger Wirksamkeit (Wochen bis Monate) eingesetzt (Cohen 2005). Demgegenüber weist die Radiofrequenzablation, vermutlich aufgrund der überwiegend ventral im ISG lokalisierten degenerativen Veränderungen und der resultierenden Weiterleitung des nozizeptiven Inputs über die Rr. ventrales, eine deutliche geringere durchschnittliche Erfolgsrate von knapp 50% auf.

## Früh- und Spätinfekte

Die postoperative **Frühinfektion** tritt definitionsgemäß innerhalb der ersten postoperativen Wochen auf und kann neben den oberflächlichen epifaszialen (Haut, subkutanes Fettgewebe) und tiefen subfaszialen paravertebralen Weichteilen (Muskulatur, paravertebrales Fettgewebe) auch den Knochen (Osteomyelitis), das Bandscheibenfach (Diszitis) und die spinalen Implantate betreffen. Die durchschnittliche Inzidenz der **Spondylodiszitis** nach Eingriffen an der LWS wird mit 0,1–1,7% angegeben (Bongartz et al. 1994, Mayer u. Brock 1991). Das häufigste Symptom (92%) der Spondylodiszitis ist der Rückenschmerz (Honan et al. 1996, Jimenez-Mejias et al. 1999, Sapico u. Montgomerie 1990), der in der Regel innerhalb weniger (4–12) Tage bis zu maximal 3 Monate nach der Operation einsetzt. Nicht selten überlagert sich der Schmerzbeginn mit den postoperativen Schmerzen. Klinisch imponieren ein axialer Stauchungsschmerz sowie pseudoradikuläre Schmerzen mit Ausstrahlung nach gluteal, in den ISG-Bereich sowie in die Leisten und Beine. Bei Übergreifen der Infektion auf den Spinalkanal können zusätzlich (progrediente) radikuläre Schmerzen und schließlich sensomotorische sowie vegetative Symptome (Blasen-Mastdarm-Störung) auftreten. Das subjektive Krankheitsgefühl ist in der Regel erheblich. Über zwei Drittel der Betroffenen entwickeln kein Fieber (Jimenez-Mejias et al. 1999, Quinones-Hinojosa et al. 2004). Entscheidend für die frühzeitige Diagnose einer postoperativen Spondylodiszitis ist der klinische Verdacht bei persistierenden oder progredienten lokalen Beschwerden im ehemaligen Operationsgebiet.

Die wichtigsten **laborchemischen Parameter** sind die fast immer eine erhöhte Blutsenkungsgeschwindigkeit (BSG) und die erhöhte Konzentration des C-reaktiven Proteins (CRP) im Serum. Körpertemperatur und Leukozytenzahl sind hingegen nur in Einzelfällen erhöht (El-Gindi et al. 1976, Jimenez-Mejias et al. 1999, Mayer u. Brock 1991). Die aussagekräftigste bildgebende Untersuchung ist die MRT unter Gabe von Kontrastmittel. Der Versuch einer Erregerisolierung mittels Punktion oder offener Materialentnahme ist nur selten erfolgreich (> 30%), sodass eine kalulierte **antibiotische Therapie** erfolgen muss. Im Gegensatz zu Kunststoffimplantaten (PEEK, Polyurethan, Polyethylen etc.) können metallische Implantate im Bereich des betroffenen Wirbelsäulenabschnitts in aller Regel belassen werden, da sowohl die Ausheilung der Infektion als auch die Rezidivrate nicht negativ durch die Implantate beeinflusst werden (Rath et al. 1999). Soweit keine Gegenanzeigen vorliegen, wird eine 10- bis 12-wöchige Therapie mit bakteriziden Antibiotika mit hoher Gewebspenetration (z. B. Cephalosporine, Fosfomycin) durchgeführt (Honan et al. 1996, Jimenez-Mejias et al. 1999, Keenen u. Benson 1997, Quinones-Hinojosa et al. 2004, Slucky u. Eismont 1997).

Die postoperative **Spätinfektion** ist als verzögerter, 6 Wochen bis ein Jahr nach dem Primäreingriff auftretender Wundinfekt definiert, der oberflächliche und tiefe Weichteile (u. a. paravertebrales Muskel- und Fettgewebe, Retroperitonealraum, Psoasloge, Achsenskelett, Bandscheibe) sowie spinale Implantate betrifft (Clark u. Shufflebarger 1999, Mehbod et al. 2005, Quinones-Hinojosa et al. 2004, Sponseller et al. 2000, Thalgott et al. 1991).

Das Auftreten einer **postoperativen Wundinfektion** kann begünstigt werden durch

- lange Eingriffsdauer,
- große Wundflächen,
- hohes Lebensalter,
- Begleiterkrankungen (Adipositas, Diabetes mellitus, Nikotin- und Alkoholabusus),
- Revisionsoperationen,
- Stoffwechselfaktoren (Katabolismus),
- Material und Volumen verwendeter Implantate,
- intraoperative Kontamination mit niedrigvirulenten Mikroorganismen,
- Vorliegen einer Immunabwehrschwäche (z. B. bei malignen Begleiterkrankungen oder Kortisontherapie)

(Fang et al. 2005, Levi et al. 1997, Sponseller et al. 2000, Thalgott et al. 1991, Weinstein et al. 2000).

**Implantatinfektionen** (Inzidenz: 3–4%) verlaufen häufig verzögert mit einer mittleren Latenz von einem Monat und treten fast ausschließlich nach dorsalen Eingriffen auf (Levi et al. 1997, Sponseller et al. 2000).

Als ursächlich für den Spätinfekt wird die primäre intraoperative Kontamination des Wundbereichs (bzw. der Implantate) mit Erregern (v. a. Staphylokokken) angenommen, die insbesondere auf Titan-Implantaten einen protektiven Biofilm bilden, der sie vor Antikörpern, Makrophagen und Antibiotika schützt (Ha et al. 2005). Klinische Symptome und Diagnostik entsprechen denen des Frühinfekts. Wesentlich ist auch hier v. a. die klinische Verdachtshaltung, welche letztlich die weitere Diagnostik auslöst.

Die Behandlung umfasst das **chirurgische Debridement** (bei massiver Wundkontamination empfiehlt sich die Einlage einer Saug-Spül-Drainage oder eines Vakuumsystems). Bei Spätinfekten nach instrumentierten Eingriffen ist regelhaft eine **Materialentfernung** erforderlich, wobei in der Mehrzahl der Fälle eine Reinstrumentation im Rahmen desselben Eingriffs möglich ist (Levi et al. 1997, Sponseller et al. 2000, Thalgott et al. 1991, Weinstein et al. 00). Nur in Einzelfällen kann die Infektion durch sorgfältiges (ggf. wiederholtes) lokales Debridement und antibiotische Therapie zur Ausheilung gebracht werden kann (Levi et al. 1997, Quinones-Hinojosa et al. 2004, Thalgott et al. 1991). Gelockerte Implantate müssen entfernt werden. Bei manifester Instabilität ist eine sofortige oder zeitnahe Reinstrumentation hilfreich, um die Infektion zur Ausheilung zur bringen (Rath et al. 1999).

### Weichteilschädigung

Die operative Weichteilschädigung infolge konventioneller Mittellinienzugänge begünstigt einerseits das Auftreten postoperativer Wundheilungsstörungen und Wundinfektionen, andererseits auch die Wahrscheinlichkeit postoperativer Liquorfisteln und Pseudomeningozelen sowie potenziell auch die akzelerierte Dekompensation benachbarter Bewegungssegmente, da die segmentale paraspinale Muskulatur (Multifidus-Gruppe) benachbarter Segmente beim offenen Mittellinienzugang stets mit einbezogen wird und daher ebenfalls von der postoperativen fettigen Degeneration betroffen ist (Datta et al. 2004, Sihvonen et al. 1993).

Neben einer durchgreifenden Verringerung des intraoperativen Blutverlusts lassen sich die Inzidenz postoperativer Wundheilungsstörungen, Infektionen und Liquorfisteln sowie das Ausmaß der lokalen Muskelschädigung durch den Einsatz muskelschonender (minimalinvasiver) paramedianer Zugangstechniken massiv reduzieren (Scheufler et al. 2007, Schwender et al. 2005, Isaacs et al. 2005). Ob sich dies u. U. auch in einer geringeren Rate symptomatischer Anschlussdegenerationen niederschlägt, wird sich bei Langzeituntersuchungen nach minimalinvasiven stabilisierenden Eingriffen an der LWS erweisen.

## 5.27.6 Klinische Ergebnisse

Die klinischen Ergebnisse nach stabilisierenden Eingriffen bei degenerativen Erkrankungen der LWS variieren erheblich. Sie sind einerseits von der zugrundeliegenden Erkrankung, andererseits von der Stringenz der Indikationsstellung sowie – in jedoch deutlich geringerem Maße – von der Eingriffstechnik abhängig. Eine der wesentlichen Schwierigkeiten bei der Beurteilung der klinischen Effizienz lumbaler Fusionsoperationen in der Behandlung degenerativer Erkrankungen der LWS resultiert, mit Ausnahme der Therapie von Spondylolisthesen, aus der mangelhaften Präzision in der Definition spezifischer operativer Behandlungsindikationen. Um in dieser Hinsicht Fortschritte zu erzielen, wäre es notwendig, die diagnostische Spezifität weit über die syndromatische Zuordnung von Rückenschmerzen zu morphologisch nachweisbaren degenerativen Veränderungen der LWS hinaus zu erhöhen, sodass Outcome-bezogene Daten effektiver in klinische Behandlungspfade bzw. evidenzbasierte Leitlinien umgesetzt werden können. Diese Unschärfe in der Definition klar abgegrenzter Indikationsbereiche und der Dokumentation Outcome-bezogener Daten führt bei rein evidenzbasierter Betrachtung zu einem uneinheitlichen und schwer interpretierbaren Bild, was sich im aktuellen *Chochrane Review* zur Behandlung degenerativer lumbaler Spondylosen niederschlägt (Gibson u. Waddell 2005).

Hinsichtlich des klinischen Outcome sind stabilisierende Eingriffe zur Behandlung degenerativer Bandscheibenerkrankungen von denen bei Deformitäten (Skoliosen, Spondylolisthesen) und Revisionsoperationen nach fehlgeschlagenen vorangegangenen dekompressiven Eingriffen zu unterscheiden. Während die klinischen Ergebnisse bei der Behandlung von Deformitäten trotz (insbesondere in der Skoliosebehandlung) relevanter operativer Komplikationsrate überzeugend sind (Anand et al. 2008, Bono u. Lee 2005), ist der mittel- und langfristige Effekt fusionierender Reoperationen (z. B. zur Behandlung von Pseudarthrosen oder fehlgeschlagenen vorangehenden dekompressiven Eingriffen) auf das klinische Outcome erheblich geringer (Glassman et al. 2009).

Im Rahmen einer großen schwedischen Multicenterstudie (Fritzell et al. 2001) an knapp 300 Patienten wurden die Ergebnisse der operativen Stabilisierung (N = 222; Behandlung mit 3 verschiedenen Operationstechniken) mit konservativen Maßnahmen (N = 72) in der Behandlung therapierefraktärer Lumbalgien auf dem Boden degenerativer lumbaler Bandscheibenveränderungen untersucht. Nach 2 Jahren gaben die operativ behandelten Patienten eine signifikant höhere Reduktion der präoperativen Rückenschmerzen (durchschnittlich 33%) an als die Patienten der konservativen Therapiegruppe (7%). Dementsprechend ließen sich auch Unterschiede hinsichtlich der durchschnittlichen Reduktion der Oswestry-Scores nach operativer Behandlung (25%) und konservativer Therapie (6%) nachweisen. 63% der Patienten in der operativen Gruppe bewerteten ihren körperlichen Zustand nach dem Eingriff als »besser« bzw. »viel besser«, verglichen mit 29% der konservativ behandelten Patienten. Auch der Prozentsatz der beruflichen Wiedereingliederung war mit 36% in der operativen Gruppe signifikant höher als in der nichtoperativen Gruppe (13%). Aus diesen Ergebnissen ließ sich ableiten, dass die operative Fusion bei Patienten mit ausgeprägten therapierefraktären Lumbalgien aufgrund degenerativer Bandscheibenveränderungen bei sorgfältiger Indikationsstellung eine höhere Erfolgsquote aufweist als konservative Maßnahmen.

Die gleiche Gruppe berichtete im Jahre 2003 über die individuellen Erfolgs- und Komplikationsraten dreier verschiedener Fusionstechniken, welche zur Behandlung symptomatischer degenerativer Bandscheibenerkrankungen der LWS in einer prospektiven multizentrischen Studie an 211 Patienten eingesetzt wurden (Fritzell et al. 2003). Bei 71 dieser Patienten erfolgte eine nichtinstrumentierte posterolaterale Fusion (PLF), bei 68 eine instrumentierte PLF und bei 72 eine zirkumferentielle 360°-Spondylodese mit ventraler Implantation eines autologen Knochenspans. Die Gesamtkomplikationsrate nach 2 Jahren betrug bei nichtinstrumentierter Fusion 12%, bei instrumentierter dorsaler Fusion 22% und nach 360°-Spondylodese 40%. Mit steigender Invasivität bzw. Komplexität des Eingriffs konnten neben signifikant höheren Komplikationsraten auch deutlich höhere Reinterventionsraten (PLF: 6%; instrumentierte PLF: 22%, 360°-Spondylodese: 17%) nachgewiesen werden.

Ekman et al. (2005) kamen nach Auswertung der Langzeitergebnisse (mittleres Beobachtungsintervall: 9 Jahre) einer prospektiv-randomisierten Studie bei 111 Patienten mit isthmischen Spondylolisthesen zu dem Ergebnis, dass sowohl instrumentierte als auch nichtinstrumentierte lumbale Fusionseingriffe gegenüber einem konservativen Übungsprogramm über 12 Monate zu signifikant besseren klinischen Resultaten führen. 76% der operativ behandelten Patienten gaben einen guten bzw. sehr guten Therapieeffekt an, im Vergleich zu 50% in der konservativen Therapiegruppe.

Verschiedene Untersuchungen belegen die unterschiedliche Effektivität stabilisierender Eingriffe bei der Behandlung von stabilen und instabilen degenerativen lumbalen Diskopathien, degenerativen lumbalen Spondylolisthesen, segmentalen Mikroinstabilitäten infolge von Bandscheibenvorfällen, degenerativen Lumbalsoliosen und unscharf definierten Segmentdegenerationen. Durch Aufarbeitung der zu diesem Thema verfügbaren klinischen Literatur zweier Jahrzehnte (1979–2000) konnten konnten Bono und Mitarbeiter (Bono u. Lee 2005) zeigen, dass die Fusionsrate bei Patienten mit degenerativen Diskopathien deutlich höher ist als bei jenen mit Spondylolisthesen. Das klinische Outcome ist allerdings in der letztgenannten Gruppe besser, insbesondere bei instrumentierten Eingriffen. Im Gegensatz dazu konnte in der Gruppe der unscharf definierten degenerativen Diskopathien ein besseres Outcome nach nichtinstrumentierten Eingriffen nachgewiesen werden. Die operative Behandlung degenerativer Lumbalskoliosen wies die höchste Komplikationsrate, jedoch auch die deutlichste Verbesserung der präoperativen klinischen Funktionsparameter auf.

Eine retrospektive Untersuchung des klinischen Outcome nach zirkumferentiellen instrumentierten Versorgungen bei Patienten mit chronischen diskogenen Rückenschmerzen zeigt, dass bei strikter Indikationsstellung die Anzahl der fusionierten Segmente keinen Einfluss auf die klinischen Ergebnisse hat (Lettice et al. 2005). Ähnliche Resultate waren im Rahmen einer prospektiven randomisierten Studie bei Patienten mit degenerativen Diskopathien, chronischer Lumbago und Spondylolisthesen erhältlich, bei der die Effektivität von posterioren, anterioren und kombinierten Fusionsverfahren mit derjenigen konservativer Maßnahmen verglichen wurde (Carreon et al. 2008). Die besten klinischen Ergebnisse lieferte die operative Behandlung von Spondylolisthesen, gefolgt von degenerativen Diskopathien und chronischen Rückenschmerzen. Bei den konservativ behandelten Patienten zeigten sich vergleichsweise geringere funktionelle Verbesserungen. Die chirurgische Therapie morphologisch gut definierter Krankheitsbilder (Spondylolisthese) führt zu erheblich besseren klinischen Ergebnissen als die Behandlung unscharf definierter lumbaler Schmerzsyndrome, bei denen die objektive präoperative körperliche Einschränkung in der Regel auch geringer ist.

Aktuelle prospektive Untersuchungen liefern vergleichbare Ergebnisse (Glassman et al. 2009). Bei Patienten mit degenerativen Diskopathien lässt sich postoperativ eine größere Reduktion des präoperativen *Oswestry Disability Index* nachweisen als bei Patienten, die aufgrund fehlgeschlagener Bandscheibenoperationen, Spinalstenosen oder Anschlussinstabilitäten behandelt werden. Die schlechtesten Ergebnisse werden nach Revisionseingriffen bei Pseudarthrosen beobachtet, die besten bei der chirurgischen Behandlung von Spondylolisthesen. Generell sind bei Revisionseingriffen schlechtere Ergebnisse zu erwarten als bei Primäroperationen, während auch bei älteren Patienten (> 65 Jahre) unter der Voraussetzung einer sorgfältiger Indikationsstellung gute klinische Outcomes erreicht werden können (Glassman et al. 2007).

Martin und Mitarbeiter führten 2007 eine umfassende Literaturanalyse mit der Frage durch, ob die instrumentierte bzw. nichtinstrumentierte Fusion gegenüber der reinen Dekompression bei der Behandlung von Patienten mit degenerativer lumbaler Spondylolisthese Vorteile bringt (Martin et al. 2007). Sie konnten anhand der Auswertung von 13 Studien zeigen, dass die Fusion mit einer deutlich höheren Erfolgsquote assoziiert ist als die alleinige Dekompression. Bei instrumentierten Eingriffen war die knöcherne Fusionsrate wiederum signifikant höher als bei nichtinstrumentieren Fusionen, was jedoch keinen wesentlichen Einfluss auf das klinische Outcome hatte. Demgegenüber konnte im Rahmen einer anderen Studie demonstriert werden, dass die anteriore interkorporelle Abstützung und Fusion zu besseren Behandlungsergebnissen in der Behandlung degenerativer lumbaler Spondylolisthese führt (Rousseau et al. 2005). Zudem führen zirkumferentielle 360°-Fusionen im Vergleich zur reinen posterolateralen Fusion zu deutlich geringeren Pseudarthroseraten und können somit die operative Revisionsquote signifikant reduzieren (Christensen 2004). Die Ergebnisse nach PLIF, TLIF, ALIF und zirkumferentieller Fusion scheinen sich bei der mono- oder bisegmentalen Versorgung nicht wesentlich zu unterscheiden (Glassman et al. 2006).

Mit Einführung der modernen intraoperativen Röntgenkontrolle bzw. der Navigationsunterstützung konnte die Komplikationsrate über die durchgreifende Reduktion der Inzidenz von Schraubenfehllagen sehr effektiv gesenkt werden. Bei korrekter Anwendung dieser Verfahren liegt das Risiko einer klinisch relevanten Fehllage unter 1% (Powers et al. 2006, eigene Daten). Es ist zu erwarten, dass sich das daraus resultierende günstigere Risiko-Nutzen-Verhältnisses mittelfristig in einer weiteren Verbesserung des klinischen Outcome niederschlagen wird.

Ähnliche Effekte sind mit fortschreitender Verbreitung minimalinvasiver Fusionsverfahren zu erwarten, die ebenfalls zu einer Verringerung der Komplikationsraten gegenüber vergleichbaren offenen Verfahren beitragen können (Scheufler et al. 2007, Isaacs et al. 2005, Podichetti et al. 2006, Foley u. Gupta 2002, Khoo et al. 2002). So konnte das Risiko von Wundheilungsstörungen, Infektionen und Liquorfisteln ebenso wie die stationäre Verweildauer gegenüber konventionellen Mittellinieneingriffen deutlich gesenkt werden.

Darüber hinaus haben **soziodemographische, allgemeine physische und psychologische Faktoren** einen wesentlichen Einfluss auf das klinische Outcome nach lumbalen Fusionsoperationen (Hägg et al. 2002). Unzufriedenheit am Arbeitsplatz, psychische Auffälligkeiten, mangelnde soziale Einbindung und schwere körperliche Arbeit sind negative Prädiktoren des Behandlungsergebnisses. Patienten mit chronischen Rückenschmerzen unterscheiden sich regelmäßig deutlich von Vergleichspersonen durch erheblich höheren Nikotinkonsum, schlechteren Allgemeinzustand, depressive Symptome und körperlich belastende berufliche Tätigkeiten. Diese Befunde unterstreichen den Stellenwert einer sorgfältigen multidisziplinären Evaluation im Rahmen der Sicherung bzw. Verbesserung der Qualität von Indikation und nachfolgender Behandlung.

Der individuelle Beitrag diverser **anatomischer, mechanischer und funktioneller Faktoren** zur Inzidenz von Anschlussinstabilitäten sowie auch deren Relevanz für das klinische Outcome wurde durch multiple Untersuchungen bei Patienten mit lumbalen Fusionsoperationen beleuchtet. Bei neueren bildgebenden Untersuchungen nach stabilisierenden Eingriffen an der LWS finden sich Zeichen der Dekompensation, überwiegend im Sinne einer zunehmenden Retrolisthese benachbarter Bewegungssegmente, bei annähernd 40% der behandelten Patienten (Kumar et al. 2001). Sofern postoperativ ein ungestörtes sagittales Alignement sowie normale sakrale Inklinationswinkel vorliegen, werden in der Folge signifikant seltener relevante degenerative Veränderungen benachbarter Segmente beobachtet (Kumar et al. 2001). Das Geschlecht des Patienten sowie das operative Verfahren (posterolateral, interkorporell) spielen bezüglich der Inzidenz von Anschlussinstabilitäten eine untergeordnete Rolle. Aufgrund der engen biomechanischen spinopelvinen Relation kommen der postoperativen Beckenkippung (*pelvic tilt*) und dem patientenspezifischen (unveränderlichen) pelvinen Inzidenzwinkel wichtige Rollen hinsichtlich der Begünstigung segmentaler Anschlussinstabilitäten nach lumbalen Fusionseingriffen zu (Park et al. 2007).

Okuda et al. (2004) beurteilten im Rahmen eines 2-jährigen Follow-up nach operativer Behandlung lumbaler Spondylolisthesen mittels PLIF die individuelle Bedeutung der vorbestehenden lumbalen Lordose, skoliotischer Fehlstellungen, der Lamina-Inklinationswinkel kranialer Nachbarwirbel, der Konfiguration bzw. Asymmetrie (Tropismus) von Facettengelenken in der Horizontal-Sagittal-Ebene, vorbestehender degenerativer Veränderungen kranial benachbarter Bandscheiben sowie der Lordose des fusionierten Segments für die Entwicklung einer Anschlussinstabilität.

Dabei zeigte sich keine Korrelation zwischen der radiologisch nachweisbaren Degeneration kranialer Nachbarsegmente und dem klinischen Outcome. Die Analyse o. g. morphologischer Variablen lieferte jedoch keine Hinweise auf potenzielle Risikofaktoren für eine postoperative radiologische Befundverschlechterung. Die Koexistenz einer Horizontalisierung der Lamina eines angrenzenden Wirbels sowie der Facettengelenkstropismus eines benachbarten Bewegungssegments wurden als mögliche Risikofaktoren für eine neurologische Verschlechterung aufgrund einer akzelerierter Degeneration des kranialen Nachbarsegements identifiziert.

Der aufgrund der Resultate biomechanischer Untersuchungen (Cheng et al. 2007, Kim et al. 2007a) erhoffte positive Effekt semirigider Instrumentierungen auf die Inzidenz von Anschlussdegenerationen kann derzeit noch nicht seriös beurteilt werden. Im Rahmen von Vergleichsstudien zur Behandlung degenerativer lumbaler Instabilitäten konnten hinsichtlich Fusionsrate und klinischem Outcome keine Unterschiede zwischen semirigider und rigider Instrumentation nach 12 Monaten beobachtet werden (Mandigo et al. 2007, Welch et al. 2007). Die limitierte Studiendauer lässt derzeit eine Beurteilung des individuellen Einflusses der semirigiden Instrumentation auf die Inzidenz degenerativer Veränderungen in Nachbarsegmenten jedoch nicht zu.

Langzeitbeobachtungen nach Einsatz des Dynesis-Systems im Rahmen nichtfusionierender lumbaler Stabilisierungseingiffe haben jedoch gezeigt, dass fortschreitende Degenerationsprozesse an benachbarten Bewegungssegmenten auch durch Vermeidung einer Fusion nicht nachhaltig verringert oder verzögert werden (Schaeren et al. 2008).

## 5.28 Minimalinvasive Therapieoptionen

Wie in anderen Bereichen der Chirurgie haben im Laufe der letzten 30 Jahre vermehrt minimalinvasive Operationstechniken Eingang in die Wirbelsäulenchirurgie gefunden. Allen diesen Entwicklungen liegt das Prinzip des *primum non nocere* zugrunde. Die Vermeidung unnötiger schädigender Manipulationen steht also im Vordergrund, wobei die inhaltliche Entsprechung des Begriffs »mimialinvasiv« relativ unscharf definiert ist.

So wird als ein gemeinsames Merkmal minimalinvasiver Verfahren in erster Linie die Verwendung **kleiner Zugänge mit geringem Weichteitrauma** zur Vermeidung unnötiger Schädigungen der paraspinalen Muskulatur, zur Reduktion des intraoperativen Blutverlusts und der postoperativen Schmerzen und zur verbesserten allgemeinen Verträglichkeit des Eingriffs angeführt.

Für das klinische Ergebnis ebenso relevant ist jedoch die Effizienz des Eingriffs hinsichtlich der Beseitigung der den Symptomen zugrundeliegenden Ursache sowie die potenzielle Verbesserung der Funktion des betroffenen Wirbelsäulenabschnitts bzw. die Vermeidung biomechanisch nachteiliger Eingriffsfolgen.

Ziel ist neben einer möglichst raschen und schmerzarmen postoperativen Mobilisierung die Vermeidung von Komplikationen und eingriffsbedingten Folgeerscheinungen wie muskuläre und/oder ligamentäre Dysfunktionen. Da letztgenannte Faktoren zur akzelerierten Degeneration benachbarter Bewegungssegmente beitragen können, liegt ein weiteres erklärtes Ziel minimalinvasiver Verfahren in der Erhaltung eines möglichst ungestörten segmentalen Bewegungsmusters.

### 5.28.1 Historischer Überblick

Die Entwicklung minimalinvasiver Eingriffe zur Behandlung von Erkrankungen der LWS geht zurück auf Wiltses paramedianen dorsalen intermuskulären Zugang, die lateralen Zugänge von Valls (Valls et al. 1948) und Craig (1956) zur Knochenbiopsie sowie die parallel verfolgte Umfangsreduktion der anterioren retroperitonealen Zugänge zur LWS. Die Erstbeschreibung des posterolateralen extraduralen Zugangs zur Behandlung lumbaler Bandscheibenvorfälle wird Day (1969) zugeschrieben. In den 1980er und 1990er Jahren wurden schonende anterolaterale (Mayer 1997, McAfee et al. 2005b) und laterale Flankenzugänge (Ray 2002, Bertagnoli u. Vazquez 2003) sowie die endoskopischen transforaminalen und interlaminären Diskektomieverfahren entwickelt, die gesondert beschrieben werden (► 5.29.4).

1997 wurde die Technik der **mikroendoskopischen Diskektomie** von Foley und Smith erstmals beschrieben (Foley u. Smith 1997). Dieses neue Konzept vereinigte die Vorteile bimanueller mikrochirurgischer Manipulationsmöglichkeiten mit einem endoskopischen tubulären Zugang und endoskopischer Visualisierung und Beleuchtung. Aufgrund der vergleichsweise umständlichen Handhabung konnte sich dieses Verfahren zunächst nicht durchsetzen. Nach Umstellung auf kürzere tubuläre Retraktoren mit Einsatz mikroskopischer dreidimensionaler Visualisierung anstelle des Endoskops im Jahre 1999 konnten die initialen Widerstände überwunden werden, sodass das Verfahren rasch zur Behandlung verschiedener degenerativer Erkrankungen der LWS eingesetzt wurde. Palmer, Guiot und Khoo berichteten 2002 unabhängig voneinander über die Ergebnisse der **mikroendoskopischen Dekompression** lumbaler Spinalkanalstenosen, einschließlich der bilateralen Dekompression über einen uniportalen Zugang (Palmer et al. 2002, Guioit et al. 2002, Khoo et al. 2002). Es wurde rasch deutlich, dass sich mit dieser Technik die Ergebnisse der mikrochirurgischen Dekompression reproduzieren lassen, jedoch mit geringerem Blutverlust, geringeren postoperativen Schmerzen und kürzeren postoperativen stationären Verweildauern.

Noch im gleichen Jahr wurde ein System zur perkutanen transpedikulären Instrumentation mit geführter Stabinsertionstechnik (Foley u. Gupta 2002) und nachfolgend die minimalinvasive (perkutane) dorsale instrumentierte interkorporelle Fusion in PLIF-Technik über biportale mikroendoskopische Zugänge vorgestellt (Khoo et al. 2002). 3 Jahre später wurde das perkutane TLIF-Verfahren eingeführt (Mumanneni u. Rodts 2005, Isaacs et al. 2005, Scheufler et al. 2007, Schwender et al. 2005). Dieses Verfahren hat aufgrund des unilateralen, weitestgehend extraspinalen Zugangs ein im Vergleich zur PLIF und zu offenen Eingriffen ausgesprochen günstiges Nutzen-Risiko-Profil (Scheufler et al. 2007, Park u. Foley 2008). Die Operationsdauer dekompressiver oder stabilisierender minimalinvasiver Eingriffe liegt bei entsprechender Erfahrung des Operateurs aufgrund des praktisch fehlenden Zeitbedarfs für die Freilegung und den Wundverschluss mittlerweile deutlich unterhalb derjenigen vergleichbarer konventionell-offener Eingriffe (Scheufler et al. 2007).

Infolge konsequenter technischer Weiterentwicklungen und Übertragung wichtiger Funktionalitäten zur Reposition können mittlerweile auch forgeschrittene multisegmentale Deformitäten in minimalinvasiver Technik behandelt werden (Anand et al. 2008, Scheufler et al. 2010a). Dabei lassen sich anteriore, laterale und posteriore Zugänge nutzbringend kombinieren.

### 5.28.2 Indikationen

Der Einsatzbereich minimalinvasiver Verfahren in der Behandlung degenerativer Erkrankungen der LWS unterscheidet sich mittlerweile praktisch nicht mehr von dem konventionell-offener Dekompressions- und Stabilisationsverfahren. Bei entsprechender Expertise muss nur noch in wenigen Ausnahmefällen (hochgradige Deformitäten und Spondylolisthesen >°III) auf offene Verfahren zurückgegriffen werden. Einige Krankheitsbilder (z. B. extraspinale Bandscheibenvorfälle) lassen sich in minimalinvasiver Technik prinzipiell einfacher behandeln als mit den herkömmlichen offenen Verfahren.

**Indikationsliste mimimalinvasiver Verfahren bei Eingriffen an der Lendenwirbelsäule**

- Lumbale Bandscheibenvorfälle (intraspinal, foraminal, extraspinal)
- Lumbale Spinalkanalstenosen
- Fusion bei degenerativen Diskopathien
- Fusion bei degenerativen und isthmischen Spondylolisthesen
- Aufrichtung und Fusion degenerativer Skoliosen
- Stabilisierende Revisionseingriffe nach vorangehenden dekompressiven Verfahren

### 5.28.3 Eingriffsrelevante anatomische Landmarken

Die wichtigen anatomischen Landmarken bei minimalinvasiven dekompressiven und stabilisierenden Eingriffen an der LWS entsprechen denen offener Verfahren (► 5.26.3 und ► 5.27.3). An die Stelle der optischen Identifizierung dieser Landmarken, wie sie bei konventionell-offenen Eingriffen erfolgt, tritt die **palpatorische und bildgestüzte Erkennung**. Unter stumpfer Spaltung der paraspinalen Muskulatur mittels Dilatationshülsen oder dem Finger gelangt man auf Facettengelenk, Lamina, interlaminäres Fenster und Querforsätze.

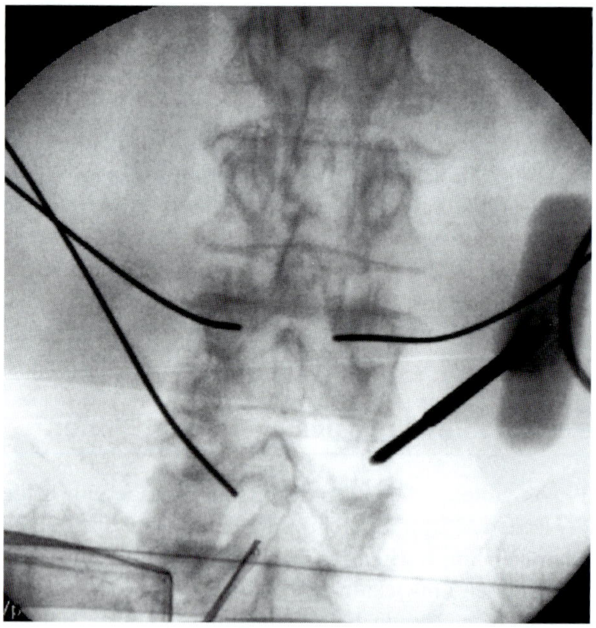

**Abb. 5.64** Röntgenanatomische Landmarken für die perkutane durchleuchtungsgesteuerte transpedikuläre Instrumentation. Der Eintritt in den Pedikel erfolgt im Bereich der 2-Uhr- bzw. 10-Uhr-Position (*s. Kanülenposition am Pedikel $L_5$ links*). Bei Erreichen der Pedikelbasis sollte der Übergang zwischen mittlerem und innerem Drittel des Pedikels in der Frontalebene nicht wesentlich nach medial überschritten werden (*s. Führungsdrahtposition im Pedikel $L_4$ rechts*)

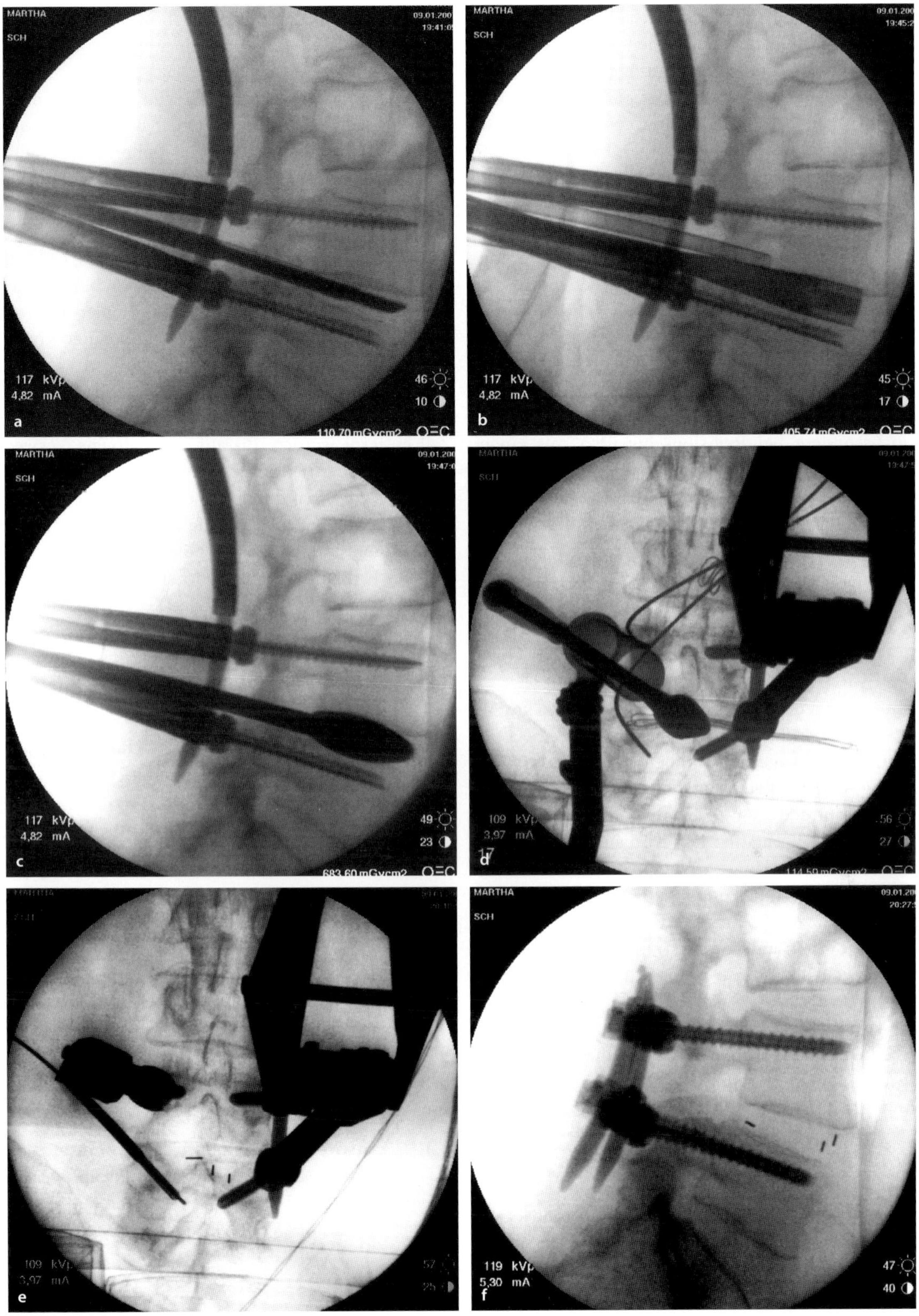


**Abb. 5.65 a–f** Typische Sequenz der intersomatischen Distraktion (mittels Distraktor und Probeimplantat) mit nachfolgender Implantation eines Cage durch ein tubuläres Retraktionssystem in TLIF-Technik. Das Facettengelenk auf der Zugangsseite wird subtotal reseziert, um ausreichend Raum für die Implantation des Fusionscages zu gewinnen. Eine zusätzliche uni- oder bilaterale Dekompression des Spinalkanals ist über diesen uniportalen Zugang möglich

Das Einführen der tubulären Retraktionssysteme zur Dekompression und intersomatischen Fusion sowie die spinale Instrumentation werden durchleuchtungsgesteuert bzw. computergestützt mithilfe der spinalen Navigation durchgeführt. Die bildgebende (bzw. computergestützte) Kontrolle vereinfacht die intraoperative Orientierung und erhöht nachweislich die Präzision der Instrumentierung ohne relevanten Zeitverlust (Sasso u. Garrido 2007, Powers et al. 2006, Lim et al. 2005). Eine typische Instrumentierungssequenz unter Einbeziehung der relevanten anatomischen und radiologischen Landmarken ist in den ◘ Abb. 5.64 und ◘ Abb. 5.65 dargestellt.

Die **intraspinale Orientierung** erfolgt unter direkter visueller (vorzugsweise mikroskopischer) Identifizierung der ossären und neuralen Strukturen. Unterstützend kann auch hier die röntgenologische Kontrolle eingesetzt werden, insbesondere bei Revisionseingriffen mit eingeschränkter Verfügbarkeit verlässlicher anatomischer Landmarken, im Rahmen der Distraktion des Zwischenwirbelraums und bei der Implantation von Fusionskörbchen zur interkorporellen Fusion (◘ Abb. 5.65).

## 5.28.4 Operationsverfahren

### Mikroendoskopische Diskektomie

Die **Lagerung** bei der mikroendoskopischen Diskektomie erfolgt analog zur mikrochirurgischen Bandscheibenoperation auf einem Lagerungsrahmen. Nach der sterilen Abdeckung wird das betroffene Segment unter seitlicher Bildwandlerkontrolle identifiziert und auf der Hautoberfläche markiert. Die Hautinzision wird aus kosmetischen Gründen idealerweise längsgerichtet in der Mittellinie angelegt. Je nach Durchmesser des eingesetzten tubulären Retraktors (14–22 mm) beträgt die Länge des Hautschnitts 1,5–2 cm. Die Hautränder werden unterminiert und die Haut ca. 1 cm auf die Seite des beabsichtigten Zugangs verlagert.

Die Fascia dorsolumbalis wird mit einem Führungsdraht eröffnet, danach werden die Gewebsdilatatoren ohne (!) Führungsdraht in Richtung auf den Oberand des korrekten interlaminären Fensters (d. h. in Richtung auf das Bandscheibenfach) eingeführt. Dort wird dann der direkte Knochenkontakt auf der oberen Lamina gesucht und die Position des interlaminären Fensters und Dornforsatzes mit dem kleinsten Dilatator ertastet. Dieses Manöver erfolgt ohne ausgeprägten Druck, um ein unbeabsichtigtes Eindringen des dünnlumigen ersten Dilatators in den Spinalkanal zu verhindern. Mit dem zweiten (scharfrandigen) Dilatator werden dann die Weichteile dorsal des Fensters und der Lamina mobilisiert, sodass direkter Knochenkontakt besteht. Anschließend werden die restlichen Dilatatoren und schließlich der geeignete Retraktor unter leichter Rotation in den Situs eingebracht und, partiell über dem Fenster, direkt auf dem Knochen des unteren Laminarands angedockt.

In den kranialen lumbalen Segmenten liegt das Bandscheibenfach vollständig unterhalb der oberen Hemilamina, sodass der tubuläre Retraktor hier praktisch vollständig auf der Lamina und nicht auf dem Fenster positioniert wird (► 5.26.4, translaminärer Zugang). Der Retraktor wird dann mithilfe des tischfixierten Haltearms in der gewünschten Position arretiert. Der **Vorteil** des mikroendoskopischen Zugangs liegt dabei in der Stabilität gegenüber instrumentellen Manipulationen sowie der vollständigen Blutfreiheit, da Einsickern von Blut aus der Muskulatur durch die Operationshülse verhindert wird.

Danach kann in gewohnter mikrochirurgischer Technik der Zugang zum Wirbelkanal präpariert und der Vorfall entfernt werden. Bis auf die optionale Verwendung einer spezifisch modifizierten Fräse mit entsprechend reduziertem Schaftdurchmesser können alle üblichen mikrochirurgischen Instrumente und Dissektionstechniken verwendet werden (◘ Abb. 5.66).

Bei Nutzung von Retraktoren mit geringem Durchmesser (14/16 mm) kann in der Regel nicht das gesamte interlaminäre Fenster eingesehen werden. Die Position des Arbeitsfelds kann in diesen Fällen durch Schwenken des tubulären Retraktors bedarfsorientiert variiert werden (◘ Abb. 5.67).

> **Erfahrungsgemäß stellt die Größenreduktion des Arbeitsbereichs nach Absolvieren einer Lernkurve von durchschnittlich 25–40 Prozeduren für die meisten Operateure keine wesentliche Einschränkung mehr dar.**

Die **Inzidenz einer Liquorfistel** ist bei der mikroendoskopischen Diskektomie erfahrungsgemäß eher geringer als bei konventionellen Zugängen, da nach Entfernen der Operationshülse jeglicher Totraum im Zugangsbereich vom paraspinalen Weichteilgewebe obliteriert wird und sich der transmuskuläre Zugangstrakt manschettenartig verschließt. Der Wundverschluss erfolgt mittels einer einzelnen Fasziennaht, 2–3 subkutanen Einzelknopfnähten und Steri-Strips bzw. Histoacryl-Hautkleber (Dermabond).

> **Bei entsprechender Routine des Operateurs entspricht der Zeitbedarf für eine mikroendoskopische Bandscheibenoperation demjenigen der konventionellen Mikrodiskektomie.**

### Mikroendoskopische Dekompression

Die mikroendoskopische Dekompression des Wirbelkanals kann entweder über einen bilateralen oder einen unilteralen Zugang erfolgen. Die Zugangssequenz mit Einbringen des tubulären Retraktors entspricht dem o. g. Vorge-

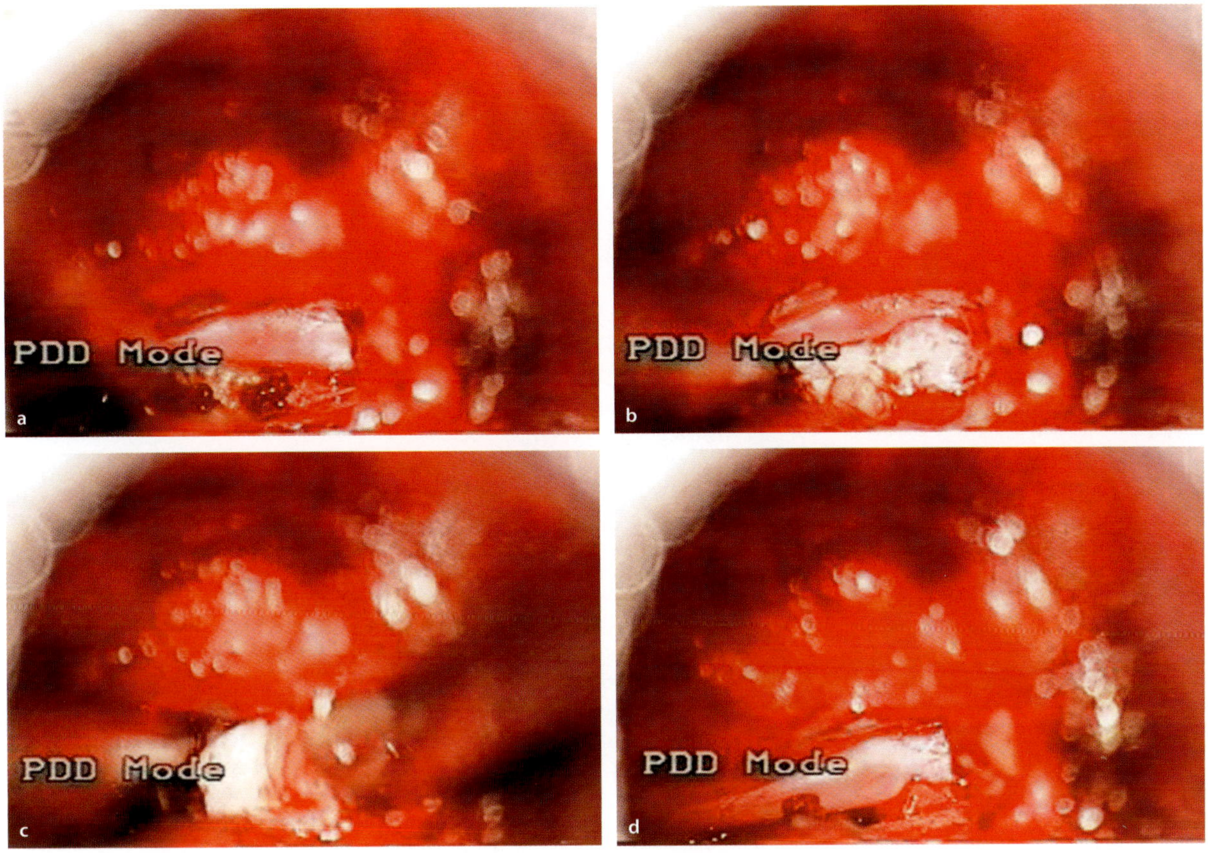


**Abb. 5.66** Intraoperativer Situs bei der Entfernung eines sequestrierten Bandscheibenvorfalls durch ein tubuläres Retraktionssystem (METRx). Freilegung des Rezessus und Darstellung der Wurzel (**a**) Eröffnen des hinteren Längsbandes (**b**), Mobilisieren des Sequesters (**c**), Situs nach Sequestrektomie (**d**)

hen bei einer Diskektomie. Im Gegensatz zur Diskektomie empfiehlt sich grundsätzlich die Verwendung eines größerlumigen Retraktors (Durchmesser: 20 mm), insbesondere wenn eine zirkumferentielle Dekompression über einen uniportalen Zugang geplant ist. Nach Einbringen der Hülse wird zunächst das ipsilaterale interlaminäre Fenster knöchern erweitert, ohne das gelbe Band zu entfernen. Danach wird der Retraktor zur Mitte hin geschwenkt unter direkter Visualisierung der basalen Abschnitte des Dornfortsatzes. Bei diesem Manöver gelangt nicht selten eine dünne Schicht Muskulatur zwischen Dornfortsatz bzw. Lamina und Retraktor. Diese lässt sich in der Regel durch bipolare Koagulation und Abtragen mittels einer Stanze problemlos und zügig entfernen. Der Versuch der Entfernung der Muskelfasern mithilfe eines Rongeurs führt hingegen regelmäßig zur vermehrten Herniation von Muskelgewebe in das Arbeitsfeld.

Die basalen Abschnitte des Dornfortsatzes werden anschließend mit einer Fräse abgetragen, bis die kraniale Hemilamina der Gegenseite sichtbar wird. Diese wird dann über den »Giebel« des Lig. flavum hinweg in Richtung auf das kontralaterale Facettengelenk abgetragen. Zur Optimierung der Sichtverhältnisse empfiehlt sich der Einsatz einer Fräse mit möglichst geringem Schaftdurchmesser. Im Bereich der Mittellinie erfordert der Einsatz der Fräse große Sorgfalt und die Abstützung mit einem dünnlumigen Sauger, da hier das Lig. flavum oft stark ausgedünnt bzw. dehiszent ist und man mit der Fräse in den Spinalkanal eindringen kann. Ist die Sicht auf die Gegenseite behindert, muss der knöcherne Korridor unter dem Dornfortsatz erweitert werden, bis ausreichender Raum zur vollständigen Visualisierung des Fräsenkopfs auf der kontralateralen Seite des Spinalkanals zur Verfügung steht. Die medialen Abschnitte des kontralateralen Facettengelenks werden bis auf den Rec. lateralis abgetragen. Aufgrund der lateralen Arbeitsrichtung gegen das Facettengelenk besteht hier keine wesentliche Gefahr einer Wurzelverletzung.

Nach ausreichender knöcherner Dekompression wird dann das gelbe Band, beginnend auf der kontralateralen Seite, in kraniokaudaler Richtung unter Darstellung des Duralschlauchs und der gegenseitigen Wurzel(n) abgetragen. Erst nach vollständiger Dekompression der Gegenseite werden ipsilateraler Spinalkanal und Rezessus entlastet, um die Herniation des Duralschlauchs in das Sichtfeld

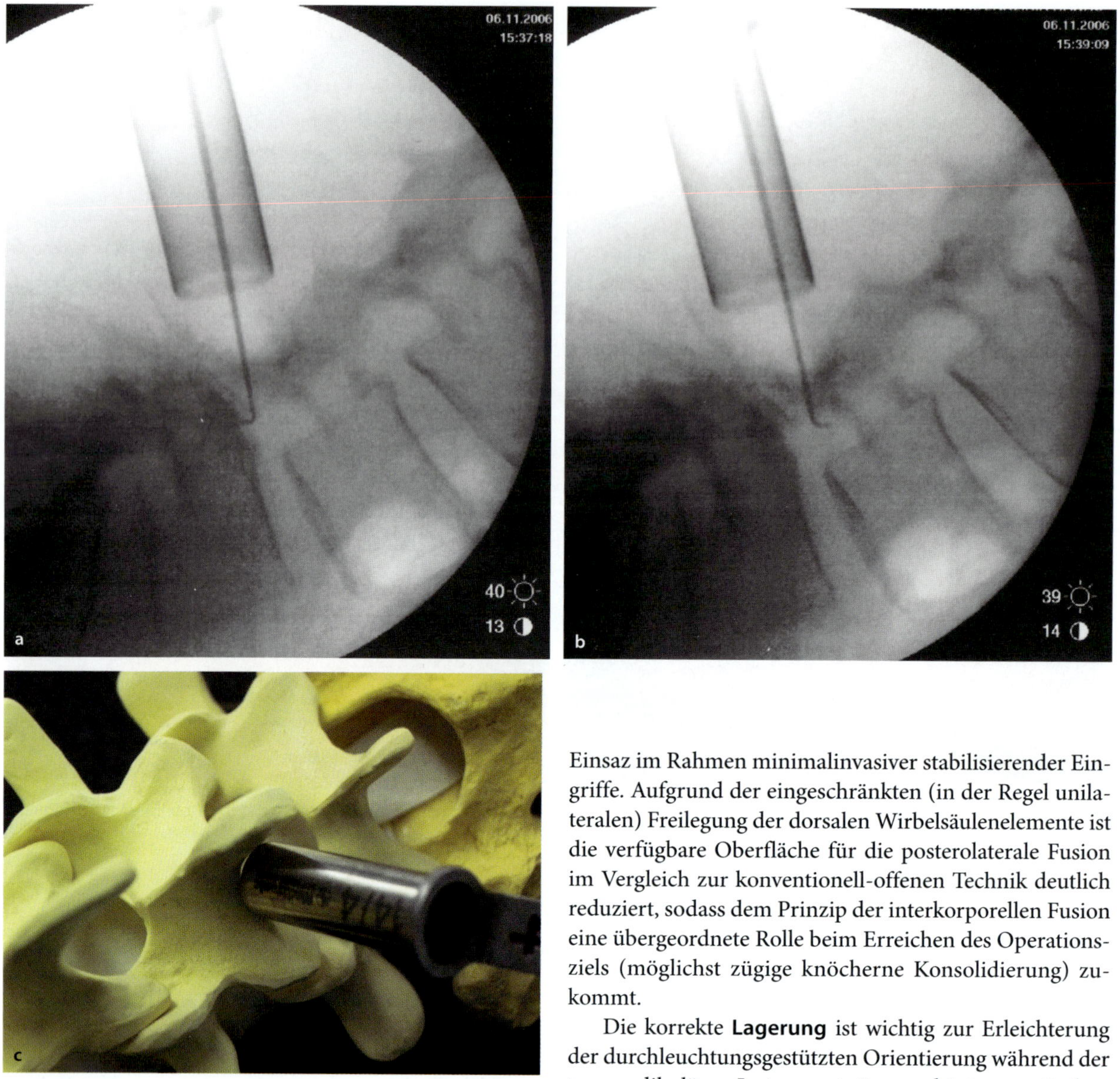


**Abb. 5.67** Wanding (MED). Die bedarfsangepasste Vergrößerung des Operationsfeldes durch Schwenken des tubulären Retraktors ermöglicht einen Einblick von Pedikel zu Pedikel (**a**, **b**) sowie in den kontralateralen Rec. lateralis (**c**)

(v. a. den subspinösen Korridor zur Gegenseite) zu vermeiden. Typischerweise ist die Blutungsneigung aus dem epiduralen Venenplexus bei mikroendoskopischen Dekompressionen im Vergleich zu offenen Entlastunsoperationen mimimal (durchschnittlich < 50–60 ml), sodass die Übersicht in aller Regel exzellent ist (Abb. 5.68).

## MikroTLIF

Die Technik der transforaminalen interkorporellen Fusion eignet sich aufgrund des unilateralen Zugangs zum Spinalkanal bzw. Bandscheibenfach in besonderer Weise für den Einsaz im Rahmen minimalinvasiver stabilisierender Eingriffe. Aufgrund der eingeschränkten (in der Regel unilateralen) Freilegung der dorsalen Wirbelsäulenelemente ist die verfügbare Oberfläche für die posterolaterale Fusion im Vergleich zur konventionell-offenen Technik deutlich reduziert, sodass dem Prinzip der interkorporellen Fusion eine übergeordnete Rolle beim Erreichen des Operationsziels (möglichst zügige knöcherne Konsolidierung) zukommt.

Die korrekte **Lagerung** ist wichtig zur Erleichterung der durchleuchtungsgestützten Orientierung während der transpedikulären Instrumentation und intersomatischen Distraktion bzw. interkorporellen Cage-Implantation, sodass auf eine möglichst exakte präoperative Ausrichtung der Wirbelsäule in der Frontalebene geachtet werden sollte (Abb. 5.69).

Zunächst erfolgt die perkutane Pedikulierung, die entweder ausschließlich unter biplanarer Durchleuchtungskontrolle (Abb. 24 und Abb. 5.25), navigationsgestützt (Abb. 5.70) oder anhand der kombinierten taktilen und bildgestützen Identifizierung der Pedikeleintrittsebene durchgeführt werden kann.

Bei letztgenannter Variante wird nach Hautschnitt und Eröffnung der Fascia dorsolumbalis der Zeigefinger der nichtdominanten Hand benutzt, um den Übergang zwischen oberem Gelenkfortsatz und Querfortsatz (entsprechend der anatomischen Pedikeleingangsebene) zu tasten. Auf diese tastbare Landmarke wird dann die Pedikeleahle

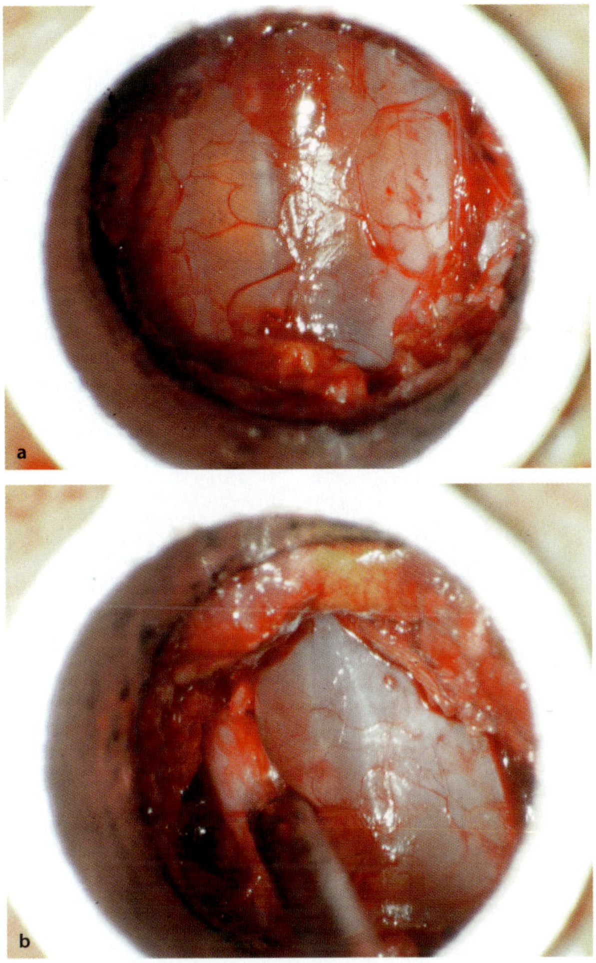


**Abb. 5.68** Operativer Situs nach bilateraler mikroendoskopsicher Dekompression des Spinalkanals über ein tubuläres Retraktionssystem (Durchmesser: 18 mm). Aufsicht auf den Thekalsack (**a**), nach Schwenken des Retraktors zur Gegenseite ist der kontralaterale Rezessus mit der traversierenden Nervenwurzel problemlos einsehbar (**b**)

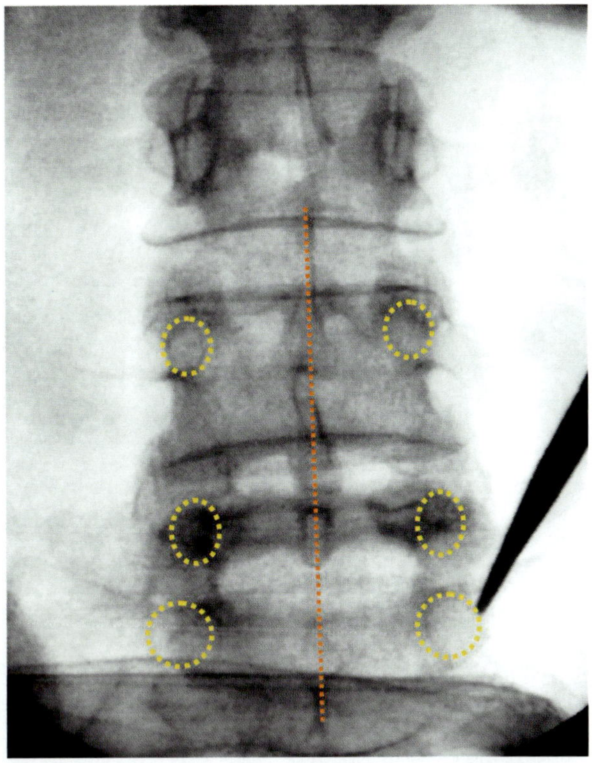

**Abb. 5.69** Ausrichtung in der Frontalebene. Intraoperatives Durchleuchtungsbild im a.-p.-Strahlengang. Die Pedikelprojektionen (*gelb*) sind bilateral symmetrisch mit jeweils gleichem Abstand zur Dornfortsatzreihe (*orange*) abgebildet

oder Jamshidi-Kanüle mit der dominanten Hand aufgesetzt, um die Pedikelpräparation unter seitlicher Bildwandlerkontrolle fortzusetzen. Dieses kombinierte Verfahren kann den Ablauf der perkutanen Pedikeleröffnung erheblich beschleunigen, da auf den Einsatz eines zweiten C-Bogens vollständig verzichtet werden kann und sich die Frequenz des notwendigen Wechsels zwischen seitlicher und anteroposteriorer Durchleuchtung durchgreifend reduzieren lässt.

Sofern sich die Pedikelahle oder Jamshidi-Kanüle unter eindeutigem taktilem Feedback durch den Pedikel in den Wirbelkörper einführen lässt, kann der erfahrene Operateur zunächst auf die a.-p.-Röntgenkontrolle verzichten und stattdessen den Bohrkanal mit dem Führungsdraht austasten. Dies ist üblicherweise problemlos möglich. Als zusätzliche Möglichkeit zur Erhöhung der Sicherheit bei der Pedikelpräparation bietet sich die elektronische Knochenimpedanzmessung (Pediguard) bzw. die Ableitung eines Elektromyogramms von der radikulären Kennmuskulatur der unteren Extremitäten mit oder ohne elektrische Stimulation der Pedikelahle, Jamshidi-Kanüle bzw. der Führungsdrähte und Pedikelschrauben an (Bindal u. Ghosh 2007).

Nach Abschluss des Pedikulierens werden alle Führungsdrähte bis an die Pedikelbasis zurückgezogen und ein abschließendes Durchleuchtungsbild in a.-p.-Richtung angefertigt. Anhand dieser Aufnahme kann dann die Position aller Drähte gleichzeitig überprüft werden, was die Ökonomie des Arbeitsablaufs deutlich verbessert und zudem die Strahlenbelastung reduzieren kann.

Die **Navigation** (computerassistierte bildgestützte Wirbelsäulenchirurgie) stellt eine Alternative zur durchleuchtungsgestützen Instrumentation dar. Die Referenzierung kann entweder anhand biplanarer (seitliche und exakte anteroposteriore Einstellung) intraoperativer Durchleuchtungsaufnahmen (Powers et al. 2006, Holly u. Foley 2003, Scheufler et al. 2007, Sasso u. Garrido 2007) der betreffenden Bewegungssegmente erfolgen oder über Volumendatensätze, die mittels isozentrischer multiplanarer Durchleuchtung (Acosta et al. 2005) oder intraoperativer

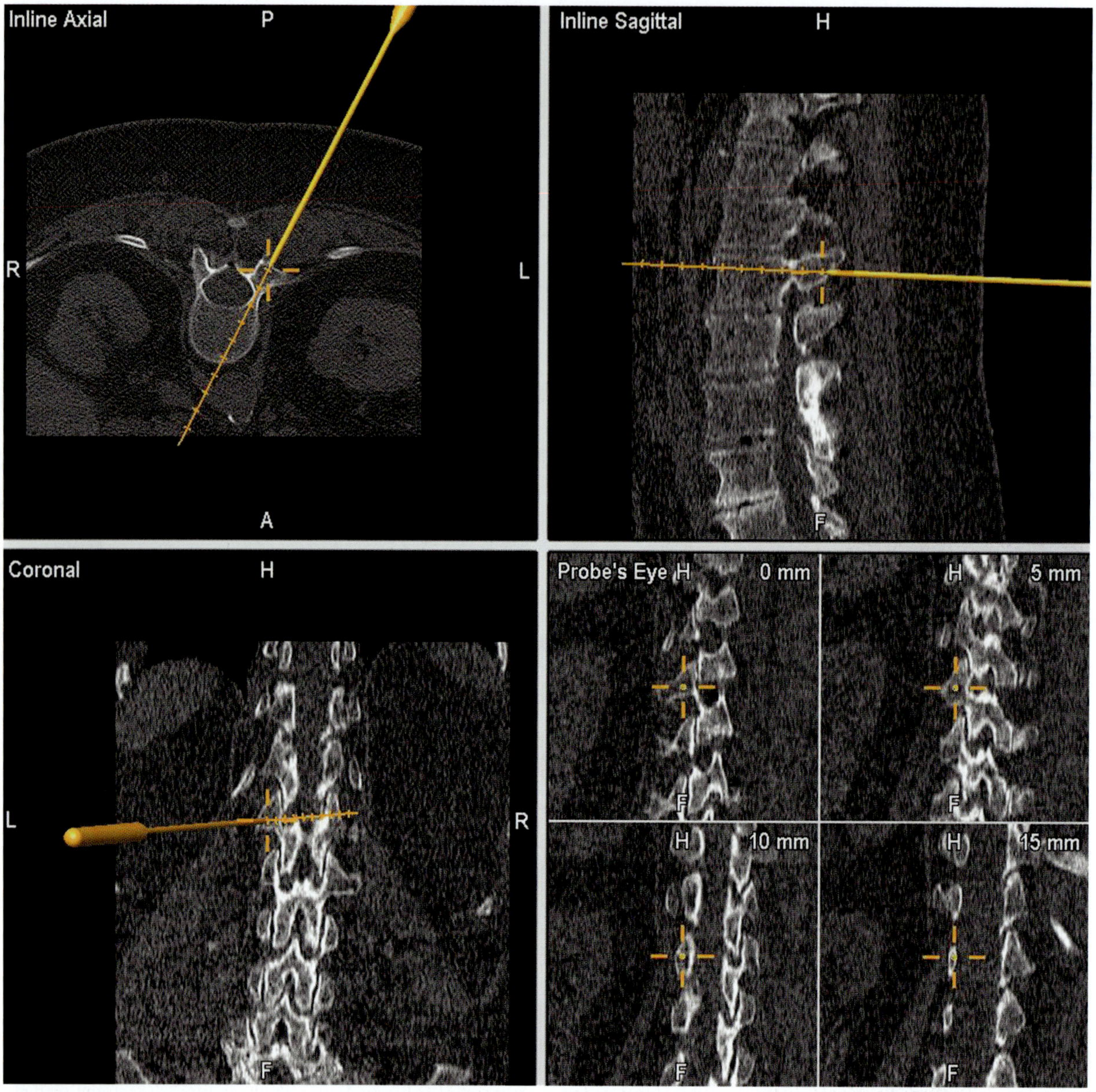


**Abb. 5.70** Navigationsgestützte perkutane Pedikelpräparation. Entscheidend für die Sicherheit dieses Verfahrens ist die Qualität der Referenzierung des Navigationsdatensatzes. Im Bereich der unteren LWS ist eine Abweichung < 2 mm erforderlich, um Schraubenfehlplatzierungen verlässlich auszuschließen. Im Bereich der oberen LWS sind insbesondere bei Patienten mit geringen Pedikeldimensionen u. U. jedoch nur Abweichungen von höchstens 1 mm tolerabel

Computertomographie gewonnen werden (Abb. 5.71 – Abb. 5.73).

Bei korrekter Lage der Führungsdrähte kann auf der kontralateralen Seite bereits mit der Implantation der Pedikelschrauben begonnen werden. Aufgrund der räumlichen Restriktionen wird die ipsilaterale transpedikuläre Instrumentation mitsamt konnektierten Schraubenextendern zweckmäßigerweise erst nach der Implantation des Fusions-Cage bzw. nach der spinalen Dekompression durchgeführt. Neben den liegenden Führungsdrähten kann sodann ein rigider oder distrahierbarer tubulärer Retraktor über den gleichen Hautschnitt in Richtung auf das ipsilaterale Facettengelenk eingeführt werden (Abb. 5.74).

Die zur Implantation eines ausreichend dimensionierten Fusionskörbchen notwendige vollständige Resektion des Facettengelenks kann mithilfe einer Fräse oder mit einem Osteotom erfolgen. Das Lig. flavum wird dabei, soweit möglich, belassen, um die traversierende Wurzel und den Duralschlauch während der nachfolgenden Präpara-

**Abb. 5.71 a–c** Intraoperatives CT zur spinalen Navigation. Die durchschnittliche Abweichung (Referenzierungsfehler) kann bei Einsatz eines geeigneten Lagerungsrahmens, sorgfältiger Positionierung und automatischer Referenzierung (intraoperativer Bilddatensatz gegen Patient) auf deutlich < 1 mm reduziert werden

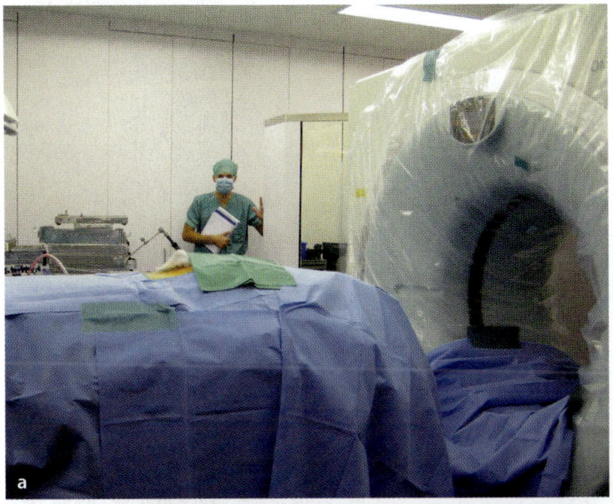


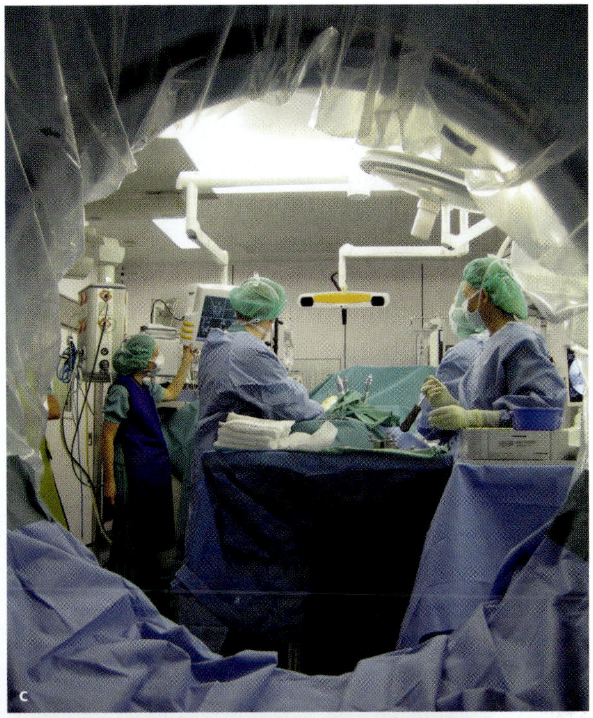


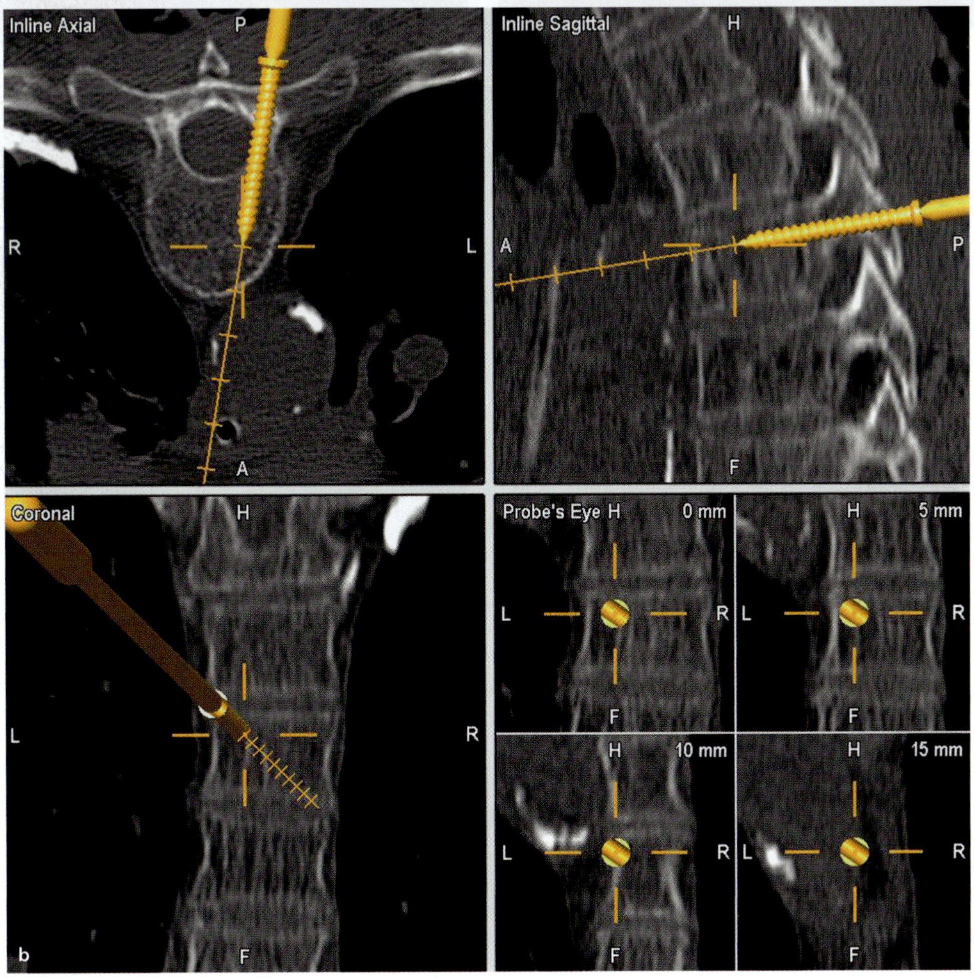

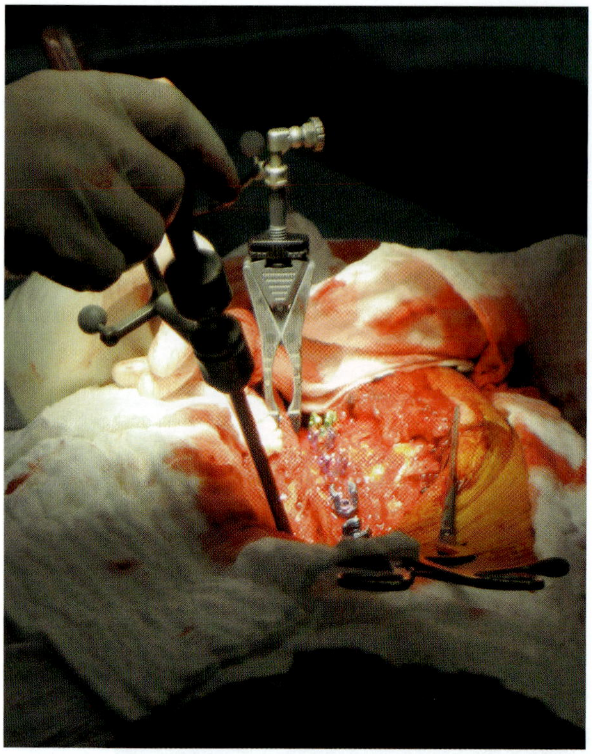

Abb. 5.72 Intraoperative CT-Navigation. Der Einsatz referenzierter Instrumente und Implantate ermöglicht höchstmögliche Präzision und einen optimierten Arbeitsfluss

tion des Bandscheibenfachs und der Cage-Implantation zu schützen. Nach Darstellung des foraminalen Fensters (trianguläre Sicherheitszone zwischen der im kranialen Abschnitt des Neuroforamens austretenden Wurzel, der medial traversierenden Wurzel und dem Oberrand des kaudalen Pedikels) kann das Bandscheibenfach eröffnet und ausgeräumt werden. Mit geeigneten Distraktionsinstrumenten kann der Zwischenwirbelraum dann sequenziell distrahiert und lordosiert werden. Unter schrittweiser sorgfältiger Distraktion lassen sich auch vollständig kollabierte Bandscheibenfächer auf eine durchschnittliche Höhe von 10–12 mm aufrichten.

Nach Abschluss der Distraktion kann mittels Einführen von Probeimplantaten ein Fusions-Cage geeigneter Dimension ausgewählt werden. Zur Sicherstellung einer knöchernen Durchbauung sollte nicht nur der Cage, sondern zusätzlich auch die ipsi- und kontralateralen sowie die anterioren Abschnitte des Zwischenwirbelraums mit Fusionsmaterial befüllt werden. Der Cage kann entsprechend dem gewünschten koronaren Alignement zentral oder exzentrisch im Zwischenwirbelfach positioniert werden. Bei skoliotischen Fehlstellungen kann durch exzentrische Cage-Implantation auf der konkaven Seite eine durchgreifende Korrektur in der Frontalebene erzielt werden (Abb. 5.75).

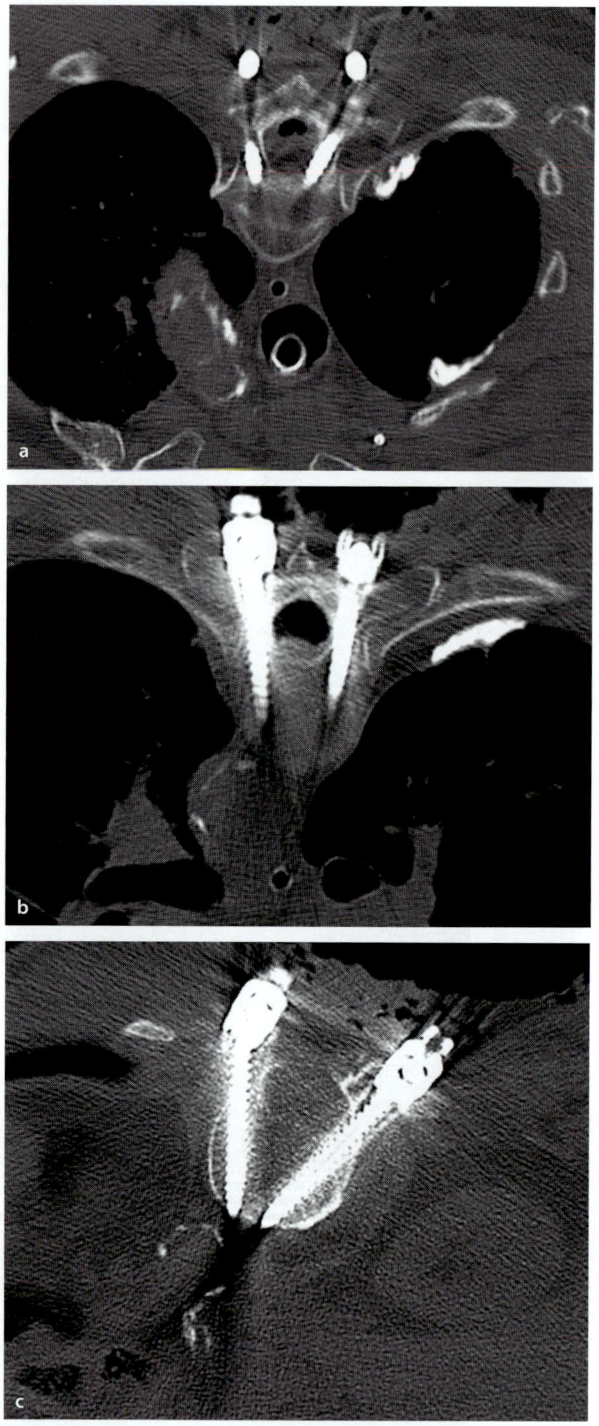


Abb. 5.73 Intraoperatives CT nach navigationsgestützter Instrumentierung von der Brustwirbelsäule (**a**, **b**) bis zur Lendenwirbelsäule (**c**). Die Präzision der Navigation erlaubt eine sichere traspedikuläre Instrumentation auch bei geringen Pedikeldurchmessern

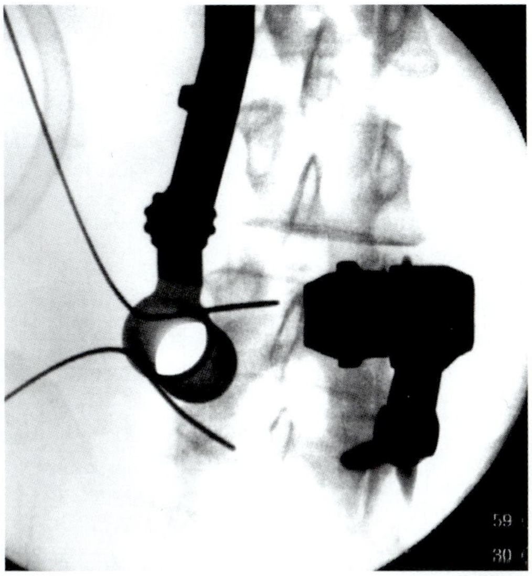


■ **Abb. 5.74** TLIF-Instrumentation. Die Pedikelpräparation mit Platzierung von Führungsdrähten erfolgt vor der Eröffnung des Wirbelkanals bzw. Entfernung des Facettengelenks (d. h. bei vollständig erhaltenen palpablen anatomischen Landmarken), um das Risiko der iatrogenen Verletzung von Nervenwurzeln und Duralschlauch zu minimieren. Der tubuläre Retraktor kann dann unilateral neben den Führungsdrähten über den gleichen Zugang eingeführt werden, während kontralateral bereits die transpedikuläre Instrumentierung eingebracht wurde

Erst nach der Cage-Implantation erfolgt, sofern notwendig, die Dekompression des Wirbelkanals mit Resektion des gelben Bandes. Abschließend kann ipsilateral Fusionsmaterial (autologe Knochenspäne, Knochenexpander, BMP) auf Querfortsätze und Laminae aufgebracht werden, bevor der tubuläre Retraktor entfernt und die operative Versorgung anhand der ipsilateralen transpedikulären Instrumentation komplettiert wird (■ Abb. 5.76).

### 5.28.5 Komplikationen und deren Management

Bei Auftreten einer intraoperativen **Duraverletzung** können die gleichen Maßnahmen zum primären Verschluss eingesetzt werden, wie dies vorangehend für die reguläre Mikrodiskektomie beschrieben wurde (► 5.26.5). Erfahrungsgemäß reicht die Applikation eines TachoSil-Patches bei kleineren Defekten aus. Ein direkter Nahtverschluss der Dura ist über tubuläre Retraktoren mit größerem Durchmesser (20–22 mm) möglich. Größere Duraverletzungen können im Einzelfall theoretisch eine Erweiterung des operativen Zugangs erfordern. Diese Notwendigkeit wird in der verfügbaren Literatur nur als Einzelfall beschrieben und hat sich in der eigenen Serie von über

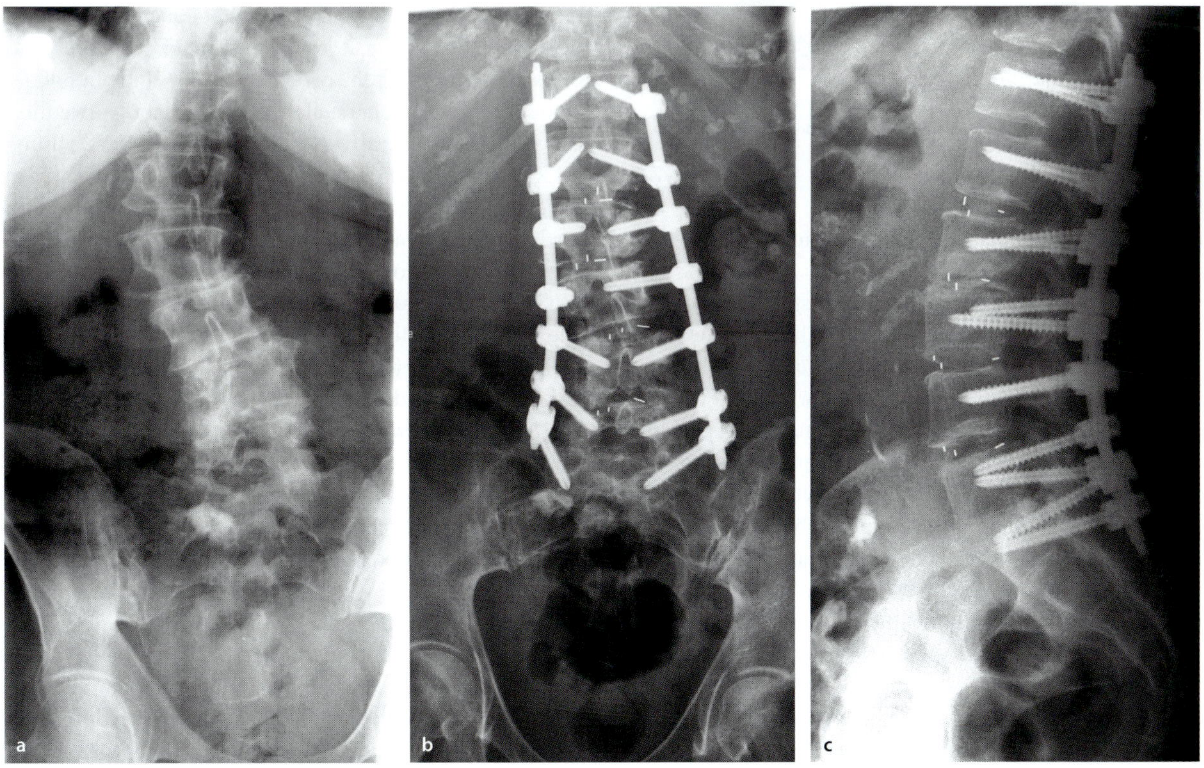


■ **Abb. 5.75** Minimalinvasive Skoliosekorrektur durch multisegmentale asymmetrische interkorporelle Cage-Instrumentation und zusätzliche instrumentelle Reduktion mittels perkutan implantiertem Fixateur interne. Präoperatives koronares Alignement (**a**), postoperatives koronares und sagittales Alignement (**b, c**)

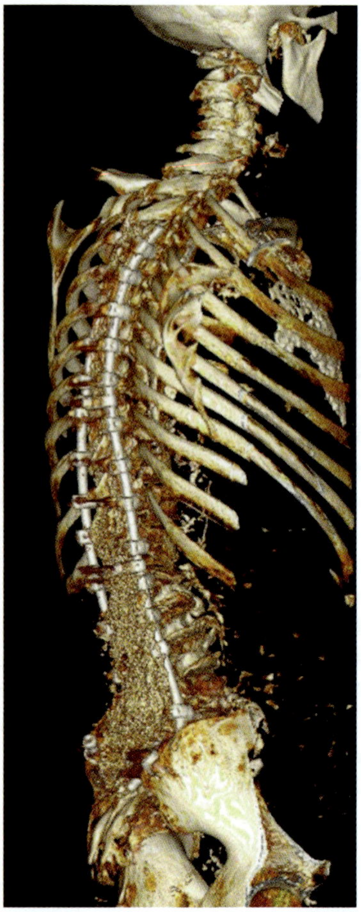

■ **Abb. 5.76** 3-D-Rekonstruktion der intraoperativen computertomographischen Kontrolluntersuchung nach Korrektur einer degenerativen thorakolumbalen Skoliose

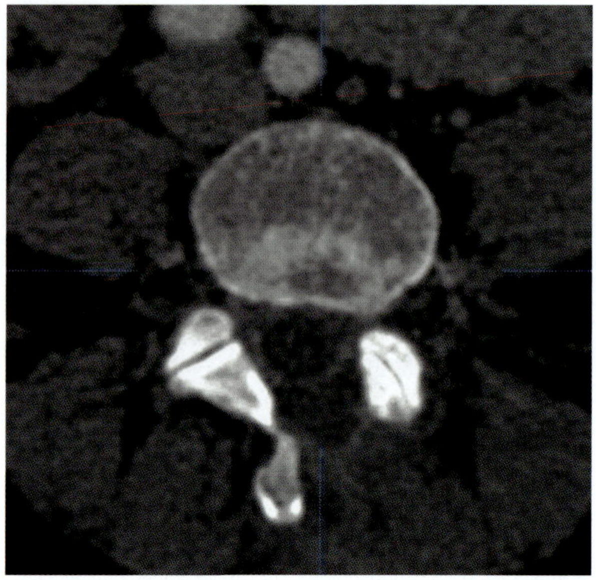

■ **Abb. 5.77** Postoperatives CT nach bilateraler mikroendoskopischer Dekompression des lumbalen Spinalkanals über einen unilateralen Zugang

400 mikroendoskopischen Diskektomien noch nicht ergeben.

Die Inzidenz postoperativer intraspinaler **Epiduralhämatome** nach mikroendoskopischer Diskektomie wurde von Ikuta im Rahmen MR-tomographischer Verlaufsuntersuchungen mit knapp 30% beziffert (Ikuta et al. 2006). Die Majorität dieser Hämatome ist jedoch asymptomatisch, und nur ein geringer Prozentsatz der betroffenen Patienten weist im mittelfristigen Verlauf Symptome auf, die mit der Hämatombildung assoziiert sind. Eigene Erfahrungen deuten darauf hin, dass sich die Ausbildung intraspinaler Epiduralhämatome nach mikroendoskopischen Eingriffen sehr viel effektiver als bei konventionellen mikrochirurgischen Zugängen mittels Okklusion der Fensterung des Spinalkanals durch Einbringen eines Gelatineschwämmchens (Gelfoam) vermeiden lässt. Anhand postoperativer computer- und kernspintomographischer Untersuchungen am eigenen Patientengut (■ Abb. 5.77) konnte eine minimale Inzidenz (< 5%) asymptomatischer epiduraler Hämatome im Zugangsbereich mittels postoperativer Schichtbilddiagnostik nachgewiesen werden (eigene unveröffentlichte Daten).

Wesentliche Grundlage für die erfolgreiche Anwendung mini-offener Eingriffe ist eine adäquate **intraoperative Orientierung**. Diese lässt sich anhand bekannter anatomischer Landmarken sowie der intraoperativen bildgebenden Kontrolle sicherstellen. Aufgrund der Notwendigkeit einer intraoperativen bildgebenden Überwachung des Zugangs können akzidentelle Höhenverwechslungen (Eingriff im falschen Segment) praktisch ausgeschlossen werden. Durch routinemäßigen Einsatz der intraoperativen elektrophysiologischen Überwachung (stimuliertes EMG der lumbosakralen Kennmuskeln über die Pedikelahle bzw. Jamshidi-Nadel, Führungsdrähte und Schrauben) kann die Gefahr iatrogener Nervenwurzelläsionen praktisch vollständig eliminiert werden (Bindal u. Gosh 2007). Das Verfahren ist jedoch nicht als alleiniges Kontrollinstrument zur Sicherstellung einer korrekten Schraubenlage geeignet, da eine laterale extrapedikuläre Schraubenfehllage nicht erfasst wird.

Die Komplikationsmöglichkeiten bei minimalinasiven instrumentierten Eingriffen sowie deren Management entsprechen prinzipiell der konventionell-offenen Operationstechnik. Allerdings konnte die Rate an Schraubenfehllagen durch Einsatz der biplanaren Durchleuchtungskontrolle (Powers et al. 2006) und, neuerdings, der intraoperativen spinalen Navigation nach Datensatzakquisition mittels isozentrischem C-Bogen (Acosta et al. 2005) oder intraoperativer Computertomographie (Scheufler et al. 2010a,b) auf deutlich < 1% gesenkt werden.

## 5.28.6 Klinische Ergebnisse

### Mikroendoskopische Behandlung von Bandscheibenvorfällen

Bereits mit Veröffentlichung der ersten klinischen Serie mikroendoskopisch behandelter lumbaler Bandscheibenvorfälle durch Foley und Smith (1997) wurde das Potenzial dieses neuen Verfahrens deutlich. Während die Entfernung eines lumbalen Bandscheibenvorfalls mit vergleichbarer Sicherheit und Effizienz wie bei der mikrochirurgischen Diskektomie durchgeführt werden konnte, ließen sich eine bessere Verträglichkeit des mikroendoskopischen Eingriffs mit geringerem Wundschmerz, geringerem Blutverlust und kürzerer stationärer Verweildauer belegen (Foley u. Smith 1997).

Diese initialen Ergebnisse konnten nach technischer Überarbeitung des Systems und Wechsel auf die mikroskopische Visualisierung durch eine Vielzahl nachfolgender Berichte bestätigt werden (Perez-Cruet et al. 2002, German et al. 2008, Schizas et al. 2005). Übereinstimmend wurden nach mikroendoskopischen Eingriffen kürzere stationäre Verweildauern, signifikant geringerer intraoperativer Blutverlust und postoperativer Schmerzmittelbedarf bei gleicher Effizienz in der Beseitigung der neurologischen Symptome ohne erhöhte Komplikationsraten im Vergleich mit der mikrochirurgischen Diskektomie (Goldstandard) nachgewiesen. Hinsichtlich des mittelfristigen klinischen Outcome sind beide Verfahren als gleichwertig zu betrachten (German et al. 2008, Harrington et al. 2008).

Auch zur Behandlung extraspinaler lumbaler Bandscheibenvorfälle erwies sich das Verfahren als sehr geeignet. Im Rahmen der ersten veröffentlichten Serie von 11 extraspinalen mikroendoskopischen Diskektomien durch Foley (Foley et al. 1999) traten keine Komplikationen auf, und die Rate exzellenter klinischer Ergebnisse betrug 90%. Die Eingriffe wurden ambulant in Peridualanästhesie durchgeführt. Im Gegensatz zur vollendoskopischen Operationstechnik ist die mikrochirurgische Entfernung extraspinaler lumbosakraler Vorfälle im Regelfall möglich (O'Toole et al. 2007).

Isaacs und Mitarbeiter berichteten 2003 über ihre Erfahrungen mit der mikroendoskopischen Revisionsbandscheibenchirurgie bei konventionell voroperierten Patienten. Eine Konversion zur offenen Operationstechnik war in keinem der behandelten Fälle erforderlich. Die durchschnittliche Eingriffsdauer betrug knapp $1^1/_2$ Stunden, der mittlere Blutverlust lag bei 33 ml. Fast alle Patienten konnten ambulant behandelt werden (Isaacs et al. 2003).

### Mikroendoskopische Behandlung von Spinalkanalstenosen

Aufgrund der guten Ergebnisse wurde das Verfahren wenig später zur Dekompression lumbaler Spinalkanalstenosen eingesetzt. Guiot, Palmer und Khoo berichteten 2002 unabhängig voneinander über ihre Ergebnisse mit der mikroendoskopischen Dekompression über einen biportalen bzw. uniportalen Zugang (Guiot et al. 2002, Palmer et al. 2002, Khoo u. Fessler 2002). Guiot untersuchte die anatomische Adäquanz der mikroendoskopischen spinalen Dekompression mittels prä- und postoperativer Computertomographie im Rahmen einer Kadaverstudie und konnte sowohl mit dem biportalen als auch dem uniportalen Zugang im direkten Vergleich zur offenen Dekompression eine vollständige Dekompression der neuralen Strukturen demonstrieren. Darüber hinaus ist der destabilisierende Effekt der minimalinvasiven Dekompression gegenüber herkömmlichen offenen Dekompressionsverfahren signifikant geringer (Bresnahan et al. 2009).

Palmer berichtete 2002 über seine ersten klinischen Erfahrungen mit der bilateralen mikroendoskopischen spinalen Dekompression über einen uniportalen Zugang bei 17 Patienten (Palmer et al. 2002). Der Eingriff wurde ambulant unter Allgemeinanästhesie durchgeführt. Anhand prä- und postoperativer MRT wurde der spinale Dekompressionseffekt bewertet. Der mittlere Blutverlust betrug < 30 ml pro behandeltem Segment, und MR-tomographisch konnte eine vollständige Beseitigung der Stenose bei 77% der Patienten nachgewiesen werden.

Vergleichbare Ergebnisse erzielten Khoo und Fessler (2002) bei der Behandlung von 25 Patienten mit lumbaler Spinalkanalstenose mittels **bilateraler mikroendoskopischer Dekompression** (MED) über einen uniportalen Zugang unter Allgeminanästhesie. Verglichen mit den Ergebnissen einer mittels konventionell-offener Dekompression behandelten Vergleichsgruppe zeigte sich in der MED-Gruppe mehrheitlich eine effektive zirkumferentielle Dekompression bei einem durchschnittlichen Blutverlust von 70 ml und einer stationären Verweildauer von 2 Tagen. Der postoperative Schmerzmittelbedarf war gegenüber der konventionell behandelten Patientengruppe deutlich reduziert.

Die Ergebnisse aktueller Untersuchungen (Ikuta et al. 2005, Pao et al. 2009) bestätigen die klinische Effizienz des Verfahrens bei der Behandlung sekundärer lumbaler Spinalstenosen bei degenerativen Pseudolisthesen. So konnten *Oswestry Disability Index* und vergleichbare Scores bei geringen operativen Komplikationsraten durchgreifend verbessert werden. Es wurden keine postoperativen Instabilitäten oder Wudheilungsstörungen beobachtet. Die Vorteile der verringerten Invasivität machen sich v. a. bei älteren Patienten bemerkbar. Anhand einer Untersuchung standardisierter Outcome-Skalen bei einer Gruppe über 75 Jahre alter Patienten (Altersdurchschnitt: 80 Jahre) nach mikroendoskopischer lumbaler Dekompression zeigte durchgehend signifikante Verbesserung der verschiedenen standardisierten klinischen Beurteilungssysteme. Neben der Claudicatio bzw. den radikulären Symptomen konnte auch eine effektive Reduktion der präoperativen Rückenschmerzen erzielt werden (Rosen et al. 2007). Darüber hinaus kommen die Vorteile perkutaner Dekompressionsverfahren v. a. bei adipösen Patienten zur Geltung, bei denen die Komplikationsrate im Gegensatz zu den herkömmlichen offenen Verfahren nicht parallel zum BMI ansteigt (Park et al. 2008).

Podichetti und Mitarbeiter (Podichetti et al. 2006) berichteten im Rahmen einer retrospektiven Untersuchung von 220 mikroendoskopischen lumbalen Dekompressionseingriffen in einer älteren Patientengruppe (Altersdurchschnitt: 74 Jahe) mit signifikanter medizinischer Komorbidität über eine extrem niedrige mittlere stationäre Verweildauer von 1,2 Tagen (Periduralanästhesie bei 76% der Patienten) bei geringem durchschnittlichem Blutverlust (< 100 ml) und niedriger chirurgischer Komplikationsrate (intraoperative Duraeröffnung < 5%). Ähnliche Ergbnisse erbrachte eine japanische Studie an Patienten mit spinaler Claudicatio auf dem Boden degenerativer Pseudolisthesen (Ikuta et al. 2008). Da die klinische Syptomatik überwiegend auf die Stenose und nicht auf die zugrundeliegende segmentale Instabilität zurückzuführen war, wurde beim Primäreingriff auf eine Spondylodese verzichtet und eine reine mikroendoskopische Dekompression durchgeführt. Bei 73% der Patienten konnten nach $2^1/_2$ Jahren exzellente und gute Ergebnisse demonstriert werden, während in 20% der Fälle eine deutliche Progression der segmentalen Instabilität mit zunehmender Fehlstellung nachweisbar war, die sich mehrheitlich allerdings nicht in einer zunehmenden Verschlechterung des initialen klinischen Resultats äußerte.

## Mikroendoskopische Fusionseingriffe

Mit Aufkommen der modernen perkutanen Stabilisierungsverfahren (Foley u. Gupta 2002) öffnete sich der Weg für perkutane Fusionseingriffe, die entweder als dorsale interkorporelle Fusion in Form eines PLIF (Khoo et al. 2002) bzw. TLIF (Schwender et al. 2005, Isaacs et al. 2005, Scheufler et al. 2007) oder als perkutane dorsale Fixation in Kombination mit einer Mini-ALIF oder Mini-DLIF (Anand et al. 2008, Lee et al. 2006) durchgeführt werden können. Die TLIF-Technik konnte sich aufgrund ihrer vorteilhaften Eigenschaften rasch in einer zentralen Position unter den minimalinvasiven lumbalen Fusionsvarianten etablieren. Schwender stellte 2005 die klinischen Resultate einer Serie minimalinvasiver transforaminaler Fusionen zur Behandlung degenerativer Bandscheibendegenerationen, Spondylolisthesen und Wirbelfrakturen bei 49 Patienten vor (Schwender et al. 2005). Über einen expandierbaren tubulären Retraktor wurde eine unilaterale Facettektomie und konsekutiv eine interkorporelle Fusion mit allogenem Knochen bzw. Fusions-Cages unter Einsatz rekombinanter Knochenwachstumsfaktoren (BMP-2) durchgeführt. Bei keinem der Patienten musste eine Konversion auf eine offene Instrumentationstechnik erfolgen, und bei allen Patienten konnte eine präoperative bestehende Radikulopathie beseitigt werden. Der intraoperative Blutverlust betrug lediglich 140 ml, die mittlere stationäre Verweildauer 2 Tage. Bei geringer operativer Komplikationsrate (2 Schraubenfehllagen, 2 operationsbedingte Radikulopathien) konnte bei allen Patienten eine knöcherne Fusion erzielt werden.

Mit zunehmender technischer Routine bei der Durchführung perkutaner Fusionseingriffe konnte nachfolgend neben einer weiteren Reduktion der intraoperativen Komplikationsrate (Holly et al. 2006, Anand et al. 2006, Bagan et al. 2008) auch eine durchgreifende Reduktion der Operationsdauer von inital 4 h (Schwender et al. 2005) über 150 min (Jang u. Lee 2005) auf mittlerweile deutlich unter 90 min für einen monosegmentalen Fusionseingriff (Scheufler et al. 2007) erzielt werden. Ferner wurden weitere technische Modifikationen der Instrumentationstechnik eingeführt, z. B. mit ipsilateraler transpedikulärer und kontralateraler translaminärer Instrumentation (beides über einen unilateralen Zugang!) (Jang u. Lee 2005, Slucky et al. 2006). Darüber hinaus konnten mittels interkorporeller Distraktion durchgreifende Korrekturen des sagittalen Alignements erreicht werden (Anand et al. 2006). Die Fusionsrate unter Einsatz rekombinanter Knochenwachstumsfaktoren liegt im Mittel > 95% bei günstigem Riskoprofil (Schwender et al. 2005, Anand et al. 2008, Joseph u. Rampersaud 2007).

Villavicencio und Mitarbeiter (2006) konnte, anhand einer retrospektiven Analyse von 3 verschiedenen Fusiostechniken (konventionell-offene TLIF, Mikro-TLIF und anteroposteriore 360°-Fusion) erhebliche Vorteile der offenen und minimalinvasiven TLIF-Technik gegenüber der zirkumferentiellen Fusion hinsichtlich des intraoperativen Blutverlusts, der stationären Verweildauer und insbesondere der operativen Komplikationsrate nachweisen. Auch die Durchführung von Revisionseingriffen kann unter Einsatz tubulärer Retraktoren minimalinvasiv erfolgen (Salerni 2004).

Im Zuge der technischen Weiterentwicklung perkutaner Instrumentationssysteme können mittlerweile auch höhergradige Spondylolisthesen (Park et al. 2008) und komplexe, langstreckige Deformitäten wie degenerative und idiopathische Skoliosen in minimalinvasiver Technik behandelt werden (Anand et al. 2008, Scheufler et al. 2010a). Der Vorteil der minimalinvasiven Operationstechnik macht sich v. a. bei längerstreckigen Instrumentationen in einer ausgeprägten Reduktion des intraoperativen Blutverlusts (durchschnittlich < 100 ml/Segment), die praktisch vollständige Elimination von Wundheilungsstörungen und Infekten sowie die deutlich beschleunigte

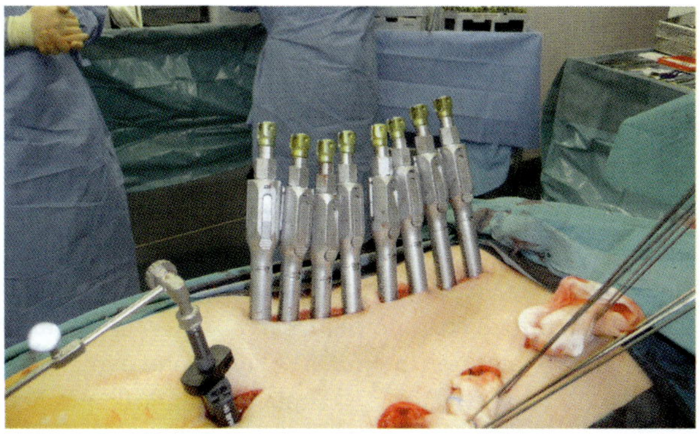

**Abb. 5.78** Intraoperativer Situs bei der minimalinvasiven Behandlung thorakolumbaler Skoliosen. Im Vordergrund sind die Extender der eingebrachten Pedikelschrauben sichtbar, während auf der Gegenseite noch die eingelegten Führungsdrähte erkennbar sind. Die Reposition und Kontrolle des Korrekturergebnisses erfolgt anhand der intraoperativen Bildgebung

postoperative Mobilisation bemerkbar (Anand et al. 2008, Scheufler et al. 2010b).

Im Grundsatz unterscheiden sich diese Eingriffe von ihren konventionell-offenen Pendants hinsichtlich der Repositionsmöglichkeiten, Korrekturergebnisse und Fusionsraten nicht mehr wesentlich (Abb. 5.78 und Abb. 5.79). Auch die mittelfristigen klinischen Ergebnisse (12–36 Monate) entsprechen denen herkömmlicher offener Fusionseingriffe (Scheufler et al. 2010b, Dhall et al. 2008).

## Strahlenbelastung

Während die Strahlenbelastung **des Patienten** im Rahmen eines minimalinvasiven fluoroskopsich gesteuerten Eingriffs unbedenklich ist, kann die Belastung **des Chirurgen** bei hohem Eingriffsaufkommen durchaus relevant werden (Bindal et al. 2008, Kim et al. 2008). Die durchschnittliche Dosis für den Chirurgen beträgt bei einem mono- oder bisegmentalen Eingriff an der dominanten Hand 76 mRem, im Bereich der Lenden unterhalb der Bleischürze 27 mRem und im Bereich der unbedeckten Schilddrüse 32 mRem (Bindal et al. 2008). Neben der Verbesserung der Präzision stellt also die Reduktion der kumulativen Strahlenbelastung des Chirurgen einen der wesentlichen Vorteile der Navigation im Rahmen minimalinvasiver stabilisierender Eingriffe dar.

Unter Einsatz der spinalen Navigation kann die Strahlenbelastung für das Operationsteam praktisch auf Null reduziert werden (Kim et al. 2008, Scheufler et al. 2010a). Je nach apparativem Aufbau und Workflow kann der zusätzliche Zeitaufwand für die Referenzierungsschritte bei der Navigation effektiv verkürzt werden. Sasso und Mitarbeiter (Sasso u. Garrido 2007) sowie Kim (Kim et al. 2008) stellten hinsichtlich der Gesamteingriffsdauer eher Vorteile bei navigierten im Vergleich zu durchleuchtungsgesteuerten lumbalen bzw. lumbosakralen instrumentierten Fusionen fest. Der zusätzliche Zeitbedarf für die Referenzierung bei den navigierten Eingriffen wurde dabei durch

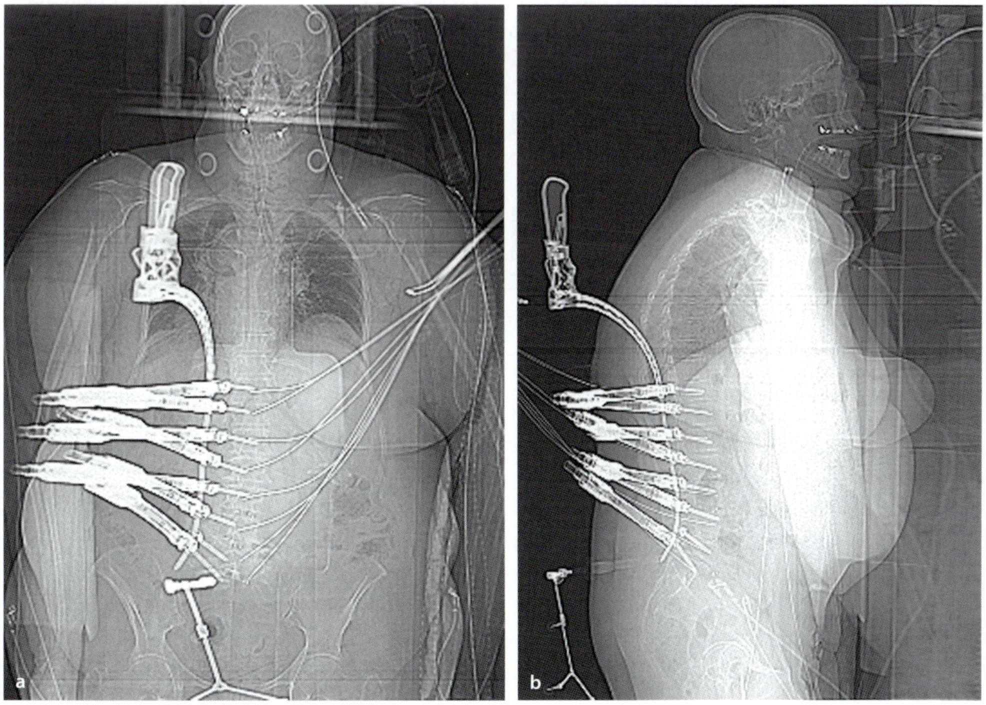


**Abb. 5.79** Kontrolle des Korrekturergebnisses anhand intraoperativer (**a**) frontaler und (**b**) seitlicher CT-Scout-Aufnahmen. Sowohl die regionale als auch die globale Balance kann auf diese Weise problemlos beurteilt werden

die beschleunigte Instrumentationsphase mindestens egalisiert. Insofern hat die spinale Navigation das Potenzial, sich als Goldstandard im Rahmen instrumentierter Wirbelsäuleneingriffe zu etablieren.

## 5.29 Endoskopische Techniken

### 5.29.1 Historischer Überblick



Der Begriff des perkutanen Eingriffs bezieht sich originär auf eine klar definierte Gruppe minimalinvasiver Operationstechniken, welche bildgestützt oder unter endoskopischer Sicht durch Einführen kanülenartiger Zugangssysteme über kutane Stichinzisionen (Punktionsverfahren) durchgeführt werden. Absolute Grenzwerte hinsichtlich der Zugangsdimensionen im Sinne eines maximalen Kanülendurchmessers wurden jedoch nie festgelegt, sodass heute der Übergang zu den mikroendoskopischen Verfahren fließend ist.

Die Ursprünge der spinalen Endoskopie liegen in den 1930er Jahren, als Pool eine Kanüle mittels eines modifizierten Otoskops beleuchtete, um myeloskopische Untersuchungen bei lumbalen Bandscheibenvorfällen, spinalen Stenosierungen bei Hypertrophie des Lig. flavum, adhäsiver Ararachnopathie, benignen Tumoren und metastatischen Raumforderungen durchzuführen (Pool 1938).

Valls et al. (1948) und Craig (1956) beschrieben den posterolateralen perkutanen Zugang zur Entnahme spinaler Biopsien. Lyman Smith nutzte diese Route, um bereits 1964 lumbale Bandscheibenvorfälle durch perkutane intradiskale Injektion von Chymopapain zu behandeln (Smith u. Brown 1967). Day führte 1969 die operative Entfernung lumbaler Bandscheibenvorfälle über eine posterolaterale extradurale Route ein (Day 1969). Die erste perkutane lumbale Nukleotomie unter Lokalanästhesie erfolgte 1975 durch Hijikata (Hijikata 1989). Dieses Verfahren wurde in zahlreichen Variationen als automatisierte perkutane Nukleotomie (APLD, Onik et al. 1985) oder arthroskopische Diskektomie (Kambin u. Saliffer 1989) weiterentwickelt. Kambin verwendete zur besseren Visualisierung bereits eine biportale endoskopische Technik, die jedoch zunächst noch nicht zur routinemäßigen Behandlung foraminaler und intraspinaler Bandscheibenvorfälle geeignet war (Kambin 1991, 1993). Durch technische Modifikationen mit Einsatz gebogener Kanülen und flexibler Instrumente konnte auch das Segment $L_5/S_1$ erreicht werden (Onik et al. 1987). Choy und Ascher führten 1987 die laserassistierte perkutane endoskopische Diskektomie mithilfe eines Neodymium-YAG-Lasers ein (Ascher u. Choy 1986, Choy et al. 1987). Der Zugang zum Wirbelkanal erfolgte zunächst über ein laterales transforaminales Trajektorium durch den hinteren Abschnitt der Bandscheibe (Kambin 1993).

Anfänglich wurde diesen Verfahren unter Verweis auf mögliche Gefäßverletzungen, Infektionen und iatrogene Nervenwurzelschädigungen mit Zurückhaltung begegnet. Anhand verschiedener anatomischer Untersuchungen wurde eine trianguläre Zone (*safe triangle*) im unteren Bereich des Neuroforamens (superolateral von der austretenden Nervenwurzel, medial von Duralschlauch bzw. traversierender Nervenwurzel und kaudal vom Pedikel begrenzt) identifiziert, innerhalb derer sich keine neurovaskulären Strukturen befinden. Diese Zone eignet sich zum Andocken der Zugangskanülen bei endoskopischen Eingriffen. Zusätzliche Sicherheit bieten die klinsiche Überwachung bei Eingriffen in Lokalanästhesie bzw. das neurophysiologische Monitoring bei Operationen unter Allgemeinanästhesie.

Mayer und Brock veröffentlichten 1991 ihre klinischen Ergebnisse nach prospektivem Vergleich der endoskopischer lumbaler Diskektomie mit der mikrochirurgischen Technik, wobei in der Gruppe der endoskopisch behandelten Patienten nach 2 Jahren ein höherer Prozentsatz wieder voll berufstätig war (Mayer u. Brock 1991, 1993). Der nächste Entwicklungsschritt in der endoskopischen Bandscheibenchirurgie umfasste den Übergang von der einen intradiskalen Dekompression zur intraspinalen Endoskopie (Kambin et al. 1996, Mathews 1996). Letztere erlaubte schließlich neben der Resektion intraspinaler Bandscheibenvorfälle durch Einsatz elektrisch betriebener Shaver und Laser zusätzlich auch die Erweiterung des Rec. lateralis sowie die Abtragung intraspinaler Osteophyten (Knight et al. 1998).

Kürzlich wurde neben fortwährenden technischen und konzeptuellen Weiterentwicklungen des transforaminalen Zugangs auch der interlaminäre endoskopische Zugang zum Wirbelkanal etabliert, sodass sich mittlerweile alle Abschnitte des Wirbelkanals mittels endoskopischer Verfahren erreichen lassen (Choi et al. 2006, 2008, Ruetten et al. 2005, 2008). Aufgrund aktueller technischer Modifikationen ist mittlerweile auch die Dekompression des Wirbelkanals und der Neuroforamina möglich geworden.

### 5.29.2 Indikationen zur endoskopischen Diskektomie

Die Bandbreite der Indikationen für die endoskopische Diskektomie lässt sich mittlerweile weniger durch verfahrenstechnische Einschränkungen, sondern vielmehr durch die Expertise des Operateurs und die Verfügbarkeit der notwendigen technischen Ausstattung definieren. Da fortgeschrittene intraspinale endoskopische Operationstechniken erfahrungsgemäß einer erheblichen Lernkurve (ca. 100 Eingriffe) unterliegen, müssen Nutzen und potenzielle Risiken individuell sorgfältig gegeneinander abgewogen werden.

### 5.29.3 Eingriffselevante anatomische Landmarken

Facettengelenk, Neuroforamen, Oberrand des Pedikels unterhalb des betroffenen Bandscheibenfachs, hintere Wirbelkörperlinie sowie die Grenzen des *safe triangle* stellen wichtige anatomische Landmarken für die transforaminale endsokopische Diskektomie dar. Alle diese Landmarken werden unter fluoroskopischer Kontrolle lokalisiert und angesteuert. Bei der (geplanten) vollendoskopischen transforaminalen Resektion intraspinaler lumbosakraler Vorfälle ist ferner die Lagebeziehung zwischen Beckenkamm und Bandscheibenfach entscheidend, da zum Erreichen des Foramens und v. a. zur intraspinalen endoskopischen Exploration ein flacher Eintrittswinkel erforderlich ist.

Aufgrund der Probleme des transforaminalen Zugangs in der Behandlung sequestrierter intraspinaler Bandscheibenvorfälle, insbesondere in den beiden unteren lumbalen Segmenten, wird zunehmend der endoskopische dorsale interlaminäre Zugang zur Behandlung intaspinaler Vorfälle (v. a. auf Höhe $L_5/S_1$) genutzt. Die für diesen Zugang wesentlichen Landmarken entsprechen denen des mikroendoskopischen interlaminären Zugangs (► 5.28.3).

### 5.29.4 Operationsverfahren

#### Vollendoskopische transforaminale Diskektomie

Der Eingriff erfolgt wahlweise in Lokalanästhesie oder unter Allgemeinanästhesie, optional unter elektromyographischem Monitoring der Spinalnervenwurzeln. Mehrheitlich wird ein uniportaler Zugang gewählt.

Die **Lagerung** des Patienten erfolgt in Bauch- oder Seitenlage auf einem Lagerungsrahmen bzw. Lagerungspolstern und entsprechender Rumpfunterstützung (► 5.25). Unbedingt erforderlich ist die problemlose Visualisierung des betroffenen Segments unter biplanarer Bildwandlerkontrolle. Ohne **Darstellung der knöchernen Landmarken** mit guter Bildqualität ist ein endoskopischer Eingriff nicht sicher durchführbar. Ferner ist anhand einer präoperativen Nativ-Röntgenaufnahme sicherzustellen, dass das Neuroforamen auf Höhe der Bandscheibenfächer $L_{4/5}$ und insbesondere $L_5/S_1$ mit einem ausreichend flachen Eintrittswinkel über den ipsilateralen Beckenkamm hinweg erreicht werden kann. Dies ist insbesondere für die transforaminale endoskopische Entfernung kranial luxierter intraspinaler Vorfälle unbedingt erforderlich.

Zunächst wird unter biplanarer Durchleuchtung der geeignete **Eintrittspunkt** lokalisiert. Er liegt im Schittpunkt der Linien, welche die Achse des Bandscheibenfachs im a.-p.-Strahlengang bzw. die Oberkante des Facettengelenks im seitlichen Strahlengang markieren. Dieser Eintrittspunkt liegt in der Regel ca. 20 cm paramedian im Bereich der Flanke (extrem lateraler Zugang; Ruetten et al. 2006). Ein weiter ventral gelegener Eintrittspunkt ist aufgrund der Verletzungsgefahr viszeraler Organe beim Zugang nicht sinnvoll.

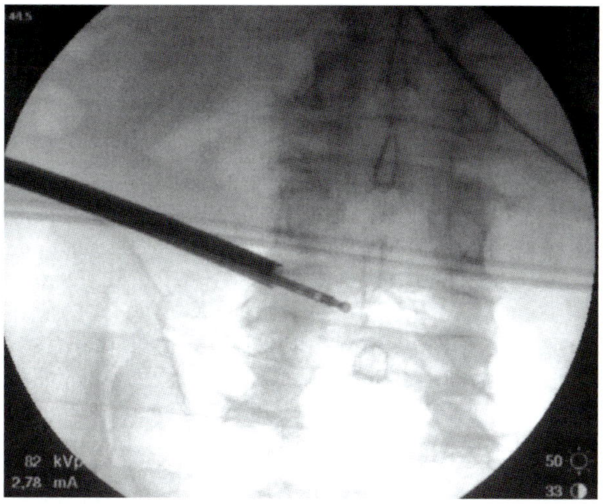


**Abb. 5.80** Transforaminale endoskopische Diskektomie. A.-p.-Durchleuchtungskontolle nach Platzierung der Arbeitshülse

Unter biplanarer Durchleuchtungskontrolle wird dann eine Kanüle im lateralen Anulus direkt oberhalb des Pedikels auf Höhe der Wirbelkörperhinterkante platziert, und diese Position (innerhalb des *safe triangle* durch Einführen eines Führungsdrahts gesichert. Danach wird der Zugangstrakt mit einem Trokar bis auf 6,5–9 mm aufbougiert und danach eine Arbeitshülse mit entsprechendem Außendurchmesser eingeführt. Bei extraspinalen oder foraminalen Vorfällen ist die Zielposition bereits mit Erreichen des äußeren Anulus im Neuroforamenausgang erreicht. Hier wird die Arbeitshülse praktisch direkt auf dem Vorfall angedockt, was den Nachteil einer relativ instabilen Arbeitshülsenlage mit sich bringt (Abb. 5.80).

Zur endoskopischen Behandlung intraspinaler Bandscheibenvorfälle wird die Arbeitshülse entlang dem Pedikeloberrand unter Wahrung direkten Knochenkontakts bis zur medialen Pedikellinie im anteroposterioren Durchleuchtungsbild auf dem hinteren Anulus vorgeschoben und dann das Endoskop eingeführt. Wird das Einführen der Hülse in die korrekte Position durch Knochenvorsprünge eines hypertrophierten Facettengelenks oder kurze Pedikel verhindert, bieten moderne Zugangssysteme die Möglichkeit, den Zugang mittels Fräsensystemen entsprechend zu erweitern (Foraminoplastie).

Die endoskopische Visualisierung erfolgt unter kontinuierlicher Spülung mit offenem Ablauf über ein 2-Wege-System. Zur endoskopischen Blutstillung stehen mono- und bipolare Koagulationssonden zur Verfügung. Die Entfernung des Vorfalls erfolgt unter direkter Sicht mittels

Shavern, rigiden oder steuerbaren flexiblen endoskopischen Fasszangen.

### Vollendoskopische interlaminäre Diskektomie

Für den interlaminären Zugang wird der Patient entweder in Bauch- oder Seitlage (mit der symptomatischen Seite nach oben) gebracht. Die **Seitlagerung** unterstützt die schwerkraftabhängige Verlagerung des Duralschlauchs nach unten (d. h. weg von Eintrittspunkt des Endoskops), sodass der verfügbare sichere Korridor zum Einführen des Endoskops in Richtung Bandscheibe bei der intraspinalen Exploration über den interlaminären Zugang erweitert wird. Zudem senkt die Seitlagerung den intraabdominellen Druck, sodass die Blutungsneigung aus dem intraspinalen Venenplexus gesenkt wird. Die **Bauchlagerung** hingegen bietet den Vorteil einer vereinfachten dreidimensionalen anatomischen Orientierung.

Zur Erleichterung der endoskopischen Differenzierung zwischen Vorfall und (deformierter) Nervenwurzel kann vorgängig im Rahmen einer Diskographie über einen typischen posterolateralen Zugang eine Mischung aus Indigocarmin (40 mg) und Kontrastmittel (Iopidamol 300) in das Bandscheibenfach eingebracht werden. Dabei sollte die Instillation (typischerweise nach Injektion von ca. 3–5 ml) beendet werden, sobald sich unter seitlicher Bildwandlerkontrolle ein dorsaler Kontrastmittelaustritt zeigt, um eine unerwünschte Farbstoffanreicherung im intrapinalen epiduralen Weichteilgewebe zu vermeiden.

Der **Eintrittspunkt** auf Hautebene befindet sich ca. 1,5 cm paramedian zwischen der Mittellinie und der medialen Pedikellinie über dem interlaminären Fenter auf Höhe der oberen Endplatte des unteren Segmentwirbels (d. h. auf Höhe des Sakrumoberrands für das Segement $L_5/S_1$). Unter seitlicher Durchleuchtungskontrolle wird ein Trokar in Richtung auf das interlaminäre Fenter vorgebracht und auf dem Unterrand der kranialen Lamina angedockt, um eine unbeabsichtigte Perforation des Lig. flavum zu vermeiden. Anschließend wird die Arbeitshülse eingeführt und dann unter endoskopischer Sicht das interlaminäre Fenster mit dem gelben Band identifiziert. Letzteres wird unter direkter Sicht gefenstert, anschließend wird das Endoskop in lateraler Richtung in den Spinalkanal vorgeschoben.

> **Die »sichere trianguläre Zone« beim interlaminären Zugang wird medial vom Duralschlauch, superolateral von der traversierenden Nervenwurzel (intraaxilläres Fenster) und kaudal vom Unterrand des Bandscheibenfachs begrenzt. Dieser Zugangsraum ist im Vergleich zur sicheren triangulären Zone beim transforaminalen Zugang relativ beengt.**

Liegt der Vorfall direkt ventral oder kranial des Bandscheibenfachs, ist die intraaxilläre Sicherheitszone in der Regel aufgebraucht, sodass die intraspinale Navigation über ein **laterales Trajektorium** (d. h. über die Schulter der Nervenwurzel hinweg) notwendig wird. In diesem Bereich entsteht dann durch die konsekutive mediale Wurzelverlagerung wiederum ein kleiner freier Raum als Sicherheitszone. Der Eintrittspunkt auf Hautebene ist beim Zugang über die Schulter der Nervenwurzel weiter lateral im Bereich der äußeren Grenze des interlaminären Fensters lokalisiert.

Haut und Insertionstrakt der Führungshülse werden mit Lokalanästhetikum infiltriert. Bei Eingriffen in Lokalanästhesie wird vor Einführen des Endoskops zusätzlich nach vorgängiger epidurographischer Sicherung der korrekten Kanülenlage ein Epiduralblock durchgeführt.

Nach einführen des Endoskops (mit 20°-Optik) in den Spinalkanal werden zunächst epidurales Fett, Duralschlauch und schließlich die traversierende Spinalnervenwurzel dargestellt. Letztere wird nach Identifizieren des mittels Indigocarmin angefärbten Sequesters mit dem Endoskop unter sukzessiver weiterer Darstellung des darunterliegenden Vorfalls mithilfe der Führungshülse und eines Wurzelretraktors aus dem Zugangstrakt mobilisiert. Bei intraaxillären Sequestern erfolgt der Zugang zum Vorfall zwischen Duralschlauch und Wurzel, d. h. unter Lateralisierung der Spinalnervenwurzel. Alternativ kann bei kraniolateral gelegenenen Bandscheibenvorfällen der o. g. Zugang über die Wurzelschulter genutzt werden. Die Führungshülse wird dann direkt auf dem Sequester bzw. dem Längsband oberhalb des Sequesters (bei subligamentären Vorfällen) angedockt. Die Entfernung des Vorfalls erfolgt dann mittels endoskopischer Fasszangen unter direkter Sicht. Wesentlich für die sichere Durchführung des Verfahrens ist die eindeutige optische Idenfizizierung der Wurzel bzw. die Differenzierung zwischen Wurzel und Bandscheibenvorfall.

> **Blinde Manöver mit Fasszangen und anderen Instrumenten bergen die Gefahr einer iatrogenen Wurzelläsion.**

## 5.29.5 Komplikationen und deren Management

Die Komplikationen bei endoskopischen Bandscheibenoperationen entsprechen prinzipiell denen mikrochirurgischer (▶ 5.26.5) bzw. mikroendoskopischer Eingriffe (▶ 5.28.5). Die häufigste Komplikation beim transforaminalen Zugang ist die **insuffiziente Visualisierung mit inkompletter Entfernung des Vorfalls**, während beim interlaminären Zugang **iatrogene Dura- und Nervenverlet-**

**zungen** das wesentliche Komplikationspotenzial ausmachen. Darüber hinaus sind beim extrem lateralen transforaminalen Zugang bei unbemerkter ventraler Abweichung Verletzungen viszeraler Organe (Nieren, Darm, Ureter) sowie der großen prävertebralen Gefäße möglich.

> **Wichtigster Faktor im Rahmen der Vermeidung o. g. Komplikationen ist die (fluoroskopisch unterstützte) Wahrung der räumlichen Orientierung beim Zugang und bei der intraspinalen endoskopischen Navigation.**

Darüber hinaus stellen eine hohe endoskopische Bildqualität und die Möglichkeit zur direkten und effektiven lokalen Hämostase wesentliche Voraussetzungen für die erfolgreiche Durchführung endoskopischer spinaler Eingriffe dar.

> **Ein wertvolles Instrument bei der Vermeidung iatrogener Nervenwurzelverletzungen ist das Neuromonitoring, welches üblicherweise in Form eines freilaufenden bzw. stimulierten EMG der Kennmuskulatur des betroffenen Segments sowie ggf. angrenzender Segmente erfolgt.**

### 5.29.6 Klinische Ergebnisse

Die klinischen Ergebnisse der endoskopischen Bandscheibenchirurgie sind direkt proportional zur Erfahrung des Operateurs. Lassen sich typische Komplikationen und technische Schwierigkeiten nach Abschluss der signifikanten Lernkurve minimieren, resultieren bei der Mehrzahl der Patienten sehr gute Behandlungsergebnisse bei minimaler postoperativer Beeinträchtigung. Im Vergleich zur Mikrodiskektomie werden radikuläre Symptome ähnlich effektiv reduziert.

Geübte Operateure berichten bei über 90% ihrer endoskopisch behandelten Patienten über sehr gute bzw. gute Ergebnisse (Choy et al. 2007, 2008, Ruetten et al. 2008). Die transforaminale und die interlaminäre Technik unterscheiden sich hinsichtlich der klinischen Erfolgsrate nicht wesentlich, weisen jedoch deutliche Unterschiede hinsichtlich des typischen Komplikationsspektrums auf. Wesentlich für den Therapieerfolg bei endoskopischen Bandscheibenoperationen ist eine gute Selektion der Patienten, insbesondere hinsichtlich der anatomischen Lokalisation des Vorfalls und des jeweils eingesetzten Verfahrens (Choi et al. 2007, 2008, Rütten et al. 2005, 2008).

Durch Einsatz endoskopischer Systeme, die eine große Bandbreite an Instrumenten und effektive Maßnahmen zur kontrollierten intraoperativen Hämostase bieten, lassen sich die typischen technischen Probleme der vollendoskopischen Bandscheibenchirurgie zunehmend minimieren (Ruetten et al. 2007). Die Rezidivrate nach endoskopischen Bandscheibeneingriffen liegt mit 2–7% allenfalls geringfügig über derjenigen konventioneller offener Eingriffe (Choi et al. 2008, Ruetten et al. 2008, Dewing et al. 2008). Revisionseingriffe in endoskopischer Technik sind möglich (Choi et al. 2008).

Der wesentliche **Vorteil** der endoskopischen Verfahren gegenüber konventionell offenen Bandscheibenoperationen liegt aufgrund der reduzierten zugangsbedingten Schmerzen in der effektiven Abkürzung der postoperativen Erholungsphase, während die mittel- und langfristigen Ergebnisse praktisch identisch sind (Ruetten et al. 2008). Entscheidender Unterschied zwischen den genannten Verfahren ist die individuelle Lernkurve, nach der sich jeweils äquivalente klinische Ergebnisse erzielen lassen. Diese Lernkurve ist für die endoskopischen Verfahren überproportional lang (> 100 Eingriffe).

Ein Unterschied zwischen den frühen postoperativen Behandlungsergebnissen mikro- bzw. vollendoskopischer Eingriffe konnte bislang nicht demonstriert werden. Beide Verfahren eigenen sich prinzipiell für die ambulante Durchführung von Bandscheibenoperationen (Foley et al. 1999, Isaacs et al. 2003, Choy et al. 2008, Rütten et al. 2005). Die durchschnittliche Dauer bis zur vollen Wiederaufnahme der beruflichen Tätigkeit und der Prozentsatz der Patienten mit voller beruflicher Weidereinliederung liegen für die mikrochirurgische, die mikroendoskopische wie auch die vollendoskopische Technik bei 3–6 Wochen (Choy et al. 2006, Wu et al. 2008, Türeyen 2003) bzw. zwischen 60% und 80% (Dewing et al. 2008, Choy et al. 2006, Türeyen 2003).

## 5.30 Lumbaler arthroplastischer Bandscheibenersatz

### 5.30.1 Historischer Überblick

Ein gesundes lumbales Bewegungssegment vermittelt eine durchschnittliche Mobilität von 12° in der sagittalen Flexion/Extension, von 8° in der seitlichen Flexion/Extension und von 7° in der axialen Rotation. Dieser **physiologische Bewegungsumfang** ermöglicht durch Kopplung mit den übrigen Segmenten eine koordinierte harmonische Funktion der Wirbelsäule. Es ist daher naheliegend, im Rahmen der Therapie lumbaler Segmentdegenerationen zu versuchen, diesen physiologischen segmentalen Bewegungsumfang soweit wie möglich zu erhalten.

Die ersten Versuche einer funktionellen endoprothetischen Rekonstruktion degenerativ veränderter lumbaler Bandscheiben erfolgten durch Paul Harmon (1959), der zwischen 1959 und 1961 bei 13 Patienten sphärische Implantate aus Vitalium über einen anterioren retroperitonealen Zugang nach ventraler Diskektomie in lumbale Bandscheibenfächer einführte. Anstelle der erwünschten Mobilitätserhaltung führte dies jedoch regelmäßig zu einer intersomatischen Fusion. Das Verfahren wurde daher nicht weiter angewendet. Einen ähnlichen Anatz verfolgte Ulf Fernstrøm, der 1966 über die Ergebnisse seines neuen Verfahrens berichtete. Im Rahmen lumbaler Diskektomien über gewöhnliche dorsale Zugänge (diese wurden in Lokalanästhsie durchgeführt!) implantierte er in gleicher Sitzung Edelstahlsphären in das Bandscheibenfach (Fernstrøm 1966). Diese Sphären hatten ein ähnliches Schicksal wie die Harmon-Implantate – nach kurzer Funktionsdauer sinterten sie in die Abschlussplatten der angrenzenden Wirbel ein, sodass keine längerfristige Funktionsfähigkeit erreicht wurde (Szpalski et al. 2002).

Im Anschluss an diese frühen Versuche wurde eine nahezu unüberschaubare Vielzahl an technischen Lösungen zum lumbalen Bandscheibenersatz entwickelt. Diese umfassen den Einsatz diverser Biomaterialien, Artikulationstypen, Gelenkoberflächen, Fixierungsmethoden und Kinematiken (Szpalski et al. 2002). Neben dem Konzept des partiellen Bandscheibenersatzes (endoprothetischer Nukleusersatz) wird seit Beginn der 1990er Jahre v. a. der totale endoprothetische Bandscheibenersatz vorangetrieben. Der zwischenzeitlich ebenfalls eingeführte Therapieansatz des Nukleusersatzes mit Hydrogelkissen (prothetischer Bandscheibenkern = PDN) (Schönmayr et al. 1999) hat sich aufgrund der zweifelhaften langfristigen Effizienz des Verfahrens und der hohen Inzidenz von Materialversagen und Implantatdislokationen nicht durchgesetzt.

Die erste Generation der modernen lumbalen Bandscheibenvollprothese (**SB-Charité-Prothese**) wurde zu Beginn der 1980er Jahre von Karin Janz und Kurt Schellnack in Berlin entwickelt (Büttner-Janz 1989) und in die klinische Erprobung eingeschleust. Noch heute, also ein Vierteljahrhundert nach Implantation, lässt sich die Funktionsfähigkeit von Prothesen dieses ursprünglichen Designtyps nachweisen, was die Tragfähigkeit des zugrundeliegenden Funktionsprinzips im Grundsatz belegt (Putzier et al. 2006).

Die hohe Inzidenz von Endplatteneinbrüchen, Implantatsinterungen und Spontanfusionen beim ursprünglichen Design (Putzier et al. 2006) war der Ausgangspunkt einer Vielzahl von Designmodifikationen der Implantatgrundplatten, der Verankerung in den benachbarten Wirbeln (mittels Spikes, Kiel oder Finnen) sowie des Bewegungskerns (Polyethylenkern bzw. Vollmetallgelenkverbindung, fixes bzw. flottierendes Rotationszentrum, freie bzw. eingeschränkte Rotation etc.) (Cunningham 2004).

Basierend auf diversen biomechanischen Untersuchungen und klinischen Anwendungsergebnissen kommt der kontrollierten, annähernd physiologischen Belastung (bzw. Entlastung) der Facettengelenke in Bezug auf die mittel- und langfristigen klinischen Ergebnisse entscheidende Bedeutung zu. Dabei hat sich gezeigt, dass eine gewisse Einschränkung in den Rotations- und Translationsachsen (sog. *constrained design*) sowie ein dorsales Rotationszentrum die Facettengelenke entlastet und somit theoretisch zu bevorzugen ist (Dooris et al. 2001, LeHuec et al. 2005). Gegenwärtige technische Weiterentwicklungen beruhen in der Mehrzahl auf biomechanischen Modellierungen der Kinematik gesunder bzw. erkrankter lumbaler Bewegungssegmente, sie beschäftigen sich v. a. mit Detailanpassungen des Prothesendesigns (Cunningham 2004). Ein weiterer wichtiger Ansatzpunkt ist die systematische Betrachtung biologischer Faktoren, die das klinische Outcome nach lumbaler Bandscheibenendoprothetik mitbestimmen (LeHuec et al. 2005).

### 5.30.2 Indikationen zum arthroplastischen Bandscheibenersatz

Die Indikation zum lumbalen arthroplastischen Bandscheibenersatz setzt das Vorliegen therapierefraktärer Lumbalgien (erfolgloser konservativer Therapieversuch mit einer Dauer von mindestens 6 Monaten) aufgrund einer degenerativen Diskopathie der Segmente $L_{3/4}$–$L_5/S_1$ bei Patienten zwischen 18 und 60 Jahren voraus. Üblicherweise werden monosegmentale, seltener bisegmentale und nur in ausgewählten Ausnahmefällen multisegmentale Versorgungen durchgeführt. Das **klinische Leitsymptom** sind axiale Rückenschmerzen, mit oder ohne pseudoradikuläre Ausstrahlung, jedoch ohne wesentliche radikuläre Komponente.

Die Zurdnung der klinischen Symptomatik zum morphologischen Befund (Osteochondrose mit Höhenminderung des Bandscheibenfachs bis 50% der Ausgangshöhe, Modic-I-Zeichen, breitbasige Protrusion, geringe degenerative Pseudolisthese < 2 mm, intakte angrenzende Segmente) erfolgt anhand einer MR-tomographischen Untersuchung, von Computertomographien, Nativ-Röntgenaufnahmen der LWS in Neutral- und Funktionsstellung sowie verschiedener funktioneller Tests (Diskographie, Facettengelenksblockaden). Bei Vorliegen von Risikofaktoren (höheres Alter, weibliches Geschlecht etc.) muss eine relevante Osteoporose mittels DEXA-Scan der LWS ausgeschlossen werden.

Als **Kontraindikationen** für die lumbale Arthroplastie gelten

- kranial oder kaudal dislozierte sequestrierte Bandscheibenvorfälle,
- frühere lumbale Fusionseingriffe,
- Metallallergien,
- das Vorliegen einer lumbalen Spinalkanalstenose,

- fortgeschrittene Facettengelenksarthrosen (≥°II nach Fujiwara),
- Osteoporose,
- eine spinale Infektion,
- eine segmentale Deformität (Kyphose, Spondylolisthese),
- neuromuskuläre Erkrankungen,
- Spondylolysen,
- Tumoren,
- ausgeprägte Adipositas (BMI > 35),
- ausgeprägte fettige Degeneration der paraspinalen Muskulatur,
- umfangreichere abdominelle Voroperationen.

Ferner sollten anhand der präoperativen Schnittbildgebung potenzielle **vaskuläre** Kontraindikationen (Gefäßanomalien oder arterielle Aneurysmen, vollständige Überlagerung des Bandscheibenfachs durch die Bifurkation der Iliakalgefäße etc.) ausgeschlossen werden.

### 5.30.3 Eingriffsrelevante anatomische Landmarken

**Wichtige anatomische Verhältnisse und Landmarken zur Implantation einer lumbalen Bandscheibenendoprothese**

- Anatomische Mittellinie (definiert durch Pedikelumrisse und Position des Dornfortsatzes)
- Vorder- und Hinterkanten des Bandscheibenfachs
- Sagittaler und seitlicher Durchmesser sowie Höhe des Bandscheibenfachs
- Lage der großen abdominalen und iliakalen Arterien und Venen
- Lage des Plexus hypogastricus superior vor dem lumbosakralen Übergang
- Lage des Plexus lumbalis (lumbosacralis)

Da die Implantation der heutigen Prothesengeneration über einen anterioren, anterolateralen bzw. lateralen Zugang erfolgt, entsprechen die zugangsrelevanten Landmarken denen der anterioren Fusionsverfahren (► 5.27.3). Da für die Prothesenimplantation zwingend entweder die gesamte (bei der sagittalen anterioren Implantationstechnik) bzw. zumindest die Hälfte (bei der anterolateralen 45°-schrägen Implantationstechnik) der ventralen Zirkumferenz des Bandscheibenfachs freigelegt werden muss, spielt die **individuelle Gefäßanatomie** eine noch bedeutendere Rolle als bei den Fusionsverfahren.

### 5.30.4 Operationsverfahren

Gegenwärtig stehen verschiedene Implantatsysteme zur Verfügung, die hinsichtlich des operativen Zugangswegs sowie spezieller Operationsschritte zu gewissen Unterschieden in der jeweiligen Implantationstechnik führen. Grundsätzlich erfolgt der Zugang über einen anterioren, anterolateralen oder lateralen Zugang zur LWS. Heute werden im Rahmen der lumbalen Bandscheibenendoprothetik, analog zu den anterioren lumbalen Fusionsverfahren, aufgrund der besseren Verträglichkeit ganz überwiegend **retroperitoneale Zugänge** verwendet. Der Patient wird mit leicht in der Hüfte flektierten Oberschenkeln entweder in herkömmlicher Rückenlage oder in der sog. Da-Vinci-Position gelagert (► 5.25), die dem Operateur eine sehr vorteilhafte Position bei der Prothesenimplantation in direkter Verlängerung der LWS vermittelt.

Wesentliche Voraussetzung für die effiziente und sichere Durchführung des Eingriffs ist die Verfügbarkeit eines geeigneten Operationstischs, der die ungehinderte Durchleuchtung im a.-p.- und seitlichen Strahlengang ermöglicht. Vor dem Abdecken wird zunächst das Trajektorium zum Bandscheibenfach auf der Haut markiert und die exakte Ausrichtung der LWS in der Frontalebene anhand der Pedikelprojektionen und Dornfortsätze sichergestellt. Die exakte Ausrichtung in der Forntalebene erleichtert die genaue Positionierung der Prothese erheblich. Zur Implantation einer Bandscheibenprothese im Segment $L_5/S_1$ bietet sich ein kosmetisch günstiger querverlaufender Hautschnitt zwischen Symphyse und Nabel an. Beim alleinigen Zugang zum Segment $L_{4/5}$ wird ebenfalls ein querverlaufender Hautschnitt oberhalb des Bandscheibenfachs benutzt, während sich bei bisegmentalen Eingriffen schräge bzw. längsgerichtete Hautinzisionen anbieten. Die retroperitoneale Präparation erfolgt beim Zugang zu $L_5/S_1$ von rechts, zu $L_{4/5}$, $L_{3/4}$ und darüber sowie bei multisegmentalen Eingriffen unter Einschluss des Segments $L_5/S_1$ von links.

Nach Darstellung des M. posas, des Urethers (welcher mit dem präperitonealen Fettgewebe zur Mitte veralgert wird) und den großen prävertebralen Arterien und Venen muss auf der linken Seite die V. iliolumbalis dargestellt, ligiert und durchtrennt werden. Dieser Schritt vereinfacht die nachfolgende sukzessive Verlagerung der V. iliaca communis und verhindert ein Ausreißen der V. iliolumbalis aus der dorsalen Zirkumferenz der V. iliaca. Letztgenannte Gefäßverletzung ist eine typische und sehr unangenehme Zugangskomplikation, die eine primäre Gefäßnaht erforderlich macht und in aller Regel von einem signifkanten Blutverlust begleitet ist.

Die Retraktion der Gefäße und Weichteile erfolgt am besten mithilfe eines tischfixierten rahmenbasierten Re-

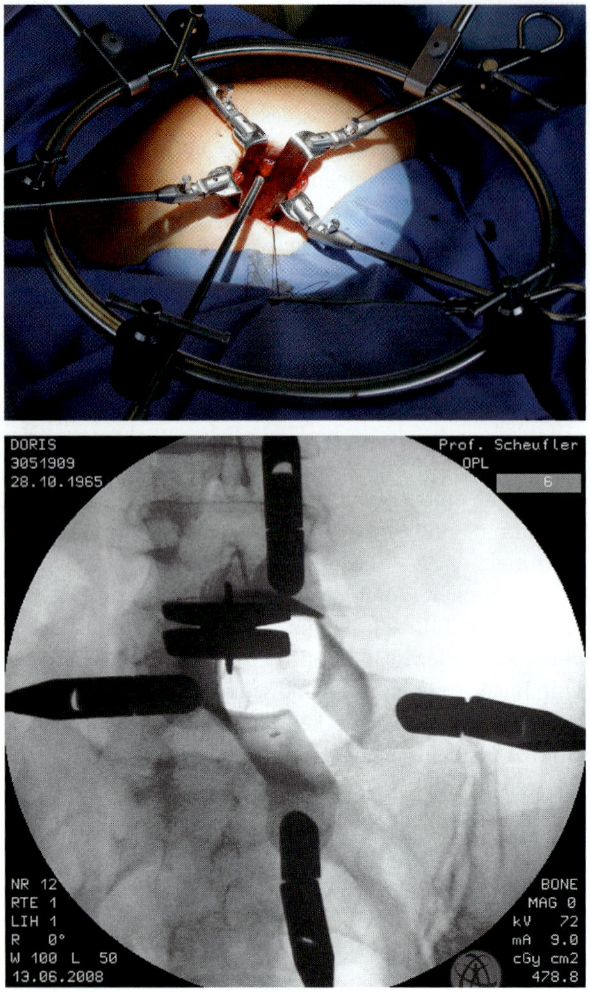


a

b

**Abb. 5.81** Intraoperativer Situs (**a**) und a.-p.-Durchleuchtungsbild (**b**) nach Positionierung eines rahmenbasierten Retraktionssystems beim Zugang zum Segment $L_{4/5}$

traktionssystems, welches die längerfristige Retraktion kritischer vaskulärer Strukturen durch Assistenten erübrigt und das Operationsfeld verlässlich frei und übersichtlich hält (Abb. 5.81).

Das korrekte Bandscheibenfach wird unter seitlicher Durchleuchtungskontrolle identifiziert. Der vordere Anulus wir türflügelartig eröffnet, die Flügel mittels Haltefäden angeschlungen und nach ventral retrahiert. Dieses Vorgehen verhindert effektiv eine unbemerkte Verlagerung der seitlich retrahierten Gefäße unter den Retraktorvalven zurück in das Operationsfeld.

## Prothesenimplantationstechnik

### Einzelschritte bei der Implantation einer lumbalen Bandscheibenendoprothese

- Ventrale Diskektomie
- Entfernen der kartilaginösen Endplatten
- Segmentaler Release unter (Teil-)Resektion des Anulus fibrosus und hinteren Längsbandes sowie sequenzieller intersomatischer Distraktion
- Identifizieren der anatomischen Mittellinie
- Ausmessen der Dimensionen des Bandscheibenfachs (Höhe, Länge, Breite, Lordosewinkel)
- Vorbereiten der knöchernen Endplatten (mit oder ohne Teilresektion der lateralen oder zentralen Anteile der Endplatte)
- Einbringen eines Probeimplatats
- Vorschneiden einer Nut für Kiel oder Finnen
- Implantation der Prothese

Die Positionierung des Probeimplantats sowie das Vorschneiden medianer bzw. paramedianer Nuten für Kiele bzw. Finnen des definitiven Implantats erfolgen unter biplanarer Bildwandlerkontrolle. Der Kiel wird entweder direkt mittig in der Sagittalebene angelegt oder erfolgt bei der schrägen Implantationstechnik beginnend im seitlichen Winkel des ventralen Anulus in Querrichtung auf den kontralateralen dorsalen Anuluswinkel. Der Kiel wird exakt in der Mittellinie vorgeschnitten (Abb. 5.82).

Im Gegensatz zu Prothesentypen, die mittels Kiel bzw. Finnen verankert werden, lässt sich die Position von Prothesen, die anhand von Spikes auf den Endplatten fixiert werden, auch **nach** der Implantation noch korrigieren (Abb. 5.83).

Die Auswahl der korrekten Prothesenhöhe erfolgt unter Berücksichtigung der residualen Höhe des Bandscheibenfachs und des Umfangs der geplanten segmentalen Aufrichtung.

> **Ein zu ausgeprägter segmentaler Distraktionseffekt durch die Prothese führt zu einer weitgehenden Immobilität des arthroplastisch versorgten Segments und ist somit zu vermeiden.**

Nach Abschluss der Implantation kann der vordere Anulus mittels Naht readaptiert werden, um die Herniation prävertebraler Weichteile in das ventrale Bandscheibenfach zu verhindern. Danach werden die Retraktorvalven sequenziell unter sorgfältiger Inspektion des Situs (Gefäße, Peritoneum, Urether) und abschließender Palpation der arteriellen Gefäßpulse entfernt. Lässt sich ein arterieller Gefäßpuls nach dem Eingriff nicht mehr sicher tasten, so ist im Anschluss an den Eingriff umgehend eine Gefäßdiagnostik einzuleiten. Bei thrombotischem Verschluss

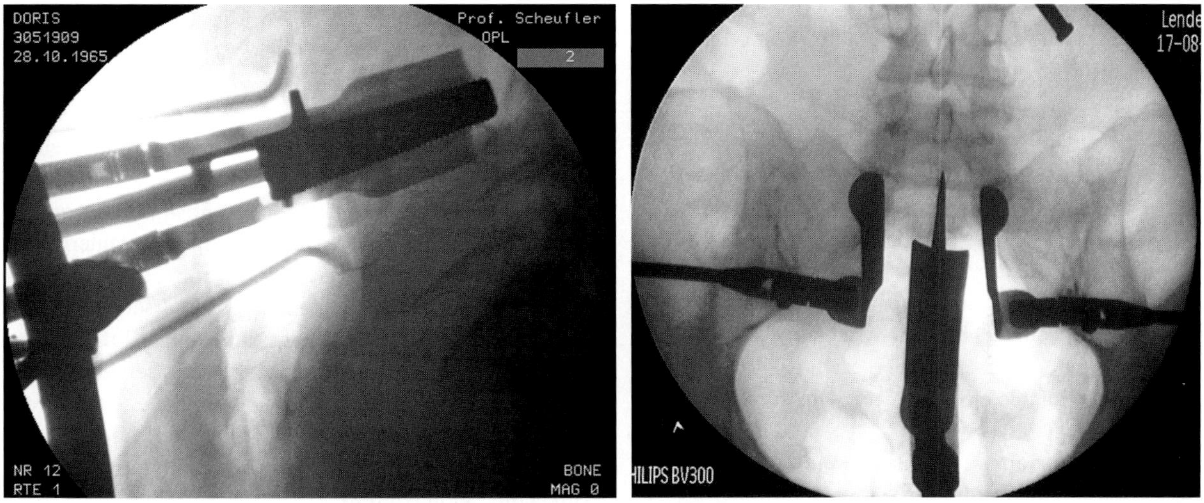


a b

■ **Abb. 5.82** Intraoperative (**a**) seitliche und (**b**) a.-p.-Durchleuchtungskontrolle beim Vorschneiden des Kiels

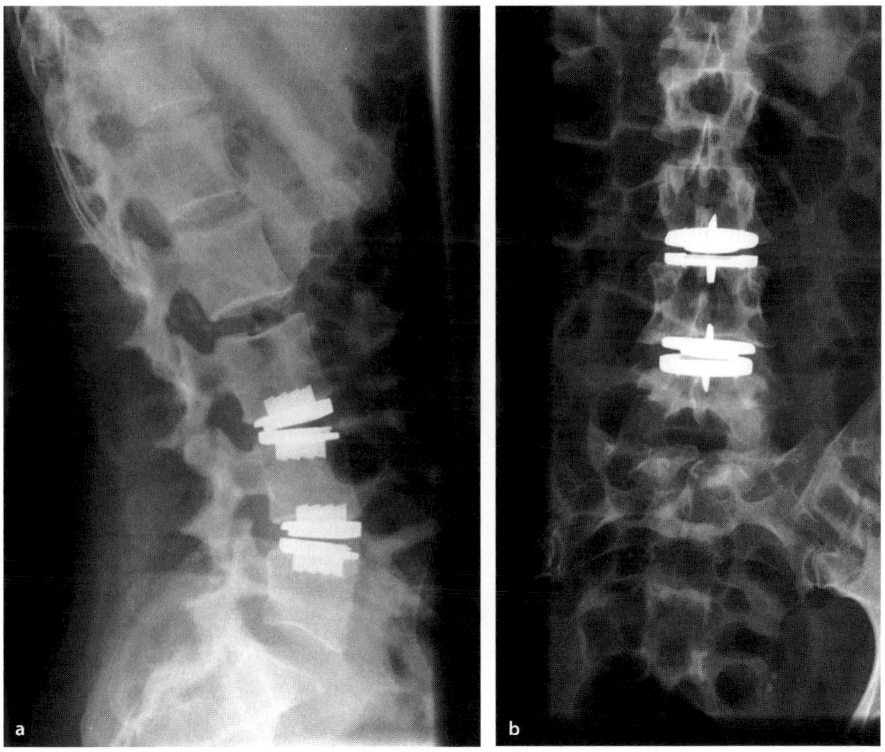

■ **Abb. 5.83** Postoperative Röntgenkontrolle nach bisegmentalem endoprothetischem Bandscheibenersatz an der Lendenwirbelsäule

der Iliakal- bzw. Femoralarterien droht ein Kompartmentsyndrom.

Die Einlage einer Drainage ist in der Regel nicht erforderlich. Der Wundverschluss umfasst (optional) die Readaptation der hinteren Rektusscheide sowie (obligat) den Verschluss der vorderen Rektusscheide mit nichtresorbierbarem Nahtmaterial.

### 5.30.5 Komplikationen – Vermeidung und Management

Die potenziellen Komplikationen des lumbalen arthroplastischen Bandscheibenersatzes resultieren einerseits aus dem ventralen abdominellen Zugang sowie andererseits aus der Prothesenimplantation selbst.

5

**Lumbaler arthroplastischer Bandscheibenersatz – Komplikationen**

**Zugangsbedingt:**

- Verletzung viszeraler Organe (Darm, Urether etc.)
- Peritonitis, Harnfistel, Darmfistel, Hydronephrose
- Arterielle und venöse Gefäßverletzung mit Blutung, Thrombose, Kompartmentsyndrom
- Verletzung des Plexus lumbosacralis mit motorischen und sensiblen Ausfällen
- Verletzungen der sympathischen Nervenplexus mit retrograder Ejakulation bzw. vegetativen Störungen im Bereich des Beckens und der unteren Extremitäten
- Bauchwanddehiszenz, Bauchwandhernie, Rektusdiastase
- **Implantations- bzw. implantabedingt:**
- Implantatfehllage
  - mit aufgehobener bzw. fehlerhafter Funktion des Bewegungssegments (Verlust der segmentalen Mobilität bzw. pathologische Mobilität mit segmentaler Fehlsstellung)
  - mit neurologischen Folgeerscheinungen (intraspinale oder laterodorsale Fehllage mit Kompression im Bereich von Spinalkanal bzw. Neuroforamen)
- Verletzung der knöchernen Abschlussplatten mit nachfolgender Sinterung der Prothese
- Dislokation der Prothese oder diverser Bestandteile
- Implantatinfektion
- Überlastung der Facettengelenke mit verstärkter Lumbago

Das Risiko **zugangsbedingter** Komplikationen lässt sich v. a. durch ausreichende Kenntnisse des Chirurgen mit ventralen bzw. lateralen Zugängen zur LWS minimieren. Die unmittelbare Versorgung einer Gefäßläsion sollte personell und infrastrukturell gewährleistet sein. Dazu gehört die Verfügbarkeit einer invasiven radiologischen Gefäßdiagnostik und eines Gefäßchirurgen. Eine ausreichende arterielle Perfusion der unteren Extremität auf der Zugangsseite sollte mittels Pulsoximetrie sichergestelllt werden. Insbesondere bei Abfall der Sättigung muss in regelmäßigen Intervallen die Retraktion der Beckenarterien freigegeben werden. Bei unauffälligem Eingriffsverlauf ist eine Retraktion der Iliakalgefäße über 45 Minuten in der Regel problemlos möglich.

Die Inzidenz **implantationsbedinger** Komplikationen ist ebenfalls von der Expertise des Operateurs und der Qualität der intraoperativen Bildgebung abhängig. Implantatfehllagen und Verletzungen der Wirbelkörperabschlussplatten lassen sich durch Einsatz einer (qualitativ ausreichenden) biplanaren Durchleuchtungskontrolle und mittels sorgfältiger präoperativer Planung (Bestimmung der korrekten Implantatgröße, Berücksichtigung der segmentalen Lordose und der individuellen spinopelvinen Kenngrößen) vermeiden.

Auch die **Dislokation einer Prothese im postoperativen Verlauf** beruht mehrheitlich auf einer fehlerhaften Implantation mit Fehlbelastung des Implantats oder der angrenzenden Wirbel. Selten liegt die Ursache in einer Fehlfunktion des Implants selbst. Eine lokale Infektion im Bereich des Implantats tritt bei Einhaltung der geforderten chirurgischen Asepsis bei ventralen Eingriffen an der LWS nur äußerst selten ein, erfordert jedoch eine operative Sanierung mit Entfernung des Implantats unter Durchführung einer Spondylodese.

Eine funktionelle Überlastung der Facettengelenke des arthroplastisch versorgten Bewegungssegments mit Zunahme bzw. Wiederauftreten therapierefraktärer Lumbalgien ist auch unter sorgfältiger Indikationsstellung, Berücksichtigung der individuellen Biomechanik und Implantationstechnik nicht mit letzter Sicherheit zu verhindern. Unter Berücksichtigung biomechanischer Untersuchungen kann die Belastung der Facettengelenke durch Einsatz von **Prothesen mit dorsalem Rotationszentrum** deutlich reduziert werden (Dooris et al. 2001).

Wenn sich durch temporäre konservative Ruhigstellung (Korsett) und medikamentös analgetische Maßnahmen keine Besserung der Symptome erzielen lässt, muss u. U. eine operative Revision mit Spondylodese (dorsal, im Einzelfall unter Explantation der Prothese und zirkumferentieller Fusion) erwogen werden (Abb. 5.84).

### 5.30.6 Klinische Ergebnisse

Die frühen Behandlungsergebnisse des lumbalen arthroplastischen Bandscheibenersatzes (SB-Charité-Prothese) waren ebenso geprägt von der Erkenntnis der grundsätzlichen Machbarkeit und prinzipiellen Erfolgsträchtigkeit des Verfahrens wie von mechanischen und biomechanischen Komplikationen wie Sinterung, Materialversagen, Dislokation und Spontanfusion (Büttner-Janz et al. 2003, Putzier et al. 2006). Nach 17 Jahren konnte bei knapp 60% der Patienten eine Spontanfusion nachgewiesen werden, die operative Revisionsrate im untersuchten Kollektiv betrug 11%.

Im Zuge der sukzessiven Weiterentwicklung sowohl der Implantate als auch der Indikationsstellung mit Formulierung besser definierter Ausschlusskriterien konnte eine zunehmende Konsolidierung der klinischen Resultate erzielt werden (Geisler et al. 2004, Delamarter et al. 2003, Blumenthal et al. 2005, Guyer et al. 2008a,b, Zigler et al.

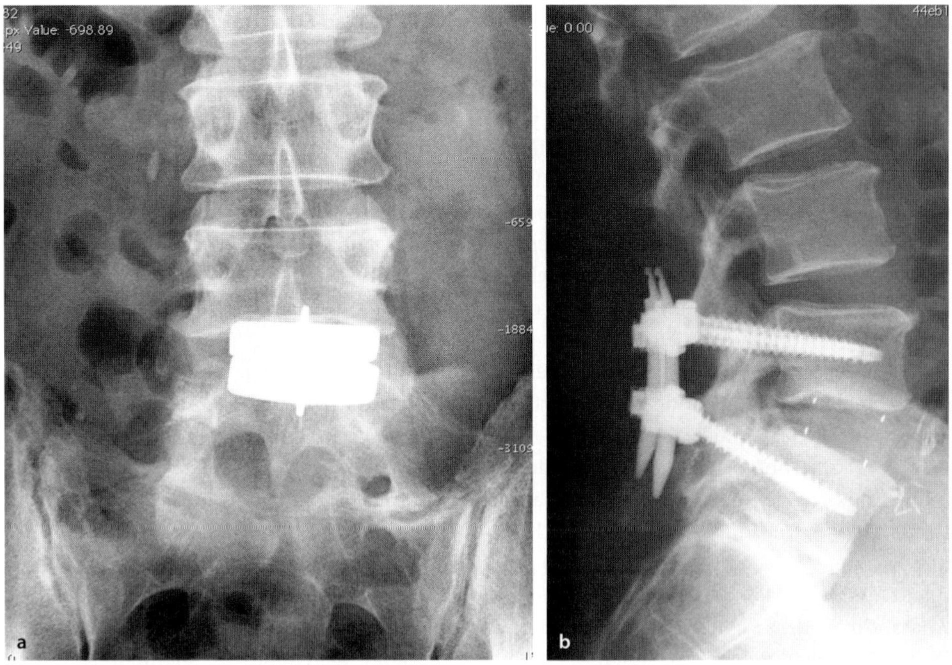

**Abb. 5.84** Explantation einer infizierten Bandscheibenendoprothese mit Umwandlung in eine 360°-Spondylodese (ALIF mit perkutaner posteriorer Schrauben-Stab-Fixierung). Nativ-Röntgenaufnahme des Ausgangsbefunds (**a**), Status nach Revision (**b**)

2007). Im Rahmen der multizentrischen prospektiv-randomisierten US-Zulassungsstudie konnte für die Charite-Prothese im Vergleich zur anterioren lumbalen Spondylodese mit BAK-Cages eine kürzere Hospitalisationsdauer, eine höhere Patientenzufriedenheit und eine geringere Reoperationstrate (5,4% gegenüber 9,1%) nach 2 Jahren demonstriert werden, bei ansonsten vergleichbaren klinischen Ergebnissen. Bei der Interpretation dieser Resultate muss jedoch berücksichtigt werden, dass die Vergleichsgruppe mit einem für heutige Verhältnisse eigentlich nicht mehr zeitgemäßen Verfahren (anteriore lumbale Fusion mit BAK-Cages und autologer Beckenkammspongiosa) behandelt wurde, welches nicht einmal die Restauration der normalen Bandscheibenhöhe erlaubt und eine signifikante segmentale Restbeweglichkeit von knapp 15% zulässt (McAfee et al. 2005b). Trotzdem konnten im Rahmen der 5-Jahres-Verlaufsuntersuchung keine signifikanten klinischen Unterschiede zwischen den Patienten der Prothesen- bzw. Fusionsgruppen nachgewiesen werden (Guyer et al. 2008a,b).

Ähnliche Ergebnisse konnten beim prospektiv-randomisierten multizentrischen Vergleich eines anderen Prothesentyps (Prodisc-L) mit der zirkumferentiellen instrumentierten Fusion erzielt werden. Hier schnitt die Prothesengruppe im Vergleich zur dorsoventralen Fusion hinsichtlich der früh-postoperativen funktionellen Scores und der Patientenzufriedenheit nach 2 Jahren besser ab (Zigler et al. 2007), wobei wiederum anzumerken ist, dass die Vergleichsgruppe mit einem nicht ganz zeitgemäßen Fusionsverfahren behandelt wurde.

Die durchschnittliche segmentale Mobilität in der Sagittalebene nach lumbaler Arthroplastie beträgt nach 2–5 Jahren, unabhängig vom verwendeten Implantat, zwischen 3° und 8° (Bertagnoli et al. 2005a,b, Guyer et al. 2008a,b, Zigler et al. 2007). Während in biomechanischen Untersuchungen an Primaten nach lumbalem Bandscheibenersatz ein normales Bewegungsmuster (Beibehaltung der physiologischen Drehpunkte etc.) sowohl der betroffenen als auch der benachbarten Segmente demonstriert werden konnte (Cunningham 2004), steht der Nachweis einer geringeren Inzidenz von Anschlussinstabilitäten im Vergleich zur Fusion im klinischen Einsatz weiterhin aus (DeKleuver et al. 2003, Freeman u. Davenport 2006, Guyer et al. 2008a,b, Harrop et al. 2008).

Unter sorgfältig ausgewählten Bedingungen kann der lumbale arthroplastische Bandscheibenersatz auch im Rahmen multisegmentaler Versorgungen und bei Behandlung von Anschlussdegenerationen nach lumbalen Fusionseingriffen mit vergleichbar hoher Erfolgsrate durchgeführt werden (Bertagnoli et al. 2005a,b, 2006a–c).

Während sich die operative Komplikationsrate bei Verwendung der verschiedenen Prothesentypen insgesamt nicht wesentlich unterscheidet, wird bei Prothesen mit Polyethylen(PE)-Inlay oder -Kern doch wiederholt über Extrusionen bzw. mehr oder weniger ausgeprägte Beschädigungen des PE-Kerns berichtet (Bertagnoli et al. 2005a,b,

Van Ooij et al. 2003). Im Vergleich zur lumbalen Fusion sind Revisionseingriffe nach lumbalem Bandscheibenersatz mit einer unverhältnismäßig hohen Komplikationsrate sowie erheblichem technischem Aufwand belastet (Van Ooij et al. 2003). Die erheblichen technischen Schwierigkeiten der operativen Revision, insbesondere bei Notwendigkeit einer Prothesenexplantation (z. B. im Rahmen einer Infektion), stellen weiterhin weitestgehend ungelöste Probleme dar (Wagner et al. 2006) Prothesen ohne Kielverankerung (SB-Charité) können über einen seitlichen retroperitonealen Zugang (Pimenta et al. 2006) explantiert werden, während die Entferung einer Kielprothese über einen seitlichen Zugang in der Regel zumindest eine partielle Vertebrektomie erfordert (Bertagnoli et al. 2005a,b).

Le Huec et al. (2005) konnten zeigen, dass sich durch Einsatz eines Implantats mit eingeschränkter Translation und weit posterior gelegenem Rotationszentrum auch bei nachgewiesener Facettengelenksarthrose (Grad I–II) gute klinische Ergebnisse erzielen lassen. Dies wurde darauf zurückgeführt, dass ein posteriores Rotationszentrum die Belastung der Facettengelenke des betroffenen Segments reduziert. Ferner stellt die Beachtung spinopelviner Kenngrößen (pelviner Inzidenzwinkel, Sakrumwinkel, lumbaler Lordosewinkel) im Rahmen der Eingriffsplanung eine wichtige Voraussetzung für gute langfristige Ergebnisse nach lumbalem Bandscheibenersatz dar (Tournier et al. 2007).

Die Ergebnisse nach lumbaler Arthroplastie verschlechtern sich annähernd parallel zur zunehmenden, MR-tomographisch quantifizierbaren fettigen Degeneration der dorsalen paraspinalen Muskulatur (Le Huec et al. 2005). Auch ein höheres Patientenalter ist ein negativer Prädiktor für gute klinische Langzeitergebnisse – dies weniger aufgrund des Behandlungsergebnisses selbst denn aufgrund der höheren kumulativen Komplikationsrate (Bertagnoli et al. 2006a–c). Hingegen scheint Nikotinabusus den Behandlungserfolg im Gegensatz zu lumbalen Fusionseingriffen nicht nachhaltig zu beeinträchtigen (Bertagnoli et al. 2006a–c). Als wesentlicher negativer Prädiktor für den mittel- und langfristigen Erfolg des lumbalen Bandscheibenersatzes konnte die zunehmende Dauer der präoperativen Arbeitsunfähigkeit identifiziert werden (Guyer et al. 2008a,b).

**Die Bedeutung der sorgfältigen Indikationsstellung vor dem Primäreingriff ist umso höher als Revisionseingriffe nach lumbalem Bandscheibenersatz nachweislich keine guten klinischen Resultate zeitigen (Geisler et al. 2008).**

## 5.31 Interspinöse Distraktion

Die chirurgische Behandlung der lumbalen **Spinalkanalstenose** stellt mittlerweile die häufigste Wirbeläulenoperation bei älteren Patienten dar (Gunzburg u. Szpalski 2003). Ursächlich stehen degenerative Bandscheibenveränderungen bei der Entstehung der Wirbelkanalstenose im Vordergrund. Die operative Behandlungsindikation ist üblicherweise dann gegeben, wenn konservative Maßnahmen erfolglos bleiben. Die bis in die späten 1980er Jahre als Standardbehandlung durchgeführte Laminektomie hatte im Unterschied zur lumbalen Diskektomie lediglich eine Erfolgsrate von knapp 60%, sodass zunehmend weniger invasive Verfahren wie die mikrochirurgische Dekompression (partielle Laminarthrektomie) und schließlich das Verfahren der interspinösen Distraktion in den Vordergrund rückten.

Die interspinöse Distraktion wurde im Laufe der letzten 10 Jahre zunehmed zur »minimalinvasiven« Behandlung lumbaler Spinalkanalstenosen sowie gering ausgeprägter degenerativer segmentaler Instabilitäten mit schmerzhafter Facettengelenksüberlastung propagiert. Mittlerweile wird eine Vielzahl verschiedener Systeme vermarktet, deren Wirkungsprinzip sich nicht wesentlich unterscheidet (Christie et al. 2005). Der interspinöse Raum wird über einen uni- oder bilateralen Mittellinienzugang freigelegt, mit oder ohne Resektion des Lig. supraspinosum. Einige der neueren Systeme lassen sich perkutan über dorsolaterale bzw. laterale Zugänge implantieren.

**Aufgrund der bisherigen klinischen Erfahrungen bleibt festzuhalten, dass dieses Verfahren eine therapeutische Alternative für eine relativ überschaubare Indikationsgruppe darstellt und vermutlich nicht als gleichwertige Alternative zur operativen Dekompression des Spinalkanals anzusehen ist.**

### 5.31.1 Historischer Überblick

Das grundsätzliche Prinzip der interspinösen Distraktion ist, ähnlich wie das des Nukleusersatzes, bereits relativ alt. Bereits Mitte der 1950er Jahre entwickelte Fred Knowles einen Stahlbolzen, den er über einen limitierten Zugang zwischen die Dornfortsätze benachbarter Wirbel einführte (Whitesides 2003). Das Verfahren konnte sich jedoch in der Folge nicht durchsetzen, und erst Mitte der 1990er Jahre wurde das Prinzip, zunächst in Form eines flexiblen Implantats (Minns u. Walsh 1997), wieder aufgegriffen. Diverse Varianten interspinöser Implantate mit unterschiedlichen mechanischen Eigenschaften folgten im Laufe der nächsten Jahre (Sénégas 2002, Richards et al. 2005,

Zucherman et al. 2004, Yano et al. 2008), fortgesetzt bis heute. Bislang stehen allerdings nur eingechränkte Erkenntnisse zu den spezifischen Effekten verschiedener Implantatgrößen und -steifigkeiten auf das mechanische Verhalten der LWS sowie die mittel- und langfristigen klinischen Ergebnisse in den diversen Indikationsbereichen zur Verfügung.

Die interspinöse Disktraktion hat sich u. a. deshalb relativ rasch verbreitet, weil sie als technisch vergleichsweise eher anspruchsloses Verfahren ohne größere Risiken auch von weniger erfahrenen Operateuren, ggf. auch ambulant, eingesetzt werden kann. Dies hat in Verbindung mit unscharf definierten Behandlungsindikationen zwischenzeitlich zu einem relativ unkritischen klinischen Einsatz geführt.

Die unbestrittenen **Vorteile** des Verfahrens liegen in seiner geringen Invasivität und weitestgehenden Reversibilität (Lauryssen 2007).

### 5.31.2 Indikationen zur interspinösen Distraktion

Die aktuellen Indikationen für die interspinöse Distraktion sind (zumindest teilweise) weiterhin relativ unscharf definiert (Bono u. Vaccaro 2007) und umfassen folgende nosologische Einheiten:

**Interspinöse Distraktion – Indikationen**

- Behandlung der lumbalen Spinalkanalstenose ohne zusätzliche operative Dekompression (bei Patienten mit guter Symptomreduktion unter lumbaler Flexion)
- Behandlung der lumbalen Spinalkanalstenose zusätzlich zur Dekompression des Spinalkanals (zur Reduktion der segmentalen Instabilität)
- Behandlung der degenerativen Diskopathie mit Neuroforamenstenose
- Behandlung der segmentalen Instabilität mit schmerzhafter Spondylarthropathie
- Behandlung der degenerativen lumbalen Hyperlordose mit interspinösem Konfikt (Baastrup-Syndrom)
- Behandlung der degenerativen Instabilität mit Pseudolisthese (Retrolisthese)
- Behandlung rezidivierender Facettengelenkszysten
- Segmentale Stabilisierung bei (Rezidiv-)Bandscheibenvorfall
- Prophylaktische Implantation zur Vermeidung akzelerierter segmentaler Anschlussinstabilitäten im Rahmen von Fusionseingriffen

**Interspinöse Distraktion – Kontraindikationen**

- Segmentale degenerative Makroinstabilität, insbesondere mit Anterolisthese
- Klinisch relevante laterale Rezessusstenose
- Isthmische Spondylolisthese
- Ausgeprägte Osteoporose
- Vorangehende subtotale Facettektomien (im Rahmen eines Dekompressionseingriffs)
- Frische Frakturen
- Tumoren
- Entzündliche Erkrankungen der Lendenwirbelsäule

### 5.31.3 Eingriffsrelevante anatomische Landmarken

Die Dornfortsätze sind naturgemäß die wesentlichen anatomischen Landmarken für die interspinöse Distraktion. Wichtig im Rahmen der präoperativen Diagnostik sind die Sicherstellung einer hinreichenden Dornfortsatzgröße (Länge und Breite, insbesondere bei $S_1$) sowie, neben den übrigen Kontraindikationen, der Ausschluss einer vorbestehenden Dornfortsatzfraktur.

### 5.31.4 Operationsverfahren

Derzeit stehen sowohl flexible (Silikon) als auch semirigide (Kunststoff) und rigide (metallische) Implantate zur Verfügung. Die Implantation kann entweder offen über einen uni- oder bilateralen dorsalen Mittellinienzugang oder perkutan transmuskulär über einen dorsolateralen oder lateralen Zugang durchgeführt werden (Abb. 5.85).

Je nach Implantatsystem ist zur Platzierung des interspinösen Distraktors entweder die Entfernung des Lig. supraspinosum (einer wichtigen dorsalen ligamentären Zuggurtung), oder lediglich eine Fensterung des Lig. interspinosum erforderlich.

Das Implantat wird dann unter Distraktion entweder von dorsal oder seitlich durch das eröffnete Lig. interspinosum zwischen den Dornfortsätzen platziert. Im Rahmen der interspinösen Distraktion soll zwar einerseits die Anspannung des dorsalen Bandapparats und Distraktion der Facettengelenke erreicht, andererseits jedoch eine iatrogene kyphotische Fehlstellung des behandelten Segments unbedingt vermieden werden. Spätestens bei Erreichen einer horizontalen Stellung der kranialen Wibelkörperabschlussplatte sollte die interspinöse Distraktion beendet werden.

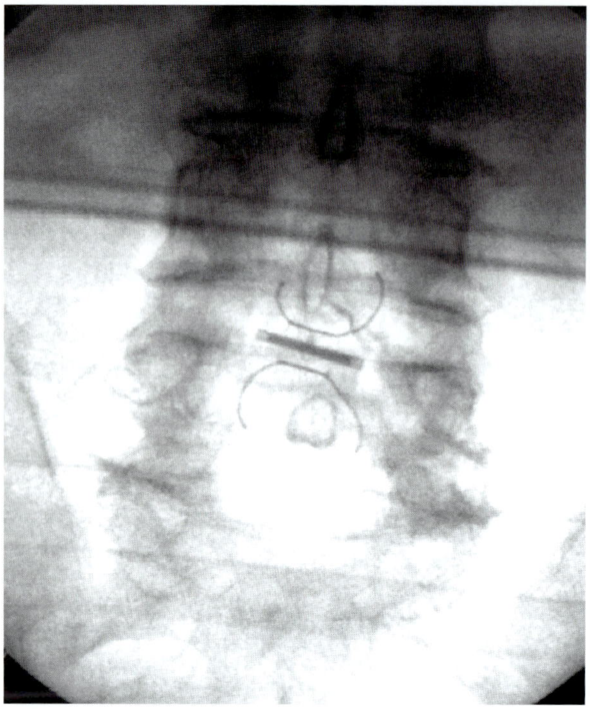

Abb. 5.85 Interspinöse Distraktion zwischen $L_{4/5}$

**Da es bei der Implantation zwangsläufig zu einer gewissen Kyphosierung kommt und eine instrumentelle Lordosierung mit den heutigen Systemen nicht möglich ist, sollte bei vorbestehender segmentaler Kyphose keine interspinöse Distraktion durchgeführt werden.**

Ferner ist es mittels interspinöser Distraktion nicht möglich, eine Rezessustenose effektiv zu dekomprimieren, sodass die radikuläre Kompressionssymptomatik infolge einer Verengung des lateralen Spinalkanals eine **Kontraindikation** darstellt.

Je nach Implantattyp erfolgt ein reiner interspinöser Press-Fit oder eine zusätzliche Fixierung an den Dornfortsätzen mittels Haltebändern, Schrauben o. ä. Eine mehrsegmentale Versorgung ist mit den meisten verfügbaren Implantatsystemen problemlos möglich. Bei prophylaktischer Implantation im Rahmen lumbaler Spondylodesen zur Vermeidung akzelerierter Anschlussdegenerationen werden interspinöse Implantate in benachbarten Segmenten eingesetzt (Hybridversorgung).

### 5.31.5 Komplikationen und deren Management

Nach interspinöser Distraktion können sowohl mechanische als auch infektiöse Komplikationen auftreten.

**Mechanische Komplikationen bei interspinöser Distraktion**

- Fraktur eines oder beider Dornfortsätze
- Isthmusfraktur mit sekundärer Spondylolisthese
- Einsintern des Implantats in den Dornfortsatz ohne Fraktur (Osteoporose)
- Materialversagen oder Dislokation des Implantats
- Ausbildung einer Kyphose mit zunehmender segmentaler Dysfunktion
- Fortschreiten einer degenerativen Instabilität mit progredienter Anterolisthese

Alle diese Komplikationen sind Ausdruck einer persistierenden bzw. fortschreitenden segmentalen Instabilität und bedürfen einer operativen Revision, in der Regel unter operativer Fusion des erkrankten Segments (Resnick et al. 2005). Zur Vermeidung einer frühzeitigen Sinterung bei mäßiger bzw. ausgeprägter Osteoporose (Talwar et al. 2006) kann im Rahmen der Erstimplantation eine begleitende Zementaugmentation der Dornfortsätze durchgeführt werden (Idler et al. 2008). Bei Auftreten eines Wundinfekts muss das Implantat entfernt werden.

### 5.31.6 Klinische Ergebnisse

Entsprechend den lokalen anatomischen und biomechanischen Verhältnissen lässt sich durch flexible interspinöse Distraktion mit zusätzlicher Fixierung des Implantats an den benachbarten Dornfortsätzen eine deutliche Reduktion des segmentalen Bewegungsumfangs in Flexion und Extension, nicht jedoch in der Axialebene (Rotation) erreichen (Phillips et al. 2006). Es ist unklar, ob die interspinöse Distraktion den natürlichen Verlauf der degenerativen Spinalkanalstenose (Benoist 2002, Weinstein et al. 2008) wesentlich modifizieren kann. Floman und Mitarbeiter konnten im Rahmen der Nachbeobachtung von 37 Patienten mit chirurgisch behandelten lumbalen Bandscheibenvorfällen zeigen, dass sich die Inzidenz lumbaler Bandscheibenrezidive durch zusätzlichen Einsatz der interspinösen Distraktion nicht wirkungsvoll senken lässt (Floman et al. 2007).

Die interspinöse Distraktion (auch wenn sie mit einem flexiblen Implantat erfolgt) führt häufig zu einer relativen segmentalen Kyphose (Kim et al. 2007b). Hingegen lassen sich die jeweilige Bandscheibenhöhe und das regionale sagittale Alignement durch interspinöse Distraktion nicht wesentlich verändern (Kim et al. 2007b). In einer Untersuchung an Patienten mit lumbalen Dekompressions- bzw. Bandscheibeneingriffen, die entweder mit oder ohne zusätzliche interspinöse Distraktion behandelt wurden, ließ sich zwischen den beiden Behandlungsgruppen kein Unterschied hinsichtlich des funktionellen Outcome bzw. der postoperativen Rückenschmerzen nachweisen, insbesondere nicht bei denjenigen Patienten, bei denen die interspinöse Distraktion aufgrund relevanter präoperativer Rückenschmerzen durchgeführt wurde (Kim et al. 2007b). Bei der Implantation interspinöser Implantate bei Patienten mit verminderter Knochendichte ist Vorsicht geboten, wobei die Gefahr der Dornfortsatzfraktur weniger das Einführen des Implantats als vielmehr die sukzessive Einsinterung bzw. Dornfortsatzfraktur im postoperativen Verlauf betrifft (Talwar et al. 2006).

Im Rahmen einer systematischen Untersuchung wurden 4 verschiedene interspinöse Implantate (flexibel, semirigide und rigide) hinsichtlich der Modulation der dreidimensionalen segmentalen Mobilität und des intradiskalen Drucks an humanen Wirbelsäulenpräparaten im Simulator untersucht (Wilke et al. 2008). Alle Implantate führten in vergleichbarer Weise zu einer ausgeprägten Reduktion der Extension (ca. 50%), während Flexion, Seitneigung und Rotation nicht wesentlich beeinflusst wurden. Auch die intradiskalen Drücke veränderten sich gegenüber dem (intakten) Ausgangszustand lediglich bei Extension. Wird die intrasegmentale Rotation als relevanter Faktor im Rahmen der Entstehung einer degenerativen Facettengelenksarthropathie angesehen, so ist der potenzielle entlastende Effekt der interspinösen Distraktion auf die Facettengelenke als relativ gering einzuschätzen. Allerdings werden weder die Kinematik noch die intraartikulären Drücke in den benachbarten Facettengelenken wesentlich modifiziert (Lindsey et al. 2003, Wiseman et al. 2005).

Bei **verändertem Implantatdesign** (Einbringen einer effektiven Verankerung im Sinne einer dorsalen Zuggurtung) konnte hingegen im Tiermodell zwischenzeitlich eine signifikante Reduktion des segmentalen Bewegungsumfangs auch in Flexion nachgewiesen werden (Gunzburg et al. 2009). Allerdings kann ein interspinöses Implantat den destabilisierenden Effekt einer bilateralen subtotalen Facettengelenksresektion in der Rotationsebene und bei Seitneigung nachweislich nicht neutralisieren (Lindsey et al. 2003, Fuchs et al. 2005, Phillips et al. 2006). Ebensowenig scheint die interspinöse Distraktion zur Behandlung von Patienten mit vorbestehender signifikanter segmentaler Instabilität in Form einer degenerativen Pseudolisthese geeignet zu sein. So fanden Verhoof et al. (2008) im Rahmen der Verlaufsbeobachtung von Patienten mit degenerativer Pseudolisthese°I eine sehr hohe Inzidenz von Reoperationen (58%) im Verlauf von 2 Jahren.

Richards et al. (2005) konnten in vitro nachweisen, dass sich die Querschnittsfläche des Spinalkanals und der Neuroforamina im Zuge der interspinösen Distraktion in Extension um 20% bzw. 25% vergrößert. Das Ausmaß der Dekompression des zentralen und lateralen Spinalkanals ist im Vergleich zur operativen Erweiterung (Chang et al. 2005) somit erheblich geringer. Verlaufsuntersuchungen bei Patienten, die aufgrund einer Spinalkanalstenose mittels X-Stop behandelt wurden, belegen gute klinische Ergebnisse bei 50–70% der Patienten nach einem Jahr und bei 30–65% nach 2 Jahren, wobei orthopädische Komorbiditäten als negative Prädiktoren für ein gutes Outcome identifiziert werden konnten (Brussee et al. 2008, Siddiqui et al. 2007, Zucherman et al. 2005).

Zusammenfassend lässt sich festhalten, dass die Therapie der lumbalen Spinalkanalstenose mittels interspinöser Implantate eine Behandlungsoption in einem selektierten Patientengut darstellt, die hinsichtlich ihrer mittelfristigen klinischen Effizienz möglicherweise an dekompressive Verfahren heranreichen kann (Weinstein et al. 2008). Der stabilisierende Effekt auf das behandelte Segment beschränkt sich auf die Reduktion von Flexion und v. a. Extension, während die Rotation praktisch gar nicht eingeschränkt wird. Insofern ist der theoretische Nutzen in der Behandlung der schmerzhaften Facettengelenksarthropathie fraglich und bislang klinisch auch nicht belegt.

## 5.32 Literatur

Acosta FL Jr, Thompson TL, Campbell S, Weinstein PR, Ames CP (2005) Use of intraoperative isocentric C-arm 3D fluoroscopy for sextant percutaneous pedicle screw placement: case report and review of the literature. Spine J 5: 339–433

Adachi K, Futami T, Ebihara A, Yamaya T, Kasai N, Nakazawa T, Imura T (2003) Spinal canal enlargement procedure by restorative laminoplasty for the treatment of lumbar canal stenosis. Spine J 3: 471–478

Albee FH (1911) Transplantation of a portion of the tibia into the spine for Pott's disease. JAMA 57: 885–886

Amiot LP, Lang K, Putzier M, Zippel H, Labelle H (2000) Comparative results between conventional and computer-assisted pedicle screw installation in the thoracic, lumbar, and sacral spine. Spine 25: 606–614

Anand N, Baron EM, Thaiyananthan G, Khalsa K, Goldstein TB (2008) Minimally invasive multilevel percutaneous correction and fusion for adult lumbar degenerative scoliosis: a technique and feasibility study. J Spinal Disord Tech 21: 459–467

Anand N, Hamilton JF, Perri B, Miraliakbar H, Goldstein T (2006) Cantilever TLIF with structural allograft and RhBMP2 for correction and maintenance of segmental sagittal lordosis: long-term clinical, radiographic, and functional outcome. Spine 31: E748–E753

Ascher PW, Choy D (1986) Application of the laser in neurosurgery. Laser Surg Med 2: 91–97

Atlas SJ, Keller RB, Wu YA, Deyo RA, Singer DE (2005a) Long-term outcomes of surgical and nonsurgical management of sciatica secondary to a lumbar disc herniation: 10 year results from the maine lumbar spine study. Spine 30: 927–935

Atlas SJ, Keller RB, Wu YA, Deyo RA, Singer DE (2005b) Long-term outcomes of surgical and nonsurgical management of lumbar spinal stenosis: 8 to 10 year results from the maine lumbar spine study. Spine 30: 936–943

5

Atwater BI, Wahrenbrock E, Benumof JL, Mazzei WJ (2004) Pressure on the face while in the prone position: ProneView versus Prone Positioner. J Clin Anesth 16: 111–116
Bagan B, Patel N, Deutsch H, Harrop J, Sharan A, Vaccaro AR, Ratliff JK (2008) Perioperative complications of minimally invasive surgery (MIS): comparison of MIS and open interbody fusion techniques. Surg Technol Int 17: 281–286
Baig MN, Lubow M, Immesoete P, Bergese SD, Hamdy EA, Mendel E (2007) Vision loss after spine surgery: review of the literature and recommendations. Neurosurg Focus 23: E15
Baker AS, Ojemann RG, Swartz MN, Richardson EP Jr (1975) Spinal epidural abscess. N Engl J Med 293: 463–468
Balderston RA, Gilyard GG, Jones MJ, Wiesel SW, Spengler DM, Bigos SJ, Rothman RH (1991) The treatment of lumbar disc herniation: simple fragment excision versus disc space curettage J Spinal Disord 4: 22–25
Barrey C, Jund J, Noseda O, Roussouly P (2007) Sagittal balance of the pelvis-spine complex and lumbar degenerative diseases. A comparative study about 85 cases. Eur Spine J 16: 1459–1467
Becker S, Chavanne A, Spitaler R, Kropik K, Aigner N, Ogon M, Redl H (2008) Assessment of different screw augmentation techniques and screw designs in osteoporotic spines. Eur Spine J 17: 1462–1469
Benglis DM, Vanni S, Levi AD (2009) An anatomical study of the lumbosacral plexus as related to the minimally invasive transpsoas approach to the lumbar spine. J Neurosurg Spine 10: 139–144
Benoist M (2002) The natural history of lumbar degenerative spinal stenosis. Joint Bone Spine 69: 450–457
Bertagnoli R, Vazquez RJ (2003) The Anterolateral TransPsoatic Approach (ALPA): a new technique for implanting prosthetic disc-nucleus devices. J Spinal Disord Tech 16: 398–404
Bertagnoli R, Yue JJ, Shah RV, Nanieva R, Pfeiffer F, Fenk-Mayer A, Kershaw T, Husted DS (2005a) The treatment of disabling multilevel lumbar discogenic low back pain with total disc arthroplasty utilizing the ProDisc prosthesis: a prospective study with 2-year minimum follow-up. Spine 30: 2192–2199
Bertagnoli R, Zigler J, Karg A, Voigt S (2005b) Complications and strategies for revision surgery in total disc replacement. Orthop Clin North Am 36: 389–395
Bertagnoli R, Yue JJ, Fenk-Mayer A, Eerulkar J, Emerson JW (2006a) Treatment of symptomatic adjacent-segment degeneration after lumbar fusion with total disc arthroplasty by using the prodisc prosthesis: a prospective study with 2-year minimum follow up. J Neurosurg Spine 4: 91–97
Bertagnoli R, Yue JJ, Kershaw T, Shah RV, Pfeiffer F, Fenk-Mayer A, Nanieva R et al (2006b) Lumbar total disc arthroplasty utilizing the ProDisc prosthesis in smokers versus nonsmokers: a prospective study with 2-year minimum follow-up. Spine 31: 992–997
Bertagnoli R, Yue JJ, Nanieva R, Fenk-Mayer A, Husted DS, Shah RV, Emerson JW (2006c) Lumbar total disc arthroplasty in patients older than 60 years of age: a prospective study of the ProDisc prosthesis with 2-year minimum follow-up period. J Neurosurg Spine 4: 85–90
Bindal RK, Ghosh S (2007) Intraoperative electromyography monitoring in minimally invasive transforaminal lumbar interbody fusion. J Neurosurg Spine 6: 126–232
Bindal RK, Glaze S, Ognoskie M, Tunner V, Malone R, Ghosh S (2008) Surgeon and patient radiation exposure in minimally invasive transforaminal lumbar interbody fusion. J Neurosurg Spine 9: 570–573
Blume HG (1985) Unilateral posterior lumbar interbody fusion: simplified dowel technique. Clin Orthop Relat Res 193: 75–84
Blume HG, Rojas CH (1981) Unilateral lumbar interbody fusion (posterior approach) utilizing dowel grafts: experience in over 200 patients. J Neurol Orthop Surg 2: 171
Blumenthal S, McAfee PC, Guyer RD, Hochschuler SH, Geisler FH, Holt RT, Garcia R Jr et al (2005) A prospective, randomized, multicenter food and drug administration investigational device exemptions study of lumbar total disc replacement with the CHARITÉ Artificial Disc versus lumbar fusion. Part I: Evaluation of clinical outcomes. Spine 30(14): 1565–1575
Boden SD, Kang J, Sandhu H, Heller JG (2002) Use of recombinant human bone morphogenetic protein-2 to achieve posterolateral lumbar spine fusion in humans: a prospective, randomized clinical pilot trial: 2002 Volvo Award in clinical studies. Spine (Phila Pa 1976) 27(23): 2662–2673
Bongartz EB, Ulrich P, Fidler M, Bernucci C (1994) Reoperation in the management of post-operative disc space infection. Zentralbl Neurochir 55: 120–124
Bono CM, Lee CK (2004) Critical analysis of trends in fusion for degenerative disc disease over the past 20 years: influence of technique on fusion rate and clinical outcome. Spine 29: 455–463
Bono CM, Lee CK (2005) The influence of subdiagnosis on radiographic and clinical outcomes after lumbar fusion for degenerative disc disorders: an analysis of the literature from two decades. Spine 30: 227–234
Bono CM, Vaccaro AR (2007) Interspinous process devices in the lumbar spine. J Spinal Disord Tech 20: 255–261
Boucher HH (1959) A method of spinal fusion. J Bone Joint Surg 41B: 248–259
Bresnahan L, Ogden AT, Natarajan RN, Fessler RG (2009) A biomechanical evaluation of graded posterior element removal for treatment of lumbar stenosis: comparison of a minimally invasive approach with two standard laminectomy techniques. Spine 34: 17–23
Brussee P, Hauth J, Donk RD, Verbeek AL, Bartels RH (2008) Self-rated evaluation of outcome of the implantation of interspinous process distraction (X-Stop) for neurogenic claudication. Eur Spine J 17: 200–203
Buchner M, Schiltenwolf M (2002) Cauda equina syndrome caused by intervertebral lumbar disk prolapse: mid-term results of 22 patients and literature review. Orthopedics 25: 727–731
Burkus JK, Gornet MF, Dickman CA, Zdeblick TA (2002) Anterior lumbar interbody fusion using rhBMP-2 with tapered interbody cages. J Spinal Disord Tech 15: 337–349
Burns BH (1933) An operation for spondylolisthesis. Lancet 1: 1233
Burton CV, Kirkaldy-Willis WH, Yong-Hing K, Heithoff KB (1981) Causes of failure of surgery on the lumbar spine. Clin Orthop Relat Res 157: 191–199
Büttner-Janz K (1989) Die funktionelle Zwischenwirbelendoprothetik SB Charité – Implantatentwicklung, Biomechanik, Patientenanalyse, Perspektive. Dissertation, Humboldt-Universität, Berlin
Büttner-Janz K, Hochschuler SH, McAfee PC (Eds) (2003) The artificial disc. Springer, Berlin Heidelberg New York Tokio
Cahill DW, Love LC, Rechtine GR (1991) Pyogenic osteomyelitis of the spine in the elderly. J Neurosurg 74: 878–886
Campbell WC (1939) An operation for extra-articular fusion of sacroiliac joint. Surg Gynecol Obstet 45: 218–219
Capener N (1954) The evolution of lateral rhachotomy. J Bone Joint Surg Br 36: 173–179
Caputy AJ, Luessenhop AJ (1992) Long-term evaluation of decompressive surgery for degenerative lumbar stenosis. J Neurosurg 77: 669–676
Cardoso MJ, Dmitriev AE, Helgeson M, Lehman RA, Kuklo TR, Rosner MK (2008): Does superior-segment facet violation or laminecto-

my destabilize the adjacent level in lumbar transpedicular fixation? An in vitro human cadaveric assessment. Spine 33: 2868–2873
Carreon LY, Glassman SD, Howard J (2008) Fusion and nonsurgical treatment for symptomatic lumbar degenerative disease: a systematic review of Oswestry Disability Index and MOS Short Form-36 outcomes. Spine J 8(5): 747–755
Chang Y, Singer DE, Wu YA, Keller RB, Atlas SJ (2005) The effect of surgical and nonsurgical treatment on longitudinal outcomes of lumbar spinal stenosis over 10 years. J Am Geriatr Soc 53: 785–792
Cheh G, Bridwell KH, Lenke LG, Buchowski JM, Daubs MD, Kim Y, Baldus C (2007) Adjacent segment disease following lumbar/thoracolumbar fusion with pedicle screw instrumentation: a minimum 5-year follow-up. Spine 32: 2253–2257
Chen CS, Chen WJ, Cheng CK, Jao SH, Chueh SC, Wang CC (2005) Failure analysis of broken pedicle screws on spinal instrumentation. Med Eng Phys 27: 487–496
Cheng MA, Todorov A, Tempelhoff R, McHugh T, Crowder CM, Lauryssen C (2001) The effect of prone positioning on intraocular pressure in anesthetized patients. Anesthesiology 95:1351–1355
Cheng BC, Gordon J, Cheng J, Welch WC (2007) Immediate biomechanical effects of lumbar posterior dynamic stabilization above a circumferential fusion. Spine (Phila Pa 1976) 32(23): 2551–2557
Choy DS, Case RB, Fielding W, Hughes J, Liebler W, Ascher P (1987) Percutaneous laser nucleolysis of lumbar disks. N Engl J Med 317: 771–772
Choi G, Lee SH, Raiturker PP, Lee S, Chae YS (2006) Percutaneous endoscopic interlaminar discectomy for intracanalicular disc herniations at L5–S1 using a rigid working channel endoscope. Neurosurgery 58(1 Suppl): ONS59–68
Choi G, Lee SH, Bhanot A, Raiturker PP, Chae YS (2007) Percutaneous endoscopic discectomy for extraforaminal lumbar disc herniations: extraforaminal targeted fragmentectomy technique using working channel endoscope. Spine 32: E93–E99
Choi G, Lee SH, Lokhande P, Kong BJ, Shim CS, Jung B, Kim JS (2008) Percutaneous endoscopic approach for highly migrated intracanal disc herniations by foraminoplastic technique using rigid working channel endoscope. Spine 33: E508–E515
Christensen FB (2004) Lumbar spinal fusion. Outcome in relation to surgical methods, choice of implant and postoperative rehabilitation. Acta Orthop Scand Suppl 75: 2–43
Christie SD, Song JK, Fessler RG (2005) Dynamic interspinous process technology. Spine 30: S73–78
Clark CE, Shufflebarger HL (1999) Late-developing infection in instrumented idiopathic scoliosis. Spine 24: 1909–1912
Cloward RB (1952) The treatment of ruptured lumbar intervertebral disc by vertebral body fusion. III. Method of use of banked bone. Ann Surg 136: 987–992
Cloward RB (1953) The treatment of ruptured lumbar intervertebral discs by vertebral body fusion. I. Indications, operative technique, after care. J Neurosurgery 10: 154–168
Cohen SP (2005) Sacroiliac joint pain: a comprehensive review of anatomy, diagnosis, and treatment. Anesth Analg 101: 1440–1453
Costa F, Sassi M, Cardia A, Ortolina A, De Santis A, Luccarell G, Fornari M (2007) Degenerative lumbar spinal stenosis: analysis of results in a series of 374 patients treated with unilateral laminotomy for bilateral microdecompression. J Neurosurg Spine 7: 579–586
Cotrel Y, Dubousset J (1984) Nouvelle technique d'ostéosynthèse rachidienne segmentaire par vole posterieure. Rev Chir Orthop 70: 489–494
Craig FS (1956) Vertebral-body biopsy. J Bone Joint Surg Am 38-A: 93–102
Crock HV (1981) Anterior lumbar interbody fusion. Indications for its use and notes on surgical technique. Clin Orthop 165: 157
Cuckler JM, Bernini PA, Wiesel SW, Booth RE Jr, Rothman RH, Pickens GT (1985) The use of epidural steroids in the treatment of lumbar radicular pain. A prospective, randomized, double-blind study. J Bone Joint Surg Am 67: 63–66
Cunningham BW (2004) Basic scientific considerations in total disc arthroplasty. Spine J 4(6 Suppl): 219S–230S
Dammers R, Koehler PJ (2002) Lumbar disc herniation: level increases with age. Surg Neurol 58: 209–212
Dandy W (1929) Loose cartilage from the intervertebral disc simulating tumor of the spinal cord. Arch Surg 19: 660–672
Datta G, Gnanalingham KK, Peterson D, Mendoza N, O'Neill K, Van Dellen J, McGregor A, Hughes SP (2004) Back pain and disability after lumbar laminectomy: is there a relationship to muscle retraction? Neurosurgery 54: 1413–1420
Day PL (1969) Lateral approach for lumbar diskogram and chemonucleolysis. Clin Orthop Relat Res 67: 90–93
De Kleuver M, Oner FC, Jacobs WC (2003) Total disc replacement for chronic low back pain: background and a systematic review of the literature. Eur Spine J 12: 108–116
DeJerine JJ (1911) La claudication intermittente de la moelle épinière. Presse Med 19: 981
Delamarter RB, Fribourg DM, Kanim LE, et al (2003) ProDisc artificial total lumbar disc replacement: introduction and early results from the United States clinical trial. Spine 28: S167–S175
Dewing CB, Provencher MT, Riffenburgh RH, Kerr S, Manos RE (2008) The outcomes of lumbar microdiscectomy in a young, active population: correlation by herniation type and level. Spine 33: 33–38
Dhall SS, Wang MY, Mummaneni PV (2008) Comparison of mini-open transforaminal lumbar interbody fusion with open transforaminal lumbar interbody fusion in 42 patients with long-term follow-up. J Neurosurg Spine 9: 560-565
Dharmavaram S, Jellish WS, Nockels RP, Shea J, Mehmood R, Ghanayem A, Kleinman B, Jacobs W (2006) Effect of prone positioning systems on hemodynamic and cardiac function during lumbar spine surgery: an echocardiographic study. Spine 31: 1388–1393
Dick W, Kluger P, Magerl F, Woersdorfer O, Zach G (1985) A new device for internal fixation of thoracolumbar and lumbar spine fractures: the »fixateur interne«. Paraplegia 23: 225–232
Dickman CA, Fessler RG, MacMillan M, Haid RW (1992) Transpedicular screw-rod fixation of the lumbar spine: operative technique and outcome in 104 cases. J Neurosurg 77: 860–870
Dimar JR 2nd, Glassman SD, Burkus JK, Pryor PW, Hardacker JW, Carreon LY (2009) Clinical and radiographic analysis of an optimized rhBMP-2 formulation as an autograft replacement in posterolateral lumbar spine arthrodesis.J Bone Joint Surg Am 91(6): 1377–1386
Disch AC, Schmoelz W, Matziolis G, Schneider SV, Knop C, Putzier M (2008) Higher risk of adjacent segment degeneration after floating fusions: long-term outcome after low lumbar spine fusions. J Spinal Disord Tech 21: 79–85
Dooris AP, Goel VK, Grosland NM, Gilbertson LG, Wilder DG (2001) Load-sharing between anterior and posterior elements in a lumbar motion segment implanted with an artificial disc. Spine 26: E122–E129
Dwyer AF (1973) Experience of anterior correction of scoliosis. Clin Orthop 93: 191–206
Dwyer AP, Yau ACMC, Hsu L, O'Brien JP, Hodgson AR (1976) Deep paravertebral infection following Dwyer anterior spinal instrumentation: a report of three cases. Spine 1: 201–206

Ebeling U, Kalbarcyk H, Reulen HJ (1989) Microsurgical reoperation following lumbar disc surgery. Timing, surgical findings, and outcome in 92 patients. J Neurosurg 70: 397–404
Ekman P, Möller H, Hedlund R (2005) The long-term effect of posterolateral fusion in adult isthmic spondylolisthesis: a randomized controlled study. Spine J 5: 36–44
El-Gindi S, Aref S, Salama M, Andrew J (1976) Infection of intervertebral discs after operation. J Bone Joint Surg Br 58: 114–116
Elsberg CA (1913) Experiences in spinal surgery. Surg Gynecol Obstet 16: 117–132
Epstein NE (1995) Evaluation of varied surgical approaches used in the management of 170 far-lateral lumbar disc herniations: indications and results. J Neurosurg 83: 648–656
Epstein NE (2002) Foraminal and far lateral lumbar disc herniations: surgical alternatives and outcome measures. Spinal Cord 40: 491–500
Epstein JA, Malis LI (1955) Compression of spinal cord and cauda equina in achondroplastic dwarfs. Neurology 5: 875–881
Epstein JA, Epstein BS, Rosenthal AD, Carras R, Lavine LS (1972) Sciatica caused by nerve root entrapment in the lateral recess: the superior facet syndrome. J Neurosurg 36: 584–589
Epstein JA, Epstein BS, Jones MD (1979) Symptomatic lumbar scoliosis with degenerative changes in the elderly. Spine 4: 542–547
Fang A, Hu SS, Endres N, Bradford DS (2005) Risk factors for infection after spinal surgery. Spine 30: 1460–1465
Faulhauer K, Manicke C (1995) Fragment excision versus conventional disc removal in the microsurgical treatment of herniated lumbar disc. Acta Neurochir 133: 107–111
Fernstrom U (1966) Arthroplasty with intercorporal endoprosthesis in herniated disc and in painful disc. Acta Chir Scand 357(Suppl): 154–159
Floman Y, Millgram MA, Smorgick Y, Rand N, Ashkenazi E (2007) Failure of the Wallis interspinous implant to lower the incidence of recurrent lumbar disc herniations in patients undergoing primary disc excision. J Spinal Disord Tech 20: 337–341
Foley KT, Gupta SK (2002) Percutaneous pedicle screw fixation of the lumbar spine: preliminary clinical results. J Neurosurg 97(1 Suppl): 7–12
Foley KT, Smith MM (1997) Microendoscopic discectomy. Tech Neurosurg 3: 301–307
Foley KT, Smith MM, Rampersaud YR (1999) Microendoscopic approach to far-lateral lumbar disc herniation. Neurosurg Focus 7(5): e5
Freeman BJ, Davenport J (2006) Total disc replacement in the lumbar spine: a systematic review of the literature. Eur Spine J 15(Suppl 3): S439–S447
Fritzell P, Hägg O, Wessberg P, Nordwall A; Swedish Lumbar Spine Study Group (2001) 2001 Volvo Award Winner in Clinical Studies: lumbar fusion versus nonsurgical treatment for chronic low back pain: a multicenter randomized controlled trial from the Swedish Lumbar Spine Study Group. Spine 26: 2521–2532
Fritzell P, Hägg O, Nordwall A; Swedish Lumbar Spine Study Group (2003) Complications in lumbar fusion surgery for chronic low back pain: comparison of three surgical techniques used in a prospective randomized study. A report from the Swedish Lumbar Spine Study Group. Eur Spine J 12: 178–189
Fuchs PD, Lindsey DP, Hsu KY, Zucherman JF, Yerby SA (2005) The use of an interspinous implant in conjunction with a graded facetectomy procedure. Spine 30: 1266–1272
Fujiwara A, Tamai K, An HS, Kurihashi T, Lim TH, Yoshida H, Saotome K (2000) The relationship between disc degeneration, facet joint osteoarthritis, and stability of the degenerative lumbar spine. J Spinal Disord 13: 444–450
Geisler FH, Blumenthal SL, Guyer RD, McAfee PC, Regan JJ, Johnson JP, Mullin B (2004) Neurological complications of lumbar artificial disc replacement and comparison of clinical results with those related to lumbar arthrodesis in the literature: results of a multicenter, prospective, randomized investigational device exemption study of Charité intervertebral disc. Invited submission from the Joint Section Meeting on Disorders of the Spine and Peripheral Nerves, March 2004. J Neurosurg Spine 1: 143–154
Geisler FH, Guyer RD, Blumenthal SL, McAfee PC, Cappuccino A, Bitan F, Regan JJ (2008) Patient selection for lumbar arthroplasty and arthrodesis: the effect of revision surgery in a controlled, multicenter, randomized study. J Neurosurg Spine 8: 13–16
German JW, Adamo MA, Hoppenot RG, Blossom JH, Nagle HA (2008) Perioperative results following lumbar discectomy: comparison of minimally invasive discectomy and standard microdiscectomy. Neurosurg Focus 25: E20
Ghormley RK (1933) Low back pain, with special reference to the articular facets, with presentation of an operative procedure. JAMA 101: 1773–1777
Gibson JN, Grant IC, Waddell G (1999) The Cochrane review of surgery for lumbar disc prolapse and degenerative lumbar spondylosis. Spine 24: 1820–1832
Gibson JN, Waddell G (2005) Surgery for degenerative lumbar spondylosis. Cochrane Database Syst Rev 18(2): CD001352
Gilad R, Gandhi CD, Arginteanu MS, Moore FM, Steinberger A, Camins M (2008) Uncorrected sagittal plane imbalance predisposes to symptomatic instrumentation failure. Spine J 8: 911–917
Gitelman A, Hishmeh S, Morelli BN, Joseph SA Jr, Casden A, Kuflik P, Neuwirth M, Stephen M (2008) Cauda equina syndrome: a comprehensive review. Am J Orthop 37: 556–562
Glassman S, Gornet MF, Branch C, Polly D Jr, Peloza J, Schwender JD, Carreon L (2006) MOS short form 36 and Oswestry Disability Index outcomes in lumbar fusion: a multicenter experience. Spine J 6: 21–26
Glassman SD, Carreon LY, Dimar JR, Campbell MJ, Puno RM, Johnson JR (2007) Clinical outcomes in older patients after posterolateral lumbar fusion. Spine J 7: 547–551
Glassman SD, Carreon LY, Djurasovic M, Dimar JR, Johnson JR, Puno RM, Campbell MJ (2009) Lumbar fusion outcomes stratified by specific diagnostic indication. Spine J 9: 13-21
Gould H (1980) Microlumbar discectomy: follow up of 477 patients. Microsurgery 2: 95–100
Grisell M, Place HM (2008) Face tissue pressure in prone positioning: a comparison of three face pillows while in the prone position for spinal surgery. Spine 33: 2938–2941
Grubb SA, Lipscomb HJ (1992) Results of lumbosacral fusion for degenerative disc disease with and without instrumentation. Two-to five-year follow-up. Spine 17: 349–355
Guanciale AF, Dinsay JM, Watkins RG (1996) Lumbar lordosis in spinal fusion. A comparison of intraoperative results of patient positioning on two different operative table frame types. Spine 21: 964–969
Guiot BH, Khoo LT, Fessler RG (2002) A minimally invasive technique for decompression of the lumbar spine. Spine 27: 432–438
Gunzburg R, Szpalski M (2003) The conservative surgical treatment of lumbar spinal stenosis in the elderly. Eur Spine J 12(Suppl 2): S176–180
Gunzburg R, Szpalski M, Callary SA, Colloca CJ, Kosmopoulos V, Harrison D, Moore RJ (2009) Effect of a novel interspinous implant on lumbar spinal range of motion. Eur Spine J 18(5): 696–703
Guyer RD, McAfee PC, Banco RJ, Bitan FD, Cappuccino A, Geisler FH, Hochschuler SH et al (2008a) Prospective, randomized, multicenter Food and Drug Administration investigational device ex-

emption study of lumbar total disc replacement with the CHARITE artificial disc versus lumbar fusion: Five-year follow-up. Spine J 9(5): 374–386

Guyer RD, Siddiqui S, Zigler JE, Ohnmeiss DD, Blumenthal SL, Sachs BL, Hochschuler SH, Rashbaum RF (2008b) Lumbar spinal arthroplasty: analysis of one center's twenty best and twenty worst clinical outcomes. Spine 33: 2566–2569

Ha KY, Chung YG, Ryoo SJ (2005) Adherence and biofilm formation of Staphylococcus epidermidis and Mycobacterium tuberculosis on various spinal implants. Spine 30: 38–43

Ha KY, Lee JS, Kim KW (2008) Degeneration of sacroiliac joint after instrumented lumbar or lumbosacral fusion: a prospective cohort study over five-year follow-up. Spine 33: 1192–1198

Hadra BE (1891) Wiring of the vertebrae as a means of immobilization in fractures and Pott's disease. Med Times Reg 2: 1–8

Hägg O, Fritzell P, Nordwall A; Swedish Lumbar Spine Study Group (2002) Characteristics of patients with chronic low back pain selected for surgery: a comparison with the general population reported from the Swedish lumbar spine study. Spine 27: 1223–1231

Harington PR (1962) Treatment of scoliosis. Correction and internal fixation by spine instrumentation. J Bone Joint Surg 44A: 491

Harmon PH (1959) Subtotal anterior lumbar disc excision and vertebral body fusion. III. Application to complicated and recurrent multilevel degenerations. Am J Surg 97: 649–659

Harmon PH (1963) Anterior excision and vertebral body fusion operation for intervertebral disc syndromes of the lower lumbar spine. Three to five year results in 244 cases. Clin Orthop 26: 107–127

Harms JG, Jeszenszky D (1998) The unilateral, transforaminal approach for posterior lumbar interbody fusion. Orthop Traumatol 2: 88–89

Harrington JF, French P (2008) Open versus minimally invasive lumbar microdiscectomy: comparison of operative times, length of hospital stay, narcotic use and complications. Minim Invasive Neurosurg 51: 30–35

Harrop JS, Youssef JA, Maltenfort M, Vorwald P, Jabbour P, Bono CM, Goldfarb N et al (2008) Lumbar adjacent segment degeneration and disease after arthrodesis and total disc arthroplasty. Spine 33: 1701–1707

Hee HT, Castro FP, Majd ME, Holt RT, Myers L (2001) Anterior/posterior lumbar fusion versus transforaminal lumbar interbody fusion: Analysis of complications and predictive factors. J Spinal Disord 14: 533–540

Henschen C (1942) Operation der Spondylolisthesis durch transabdominelle lumbosacrale Verschraubung und zusatzlich transplantative Spanversteifung. Acta Helv Med 9: 25–28

Herron LD, Pheasant HC (1983) Bilateral laminotomy and discectomy for segmental lumbar disc disease. Decompression with stability. Spine 8: 86–97

Hibbs RA (1911) An operation for progressive spinal deformities. New York Med J 93: 1013–1016

Hibbs RA (1924) A report of 59 cases of scoliosis treated by the fusion operation. J Bone Joint Surg 6: 3–37

Highsmith JM, Tumialán LM, Rodts GE Jr (2007) Flexible rods and the case for dynamic stabilization. Neurosurg Focus 22: E11

Hijikata S (1989) Percutaneous nucleotomy: a new concept technique and 12 years' experience. Clin Orthop 238: 9–23

Hodgson AR, Stock FE (1956) Anterior spinal fusion a preliminary communication on the radical treatment of Pott's disease and Pott's paraplegia. Br J Surg 44: 266

Holly LT, Foley KT (2003) Three-dimensional fluoroscopy-guided percutaneous thoracolumbar pedicle screw placement. Technical note. J Neurosurg 99(3 Suppl): 324–329

Holly LT, Schwender JD, Rouben DP, Foley KT (2006) Minimally invasive transforaminal lumbar interbody fusion: indications, technique, and complications. Neurosurg Focus 20: E6

Honan M, White GW, Eisenberg GM (1996) Spontaneous infectious discitis in adults. Am J Med 100: 85–89

Hsu CJ, Chou WY, Chang WN, Wong CY (2006) Clinical follow up after instrumentation-augmented lumbar spinal surgery in patients with unsatisfactory outcomes. J Neurosurg Spine 5: 281–286

Idler C, Zucherman JF, Yerby S, Hsu KY, Hannibal M, Kondrashov D (2008) A novel technique of intra-spinous process injection of PMMA to augment the strength of an inter-spinous process device such as the X STOP. Spine 33: 452–456

Ikuta K, Arima J, Tanaka T, Oga M, Nakano S, Sasaki K, Goshi K, Yo M, Fukagawa S (2005) Short-term results of microendoscopic posterior decompression for lumbar spinal stenosis. Technical note. J Neurosurg Spine 2: 624–633

Ikuta K, Tono O, Tanaka T, Arima J, Nakano S, Sasaki K, Oga M (2006) Evaluation of postoperative spinal epidural hematoma after microendoscopic posterior decompression for lumbar spinal stenosis: a clinical and magnetic resonance imaging study. J Neurosurg Spine 5: 404–409

Ikuta K, Tono O, Oga M (2008) Clinical outcome of microendoscopic posterior decompression for spinal stenosis associated with degenerative spondylolisthesis – minimum 2-year outcome of 37 patients. Minim Invasive Neurosurg 51: 267–271

Isaacs RE, Podichetty V, Fessler RG (2003) Microendoscopic discectomy for recurrent disc herniations. Neurosurg Focus 15: E11

Isaacs RE, Podichetty VK, Santiago P, Sandhu FA, Spears J, Kelly K, Rice L, Fessler RG (2005) Minimally invasive microendoscopy-assisted transforaminal lumbar interbody fusion with instrumentation. J Neurosurg Spine 3: 98–105

Iwa H, Caspar W (1978) A microsurgery operation for lumbar disc herniation. No Shinkei Geka 6: 657–662

Iwahara T (1944) A new method of vertebral body fusion. Surgery (Japan) 8: 271–287

Iwatsuki K, Yoshimine T, Aoki M (2007) Bilateral interlaminar fenestration and unroofing for the decompression of nerve roots by using a unilateral approach in lumbar canal stenosis. Surg Neurol 68: 487–492

Jang JS, Lee SH (2005) Minimally invasive transforaminal lumbar interbody fusion with ipsilateral pedicle screw and contralateral facet screw fixation. J Neurosurg Spine 3: 218–223

Jang JS, Lee SH, Min JH, Kim SK, Han KM, Maeng DH (2007) Surgical treatment of failed back surgery syndrome due to sagittal imbalance. Spine 32: 3081–3087

Jimenez-Mejias ME, de Dios Colmenero J, Sanchez-Lora FJ, Palomino-Nicas J, Reguera JM, Garcia de la Heras J, Garcia-Ordonez MA, Pachon J (1999) Postoperative spondylodiscitis: etiology, clinical findings, prognosis, and comparison with nonoperative pyogenic spondylodiscitis. Clin Infect Dis 29: 339–345

Joseph V, Rampersaud YR (2007) Heterotopic bone formation with the use of rhBMP2 in posterior minimal access interbody fusion: a CT analysis. Spine 32: 2885–2890

Kahanovitz N (2002) Electrical stimulation of spinal fusion: a scientific and clinical update. Spine J 2: 145–150

Kambin P (1991) Arthroscopic microdiskectomy. Mt Sinai J Med 58: 159–164

Kambin P (1993) Arthroscopic microdiscectomy of the lumbar spine. Clin Sports Med 12: 143–150

Kambin P, Saliffer PL (1989) Percutaneous lumbar discectomy: reviewing 100 patients and current practice. Clin Orthop 238: 24–34

Kambin P, Casey K, O'Brien E, Zhou L (1996) Transforaminal arthroscopic decompression of lateral recess stenosis. J Neurosurg 84: 462–467

Kaneda K, Shono Y, Satoh S, Abumi K (1996) New anterior instrumentation for the management of thoracolumbar and lumbar scoliosis. Application of the Kaneda two-rod system. Spine 21: 1250–1261

Kaptain GJ, Shaffrey CI, Alden TD, Young JN, Whitehill R (1998) The influence of secondary gain on surgical outcome: a comparison between cervical and lumbar discectomy. Neurosurg Focus 5: e6

Kast E, Antoniadis G, Richter HP (2000) Epidemiologie von Bandscheibenoperationen in der Bundesrepublik Deutschland. Zentralbl Neurochir 61: 22–25

Katz DM, Trobe JD, Cornblath WT, Kline LB (1994) Ischemic optic neuropathy after lumbar spine surgery. Arch Ophthalmol 112: 925–931

Katz V, Schofferman J, Reynolds J (2003) The sacroiliac joint: a potential cause of pain after lumbar fusion to the sacrum. J Spinal Disord Tech 16: 96–99

Keenen TL, Benson DR (1997) Differential diagnosis and conservative treatment of infectious diseases. In: Frymoyer JW (ed) The adult spine: principles and practice, 2nd edn. Lippincott-Raven, Philadelphia, PA, pp 871–94

Khoo LT, Fessler RG (2002) Microendoscopic decompressive laminotomy for the treatment of lumbar stenosis. Neurosurgery 51(5 Suppl): S146–154

Khoo LT, Palmer S, Laich DT, Fessler RG (2002) Minimally invasive percutaneous posterior lumbar interbody fusion. Neurosurgery 51(5 Suppl): S166–161

Kim YJ, Bridwell KH, Lenke LG, Rhim S, Kim YW (2007a) Is the T9, T11, or L1 the more reliable proximal level after adult lumbar or lumbosacral instrumented fusion to L5 or S1? Spine 32: 2653–2661

Kim KA, McDonald M, Pik JH, Khoueir P, Wang MY (2007b) Dynamic intraspinous spacer technology for posterior stabilization: case-control study on the safety, sagittal angulation, and pain outcome at 1-year follow-up evaluation. Neurosurg Focus 22: E7

Kim CW, Lee YP, Taylor W, Oygar A, Kim WK (2008) Use of navigation-assisted fluoroscopy to decrease radiation exposure during minimally invasive spine surgery. Spine J 8: 584–590

King D (1948) Internal fixation for lumbosacral fusion. J Bone Joint Surg Am 30A(3): 560–565

Kirkaldy-Willis WH, Wedge JH, Yong-Hing K, Reilly J (1978) Pathology and pathogenesis of lumbar spondylosis and stenosis. Spine 3: 319–328

Knight MT, Vajda A, Jakab GV, Awan S (1998) Endoscopic laser foraminoplasty on the lumbar spine – early experience. Minim Invasive Neurosurg 41: 5–9

Kotilainen E (1994) Microinvasive lumbar disc surgery. A study on patients treated with microdiscectomy or percutaneous nucleotomy for disc herniation. Ann Chir Gynaecol Suppl 209: 1–50

Kotilainen E, Valtonen S, Carlson CA (1993) Microsurgical treatment of lumbar disc herniation: follow-up of 237 patients. Acta Neurochir 120: 143–149

Kotilainen E, Alanen A, Erkintalo M, Valtonen S, Kormano M (1994) Magnetic resonance image changes and clinical outcome after microdiscectomy or nucleotomy for ruptured disc. Surg Neurol 41: 432–440

Kozak JA, O'Brien JP (1990) Simultaneous combined anterior and posterior fusion. An independent analysis of a treatment for the disabled low-back pain patient. Spine 15: 322–328

Krenn MH, Ambrosetti-Giudici S, Pfenniger A, Burger J, Piotrowski WP (2008) Minimally invasive intraoperative stiffness measurement of lumbar spinal motion segments. Neurosurgery 63(4 Suppl 2): 309–313

Kumar MN, Baklanov A, Chopin D (2001) Correlation between sagittal plane changes and adjacent segment degeneration following lumbar spine fusion. Eur Spine J 10: 314–319

Laakso E, Pitkänen M, Kyttä J, Rosenberg PH (1997) Knee-chest vs horizontal side position during induction of spinal anaesthesia in patients undergoing lumbar disc surgery. Br J Anaesth 79: 609–611

Labelle H, Roussouly P, Berthonnaud E, Dimnet J, O'Brien M (2005) The importance of spino-pelvic balance in L5-S1 developmental spondylolisthesis: a review of pertinent radiologic measurements. Spine 30: S27–S34

Lane JD, Moore ES (1948) Transperitoneal approach to the intervertebral disc in the lumbar area. Ann Surg 127: 537–551

Lange F (1910) Support for the spondylitic spine by means of buried steel bars, attached to the vertebrae. Am J Orthop Surg 8: 344–361

Lauryssen C (2007) Appropriate selection of patients with lumbar spinal stenosis for interspinous process decompression with the X STOP device. Neurosurg Focus 22: E5

Le Huec JC, Basso Y, Aunoble S, Friesem T, Bruno MB (2005) Influence of facet and posterior muscle degeneration on clinical results of lumbar total disc replacement: two-year follow-up. J Spinal Disord Tech 18: 219–223

Lee TC, Yang LC, Chen HJ (1998) Effect of patient position and hypotensive anesthesia on inferior vena caval pressure. Spine 23: 941–947

Lee SH, Choi WG, Lim SR, Kang HY, Shin SW (2004) Minimally invasive anterior lumbar interbody fusion followed by percutaneous pedicle screw fixation for isthmic spondylolisthesis. Spine J 4: 644–649

Lee SH, Kang BU, Jeon SH, Park JD, Maeng DH, Choi YG, Choi WC (2006) Revision surgery of the lumbar spine: anterior lumbar interbody fusion followed by percutaneous pedicle screw fixation. J Neurosurg Spine 5: 228–233

Lettice JJ, Kula TA, Derby R, Kim BJ, Lee SH, Seo KS (2005) Does the number of levels affect lumbar fusion outcome? Spine 30: 675–681

Levi AD, Dickman CA, Sonntag VK (1997) Management of postoperative infections after spinal instrumentation. J Neurosurg 86: 975–980

Lim MR, Girardi FP, Yoon SC, Huang RC, Cammisa FP Jr (2005) Accuracy of computerized frameless stereotactic image-guided pedicle screw placement into previously fused lumbar spines. Spine (Phila Pa 1976) 30(15): 1793–1798

Lindsey DP, Swanson KE, Fuchs P, Hsu KY, Zucherman JF, Yerby SA (2003) The effects of an interspinous implant on the kinematics of the instrumented and adjacent levels in the lumbar spine. Spine 28: 2192–2197

Louis R (1986) Fusion of the lumbar and sacral spine by internal fixation with screw plates. Clin Orthop Relat Res (203): 18–33

Love JG (1936) Protrusion of the intervertebral disc (fibrocartilage) into the spinal canal. Proc Staff Meet Mayo Clin 11: 529–535

Lowe TG, Tahernia AD, O'Brien MF, Smith DA (2002) Unilateral transforaminal posterior lumbar interbody fusion (TLIF): indications, technique, and 2-year results. J Spinal Disord Tech 15: 31–38

Lu WW, Luk KD, Ruan DK, Fei ZQ, Leong JC (1999) Stability of the whole lumbar spine after multilevel fenestration and discectomy. Spine 24: 1277–1282

Luque ER (1982) The anatomic basis and development of segmental spinal instrumentation. Spine 7: 256–259

Magerl FP (1984) Stabilization of the lower thoracic and lumbar spine with external skeletal fixation. Clin Orthop 189: 125–141

Mandigo CE, Sampath P, Kaiser MG (2007) Posterior dynamic stabilization of the lumbar spine: pedicle based stabilization with the AccuFlex rod system. Neurosurg Focus 22: E9

Maroon JC (2002) Current concepts in minimally invasive discectomy. Neurosurgery 51(5 Suppl): S137–145

Martin CR, Gruszczynski AT, Braunsfurth HA, Fallatah SM, O'Neil J, Wai EK (2007a) The surgical management of degenerative lumbar spondylolisthesis: a systematic review. Spine 32: 1791–1798

Mathews HH (1996) Transforaminal endoscopic microdiscectomy. Neurosurg Clin N Am 7: 59–63

Mayer HM (1997) A new microsurgical technique for minimally invasive anterior lumbar interbody fusion. Spine (Phila Pa 1976) 22(6): 691–699, discussion 700

Mayer HM, Brock M (1991) Complications of percutaneous discectomy. In: Tarlov EC (ed) Complications of spinal surgery. AANS, Park Ridge,IL, pp 115–27

Mayer HM, Brock M (1993) Percutaneous endoscopic discectomy: surgical technique and preliminary results compared to microsurgical discectomy. J Neurosurg 78: 216–225

McAfee PC, DeVine JG, Chaput CD, Prybis BG, Fedder IL, Cunningham BW, Farrell DJ et al (2005a) The indications for interbody fusion cages in the treatment of spondylolisthesis: analysis of 120 cases. Spine 30(6 Suppl): S60–S65

McAfee PC, Cunningham B, Holsapple G, Adams K, Blumenthal S, Guyer RD, Dmietriev A et al (2005b) A prospective, randomized, multicenter Food and Drug Administration investigational device exemption study of lumbar total disc replacement with the CHARITE artificial disc versus lumbar fusion. Part II: Evaluation of radiographic outcomes and correlation of surgical technique accuracy with clinical outcomes. Spine 30: 1576–1583

McKenzie-Forbes A (1922) The operative treatment of scoliosis. J Bone Joint Surg Am 4: 446–452

McNulty SE, Weiss J, Azad SS, Schaefer DM, Osterholm JL, Seltzer JL (1992) The effect of the prone position on venous pressure and blood loss during lumbar laminectomy. J Clin Anesth 4: 220–225

Mehbod AA, Ogilvie JW, Pinto MR, Schwender JD, Transfeldt EE, Wood KB, Le Huec JC, Dressel T (2005) Postoperative deep wound infections in adults after spinal fusion: management with vacuum-assisted wound closure. J Spinal Disord Tech 18: 14–17

Mercer W (1936) Spondylolisthesis. With a description of a new method of operative treatment and notes on ten cases. Edinburgh Med J 43: 545–572

Min JH, Jang JS, Jung B, Lee HY, Choi WC, Shim CS, Choi G, Lee SH (2008) The clinical characteristics and risk factors for the adjacent segment degeneration in instrumented lumbar fusion. J Spinal Disord Tech 21: 305–309

Minns RJ, Walsh WK (1997) Preliminary design and experimental studies of a novel soft implant for correcting sagittal plane instability in the lumbar spine. Spine 22: 1819–1825

Mixter WJ, Barr JS (1934) Rupture of the intervertebral disc with involvement of the spinal canal. N Engl J Med 211: 210–215

Mulholland RC, Sengupta DK (2002) Rationale, principles and experimental evaluation of the concept of soft stabilization. Eur Spine J 11: S198–S205

Mummaneni PV, Rodts GE Jr (2005) The mini-open transforaminal lumbar interbody fusion. Neurosurgery 57: 256–261

Mummaneni PV, Pan J, Haid RW, Rodts GE (2004) Contribution of recombinant human bone morphogenetic protein-2 to the rapid creation of interbody fusion when used in transforaminal lumbar interbody fusion: a preliminary report. J Neurosurg Spine 1: 19–23

Nygaard OP, Kloster R, Solberg T (2000) Duration of leg pain as a predictor of outcome after surgery for lumbar disc herniation: a prospective cohort study with 1-year follow up. J Neurosurg 92: 131–134

Oertel MF, Ryang YM, Korinth MC, Gilsbach JM, Rohde V (2006) Long-term results of microsurgical treatment of lumbar spinal stenosis by unilateral laminotomy for bilateral decompression. Neurosurgery 59: 1264–1269

Okawa A, Shinomiya K, Takakuda K, Nakai O (1996) A cadaveric study on the stability of lumbar segment after partial laminotomy and facetectomy with intact posterior ligaments. J Spinal Disord 9: 518–526

Okuda S, Iwasaki M, Miyauchi A, Aono H, Morita M, Yamamoto T (2004) Risk factors for adjacent segment degeneration after PLIF. Spine 29: 1535–1540

Okuda S, Oda T, Miyauchi A, Tamura S, Hashimoto Y, Yamasaki S, Haku T et al (2008) Lamina horizontalization and facet tropism as the risk factors for adjacent segment degeneration after PLIF. Spine 33: 2754–2758

Olympio MA, Youngblood BL, James RL (2000) Emergence from anesthesia in the prone versus supine position in patients undergoing lumbar surgery. Anesthesiology 93: 959–963

Onik G, Helms CA, Ginsburg L, Hoaglund FT, Morris J (1985) Percutaneous lumbar diskectomy using a new aspiration probe. Am J Roentgenol (AJR) 144: 1137–1140

Onik G, Maroon J, Helms C, Schweigel J, Mooney V, Kahanovitz N, Day A et al (1987) Automated percutaneous diskectomy: initial patient experience. Work in progress. Radiology 162(1 Pt 1): 129–132

O'Toole JE, Eichholz KM, Fessler RG (2007) Minimally invasive far lateral microendoscopic discectomy for extraforaminal disc herniation at the lumbosacral junction: cadaveric dissection and technical case report. Spine J 7: 414–421

Ozcan MS, Praetel C, Bhatti MT, Gravenstein N, Mahla ME, Seubert CN (2004) The effect of body inclination during prone positioning on intraocular pressure in awake volunteers: a comparison of two operating tables. Anesth Analg 99: 1152–1158

Palma L, Carangelo B, Muzii VF, Mariottini A, Zalaffi A, Capitani S (2008) Microsurgery for recurrent lumbar disk herniation at the same level and side: do patients fare worse? Experience with 95 consecutive cases. Surg Neurol 70: 619–621

Palmer S, Turner R, Palmer R (2002) Bilateral decompression of lumbar spinal stenosis involving a unilateral approach with microscope and tubular retractor system. J Neurosurg 97(Suppl 2): 213–217

Pao JL, Chen WC, Chen PQ (2009) Clinical outcomes of microendoscopic decompressive laminotomy for degenerative lumbar spinal stenosis. Eur Spine J 18(5): 672–678

Papadopoulos EC, Girardi FP, Sandhu HS, Sama AA, Parvataneni HK, O'Leary PF, Cammisa FP Jr (2006) Outcome of revision discectomies following recurrent lumbar disc herniation. Spine 31: 1473–1476

Park CK (2000) The effect of patient positioning on intraabdominal pressure and blood loss in spinal surgery. Anesth Analg 91: 552–557

Park P, Foley KT (2008) Minimally invasive transforaminal lumbar interbody fusion with reduction of spondylolisthesis: technique and outcomes after a minimum of 2 years' follow-up. Neurosurg Focus 25: E16

Park P, Garton HJ, Gala VC, Hoff JT, McGillicuddy JE (2004) Adjacent segment disease after lumbar or lumbosacral fusion: review of the literature. Spine 29: 1938–1944

Park JY, Cho YE, Kuh SU, Cho JH, Chin DK, Jin BH, Kim KS (2007) New prognostic factors for adjacent-segment degeneration after one-stage 360 degrees fixation for spondylolytic spondylolisthesis: special reference to the usefulness of pelvic incidence angle. J Neurosurg Spine 7: 139–144

Park P, Upadhyaya C, Garton HJ, Foley KT (2008) The impact of minimally invasive spine surgery on perioperative complications in overweight or obese patients. Neurosurgery 62: 693–699
Perez-Cruet MJ, Foley K, Isaacs R et al (2002) Microendoscopic lumbar discectomy [technical note]. Neurosurgery 51(Suppl 2): 129–136
Phillips FM, Voronov LI, Gaitanis IN, Carandang G, Havey RM, Patwardhan AG (2006) Biomechanics of posterior dynamic stabilizing device (DIAM) after facetectomy and discectomy. Spine J 6: 714–722
Pimenta L, Díaz RC, Guerrero LG (2006) Charité lumbar artificial disc retrieval: use of a lateral minimally invasive technique. Technical note. J Neurosurg Spine 5: 556–561
Podichetti VK, Spears J, Isaacs RE, Booher J, Biscup RS (2006) Complications associated with minimally invasive decompression for lumbar spinal stenosis. J Spinal Disord Tech 19: 161–166,
Pool JL (1938) Direct visualization of dorsal nerve roots of the cauda equina by means of the myeloscope. Arch Neurol Psychol 39: 1308–1312
Portal A (1803) Cours d'anatomie médicale et eléments de l'anatomie de l'homme. Baudouin, Paris, 1: 299
Postacchini F (1996) Results of surgery compared with conservative management for lumbar disc herniations. Spine 21: 1383–1387
Powers CJ, Podichetty VK, Isaacs RE (2006) Placement of percutaneous pedicle screws without imaging guidance. Neurosurg Focus 20: E3
Pump B, Talleruphuus U, Christensen NJ, Warberg J, Norsk P (2002) Effects of supine, prone, and lateral positions on cardiovascular and renal variables in humans. Am J Physiol Regul Integr Comp Physiol 283: R174–180
Putti V (1927) New conceptions in pathogenesis of sciatic pain. Lancet 2: 53–60
Putzier M, Funk JF, Schneider SV, Gross C, Tohtz SW, Khodadadyan-Klostermann C, Perka C, Kandziora F (2006) Charité total disc replacement – clinical and radiographical results after an average follow-up of 17 years. Eur Spine J 5: 183–195
Quinones-Hinojosa A, Jun P, Jacobs R, Rosenberg WS, Weinstein PR (2004) General principles in the medical and surgical management of spinal infections: a multidisciplinary approach. Neurosurg Focus 17: E1
Rahman M, Summers LE, Richter B, Mimran RI, Jacob RP (2008) Comparison of techniques for decompressive lumbar laminectomy: the minimally invasive versus the »classic« open approach. Minim Invasive Neurosurg 51: 100–105
Rao RD, Wang M, Singhal P, McGrady LM, Rao S (2002) Intradiscal pressure and kinematic behavior of lumbar spine after bilateral laminotomy and laminectomy. Spine J 2: 320–326
Rath SA, Neff U, Schneider O, Richter HP (1999) Neurosurgical management of thoracic and lumbar vertebral osteomyelitis and discitis in adults: a review of 43 consecutive surgically treated patients. Neurosurgery 38: 926–933
Ray CD (2002) The PDN prosthetic disc-nucleus device. Eur Spine J 11(Suppl 2): S137–S142
Raynor BL, Lenke LG, Bridwell KH, Taylor BA, Padberg AM (2007) Correlation between low triggered electromyographic thresholds and lumbar pedicle screw malposition: analysis of 4857 screws. Spine 32: 2673–2678
Reddy A, Foroozan R, Edmond JC, Hinckley LK (2008) Dilated superior ophthalmic veins and posterior ischemic optic neuropathy after prolonged spine surgery. J Neuroophthalmol 28: 327–328
Resnick DK, Choudhri TF, Dailey AT et al (2005) Guidelines for the performance of fusion procedures for degenerative disease of the lumbar spine. Part 9: Fusion in patients with stenosis and spondylolisthesis. J Neurosurg Spine 2: 679–685
Reulen HJ, Müller A, Ebeling U (1996) Microsurgical anatomy of the lateral approach to extraforaminal lumbar disc herniations. Neurosurgery 39: 345–350
Richards JC, Majumdar S, Lindsey DP, Beaupré GS, Yerby SA (2005) The treatment mechanism of an interspinous process implant for lumbar neurogenic intermittent claudication. Spine 30: 744–749
Rigamonti A, Gemma M, Rocca A, Messina M, Bignami E, Beretta L (2005) Prone versus knee-chest position for microdiscectomy: a prospective randomized study of intra-abdominal pressure and intraoperative bleeding. Spine 30: 1918–1923
Rönnberg K, Lind B, Zoëga B, Halldin K, Gellerstedt M, Brisby H (2007) Patients' satisfaction with provided care/information and expectations on clinical outcome after lumbar disc herniation surgery. Spine 32: 256–261
Rosen DS, O'Toole JE, Eichholz KM, Hrubes M, Huo D, Sandhu FA, Fessler RG (2007) Minimally invasive lumbar spinal decompression in the elderly: outcomes of 50 patients aged 75 years and older. Neurosurgery 60: 503–509
Rothoerl RD, Woertgen C, Brawanski A (2002) When should conservative treatment for lumbar disc herniation be ceased and surgery considered? Neurosurg Rev 25: 162–165
Rousseau MA, Lazennec JY, Bass EC, Saillant G (2005) Predictors of outcomes after posterior decompression and fusion in degenerative spondylolisthesis. Eur Spine J 14: 55–60
Roy-Camille R (1970) Ostéosynthèse du rachis dorsal, lombaire et lombo-sacré par plaques métalliques vissées dans les pédicules vertébraux et les apophyses articulaires. Presse Med 78: 1447–1448
Roy-Camille R, Saillant G, Mazel C (1986) Internal fixation of the lumbar spine with pedicle screw plating. Clin Orthop Relat Res (203): 7–17
Ruetten S, Komp M, Godolias G (2005) An extreme lateral access for the surgery of lumbar disc herniations inside the spinal canal using the full-endoscopic uniportal transforaminal approach-technique and prospective results of 463 patients. Spine 30: 2570–258
Ruetten S, Komp M, Godolias G (2006) A new full-endoscopic technique for the interlaminar operation of lumbar disc herniations using 6-mm endoscopes: prospective 2-year results of 331 patients. Minim Invasive Neurosurg 49: 80–87
Ruetten S, Komp M, Merk H, Godolias G (2007) Use of newly developed instruments and endoscopes: full-endoscopic resection of lumbar disc herniations via the interlaminar and lateral transforaminal approach. J Neurosurg Spine 6: 521–530
Ruetten S, Komp M, Merk H, Godolias G (2008) Full-endoscopic interlaminar and transforaminal lumbar discectomy versus conventional microsurgical technique: a prospective, randomized, controlled study. Spine 33: 931–939
Sacks S (1966) Anterior interbody fusion of the lumbar spine. Indications and results in 200 cases. Clin Orthop 44: 163–170
Salerni AA (2004) Minimally invasive removal or revision of lumbar spinal fixation. Spine J 4: 701–705
San Martino A, D'Andria FM, San Martino C (1983) The surgical treatment of nerve root compression caused by scoliosis of the lumbar spine. Spine 8: 261–265
Sapico FL (1996) Microbiology and antimicrobial therapy of spinal infections. Orthop Clin North Am 27: 9–13
Sapico FL, Montgomerie JZ (1990) Vertebral osteomyelitis. Infect Dis Clin North Am 4: 539–550
Sasai K, Umeda M, Maruyama T, Wakabayashi E, Iida H (2008) Microsurgical bilateral decompression via a unilateral approach for lumbar spinal canal stenosis including degenerative spondylolisthesis. J Neurosurg Spine 9: 554–559

Sasso RC, Garrido BJ (2007) Computer-assisted spinal navigation versus serial radiography and operative time for posterior spinal fusion at L5–S1. J Spinal Disord Tech (2): 118–122
Schaeren S, Broger I, Jeanneret B (2008) Minimum four-year follow-up of spinal stenosis with degenerative spondylolisthesis treated with decompression and dynamic stabilization. Spine 33: E636–E642
Scheufler KM, Dohmen H, Vougioukas VI (2007) Percutaneous transforaminal lumbar interbody fusion for the treatment of degenerative lumbar instability. Neurosurgery 60(Suppl 2): 203–212
Scheufler KM, Cyron D, Dohmen H, Eckardt A (2010a) Less invasive surgical correction of adult degenerative scoliosis. Part I: Technique and radiographic results. Neurosurgery 67(3): 696–710
Scheufler KM, Cyron D, Dohmen H, Eckardt A (2010b) Less invasive surgical correction of adult degenerative scoliosis. Part II: Complications and clinical outcome. Neurosurgery 67(6): 1609–1621
Schizas C, Tsiridis E, Saksena J (2005) Microendoscopic discectomy compared with standard microsurgical discectomy for treatment for uncontained or large contained disc herniations. Neurosurgery 57(Suppl 3): 357–360
Schmorl G, Junghanns H (1932) Archiv und Atlas der Normalen und Pathologischen Anatomie in Typischen Röntgenbildern. Thieme, Leipzig
Schönmayr R, Busch C, Lotz C et al (1999) Prosthetic disc nucleus implants: The Wiesbaden feasibility study. 2 years follow-up in ten patients. Riv Neuroradiol 12(Suppl 1): 163–170
Schulte TL, Leistra F, Bullmann V, Osada N, Vieth V, Marquardt B, Lerner T et al (2007) Disc height reduction in adjacent segments and clinical outcome 10 years after lumbar 360 degrees fusion. Eur Spine J 16: 2152–2158
Schwab FJ, Nazarian DG, Mahmud F, Michelsen CB (1995) Effects of spinal instrumentation on fusion of the lumbosacral spine. Spine 20: 2023–2028
Schwender JD, Holly LT, Rouben DP, Foley KT (2005) Minimally invasive transforaminal lumbar interbody fusion (TLIF): technical feasibility and initial results. J Spinal Disord Tech 18(Suppl): S1–S6
Sénégas J (2002) Mechanical supplementation by non-rigid fixation in degenerative intervertebral lumbar segments: the Wallis system. Eur Spine J 11(Suppl 2): S164–169
Siddiqui M, Smith FW, Wardlaw D (2007) One-year results of X Stop interspinous implant for the treatment of lumbar spinal stenosis. Spine 32: 1345–1348
Sihvonen T, Herno A, Paljärvi L, Airaksinen O, Partanen J, Tapaninaho A (1993) Local denervation atrophy of paraspinal muscles in postoperative failed back syndrome. Spine 18: 575–581
Slucky AV, Eismont FJ (1997) Spinal infections. In: Bridwell KH, DeWald RL (eds) The textbook of spinal surgery, 2nd edn. Lippincott-Raven, Philadelphia, PA, pp 2141–2183
Slucky AV, Brodke DS, Bachus KN, Droge JA, Braun JT (2006) Less invasive posterior fixation method following transforaminal lumbar interbody fusion: a biomechanical analysis. Spine J 6: 78–85
Smith L, Brown JE (1967) Treatment of lumbar intervertebral disc lesions by direct injection of chymopapain. J Bone Joint Surg Br 49: 502–519
Spetzger U, Bertalanffy H, Naujokat C, von Keyserlingk DG, Gilsbach JM (1997a) Unilateral laminotomy for bilateral decompression of lumbar spinal stenosis. Part I: Anatomical and surgical considerations. Acta Neurochir (Wien) 139: 392–396
Spetzger U, Bertalanffy H, Reinges MH, Gilsbach JM (1997b) Unilateral laminotomy for bilateral decompression of lumbar spinal stenosis. Part II: Clinical experiences. Acta Neurochir (Wien) 139: 397–403
Sponseller PD, LaPorte DM, Hungerford MW, Eck K, Bridwell KH, Lenke LG (2000) Deep wound infections after neuromuscular scoliosis surgery: a multicenter study of risk factors and treatment outcomes. Spine 25: 2461–2466
Spratt KF, Keller TS, Szpalski M, Vandeputte K, Gunzburg R (2004) A predictive model for outcome after conservative decompression surgery for lumbar spinal stenosis. Eur Spine J 13: 14–21
Stauffer RN, Coventry MB (1972) Posterolateral lumbar-spine fusion. Analysis of Mayo Clinic series. J Bone Joint Surg Am 54(6): 1195–1204
Steffee AD, Biscup RS, Sitkowski DJ (1986) Segmental spinal plates with pedicle screw fixation. Clin Orthop 203: 45–53
Suk KS, Lee HM, Moon SH, Kim NH (2001) Recurrent lumbar disc herniation. Spine 26(6): 672–676
Szpalski M, Gunzburg R, Mayer M (2002) Spine arthroplasty: a historical review. Eur Spine J 11(Suppl 2): S65–S84
Talwar V, Lindsey DP, Fredrick A, Hsu KY, Zucherman JF, Yerby SA (2006) Insertion loads of the X STOP interspinous process distraction system designed to treat neurogenic intermittent claudication. Eur Spine J 15: 908–912
Thalgott JS, Cotler HB, Sasso RC, LaRocca H, Gardner V (1991) Postoperative infections in spinal implants. Classification and analysis – a multicenter study. Spine 16: 981–984
Thomé C, Barth M, Scharf J, Schmiedek P (2005) Outcome after lumbar sequestrectomy compared with microdiscectomy: a prospective randomized study. J Neurosurg Spine 2: 271–278
Tournier C, Aunoble S, Le Huec JC, Lemaire JP, Tropiano P, Lafage V, Skalli W (2007) Total disc arthroplasty: consequences for sagittal balance and lumbar spine movement Eur Spine J 16: 411–421
Tribus CB (2001) Circumferencial fusion techniques. In: Resnick DK, Haid RW (eds) The surgical management of low back pain. American Association of Neurological Surgeons, Rolling Meadows, IL, pp 17–121
Türeyen K (2003) One-level one-sided lumbar disc surgery with and without microscopic assistance: 1-year outcome in 114 consecutive patients. J Neurosurg 99(3 Suppl): 247–250
Valls J, Ottolenghi CE, Schajowicz F (1948) Aspiration biopsy in diagnosis of lesions of vertebral bodies. J Am Med Assoc 136: 376–382
Van Ooij A, Oner FC, Verbout AJ (2003) Complications of artificial disc replacement: a report of 27 patients with the SB Charité disc. J Spinal Disord Tech 16: 369–383
Verbiest H (1949) Sur certaines formes rares de compression de la queue de cheval. In: Hommage à Clovis Vincent. Paris, Maloine, pp 161–74
Verhoof OJ, Bron JL, Wapstra FH, van Royen BJ (2008) High failure rate of the interspinous distraction device (X-Stop) for the treatment of lumbar spinal stenosis caused by degenerative spondylolisthesis. Eur Spine J 17: 188–192
Villavicencio AT, Burneikiene S, Bulsara KR, Thramann JJ (2006) Perioperative complications in transforaminal lumbar interbody fusion versus anterior-posterior reconstruction for lumbar disc degeneration and instability. J Spinal Disord Tech 19: 92–97
Wagner WH, Regan JJ, Leary SP, Lanman TH, Johnson JP, Rao RK, Cossman DV (2006) Access strategies for revision or explantation of the Charité lumbar artificial disc replacement. J Vasc Surg 44: 1266–1272
Walick KS, Kragh JE Jr, Ward JA, Crawford JJ (2007) Changes in intraocular pressure due to surgical positioning: studying potential risk for postoperative vision loss. Spine 32: 2591–2595
Watkins MB (1953) Posterolateral fusion of the lumbar and lumbosacral spine. J Bone Joint Surg 35A: 1014–1018
Weiner BK, Walker M, Brower RS, McCulloch JA (1999) Microdecompression for lumbar spinal canal stenosis. Spine 24: 2268–2272
Weinstein JN, Spratt KF, Spengler D, Brick C, Reid S (1988) Spinal pedicle fixation: Reliability and validity of roentgenogram-based as-

sessment and surgical factors on successful screw placement. Spine 13: 1012–1018

Weinstein MA, McCabe JP, Cammisa FP Jr (2000) Postoperative spinal wound infection: a review of 2,391 consecutive index procedures. J Spinal Disord 13: 422–426

Weinstein JN, Tosteson TD, Lurie JD et al (2008) Surgical versus nonsurgical therapy for lumbar spinal stenosis. N Engl J Med 358: 794–810

Welch WC, Cheng BC, Awad TE, Davis R, Maxwell JH, Delamarter R, Wingate JK et al (2007) Clinical outcomes of the Dynesys dynamic neutralization system: 1-year preliminary results. Neurosurg Focus 22: E8

Wetzel FT, Brustein M, Phillips FM, Trott S (1999) Hardware failure in an unconstrained lumbar pedicle screw system. A 2-year follow-up study. Spine 24: 1138–1143

Whitecloud TS 3rd, Butler JC, Cohen JL, Candelora PD (1989) Complications with the variable spinal plating system. Spine (Phila Pa 1976) 14(4): 472–476

Whitesides TE Jr (2003) The effect of an interspinous implant on intervertebral disc pressures. Spine 28(16): 1906–1907

Wilke HJ, Drumm J, Häussler K, Mack C, Steudel WI, Kettler A (2008) Biomechanical effect of different lumbar interspinous implants on flexibility and intradiscal pressure. Eur Spine J 17: 1049–1056

Wilkins BF (1888) Separation of the vertebrae with protrusion of hernia between the same. Operation-cure. St. Louis Med Surg J 54: 340–341

Williams RW (1978) Microlumbar discectomy: a conservative surgical approach to the virgin herniated lumbar disc. Spine 3: 175–182

Williams RW (1986) Microlumbar discectomy. A 12-year statistical review. Spine 11: 851–852

Wilson DH, Kenning J (1979) Microsurgical lumbar discectomy: Preliminary report of 83 consecutive cases. Neurosurgery 4: 137–140

Wilson PD, Straub LR (1952) Lumbosacral fusion with metallic plate fixation. In: American Academy of Orthopedic Surgeons: Instructional course lectures, Vol. 9, Ann Arbor, MI

Wiltberger BR (1957) The dowel intervertebral-body fusion as used in lumbar disc surgery. J Bone Joint Surg Am 39: 284–331

Wiltse LL, Hutchinson RH (1964) Surgical treatment of spondylolisthesis. Clin Orthop Relat Res 35: 116–135

Wiltse LL, Bateman JG, Duey R (1962) Experiences with transverse process fusions in the lumbar spine. J Bone Joint Surg 44A: 1013

Wiltse LL, Bateman JG, Hutchinson RH, Nelson WE (1968) The paraspinal sacrospinalis-splitting approach to the lumbar spine. J Bone Joint Surg Am 50: 919–926

Wiseman CM, Lindsey DP, Fredrick AD, Yerby SA (2005) The effect of an interspinous process implant on facet loading during extension. Spine 30: 903–907

Wu CG, Li YD, Li MH, Gu YF, Li M (2008) Prospective evaluation of transabdominal percutaneous lumbar discectomy for L5–S1 disc herniation: initial clinical experience. J Neurosurg Spine 8: 321–326

Yan DL, Pei FX, Li J, Soo CL (2008) Comparative study of PILF and TLIF treatment in adult degenerative spondylolisthesis. Eur Spine J 17: 1311–1316

Yano S, Hida K, Seki T, Aoyama T, Akino M, Iwasaki Y (2008) A new ceramic interspinous process spacer for lumbar spinal canal stenosis. Neurosurgery 63(Suppl 1): 108–113

Yasargil MG (1977) Microsurgical operation for herniated disc. In: Wüllenweber R, Brock M, Hamer J, Klinger M, Spoerri O (eds) Advances in neurosurgery. Springer, Berlin Heidleberg New York Tokio, pp 81–87

Zahrawi F (1994) Microlumbar discectomy. Is it safe as an outpatient procedure? Spine 19: 1070–1074

Zdeblick TA (1993) A prospective, randomized study of lumbar fusion. Preliminary results. Spine (Phila Pa 1976) 18(8): 983–991

Zielke K, Berthet A (1978) VDS-ventral derotation spondylodesis-preliminary report on 58 cases. Beitr Orthop Traumatol 25: 85–103

Zigler J, Delamarter R, Spivak JM, Linovitz RJ, Danielson GO 3rd, Haider TT, Cammisa F et al (2007) Results of the prospective, randomized, multicenter Food and Drug Administration investigational device exemption study of the ProDisc-L total disc replacement versus circumferential fusion for the treatment of 1-level degenerative disc disease. Spine 32: 1155–1162

Zucherman JF, Hsu KY, Hartjen CA, Mehalic TF, Implicito DA, Martin MJ, Johnson DR 2nd et al (2004) A prospective randomized multi-center study for the treatment of lumbar spinal stenosis with the X STOP interspinous implant: 1-year results. Eur Spine J 13: 22–31

Zucherman JF, Hsu KY, Hartjen CA, Mehalic TF, Implicito DA, Martin MJ, Johnson DR 2nd et al (2005) A multicenter, prospective, randomized trial evaluating the X STOP interspinous process decompression system for the treatment of neurogenic intermittent claudication: two-year follow-up results. Spine 30: 1351–1358

# Diagnosebezogene Therapieempfehlungen

*Anke Eckardt*

## 6.1 Einführung

### 6.1.1 Leitlinien

Die Behandlung akuter und chronischer unspezifischer (Syn.: nichtspezifischer) Rückenschmerzen sollte sich an länderübergreifenden, durch Leitlinien definierten Therapieempfehlungen orientieren.

Ziel der Erstellung von Leitlinien ist es, medizinische Erkenntnisse zu publizieren, die aufgrund evidenzbasierter Kriterien gewonnen wurden. So können begündete Empfehlungen formuliert werden, die helfen, Behandlungsabläufe sowie Kriterien für die Entscheidungen über das jeweilige Vorgehen zu definieren. Besondere Berücksichtigung erfahren hierbei Prozesse, die die unterschiedlichen Fachdisziplinen involvieren. Empfehlungen zur Verbesserung der Koordination zwischen den unterschiedlichen Versorgungsbereichen werden gegeben.

Entsprechende Leitlinien oder »Guidelines« sind auf dem Boden von Erkenntnissen mit großen Kollektiven entwickelt worden. Ein Abweichen im Einzelfall kann sinnvoll sein, sollte aber sehr sorgfältig abgewogen werden. Berücksichtigung finden sollten individuelle Besonderheiten des einzelnen Falls, Erfahrungen und Besonderheiten »vor Ort« und die konkret verfügbaren Ressourcen, die das Vorgehen ebenfalls modulieren dürfen. Leitlinien sind keine rechtsverbindlichen Publikationen, deren Nichtbeachten Sanktionen nach sich zieht (Bundesärztekammer BÄK, Kassenärztliche Vereinigung KBV 1997, Bundesärztekammer BÄK, Kassenärztliche Vereinigung KBV, Arbeitsgemeinschaft der Wissenschaftlichen Medizinischen Fachgesellschaften AWMF 2010a, Europarat, Verbindung der Schweizer Ärztinnen und Ärzte, Ärztliche Zentralstelle Qualitätssicherung, Ludwig Boltzmann Institut für Krankenhausorganisation 2002, Ollenschläger et al. 2005). Sie sind vielmehr Entscheidungshilfen, die eine strukturierte medizinische Versorgung ermöglichen sollen.

Nationale Versorgungsleitlinien berücksichtigen länderspezifische Besonderheiten der Gesundheitssysteme und deren Ressourcen. Sie richten sich nicht nur an Ärzte, sondern an alle Berufsgruppen, die an der Versorgung der Patienten beteiligt sind. Die entsprechenden Vertreter dieser Berufsgruppen werden aktiv in den Erstellungsprozess der Leitlinien einbezogen.

Ziel der Erstellung einer Leitlinie zur Behandlung **unspezifischer Rückenschmerzen** ist es, Chronifizierung der Schmerzen durch Empfehlung rasch eingesetzter, fachübergreifender Behandlungsalgorithmen auf der Grundlage evidenzbasierter Erkenntnisse zu vermeiden.

Behandlungsoptionen, zu denen es keine kontrollierten Studien gibt, werden somit entsprechend negativ bewertet.

In den unterschiedlichen Ländern werden die Evidenz- und Empfehlungsgrade unterschiedlich definiert. In Deutschland definiert diese die Deutsche Gesellschaft für Allgemein- und Familienmedizin (DEGAM), wie in ◘ Tab. 6.1 dargestellt.

Die Akademie der Deutschen Ärzteschaft (AkdÄ) hat für ihre Versorgungsleitlinien folgende Symbolik gewählt:

**◘ Tab. 6.1** Evidenzgrade nach DEGAM

| Evidenzgrad | Therapie | Test | Prognose |
|---|---|---|---|
| Ia | Metaanalyse, systematische Übersicht von randomisierten kontrollierten Studien, »Megatrial« | Unabhängig, verblindet, konsekutive Patienten, angemessenes Spektrum | Prospektive Kohorte |
| Ib | Einzelne randomisierte kontrollierte Studien | Unabhängig, verblindet, konsekutive Patienten, angemessenes Spektrum | Prospektive Kohorte |
| IIa | Kohortenstudie mit Kontrollgruppe, nicht randomisiert | Unabhängig, verblindet, keine konsekutiven Patienten, kein angemessenes Spektrum | Retrospektive Kohorte oder Kontrollgruppe einer randomisierten kontrollierten Studie |
| IIb | Fall-Kontroll-Studie | Unabhängig, verblindet, keine konsekutiven Patienten, kein angemessenes Spektrum | Retrospektive Kohorte oder Kontrollgruppe einer randomisierten kontrollierten Studie |
| III | Anwendungsbeobachtung, Fallserie | – | Fallserie, Fallbericht |
| IV | Expertenmeinung, Grundlagenforschung | Expertenmeinung, Grundlagenforschung | Expertenmeinung |

**Versorgungsleitlinien – Symbolik**

- ↑↑: Aussage wird gestützt durch mehrere adäquate, valide klinische Studien (*randomized clinical trial*, RCT), valide Metaanalysen oder systematische Reviews randomisierter kontrollierter klinischer Studien. Positive Aussage gut belegt.
- ↓↓: Negative Aussage wird gestützt durch eine oder mehrere adäquate, valide klinische Studien, durch valide Metaanalysen bzw. systematische Reviews randomisierter kontrollierter klinischer Studien. Negative Aussage gut belegt.
- ↑: Aussage wird gestützt durch zumindest eine adäquate, valide klinische Studie (RCT). Positive Aussage belegt.
- ←→: Es liegen keine sicheren Studienergebnisse vor, die eine günstige oder schädigende Wirkung belegen. Dies kann begründet sein durch das Fehlen adäquater Studien, aber auch durch das Vorliegen mehrerer widersprüchlicher Studienergebnisse.

Die Empfehlungsgrade für die besprochenen Maßnahmen/Behandlungsoptionen orientieren sich an der internationalen Einstufung (*grades of recommendation*) (Atkins et al. 2004, Guyatt et al. 2008) (◘ Tab. 6.2).

Wie schon in ► Kap. 1 formuliert, haben verschiedene Verbände in Deutschland und Europa evidenzbasierte Leitlinien und Empfehlungen erarbeitet, um die Versorgungsqualität von Patienten mit Rückenschmerzen zu verbessern.

Die **aktuelle VersorgungsLeitlinie Kreuzschmerz** (Bundesärztekammer BÄK, Kassenärztliche Bundesvereinigung KBV, Arbeitsgemeinschaft der Wissenschaftlichen Medizinischen Fachgesellschaften AWMF 2010b), deren Inhalt z. T. im Folgenden wiedergegeben wird, orientiert sich in der Hauptsache an den für Europa bereits 2004–2006 implementierten Empfehlungen der *European Spine Society*:

Leitlinien der EU COST (2006)

- für akuten unspezifischen Rückenschmerz: Airaksinen et al. (2006),
- für chronischen unspezifischen Rückenschmerz: Van Tulder et al. (2006c).

Weitere Leitlinien, die sich mit dem Problem »Rückenschmerz« auseinandersetzen, sind u. a.:

- Empfehlungen zur Therapie von Kreuzschmerzen (AWMF 2007),
- Leitlinien-Clearing-Bericht »Akuter Rückenschmerz« der Zentralstelle der Deutschen Ärzteschaft zur Qualitätssicherung in der Medizin (2001),

◘ **Tab. 6.2** Empfehlungsgrade und Symbolisierung in den nationalen Versorgungsleitlinien (Bundesärztekammer BÄK, Kassenärztliche Bundesvereinigung KBV, Arbeitsgemeinschaft der Wissenschaftlichen Medizinischen Fachgesellschaften AWMF 2010b; *www.versorgungsleitlinien.de*)

| Empfehlungsgrad | Beschreibung | Formulierung | Symbol |
|---|---|---|---|
| A | Starke Empfehlung | Soll | ↑↑ |
| B | Empfehlung | Sollte | ↑ |
| 0 | Offen | Kann | ←→ |

- Zentralstelle der Deutschen Ärzteschaft zur Qualitätssicherung in der Medizin (2004) Leitlinien-Clearingverfahren »Chronischer Rückenschmerz«, *www.leitlinien.de/clearingverfahren/clearingberichte/crs/00crs/view*,
- Leitlinie Kreuzschmerz der Deutschen Gesellschaft für Allgemein- und Familienmedizin (DEGAM 2003),
- Empfehlungen der AG Kurative Versorgung der Bertelsmann-Stiftung, Experten-Panel Rückenschmerz (2007),
- Leitlinie des *National Collaborating Cente for Primary Care* in Zusammenarbeit mit dem *Royal College of General Practitioners* (2009).

Die meisten Leitlinien behandeln nur das Problem unspezifischer Rückenschmerzen. Patienten mit unspezifischen Rückenschmerzen (Synonyme: nichtradikuläre Kreuzschmerzen, Lumbago) sind meist jüngeren Alters. Die Schmerzen projizieren sich lumbal, lumbosakral, dermatomübergreifend mit Ausbreitung über das Gesäß und manchmal auch den Oberschenkel. Eine Schmerzausstrahlung bis unterhalb der Kniekehle ist selten. Die Beschwerden sind in der Regel positionsabhängig, Lageänderungen sind erleichternd, können aber auch schmerzverstärkend sein. Wir sprechen von nichtklassifizierten Schmerzsyndromen, Hinweise auf zuordenbare morphologische Veränderungen fehlen. Der überwiegende Anteil der Patienten mit Rückenschmerzen hat unspezifische Kreuzschmerzen.

**Spezifische Rückenschmerzen** haben eine klar definierte Ursache und müssen entsprechend gezielt, z. T. fachübergreifend behandelt werden. Tumorerkrankungen mit Metastasen, Osteoporose, Frakturen, Tuberkulose, multiples Myelom, Lymphome und sehr selten primäre Knochentumoren können mit Rückenschmerzen einhergehen. Entzündliche Erkrankungen, chronische Polyarthritis und insbesonders Spondarthritiden können sich erstmals durch Kreuzschmerzen manifestieren. Eine entzündliche Radikulitis findet sich bei Zostererkrankungen und auch bei Borreliose.

Die häufigsten Krankheitsbilder, die spezifische Rückenschmerzen verursachen, sind in ► Kap. 2 bereits angesprochen. Hierzu gehören in erster Linie Radikulopathien aufgrund von Bandscheibendegenerationen, Spinalkanalstenosen, entzündliche Wirbelsäulenerkrankungen, angeborene oder erworbene Deformitäten, Frakturen, Infektionen, Tumoren und andere.

Die individuellen Behandlungsaspekte spezifischer Rückenschmerzen können somit nicht durch Leitlinien formuliert werden, lediglich für die lumbale Radikulopathie findet sich die Leitlinie der Deutschen Gesellschaft für Neurologie (AWMF 2008a) (*www.dgn.org/images/stories/dgn/leitlinien/LL2008/ll08kap_079.pdf*).



**Wichtig für die therapeutischen Algorithmen in allen Leitlinien ist die Dauer des Schmerzes: akuter Rückenschmerz: bis zu 6 Wochen, subakuter Rückenschmerz: bis zu 12 Wochen, chronischer Rückenschmerz: länger als 12 Wochen.**

**Für die Diagnostik gilt nach Empfehlungen der nationalen VersorgungsLeitlinie Kreuzschmerz:**

- Finden sich durch Anamnese und klinische Untersuchung keine Hinweise für gefährliche Verläufe und andere ernstzunehmende Pathologien, sollen zunächst keine weiteren diagnostischen Maßnahmen durchgeführt werden. Die Beschwerden sollen zunächst als unspezifischer Kreuzschmerz klassifiziert werden.
  Empfehlungsgrad: ↑↑
- Dauern Schmerzen trotz medizinischer Maßnahmen **länger als 4 Wochen** an, sollen psychosoziale Risikofaktoren (*yellow flags*) schon in der primären ärztlichen Versorgung erfasst werden.
  Empfehlungsgrad: ↑↑
- Bei anhaltenden Schmerzen (> **12 Wochen**) soll eine weitergehende somatische Diagnostik und die umfassende Diagnostik psychosozialer Einflussfaktoren (möglichst im Rahmen eines multidisziplinären Assessments) erfolgen.
  Empfehlungsgrad: ↑↑

Wie bereits in ► Kap. 3 geschildert, sollen bei Verdacht auf oder Nachweis von Warnhinweisen (*red flags*) weiterführende Labor- und/oder bildgebende Untersuchungen sowie evtl. eine sofortige Weiterleitung des Patienten in die fachärztliche Behandlung erfolgen.

**Bei akuten Kreuzschmerzen soll bei klinischem und anamnestischen Ausschluss von Warnhinweisen (*red flags*) keine bildgebende Untersuchung durchgeführt werden.**

Bei Kreuzschmerz, der nach 4- bis spätestens 6-wöchiger leitliniengerechter Behandlung keine Besserung oder gar eine Progression zeigt, sollte eine einmalige bildgebende Diagnostik erfolgen, in der Regel eine Röntgenuntersuchung.

Bei chronischen, d. h., trotz Therapie länger als 12 Wochen bestehenden Kreuzschmerzen soll nach Ausschluss von psychosozialen Chronifizierungsfaktoren (*yellow flags*) einmal eine bildgebende Diagnostik erfolgen.

Liegen *yellow flags* vor, soll eine Bildgebung nur bei klinischen Hinweisen auf eine Organpathologie erfolgen.

Für alle diese Diagnostikempfehlungen ist der Empfehlungsgrad ↑↑.

### 6.1.2 Pathophysiologie des Schmerzes

Zum Verständnis der Genese chronifizierter Schmerzen wird im Folgenden ein Exkurs in die Pathophysiologie des Schmerzes vorgenommen.

Für jede Art von Kreuzschmerz (unspezifisch und spezifisch) gilt, dass dieser nach der Art seiner Entstehung in eine der drei folgenden **Kategorien** eingeteilt werden kann:

1. Akuter, **physiologischer nozizeptiver** Schmerz: Ein potenziell oder aktuell gewebeschädigender, d. h. »noxischer« Reiz trifft auf gesundes Gewebe und löst reflektorische Reaktionen aus, z. B. Wegziehreflexe.
2. Ein **pathophysiologischer, nozizeptiver** Schmerz tritt auf, wenn Gewebe entzündet oder verletzt ist. Dieser Schmerz kann als Spontanschmerz, aber auch als Allodynie (Auftreten von Schmerzen bei Reizen, die normalerweise nicht als Schmerz empfunden werden) oder Hyperalgesie (höhere Schmerzintensität bei noxischem Reiz) auftreten.
3. Ein **neuropathischer** Schmerz entsteht durch Verletzung oder Erkrankung der Neurone des peripheren oder zentralen Nervensystems. Er signalisiert keine primär noxische Reizung von Gewebe, hat einen brennenden oder elektrischen Charakter, kann einschießen, ständig da sein oder in Episoden auftreten. Häufig liegen Verletzungen peripherer Nerven oder des Plexus oder Stoffwechselerkrankungen vor wie Diabetes mellitus. Der persistierende Schmerz nach Herpes-zoster-Infektion ist z. B. auch ein neuropathischer Schmerz.

Nozizeptoren in Haut-, Muskel-, und Gelenknerven senden über Aδ- und C-Fasern Aktionspotenziale zum Rückenmark, wo sie synaptische nozizeptive Rückenmarkszellen im Hinterhorn der grauen Substanz aktivieren. Sie können aber auch vor Ort in der Peripherie Botenstoffe freisetzen und eine neurogene Entzündung im Gewebe generieren. Aszendierende Axone der Rückenmarkszellen

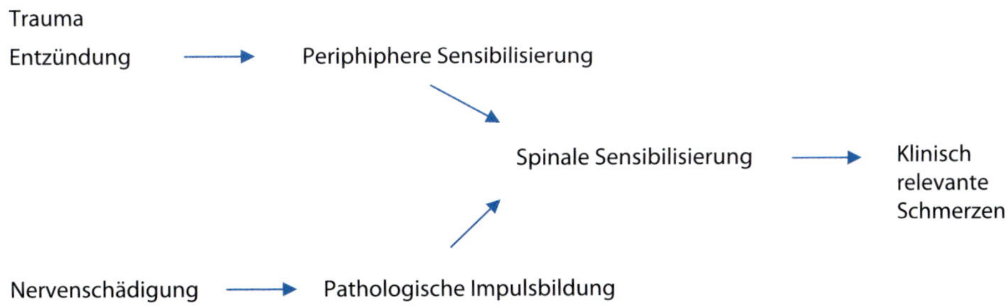


**Abb. 6.1** Flussdiagramm nach Schaible (2007): Schmerzentstehung bei Trauma, Entzündung und Nervenschädigung

aktivieren das thalamokortikale System, wo die Schmerzempfindung erfolgt. Durch Verknüpfung mit der Insula, dem anterioren Kortex und dem limbischen System wird der Schmerz als unangenehm wahrgenommen und eine Abwehrreaktion getriggert. Die Aktivierung peripherer Nozizeptoren bei Entzündung und Nervenschädigung führt im Rückenmark zu einer **zentralen Sensibilisierung** (Abb. 6.1).

Problem der peripheren Nozizeptoren im entzündeten Gewebe ist die hier mögliche Sensibilisierung (**periphere Sensibilisierung**). Normalerweise nichttoxische Reize (an der Haut Berührung, Temperatur, an den Gelenken Bewegungen im normalen Bereich, im Muskel milder Druck) werden als Schmerzen empfunden. In den letzten Jahren konnten Erkenntnisse der molekularen Grundlagen dieser Prozesse gewonnen werden (Schaible 2007). Auch den Erkenntnissen der komplexen thalamokortikalen Vorgänge durch moderne PET-Untersuchungen und dem zunehmenden Wissen, dass Schmerz eine Modulation von Emotionen und Effekten zur Folge hat, die wiederum eine Bedeutung in psychologischen und sozialen Komponenten finden, kann eine moderne Schmerztherapie Rechnung tragen (Schaible 2006, 2007, Treede et al. 1999, Jänig u. Levine 2005, Vogt 2005, Campbell u. Meyer 2005). Zur Diagnostik neuropathischer Schmerzen siehe auch Leitlinie der Deutschen Gesellschaft für Neurologie (AWMF 2008b).

Ursächlich gilt es somit, frühzeitig und effektiv einzugreifen, um die peripheren, spinalen und zentralen Sensibilisierungsmechanismen möglichst zu verhindern.

## 6.2 Therapie unspezifischer Rückenschmerzen

Fehlen Hinweise auf spezifische Ursachen für den Kreuzschmerz, d. h. sind die Schmerzen nicht einer erkennbaren oder bekannten Pathologie zuzuordnen (z. B. Infektion, Tumor, Osteoporose, Fraktur, strukturelle Deformitäten, entzündliche Erkrankungen, radikuläres oder Caudasyndrom), so kommen **medikamentöse und nichtmedikamentöse** Behandlungsoptionen infrage.

Eine Operationsindikation sollte – wenn überhaupt – erst gestellt werden, wenn 2 Jahre lang alle anderen in den Leitlinien empfohlenen konservativen Behandlungsansätze ohne ausreichenden Erfolg durchgeführt wurden, sofern es strukturelle, körperliche Faktoren gibt ohne Hinweise auf psychische Komorbidität (*yellow flags*) (Van Tulder et al. 2006c). In verschiedenen Studien konnte gezeigt werden, dass die Ergebnisse einer Operation nicht besser sind als diejenigen konsequenter alternativer Behandlungansätze (Brox et al. 2003, Weinstein u. Tosteson 2006, Weinstein et al. 2006, 2008). Brox et al. (2006) konnte den Nutzen einer suffizienten Patientenaufklärung hinsichtlich der verschiedenen Behandlungsansätze herausarbeiten.

Erstes Ziel der Behandlung muss es also sein, **Chronifizierung zu vermeiden** und somit bereits auf das Vorliegen von *yellow flags* bei der Erstkonsultation zu achten. Wichtigste Maßnahme ist zunächst die »Aktivierung« der Patienten, d. h., alle passiven Maßnahmen und Verhaltensempfehlungen müssen vermieden werden – das individuelle Ausmaß der Beschwerden und die funktionellen Gegebenheiten berücksichtigend.

> **Nach ausreichender ärztlicher Aufklärung über die Zusammenhänge muss der Patient bereit sein zur aktiven Mitarbeit. Ihm muss bewusst gemacht werden, dass körperliche Schonung schadet und zur Chronifizierung der Beschwerden beitragen kann.**

Die zusätzliche medikamentöse Therapie kann und soll im akuten Stadium diese Maßnahmen unterstützen und es ermöglichen, dass frühzeitig wieder Alltagsaktivitäten aufgenommen werden können.

### 6.2.1 Nichtmedikamentöse Therapie des akuten und chronischen unspezifischen Rückenschmerzes

Eine Reihe von nichtmedikamentösen Therapieoptionen zur Behandlung von Rückenschmerzen steht zur Verfügung. Die Therapie muss sich an den Schmerzen, dem

Funktionszustand des Patienten, dessen Präferenzen sowie den lokalen Gegebenheiten und damit auch an den Erfahrungen des gesamten Behandlungsteams orientieren. Die folgenden Angaben der nationalen VersorgungsLeitlinie Kreuzschmerz (Bundesärztekammer BÄK, Kassenärztliche Vereinigung KBV, Arbeitsgemeinschaft der Wissenschaftlichen Medizinischen Fachgesellschaften AWMF 2010b) hinsichtlich der Empfehlungsgrade spiegeln die in der Literatur verfügbare Datenlage zu den verschiedenen therapeutischen Optionen wider.

### Akupunktur

Die Evidenz zur Anwendung von Akupunktur in der Behandlung von Rückenschmerzen ist nicht gesichert. Die Qualität der Studien und die Größe der Patientenkollektive erlaubt keine Aussage zur Wirksamkeit. Auch widerspricht die »Passivität« der Maßnahme der obersten Behandlungsmaxime der Förderung von Aktivität bei Patienten mit akuten unspezifischen Rückenschmerzen.

Auch bei chronischen unspezifischen Rückenschmerzen ist die in einem *Cochrane Review* festgestellte Wirkung von Akupunktur zwar höher als Plazebo, jedoch nur von kurzer Dauer. Die zurzeit vorliegenden Ergebnisse der Studien zu den Effekten von Akupunktur gegenüber Plazebo-Akupunktur konnten keinen Vorteil der Akupunktur zeigen. Somit »kann« Akupunktur bei chronischem unspezifischem Kreuzschmerz in den Leitlinienempfehlungen »eingeschränkt« angewendet werden (Airaksinen et al. 2004, Furlan et al. 2005, Park et al. 2008, Chou u. Huffman 2007a,b, Arzneimittelkommission der deutschen Ärzteschaft 2007, Brinkhaus et al. 2006, Haake et al. 2007, Hagen et al. 2004).

### Bettruhe

Die Datenlage ist klar, die Empfehlungen der unterschiedlichen Kommissionen sind länderübergreifend eindeutig. Bettruhe sollte – wenn überhaupt – nur für möglichst kurze Zeit je nach Stärke der Schmerzen eingehalten werden. Der behandelnde Arzt sollte durch additive medikamentöse Therapie dafür sorgen, dass sich der Patient rasch wieder normal bewegen kann. Sind die körperlichen Aktivitäten durch ein chronisches Krankheitsgeschehen eingeschränkt, so sollte der Patient durch rehabilitative Maßnahmen schrittweise wieder dazu gebracht werden, das frühere Aktivitätsniveau zu erreichen oder vielleicht sogar zu steigern (DEGAM 2003, Van Tulder et al. 1997, 2005, Hagen et al. 2004).

### Bewegung und Bewegungstherapie

Spezifische Bewegungstherapie ist bei akutem Geschehen nicht wirksamer als die allgemeine Beratung, dass körperliche Aktivitäten beibehalten werden sollten (Van Tulder et al. 2005, Becker et al. 2006, Chou u. Huffman 2007a,b, Hayden et al. 2005).

Anders ist die Datenlage bei chronischen unspezifischen Kreuzschmerzen, hier ist die Evidenz von Bewegungstherapie hinsichtlich Besserung von Schmerz und Funktion erwiesen (Airaksinen et al. 2004, Chou u. Huffman 2007a,b, Hayden et al. 2005, Wai et al. 2008). Insbesondere Bewegungsprogramme mit einem verhaltenstherapeutischen Ansatz sind geeignet, dem Patienten die Möglichkeit zur schnelleren Rückkehr an den Arbeitsplatz zu geben.

Durch individuelle physiotherapeutische Maßnahmen können durch eine Kombination von mobilisierenden und stabilisierenden Techniken Beweglichkeit, Koordination, Muskelkraft und Ausdauer verbessert werden (▶ Kap. 4 – Physiotherapeutische Therapie).

### Elektrotherapie

Interferenztherapie, transkutane elektrische Nervenstimulation (TENS) und perkutane elektrische Nervenstimulation (PENS) sind entweder nicht untersucht, oder eine Evidenz für ihre Wirkung in Vergleich mit Plazebo konnte in den unterschiedlichen Studien nicht eindeutig bewiesen werden (Chou u. Huffman 2007a,b, Jarzem et al. 2005, Deyo et al. 1990, Airaksinen et al. 2006). Darüber hinaus sind diese Verfahren wiederum passiver Natur und stehen in Widerspruch zu dem Anspruch, die Patienten zu »aktivieren« und nicht weiter zu »medikalisieren«.

### Entspannungsverfahren (progressive Muskelentspannung nach Jacobson)

Studien zu Entspannungsverfahren bei akutem Kreuzschmerz fehlen naturgemäß, der positive Effekt auf Schmerzen ist jedoch bei chronischen Beschwerden gut belegt (Ostelo et al. 2005, Turner 1996). Insofern kann das Verfahren auch bei Patienten mit akuten Beschwerden angewendet werden, sofern sich anamnestisch Hinweise auf ein erhöhtes Chronifizierungsrisiko zeigen.

### Ergotherapie

Die Wirksamkeit bei akuten Beschwerden ist wiederum nicht eindeutig beschrieben. Bei chronischen unspezifischen Kreuzschmerzen sind arbeitsorientiertes Training, Übungen zur funktionellen Wiederherstellung und Arbeitsanpassung und Ausdauertraining fest etabliert (Schonstein et al. 2008, Williams et al. 2007).

### Kurzwellendiathermie, Lasertherapie, Magnetfeldtherapie

Weder bei akuten noch bei chronischen unspezifischen Kreuzschmerzen sind Kurzwellendiathermie, Lasertherapie und Magnetfeldtherapie ausreichend untersucht oder zeigen eine Evidenz. Zum Teil sind die Studien methodisch als kritisch anzusehen, nicht randomisiert, und wiederum ist die Anwendung der Verfahren »passiv« und widerspricht damit der Maxime, die Patienten zu aktivieren (Rasmussen 1979, Chou u. Huffman 2007a,b, Airaksinen et al. 2004, Soriano u. Rios 1998, Toya et al. 1994, Gur et al. 2003, Djavid et al. 2007, Pittler et al. 2007).

### Manipulation/Mobilisation

Positive Effekte auf die Schmerzreduktion bei Patienten mit akuten unspezifischen Kreuzschmerzen konnten festgestellt werden (Santilli et al. 2006). Bei chronischen Beschwerden sind die besten Resultate mit einer Kombination von Manipulationen mit Physiotherapie erzielbar (*UK Beam Trial Team* 2004, Muller u. Giles 2005, Gudavalli et al. 2006, Hancock et al. 2008, Cambron et al. 2006). Eine routinemäßige Röntgenuntersuchung bei Manipulation an der Lendenwirbelsäule oder den Kreuz-/Darmbein-Gelenken ist nicht erforderlich (Chenot u. Ahrens 2006).

**Bei Vorliegen von *red flags* ist die Anwendung selbstredend kontraindiziert!**

### Massage

In der Behandlung akuter Rückenschmerzen spielt die Massage keine Rolle, und es finden sich hierzu auch keine Untersuchungen.

Massage als therapeutische Option bei chronischen/subakuten Kreuzschmerzen, in der Regel in Kombination mit anderen Interventionen, ist verhältnismäßig gut untersucht und zeigt eine gute Datenlage in Bezug auf kurzfristige Schmerzlinderung (Preyde 2000, Cherkin et al. 2001, Chatchawan et al. 2005, Little et al. 2008, Mackawan et al. 2007).

### Orthesen

In der Akut-Schmerztherapie ist die Wirkung von Orthesen nicht belegt. Es finden sich Ergebnisse von Studien mit mäßiger methodischer Qualität, die bei chronischen Rückenschmerzpatienten einen positiven Effekt des Tragens von Orthesen nachweisen konnten (Van Duijvenbode et al. 2008, Dalichau u. Scheele 2000, Million et al. 1981, Valle-Jones et al. 1992, Penrose et al. 1991, Calmels et al. 2009). Auf der anderen Seite gibt es eine methodisch gute Untersuchung (Pope et al. 1994), die keine positive Wirkung nachweisen konnte.

### Patientenedukation

Informationen des Patienten zur Motivation und Implementierung körperlicher Aktivitäten im Alltag beschleunigt die Rückkehr an den Arbeitsplatz. Diese Gespräche müssen zeitintensiv sein, eine Ausgabe einer Informationsbroschüre hat den gleichen Effekt wie ein nur 20-minütiges Gespräch. Bei Patienten mit chronischen Beschwerden sind Schulungsmaßnahmen sinnvoll, die die Sorgen und Überzeugungen der Patienten berücksichtigen (Engers et al. 2008, Airaksinen et al. 2004).

### Rückenschule

Die Bewertung der verschiedenen Angebote, die für sich den Begriff »Rückenschule« beanspruchen, ist schwierig (Heymans et al. 2004). Bewährt haben sich Rückenschulen, die einem biopsychosozialen Ansatz folgen und neben körperlichen Aktivitäten auch Wissensvermittlung mittels moderner Konzepte forcieren (z. B. *fear avoidance, functional restoration*) (Flothow 2003, Kuhnt u. Fleichaus 2008, Lühman et al. 1989, Van Tulder et al. 2006b,c). Besonders bei chronischen Beschwerden scheinen solche Rückenschulungsprogramme in Kombination mit anderen Therapiemaßnahmen im Sinne eines multimodalen Ansatzes erfolgreich zu sein.

### Thermotherapie

Kältetherapie ist nicht untersucht, Wärme in Form von Pflastern oder Umschlägen konnte bei akuten oder subakuten Kreuzschmerzen in Kombination mit Bewegung eine Maximierung der Schmerz- und Funktionsreduktion erzielen (French et al. 2006). Ein entsprechender Nachweis für die Behandlung chronischer Beschwerden fehlt (Airaksinen et al. 2004, Chou u. Huffman 2007a,b).

### Traktion mit Gerät

Auch hier fehlt der Nachweis bzw. ist die Evidenz in der Studienlage unterschiedlich. Traktionsbehandlung ist nicht effektiver als Schein-/Plazebobehandlung oder andere Therapieformen (Arzneimittelkommission der deutschen Ärzteschaft 2007, Chou u. Huffman 2007a,b, Clarke et al. 2005).

### Ultraschall

Für akute Beschwerden fehlen Untersuchungen zur Ultraschallapplikation. In der Behandlung chronischer Kreuzschmerzen ist Ultraschall der Wirksamkeit einer Manipulation nicht überlegen. Eine Aussage zur positiven Wirksamkeit ist somit laut Studienlage nicht möglich (Chou u. Huffman 2007a,b, Mohseni-Bandpei et al. 2006).

### Verhaltenstherapie

Studien zur akuten Schmerztherapie fehlen. Patienten mit Neigung zur Chronifizierung profitieren von einem frühzeitigen verhaltenstherapeutischen Ansatz (Linton u. Andersson 2000, Linton u. Nordin 2006, Hasenbring et al. 1999). Bei chronischen unspezifischen Kreuzschmerzen stehen zwar Langzeitergebnisse der verschiedenen Arten

**Tab. 6.3** Empfehlungen zur nichtmedikamentösen Therapie **akuter** unspezifischer Rückenschmerzen entsprechend der nationalen VersorgungsLeitlinie Kreuzschmerz (Bundesärztekammer BÄK, Kassenärztliche Bundesvereinigung KBV, Arbeitsgemeinschaft der Wissenschaftlichen Medizinischen Fachgesellschaften AWMF 2010b)

| Behandlungsverfahren | Empfehlung bei akuten unspezifischen Rückenschmerzen | Empfehlungsgrad | |
|---|---|---|---|
| | | Positiv | Negativ |
| Akupunktur | ... soll zur Behandlung nicht angewendet werden. | | ↑↑ |
| Bettruhe | ... soll zur Behandlung nicht angewendet werden. Es soll von Bettruhe abgeraten werden. | | ↑↑ |
| Bewegungstherapie | Aufforderung soll erfolgen, dass körperliche Aktivitäten soweit wie möglich beizubehalten sind. Spezifische Bewegungstherapie (auch Krankengymnastik) soll nicht verordnet werden. | | ↑↑ |
| Interferenztherapie | ... soll zur Behandlung nicht angewendet werden. | | ↑↑ |
| TENS | ... soll zur Behandlung nicht angewendet werden. | | ↑↑ |
| PENS | ... soll zur Behandlung nicht angewendet werden. | | ↑↑ |
| Progressive Muskelentspannung | ... kann bei erhöhtem Chronifizierungsrisiko angeboten werden. | | ↔ |
| Ergotherapie | ... soll nicht angewendet werden | | ↑↑ |
| Kurzwellendiathermie | ... soll nicht angewendet werden. | | ↑↑ |
| Lasertherapie | ... soll nicht angewendet werden. | | ↑↑ |
| Magnetfeldtherapie | ... soll nicht angewendet werden | | ↑↑ |
| Manipulation/Mobilisation | ... kann angewendet werden. | | ↔ |
| Massage | ... soll nicht angewendet werden. | | ↑↑ |
| Orthesen | ... sollen nicht angewendet werden. | | ↑↑ |
| Patientenedukation | Patienten sollen adäquat informiert und beraten werden. Kernpunkte der Beratung sollen sein: gute Prognose, Bedeutung von Aktivität, kein Röntgen, weitere Diagnostik nur bei Persistenz oder Verschlechterung. | ↑↑ | |
| Rückenschule | Rückenschule, die auf einem biopsychosozialen Ansatz basiert, kann bei länger anhaltenden subakuten Schmerzen (> 6 Wochen) oder rezidivierenden nichtspezifischen Kreuzschmerzen empfohlen werden. | | ↔ |
| Wärmetherapie | ... kann in Verbindung mit aktivierenden Maßnahmen angewendet werden. | | ↔ |
| Kältetherapie | ... sollte nicht angewendet werden. | | ↑ |
| Traktionsbehandlung mit Gerät | ... soll nicht angewendet werden. | | ↑↑ |
| Ultraschall | ... soll nicht eingesetzt werden. | | ↑↑ |
| Kognitive Verhaltenstherapie | ... soll auf das individuelle Risikoprofil bezogen bei subakuten nichtspezifischen Kreuzschmerzen angeboten werden. | ↑↑ | |

*TENS* transkutane elektrische Nervenstimulation, *PENS* perkutane elektrische Nervenstimulation.

von Verhaltenstherapie noch aus, kognitionsorientierte Verfahren in Kombination mit Entspannungstechniken bewirken jedoch eine Schmerzlinderung (Airaksinen et al. 2006, Chou u. Huffman 2007a,b, Ostelo et al. 2005, Hoffman et al. 2007).

## Zusammenfassung der Empfehlungen zur nichtmedikamentösen Therapie

Eine Übersicht über die Empfehlungen der nationalen VersorgungsLeitlinie Kreuzschmerz 2010 wird in Tab. 6.3 und Tab. 6.4 gegeben.

**Tab. 6.4** Empfehlungen zur nichtmedikamentösen Therapie **chronischer** unspezifischer Rückenschmerzen entsprechend der nationalen VersorgungsLeitlinie Kreuzschmerz (Bundesärztekammer BÄK, Kassenärztliche Bundesvereinigung KBV, Arbeitsgemeinschaft der Wissenschaftlichen Medizinischen Fachgesellschaften AWMF 2010b)

| Behandlungsverfahren | Empfehlung bei chronischen unspezifischen Rückenschmerzen | Empfehlungsgrad | |
|---|---|---|---|
| | | Positiv | Negativ |
| Akupunktur | ... kann nur sehr eingeschränkt angewendet werden. | ⟷ | |
| Bettruhe | ... soll zur Behandlung nicht angewendet werden. Es soll von Bettruhe abgeraten werden. | | ↑↑ |
| Bewegungstherapie | Kontrollierte Bewegungstherapie soll als primäre Behandlung angewendet werden. | ↑↑ | |
| Interferenztherapie | ... soll nicht angewendet werden | | ↑↑ |
| TENS | ... sollte nicht angewendet werden. | | ↑ |
| PENS | ... soll nicht angewendet werden. | | ↑↑ |
| Progressive Muskelrelaxation | ... sollte angewendet werden. | ↑ | |
| Ergotherapie | ... soll nicht angewendet werden. | | ↑↑ |
| Kurzwellendiathermie | ... soll nicht angewendet werden. | | ↑↑ |
| Lasertherapie | ... soll nicht angewendet werden. | | ↑↑ |
| Magnetfeldtherapie | ... soll nicht angewendet werden. | | ↑↑ |
| Manipulation/Mobilisation | ... kann in Kombination mit Bewegungstherapie angewendet werden. | ⟷ | |
| Massage | ... kann in Kombination mit Bewegungstherapie angewendet werden. | ⟷ | |
| Orthesen | ... sollen nicht eingesetzt werden. | | ↑↑ |
| Patientenedukation | Schulungsmaßnahmen, die zur Rückkehr zu den normalen Aktivitäten ermutigen und dies konkret fördern, sollen durchgeführt werden. | ↑↑ | |
| Rückenschule | ..., die auf einem ausschließlich biopsychosozialen Ansatz beruht, sollte angewendet werden. | ↑ | |
| Wärmetherapie | ... sollte nicht verordnet werden. | | ↑ |
| Kältetherapie | ... sollte nicht angewendet werden. | | ↑ |
| Traktionsbehandlung mit Gerät | ... soll nicht angewendet werden. | | ↑↑ |
| Ultraschall | ... soll nicht angewendet werden. | | ↑↑ |
| Kognitive Verhaltenstherapie | .... soll eingebunden in ein multimodales Behandlungskonzept angewendet werden. | ↑↑ | |

*TENS* transkutane elektrische Nervenstimulation, *PENS* perkutane elektrische Nervenstimulation.

## 6.2.2 Medikamentöse Therapie

Eine **supportive** medikamentöse Therapie ist in der Regel bei akuten und chronischen unspezifischen und auch spezifischen Rückenschmerzen erforderlich. Bei unspezifischen Kreuzschmerzen dient die Schmerztherapie zur Unterstützung der übrigen Maßnahmen, die den Patienten frühzeitig wieder in seine berufliche, alltägliche und auch sportliche Aktivität zurückführen sollen.

Es stehen drei Gruppen von Schmerzmitteln zur Verfügung:

- peripher wirksame Analgetika,
- zentral wirksame Analgetika,
- nichtsaure Analgetika.

Die WHO hat ein **Stufenschema zur Schmerztherapie** bei Tumorschmerzen verabschiedet (Weltgesundheitsorganisation 1996, Zech et al. 1995) welches auch für andere chronische Schmerzindikationen entsprechend eingesetzt werden kann (Abb. 6.2).

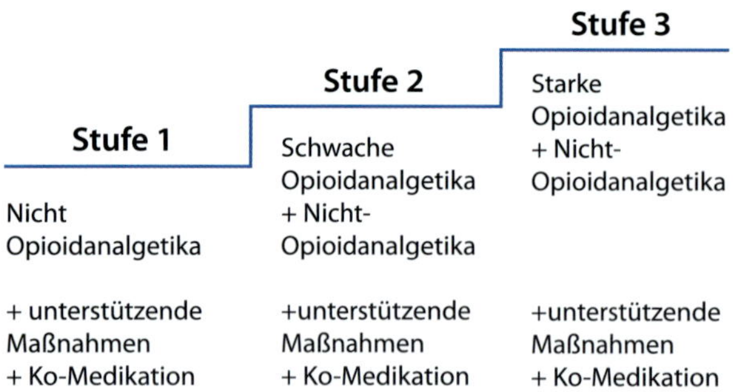


**Abb. 6.2** Stufenschema Schmerztherapie nach WHO



**Der Arzt sollte sich Zeit nehmen, neben einer Schmerzanamnese auch die bisherigen Erfahrungen des Patienten mit Analgetika und erlebte Nebenwirkungen zu erfragen. Schmerzmedikamente sollten nach einem festen Zeitplan und nicht »nach Bedarf« eingenommen werden.**

Die Evaluation des Erfolgs der Behandlung kann mittels der visuellen Analogskala oder einer numerischen Ratingskala erfolgen. Nach einer vorab festgesetzten Zeitdauer soll eine Reduktion bzw. eine Analgetikapause erfolgen, um die weitere Therapienotwendigkeit zu überprüfen.

Die verschiedenen Analgetika, deren Nebenwirkungen und Interaktionen werden ▶ Kap. 4 – Medikamentöse Optionen zur Schmerztherapie vorgestellt.

Im Folgenden finden sich zusammengefasst die Empfehlungen der Leitlinien zur medikamentösen Therapie bei unspezifischen Rückenschmerzen, wie sie in Europa und speziell in Deutschland publiziert sind. Patienten mit spezifischen Rückenschmerzen sollen entsprechend dem WHO-Schema ausreichend schmerzmedikamentös versorgt werden.

## Paracetamol

Paracetamol wirkt wie die traditionellen nichtsteroidalen Antirheumatika (tNSAR) hemmend auf die Prostaglandinbindung und ist gering analgetisch bei fehlender antiphlogistischer Wirkung. Die Wirksamkeit entspricht bei einer maximalen Dosierung von 3 × 1 g/Tag derjenigen der tNSAR (Roelofs et al. 2008, Davies 2008, Hickey 1982). Eine langfristige Einnahme (> 21 Tage pro Monat) von Paracetamol erhöht das Risiko für Blutdrucksteigerung und Herzinfarkt, eine Komedikation zu tNSAR erhöht das Risiko gastrointestinaler Ulzerationen und Blutungen (Chan et al. 2006, Rahme et al. 2008). Bei längerfristiger Gabe wird ein nephrotoxischer Effekt angenommen (Mc Laughlin et al. 1998, Fored et al. 2001, Perneger et al. 1994).

**Paracetamol sollte bei chronischen Schmerzen nur zur Linderung von akuten Schmerzattacken eingesetzt werden – wenn möglich, nur kurzfristig und in möglichst geringer Dosierung.**

Die **Überdosierung** von Paracetamol zählt allerdings zu einer der häufigsten medikamentenbedingten Vergiftungen (Faber et al. 2010). Massive Leberschädigungen, Leberkoma mit hoher Mortalität sind beschrieben. Als Antidot kann das Expektorans Acetylcystein hochdosiert eingesetzt werden (Haen 2007).

Problematisch ist die Möglichkeit der zusätzlichen Selbstmedikation wegen z. B. anderer Beschwerden, denn Paracetamol ist rezeptfrei verfügbar. Hierbei steigt das Risiko einer Leberschädigung. Eine sorgfältige Schmerzmittelanamnese sollte dies vermeiden helfen.

## Traditionelle nichtsteroidale Antirheumatika/ Antiphlogistika

Die nichtsteroidalen Antirheumatika/Antiphlogistika (tNSAR/NSAP) sind nach ihrer Struktur ausnahmslos Säuren, die nicht in das Zentralnervensystem (ZNS) übergehen können. Die Substanzen unterscheiden sich hinsichtlich ihrer Halbwertszeiten und ulzerogenen Nebenwirkungen.

Die Wirksamkeit von tNSAR bei akuten und chronischen Rückenschmerzen ist unumstritten (Van Tulder et al. 2005, Airaksinen et al. 2004, Roelofs et al. 2008, Schnitzer et al. 2004). Die gastrointestinalen und renalen Nebenwirkungen der Wirkstoffe sind hinreichend bekannt und besonders bei Patienten im höheren Lebensalter zu beachten. Ketoprofen und Piroxicam haben ein vergleichsweise hohes gastrointestinales Blutungsrisiko und sollten deshalb in der Akutschmerztherapie nicht mehr eingesetzt werden (EMEA 2005, 2007).

Die kardioprotektive Wirkung von Acetylsalicylsäure (ASS) wird durch Ibuprofen gehemmt. Hier sollten eher Diclofenac oder Coxibe eingesetzt werden.

Die gleichzeitige prophylaktische Gabe eines **Protonenpumpenhemmers** sollte bei Patienten mit gastrointestinalen Risiken großzügig indiziert werden. Allerdings kann hierdurch nur der obere Gastrointestinaltrakt, nicht aber Duodenum, Dünndarm und Kolon geschützt werden!

**Auch die Europäische Arzneimittelagentur (bis 2009 EMEA, jetzt EMA) empfiehlt aufgrund der Nebenwirkungen die Gabe von tNSAR bei Rückenschmerzen nur in niedrigster Dosierung und kürzestmöglicher Dauer.**

Die parenterale Gabe von tNSAR ist **obsolet**, da mit der Gefahr eines anaphylaktischen Schocks einhergehend. Sie hat keinerlei Vorteile zur oralen Applikation (DEGAM

2003, Arzneimittelkommission der deutschen Ärzteschaft 1995, 2007).

Zu erwähnen sei hier noch die Nebenwirkung der Wasser- und Elektrolytretention mit der Folge von Beinödemen und Blutdrucksteigerung.

### Cox-2-Inhibitoren

Cox-2-Inhibitoren hemmen selektiv den Subtyp II des Enzyms Zyklooxygenase (COX), welches zur Bildung von Prostaglandinen und Thromboxan führt. Prostaglandine spielen eine bedeutende Rolle als Entzündungsmediatoren, schützen aber die gastrointestinale Schleimhaut vor Andauung durch Säure. Ihr Fehlen fördert somit das Auftreten von Blutungen und Ulzerationen. Die nicht seltene Überempfindlichkeitsreaktion der Bronchokonstriktion (»Analgetikaasthma«) erklärt sich auch über diesen Wirkmechanismus der Blockade der COX. Die selektiven, nur den Typ II der COX blockierenden modernen Analgetika sollen somit Magen-Darm-verträglicher sein, wirken aber auch nur in der Peripherie dort, wo Entzündungsgewebe vorliegt, das vermehrt COX bildet.

**Cox-2-Inhibitoren sind sind bis auf eine Ausnahme (Etoricoxib bei SpA) nicht zur Schmerzhemmung bei Rückenschmerzen zugelassen, können aber »*off label*« benutzt werden. Die Kriterien hierfür (nachgewiesene Wirksamkeit, günstiges Nutzen-Risiko-Profil, fehlende Alternativen – Heilversuch) müssen aber gegeben sein, und die Patienten müssen hierauf hingewiesen werden.**

Wegen der vermutlichen substanzklasseninhärenten Gefahr für ein erhöhtes Herzinfarktrisiko (Chan et al. 2006, Brune et al. 2005, Cannon et al. 2006) beurteilt die EMEA die Cox-2-Inhibitoren bei koronarer Herzkrankheit, Schlaganfall, schwerer Hersinsuffizienz und peripherer arterieller Verschlusskrankheit als **kontraindiziert**.

Es sollten Celecoxib (200 mg/Tag) oder Etoricoxib (60 mg/Tag) verabreicht werden.

### Nichtsaure Analgetika

Nichtsaure Analgetika werden ebenfalls in Stufe 1 des WHO-Schemas empfohlen. Sie überwinden die Blut-Hirn-Schranke und hemmen im ZNS die Weiterleitung von Schmerzsignalen. Sie haben im Vergleich mit den NSAR nur eine schwache Wirkung auf die COX und sind damit nicht entzündungshemmend (Hinz u. Brune 2007). Zu dieser Substanzklasse gehört u. a. auch Paracetamol (s. oben).

Die toxische oder allergische Nebenwirkung der Pyrazolderivate (z. B. Metamizol) auf die weißen Blutkörperchen (**Agranulozytose**), die in einer Häufigkeit von 1:30.000–1:100.000 erwartet werden muss (Edwards u. McQuay 2002, Hedenmalm u. Spigset 2002, Ibanez et al. 2005), und die damit einhergehende hohe Mortalität (Andrès et al. 2004) hat dazu geführt, dass die Leitlinien diese Substanzen **nicht** empfehlen. Phenylbutazon wird nur noch beim M. Bechterew eingesetzt.

In Deutschland ist Metamizol lediglich für die Behandlung starker Schmerzen nach Verletzungen oder Operationen zugelassen, wenn andere therapeutische Maßnahmen nicht indiziert oder kontraindiziert sind (Rote Liste).

**Eine entsprechende Aufklärung über das Risiko der häufig tödlich verlaufenden Agranulozytose wird aus forensischen Gründen empfohlen.**

### Opioidanalgetika

Bei schweren Schmerzen sehen die Stufen 2 und 3 des WHO-Schemas die Verabreichung von Opiaten vor, die sich von Morphin, dem wichtigsten Inhaltsstoff des Opiums, ableiten.

Hierzu gehören Tramadol, Tilidin, Pethidin, Oxycodon, Morphin, Hydromorphon, Fentanyl und Dihydrokodein.

Für die Behandlung akuter Kreuzschmerzen gibt es nur wenige Studien mit schwach wirkenden Opioiden (Arzneimittelkommission der deutschen Ärzteschaft 2007, Airaksinen et al. 2004, Deshpande et al. 2007). Diese können kurzfristig maximal 2–3 Wochen – bei chronischen Kreuzschmerzen auch länger – eingesetzt werden. Eine Reevaluation muss bei akuten Kreuzschmerzen spätestens nach 3 Wochen erfolgen, bei chronischen Kreuzschmerzen spätestens nach 3 Monaten. Das Nebenwirkungsspektrum ist umfangreich, und Nebenwirkugen sind häufig (Sedierung, Atemdepression, Übelkeit, Mundtrockenheit, Kopfschmerzen, Schwindel, Erbrechen, Obstipation, Appetitlosigkeit, Hypotonie, Schwitzen, Störungen der Blasenentleerung, Urtikaria, Pruritus, Euphorie, Schlafstörungen, Antriebsdämpfung, Halluzinationen, Albträume u. a.).

**Über die umfangreichen Nebenwirkungen hinaus bergen Opioide ein nicht unerhebliches Suchtrisiko!**

Die transdermale Applikation ist aufgrund der Datenlage nicht gerechtfertigt und wegen der schlechten Steuerbarkeit bei akuten Kreuzschmerzen nicht indiziert (Chou et al. 2003).

### Muskelrelaxanzien

Hierzu gehören Methocarbamol, Orphenadrinzitrat, Tetrazepam und Tizanidin, die über eine zentral dämpfende Wirkung eine Senkung des Muskeltonus der Skelettmuskulatur erreichen.

Günstige Wirkungen sind beim Kreuzschmerz nachgewiesen (Arzneimittelkommission der deutschen Ärzteschaft 2007, Van Tulder et al. 2003, 2005, Airaksinen et al. 2004, AHCPR 1994).

### Flupirtin

Als Myotonolytikum wurde Flupirtin zwar zur Behandlung von Schmerzen und Muskelverspannungen zugelassen, offenbar aber mit unzureichender Datenbasis (Rote Liste 2008, Arzneimittelkommission der deutschen Ärzteschaft 2007). Das Nebenwirkungspotenzial ist erheblich, insbesondere Müdigkeit und eine Einschränkung der Fahrtüchtigkeit treten auf.

### Antidepressiva

Zugelassen für die Schmerztherapie sind Amitriptylin, Clomipramin, Imipramin und Trimipramin. Diese können zu einer Schmerzreduktion bei chronischen Beschwerden beitragen (Airaksinen et al. 2004, Schnitzer et al. 2004, Salerno et al. 2002, Staiger et al. 2003.

Neuerdings ist der Nutzen jedoch umstritten (Urquhart et al. 2008).

### Antiepileptika

Gabapentin und Pregabalin sind zur Behandlung neuropathischer Schmerzen zugelassen. Sichere Evidenz für eine Wirksamkeit bei chronischen Kreuzschmerzen ergibt sich nicht (Chou u. Huffman 2007a,b, Chang et al. 2008).

### Phytotherapeutika

Teufelskralle und Trockenextrakt aus Weidenrinde zeigt im Vergleich zu Plazebo bessere Kurzzeiteffekte hinsichtlich der Schmerzreduktion (Gagnier et al. 2006). Diese Studien werden von der Arzneimittelkommission der deutschen Ärzteschaft aufgrund methodischer Mängel nicht als Wirksamkeitsbeleg anerkannt.

### Perkutan applizierbare Medikamente

Hierzu gehören in der Schmerztherapie Externa mit Salicylsäurederivaten, hyperämisierenden Substanzen und ätherischen Ölen.

Der Effekt von Capsaicin ist aufgrund seines Wirkungsmechanismus erklärbar (Sawynok 2003, Mason et al. 2004). Salicylsäurederivate werden eher bei entzündlichen Erkrankungen und Verletzungen eingesetzt (Rote Liste 2008).

### Intravenöse Medikation

Für i.v. verabreichte Medikamente (Schmerzmittel oder Vitamine) und z. B. Kortikosteroide gibt es keinen Wirksamkeitsnachweis über das Spektrum der oral zu verabreichenden Substanzen hinaus.

### Invasive Therpieverfahren

Invasive Therapieverfahren sind etabliert und erfolgreich bei unzweifelhaft vorliegenden spezifischen Rückenschmerzen (► Kap. 5). Zu berücksichtigen ist in jedem Fall, dass es »Zufallsbefunde« in der Bildgebung gibt, Bandscheibendegeneration, altersentsprechende Facettengelenksarthrosen, die nicht zwangsläufig die Beschwerden des Patienten verursachen müssen. Hier ist der erfahrene Wirbelsäulenspezialist gefordert, aufgrund der klinischen Untersuchung und kritischen Wertung der bildgebenden Befunde individuell für den einzelnen Patienten möglicherweise ein invasives Verfahren auszuwählen, um zur raschen Schmerzreduktion beitragen zu können.

> **In der Therapie von unspezifischen Rückenschmerzen sind diese Verfahren nicht sinnvoll.**

### Perkutane Verfahren

Die Datenlage bei akuten unspezifischen Rückenschmerzen ist unzureichend, sodass sich die Leitlinien gegen deren Anwendung aussprechen (Van Tulder et al. 2005, Danish Institute for Health Technology Assessment 1999, DEGAM 2003, Arzneimittelkommission der deutschen Ärzteschaft 2007, Chou et al. 2009)

Hierzu gehören

- Triggerpunktinjektionen (Injektion von Lokalanästhetika, Kortikosteroiden oder ohne Medikamente, sog. *dry needling* in die Triggerpunkte der Muskulatur oder Bänder),
- Prolotherapie (Injektionen mit sklerosierenden Medikamenten wie hochprozentige Glukose oder Glyzerin und Phenol) in die Bänder der lumbalen Wirbelsäule und des dorsalen Beckens sowie der Gelenkkapseln,
- intramuskuläre Botulinumtoxininjektionen.

Für keines dieser Verfahren gibt es eine Untersuchung, die die Wirkung bei unspezifischen Kreuzschmerzen belegt (Malanga u. Wolf 2008, Staal et al. 2008, Dagenais et al. 2007, 2008, Foster et al. 2001).

### Zusammenfassung der Empfehlungen zur medikamentösen Therapie

Die Empfehlungen sind in Tab. 6.5 zusammengefasst.

## 6.2.3 Multimodale, multi- und interdisziplinäre Behandlung/Rehabilitation

Einig sind sich alle Leitlinien darin, dass bei chronischen Rückenschmerzen und Versagen der oben geschilderten Therpieansätze eine »multimodale« Behandlung in einem hierfür speziell ausgelegten Zentrum erfolgen sollte. Die Deutsche Leitlinie empfiehlt als Zeitpunkt 6 Wochen nach Auftreten der Beschwerden und Vorhandensein von **alltagsrelevanten Aktivitätseinschränkungen**, wenn Chronifizierungsfaktoren vorhanden sind (*yellow flags*).

Generell wird ein solches Therapiekonzept spätestens nach 12 Wochen empfohlen. Unter »alltagsrelevanten Ak-

**Tab. 6.5** Empfehlungen zur medikamentösen Therapie akuter und chronischer unspezifischer Rückenschmerzen entsprechend der nationalen VersorgungsLeitlinie Kreuzschmerz (Bundesärztekammer BÄK, Kassenärztliche Bundesvereinigung KBV, Arbeitsgemeinschaft der Wissenschaftlichen Medizinischen Fachgesellschaften AWMF 2010b)[a]

| Substanz | Empfehlungen/Statements | Empfehlungsgrad | |
|---|---|---|---|
| | | Positiv | Negativ |
| Paracetamol | Bei leichen bis moderaten **akuten Kreuzschmerzen** kann ein Behandlungsversuch mit Paracetamol bis zu einer maximalen Tagesdosis von 3 g unternommen werden. Der Behandlungserfolg ist kurzfristig zu überprüfen. | ⟷ | |
| | .... kann bei **subakuten und chronischen** Kreuzschmerzen nur nach einer ausführlichen Medikamentenanamnese und nur zur Behandlung kurzer Exazerbationen chronischer Kreuzschmerzen eingesetzt werden. Die Einnahme sollte dann nur für kurze Zeit und in möglichst niedriger Dosis erfolgen. | ⟷ | |
| tNSAR | ... sollten bei **akutem** Kreuzschmerz zur Schmerzlinderung in limitierter Dosis eingesetzt werden. Wenn bei **chronischem** Kreuzschmerz die Indikation zur Pharmakotherapie besteht, sollten tNSAR zur Schmerzlinderung eingesetzt werden. Evidenz liegt vor für bis zu 1,2 g Ibuprofen, 100 mg Diclofenac oder 750 mg Naproxen täglich. Bei unzureichender Wirkung kann die Dosis unter Beachtung und ggf. Prophylaxe der möglichen Nebenwirkungen auf bis 2,4 g Ibuprofen, 150 mg Diclofenac oder 1,25 g Naproxen täglich erhöht werden. | ↑ | |
| | Bei gleichzeitig existenten gastrointestinalen Risiken sollte die prophylaktische Gabe eines Protonenpumpenhemmers erfolgen. | ↑ | |
| | ... sollten nur in der niedigsten wirksamen Dosierung und so kurzzeitig wie möglich eingesetzt werden. | ↑ | |
| | ... sollen nicht parenteral verabreicht werden. | | ↑↑ |
| Cox-2-Hemmer | ... können unter Berücksichtigung der Warnhinweise bei akuten und chronischen nichtspezifischen Kreuzschmerzen eingesetzt werden, wenn tNSAR kontraindiziert sind oder nicht vertragen werden (*off-label use*). | ⟷ | |
| Flupirtin | ... soll zur Behandlung von akuten und chronischen unnichtspezifischen Kreuzschmerzen nicht angewendet werden. | | ↑↑ |
| Opioidanalgetika | Schwache Opioidanalgetika (z. B. Tramadol, Tilidin/Naloxon) können bei fehlendem Ansprechen auf Analgetika (wie Paracetamol, tNSAR) bei akuten und chronischen Kreuzschmerzen eingesetzt werden. | ⟷ | |
| | Eine Reevaluation der Opioidtherapie soll bei akuten unspezifischen Kreuzschmerzen nach spätestens 4 Wochen, bei chronischen Kreuzschmerzen nach spätestens 3 Monaten erfolgen. Tritt die gewünschte Schmerzlinderung/Funktionsverbesserung nicht ein, ist die Fortsetzung der Opioidtherapie kontraindiziert. | ↑↑ | |
| | Wenn Opioide zum Einsatz kommen, sind wegen des Suchtrisikos Opioide mit langsamem Wirkungseintritt den schnell wirksamen Opioiden vorzuziehen. Sie sollten nach festem Zeitschema gegeben werden (»rund um die Uhr«). Versuchsweise durchgeführte Dosiserhöhungen, die nicht zu einer anhaltend verbesserten Wirkung führen, sollen grundsätzlich wieder rückgängig gemacht werden. | Statement | |
| | Starke Opioide sind möglichst nur im Rahmen eines multimodalen Therapiekonzepts und in Zusammenarbeit mit schmerztherapeutischen Fachleuten einzusetzen (Vorschlag 1). | Statement | |
| | Starke Opioide sollten nur im Rahmen eines multimodalen Therapiekonzepts und in Zusammenarbeit mit schmerztherapeutischen Fachleuten eingesetzt werden (Vorschlag 2). | ↑ | |
| | Transdermale Opioide sollen bei akuten und subakuten Kreuzschmerzen nicht eingesetzt werden. | | ↑↑ |

**Tab. 6.5** (Fortsetzung)

| Substanz | Empfehlungen/Statements | Empfehlungsgrad | |
|---|---|---|---|
| | | Positiv | Negativ |
| Muskelrelaxanzien | … können bei akuten und chronischen unspezifischen Kreuzschmerzen angewendet werden, wenn nichtmedikamentöse Maßnahmen oder die alleinige Gabe von nicht-opioiden Analgetika keine Besserung bewirken. | ←→ | |
| | … sind jedoch aufgrund ihrer Nebenwirkungen wie Benommenheit oder Abhängigkeit (v. a. Tetrazepam), aufgrund der allergischen Nebenwirkungen, der reversiblen Beeinträchtigung der Leberfunktion und gastrointestinalen Komplikationen mit Bedacht einzusetzen. Sie sollten bei akuten, subakuten und chronischen Kreuzschmerzen nicht länger als 2 Wochen fortlaufend eingenommen werden. | Statement | |
| | Obwohl Benzodiazepine in klinischen Studien schmerzlindernde Effekte bei Kreuzschmerzen zeigten, ist die Anwendung zu vermeiden, da das Abhängigkeitspotenzial dieser Medikamentengruppe sehr hoch ist und die chronische Einnahme eine aktive multimodale Therapie erheblicht erschwert. | Statement | |
| Antidepressiva und andere Psychopharmaka | Noradrenerge oder noradrenerg-serotonerge Antidepressiva können als Nebenmedikation im Rahmen eines therapeutischen Gesamtkonzepts zur Schmerzlinderung für Personen mit chronischen Kreuzschmerzen in Betracht gezogen werden. Dabei sind Kontraindikationen und mögliche Nebenwirkungen zu beachten. | ←→ | |
| | Antidepressiva vom SSNRI-Typ sollten bei Kreuzschmerzpatienten nicht regelhaft und nur bei indikationsrelevanter Komorbidität (schwere Depression, Angststörung) eingesetzt werden. | | ↑ |
| Antiepileptische Medikamente | Gabapentin, Pregabatin und Carbamazepin sollten bei unspezifischen Kreuzschmerzen nicht eingesetzt werden. | | ↑ |
| Phytotherapeutika | … sollten zur Schmerztherapie bei akuten und chronischen unspezifischen Kreuzschmerzen nicht angewendet werden (. | | ↑ |
| Perkutan applizierbare Medikamente | …. sollten zur Behandlung von akuten, subakuten und chronischen unspezifischen Kreuzschmerzen nicht angewendet werden. | | ↑ |
| Weitere i.v. oder i. m. verabreichte Medikamente | i.v. oder i.m. applizierbare Schmerzmittel, Kortikosteroide und Mischinfusionen sollen weder bei akuten noch bei chronischen Kreuzschmerzen angewendet werden. | | ↑↑ |
| | … sollen bei Patienten mit unspezifischen Kreuzschmerzen nicht eingesetzt werden. | | ↑↑ |

*tNSAR* traditionelle nichtsteroidale Antirheumatika, SSNRI selektive Serotonin-Noradrenalin-Wiederaufnahmehemmer.

tivitätseinschränkungen« subsumieren sich individuell unterschiedlich z. B. schmerzbedingte Arbeitsunfähigkeit, aber auch die Unfähigkeit, die ansonsten gewohnten Aufgaben oder Aktivitäten des täglichen Lebens zu bestreiten.

Im ▸ Anhang A1, A2, A3, A4 finden sich die in den unterschiedlichen Leitlinien vorgeschlagenen Behandlungsabläufe mit den entsprechenden zeitlichen Dimensionen.

Der Patient muss auf die Zeit der Wiedereingliederung in den individuellen Alltag vorbereitet werden, der Kontakt zu Selbsthilfegruppen ist ggf. zu vermitteln, und im Einzelfall können Nachsorgemaßnahmen und Maßnahmen zur Unterstützung der beruflichen Wiedereingliederung initiiert werden. Eine Literaturübersicht hierzu gibt Bethge (2010).

### 6.2.4 Prävention des Kreuzschmerzes

Der Prävention von Rückenschmerzen ist mehr Bedeutung beizumessen. Zuletzt wurden die jährlichen direkten und indirekten von Rückenschmerzen verursachten **Kosten** in Deutschland auf 50 Mrd. € (2,2% des Bruttosozialprodukts) extrapoliert (Wenig et al. 2009). Ein Großteil der Kosten wird durch einen prozentual eher kleinen Anteil chronischer Schmerzpatienten verursacht (Robert Koch-Institut 2006), Ziel muss es daher sein, Chronifizierung zu vermeiden und hier präventiv einzugreifen.

Durch verschiedene präventive Maßnahmen können ein Wiederauftreten von Beschwerden und damit auch weitere gesundheitliche Schäden verhindert oder zumindest weniger wahrscheinlich gemacht oder verzögert werden.

Eine intensive und individuelle Hinführung der Betroffenen zu Aktivität, Muskelertüchtigung und Übungsprogrammen, eine vermehrte Aufklärung und Information unter Berücksichtigung biopsychosozialer Faktoren und weg von biomechanischen Modellen der Schmerzentstehung und alleinigen Rückenschulprogrammen können dazu beitragen (Burton 2005).

**Die wichtigsten Ansätze zur Prävention des Kreuzschmerzes (Bundesärztekammer BÄK, Kassenärztliche Bundesvereinigung KBV, Arbeitsgemeinschaft der Wissenschaftlichen Medizinischen Fachgesellschaften AWMF 2010b)**

- **Körperliche Bewegung:**
  ... soll zur Vermeidung oder Verkürzung von Rückenschmerzepisoden und zur Vermeidung von Arbeitsunfähigkeit empfohlen werden. Die Auswahl des Verfahrens soll sich nach den individuellen Präferenzen der Betroffenen richten (Rütten et al. 2005, Linton u. Van Tulder 2001, Lahad et al. 1994, Bigos et al. 2009, Vuori 2001, Lühmann et al. 2006).
  Empfehlungsgrad ↑↑
- **Edukation** (Information, Schulung):
  Information und Schulung basierend auf einem biopsychozsozialen Krankheitsmodell über die Entstehung und den Verlauf von Kreuzschmerzen sollten in die Prävention einbezogen werden (Buchbinder u. Jolley 2005, Waddell et al. 2007). Allerdings ist Information als alleinige Maßnahme in keiner Studie als präventiv wirksam hinsichtlich des Ziels, Schmerzepisoden und/oder Arbeitsunfähigkeitstage zu vermeiden (Bigos et al. 2009, Van Poppel et al. 1997, 2004)
  Empfehlungsgrad ↑
- **Ergonomie:**
  Maßnahmen am Arbeitsplatz (ergonomische Gestaltung, Verhaltensprävention, Förderung der Arbeitsplatzzufriedenheit) sollten zur Prävention von Kreuzschmerzen eingesetzt werden (Westgaard u. Winkel 1997, Linton u. Van Tulder 2001, Pillastrini et al. 2007). Die Datenlage hierzu ist unterschiedlich, die Arbeiten z. T. auch methodisch nicht hochwertig. Wichtig erscheint es, die Zufriedenheit mit dem Arbeitsplatz wiederherzustellen bzw. zu verbessern (*Danish Institute for Health Technology Assessment* 1999)
  Empfehlungsgrad ↑

Eine Kurzzusammenfassung zur Diagnostik und Therapie von unspezifischen akuten und chronischen Rückenschmerzen findet sich in ▶ Kap. 1–1.3.2.

## 6.3 Therapeutisches Vorgehen bei spezifischen Rückenschmerzen

### 6.3.1 Operationsindikationen

Im Jahr 2004 wurden in Deutschland mehr als 360.000 Patienten aufgrund von Wirbelsäulenproblemen stationär behandelt (Käfer et al. 2007). 140.000 von ihnen litten unter Bandscheibenproblemen und fast 70.000 wurden deshalb operiert. 230.000 Operationen an der Wirbelsäule wurden durchgeführt, davon 100.000 Bandscheibeneingriffe und 30.000 spinale Dekompressionen.

Welcher Patient einer operativen Behandlung bei spezifischen Rückenschmerzen zugeführt wird und nach welcher Zeit der konservativen Therapie, ist stark von den Erfahrungen des jeweiligen Behandlers und den individuellen Gegebenheiten des Patienten abhängig (Weinstein et al. 2006).

Eine klare Notfallsituation und **absolute Operationsindikationen** liegt vor bei *red flags*:

**Absolute Operationsindikationen**

- Spinale Kompression mit drohenden oder bereits eingetretenen Lähmungen
- Verlegung des Spinalkanals durch Tumor/Metastase
- Bandscheibenvorfall mit z. B. Conus-/Caudasyndrom
- Instabile Situation bei Wirbelkörperfrakturen
- Dekompensierte Spinalkanalstenose mit progredienten Paresen
- Abszedierende Spondylodiszitis mit drohender Meningits oder Sepsis

**Relative Operationsindikationen**

- **Bei nachgewiesenem Bandscheibenvorfall:**
  - Bescherdepersistenz trotz eines adäquaten nichtoperativen Behandlungsversuchs, Dauer 8–12 Wochen
  - Rezidivierende Ischialgien nach einem zuvor erfolgreichen konservativen Behandlungsversuch
  - Signifikante motorische Defizite mit positivem Nervendehnungszeichen
  - Bandscheibenvorfall in einen bereits stenosierten Spinalkanal
  - Starke Schmerzen bei Massenvorfall
- **Bei Spondylolisthese:**
  - Persistierende Nervenwurzelschmerzen trotz eines adäquaten nichtoperativen Behandlungsversuchs

▼

  - Progressives neurologisches Defizit
  - Chronische Rückenschmerzen über mehr als 6 Monate trotz eines adäquaten nichtoperativen Behandlungsversuchs
  - Verlust an Lebensqualität aufgrund neurogener Claudicatio
- **Bei Spinalkanalstenose:**
  - Nichttolerierbare Schmerzen trotz adäquater Medikation
  - Persistierende Beinschmerzen über mehr als 3 Monate trotz eines adäquaten nichtoperativen Behandlungsversuchs
  - Verlust an Lebensqualität aufgrund neurogener Claudicatio

Bei der Entscheidung für eine Operation bei relativer Indikation sollte das Risiko eines **Postnukleotomie-Syndroms** (*failed back surgery syndrome*) abgewogen werden. Bei dessen Entwicklung spielen offensichtlich die psychischen Risikofaktoren, die vielleicht bereits das Auftreten von Rückenschmerz und dessen Chronifizierung begünstigten, eine Rolle (Klinger et al. 2008). Hier besteht die Gefahr, dass sich z. B. bei einem Bandscheibenvorfall die Beschwerden durch die Operation nicht verbessern, sondern es vielleicht iatrogen durch die Operation zu einer weiteren Verschlimmerung der vorbestehenden psychischen Problematik kommen könnte.

> **Risikofaktoren für postoperative Schmerzchronifizierung sind nach Klinger et al. (2008): negative kognitive, emotionale und verhaltensbezogene Faktoren, eine vorbestehende Schmerzchronifizierung, psychische Störungen, die ein Patient vorbestehend aufweist.**

Wenn es die Alternative der weiteren konservativen Therapie gibt, wird vor einem elektiven Eingriff an der Wirbelsäule von vielen Autoren eine **psychologisch-schmerztherapeutische Untersuchung** empfohlen. Zu schlechten Ergebnissen können vor allen Dingen folgende Faktoren führen (Aalto et al. 2006, Arpino et al. 2004, Den Boer et al. 2006, Fairbank et al. 2005, Hasenbring et al. 1999, Klinger et al. 2008, Linton u. Andersson 2000, Trief et al. 2006):
- vorbestehende Depression,
- Angst,
- unangemessene Einstellungen (*fear-avoidance beliefs*, d. h. die Annahme, dass Aktivität und Bewegung schade und eher passive statt aktive Massnahmen helfen würden),
- Katastrophisieren,
- unangemessene Schmerzverhaltensweisen (*fear-avoidance behavior*, d. h., aus Angst vor Schmerzen werden Aktivitäten/Bewegungen eingestellt),
- Probleme am Arbeitsplatz,
- sozialer Rückzug.

Entscheiden sich Arzt und Patient für ein konservatives Vorgehen, so bedeutet dies bei Patienten, bei denen *yellow flags* im Sinne psychischer Risikofaktoren identifiziert wurden, ein multimodales Konzept, in dem die Motivation zu physio- und sporttherapeutischen Aktivitäten in Kombination mit kognitiv-verhaltenstherapeutischen Maßnahmen eine besondere Rolle spielt. Selbstkontrollstrategien zur Schmerzbewältigung und insbesondere der Abbau von Angst und Vermeidungsstrategien (*fear-avoidance beliefs* und *fear-avoidance behavior*) soll erreicht werden (Flor et al. 1992, Guzman et al. 2001, Klinger et al. 2008, Schiltenwolf et al. 2006, Staal et al. 2004).

### 6.3.2 Therapeutisches Vorgehen bei Facettendegeneration, degenerativer Diskopathie ohne Vorfall und ohne Radikulopathie

Nach Sicherung der Diagnose kann aufgrund der klinischen Untersuchung das Stadium des Verschleißprozesses definiert werden.

Konservative Therapie: In der manuellen Therapie werden im Kirkaldy-Willis-Modell (Hämmerle 2008, Dvorak 1997) für die **Alterungsprozesse der Wirbelsäule** folgende Phasen unterschieden:
- Phase der Dysfunktion,
- Phase der Instabilität,
- Phase der Stabilisation.

Für die Wirbelsäule ist dieser Algorithmus in ◻ Abb. 6.3 und ◻ Abb. 6.4 dargestellt.

#### Phase der Dysfunktion

Der Hauptanteil der Patienten befindet sich bei Beginn der Rückenschmerzen in der Phase der Dysfunktion, und es liegen noch keine oder nur diskrete strukturelle Veränderungen vor. Kompressions- und Rotationskräfte wirken auf die Gelenke und Bandscheiben, und mit der Reizung und Verletzung der Gelenkkapsel kommt es zu einer Ausweitung der Kapsel (vergleichbar mit der Baker-Zyste am Knie), die sich in den Spinalkanal vorwölben und hier eine Nervenwurzelkompression auslösen kann. Risse im Anulus fibrosus und die umgebenden dysfunktionellen Veränderungen führen zu Rückenschmerzen.

> **Diese Schmerzen sind häufig akut aufgetreten, einseitig und mechanisch auslösbar.**

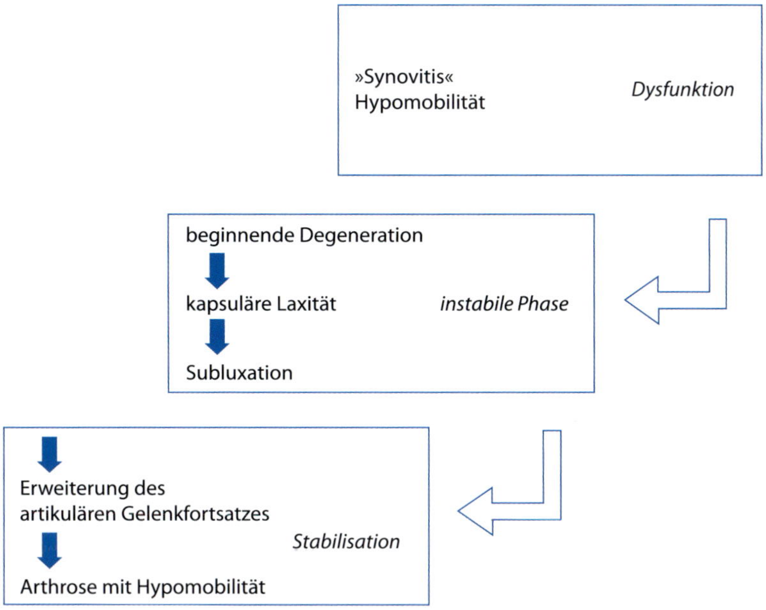


**Abb. 6.3** Degenerationsprozess des Intervertebralgelenks. (Nach Hämmerle 2008)

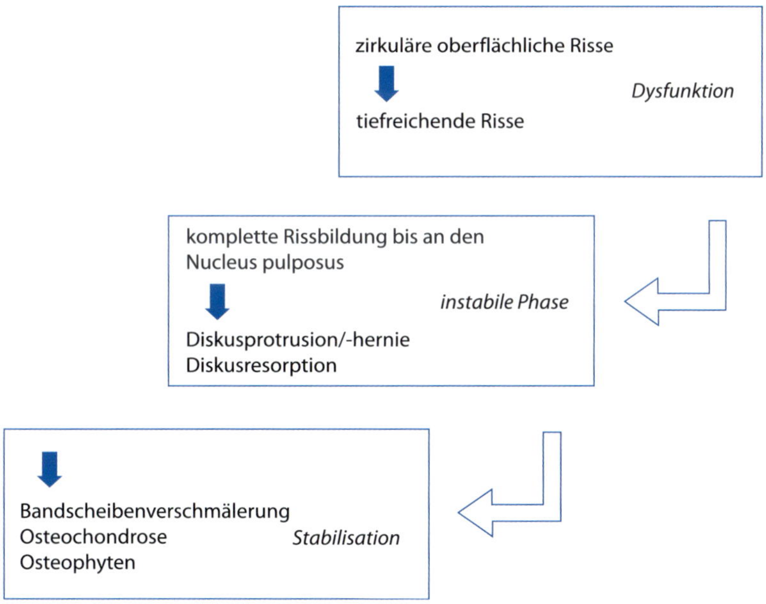


**Abb. 6.4** Degenerationsprozess des Discus intervertebralis. (Nach Hämmerle 2008)

Manualtherapeutisch können die beschriebenen Funktionsstörungen durch die unterschiedlichen Verfahren (Mobilisation ohne Impuls, mit Impuls oder neuromuskuläre Therapie) beeinflusst werden. Hierbei werden Muskeln isometrisch angespannt, und es kommt zu einer Relaxation der kurzen segmentalen Muskulatur mit anschließender Dehnung in oder gegen die Richtung der Bewegungseinschränkung. Ergänzend dazu sollten Trainingstherapie und physikalische Therapie erfolgen (Hämmerle 2008).

## Phase der Instabilität

In dieser Phase zeigen sich erste erkennbare Veränderungen, Vergrößerungen der Gelenke, Risse im Anulus der Bandscheibe, die bis zum Nucl. pulposus reichen können, und eine Höhenminderung der Bandscheibe. Jetzt ist die Wirbelsäule hypermobil, und ein **instabiles Gelenk** ist entstanden.

Es treten massive Lumbalgien auf, eine Stehunfähigkeit wird berichtet, beim Aufrichten aus der Inklination werden die Hände auf den Oberschenkeln abgestützt.

Radiologisch finden sich nun Korrelate, Rotationsfehlstellungen und oder ein Drehgleiten. In Funktionsaufnahmen der LWS in Inklination und Reklination kann eine Überbeweglichkeit des Bewegungssegments objektiviert werden, und nicht selten findet sich eine Retrospondylolisthesis.

Die Behandlung ist medikamentös analgetisch, eine gezielte interventionelle Schmerztherapie ist neben einer suffizienten medikamentösen Therapie angezeigt (▶ 6.2.2, ▶ Kap. 4 – Medikamentöse Optionen zur Schmerztherapie, ▶ Kap. 5 und ◘ Abb. 6.2, Stufenschema der Analgetikamedikation nach WHO).



**Sind die Schmerzen noch nicht sehr stark ausgeprägt, ist immer nach Ausschluss von *red flags* zunächst ein konservativer Therapieansatz angezeigt.**

Intraarikuläre **Steroidinfiltrationen** haben ihren Stellenwert wie auch transforaminäre und epidurale Infiltrationen (Theodoridis u. Krämer 2006, Theodoridis 2007, Linhardt et al. 2007).

Die gezielten Infiltrationen haben nicht nur schmerztherapeutischen, sondern auch diagnostischen Charakter. Bei diagnostischer Unsicherheit sollte zunächst der R. medialis, der afferente, schmerzsensible Ast des R. dorsalis des Spinalnerven, umspült werden. Kommen die Beschwerden zur Ruhe, so handelt es sich um einen Facettenschmerz.

Verfahren mit länger anhaltender Wirkung (Kryotherapie oder Thermoablation) haben ihren Stellenwert. Bei der **Kryotherapie** wird durch eine mit Kohlendioxid gekühlte Sonde eine Nekrotisierung des Gewebes hervorgerufen. Diese »Denervation« erfolgt an der Gelenkkapsel am oberen und unteren Gelenkpol. Alternativ wird bei der **Thermoablation** Gewebe entsprechend verödet. Eine genaue Platzierung der Sonde ist hierfür notwendig (Rauschmann et al. 2004, Linhardt et al. 2007).

In einer Phase mit ausgeprägter Schmerzhaftigkeit sind oft manuelle oder muskelaufbauende Therapiemaßnahmen weniger effizient, da die Schmerzen zu stark sind. Gezielte, in den meisten Fällen bildwandlergestützte Infiltrationen können also dazu beitragen, dass die physiotherapeutischen Ansätze fruchten (▶ Kap. 5).

Diese Phase der Instabilität kann mit zunehmend mehr Schmerzen einhergehen, aber auch in einer Phase mit latenter Dysfunktion, aber rückäufiger Instabilität enden, in der die Beschwerden dann wieder erträglicher werden.

Zeichnet sich im MRT eine aktive Osteochondrose ab, so kann im Einzelfall der Anteil des diskogenen Schmerzes an der gesamten Schmerzproblematik durch eine **Diskographie** eruiert werden (▶ Kap. 5 – Facettendenervation).

Treten im weiteren Verlauf der Degeneration zunehmende Instabilitäten, ein asymmetrischer Bandscheibenaufbrauch und hieraus resultierende einseitige Überlastungen einzelner Wirbelsäulenabschnitte auf, so kommt es zur Entwicklung einer degenerativen Lumbalskoliose (▶ 6.3.4 und ▶ 6.3.5).

## 6.3.3 Therapeutisches Vorgehen bei Bandscheibenvorfall mit Radikulopathie

Im Laufe des Alterungsprozesses der Bandscheibe kommt es zu einem Abbau der Proteoglykane im Nucl. pulposus und damit zu einem Wasserverlust. Elastizität und Höhe der Bandscheibe wie auch ihre schockdämpfende Wirkung gehen verloren. Risse im Anulus fibrosus entstehen und Nucleus-pulposus-Anteile können durch den Faserring in den Spinalkanal vorfallen. Die im Segment austretende Wurzel wird komprimiert.

Begrifflich werden unterschieden:

**Definition**

**Protrusion:** Flache Vorwölbung des Anulus ohne Ruptur

**Hernie:** Anulus rupturiert, Austritt von Nukleusanteilen, die noch auf Bandscheibenniveau bleiben

**Sequester:** Bandscheibenanteile sind nach kaudal oder kranial verlagert und haben keinen Kontakt mehr zur Bandscheibe

Für die Prognose und auch die evtl. durchzuführende infiltrative oder auch operative Therapie ist die **Lokalisation** des Bandscheibenvorfalls (zentral, mediolateral, intraforaminär, extraforaminär/lateral, nach kaudal oder kranial sequestriert) zu beachten. Diese kann nur anhand der Bildgebung, in der Regel kernspintomographisch (im Ausnahmefall CT), verifiziert werden.

Anamnestisch berichten die Patienten in der Regel zunächst Rückenschmerzen, wenn das Bandscheibenmaterial noch das hintere Längsband elongiert und hier Schmerzen provoziert. Nach Durchtritt durch die schmerzempfindlichen dorsalen Anteile der Bandscheibe und Sequestrierung resultiert die typische **Ischialgie** ($L_5$, $S_1$), seltener auch eine **Femoralgie** ($L_3$, $L_4$). Die Nervendehnungszeichen (Lasègue-, Bragard-, Femoralisdehnungszeichen) können dann die vermehrte Vorspannung der Nervenwurzel nachweisen (▶ Kap. 3). 40–45% der radikulären Kompressionssyndrome durch Bandscheibenvorfall finden sich jeweils bei $L_5$ und $S_1$, in nur 5% wird die $L_4$-Wurzel bedrängt. Jetzt kommt es zum typischen **Nies- oder Hustenschmerz**, der über den epiduralen Venenplexus vermittelt wird. Ein Reflexausfall ist häufig frühzeitig zu verzeichnen, dann stellen sich eine dermatombezogene Sensibilitätsminderung und schließlich eventuell auch

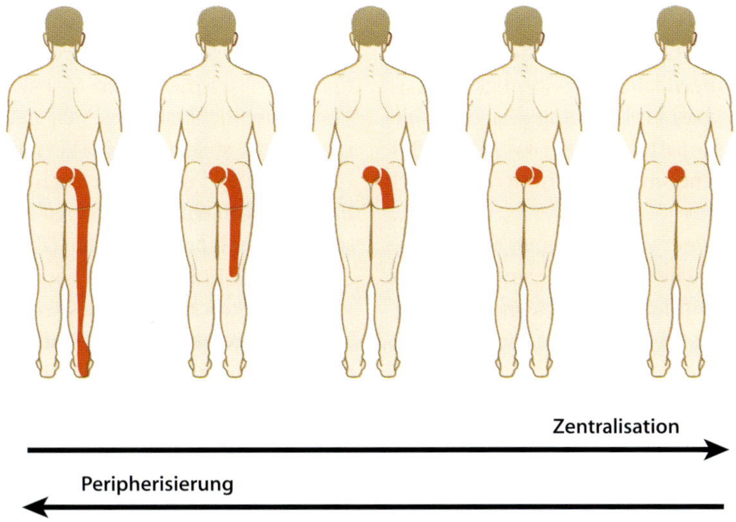


Abb. 6.5 Zentralisation der Schmerzausstrahlung beim Bandscheibenvorfall mit Radikulopathie nach McKenzie

Lähmungen der Kennmuskeln ein. Im Einzelfall können aber auch die Sensibilität oder der Muskeleigenreflex trotz Parese erhalten bleiben.

> **Ein drohender Wurzeltod durch maximale Kompression der Nervenwurzel mit rasch progredienter Parese, Anästhesie im Dermatom, aber nachlassender Schmerzsymptmatik spiegelt eine Notfallsituation wieder, eine operative Intervention ist schnellstens angezeigt.**

Ein Massenvorfall der Bandscheibe kann eine multiradikuläre Symptomatik auslösen, das Caudasyndrom. Hierbei finden sich unterschiedlich ausgeprägte Blasen- und evtl. Mastdarmstörungen sowie Sensiblitätsstörungen perigenital und an der Innenseite der Oberschenkel ($S_3$–$S_5$).

> **Ein Caudasyndrom erfordert immer eine schnellstmögliche operative Dekompression der Nervenfasern durch eine Operation.**

Physiotherapeutisch kann – außer in den oben beschriebenen Notfallsituationen – versucht werden, durch ventral öffnende Verfahren Einfluss auf die biomechanisch-anatomische Situation zu nehmen und Zentralisationsphänomene auszulösen, wie es v. a. McKenzie beschrieben hat (Schmid 2005; Abb. 6.5). Voraussetzung ist der Nachweis eines diskogenen Schmerzes durch wiederholte endgradige Bewegungstests. Wiederholte Bewegungen zentralisieren, reduzieren und eliminieren die Symptome, andere wiederholte Testbewegungen provozieren, verstärken oder peripheralisieren die Symptome. Mit dem Nachlassen der Schmerzen stellt sich in der Regel eine Verbesserung der Beweglichkeit ein. Hierbei spielen Eigenübungen des Patienten eine große Rolle. Ziel ist es, den Patienten innerhalb von 6 Wochen in eine deutlich schmerzärmere und belastbare Situation zu überführen.

Natürlich müssen Patienten mit radikulärem Schmerzsyndrom auch medikamentös analgetisch behandelt werden. Hier gilt das WHO-Stufenschema (Abb. 6.2), und auch die vorgestellten medikamentösen Therapieansätze sollten ausgeschöpft werden (▶ 6.2.2). Auch die orale Gabe eines **Kortikosteroids** (z. B. 8 mg Fortecortin/Tag über wenige Tage) kann durch die abschwellende Wirkung zur Remission einer akuten Nervenwurzelkompression beitragen. Voraussetzung hierfür ist der anamnestische und laborchemische Ausschluss nebenbefundlich evtl. vorliegender Infektionen.

Unterstützend sollte die Möglichkeit der Schmerzlinderung durch additive Maßnahmen (Wärme, Massage) ausgeschöpft werden.

Des Weiteren kommen zur gezielten Schmerzausschaltung perineurale transforaminäre Injektionen sowie epidurale Überflutungen infrage. Durch die Applikation eines Kortikosteroids kann der inflammatorische Prozess gelindert werden (▶ Kap. 5). Eine solche Injektion ist 3- bis 4-mal pro Jahr wiederholbar.

> **Auch eine leichte Parese ist keine Kontraindikation gegen das weitere konservative Vorgehen mit den o. g. Maßnahmen. Die Parese sollte allerdings nicht progredient sein, die Schmerzsituation kontrollierbar und eine Cauda-Symptomatik ausgeschlossen.**

90% der Ischialgien können mit diesen Therapiemaßnahmen beherrscht werden (Porchet 2008).

Auch findet sich in einigen Studien (Atlas 2005, Weinstein u. Tosteson 2006, Weinstein et al. 2006, 2008) keine eindeutige Überlegenheit der Ergebnisse der Operation im

Vergleich mit der konservativen Therapie, was jedoch möglicherweise auch mit Unterschieden in den Patientenkollektiven zusammenhängen kann (McCormick 2007).

Die Deutsche Gesellschaft für Neurologie hat eine Leitlinie zur lumbalen Radikulopathie erstellt (AWMF 2008a). Der hier empfohlene Behandlungsalgorithmus findet sich in ▶ Anhang A11.

Muss dennoch eine Operation erwogen werden, so sollten zur Sicherung des Therapieerfolgs unbedingt die radiologischen Befunde mit der Anamnese und dem klinischen Untersuchungsbefund korrelieren.

6

**Voraussetzungen für eine Operationsindikation bei Bandscheibenvorfall mit Radikulopathie (Porchet et al. 1999)**

- Monoradikuläres Syndrom
- Radikuläre sensible oder motorische Defizite
- Absolute Korrelation zwichen radiologischem und klinischem Befund
- Misserfolg der konservativen Therapiemethoden
- Dauer der Beschwerden > 6 Wochen
- Keine anhaltende Verbesserung der klinischen Befunde
- Abwesenheit von »sekundärem Krankeitsgewinn«

Waddell stellte auf der anderen Seite einen Katalog von Tests und Beobachtungen zusammen, die **gegen** ein operatives Vorgehen sprechen:

**Faktoren, die gegen eine Operation bei Bandscheibenvorfall mit Radikulopathie sprechen (Waddell et al. 1979)**

- Schmerzempfindung auf Druckberührung schon bei Hautkontakt, in einer ausgedehnten Zone (Hyperalgesie, Allodynie)
- Eine Untersuchung, die nicht schmerzhaft sein sollte (z. B. axiale Kompression auf den Schädel) kann Lumbalgien provozieren; Pseudorotation des Thorax gleichzeitig mit dem Becken
- Lasègue-Test in liegender und stehender Position durchführen: Gleichzeitig Patienten kopfrechnen lassen zur Ablenkung, Achtung bei Diskrepanz!
- Inkompatible neurologische Defizite hinsichtlich der Neuroanatomie
- Übertriebene Protest-/Schmerzreaktion (Stöhnen, Kontrakturen, Zittern, verzerrtes Gesicht)

Ein hoch prädiktiver Faktor für ein schlechtes Ergebnis nach Bandscheibenoperation ist die **Dauer der präoperativen Arbeitsunfähigkeit** (Junge et al. 1996), prädiktive Faktoren für ein gutes Ergebnis sind positive Nervendehnungszeichen und sequestrierte Bandscheibenvorfälle. Ein schlechtes Operationsergebnis wird darüber hinaus mit einer Symptomdauer von mehr als 6 Monaten wahrscheinlicher. Die Wahrscheinlichkeit, dass sich neurologische Defizite zurückbilden, sinkt mit der »Verschleppung« der Operation (Mayer 2005). Peul konnte nachweisen, dass früh operierte Patienten von einer schnelleren Schmerzbesserung und rascherer Erholung profitierten (Peul et al. 2007).

Steht die Indikation für ein operatives Vorgehen, so hat sich die **mikrochirurgische Diskektomie** als Goldstandard bewährt. Hierbei hilft das Operationsmikroskop, atraumatischer vorzugehen und das Risiko der Narbenbildung an der Nervenwurzel zu minimieren. Die Nervenwurzel sollte so wenig wie möglich manipuliert werden. Nur der Bandscheibenvorfall wird entfernt, evtl. wird je nach Befund noch eine knöcherne Dekompression der Wurzel bei gleichzeitiger Rezessusstenose durchgeführt. Die früher übliche Ausräumung des Bandscheibenfachs ist verlassen worden, eine Korrelation des Ergebnisses der Operation mit dem Volumen der entfernten Bandscheibe konnte nicht verifiziert werden. Im Gegenteil: das Risiko einer Osteochondrose und sekundären Instabilität steigt durch die hierdurch resultierende Höhenminderung der Bandscheibe.

Die Morbidität der klassischen Diskektomie wird mit 1,5% angegeben, das Infektionsrisiko beträgt 0,3% ebenso wie die Wahrscheinlichkeit, eine irreversible Parese durch den Eingriff zu behalten. Die Häufigkeit von Hämatomen und Liquorlecks wird mit 0,25% beziffert (Porchet 2008).

Die Patienten müssen über das Risiko eines Rezidivs aufgeklärt werden, das in ca. 5% der Fälle gesehen wird.

Laterale, extraforaminäre Vorfälle werden durch einen lateralen Zugang transmuskulär aufgesucht und entfernt.

Alternative perkutane Verfahren wie die Chemonukleolyse schneiden hinsichtlich ihrer Resultate im Vergleich mit der offenen Nukleotomie schlechter ab (Van Alphen et al. 1989) und konnten sich nicht durchsetzen.

**Endoskopisch assistierte Operationstechniken** zeigen in der Hand von mit der Methode erfahrenen Operateuren zwar den mikrochirurgischen Techniken vergleichbare Ergebnisse, allerdings liegen nur wenig Langzeitresultate vor. Die Methode ist anspruchsvoll und sollte momentan noch großen Zentren mit hohen Operationszahlen und spezialisierten Operateuren vorbehalten bleiben.

### 6.3.4 Therapie bei Spondylolisthese und degenerativem Drehgleiten

Ein **Wirbelgleiten** kann aufgrund einer anlagebedingten Bogenschlussstörung (Spondylolyse), eines Ermüdungsbruchs der Interartikularportion oder – häufiger – aufgrund meist multisegmentaler degenerativer Instabilitäten auftreten. Frauen sind von letzterer Instabilität 5-mal häufiger betroffen als Männer. Hierdurch kommt es meist auch zur Ausbildung einer Spinalkanalstenose. Häufig sind die unteren beiden Bandscheibenfächer betroffen, insbesondere $L_{4/5}$, vermutlich durch die hier mehr sagittal ausgerichteten Facettengelenke. Nicht selten fusioniert das Bewegungssegment spontan, ein Drittel der Patienten erfährt jedoch eine Verschlimmerung durch die zunehmende Instabilisierung und Kompression sowie Traktion der Nervenwurzeln. Es kommt nicht nur zu einem Ventralgleiten des oberen Wirbels, dieser rutscht auch seitlich, und wir sehen im a.-p.-Strahlengang das Vollbild der sog. degenerativen oder De-novo-Skoliose. Mit an diesem Prozess beteiligt sind asymmetrische Bandscheibendegenerationen oder Facettengelenksarthrosen, eine häufig mehrsegmentale Insuffizienz mit Gefügelockerung der Wirbelsäule imponiert. Auch osteoporotische Kompressionsfraktuen können ein degeneratives Drehgleiten verstärken oder initiieren.

Radiologisch können an der Wirbelsäule einige falsch positive Befunde gesehen werden, die auch bei asymptomatischen Menschen vorhanden sind (Boos et al. 1995, Videmann et al. 1990). Hier ist die Spondylolisthesis jedoch eine Ausnahme, da sie mit einer eindeutig erhöhten Inzidenz von Rückenschmerzepisoden einhergeht (Dabbs u. Dabbs 1990).

Führend ist klinisch zumeist der tief sitzende Kreuzschmerz mit bewegungsabhängigen, lokalen Beschwerden, die auch bei fortschreitender Instabilität in ein radikuläres Syndrom der entsprechend elongierten oder zumeist im Neuroforamen oder Rezessus komprimierten Nervenwurzel übergehen können.

Die in ▶ 6.3.2 genannten Prozesse der Entstehung einer Dysfunktion und die sich hieraus entwickelnde degenerative Instabilität können im Laufe der Zeit in einer **sekundären Stabilisation** im Sinne einer knöchernen Ankylose enden. Leider geht hiermit häufig die Ausbildung einer Spinalkanalstenose einher. In dieser Phase lassen die Kreuzschmerzen nach, und es treten vermehrt Beinschmerzen auf, manchmal auch sensomotorische Defizite und die typische Claudicatio-spinalis-Symptomatik.

Wenn möglich, sollte eine konservative Therapie erfolgen. Eine Schmerzmedikation nach dem WHO-Schema (◘ Abb. 6.2), evtl. therapeutische Lokalanästhesie oder epidurale bzw. epidural-sakrale steroidapplizierende Verfahren sollten eingesetzt werden. Die physiotherapeutischen Behandlungsansätze zielen auf eine segmentale Stabilisierung, evtl. kann auch ein entlordosierendes Mieder Linderung verschaffen.

Ultima Ratio ist die operative Stabilisierung mittels transpedikulärer Verschraubung und in der Regel auch erforderlicher interkorporaler Abstützung (*transforaminal lumbar interbody fusion* TLIF, *posterior lumbar interbody fusion* PLIF). Bei jungen Patienten mit angeborener Instabilität sind die üblichen Stabilisierungsverfahren äußerst Erfolg versprechend (▶ 5.27). Bei älteren Patienten mit begleitender Osteoporose und einem häufig mehrsegmentalen Problem potenzieren sich die Komplikationsmöglichkeiten, und eine Entscheidung für eine Operation sollte erst nach sorgfältiger Abwägung aller Risikofaktoren und Behandlungsalternativen mit dem Patienten gemeinsam getroffen werden.

### 6.3.5 Therapie bei Spinalkanalstenose

Eine Spinalkanalstenose, bei der es nicht nur zur Einengung des Spinalkanals und damit zur Kompression der Caudafasern kommen kann, impliziert in der Regel auch eine Einengung der Neuroforamina und kann primären oder (häufiger!) sekundären Ursprungs sein. Eine massive Einengung des freien Durchmessers des Spinalkanals resultiert häufig aus der

- Degeneration der kleinen Wirbelgelenke und deren damit einhergehender Vergrößerung,
- Höhenminderung der meist degenerierten Bandscheibe und deren gleichzeitig häufig vorliegender Herniation,
- Hypertrophie des Lig. flavum und Einfältelung desselben durch den Höhenverlust des Bewegungssegments.

Der Häufigkeitsgipfel der Erkrankung liegt im fortgeschrittenen Lebensalter, mit 55% sind Männer häufiger betroffen (Aalto et al. 2006, Örtel u. Ryang 2006, Actor u. Paus 2008). Die Inzidenz wird mit 8–11% angegeben (Murphy et al. 2006). Am häufigsten ist die Höhe $L_{4/5}$, danach $L_{3/4}$ und $L_5/S_1$ betroffen. Kernspintomographisch finden sich sogar bei 20% der über 60-Jährigen Hinweise auf Spinalkanalstenosen (Boden et al. 1998).

Immer häufiger stellt sich die Frage nach einer chirurgischen Intervention, um Mobilität und Funktion zu erhalten. In den USA hat sich die Operationshäufigkeit in den Jahren zwischen 1979 und 1992 verachtfacht (Ciol et al. 1996).

Neben Rückenschmerz und häufigen Facettenbeschwerden ist das klinische Bild gekennzeichnet durch eine belastungsabhängige Claudicatio-spinalis-Symptomatik, d. h. ein Beschwerdebild ähnlich der peripheren arteriellen Verschlusskrankheit mit gehstreckenabhängigen Beinschmerzen, über gluteal in die Oberschenkelrückseiten ziehend, die bei Stehenbleiben und gleichzeitiger Inklination der Wirbelsäule durch Vornüberneigen oder auch durch Absitzen abklingen.

Vorausgegangen sind in der Regel Jahre mit chronischen Kreuzschmerzen. Sind die knöchernen und ligamentären Einengungen ausgeprägt, so tritt der **Beinschmerz** deutlich in den Vordergrund. Physiotherapeutische Maßnahmen, epidurale Glukokortikoidinstillationen und medikamentöse Therapieansätze sind nur ausnahmsweise längerfristig erfolgreich. Der Spontanverlauf der Erkrankung ist nicht ausreichend untersucht (Thomé et al. 2008). Bei manchen Patienten stagnieren die Beschwerden mittelfristig, bei Patienten mit ausgeprägten Symptomen und hochgradiger Stenose und möglicherweise gleichzeitiger Gefügelockerung im Sinne einer Spondylolisthese ist von einer Befundprogredienz auszugehen (Benoist 2002).

Neben dem häufig als Parameter für den Schweregrad der Erkrankung angegebenen sagittalen Durchmesser des Spinalkanals (absolute Stenose < 10 mm, relative Stenose 10–14 mm) kommt den häufig gleichzeitigen lateralen Rezessusstenosen und Einengungen der Neuroforamina klinisch eine sehr große Bedeutung zu. Durchgesetzt hat es sich im klinischen Alltag, von einer **absoluten Spinalkanalstenose** zu sprechen, ist die lichte Weite des Spinalkanals um 50% verlegt.

Hier sollte unter sorgfältiger Abwägung der operativen Risiken eine operative spinale Dekompression erfolgen. Der Nutzen der operativen Therapie konnte in vergleichenden Studien herausgearbeitet werden (Atavirahamu. Yen 2007, Malmivaara et al. 2007, Weinstein et al. 2008).

Konservative Therapieverfahren bedeuten eine Kombination medikamentöser, physiotherapteutischer und infiltrativer Maßnahmen. Hierbei kommt insbesondere der epiduralen Steriodinfiltration eine Bedeutung zu (▶ Kap. 5 – Injektionsverfahren an der Lendenwirbelsäule).

Eine Operationsindikation ist aber häufig gegeben, wenn klinische und radiologische Befunde übereinstimmen. Der Goldstandard ist die mikrochirurgische, d. h. operationsmikroskopassistierte **interlaminäre Fensterung** unter Schonung der dorsalen Zuggurtung. Das Lig. flavum wird resiziert, Anteile der medialen Gelenkfacette werden weggenommen, um die Nervenwurzeln zu dekomprimieren. Eine bilaterale Fensterung ist möglich, wird aber zunehmend abgelöst von der unilateralen Fensterung mit unterschneidender Dekompression zur Gegenseite (▶ 5.26–5.29) (Kleeman et al. 2000, Örtel u. Ryang 2006, Thomé et al. 2005).

Verschiedene Autoren favorisieren eine gleichzeitige Fusion des Bewegungssegments unter der Annahme, dass die Entwicklung der Stenose sekundär aufgrund einer Instabilität aufgetreten ist. Eine generelle Stabilisierung wird in den gängigen Richtlinien jedoch nicht empfohlen (Resnick et al. 2005a,b).

Liegen im Einzelfall jedoch Hinweise auf eine vorbestehende Instabilität (Spondylolisthese, degenerative Skoliose) vor, so sollte eine zusätzliche **Fusion des Bewegungssegments** erfolgen. Funktionsaufnahmen präoperativ können zur Entscheidungsfindung beitragen. Bei vorbestehender hochgradiger Instabilität sollte neben der Instrumentation mit Pedikelschrauben und posterolateraler Knochananlagerung eine zusätzliche interkorporelle Fusion (TLIF/PLIF) erfolgen. Ob dynamische Stabilisierungsverfahren tatsächlich einen Vorteil gegenüber den herkömmlichen rigiden Systemen bringen, ist noch offen (Schnake et al. 2005). Die Erwartungen hinsichtlich der gefürchteten Anschlussinstabilitäten scheinen sich nicht in jedem Fall zu erfüllen.

Als komplizierende Faktoren der Spinalkanalstenose und damit **Indikationen für ein stabilisierendes Verfahren** werden von Thomé et al. (2008) benannt:

- Instabilität mit einer Mobilität in den Funktionsaufnahmen von mehr als 3 mm,
- Spondylolisthese (> 5 mm),
- Skoliose (> 20°).

Zunehmend werden zur Behandlung der Spinalkanalstenose **interspinöse Spacer** implantiert, deren erste Ergebnisse vielversprechend waren (Zucherman et al. 2005). Der Effekt ist eine Erweiterung des Spinalkanals durch eine Kyphosierung des Bewegungssegments. Die guten Ergebnisse der ersten Publikationen konnten nicht uneingeschränkt reproduziert werden, eine Stabilisierung des Bewegungssegments kann hierdurch wohl nicht erzielt werden. Interspinöse Spacer sind vermutlich eher eine Zwischenlösung, um eine Stabilisierung vielleicht zeitlich hinauszögern zu können (Siddiqui et al. 2007, Kim et al. 2007). Die Implantation sollte nicht unkritisch erfolgen, etwa deshalb, weil die intraoperativen Komplikationen naturgemäß gering sind.

Einen Überblick über die Therapiemaßnahmen bei Spinalkanalstenose gibt ◘ Abb. 6.6.

Ein Sonderfall der Spinalkanalstenose ist die Claudicatio spinalis bei **Lipomatosis spinalis** (◘ Abb. 6.7).

Die Anfüllung des Spinalkanals durch Fettgewebe kann zu ähnlichen Beschwerden führen wie die knöchernen oder ligamentären Stenosierungen und bedarf im Einzelfall ebenfalls einer operativen Dekompression. Eine epidurale Steroidinstillation ist in diesem Fall nicht angezeigt.

### 6.3.6 Therapie bei bakteriellem Infekt (Spondylitis/Spondylodiszitis)

Infektionen der Wirbelsäule treten nicht selten bei immungeschwächten Patienten als unspezifischer bakterieller oder auch als spezifischer tuberkulöser Prozess auf. Auch iatrogen nach Manipulation an der Bandscheibe (Nukleotomie, Nukleoplastie, Nukleographie, bandscheibennahe Infiltrationen) können bakterielle Infektionen im schlecht durchbluteten Nukleus beginnen und dann sekundär auf die knöchernen Anteile des Wirbelkörpers, die Grund- und Deckplatten übergreifen. So können spontane Keil-

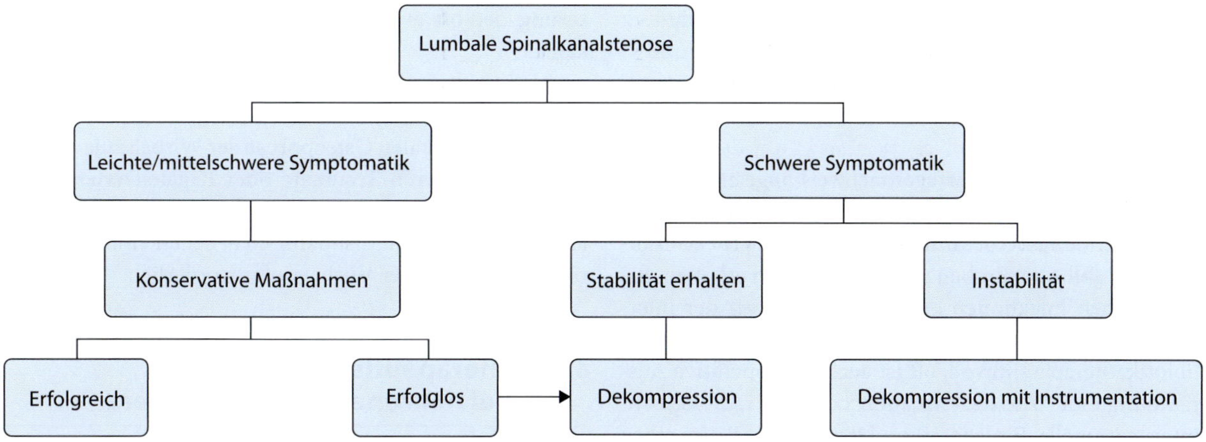


**Abb. 6.6** Entscheidungsdiagramm der Therapiemaßnahmen bei Spinalkanalstenose. (Nach Actor u. Paus 2008)

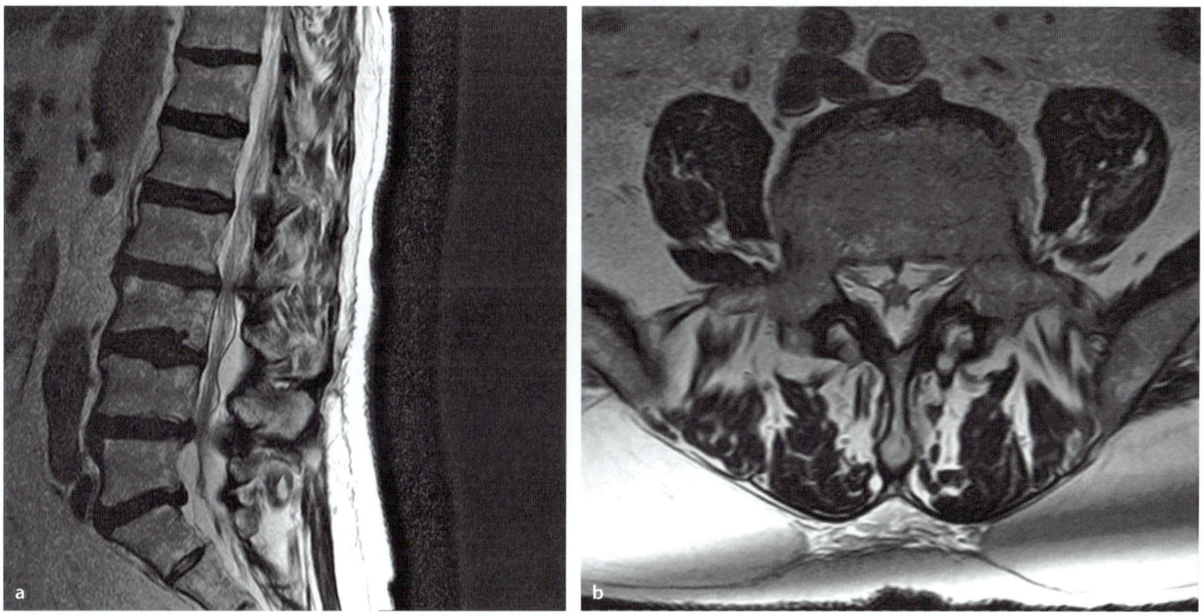

**Abb. 6.7 a, b** MRT bei Lipomatosis spinalis mit Claudicatio-spinalis-Symptomatik

wirbel entstehen und sich im Einzelfall auch Fusionen der angrenzenden Wirbel ausbilden.

Während **bakterielle** Infektionen häufig akut mit entsprechenden Allgemeinsymptomen einhergehen (Fieber, Schwächegefühl, Schmerzen, Funktionseinschränkung etc.), verlaufen **tuberkulöse** Infektionen häufig schleichend mit nur subfebrilen Temperaturen und entgehen so manchmal der Diagnostik.

Die Röntgenuntersuchung zeigt die knöchernen Destruktionen, so sie schon eingetreten sind. Beobachtet wird eine Konturunschärfe der Grund- und Deckplatten, später dann eine Höhenminderung des Bandscheibenfachs und evtl. auch des Wirbelkörpers, häufig begleitet von einer reaktiven Sklerosierung.

Auch hier ist die MRT das diagnostische Werkzeug der ersten Wahl. Bereits nach wenigen Tagen einer unspezifischen Infektion zeigen sich Weichteilreaktionen und evtl. Abszedierungen, die das therapeutische Prozedere beeinflussen.

Hier hat die Szintigraphie ihren Stellenwert. Sie wird als Screening-Untersuchung eingesetzt und kann nicht nur früh die Aktivität des Entzündungsherdes darstellen, sondern auch andere entzündliche Absiedelungen im Bewegungsapparat nachweisen bzw. ausschließen.

Laborchemisch zeigen sich erhöhte Entzündungsparameter, eine Tuberkulose kann mittels TINE-Test näher eingegrenzt werden.

**Die Behandlung einer Spondylitis bzw. Spondylodiszitis sollte in einem spezialisierten Zentrum mit interdisziplinärer Betreuungsmöglichkeit der Patienten erfolgen.**

In der Regel wird ein Erregernachweis angestrebt durch transpedikuläre, CT- oder bildwandlergestützte Punktion des Entzündungsherdes im Wirbelkörper. Ein spezialisiertes Labor sollte die Proben möglichst zeitnah erhalten. Bei spezifischen Infektionen ist die Hinzuziehung der internistischen Kollegen zur Festlegung einer suffizienten Antibiotikatherapie sinnvoll, oft ist auch eine operative Ausräumung einer Abszessformation oder die radiologisch-interventionelle Einlage einer Drainage, z. B. in einen Psoas-Abszess, erforderlich.

Wenn eine Stabilisierung bei ausgeprägten knöchernen Destruktionen erfolgen muss, so wird diese in der Regel über einen vorderen Zugang zur Wirbelsäule durchgeführt und ist mit der Einbringung eines Wirbelkörperersatzes verbunden.



### 6.3.7 Therapeutisches Vorgehen bei entzündlichem Rückenschmerz

In den letzten Jahren hat sich die Behandlung von Patienten mit entzündlichem Rückenschmerz im Rahmen einer ankylosierenden Spondylitis (SpA) stark gewandelt. Es steht dem behandelnden Rheumatologen heute ein erweitertes medikamentöses Portfolio zur Verfügung.

Die EULAR (*European League Against Rheumatism*) und die ASAS (*Assessment of SpondyloArthritis International Society*) haben evidenzbasierte Empfehlungen für das Management der SpA gegeben. Diese betreffen sowohl die Diagnosekriterien bzw. die diagnostischen Maßnahmen der ärztlichen Datenerhebung wie auch die einzuschlagenden medikamentösen Therapieoptionen (Braun et al. 2006).

**Die spezialisierte medikamentöse Behandlung von Patienten mit SpA sollte durch einen rheumatologisch versierten Kollegen erfolgen.**

Neben den bekannten konservativen Therapieansätzen (Patienteninformation, körperliche Betätigung, physikalische Therapie, Rehabilitation, Selbsthilfegruppen) in Kombination mit NSAR kommen als Medikamente Sulfasalazin bei peripherer Manifestation, lokale Gukokortikoidinjektionen, TNF-Blocker, Analgetika und im Einzelfall auch Operationen infrage.

Häufig ist bei peripherem Befall ein Hüftgelenksersatz erforderlich, eine Wirbelsäulenoperation bleibt die Ausnahme. Hier muss selten die Hyperkyphose und Ankylose langstreckig aufgerichtet werden, was im Einzelfall zu einer deutlichen Funktions- und Lebensqualitätsverbesserung der oft erheblich behinderten Patienten führen kann.

Nicht selten treten auch infolge der mit der Bewegungseinschränkung und dem Entzündungsprozess einhergehenden lokalen Osteoporose der Wirbelsäule Frakturen nach kleineren Traumata oder Bagatellverletzungen auf. Aufgrund von Schmerzen oder neurologischen Ausfällen und Instabilität ist dann nicht selten eine stabilisierende Operation der Wirbelsäule erforderlich.

### 6.3.8 Therapeutisches Vorgehen bei neuropathischem Schmerz

Hier sei auf die 2008 überarbeitete Leitlinie der Deutschen Gesellschaft für Neurologie hingewiesen (AWMF 2008c).

**Wichtigste Empfehlungen der AWMF (2008c) bei neuropathischem Schmerz**

- Die Möglichkeiten einer kurativen oder kausalen Therapie sollten ausgeschöpft werden (im Falle von radikulären Schmerzen ggf. dekomprimierende Maßnahmen).
- Das wirksame Medikament muss bei jedem einzelnen Patienten durch Erprobung unter Berücksichtigung des individuellen Beschwerdebildes sowie der Nebenwirkungen und Kontraindikationen gefunden werden.
- Jeder Patient benötigt eine individuelle Dosierung in Abhängigkeit von Wirkung und Nebenwirkung.
- Die Wirkungslosigkeit eines Medikaments sollte erst nach 2–4 Wochen unter ausreichender Dosierung beurteilt werden.
- Einzeldosen und Applikationsintervalle müssen je nach Pharmakokinetik und Interaktionsprofil bemessen werden.
- Kombinationspräparate mit Koffein, Benzodiazepinen oder Muskelrelaxanzien sind nicht indiziert und bergen die Gefahr von Missbrauch und Abhängigkeit.
- Realistische Therapieziele sind:
  - Schmerzreduktion um mindestens 30–50%,
  - Verbesserung der Schlafqualität,
  - Verbesserung der Lebensqualität,
  - Erhaltung der sozialen Aktivität und des sozialen Beziehungsgefüges,
  - Erhaltung der Arbeitsfähigkeit.

Damit wird klar, dass die Therapie neuropathischer Schmerzen in der Hauptsache **pharmakologisch** stattfindet (Finnerup et al. 2005, Attal et al. 2006), und zwar mithilfe von

- Antikonvulsiva, die auf neuronale Kalziumkanäle wirken,
- Antidepressiva,
- lang wirksamen Opioiden,
- Antikonvulsiva mit Wirkung auf neuronale Natriumkanäle,
- topischen Therapien.

Eine Kombination aus 2 oder 3 Wirkstoffen ist häufig sinnvoll, die Therapie wird flankiert mit entsprechenden nichtmedikamentösen Verfahren.

### 6.3.9 Therapeutisches Vorgehen bei Beckengürtelschmerzen

Beckengürtelschmerzen werden als spezifische Form von Kreuzschmerzen betrachtet. Sie können isoliert oder in Kombination mit Rückenschmerzen auftreten. Peterson et al. (2004) berichten, dass 13% der Patienten, die die Praxis wegen Kreuzschmerzen aufsuchten, Schmerzen im ISG-Bereich hatten.

Beckengürtelschmerzen entstehen oft durch eine nicht optimale Stabiltät der Gelenke und treten deshalb häufig (16–20%) während der Schwangerschaft auf (Östgaard u. Andersson 1991a,b, Larsen et al. 1999, Albert et al. 2002). Aber auch auch posttraumatisch nach Beckenverletztungen, überlastungsbedingt nach Spondylodesen mit Fusion bis $S_1$, arthroseassoziiert und im Rahmen entzündlich-rheumatischer Erkrankungen (Spondarthritis ankylosans) kommt es zu Funktionsstörungen und Schmerzen des Beckengürtels, die häufig im Bereich der Iliosakralgelenke lokalisiert sind.

Die Schmerzen sind werden angegeben zwischen dem hinteren oberen Beckenkamm und der Glutealfalte, oft über dem Iliosakralgelenk, und können in den dorsalen Oberschenkel und die Symphyse ausstrahlen oder auch ausschließlich vorne im Bereich der Symphyse auftreten. Die Beinschmerzen resultieren aus einer kompensatorisch vermehrten Aktivität des M. biceps femoris, der anderen Hamstrings und des M. gluteus maximus bei dem Versuch, die Stabiltät des Beckens zu verbessern. Die sakrotuberalen Bänder können hierdurch entlastet werden.

Die Ausdauer bei längerem Stehen, Gehen und auch Sitzen ist reduziert. In der Diagnostik muss versucht werden, die Genese vonseiten der Wirbelsäule auszuschließen. Verschiedene klinische Tests stehen zur Erkennung funktioneller Störungen des Beckengürtels zur Verfügung (▶ 3.4).

Zunehmende Mobilität und Aufweitung der Symphyse und der ISG sind in der Schwangerschaft seit langem bekannt, bereits 1924 beschrieb Brooke die Zunahme der ISG-Beweglichkeit um das 2- bis 3-fache im 8. und 9. Schwangerschaftsmonat.

Während eine »Nutation« des Sakrums (Flexion in Relation zu den Beckenschaufeln) als Folge der Lastübernahme und funktionelle Adaptation zur Stabilisierung des Beckengürtels angesehen wird, sind wahrscheinlich gegenläufige Mechanismen, also die anteriore Rotation der Beckenschaufeln in Realtion zum Sakurm (»*counternutation*«), Hinweise auf eine nicht optimale Stabilität des Beckengürtels.

Zur **klinischen Diagnostik** werden in der europäischen Leitlinie (*European Guidelines on the Diagnosis and Treatment of Pelvic Girdle Pain* 2008) für das ISG die Schmerzprovokationstests P4-Test, Patrick`s Faber-Test und Gaenslen-Test sowie die Palpation der dorsalen Ligamente empfohlen, für die Symphyse der modifizierte Trendelenburg-Funktionstest. Als funktioneller Test gilt der *active straight leg raise test*. Unbedingt muss eine dezidierte Anamneseerhebung hinsichtlich des Auftretens der Schmerzen (beim Sitzen oder Stehen?) erfolgen. Der Patient sollte die Schmerzen in der Beckenregion exakt lokalisieren oder in eine Skizze einzeichnen.

Die Bildgebungsmöglichkeiten sind limitiert, lediglich bei entzündlichen Veränderungen ist eine MRT bereits in den frühen Phasen der Erkrankung richtungweisend. Später sind auch röntgenologisch die sklerosierenden Veränderungen zu sehen. Die Szinitgraphie wird nicht mehr empfohlen, auch keine diagnostischen Infiltrationen des ISG. Hier ist die klinische Diagnostik in ihrer Aussagekraft der Infiltration überlegen.

Hinsichtlich der therapeutischen Optionen werden Physiotherapie und Selbstübungsprogramme empfohlen, Injektionen nur bei entzündlichen Veränderungen bei SpA. Eine Verschraubung oder anderweitige Chirurgie des ISG wird in der Leitlinie noch nicht empfohlen, hier fehlen valide randomisierte Studien. Falls sie dennoch in ausgewählten Fällen bei erfolgloser konservativer Therapie erwogen werden sollte, dann sollte die Behandlung in einem spezialisierten Zentrum für Wirbelsäulenchirurgie erfolgen.

Insgesamt ist die Prognose von Beckengürtelschmerzen, die sich in der Schwangerschaft manifestierten und auch durch Arthrose oder posttraumatisch bedingt sind, gut. Die Ergebnisse bei SpA werden immerhin als »fair« angegeben.

### 6.3.10 Therapeutisches Vorgehen bei somatoformen Schmerzstörungen/ Somatisierungsstörungen

Somatoforme Störungen mit dem **Leitsymptom Schmerz** gehören mit einer 12-Monats-Prävalenz von 7–8% neben depressiven und Angsterkrankungen zu den häufigsten psychischen Störungen. Leider werden sie, da körperliche Symptome im Vordergrund stehen, häufig zu spät erkannt. Egle und Nickel (2008) berichten, dass im Durchschnitt 7–9 Jahre vergehen, bis bei Patienten eine psychosomatische Abklärung stattfindet und die Diagnose gestellt wird. Zuvor hat der Patient bereits 9–12 verschiedene Ärzte konsultiert. Der Orthopäde will dem Patienten häufig »nicht unrecht tun«, und der Patient will von einer nichtorganischen Genese seiner Beschwerden auch gar nichts wissen.

Die Schmerzen begingen typischerweise vor dem 40. Lebensjahr, Frauen sind 4- bis 5-mal häufiger betroffen als Männer. Obwohl die Schmerzlokalisation überall sein kann, berichten sehr viele Patienten Rückenschmerzen. 60% der Patienten weisen vor Schmerzbeginn **komorbid Depressions- oder Angsterkrankungen** auf (Egle u. Nickel 2008).

Die Therapie einer somatoformen Störung oder Somatisierungsstörung erfolgt durchaus primär auch im hausärztlichen Bereich. Ziel ist es, eine bestmögliche Lebensqualität zu erreichen, auch wenn die Symptomatik weiter besteht.

**Die stützende hausärztliche Begleitung ist eine wichtige Form der Behandlung, die in hohem Maße persönlich an den Arzt gebunden ist. Ist eine fachpsychotherapeutische Mitbetreuung erforderlich, so sollten beide Behandler eng miteinander kooperieren.**

Multimodale Therapiekonzepte sind ineffektiv und können sogar zur Chronifizierung beitragen. Bewährt haben sich einzig störungsspezifische Therapieansätze. Liegt komorbid eine Depression vor, muss diese entsprechend medikamentös behandelt werden (Egle u. Nickel 2008, Nickel u. Egle 2001).

Obsolet sind auch das Verschreiben neuer Medikamente bei jedem neu hinzugetretenen Symptom und die Gabe von Psychopharmaka, ohne dass eine adäquate psychotherapeutische Behandlung erfolgt (▶ Kap. 4 – Psychosomatische Evaluation und therapeutisches Prozedere).

Die AWMF-Leitlinie Somatoforme Störungen (AWMF 2002) betont die Wichtigkeit des Nutzens fest vereinbarter hausärztlicher Sprechstundentermine, d. h. zum Beispiel »alle 4 Wochen«.

Die Patienten sollen zu körperlicher Aktivität, Sport, Gartenarbeit etc. motiviert werden.

**Entspannungstechniken** (autogenes Training, progressive Muskelentspannung nach Jacobson) sind hilfreich. Verboten und der weiteren Chronifizierung förderlich sind alle Handlungen und Äußerungen des Arztes, die dem Patienten das Gefühl vermitteln, die Beschwerden seien doch organischer Natur.

Wenn möglich, sollten die Patienten zu einer Psychotherapie aufgefordert werden, der sie sich allerdings häufig widersetzen.

## Literatur


Aalto T, Malivaara A. et al (2006) Preoperative predictors for postoperative clinical outcome in lumbar spinal stenosis. Spine 31: 648–663

Actor B, Paus C (2008) Management der lumbalen Spinalkanalstenose. Arthritis Rheuma 2: 96–100

AG Kurative Versorgung der Bertelsmann-Stiftung, Experten-Panel Rückenschmerz (2007) *www.bertelsmann-stiftung.de/cps/rde/xbcr/SID-8FECD848-8AA971D7/bst/Kuration_2007.pdf*

AHCPR (Agency for Health Care Policy and Research) (1994) Acute low back problems in adults. Clinical Practice Guideline Number 14, AHCPR Publication No. 95-0642

Airaksinen O, Hildebrandt J, Mannion AF, Ursin H, Brox JI, Klaber-Moffett J, Reis S et al (2004) European guidelines for the management of chronic non-specific low back pain. European Commission Research Directorate General

Airaksinen O, Brox JI, Cedraschi C, Hildebrandt J, Klaber-Moffett J, Kovacs F, Mannion AF et al (2006) Chapter 4. European guidelines for the management of chronic nonspecific low back pain. Eur Spine J 15: 192–300. *www.backpaineurope.org/web/html/wg2_results.html*

Albert H, Godskesen M, Westergaard J (2001) Prognosis in four syndromes of pregnancy-relatetd pelvic pain. Acta Obstet Gynecol Scand 80: 505–510

Andrès E, Noel E, Kurtz JE et al (2004) Life-threatening idiosyncratic drug-induced agranulocytosis in elderly patients. Drugs Aging 21: 427–435

Arpino L, Iavarone A, Parlato C, Moraci A (2004) Prognostic role of depression after lumbar disc surgery. Neurol Sci 25: 145–147

Arzneimittelkommission der deutschen Ärzteschaft (AkdÄ) (1995) Anaphylaktische Schockreaktionen nach paranteraler Gabe von Diclofenac. Dt Ärztebl 92(1/2): A71

Arzneimittelkommission der deutschen Ärzteschaft (AkdÄ) (2007) Empfehlungen zur Therapie von Kreuzschmerzen, 3. Aufl. *www.akdae.de/en/35/64-Kreuzschmerzen-2007-3Auflage.pdf*

Athiravam A, Yen D (2007) Is spinal stenosis better treated surgically of nonsurgically? Clin Orthop Relat Res 458: 90–93

Atkins D, Best D, Briss PA, Eccles M, Falck-Ytter Y, Flottorp S, Guyatt GH et al (2004) Grading quality of evidence and strength of recommendations. BMJ 328(7454): 1490–1497

Attal N, Crucccu G, Haanpaa M, Hansson P, Jensen TS, Nurmikko T et al (2006) EFNS Guidelines on pharmacological treatment of neuropathic pain. Eur J Neurol 13(11): 1153–1169

AWMF (Arzneimittelkommission der deutschen Ärzteschaft) (2002) AWMF-Leitlinie: Psychotherpeutische Medizin: Somatoforme Störungen. Quellentext in: Henningsen P, Hartkamp N, Loew T, Sack M, Scheidt C (Hrsg) Somatoforme Störungen. Leitlinien und Quellentexte. Schattauer, Stuttgart. *www.uni-duesseldorf.de/AWMF/ll/*

AWMF (Arzneimittelkommission der deutschen Ärzteschaft) (2007) Empfehlungen zur Therapie von Kreuzschmerzen, 3. Aufl. *www.akdae.de/Arzneimitteltherapie/TE/Archiv/Kreuzschmerzen.pdf*

AWMF(Arzneimittelkommission der deutschen Ärzteschaft) (2008a) AWMF-Leitlinie: Leitlinien der Deutschen Gesellschaft für Neurologie. Lumbale Radikulopathie. Leitlinien für Diagnostik und Therapie in der Neurologie, 4. überarbeitete Aufl. Thieme, Stuttgart, S 654ff. *www.uni-duesseldorfde/AWMF/ll/030-058.htm*

AWMF(Arzneimittelkommission der deutschen Ärzteschaft) (2008b) AWMF-Leitlinie: Leitlinien der Deutschen Gesellschaft für Neurologie. Diagnostik neuropathischer Schmerzen. Leitlinien für Diagnostik und Therapie in der Neurologie, 4. überarbeitete Aufl. Thieme, Stuttgart, S 654ff. *www.uni-duesseldorf.de/AWMF/II/030-132.htm*

AWMF(Arzneimittelkommission der deutschen Ärzteschaft) (2008c) AWMF-Leitlinie: Leitlinien der Deutschen Gesellschaft für Neurologie. Therapie neuropathischer Schmerzen. Leitlinien für Diagnostik und Therapie in der Neurologie, 4. überarbeitete Aufl. Thieme, Stuttgart, S 654ff. *www.uni-duesseldorf.de/AWMFII/030-114.htm*

Becker A, Hildebrandt J, Müller G (2006) Europäische Leitlinie für den Umgang mit unspezifischen Kreuzschmerzen. Deutsche Zusammenfassung [cited 2007 Mar 23]. *www.schmerzambulanz.humanmedizin-goettingen.de/*

Benoist M (2002) The natural history of lumbar degenerative spinal stenosis. Joint Bone Spine 69: 450–457

Bethge M (2010) Rückenschmerzpatienten. Psychososziale arbeitsplatzbezogene Faktoren und berufliche Wiedereingliederung – eine Literaturübersicht. Orthopäde 39: 866–873

Bigos SJ, Holland J, Holland C, Webster JS, Battie M, Malmgren JA (2009) High-quality controlled trials on preventing epsodes of back problems: systematic literature review in working-age adults. Spine J 9(2): 147–168

Boden SD, Davis DO, Dina TS, Patronas NJ, Wiesel SW (1990) Abnormal magnetic-resonance scans of the lumbar spine in asymptomatic subjects. A prospective investigation. J Bone Joint Surg Am 72: 403–408

Boos NR et al (1995) Volvo award in clinical sciences. The diagnostic accuracy of magnetic resonance imaging, work perception, and psychosocial factories in identifying symptomatic disc herniation. Spine 24: 2613–2652

Braun J, Zochling J, Märker-Hermann E et al (2006) Empfehlungen für das Management der ankylosierenden Spondylitis gemäß ASAS/EULAR. Z Rheumatol 65: 728–742

Brinkhaus B, Witt CM, Jena S, Linde K, Streng A, Wagenpfeil S, Irnich D et al (2006) Acupuncture in patients with chronic low back pain: a randomized controlled trial. Arch Intern Med 166(4): 450–457

Brooke R (1924) The sacroiliac joint. J Anat 58: 299–305

Brox JI, Sorensen R, Friis A (2003) Randomized clinical trial of lumbar instrumented fusion and cognitive intervention and exercises in patients with chronic low back pain and disc degerearation Spine 28: 1913–1921

Brox JI, Reikeras O, Nygaard O (2006) Lumbar instrumented fusion compared with cognitive intervention and exercises in patients with chronic back pain after preview surgery for disc herniation: a prospective randomized controlled study. Pain 122: 145–155

Brune K, Schwabe U, Müller-Örlinghausen B (2005) Hinweise zu Risikominderung bei Anwendung von Cyclooxygenase-2-Hemmern (Coxiben). AVP (Arzneiverordnung in der Praxis) 32: 3–8

Buchbinder R, Jolley D (2005) Effects of a media campaign on back beliefs is sustained 3 years after its cessation. Spine 30(11): 1323–1330

Bundesärztekammer (BÄK), Kassenärztliche Bundesvereinigung (KBV) (1997) Beurteilungskriterien für Leitlinien in der medizinischen Versorgung – Beschlüsse der Vorstände der Bundesärztekammer und Kassenärztlicher Bundesvereinigung. Juni 1997. Dt Ärztebl 94(33): A-2154–2155

Bundesärztekammer (BÄK), Kassenärztliche Bundesvereinigung (KBV), Arbeitsgemeinschaft der Wissenschaftlichen Fachgesellschaften (AWMF) (2010a) Nationales Programm für Versorgungs-Leitlinien. Methoden-Report, 4. Auflage. 30.07.2010. *www.versorgungsleitlinien.de/methodik/reports*

Bundesärztekammer (BÄK), Kassenärztliche Bundesvereinigung (KBV), Arbeitsgemeinschaft der Wissenschaftlichen Medizinischen Fachgesellschaften (AWMF) (2001b) Nationale VersorgungsLeitlinie Kreuzschmerz, 30. November 2010. *www.versorgungsleitlinien.de/themen/kreuzschmerz*

Burton AK (2005) How to prevent low back pain. Best Pract Res Clin Rheumatol 4: 541–555

Cambron JA, Gudavalli MR, Hedeker D, McGregor M, Jedlicka J, Keenum M, Ghanayem AJ et al (2006) One-year follow-up of a randomized clinical trial comparing flexion distraction with an exercise program for chronic low-back pain. J Altern Complement Med 12(7): 659–668

Camels P, Queneau P, Hamonet C, Le PC, Maurel F, Lerouvreur C, Thumie P (2009) Effectiveness of a lumbar belt in subacute low back pain: an open, multicentric and randomized clinical study. Spine 34(3): 86–89

Campbell JN, Meyer RA (2005) Neuropathic pain: from the nociceptor to the patient. In : Merskey H, Loeser JD, Dubner R (eds) The paths of pain 1975–2005. IASP Press, Seattle, WA, pp 229–242

Cannon CP, Curtis SP, FitzGerald GA, Krum H, Kaur A, Bolgnises JA, Reicin AS et al (2006) Cardiovascular outcome with etoricoxib and diclofenac in patients with osteoarthritis and rheumatoid arthritis in the Multinational Etoricoxiband Diclofenac Arthritis Long-term (MEDAL) programme: a randomized comparison. Lancet 368(9549): 1771–1781

Ciol MA, Dyo RA, Howell E, Kreif S (1996) An assessment of surgery for spinal stenosis: time trends, geographic variations, complications, and reoperations. J Am Geriatr Soc 44: 285–290

Chan AT, Manson JE, Albert CM, Chae CU, Rexrode KM, Curhan GC, Rimm EB et al (2006) Nonsteroidal anti-inflammatory drugs, acetaminophen, and the risk of cardiovascular events. Circulation 113(12): 1578–1587

Chang V, Gonzalez P, Akuthota V (2008) Evidence-informed management of chronic low back pain with adjunctive analgesia. Spine J 8(1): 21–27

Chatchawan U, Thinkhamrop B, Kharmwan S, Knowles J, Eungpinichpong W (2005) Effectiveness of traditional Thai massage versus Swedish massage among patients with back pain associated with myofascial trigger points. J Bodywork Movement Ther 9(4): 298–309

Chenot JF, Ahrens D (2006) Rückenschmerzen abklären: Frühes Röntgenbild kann Heilung verzögern. Allgemeinarzt 11: 10–12

Cherkin DC, Eisenberg D, Sherman KJ, Barlow W, Kaptchuk TJ, Street J, Deyo RA (2001) Randomized trial comparing traditional Chinese medical acupuncture, therapeutic massage, and self-care education for chronic low back pain. Arch Intern Med 161(8): 1081–1088

Chou R, Huffman LH (2007a) Nonpharmacologic therapies for acute and chronic low back pain: a review of the evidence for an Amercan Pain Society/American College of Physicians clinical practice guiedeline. Ann Intern Med 147(7): 492–504

Chou R, Huffman LH (2007b) Medications for acute and chronic low back pain: a review of the evidence for an American Pain Society/American College of Physicians clinical practice guideline. Ann Intern Med 147(7): 505–514

Chou R, Clark E, Helfand M (2003) Comparative efficacy and safety of long-acting oral opioids for chronic non-cancer pain: a systematic review. J Pain Symptom Manage 26(5): 1026–1048

Chou R, Loeser JD, Owens DK, Rosenquist RW, Atlas SJ, Baisden J, Carragee EJ et al (2009) Interventional therapies, surgery, and interdisciplinary rehabilitation for low back pain: an evidence-based clinical practice guideline from the American Pain Society. Spine 34(10): 1066–1077

Clarke JA, Van Tulder MW, Blomberg SE, de Vet HC, Van der Heijden GJ, Bronfort G (2005) Traction for low-back pain with or withour sciatica. Cochrane Database Syst Rev (4): CD003010

Dabbs VM, Dabbs LG (1990) Correlation between disk height narrowing and low-back pain. Spine 15: 1366

Dagenais S, Yelland Mj, Del Mar C, Schöne ML (2007) Prolotherapy injcetions for chronic low-back pain. Cochrane Database Syst Rev (2): CD004059

Dagenais S, Mayer J, Haldeman S, Borg-Stein J (2008) Evidence-informed management of chronic low back pain with prolotherapy. Spine J 8(1): 203–212

Dalichau S, Scheele K (2000) Auswirkungen elastischer Lumbal-Stützgurte auf den Effekt eines Muskeltrainingsprogrammes für Patienten mit chronischen Rückenschmerzen. Z Orthop Grenzgeb 2138(1): 8–16

Danish Institute for Health Technology Assessment (1999) Low back pain. Frequency, management and prevention from an HTA perspective. Danish Health Technology Assessment 1–106

Davies RA (1994) A long-term outcome analysis of 984 surgically treated herniated lumbar discs. J Neurosurg 80: 415–521. *www.sst.dk/applikationer/cemtv/publikationer/docs/low-ack20pain/lowbackpain.PDF*

Davies RA, Maher CG, Hancock MJ (2008) A systematic review of paracetamol for non-specific low back pain. Eur Spine J 17(11): 1423–1430

Den Boer J, Oostendorp R, Beems T et al (2006) Continued disability and pain after lumbar disc surgery: The role of cognitive-behavioral factors. Pain 123: 45–52

Deshpande A, Furlan A, Mailis-Gagnon A, Atlas S, Turk D (2007) Opioids for chronic low-back-pain. Cochrane Database Syst Rev (3): CD004959

DEGAM (Deutsche Gesellschaft für Allgemein- und Familienmedizin) (2003) Leitlinie Kreuzschmerz. *www.degam.de/leitlinien/leit03_kreuz.htm*

Deyo RA, Walsh NE, Martin DC, Schoenfeld LS, Ramaruthy S (19909 A controlled trial of transcutaneous electrical nerve stimulation (TENS) and exercise for chronic low back pain. N Engl J Med 322(23): 1627–1634

Djavid GE, Mehrdad R, Ghasemi M, Hasan-Zadeh H, Sotoodeh-Manesh A, Pouryaghoub G (2007) In chronic low back pain, low level laser therapy combined with exercise is more beneficial than exercise alone in the long term: a randomized trial. Aust J Physiother 53(3): 155–160

Dvorak J (1997) Manuelle Medizin, Diagnostik. Thieme, Stuttgart

Edwards JE, McQuay HJ (2002) Dipyrone and agranulocytosis: what is the risk? Lancet 360: 1438

Egle UT, Nickel R (2008) Chronischer Rückenschmerz als somatoforme Schmerzstörung. Orthopäde 37: 280–284

EMEA (European Medicines Evaluation Agency) (2005) Press office: key elements for the summaries of product characteristics of non-selective NSAISs adopted by the CHMP during its meeting in October 2005. EMEA/CHMP/343456/2005, London

EMEA (European Medicines Evaluation Agency) (2007) Press release: European medicines agency recommends restricted use for piroxicam. EMEA/265144/2007, London [cited: 2008 Jul 29]. *http://www.emea.europa.eu/pdfs/human/press/pr/26514407en.pdf*

Engers A, Jellema P, Wensing M, Van der Windt DA, Grol R, Van Tulder MW (2008) Individual patient education for low back pain. Cochrane Database Syst Rev (1): CD004057

Europarat, Verbindung der Schweizer Ärztinnen und Ärzte, Ärztliche Zentralstelle Qualitätssicherung, Ludwig Boltzmann Institut für Krankenhausorganisation (2002) Entwicklung einer Methodik für die Ausarbeitung von Leitlinien für optimale medizinische Praxis. Empfehlung Rec 13 des Europarates am 10. Oktober 2001 und Erläutern des Memorandums. Z Ärztl Fortbild Qualitätssich Suppl III: 3–60

European Guidelines on the diagnosis and treatment of pelvic girdle pain (2008). *www.backpaineurope.org/web/files/WG4_Guidelines.pdf*

EU COST (2006) Low back pain: Guidelines for its management. European Commission Research Directorate General. *www.backpaineurope.org*

Faber K, Rauber-Lüthy C, Kupferschmidt H, Ceschi A (2010) Akute Paracetamol-Intoxikation. Klinik, Diagnostik und Therapie. Schweiz Med Forum 10(38): 647–651

Fairbank J, Frost H, Wilson-Mac Donald J et al (2005) Randomised controlled trial to compare surgical stabilisation of the lumbar spine with an intensive rehabilitation programme for patients with chronic low back pain: the MRC spine stabilization trial. Br Med J 330: 1233

Finnerup NB, Otto M, McQuay HJ, Jensen TS, Sindrup SH (20059 Algorithm for neuropathic pain treatment: an evidence based proposal. Pain 118(3): 289–305

Flor H, Fydrich T, Turk DC (1992) Efficacy of multidisciplinary pain treatment centers: a meta-analytic review. Pain 49: 221–230

Flothow A (2003) Neuere Ergebnisse der evidenz-basierten Evaluation. Welche Schlussfolgerungen ergeben sich für die Rückenschule? Seminar des Bundesverbandes der Deutschen Rückenschulen (BdR) e.V. »Rückenschule im Wandel« Im Rahmen des Kongresses der Vereinigung süddeutscher Orthopäden am 3. Main [cited: 2009 Sep 17] *http://www.bdr-ev.de/pdf/Evidence-basierte-Evaluation.pdf*

Fored CM, Ejerblad E, Lindblad P, Fryzek JP, Dickman PW, Signorello LB, Lipworth L et al (2001) Acetaminophen, aspirin, and chronic renal failure. N Engl J Med 345(25): 1801–1808

Foster L, Clapp L, Erickson M, Jabbari B (2001) Botulinum toxin A and chronic low back pain: a randomized, double-blind study. Neurology 56(10): 1290–1293

French SD, Cameron M, Walker BF, Reggars JW, Esterman AJ (2006) A Cochrane review of superficial heat or cold for low back pain. Spine 31(9): 998–1006

Furlan AD, Van Tulder MW, Cherkin DC, Tsukayama H, Lao L, Loes BW, Berman BM (2005) Acupuncture and dry-needling of low back pain. Cochrane Database Syst Rev (1): CD001351)

Gagnier JJ, Van Tulder M, Berman B, Bombardier C (2006) Herbal medicine for low back pain. Cochrane Database Syst Rev (2): CD004504

Gudavalli MR, Cambron JA, Mc Gregor M, Jedlicka J, Keenum M, Ghanayem AJ, Patwardhan AG (2006) A randomized clinical trial and subgroup analysis to compare flexion-distraction with active exercise for chronic low back pain. Eur Spine J 15(7): 1070–1082

Gur A, Karakoc M, Cevik R, Nas K, Sarac AJ, Karakoc M (2003) Efficacy of low power laser therapy and exercise on pain and functions in chronic low back pain. Lasers Surg Med 32(3): 233–238

Guyatt Gh, Oxman AD, Vist GE, Kunz R, Falck-Ytter Y, Onso-Coello P, Schunemann HJ (2008) GRADE: an emerging consensus on rating quality of evidence and strength of recommendations. BMJ 336(7650): 924–926

Guzman J, Esmail R, Karjalainen K et al (2001) Multidisciplinary rehabilitation for chronic low back pain: systematic reviews. Br Med J 322: 1511–1516

Haake M, Müller HH, Schade-Brittinger C, Basler HD, Schäfer H, Maier C, Endres HG et al (2007) German acupuncture trials (GERAC) for

chronic low back pain: randomized, multicenter, blinded, parallel-group trial with 3 groups. Arch Intern Med 167(17): 1892–1898
Haen E (2007) Klinische Pharmakologie der Analgetika. Orthopäde 36: 17–22
Hagen KB, Hilde G, Jamtvedt G, Winnem M (2004) Bed rest for acute low-back pain and sciatica. Cochrane Database Syst Rev (4): CDOO1254
Hämmerle G (2008) Die konservative Behandlung der degenerativen Lendenwirbelsäule. Arthritis Rheuma 2: 81–88
Hancock MJ, Maher CG, Latimer J, Herbrt RD, Mc Auley JH (2008) Independent evalutation of a clinical prediction rule for spinal manipulative therapy: a randomized controlled trial. Eur Spine J 17(7): 936–943
Hasenbring M, Ulrich HW, Hartmann M, Soyka D (1999) The efficacy of a risk factor-based cognitive behavioral intervention and electromyographic biofeedback in patients with acute sciatic pain. An attempt to prevent chronicity. Spine 24(23): 2525–2535
Hayden JA, Van Tulder MW, Malmivaara A, Koes BW (2005) Exercise therapy for treatment of non specific low back pain. Cochrane Database Syst Rev (2): CD000335
Hedenmalm K, Spigset O (2002) Agranulocytosis and other blood dyscrasias associated with dipyrone (metamizole). Eur J Clin Pharmacol 58: 265-274
Heymans MW, Van Tulder MW, Esmail R, Bombardier C, Koes BW (20049 Back schools for nonspecific low-back pain. Cochrane Database Syst Rev (4): CD000261
Hickey RF (1982) Chronic low back pain: a comparison of diflunisal with paracetamol. N Z Med J 95(707): 312–314
Hinz B, Brune K (2007) Schmerztherpie mit antipyretischen Analgetika. Orthopäde 36: 23–31
Hoffman BM, Papas RK, Chatkoff DK, Kerns RD (2007) Meta-analysis of psychological interventions for chronic low back pain. Health Psychol 26(1): 1–9
Ibanez L, Vidal X, Ballarin E, Laporte JR (2005) Population-based drug-induced agranulocytosis. Arch Intern Med 165: 869–874
Irwin ZN, Hilibrand A, Gustavel M et al (2005) Variation in surgical decision making for degenerative spinal disorders. Part I: Lumbar spine. Spine 30: 2208–2213
Jänig W, Levine JD (2005) Autonomic-endocrine-immune interactions in acute an chronic pain. In: Mc Mahon SB, Koltzenburg M (eds) Wall and Melzack's textbook of pain. Elsevier, London, pp 205–218
Jarzem PF, Harvey EJ, Arcaro N, Kaczorowski J (2005) Transcutaneous electrical nerve stimulation (TENS) for chronic low back pain. J Musculoskeletal Pain 13(2): 3–8
Junge A, Fröhlich M, Ahrens S, Hasenbring M, Sandler AJ, Grob D, Dvorak J (1996) Predictors of bad and good outcome of lumbar spine surgery. Spine 21: 1056–1064
Käfer W, Dreinhöfer K, Balkan C, Reichel H (2007) Operative Therapiemaßnahmen bei chronischem Rückenschmerz. Nutzen und Stellenwert operativer Verfahren. Klinikarzt 35(12): 694–698
Kim KA, McDonald M, Pik JH, Khoueir P, Wand MY (2007) Dynamic intraspinous spacer technology for posterior stabilization: case-control study on the safety, sagittal angulation, and pain outcome at 1-year follow-up evaluation. Neurosurg Focus 22: E7
Kleeman TJ, Hiscoe AC, Berg EE (2000) Patient outcomes after minimally destabilizing lumbar stenosis decompression: the »Port-Hole« technique. Spine 25: 865–870
Klinger R, Geiger F, Schiltenwolf F (2008) Lässt sich eine »failed back surgery« verhindern? Psychologische Risikofaktoren für post-operative Schmerzen nach Wirbelsäulenoperationen. Orthopäde 37:1000–1006
Kuhnt U, Fleichaus J (2008) Dortmunder Deklaration zur Förderung der nationalen Rückengesundheit durch die Neue Rückenschule [cited: 2009 Sep 17]. *www.bdr-ev.de/pdf/dd.pdf*
Lahad A, Malter AD, Berg AO, Deyo RA (1994) The effectiveness of four interventions for the prevention of low back pain. JAMA 272(16): 1286–1291
Larsen EC, Wilken-Jensen C, Hansen A, Jensen DV, Johansen S, Minck H, Wormslev M et al (1999) Symptom-giving pelvic girdle relaxation in pregnancy. I: Prevalence and risk factors. Acta Obstet Gynecol Scand 78: 105–110
Linhardt O, Madl M, Boluke D, Renkawith T, Matussek J, Quint U, Grifka J (2007) Minimal-invasive Injektionstherapie beim Lumbalsyndrom. Orthopäde 36: 49–58
Linton SJ, Andersson T (2000) Can chronic disability be prevented? A randomized trial of a cognitive-behavior intervention and two forms of information for patients with spinal pain. Spine 25(21): 2825–2831
Linton SJ, Nordin E (2006) A 5-year follow-up evaluation of the health and economic consequences of an early cognitive behavioral intervention for back pain: a randomized, controlled trial. Spine 31(8): 853–858
Linton SJ, Van Tulder MW (2001) Preventive interventions for back and neck pain problems: what is the evidence? Spine 26(7): 778–787
Little P, Lewith G, Webley F, Evans M, Beattie A, Meddleton K, Barnett J et al (2008) Randomised controlled trial of Alexander technique lessons, exercise, and massage (ATEAM) for chronic and recurrent back pain. BMJ 337: 884
Lühmann D, Kohlmann T, Raspe H (1998) Die Evaluation von Rückenschulprogrammen als medizinische Technologie. Nomos, Baden-Baden
Lühmann D, Müller VE, Raspe H (2006) Prävention von Rückenschmerzen. Expertise im Auftrag der Bertelsmann-Stiftung und der Akademie für Manuelle Medizin, Universität Münster [cited: 2007 Mar 23]. *www.bertelsmann-stiftung.de/bst/de/media/Expertise_Praevention_Rueckenschmerzen_Auszuege_Juni_2004.pdf*
Mackawan S, Eungpinichpong W, Pantumethakul R, Chatchawan U, Hunsawong T, Arayawichanon P (2007) Effects of traditional Thai massage versus joint mobilization on substance P and pain perception in patients with non-specific low back pain. J Bodywork Movement Ther 11(1): 9–16
Malanga G, Wolff E (2008) Evidence-informed management of chronic low back pain with trigger point injections. Spine J 8(1): 243–252
Malmivaara A, Slatis P, Heliovaara M, Sainio P, Kinnunen H, Kankare J, Dalin-HIrvonen N et al; Finnish Lumbar Spinal Research Group (2007) Surgical or nonoperative treatment for lumbar spinal stenosis? A randomized controlled trial. Spine 32: 1–8
Mason L, Moore RA, Derry S, Edwards JE, McQuay HJ (2004) Systematic review of topical capsaicin for the treatment of chronic pain. BMJ 328(7446): 991
Mayer HM (2005) Die verschleppte OP – Indikation beim lumbalen Bandscheibenvorfall. Z Orthop 143: 287–291
McCormick PC (2007) The Spine Patient Outcomes Research Trial results for lumbar disc herniation: a critical review. J Neurosurg Spine 6(6): 513–520
McLaughlin JD, Lipworth L, Chow WH, Blot WJ (1998) Analgesic use and chronic renal failure: a critical review of the epidemiologic literature. Kidney Int 54(3): 679–686
Million R, Nilsen KH, Jayson MI, Bader RD (1981) Evaluation of low back pain and assessment of lumbar corsets with and without back supports. Ann Rheum Dis 40(5): 449–454
Mohseni-Bandpei MA, Critchley J, Staunton T, Richardson B (2006) A prospective randomised controlled trial of spinal manipulation

and ultrasound in the treatment of chronic low back pain. Physiotherapy 92: 34–42

Muller R, Giles LG (2005) Long-term follow-up of a randomized clinical trial assessing the efficacy of medication, acupuncture, and spinal manipulation for chronic mechanical spinal pain syndromes. J Manipul Physiol Ther 28(1): 3–11

Murphy D, Hurwith E et al (2006) A non-surgical approach to the management of lumbar spinal stenosis: a prospective observational cohort study. BMC Musculosceletal Disord 7: 16

National Collaborating Centre for Primary Care in Zusammenarbeit mit dem Royal College of General Practitioners (2009) Low back pain: early management of persistent non-specific low back pain. NICE Clinical Guideline 88, National Institute for Health and Clinical Excellence (NHS), *http://www.nice.org.uk/nicemedia/live/11887/44343/44343.pdf, www.rcgp.org.uk*

Nickel R, Egle UT (2001) Manualisierte psychodynamisch interaktionelle Gruppentherapie. Therapiemanual zur Behandlung somatoformer Schmerzstörungen. Psychotherapeut 46: 11–19

Örtel M, Ryang Y-M (2006) Long-term results of microsurgical treatment of lumbar spinal stenosis by unilateral laminotomy for bilateral decompression. Neurosurgery 59: 1264–1270

Östgaard HC, Andersson GJ (1991a) Post partum low back pain. Spine 16: 549–552

Östgaard HC, Andersson GJ (1991b) Previous back pain and risk of developing back pain in future pregnance. Spine 16: 432–436

Ollenschläger G, Thomeczek C, Thalau F, Heymans L, Thole H, Trapp H, Sänger S, Legemann M (2005) Medizinische Leitlinien in Deutschland, 1994–2004. Von der Leitlinienmethodik zur Leitlinienimplementierung. Z Ärztl Fortbild Qualitätssich 99(1): 7–13

Ostelo RW, Van Tulder MW, Vlaeyen JW, Linton SJ, Morley SJ, Assendelft WJ (2005) Behavioural treatment for chronic low-back pain. Cochrane Database Syst Rev (1): CD002014

Park J, Linde K, Manheimer E, Molsberger A, Sherman K, Smith C, Sung J et al (2008) The status and future of acupuncture clinical research. J Altern Complement Med 14(7): 871–881

Penrose KW, Chook K, Stump JL (1991) Acute and chronic effects of pneumatic lumbar support on muscular strength, flexibility and functional impairment index. Sports Train Med Rehabil: 2: 121–129

Perneger TV, Whelton PK, Klag MJ (1994) Risk of kidney failure associated with the use of acetaminophen, aspirin, and nonsteroidal antiinflammatory drugs. N Engl J Med 331(25): 1675–1679

Petersen T, Olsen S, Laslett M, Thorsen H, Manniche C, Ekdahl C, Jacobsen S (2004) Inter-tester reliability of a new diagnostic classification system for patients with non-specific low back pain. Aust J Physiother 50: 85–94

Peul WC, van Houwelingen HC, van den Hout WB, Brand R, Eekhof JA, Tans JT, Thomeer RT, Koes BW; Leiden-The Hague Spine Intervention Prognostic Study Group (2007) Surgery versus prolonged conservative treatment for sciatica. N Engl J Med 356(22): 2245–2256

Pillastrini P, Mugnai R, Franeti C, Bertozzi L, Bonfiglioli R, Curi S, Mattioli S, Violante FS (2007) Evaluation of two preventive interventions for reducing musculoskeletal complaints in operators of video display terminals. Physical Ther 87(5): 536–544

Pittler MH, Brown EM, Ernst E (2007) Static magnets for reducing pain: systematic review and metaanalysis of radomised trials. Can Med Assoc J 177(7): 736–742

Pope MH, Phillips RB, Haugh LD, Hsieh Cy, Mac Donald L, Haldeman S (1994) A prospective randomized three-week trial of spinal manipulation, transcutaneous muscle stimulation, massage and corset in the treatment of subacute low back pain. Spine 19(22): 2571–2577

Porchet F (2008) Lumbaler Bandscheibenvorfall. Arthritis Rheuma 2: 89–95

Porchet F, Vader JP, Larequi-Lauber T (1999) The assessment of appropriate indications for laminectomy. J Bone Joint Surg (Br) 81-B: 234–239

Preyde M (2000) Effectiveness of massage therapy for subacute low-back pain: a randomized controlled trial. Can Med Assoc J 162(13): 1815–1820

Rahme E, Barkun A, Nedjar H, Gaugris S, Watson D (2008) Hospitalizatins for upper and lower GI events associated with traditional NSAIDs and acetaminophen among the elderly in Quebec, Canada. Am J Gastroenterol 103(4): 872–882

Rasmussen GG (1979) Manipulation in treatment of low back pain: a randomized clinical trial. Man Med 1: 8–10

Rauschmann MA, Warzecha J, Arabmotlagh M (2004) Diagnostik und minimal-invasive Therapie bei chronischen Lumbalgien. Schmerz 18: 463–474

Resnick DK, Choudhri TF, Dailey AT et al (2005a) Guidelines for the performance of fusion procedures for degenerative disease of he lumbar spine. Part 10: fusion following decompression in patients with stenosis without spondylolisthesis. J Neurosurg Spine 2: 686–691

Resnick DK, Choudhri TF, Dailey AT et al (2005b) Guidelines for the performance of fusion procedures for degenerative disease of the lumbar spine. Part 9: fusion in patients with stenosis and spondylolisthesis. J Neurosurg Spine 2: 279–285

Robert Koch Institut (RKI) (2006) Gesundheit in Deutschland. *www.gbe-bund.de/gbe10/owards.prc_show_pdf?p_id=9966&p_sprache=D*

Roelofs PD, Deyo RA, Koes BW, Scholten RJ, Van Tulder MW (2008) Non-steroidal anti-inflammatory drugs for low back pain. Cochrane Database Syst Rev (1): CD000396

Rote Liste Service GmbH (2008) Fachinformationsverzeichnis Deutschland (Fachinfo-Service) einschließlich EU-Zulassungen [cited: 2008 Oct 30]. *www.fachinfo.de*

Rütten A, Abu-Omar K, Lampert T, Ziese T, Robert Koch Institut (RKI) (2005) Körperliche Aktivität. Gesundheitsberichterstattung des Bundes, Heft 26. RKI, Berlin

Salerno SM, Browning R Jackson JL (2002)The effect of antidepressant treatment on chronic back pain: a meta-analysis. Arch Intern Med 162(1): 19–24

Santilli V, Beghi E, Finucci S (2006) Chiropractic manipulation in the treatment of acute back pain and sciatica with disc protrusion: a randomized double-blind clinical trial of active and simulated spinal manipulations. Spine J 6(2): 131–137

Sawynok J (2003) Topical and peripherally acting analgesics. Pharmacol Rev 55(1): 1–20

Schaible H-G (2006) Basic mechanisms of deep somatic tissue. In: McMahon SB, Koltzenburg M (eds) Wall and Melzack's textbook of pain. Elsevier, London, pp 621–633

Schaible H-G (2007) Pathophysiologie des Schmerzes. Orthopäde 36: 8–16

Schaible H-G, Richter F (2004) Pathophysiology of pain. Langenbecks Arch Surg 289: 237–243

Schiltenwolf M, Buchner M, Heindl B et al (2006) Comparison of a biopsychosocial therapy (BT) with a conventional biomedical therapy (MT) of subacute low back pain in the first episode of sick leave: a randomized controlled trial. Eur Spine J 15: 1083–1092

Schmid J (2005) Mechanische Diagnose und Therapie (MDT) – Diagnostik und Management bandscheibenbedingter Beschwerden im Rahmen des McKenzie-Konzepts. Orthop Prax 41(8): 440–443

Schnake KJ, Schaeren S, Jeanneret B (2006) Dynamic stabilization in addition to decompression for lumbar spinal stenosis with degenerative spondylolisthesis. Spine 31: 442–449

Schnitzer TJ, Ferrano A, Hunsche E, Kong SX (2004) A comprehensive review of clinical trials on the efficacy and safety of drugs for the treatment of low back pain. J Pain Symptom Management 28(1): 72–95

Schonstein E, Kenny DT, Keating J, Koes BW (2008) Work conditioning, word hardening and functional restoration for workers with back and neck pain. Cochrane Database Syst Rev (1): CD001822

Siddiqui M, Smith FW, Wardlaw D (2007) One-year results of X Stop interspinous implant for the treatment of lumbar spinal stenosis. Spine 32: 1345–1348

Soriano F, Rios R (1998) Gallium arsenide laser treatment of chronic low back pain: a prospective randomized and double blind study. Laser Ther 10: 175–180

Staal JB, Hlobil H, Twisk JW et al (2004) Graded activity for low back pain in occupational health care. A randomized controlled trial. Ann Intern Med 140: 77–84

Staal JB, de Bie R, de Vet HCW, Hildebrandt J, Nelemans P (2008) Injection therapy for subacute and chronic low-back pain. Cochrane Database Syst Rev (3): CD001824

Staiger TO, Gaster B, Sullivan MD, Deyo RA (2003) Systematic review of antidepressants in the treatment of chronic low back pain. Spine 28(22): 2540–2545

Theodoridis T (2007) Injektionstherapie an der Wirbelsäule ohne Bildsteuerung. Orthopäde 36: 73–86

Theodoridis T, Krämer J (2006) Injektionstherapie an der Wirbelsäule – Manual und Atlas.Thieme, Stuttgart

Thomé C, Zevgaridis D, Leheta O et al (2005) Outcome after less-invasive decompression of lumbar spinal stenosis: a randomized comparison of unilateral laminotomy, bilateral laminotomy, and laminectomy. J Neurosurg Spine 3: 129–141

Thomé C, Börm W, Meyer F (2008) Die degenerative lumbale Spinalkanalstenose. Dt Ärztebl 105(20); 373–379

Toya S, Motegi M, Inomata K, Ohshiro T, Maeda T (1994) Report on a computer-randomized double-blind clinical trial to determine the effectiveness of the GaAlA (830 nm) diode laser for attenuation in selected pain groups. Laser Ther 6: 143–148

Treede RD, Kenshalo DR, Gracely RH et al (1999) The cortical representation of pain. Pain 79: 105–111

Trief P, Ploutz-Snyder R, Fredrickson B (2006) Emotional health predicts pain and function after fusion: a prospective multicenter study. Spine 31(7): 823–830

Turner JA (1996) Educational and behavioral interventions for back pain in primary care. Spine 21(24): 2851–2857

UK BEAM Trial Team (2004) United Kingdom back pain exercise and manipulation (UK BEAM) randomized trial: effectiveness of physical treatments for back pain in primary care. BMJ 329(7479): 1377

Urquhart DM, Hoving JL, Assendelft WW, Roland M, Van Tulder MW (2008) Antidepressants for non-specific low back pain. Cochrane Database Syst Rev (1): CD001703

Valle-Jones JC, Walsh H, O'Hara H, Davey NB, Hopkin-Richards H (1992) Controlled trial of a back support (»Lumbotrain«) in patients with non-specific low back pain. Curr Med Res Opin 12(9): 604–613

Van Alphen HA, Braakman R, Bezemner PD (1989) Chemonucleolysis versus discectomy: a randomized multicenter trial. J Neurosurg 70: 869–875

Van Duijvenbode I, Jellema P, van Poppel MN, Van Tulder MW (2008) Lumbar supports for prevention and treatment of low back pain. Cochrane Database Syst Rev (2): CD001823

Van Poppel MN, Koes BW, Smid T, Bouter LM (1997) A systematic review of controlled clinical trials on the prevention of back pain in industry. Occup Environ Med 54(12): 841–847

Van Poppel MN, Hooftman WE, Koes BW (2004) An update of a systematic review of controlled clinical trials on the primary prevention of back pain at the workplace. Occup Med (Lond) 54(5): 345–352

Van Tulder MW, Koes BW, Bouter LM (1997) Conservative treatment of acute and chronic nonspecific low back pain. A systematic review of randomized controlled trials of the most common interventions. Spine 22(18): 2128–2156

Van Tulder MW, Touray T, Furlan AD, Solway S, Bouter LM (2003) Muscle relaxants for nonspecific low back pain: a systematic review within the framework of the Cochrane collaboration. Spine 28(17): 1978–1992

Van Tulder MW, Touray T, Furlan AD, Solway S, Bouter LM (2005) Muscle relaxants for non-specific low back pain. Cochrane Database Syst Rev (2): CD004252

Van Tulder MW, Koes B, Seitsalo S, Malmivaara A (2006a) Outcome of invasive treatment modalities on back pain and sciatica: an evidence-based revies. Eur Spine J 15(1): 82–92

Van Tulder MW, Koes B, Malmivaara A (2006b) Outcome of non-invasive treatment modalities on back pain: an evidence-based review. Eur Spine J 15(1) : 64–81

Van Tulder M, Becker A, Bekkering T, Breen, A., del Real MT, Hutchinson A, Koes B et al (2006c) Chapter 3. European guidelines for the management of acute nonspecific low back pain in primary care. Eur Spine J 15(Suppl 2): S169–191. *www.backpaineurope.org/web/html/wg1_results.html*

Videmann T, Nurminen M, Troup JDG (1990) Lumbar spinal pathology in cadaveric material in relation to history of back pain, occupation, and physical loading. Spine 14: 728

Vleeming, A, Albert HB, Östgaard HC, Sturesson B, Stuge B (2008) European Guidelines for the Diagnosis and Treatment of Pelvic Girdle Pain. Eur Spine J 17(6): 794–819

Vogt BA (2005) Pain and emotion. Interactions in subregions of the cingulate gyrus. Nature Rev Neurosci 6: 533–544

Vuori IM (2001) Dose-response of physical activity and low back pain, osteoarthritis, and osteoporosis. Med Sci Sports Exerc 6(Suppl): S551–568

Waddell G, Kummel EG, Lotto WN (1979) Failed lumbar disc surgery an repeat surgery following industrial injuries. J Bone Joint Surg 61B: 201–207

Waddell G, O'Connor M, Boorman S, Torsney B (2007) Working Backs Scotland: a public and professional health education campaign for back pain.Spine 20(6): 2139–2143

Wai EK, Rodriguez S, Dagenais S, Hall H (2008) Evidence-informed management of chronic low back pain with physical activity, smoking cessation, and weight loss. Spine J 8(1): 195–202

Weinstein JN, Tosteson AN (2006) Surgical vs nonoperative treatment for lumbar disk herniation: the spine patient outcome research trial (SPORT): a randomized trial. JAMA 296: 2441–2450

Weinstein JN, Lurie JD, Tosteson TD et al (2006) Surgical vs nonoperative treatment for lumbar disk herniation: the spine patient outcomes research trial (SPORT) observational cohort. JAMA 296: 2451–2459

Weinstein JN, Tosteson TD, Lurie JD et al (2008) Surgical versus nonsurgical therapy for lumbar spinal stenosis. N Engl J Med 358: 794–810

Weltgesundheitsorganisation (WHO) (1996) Therapie tumorbedingter Schmerzen, 2. Aufl. Verlag im Kilian, Marburg

Wenig CM, Schmidt CO, Kohlmann T, Schweikert B (2009) Costs of back pain in Germany. Eur J Pain 13(3): 280–286

Westgaard RH, Winkel J (1997) Ergonomic intervention research for improved musculoskeletal health: a critical review. Int J Ind Ergonom 20(6): 463–500

Williams RM, Westmorland MG, Lin CA, Schmuck G, Creen M (2007) Effectiveness of workplace rehabilitation interventions in the treatment of work-related low back pain: a systematic review. Diabil Rehabil 29(8): 607–624

Zech DF, Grond S, Lynch J (1995) Validation of World Health Organisation Guidelines for cancer pain relief. Pain 63: 65–76

Zentralstelle der Deutschen Ärzteschaft zur Qualitätssicherung in der Medizin (2001) Leitlinien-Clearingbericht »Akuter Rückenschmerz«. *www.leitlinien.de* oder *www.aezq.de/literatur/leitlinien-clearing-bericht-akuter-ruckenschmerz/?searchterm=rückenschmerz*

Zentralstelle der Deutschen Ärzteschaft zur Qualitätssicherung in der Medizin (2004) Leitlinien-Clearingverfahren »Chronischer Rükkenschmerz«. *www.leitlinien.de/clearingverfahren/clearingberichte/crs/00crs/view*

Zucherman JF, Hsu KY, Hartjen CA et al (2005) A multicenter, prospective, randomized trial evaluating the X STOP interspinous process decompression system for the treatment of neurogenic intermittent claudication: two-year follow-up results. Spine 30: 1351–1358

6

# Rehabilitation

*Jürgen Heisel*

Degenerative Veränderungen im Bereich der Rumpfwirbelsäule und hierauf beruhende akute oder chronische Beschwerdebilder sind – nach internistischen Krankheitsbildern – die zweithäufigste Ursache für die Attestierung von Arbeitsunfähigkeit, aber auch Grund für einen vorzeitigen Rentenantrag. Die bestmögliche Wiederherstellung der körperlichen Belastbarkeit und Leistungsfähigkeit ist – unter der bekannten Maxime »Reha vor Rente« bzw. »Reha vor Pflege« (im Falle älterer und betagter Menschen) – eine wichtige Aufgabe der sozialen Leistungsträger.

## 7.1 Konzepte der Rehabilitation



**Definition**

Der Begriff Rehabilitation im Rahmen der Orthopädie und Unfallchirurgie beinhaltet unter sozialmedizinischen Gesichtspunkten definitionsgemäß die Gesamtheit aller ärztlichen und nichtärztlichen Maßnahmen, um einem Patienten mit krankhafter akuter oder chronischer Affektion im Bereich der Haltungs- und Bewegungsorgane, aber auch nach kürzlich erfolgter operativer Intervention (z. B. auch nach einem Wirbelsäuleneingriff), seine zügige berufliche Wiedereingliederung bzw. Zurückführung in sein früheres häuslich-familiäres Umfeld zu erleichtern.

**Kostenträger** der Rehabilitation sind v. a. die Deutsche Rentenversicherung (DRV-Bund, DRV-Länder) und die Berufsgenossenschaften (bei Folgen von Arbeitsunfällen), bei Patienten, die nicht mehr im Erwerbsleben stehen, auch die gesetzlichen Krankenkassen.

Rehabilitative Maßnahmen kommen **unter sozialmedizinischen Gesichtspunkten** v. a. dann infrage, wenn die Erwerbsfähigkeit des betroffenen Patienten bedroht oder evtl. schon beeinträchtigt ist und durch die Palette der konventionellen ambulanten Behandlungsstrategien der gesetzlichen Krankenversicherung nicht (mehr) oder nur unzureichend beeinflusst werden kann. Rehabilitative Maßnahmen gehen daher grundsätzlich deutlich über die sog. allgemeinen medizinischen Leistungen der Krankenkassen hinaus. Der betreuende Hausarzt, besser noch der Facharzt für Orthopädie und Unfallchirurgie, stellt beim jeweiligen Kostenträger auf einem speziellen mehrseitigen Formular einen Antrag. Neben Angaben zur Anamnese und zur aktuellen klinischen Situation sind v. a. Informationen wichtig zu drohenden bzw. bereits vorliegenden Fähigkeitsstörungen, die durch eine sinnvolle Kombination geeigneter medikamentöser, physikalischer, bewegungstherapeutischer, balneologischer und evtl. auch psychologischer Maßnahmen vermieden oder verbessert werden können.

Klassische Vorgehensweisen sind hier bei degenerativen Veränderungen der Rumpfwirbelsäule das **stationäre Heilverfahren** (HV), nach erfolgtem operativem Eingriff (z. B. nach einer lumbalen Nukleotomie) die **Anschlussheilbehandlung** (AHB) in einer speziellen orthopädisch ausgerichteten Rehabilitationsklinik. Alternativ, v. a. bei jüngeren mobilen Patienten und günstiger räumlicher Lage, kommt auch eine **teilstationäre** oder **ambulante Rehabilitation** in besonderen zugelassenen Reha-Zentren infrage. Hiervon klar abzugrenzen sind Gesundheitsmaßnahmen wie eine **Sanatoriumsbehandlung** oder eine **Kur** (◘ Tab. 7.1).

Unter dem Gesichtspunkt der Qualitätssicherung werden von den einzelnen Kostenträgern in aller Regel besondere formale Ansprüche gestellt, denen im Zuge der Abfassung des abschließenden **Entlassberichts** auch unter gutachterlichen Gesichtspunkten Rechnung getragen werden muss (► Aufgaben der Rehabilitation).

**Aufgaben der Rehabilitation**

- Fachspezifische Diagnostik
  - Sichtung der Vorbefunde
  - detaillierte ärztliche Aufnahmeuntersuchung
  - evtl. weiterführende Abklärung (Röntgen, Sonographie, Laborparameter u. a.)
- Erstellung eines individuellen REHA-Plans
  - Therapie
  - medikamentöse Maßnahmen
  - aktive Bewegungsprogramme
  - passive physikalische Maßnahmen
  - evtl. ergotherapeutische Mitbetreuung
  - evtl. psychologische Mitbetreuung
  - Schulungsprogramme über Krankheit und Krankheitsbewältigung
  - Sozialberatung (Alltag, häusliches Umfeld, Beruf)
- Ärztliche Abschlussuntersuchung
  - detaillierter klinischer Befund
  - Veranlassung einer adäquaten Nachsorge unter ambulanten Bedingungen
- Abschließende sozialmedizinische Beurteilung (gutachterliche Stellungnahme)
  - sofort arbeitsfähig/schrittweise Reintegration am alten Arbeitsplatz/Arbeitsplatzwechsel, Umschulung oder berufliche Neuorientierung erforderlich/weiter arbeitsunfähig/Rentenantrag zu befürworten
- Eingehende Qualitätssicherung
  - intern
  - Teilnahme an externen Programmen
- Fachspezifische (Outcome-)Forschung

**Tab. 7.1** Konzeptionelle Unterschiede in der Rehabilitation (Heisel 2005)

| | Anschlussheilbehandlung (AHB) | Heilverfahren (HV) | Kur |
|---|---|---|---|
| Definition | Stationäre Nachbehandlung nach vorausgegangener Behandlung im Akuthaus (meist nach operativen Eingriffen wie Nukleotomie u. a.) | Stationäre Behandlung bei chronischen Krankheitsbildern (meist degenerative Aufbrauchserscheinungen) | Stationäre vorbeugende Maßnahmen bei (noch) Gesunden zum Erhalt der Leistungsfähigkeit |
| Ort | Spezialisierte Rehabilitationsklinik in der Nähe des Akuthauses | Rehabilitationseinrichtung evtl. mit ortsgebundenen Heilmitteln, weiter entfernt vom Wohnort | Kurhotel, Sanatorium mit adäquatem äußerem und landschaftlichem Ambiente; ortsgebundene Heilmittel (z. B. Therme) |
| Ärztliche Betreuung | Wie im Akuthaus | Im Haus (Aufnahme- und Abschlussuntersuchung) | Nicht im Haus; kann bei Bedarf kontaktiert werden |
| Physiotherapie | Konsequentes, regelmäßig durchgeführtes Nachbehandlungsprogramm (täglich KG-ET oder in der Gruppe, MTT, physikalische Therapie u. a.); 4–6 Maßnahmen/Tag | Bewegungstherapie überwiegend als Gruppenprogramme, physikalische Therapie, Balneotherapie; 2–4 Maßnahmen/Tag | Passive Behandlungsstrategien (Hydrotherapie, physikalische Maßnahmen, Balneotherapie) stehen im Vordergrund; 1–3 Maßnahmen/Tag |
| Medikamentöse Maßnahmen | Wie im Akuthaus | Fortführung der hausärztlich verordneten Medikation | Überwiegend Naturheilstoffe |
| Psychotherapie | Obligat bei entsprechendem Krankheitsbild | Evtl. als begleitende Maßnahme (Entspannungstraining, autogenes Training, Yoga) | Evtl. als Rahmenprogramm |
| Gesundheitsbildung | Als Begleitmaßnahme (diagnosebezogen) | Obligat (meist vom Kostenträger vorgeschrieben) | Als Rahmenprogramm |
| Ernährung | Wie im Akuthaus | Teilweise Hotelambiente; Diäten bei Übergewicht/Stoffwechselstörungen | Immer Hotelambiente; oft Außenseiterdiäten |
| Tagesablauf | Wie im Akuthaus (Pflege); ADL-Programme im Vordergrund | Gelegentliche (abendliche) Freizeitprogramme | Regelmäßige Freizeitprogramme |
| Behandlungsdauer | 3 (–5) Wochen diagnosebezogen; das angestrebte REHA-Ziel wie z. B. Unabhängigkeit bei den ADL sollte erreicht werden | 3 (–4) Wochen | 3 Wochen |

*KG* Krankengymnastik, *ET* Einzeltherapie, *MTT* medizinische Trainingstherapie, *ADL* Alltagsaktivitäten (*activities of daily living*).

## 7.2 Indikationen zur stationären Rehabilitation

### 7.2.1 Stationäres Heilverfahren

Als wichtigste Indikationen für die Durchführung eines stationären Heilverfahrens (HV) im Falle krankhafter Affektionen im Bereich der Rumpfwirbelsäule gelten die Folgenden:

**Stationäres Heilverfahren – Indikationen**

- Chronische statische/degenerative/muskuläre/pseudoradikuläre Syndrome
- Postnukleotomie-Syndrome
- Chronische fixierte Fehlhaltungen (Skoliosen, Kyphosen)
- Posttraumatische Fehlhaltungen
- Schwere Osteoporosen u. a.

Bei Patienten mit chronischen Schmerzbildern, die dann meist auch über einen sehr langen Zeitraum bestehen und zu einem regelrechten »*doctor shopping*« geführt haben, hat sich in den letzten Jahren das sog. **multimodale Behandlungskonzept** durchgesetzt, das von den Krankenkassen und auch von den Rentenversicherungsträgern unterstützt wird. Die Betreuung dieser Patienten erfolgt in aller Regel an einem **interdisziplinären Schmerzzentrum**, an dem Ärzte (Orthopäden, Allgemeinmediziner, Anästhesisten, Neurologen, Psychiater), aber auch Psychologen und Psychotherapeuten zielgerichtet zusammenarbeiten.

**Hauptindikationen** für ein derartiges stationäres Behandlungsprogramm über 4–6 Wochen sind Patienten mit unspezifischen, psychosomatisch überlagerten Wirbelsäulensyndromen (Schmerzverarbeitungsstörung im Sinne von myofaszialen Schmerzsyndromen oder einer sog. Fibromyalgie in Chronifizierungsstadium II und III nach Gerbershagen).



### 7.2.2 Anschlussheilbehandlung

Klassische Indikationen zur Durchführung einer Anschlussheilbehandlung (AHB) sind:

**Anschlussheilbehandlung – Indikationen**

- Lumbale Nukleotomie
- Lumbale Dekompression (z. B. bei Spinalkanalstenose)
- Frische Wirbelfraktur
- Erfolgter wirbelsäulenstabilisierender Eingriff (Fixateur interne nach Fraktur oder Instabilität, Vertebroplastie, Kyphoplastie)
- Lumboischialgie ohne aktuelle operative Interventionsbedürftigkeit

Im Falle einer geplanten AHB erfolgt der Antrag durch den behandelnden Arzt im Akuthaus; das Intervall zwischen der dortigen Entlassung und der Aufnahme in der Reha-Klinik darf nicht mehr als 2 Wochen betragen.

## 7.3 Rehabilitationsfähigkeit – Rehabilitationsziele

In Abgrenzung zur Pflegebedürftigkeit des betroffenen Patienten muss vor Einleitung rehabilitativer Maßnahmen zunächst die individuelle **Rehabilitationsfähigkeit** überprüft und bestätigt werden.

Im Falle eines **stationären Heilverfahrens** ergeben sich hier in aller Regel keine wesentlichen Probleme:

- Der betroffene Patient muss reisefähig sein.
- Es dürfen keine akuten oder ansteckenden Erkrankungen bestehen.
- Die Compliance des betroffenen Patienten muss gesichert sein.

Im Falle einer postoperativen stationären **Anschlussheilbehandlung** werden gefordert:

- reizfreie Wundverhältnisse ohne Anhalt für lokale Infektion,
- weitgehende Eigenständigkeit für die wichtigsten ADL (Alltagsaktivitäten; Barthel-Index von zumindest 65 Punkten),
- ausreichende und sichere Mobilität zumindest für kurze Wegstrecken auf Stationsebene (evtl. unter Zuhilfenahme von Gehstützen),
- ausreichende persönliche Motivation zur Rehabilitation,
- ein ausreichendes kognitives Zustandsbild (keine schwere Demenz) u. a.

Ist eine **Rehabilitationsfähigkeit nicht gegeben**, z. B. im Falle älterer hinfälliger Patienten (osteoporotische Frakturen, Demenz u. a.), so verbleibt der Patient bei weiterer akuter ärztlicher Behandlungsbedürftigkeit in der operierenden Klinik bzw. wird dorthin zurückverlegt. Liegt Pflegebedürftigkeit vor, so wird der Patient einer Kurzzeitpflege überantwortet bzw. in ein Pflegeheim verlegt.

Besteht **keine Rehabilitationsbedürftigkeit** – z. B. im Falle eines jüngeren mobilen und sportlich sehr gut durchtrainierten Patienten ohne wesentliche Begleiterkrankungen – genügt nach Entlassung aus dem Akuthaus evtl. eine teilstationäre AHB in einem Reha-Zentrum oder auch nur eine ambulante Nachbetreuung durch den Hausarzt oder niedergelassenen Facharzt (◘ Abb. 7.1).

Die **Dauer** einer stationären Rehabilitation wurde in den letzten Jahren – ganz überwiegend unter Kostengesichtspunkten – schrittweise reduziert; aktuell liegt sie bei etwa 3 Wochen, wobei nach schriftlichem Antrag unter Angabe triftiger Gründe eine Verlängerung um maximal 1–2 Wochen möglich ist.

Vor Beginn spezieller Behandlungsmaßnahmen muss der aufnehmende Arzt mit dem betroffenen Patienten das jeweilige **Rehabilitationsziel** individuell, gut verständlich und auch möglichst detailliert absprechen und abstimmen, wobei realitätsbezogen erläutert werden sollte, was im geplanten mehrwöchigen Zeitraum bei entsprechender aktiver Mitarbeit erreicht werden kann und was nicht:

**Rehabilitationsziele**

- Reduktion des Beschwerdebilds
- Verbesserung der Rumpfbeweglichkeit
- Verbesserung der muskulären Kraftentfaltung

▼

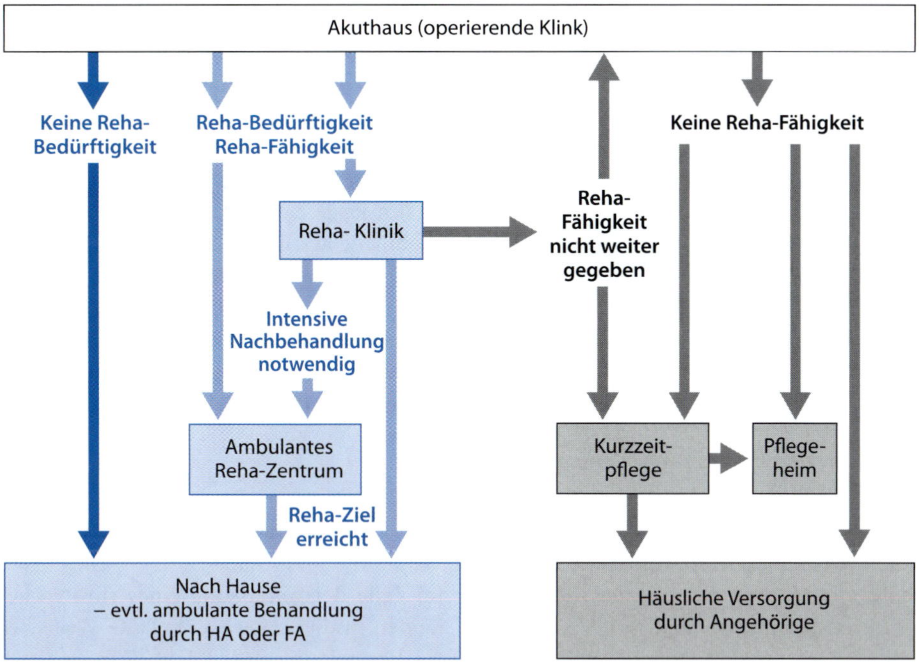


**Abb. 7.1** Algorithmus der postoperativen Nachsorge bei geplanter Anschlussheilbehandlung

- Verbesserung der axialen Belastbarkeit der Rumpfwirbelsäule
- Rückgang muskulärer Irritationen
- Möglichkeit der Hilfsmittelversorgung
- Möglichkeit einer orthetischen Versorgung
- Vermittlung von Informationen zum Krankheitsbild, gesundheitserzieherische Maßnahmen (Was ist erlaubt? Was ist verboten?)
- Evtl. Notwendigkeit einer weiteren ambulanten Nachsorge
- Dauer der Arbeitsunfähigkeit
- Evtl. Fortbestand weiterer intensiver Betreuung durch Hilfspersonen (v. a. bei älteren Menschen)

Mitentscheidend sind hier zunächst die Informationen des vorbehandelnden Arztes zum Verlauf des Krankheitsprozesses, des Weiteren das aktuelle klinische Bild sowie, v. a. nach gerade zurückliegendem operativen Eingriff, auch die radiologische Situation (Ausmaß und Lokalisation der degenerativen Veränderungen, knöcherne Stabilität u. a.).

## 7.4 Das REHA-Team und seine Aufgaben

Die Durchführung der Rehabilitation ist eine klassische Domäne der Teamarbeit. So obliegt die Koordination einer sinnvollen konservativen (Nach)Behandlung im Falle krankhafter akuter oder chronischer Affektionen im Bereich der Rumpfwirbelsäule dem Rehabilitationsmediziner, meist einem konservativ tätigen Orthopäden oder Unfallchirurgen, in den letzten Jahren auch einem Facharzt für Physikalische und Rehabilitative Medizin (**Teamleiter**). In regelmäßiger und engmaschiger Rückkopplung mit dem jeweiligen Operateur leitet er das Rehabilitationsteam, das im Weiteren besteht aus

- den betreuenden Physiotherapeuten (Krankengymnast, Masseur, Sporttherapeut, medizinischer Bademeister),
- den Pflegekräften,
- dem Ergotherapeuten,
- dem Orthopädiemechaniker (orthetische Versorgung),
- evtl. auch dem Psychologen (Schmerzverarbeitungsstörung) und schließlich
- dem Sozialarbeiter.

Der Arzt stellt das individuelle Rehabilitationsprogramm zusammen und stimmt die einzelnen Behandlungsstrategien aufeinander ab.

Sinnvoll ist ein ausgewogenes Maß an passiven und v. a. aktiven Anwendungen (z. B. jeweils 2 Maßnahmen pro Tag), ausgeglichen über den ganzen Tag verteilt mit ausreichend langen Ruhepausen nach anstrengenden aktiven Maßnahmen wie z. B. Bewegungsbädern im Thermalwasser sowie gerätegestützte Krankengymnastik. Der **Therapieplan** – etwa im Sinne eines Stundenplans – gibt auch optisch einen guten Überblick über das kombinierte »Behandlungspaket«.

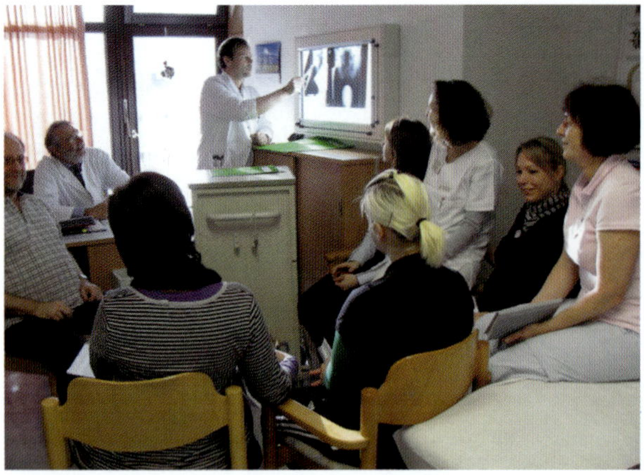

Abb. 7.2 Teamsitzung unter Leitung des Rehabilitationsmediziners



Von elementarer Bedeutung sind im weiteren Verlauf der Rehabilitation wöchentlich stattfindende Besprechungen, an denen alle Mitglieder des Teams regelmäßig teilnehmen (sog. **Teamsitzung**, Abb. 7.2).

In der Teamsitzung werden die individuellen Probleme der jeweils betreuten Patienten besprochen, zu denen z. B. die Folgenden zählen:

**Punkte, die in der Teamsitzung zu besprechen sind**

- Bewertung der aktuellen klinischen Situation des Rehabilitanden im Hinblick auf Schmerzbild, Rumpfbeweglichkeit, muskuläre Dysfunktionen u. a.
- Ergänzung (Erweiterung) bzw. Modifikation des Reha-Plans, z. B. der Übergang von Einzel- auf Gruppenbehandlungen, die Einleitung von Maßnahmen aus der gerätegestützten Krankengymnastik u. a.
- Überprüfung der Notwendigkeit von Hilfsmitteln (temporär, auf Dauer) mit dann entsprechender Verordnung
- Bewertung der Sicherheit bzgl. der ADL, v. a. im Hinblick auf mögliche Probleme in der Pflege mit evtl. noch bestehender Abhängigkeit von einer Hilfsperson
- Art und Umfang der weiteren medizinischen Behandlungsbedürftigkeit nach Entlassung aus der Rehabilitation
- Sich anbahnende Probleme in der Nachsorge nach Entlassung aus der (stationären) Nachbehandlung mit Aktivierung der Schnittstellen (soziale Dienste wie häusliche Pflege, Essen auf Rädern, vorübergehende Kurzzeitpflege, Heimunterbringung u. a.)

Die engmaschige ärztliche Betreuung unter **stationären** Bedingungen umfasst 1–2 Visiten pro Woche auf Station, evtl. vor dem Wochenende eine Kurvenvisite zusammen mit dem Pflegepersonal. Zusätzlich werden vereinzelt – dies als Alternative zu einer wöchentlichen Arztvisite – individuelle Sprechstunden auf Stationsebene angeboten.

Im Zuge einer **ambulanten** Rehabilitation sind wöchentliche ärztliche Befundkontrollen im Rahmen spezieller Sprechstunden die Regel.

Die meist schriftlich dokumentierten Befunde und Bewertungen der einzelnen Mitglieder des Reha-Teams werden abschließend in den Entlassbericht für den nachbetreuenden Hausarzt oder niedergelassenen Facharzt integriert.

## 7.5 Psychosoziale Nachbetreuung

Im Falle der Entlassung eines chronischen Schmerzpatienten in die weitere ambulante Weiterbehandlung sind zur Vermeidung eines Rückfalls in eine medizinische Unterversorgung und zur Sicherstellung einer sinnvollen weiteren adäquaten Betreuung dieses problematischen Krankengutes Hausarzt, ambulanter Schmerztherapeut, Psycho- und Physiotherapeut möglichst frühzeitig einzubinden.

Der Patient erhält darüber hinaus Adressen von **Selbsthilfegruppen**, die für eine Reihe von Krankheitsbildern bereits existieren.

### Literatur

Delbrück H, Haupt E (Hrsg) (1998) Rehabilitationsmedizin – Ambulant – Teilstationär – Stationär, 2. Aufl. Urban & Schwarzenberg, München

Heisel J (2003) Manual Wirbelsäule. Ecomed, Landsberg/Lech

Heisel J (2005) Physikalische Medizin. Thieme, Stuttgart

Heisel J, Jerosch J (2007a) Schmerztherapie der Haltungs- und Bewegungsorgane. Springer, Berlin Heidelberg New York Tokio

Heisel J, Jerosch J (2007b) Rehabilitation nach Hüft- und Knieendoprothese. Deutscher Ärzte-Verlag, Köln

Schönle C (2004) Rehabilitation. Praxiswissen Halte- und Bewegungsorgane. Thieme, Stuttgart

# Begutachtung von Erkrankungen der Lendenwirbelsäule

*Elmar Ludolph*

## 8.1 Ärztliches Gutachten

Die Begutachtung von Erkrankungen der Lendenwirbelsäule ist v. a. relevant für
- **Gesetzliche Rentenversicherung**,
- **Schwerbehindertenrecht**,
- **Gesetzliche Unfallversicherung** (Berufskrankheiten).

Das **ärztliche Gutachten** gliedert sich in
- Vorgeschichte,
- Klagen,
- klinische Befunde,
- apparative/bildtechnische Befunde,
- Beurteilung.

### 8.1.1 Vorgeschichte und Klagen



Das Gutachten beginnt mit der **Vorgeschichte**, d. h. mit der Darstellung des Verlaufs, der gestellten Verdachtsdiagnose und der in der Vergangenheit geklagten Beschwerden. Die Vorgeschichte ist nach Möglichkeit nicht vom Probanden zu erfragen, sondern den Aktenunterlagen zu entnehmen. Der Gutachter/Sachverständige hat grundsätzlich kein eigenes Ermittlungsrecht. Sollte dennoch die Befragung des Probanden erforderlich sein, z. B. weil in den Aktenunterlagen entscheidende Angaben fehlen, dann ist dies im Gutachten ausdrücklich kenntlich zu machen. Widerspricht der Befragte der in der Akte vorhandenen Vorgeschichte, ist gegebenenfalls eine alternative Beurteilung abzugeben.

> **Keinesfalls ist es richtig, sich die Vorgeschichte ausschließlich vom Probanden berichten zu lassen und ausschließlich aus diesem Bericht die Schlussfolgerungen zu ziehen.**

Zwingend beizuziehen sind
- ein vollständiges Vorerkrankungs- und Vorbehandlungsverzeichnis,
- ggf. aussagekräftige Vorbefund- und Vorbehandlungsinformationen,
- ggf. apparative/bildtechnische Vorbefunde.

Es folgen die **Klagen**, also Angaben zu den gegenwärtigen Beschwerden. Diese sind – soweit dies möglich und sinnvoll ist – wörtlich zu zitieren und in Gegenwart des Probanden niederzulegen.

### 8.1.2 Klinische Befunde

Die gutachtliche **Untersuchung** unterscheidet sich nicht grundlegend von der Untersuchung mit einer therapeutischen Fragestellung. Vor dem Hintergrund, dass die daraus resultierenden Funktionseinbußen jedoch – im Gegensatz zur Untersuchung mit therapeutischen Fragestellungen – als Grundlage finanzieller Ansprüche im Vollbeweis bewiesen sein müssen, sind die Befunde mit besonderer Sorgfalt und – wenn möglich – durch verschiedene Untersuchungsgänge zu sichern. Die klinische Untersuchung ist wie folgt gegliedert:

**Klinische Untersuchung**
- Statik (Achsabweichungen: Skoliose, Seitauslenkungen, kyphotischer Knick, Hyperlordose)
- Stabilität (segmentale Instabilitäten)
- Dynamik (Beweglichkeit und Entfaltbarkeit)
- Ausprägung der Muskulatur (Spannungszustand, Myogelosen)
- Nervenversorgung (von der LWS ausgehende sensible und/oder motorische Defizite)
- Bildtechnische Untersuchung (Nativ-Röntgenaufnahmen, Funktionsaufnahmen, Computertomographie, Kernspintomographie)

Zur **klinischen** Untersuchung darf auf das Messblatt für die Wirbelsäule (■ Abb. 8.1) verwiesen werden. Die Erhebung der Befunde im Bereich der LWS hat im Stehen, Sitzen und Liegen zu erfolgen. Die Überprüfung der Beweglichkeit in allen drei genannten Körperpositionen bedarf deshalb besonderer Sorgfalt, weil die Objektivierung von Funktionseinbußen im Bereich der Wirbelsäule besonders schwierig ist. Es ist im Einzelfall kaum zu beurteilen, ob der Proband die LWS nicht weiter bewegen kann oder will. Objektive Befunde stehen deutlich eingeschränkter zur Verfügung als im Bereich der Gliedmaßen, an denen ein Seitenvergleich möglich ist.

> **Es ist unverzichtbar, dass die Beugung der LWS im Stehen und im Langsitz überprüft wird. Erreicht ein Untersuchter im Langsitz die Zehen, während er im Stehen trotz der Schwerkraft mit den Händen nur die Kniegelenke erreicht, dann kann der zuletzt genannte Befund nicht stimmig sein.**

Zu überprüfen sind der Stauchungsschmerz in axialer Richtung und der Erschütterungsschmerz beim Fall von den Zehenballen auf die Fersen. Schmerzangaben bei diesen Untersuchungsgängen können eine Gefügelockerung signalisieren. Der segmentalen Zuordnung von Beschwerden dienen das Abklopfen der Dornfortsätze im Stehen

Az.: , Name:

## Messblatt Wirbelsäule

(nach der Neutral-0-Methode)

Größe in cm: Gewicht in kg:

**HWS**

Vorneigen/Rückneigen (Abb. 1)

Seitneigen re./li. (Abb. 2)

Drehen re./li. (Abb. 3)

Kinnspitzenschulterhöhenabstand
bei maximaler Drehseitneigung re./li.

**BWS und LWS**

Seitneigen re./li. (Abb. 4)

Drehen im Sitzen re./li. (Abb. 5)

Liegen/Jugulumabstand (cm) (Abb. 6)
Aktive Aufrichtung aus Rückenlage
Messstrecke Liege – DF C7

Finger – Boden – Abstand (cm)

a) Ott (Abb. 7)
   Messstrecke DF C7 30 cm caudal
b) Schober (Abb. 7)
   Messstrecke DF S1 10 cm cranial
c) Messstrecke 10 cm mit Mittelpunkt (Abb. 7)
   DF L 1

Beckentiefstand (cm) re./li.

Seitverbiegung

Schulterstand (rechts tief/links tief)

Sagittale Verbiegung (kyphotische oder lordotische Fehlform):

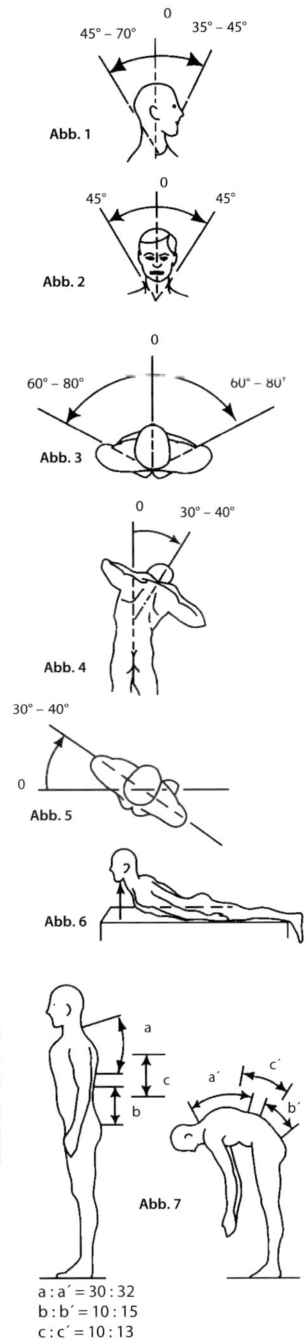


F 6222 0805 Messblatt Wirbelsäule BK 2108, 2109, 2110

**Abb. 8.1** Messblatt Wirbelsäule (Aus: Weise u. Schiltenwolf 2008) und im Sitzen sowie die Federung der einzelnen Segmente in Bauchlage.

**Befunde im Bereich der LWS werden wesentlich durch die Konstitution (Körperläge und Körpergewicht) mit bestimmt. Deshalb gibt es keine festgeschriebenen Normen, wann ein Befund krankhaft ist bzw. noch im Normbereich liegt. Die Summe aller Befunde ist maßgeblich.**

Die **manualmedizinische** Untersuchung ist Teil der klinischen Untersuchung. Sie ist allein jedoch nicht aussagekräftig. Der Vollbeweis von Funktionseinbußen kann über sie nicht erbracht werden. Folgende Defizite mindern ihren Stellenwert im Rahmen einer gutachtlichen Untersuchung:

- Die Befunderhebung ist stark subjektiv geprägt. Sie ist von der intensiven Mitarbeit des Untersuchten und der Erfahrung und der Sensibilität des Untersuchers abhängig. Die Befunde sind weitgehend »arztabhängig«.
- Die Befunde sind nur sehr begrenzt zu dokumentieren, sodass sie von einem Dritten nicht überprüft und nicht nachvollzogen werden können.

### 8.1.3 Apparative/bildtechnische Befunde

**Apparative** Untersuchungen (Elektrophysiologie) sind in aller Regel erforderlich, wenn Nervenversorgungsstörungen zur Diskussion stehen. Die dadurch gewonnenen Ergebnisse sind jedoch weitgehend semiobjektive Befunde, auch wenn sie als objektive Befunde imponieren. So erklären sich Abweichungen. Ihre Erhebung bedarf weitgehend der Mitarbeit des Untersuchten.

**Bildtechnische** Befunde sind zwingender Teil der gutachterlichen Untersuchung. Anzufertigen sind in aller Regel Nativ-Röntgenaufnahmen der LWS in 4 Ebenen und ggf. Funktionsaufnahmen seitlich und/oder in Aufsicht. Ob computertomographische und/oder kernspintomographische Aufnahmen erforderlich sind, hängt von der gutachtlichen Fragestellung ab.

Funktionsaufnahmen der LWS, die im Stehen mit fest fixiertem Becken anzufertigen sind, dienen vor allem der Sicherung bzw. dem Ausschluss von akuten und chronischen segmentalen Instabilitäten. Diese Aufnahmen stoßen an folgende Grenzen:

- Sie sind abhängig von der Mitarbeit des Untersuchten. Wenn dieser also die Lendenwirbelsäule nicht ausreichend beugt oder streckt, können Instabilitäten nicht gesichert bzw. ausgeschlossen werden.
- Nur Verschiebungen in der Horizontalebene (translatorische Verschiebungen) kommen bildtechnisch aussagekräftig zur Darstellung.

Bei der chronischen segmentalen Instabilität kommt der Röntgen-Verlaufsserie ein entscheidender Stellenwert zu mit den bereits von Erdmann (1979) aufgestellten röntgenologischen Kriterien.

**Röntgenologische Kriterien nach Erdmann (1979)**

- Knöcherne, schiffsschnabelähnliche Randwülste, die im Laufe von Monaten und Jahren an Ausprägung zunehmen, eine manschettenförmige Kontinuität jedoch nicht erreichen
- Eine zunehmende Höhenminderung des Zwischenwirbelraums mit progredienter Randsklerose der angrenzenden Wirbelkörper
- Eine abnorme Transversalbewegung und evtl. abnorme Kippbewegung im betroffenen Bewegungssegment
- Vakuumphänomene im Bandscheibenbereich

Grundsätzlich unzureichend ist die **Relevanz** zwischen bildtechnischem Befund und klinischem Bild. Die erhobenen bildtechnischen Befunde sind – bezogen auf ihre Ursache und ihren Krankheitswert – unspezifisch. Es handelt sich um Momentaufnahmen. Es fehlen Parameter, die bei gleichartiger Ausprägung radiologischer Veränderungen eine Unterscheidung zwischen schmerzbeladenen und schmerzfreien Symptomträgern erlauben. Mit anderer Indikation angefertigte Computer- und Kernspintomographien haben z. B. bei bis zu 25% sog. Bandscheibengesunder Bandscheibenveränderungen objektiviert bis hin zum Kontrastmittelstopp im Myelogramm, ohne dass die Betroffenen irgendwelche Beschwerden/Funktionseinbußen hatten.

**Ein »radiologischer« Bandscheibenvorfall ist keine Operationsindikation und hat für sich genommen keine Relevanz. Es gibt keinen bildtechnischen Befund, der einen sicheren Rückschluss auf Beschwerden und/oder Funktionseinbußen zulassen würde.**

Ein Bandscheibenvorfall oder ein Wirbelgleiten werden oft zufällig entdeckt. Darauf geht auch die von Schlegel (1980) aufgeworfene Frage zurück:

» Soll oder darf man einen Träger einer Spondylolyse ohne oder mit Olisthese im Rahmen einer allgemeinen Aufklärung den Grund liefern, von nun an ständig darauf zu warten, dass ein Krankheitspotential zur wirklichen Krankheit wird? «

### 8.1.4 Beurteilung

Es folgt die **Beurteilung**. Diese beinhaltet

- die abschließende Diagnose (Körperschaden/Gesundheitsschaden) und die Festlegung der daraus resultierenden Funktionseinbußen,
- die Beantwortung der Zusammenhangsfrage, soweit dies erforderlich ist,
- die Einschätzung,
- die Prognose und die Prävention.

Die Beurteilung beginnt mit der **Diagnose**, dem Ergebnis der durch die klinische, apparative und bildtechnische Untersuchung erhobenen Befunde. Diese kann nur dann Grundlage für die Einschätzung eines Grades der Schädigungsfolgen (GdS), Behinderung (GdB), einer Minderung der Erwerbsfähigkeit (MdE) oder einer Erwerbsminderung sein, wenn sie im Vollbeweis, mit an Sicherheit grenzender Wahrscheinlichkeit, gesichert ist. Eine Verdachtsdiagnose reicht zwar für das therapeutische Bemühen aus – zumindest zu Beginn, nicht aber für die Begutachtung.

> **Nicht ausreichend sind »Diagnosen« wie Lendenwirbelsäulensyndrom, Lendenwirbelaffektion, Postdiskektomiesyndrom oder ähnliche Worthülsen, die nicht strukturbezogen sind. Die für somatische Beschwerden verantwortliche Struktur ist klar zu benennen, z. B. Bandscheibenvorfall mit Bedrängung der rechten Nervenwurzel im Segment $L_{4/5}$.**

Klinischer und bildtechnischer Befund müssen zur Deckung gebracht werden. Wenn also kernspintomographisch eine Bedrängung der 5. Nervenwurzel links zur Darstellung kommt, sind Beschwerden im Bereich des rechten Beins durch diesen Befund nicht erklärt. Aus der Erkenntnis, dass Wirbelsäulenbeschwerden häufig psychisch bedingt bzw. psychisch überlagert sind, ergibt sich, dass Schmerzangaben und Angaben zum Verbrauch von Analgetika keine ausreichenden diagnostischen Hilfsmittel zur Sicherung einer Erkrankung der LWS sind. Beide Erkenntnisquellen erlauben keine Unterscheidung zwischen strukturell bedingten und psychisch bedingten Beschwerden. Zum Schmerzmittelverbrauch kommt hinzu, dass Untersuchungen vorliegen mit dem Ergebnis, dass bei zwei Dritteln der Untersuchten, die vorgeben, regelmäßig Schmerzmittel einzunehmen, diese laborchemisch nicht nachgewiesen werden konnten (Roeser u. Hausotter 2005, Walk u. Wehking 2005). Subjektive Angaben und objektive Fakten sind also nicht miteinander vereinbar.

Die Beantwortung der **Zusammenhangsfrage** ist relevant in Bezug auf die Berufskrankheiten »Wirbelsäule«. Sie ist aber v. a. relevant zur Abgrenzung von unfallbedingten Veränderungen gegenüber krankhaften Veränderungen. Ist ein Segment, sei es anlage- oder operativ bedingt, versteift, sind sekundäre Veränderungen in den Nachbarsegmenten zu erwarten. Entscheidend für die Beantwortung der Zusammenhangsfrage ist der Verlauf (Dick 1997).

Zur **Einschätzung des Grades der Behinderung** (GdB) darf zum Schwerbehindertenrecht auf die Versorgungsmedizin-Verordnung (VersMedV) und auf deren Anlage, die Versorgungsmedizinischen Grundsätze (BGBl. I S. 2412 vom 10.12.2008), verwiesen werden, die ab dem 01.01.2009 die »Anhaltspunkte für die ärztliche Gutachtertätigkeit im sozialen Entschädigungsrecht und nach dem Schwerbehindertenrecht« (veröffentlicht durch das Bundesministerium für Gesundheit und soziale Sicherheit) abgelöst haben.

Zur **Einschätzung der Minderung der Erwerbsfähigkeit** (MdE) im Berufskrankheitenrecht ist auf die sog. MdE-Erfahrungswerte (»MdE-Tabellen«) der Gesetzlichen Unfallversicherung zu verweisen, die im Rahmen der »Konsensempfehlungen« (Bolm-Audorff et al. 2005a,b) folgende Hinweise zur Einschätzung der berufskrankheitsbedingten MdE enthalten (Tabelle 15 der »Konsensempfehlungen«, ◘ Tab. 8.1):

Ist eine bandscheibenbedingte Erkrankung gesichert, ist diese mit einer signifikanten Minderbelastbarkeit des Achsenorgans verbunden. Bereits aus präventiven Gründen können dem Betroffenen keine Arbeiten mit Haltungskonstanz und keine schweren körperlichen Arbeiten oder Arbeiten, die mit der Einwirkung von Ganzkörperschwingungen einhergehen, abverlangt werden.

## 8.2 Spondylolisthesis (Wirbelgleiten)

Unter einer **Spondylolisthesis** (griech. *spondylos*: der Wirbel, *olisthesis*: das Ausgleiten) wird die – in aller Regel – ventrale, also nach vorne gerichtete, Wirbelverschiebung, das Abgleiten eines Wirbels über den benachbarten Wirbel, verstanden, die auf eine knöcherne Spaltbildung (Spondylolyse) im Zwischengelenkstück des Wirbelbogens (Interartikularportion) zurückgeht (◘ Abb. 8.2). Voraussetzung ist also eine **knöcherne Spaltbildung**, die zum Wirbelgleiten führt und mit Beschwerden/Funktionseinbußen einhergehen kann.

### 8.2.1 Spondylolyse

Die Spondylolyse, die knöcherne Spaltbildung, kann mehrsegmental ausgebildet sein. Die Veränderung ist wie folgt lokalisiert (Exner 1965):

- Halswirbelsäule selten,
- Brustwirbelsäule nicht bekannt,
- Lendenwirbelsäule schwerpunktmäßig, davon
  - 70% $L_5$,
  - 28% $L_4$,
  - 2% $L_1$–$L_3$.

8

**Tab. 8.1** MdE-Bewertung bandscheibenbedingter Erkrankungen der Lendenwirbelsäule (Bolm-Audorff et al. 2005a,b)

| Stufe | 1 | 2 | 3 | 4 |
|---|---|---|---|---|
| Leistungseinschränkung | Leicht | Mittel | Schwer | Schwerst |
| MdE (%) | 10 | 20 | 30–40 | ≥ 50 |
| Diagnose | Lokales LWS-Syndrom oder lumbales Wurzelkompressionssyndrom mit leichten (auch anamnestischen) belastungsabhängigen Beschwerden und leichten Funktionseinschränkungen, auch nach – ggf. operiertem – Prolaps | Lokales LWS-Syndrom oder lumbales Wurzelkompressionssyndrom mit mittelgradigen belastungsabhängigen Beschwerden; Lumboischialgie mit belastungsabhängigen Beschwerden, deutlichen Funktionseinschränkungen; mit mittelgradigen Funktionseinschränkungen und Beschwerden nach Operationen | Lumbales Wurzelkompressionssyndrom mit starken belastungsabhängigen Beschwerden und motorischen Störungen funktionell wichtiger Muskeln; starke Funktionseinschränkungen und Beschwerden nach Operationen | Lumbales Wurzelkompressionssyndrom mit schwersten motorischen Störungen; persistierendes, gravierendes Caudasyndrom; schwerste Funktionseinschränkungen und Beschwerden nach Operationen |
| Einschränkungen hinsichtlich möglicher Belastungen (Definitionen s. Tabelle 16[a]) | Häufiges<br>– Arbeiten in gebückter Haltung<br>– Handhaben schwerer Lasten<br>Hohe Schwingungsbelastung im Sitzen | Dauerhafte Zwangshaltung im Sitzen oder im Stehen<br>Mehr als gelegentliches<br>– Arbeiten in gebückter Haltung<br>– Handhaben schwerer Lasten | Gelegentliches Arbeiten in gebückter Haltung<br>Gelegentliches Handhaben schwerer Lasten | Erhebliche Einschränkung für alle unter 4.4[a] (der Konsensempfehlungen) genannten Tätigkeiten |

[a] Die Verweise beziehen sich auf das Originaldokument.

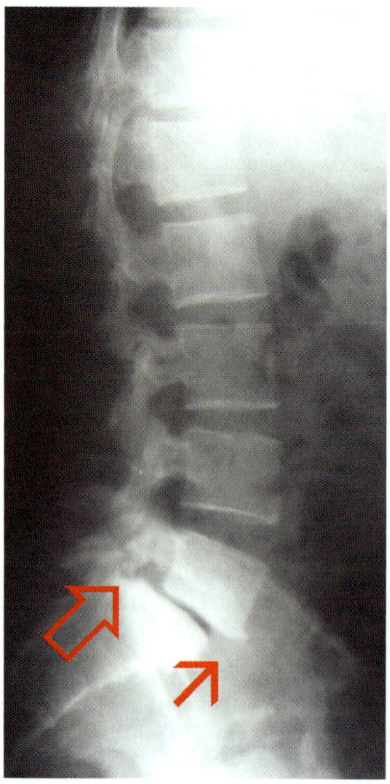

**Abb. 8.2** Knöcherne Spaltbildung LWK5 mit Wirbelgleiten gegenüber dem Kreuzbein

Zu den **Ursachen** steht im Vordergrund des heutigen wissenschaftlichen Verständnisses die Vorstellung von einer erblichen Belastung für eine anlagebedingte Missbildung. Gestützt wird diese Ansicht auf feingewebliche, embryologische und röntgenologische Untersuchungen sowie den Nachweis einer familiären Häufigkeit.

Als eine weitere Ursache wird der Ermüdungsbruch diskutiert – gestützt u. a. auf Beobachtungen gehäuft vorkommender Spondylolisthesen bei Leistungssportlern. Pfeil (1971) konnte an Lendenwirbelsäulenpräparaten von Kindern nach axialer Dauerbelastung und gleichzeitiger Streckung der LWS Brüche an den Interartikularportionen beobachten. Als Ursache für das Schadensbild kann also von einer Überstreckung und gleichzeitigen Verwindung (Torsion) im kindlichen Alter ausgegangen werden, einem dann belastungsinduzierten Schadensbild.

Das **Vorkommen** der knöchernen Spaltbildung weist rassische Unterschiede auf. Bei der weißen Bevölkerung kommt die Spaltbildung in einer Häufigkeit von ca. 5% vor. In erheblich höherem Prozentsatz ist die Spondylolyse bei den Eskimos anzutreffen (Stewart 1953). Eine Spaltbildung fand sich bei 40% der untersuchten Skelette. Eine Erklärung für dieses gehäufte Auftreten ist bislang wissenschaftlich nicht gesichert.

Weder das weibliche noch das männliche Geschlecht weisen einen bevorzugten Befall auf.

> **Nicht jede knöcherne Spaltbildung führt zum Wirbelgleiten. Ein nicht unerheblicher Anteil (ca. 50%) der von einer Spaltbildung betroffenen Wirbel weist keinen Gleitvorgang auf. Das Gleiten beeinflussende Faktoren sind die Bandstrukturen, die Bandscheibe und die Muskulatur des betroffenen Bewegungssegments.**

Das primäre (nicht durch sekundäre degenerative Veränderungen mit bedingte) Wirbelgleiten spielt sich v. a. im Wachstumsalter ab und ist bis zum 30. Lebensjahr abgeschlossen. Ursachen für ein weiteres – sekundäres – Wirbelgleiten können eine fortschreitende Degeneration der betroffenen Bandscheibe bzw. eine vermehrte Beweglichkeit des betroffenen Segments sein. Dass der Bandscheibe jedoch nicht der überwiegende Faktor in der Auslösung des Gleitens zukommt, lässt sich aus der Tatsache rückschließen, dass auch bei fortgeschrittener Bandscheibendegeneration in der Regel bei Erwachsenen eine Zunahme des Wirbelgleitens nicht zu beobachten ist.

### 8.2.2 Begutachtung der Spondylisthesis

Die Begutachtung der Spondylisthesis folgt dem oben aufgezeigten Schema (► 8.1).

Die Erhebung der **Vorgeschichte** hat in Kenntnis der Tatsache zu erfolgen, dass es keine gesicherte Korrelation zwischen den strukturellen Veränderungen (knöcherne Spaltbildung, Ausmaß des Gleitens, Bandscheibenveränderungen) und dem Beschwerdebild gibt.

Von besonderer Bedeutung ist der Beginn der Beschwerden. Ihre Manifestation bereits im jugendlichen Alter spricht für ihre Verursachung durch die knöcherne Spaltbildung/das Wirbelgleiten und eine schlechte Prognose. Rückenbeschwerden, die erst im fortgeschrittenen Alter erstmals geklagt werden, sind dagegen besonders kritisch auf ihre Ursachen zu überprüfen. Erinnert werden darf an das Ausmaß psychischer Überlagerung von Rückenbeschwerden, zumal wenn daraus finanzielle Ansprüche abgeleitet werden.

Die **Klagen** des Betroffenen sind meist sehr uncharakteristisch (Schmerzen nach langem Sitzen, bei Erschütterung, beim Bücken, beim Heben und/oder Tragen von Lasten, ausstrahlende Beschwerden in die Gesäßgegend oder an die Rückseite der Oberschenkel).

Ebenso uncharakteristisch sind meist die **klinischen** Befunde. Bei Kindern wird häufig eine Lendenstrecksteife beobachtet. Radikuläre Symptome sind meist nicht nachweisbar. Es können die Symptome einer Lumbalgie vorliegen mit erhöhtem Muskeltonus, mit einer Bewegungseinschränkung der unteren LWS-Segmente, mit mehr oder weniger ausgeprägten Druck-, Klopf- und Erschütterungsschmerzen sowie Stauchungs- und Rotationsschmerzen. Bei stärkerem Gleiten lässt sich palpatorisch nicht selten eine Stufenbildung zwischen den Dornfortsätzen, insbesondere bei der Vorwärtsneigung, tasten.

Den Schwerpunkt bilden die **apparativen** Befunde zur Sicherung von Nervenversorgungsstörungen, insbesondere aber die **bildtechnischen** Befunde. Die Diagnose ist röntgenologisch zu stellen. Zwingend (Mindeststandard) sind:

- Röntgenaufnahmen in 2 Ebenen im Stehen. Die Seitaufnahmen orientieren über das Ausmaß des Gleitens.
- Schrägaufnahmen in 45° Rotationsstellung mit dem Zentralstrahl auf den zu untersuchenden Wirbel gerichtet, sodass seine obere Deckplatte tangential getroffen wird, decken das typische Bild der Spondylolyse auf.

Insbesondere die Schrägaufnahmen decken häufig auf, dass der Olisthesis, dem Wirbelgleiten, eine ganze Reihe **pathologischer Veränderungen an den Wirbelgelenken** folgen, die ihrerseits das Ausmaß der Funktionseinbußen bestimmen:

- Subluxationen,
- Gelenkspaltverbreiterungen,
- asymmetrisches Klaffen der Gelenkspalte,
- sekundär-arthrotische Veränderungen.

Im Einzelfall ist die Erhebung nachfolgender weiterer bildtechnischer Befunde indiziert:

- **Computertomographische Aufnahmen:** Diese bringen die Lokalisation der Spaltbildung der Wirbelbögen sowie begleitende Bandscheibenveränderungen zur Darstellung.
- **Kernspintomographische Aufnahmen:** Ihr Vorteil liegt in der besseren Abbildung der Weichteilstrukturen, insbesondere nervaler Strukturen.
- **Funktionsaufnahmen zur Sicherung des Ausmaßes der Instabilität:** Diese sind insbesondere bei Jugendlichen zur Sicherung der Prognose angezeigt.

Die Befundung hat die Einteilung in anerkannte Schweregrade zu umfassen, wobei die Einteilung nach Meyerding (1932) sich bewährt hat.

**Schweregrade nach Meyerding (1932)**

- Meyerding I:
  Ventralverschiebung (Verschiebung nach vorn) bis zu 25%
- Meyerding II:
  Ventralverschiebung bis zu 50%
- Meyerding III:
  Ventralverschiebung bis zu 75%
- Meyerding IV:
  Völliges Abrutschen im Sinne einer Spondyloptose (völliges Abgleiten nach vorn)

Die **Beurteilung** beginnt mit der Diagnosestellung. Diese umfasst einerseits die Benennung der strukturellen, insbesondere der bildtechnisch zur Darstellung kommenden, Veränderungen, die als Schaden der weiteren Beurteilung zugrunde gelegt werden, und andererseits deren funktionelle Auswirkungen. Der Gutachter hat sich also festzulegen, ob die geklagten Rückenbeschwerden strukturell bedingt sind, und welche strukturellen Veränderungen ggf. ursächlich sind.

> **Eine bildtechnisch zur Darstellung kommende Spaltwirbelbildung und ein daraus resultierendes Wirbelgleiten können Symptome verursachen, müssen dies aber nicht. Geklagte Rückenschmerzen können eine ganz andere Ursache haben.**

Zu unterscheiden ist also zwischen
- der knöchernen Spaltbildung,
- dem aus der knöchernen Spaltbildung resultierenden Wirbelgleiten,
- den aus dem Wirbelgleiten resultierenden Beschwerden/Funktionseinbußen.

Eine Spaltwirbelbildung schützt nicht vor einem Unfall.

## Abgrenzung unfallbedingter von unfallfremden Veränderungen

Steht die Abgrenzung von anlagebedingten gegenüber unfallbedingten Veränderungen zur Diskussion, ist die **Zusammenhangsfrage** einfach zu beantworten, wenn verletzungsspezifische Begleitbefunde vorliegen (Bandverletzung, Wirbelbruch, Ödeme).

Mit der fortschreitenden Verbreitung der **Kernspintomographie** und deren unfallnaher Durchführung wurde ein entscheidender Fortschritt bei der Abgrenzung unfallbedingter von unfallfremden Veränderungen gemacht. Die Kernspintomographie gibt, wenn sie unfallnah (bis zu 3 Monate nach einem Unfall und im Einzelfall länger) angefertigt wird, in einer Vielzahl von Fällen eine wichtige Hilfestellung zur Abgrenzung degenerativer von unfallbedingten Veränderungen. Einmal können spezifische Verletzungszeichen an benachbarten Weichteilstrukturen sowie – mit Einschränkungen – verletzungsbedingte Einblutungen gesichert werden, zum anderen können unfallbedingte Ödeme (Flüssigkeitseinlagerungen) im Bereich von Knochen- und Weichteilstrukturen gesichert werden, die sozusagen den Weg einer äußeren Krafteinwirkung weisen. Zwar sind auch degenerative Schadensbilder mit Ödembildungen verbunden, deren Ausprägung, Verteilung und Lokalisation unterscheiden sich aber von unfallbedingten (durch äußere Krafteinwirkung) bedingten Ödemen.

Voraussetzungen einer zur Differenzierung von Unfallfolgen gegenüber nicht unfallbedingten Veränderungen geeigneten fachradiologischen Befundung kernspintomographischer Aufnahmen sind jedoch auf den Einzelfall abgestellte spezifische Fragen zur Kausalität, um das Problembewusstsein der Radiologen zu wecken. Die unfallnah durchgeführte kernspintomographische Untersuchung ist – gekonnt fachradiologisch interpretiert – ein wesentliches Hilfsmittel zur Sicherung eines Unfallzusammenhangs einer knöchernen Spaltbildung bzw. Gleitwirbelbildung. Das Ergebnis der kernspintomographischen Untersuchung ist jedoch nur ein Hinweis, der durch den Traumatologen in die übrigen Befunde einzuordnen ist.

> **Eine unfallbedingte Verursachung einer isolierten knöchernen Spaltbildung lässt sich nicht begründen.**

### Experimente zur unfallbedingten Spaltwirbelbildung

Die Frage der unfallbedingten Entstehung der Spaltwirbelbildung war Veranlassung für eine Vielzahl von Experimenten. Es wurde versucht, Wirbelbogenfrakturen nach Fixieren der Lendenwirbelkörper durch kräftiges Ziehen an den Spitzen der Dornfortsätze zu erzeugen. Entweder brachen die Wirbel im Dornfortsatzbereich oder im hinteren Drittel des Wirbelkörpers, nie im Zwischengelenkstück. Ebenso gelang es nicht, unter größter Krafteinwirkung und extremer Flexion und Extension Frakturen im Zwischengelenkstück zu erzeugen. Auch durch hohe Fallgewichte konnte keine isolierte Fraktur der Interartikularportion erreicht werden. (Pfeil 1971). Nur durch axiale Dauerbelastungen der Wirbelkörper im Sinne der Hyperlordosierung konnte ein Bruch in Form einer knöchernen Spaltbildung erreicht werden. Dass es sich bei der Spondylolyse in Einzelfällen um einen Ermüdungsbruch handelt, ist also nachvollziehbar.

Die **Begründungsansätze** sind unterschiedlich: Teils werden wiederholte Flexions-Extensions-Bewegungen oder häufig wiederholte Haltungen in verstärkter Lendenlordose in Kombination mit einer Wirbelsäulenrotation als Ursache für die Lyse angenommen. Teils wird die Ursache in einem Missverhältnis zwischen der proportional zur Vertiefung der Lordose zunehmenden nach ventral gerichteten Schubkraft der Wirbelsäule und der an der Interartikularportion entgegenwirkenden Kraft gesehen.

Die bevorzugte Lokalisation der Spaltbildung ($L_5$) erklärt sich dadurch, dass die Kräfte, die auf die Interartikularportion $L_5$ einwirken, unter jeder Bedingung höher sind als an den anderen Interartikularportionen, bei lordosierender Belastung sogar überproportional höher sind. Bei bestimmten intermittierenden (stetiger Wechsel von Be- und Entlastung) und rhythmischen Beanspruchungen ohne Erholungsphasen, wie sie im Sport vorkommen können, werden die Kräfte an der Interartikularportion $L_5$ so hoch, dass ein Ermüdungsbruch auftreten kann. Besonders häufig wurden Spondylolysen bei Speerwerfern und jugendlichen Turnerinnen gefunden.

**Das heißt also, dass die knöcherne Spaltbildung weder unfallbedingt noch durch eine einmalige oder einige wenige Kraftanstrengungen verursacht werden kann, dass sie aber unter bestimmten Voraussetzungen belastungsinduziert sein kann.**

Zu prüfen sind äußere Ursachenbeiträge (Unfall, Kraftanstrengung, unphysiologische Dauerbelastung) für das Wirbelgleiten bei vorbestehender knöcherner Spaltbildung.

### Anlagebedingtes Fortschreiten der Spondylolisthesis

Die Spondylolisthesis, die bis zum Abschluss des Wachstums symptomfrei bleibt, hält in der Regel auch einer späteren erheblichen Beanspruchung stand. Nach Untersuchungen von Hirsch und Nachemson (1961) ertragen spondylolisthetische Wirbelsäulen bei Militärpiloten ohne Weiteres Beschleunigungskräfte im Schleudersitz bis zur 20-fachen Erdbeschleunigung ($g = 9{,}81\ m/s^2$). Bei einem Trauma kommt es eher zu Frakturen der Wirbelsäule, als dass sich die Spondylolisthesis irgendwie verändert oder sich klinisch manifestiert. Eine unfallbedingte Verursachung eines Wirbelgleitens bei vorbestehender Spaltbildung bzw. dessen unfallbedingte Zunahme ist die Ausnahme.

**Lassen sich weder Begleitverletzungen sichern noch verletzungsspezifische Ödeme, kann eine unfallbedingte Genese des Wirbelgleitens auch nicht als seltene Ausnahme von der Regel gelten, auch dann nicht, wenn aussagekräftige bildtechnische Vorbefunde vorliegen, auf denen ein Wirbelgleiten noch nicht zur Darstellung kommt.**

Im Kindes- und Jugendalter lässt sich ein Unfallzusammenhang eines Wirbelgleitens schon deshalb kaum sichern, weil der Gleitvorgang in diesem Alter auch ohne äußere Einwirkung schicksalhaft fortschreitet. Gleiches gilt bei ausgeprägten vorbestehenden Veränderungen, die allein schicksalhaft einen fortschreitenden Gleitvorgang erklären. Bei vorbestehendem Wirbelgleiten von über 50% (Verschiebung der hinteren unteren Ecke des dislozierten Wirbels um die Hälfte des Deckplattendurchmessers des darunterliegenden Wirbelkörpers, entsprechend der Einteilung nach Meyerding Grad III), gleitet der Wirbel in aller Regel schicksalhaft fort. Das gleiche gilt bei kongenitalen Missbildungen, Bandscheibenverschmälerungen sowie insbesondere bei der Osteoporose des alten Menschen.

### Fazit

Während also die strukturellen Veränderungen in aller Regel allein anlagebedingt sind und schicksalhaft verlaufen, werden für **Beschwerden/Funktionseinbußen** häufig Unfälle als Ursache angegeben. Tatsache ist demgegenüber, dass das Auftreten einer Beschwerdesymptomatik bei Gleitwirbelbildung in der Regel nur in einem zufälligen Zusammenhang mit einem versicherten oder zu entschädigenden Ereignis steht. Eine Hilfestellung zur Abgrenzung unfallfremder, allein durch die Gleitwirbelbildung bedingter Beschwerden, von Unfallfolgen ist erneut die Kernspintomographie.

Voraussetzung für **unfallbedingte Entschädigungsansprüche** ist die Sicherung des unfallbedingten Schadens – und zwar im Vollbeweis. Lassen sich keinerlei strukturelle unfallbedingte Veränderungen sichern, ist zu überprüfen, ob sich andere Indizien (Verletzungsrisiko/verletzungskonformer Verlauf) für eine stattgehabte Verletzung finden lassen.

### Fallbeispiele

**Fallbeispiel 1**

Frau F. hält als PKW-Fahrerin vor einer Lichtzeichenanlage. Ein anderer PKW fährt auf das Heck des von Frau F. gesteuerten PKW auf. Dieser wird um eine Geschwindigkeit von ca. 10 km/h beschleunigt. Der Unfall wird polizeilich aufgenommen. Frau F. gibt nicht an, verletzt worden zu sein.

2 Tage später sucht Frau F. den Arzt auf. Sie gibt Beschwerden im Bereich der Lendenwirbelsäule an. Bildtechnisch kommt eine bis dahin stumme knöcherne Spaltbildung $L_5$ beiderseits mit einem ausgeprägten Wirbelgleiten zur Darstellung. Frau F. klagt im weiteren Verlauf über ein anhaltendes Beschwerdebild im Bereich der Lendenwirbelsäule. Das betroffene Segment wird im weiteren Verlauf operativ stabilisiert.

Eine unfallbedingte Veränderung (erster Verletzungserfolg) wurde im ► Fallbeispiel 1 nicht gesichert. Bei der bei Frau F. bildtechnisch zu Darstellung kommenden knöchernen Spaltbildung $L_5$ und dem Wirbelgleiten handelte es sich um einen Zufallsbefund. Es fehlten aber auch alle anderen Indizien, um eine Verletzung als Ursache für die geklagten Beschwerden zu sichern. Der Verlauf war nicht verletzungskonform. Verletzungen im Bereich der Lendenwirbelsäule machen sofort Beschwerden und nicht erst nach einem Intervall von Stunden/Tagen. Die Lendenwirbelsäule war zudem unfallbedingt nicht gefährdet/beteiligt. Die zur Diskussion stehende unfallbedingte Beschleunigung – doppelte Erdbeschleunigung – gefährdete die PKW-Insassin grundsätzlich nicht. Die Lendenwirbelsäule wurde dabei in die Sitzlehne gedrückt. Sie war weder funktionell beteiligt noch mittelbar belastet.

Probleme können sich ergeben, wenn eine nach einem Unfall mit Beteiligung der Lendenwirbelsäule – Sturz auf das Gesäß – bildtechnisch zur Darstellung kommende knöcherne Spaltbildung mit einem Wirbelgleiten im zeitlichen Zusammenhang mit dem Unfall operativ stabilisiert wird. Lassen sich keinerlei strukturelle Unfallfolgen im Bereich des betroffenen Segments finden, folgt der Entschluss für einen derartigen Eingriff in der Regel einer eigenen Kausalkette. Weichteilverletzungen (Prellungen/Stauchungen) sind keine Indikation zur Durchführung einer Versteifung des betroffenen Segments. Vielmehr ergibt sich die Indikation für die operative Stabilisierung in aller Regel allein aufgrund des – unfallunabhängigen – Gleitprozesses.

### Fallbeispiel 2

Bei vorbestehender knöcherner Spaltbildung und dadurch bedingtem Wirbelgleiten im Segment $L_5/S_1$ mit einem seit dem Wachstumsalter wiederkehrenden Beschwerdebild stürzt ein Bauarbeiter von einem Gerüst. Ein Vergleich der vor und nach dem Unfall angefertigten Röntgenaufnahmen bringt ein Weitergleiten zur Darstellung, als dessen Ursache ein Gelenkfortsatzbruch mit Bandscheibenzerreißung im Segment $L_5/S_1$ gesichert werden kann.

Der Unfallzusammenhang des Weitergleitens in ► Fallbeispiel 2 ist eindeutig. Der vorbestehende Befund mit Beschwerden/Funktionseinbußen ist jedoch unfallfremd.

Im ► Fallbeispiel 3 handelt es sich um das zufällige Zusammentreffen einer unfallunabhängigen Gleitwirbelbildung mit einem Becken- und Kreuzbeinbruch ohne Nachweis einer strukturellen Schädigung (Läsion) im Bereich des durch Gleitwirbelbildung veränderten Segments. Die Beschwerdesymptomatik der LWS und der Entschluss zur operativen Stabilisierung des Segments $L_5/S_1$ folgten damit einer anderen Kausalkette, ohne dass der Ursachenbeitrag des Unfallereignisses an dieser Symptomatik festgemacht werden konnte.

Am häufigsten trifft man in der Begutachtung auf die Situation, dass zu irgendeinem Zeitpunkt eine Gleitwirbelbildung nachgewiesen wird und ein früheres, häufig nicht näher zu bezeichnendes, Ereignis hierfür als Ursache vom Betroffenen angegeben wird.

Der Zusammenhang der Gleitwirbelbildung mit der 10 Jahre zurückliegenden Rückenprellung ► im Fallbeispiel 4 ist weder im Sinne der Entstehung noch im Sinne der Verschlimmerung zu begründen.

### Fallbeispiel 3

Eine 54-jährige Autofahrerin prallte mit dem PKW gegen einen Lichtmasten. Die Frau zog sich einen Schlüsselbeinbruch rechts, einen vorderen und hinteren Beckenbruch links mit Beteiligung der Hüftpfanne, einen Bruch der linken Beckenschaufel nahe des Kreuz-/Darmbein-Gelenks sowie einen Bruch des Kreuzbeins ohne Verschiebung zu. Die Verletzungen wurden konservativ behandelt. In der Nachbehandlungsphase klagte die Betroffene über zunehmende diffuse Rückenschmerzen beidseits – zeitweise mit Kribbelmissempfindungen in beiden Beinen. Nervenversorgungsstörungen wurden zu keinem Zeitpunkt gesichert.

Die Röntgenaufnahmen vom Unfalltag sowie die CT-Aufnahmen zeigten eine knöcherne Spaltbildung am 4. Lendenwirbel bei einem anlagebedingten Übergangswirbel (Sakralisation des 5. Lendenwirbels mit einer Verschmälerung des Zwischenwirbelraums und sklerosierten Rändern) ohne Zeichen einer frischen knöchernen Läsion. Verlaufsaufnahmen 9 Monate und 15 Monate später ließen keine Veränderung der bildtechnisch zur Darstellung kommenden Befunde erkennen. 15 Monate nach dem versicherten Ereignis erfolgte eine operative Versteifung des Bewegungssegments $L_4/L_5$ mit einen Fixateur interne.

Bei der 54-Jährigen waren seit über 20 Jahren wiederholt Rückenschmerzen im Vorkrankheitenverzeichnis belegt, ohne dass die Gleitwirbelbildung vor dem versicherten Ereignis diagnostiziert worden war.

### Fallbeispiel 4

Anlässlich der Begutachtung wegen einer Kopfverletzung gab ein Berufsfußballspieler Rückenschmerzen an, die er auf eine 10 Jahre zurückliegende Rückenprellung beim Fußballspiel zurückführte. Bildtechnisch kam damals (vor 10 Jahren) eine Spondylolisthesis $L_5/S_1$ Grad I zur Darstellung. Der Berufsfußballer war 2 Tage nach der erlittenen Prellung wegen einer Schmerzsymptomatik der LWS bei einem Orthopäden vorstellig geworden. Dieser beschrieb eine Spondylolisthesis $L_5/S_1$ Grad I mit Nervenwurzelirritationssyndrom $S_1$ rechts. Der Fußballspieler wurde eine Woche lang behandelt.

Bei der erwähnten Begutachtung 10 Jahre später waren ein Neurologe und ein Psychiater der Ansicht, das Unfallereignis habe zu einer »traumatischen Manifestation eines Beschwerdekomplexes einer vorbestehenden Krankheitsbereitschaft mit einem danach allmählich einsetzenden Wirbelgleiten im Sinne einer richtungsgebenden Verschlimmerung« geführt.

Nachfolgend wurden Röntgenaufnahmen aus den Jahren 1982, 1986, 1991, 1993 und 1996 ausgewertet. Eine Zunahme der Spondylolisthesis konnte im Verlauf von 14 Jahren nicht nachgewiesen werden. Eine knöcherne Reaktion im Bereich des Segments $L_5/S_1$, die Hinweise auf eine strukturelle Läsion hätte erlauben können, fand sich nicht.

**Fallbeispiel 5**

Ein Bauarbeiter stürzte von einem Gerüst. Unfallbedingt kam es zu einem Bruch des Gelenkfortsatzes und einer Zerreißung der Bandscheibe im Segment $L_5/S_1$. Bildtechnisch kam in demselben Segment eine bis dahin klinisch stumme knöcherne Spaltbildung zur Darstellung.

Die knöcherne Spaltbildung war im ► Fallbeispiel 5, wie in bis zu 75% der Fälle, bis zum Unfall klinisch stumm. Die unfallbedingte Verursachung von Beschwerden/Funktionseinbußen ist aufgrund von Verletzungszeichen bewiesen.

**Fallbeispiel 6**

Ein 35-Jähriger Mann, der seit seiner Jugend über Rückenbeschwerden klagte und bei dem eine knöcherne Spaltbildung $L_5$ und ein Wirbelgleiten im Segment $L_5/S_1$ gesichert waren, wurde in eine Frontalkollision verwickelt. Unfallbedingt kam es infolge eines Durchrutschens unter dem möglicherweise nicht korrekt angelegten Sicherheitsgurt zu einem Stauchungsbruch des 4. Lendenwirbelkörpers mit einer deutlichen keilförmigen Deformierung. Es verblieben eine Bewegungseinschränkung, eine Einschränkung der statischen Belastbarkeit und dadurch bedingte Beschwerden. Vorbestehend waren klinisch manifeste Funktionseinbußen, die von den Unfallfolgen abzugrenzen sind.

Die in ► Fallbeispiel 6 von dem 35-Jährigen nach dem Unfall geklagten Beschwerden beruhten also teils auf Unfallfolgen, teils auf anlagebedingten Veränderungen. Der jeweilige Ursachenbeitrag hängt von der konkreten Ausheilung der Unfallfolgen ab.

### Zusammenhang mit einer gefährdenden Arbeit

Gelegentlich wird die Frage aufgeworfen, ob die Voraussetzungen bei einer Spondylolisthesis im Sinne des § 9 Abs. 2 SGB VII (Berufskrankheiten außerhalb der Liste nach § 9 Abs. 2 SGB VII) erfüllt sind, ob also eine knöcherne Spaltbildung und/oder eine Gleitwirbelbildung belastungsinduziert sein können. § 9 Abs. 2 SGB VII hat folgenden Wortlaut:

» Die Unfallversicherungsträger haben eine Krankheit, die nicht in der Rechtsverordnung bezeichnet ist oder bei der die dort bestimmten Voraussetzungen nicht vorliegen, wie eine Berufskrankheit als Versicherungsfall anzuerkennen, sofern im Zeitpunkt der Entscheidung nach neuen Erkenntnissen der medizinischen Wissenschaft die Voraussetzungen für eine Bezeichnung nach (1) Satz 2 erfüllt sind. «

Der ursächliche Zusammenhang der Spondylolisthesis mit einer gefährdenden Arbeit lässt sich nicht hinreichend wahrscheinlich machen. Lediglich bei bestimmten Extremsportarten, insbesondere wenn diese im Kindesalter ausgeübt wurden (Turner), sind gehäuft Fälle von Wirbelgleiten aufgetreten. Es handelt sich um Sportarten, die mit einer maximalen Reklinationsbewegung der Wirbelsäule verbunden sind, sei es aus artistisch-ästhetischen Gründen beim Turnen, beim Turm- und Trampolinspringen, sei es bei unsauberer Technik beim Gewichtheben, sei es bei der Kombination von Hyperlordosierung und Torsion beim Speerwerfen. Von einer repräsentativen Statistik ist man jedoch weit entfernt.

**Auch beim Leistungssportler muss von einer multifaktoriellen Pathogenese ausgegangen werden, wobei familiäre Belastungen das konstitutionelle Moment in den Vordergrund stellen.**

## 8.3 Osteoporose

### 8.3.1 Krankheitsbild

Osteoporose (■ Abb. 8.3) ist eine systemische Skeletterkrankung, die durch unzureichende Knochenfestigkeit charakterisiert ist, welche zu einem erhöhten Frakturrisiko prädisponiert. Knochenfestigkeit spiegelt dabei primär das Zusammenwirken von Knochendichte und Knochenqualität wieder (NIH 2001). In der Folge kommt es zu progredienter Verminderung der Knochenmasse und zur Veränderung der Mikroarchitektur, was zu erhöhter Knochenbrüchigkeit führt. Laut WHO (Weltgesundheitsorganisation) ist Osteoporose eine der 10 häufigsten und bedeutendsten chronischen Krankheiten. Hauptmerkmal ist die erhöhte Porosität und Knochenbrüchigkeit, die mit einem hohen Risiko für atraumatische Frakturen einhergeht.

**Osteoporose ist keine unvermeidliche Begleiterscheinung des Alters und betrifft nicht nur Frauen.**

Zahlreiche weitere Erkrankungen gehen mit einer erniedrigten Knochenmasse einher. Beispiele hierfür sind:

- Osteomalazie,
- Sichelzellenanämie,
- Amyloidose,
- M. Gaucher,
- Lymphom,
- Osteogenesis imperfecta.

Die Diagnose »Osteoporose« beruht deshalb auf einer Zusammenschau von Anamnese, Risiko-Score, Befund, Laborergebnissen und Röntgenbefunden mit der Knochendichtemessung.

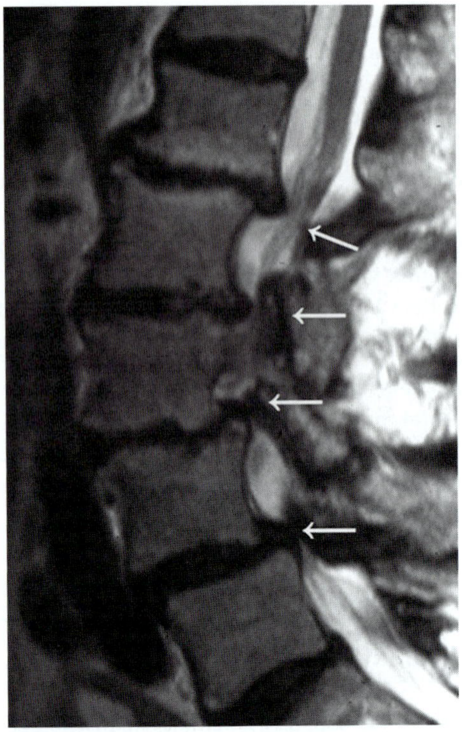

**Abb. 8.3** steoporotisch veränderte Wirbelsäule

Zur Verbreitung der Osteoporose in Deutschland sind auf der Grundlage von Daten der Gmünder Ersatzkasse 2000–2003 und des Zentralinstituts der Gesetzlichen Krankenversicherung aus 2003 von den über 50-Jährigen 1,3 Mio. Männer und 6,5 Mio. Frauen, also insgesamt fast 8 Mio. Menschen betroffen, mit alters- und geschlechtsabhängiger ansteigender Prävalenz: Von den über 75-jährigen Frauen sind bereits 59% betroffen (Männer 16%).

Die **Therapieziele** sind:

- Behandlung klinischer Symptome,
- Verminderung der Frakturinzidenz (Wirbelkörper, Hüfte),
- Verbesserung der Festigkeit und Qualität des Knochens (intakten Knochenstoffwechsel berücksichtigen),
- Verbesserung der Lebensqualität bezogen auf Schmerzen, Selbstständigkeit und Mobilität.

**Osteoporose – Risikofaktoren**

- ≥ 1 Wirbelkörperfraktur(en)
- ≥ 1 periphere Fraktur(en)
- Schenkelhalsfraktur eines Elternteils
- Untergewicht (BMI < 20)
- Nikotinkonsum
- Multiple Stürze
- Immobilität
- Grunderkrankungen mit erhöhtem Osteoporoserisiko (Hypognonadismus, Hyperparathyreoidismus, Hyperkortisolismus, höhergradige Niereninsuffizienz, Malassimilation, Antiepileptika, Diabetes mellitus Typ 1)

Die 2009 aktualisierte S3-Leitlinie des »Dachverbandes Osteologie« (DVO) gewährleistet eine wissenschaftlich fundierte, leitliniengerechte und wirtschaftliche Diagnostik und Behandlung von Osteoporosekranken. Ausführliche Informationen sind unter *http://www.dv-osteologie.org/dvo_leitlinien/dvo-leitlinie-2009* publiziert.

### 8.3.2 Begutachtung

Für die **Begutachtung** relevant ist insbesondere die **Abgrenzung gegenüber einem unfallbedingten Wirbelbruch**.

Die osteoporotischen Wirbelkörperbrüche sind häufig Folge einer eher fehlenden bis geringen Krafteinwirkung. Spontane Wirbelkörperverformungen beispielsweise nach Rumpfbeugung, beim Husten oder bei Drehbewegungen kommen vor. Häufig können die Wirbelbrüche keinem bestimmten Ereignis zugeordnet werden. Radiologisch zeigen sich an den Prädilektionsstellen (bevorzugte Stellen) im Bereich der Lendenwirbelsäule bei $L_1$ die typischen Verformungen wie Keil-, Flach- und Fischwirbelbildungen. Im Bereich der Brustwirbelsäule sind die bevorzugten Stellen der 7. und der 12. Brustwirkbelkörper. Diese allmählich verlaufenden Sinterungsfrakturen gehen mit einer zunehmenden Kyphosierung der Wirbelsäule einher.

Aufgrund des anlagebedingten/krankheitsbedingten erhöhten Frakturrisikos ist die Kausalität besonders sorgfältig zu prüfen.

**Gegen einen Unfallzusammenhang** bei gesicherter Osteoporose sprechen:

- Fehlendes Verletzungsrisiko (fehlende Gefährdung der LWS): Heckkollision, Frontalkollision bei korrekt angelegtem Dreipunktgurt, gewollte und koordinierte Belastung (Heben, Schieben oder Ziehen von Lasten)
- Fehlende klinische Zeichen einer Krafteinwirkung: Fehlen von Hämatomen, Platz-, Schürfwunden
- Fehlende bildtechnisch zur Darstellung kommende Verletzungszeichen: Fehlen von Ödemen im zeitnah angefertigten Kernspintomogramm, Fehlen vermehrter Aktivitätsbelegung im Szintigramm, keine Beteiligung kortikaler Strukturen, insbesondere der Bogenwurzel, der Gelenkfortsätze und der Randleiste

**Bei manifester Osteoporose ist der Unfallzusammenhang eines Wirbelbruchs die große Ausnahme von der Regel.**

## 8.4 Bandscheibenbedingte Erkrankung (Berufskrankheit)

### Berufskrankheiten – Definition

Die Begutachtung von Erkrankungen der Lendenwirbelsäule führt zwingend zu den Berufskrankheiten, d. h. zur gesetzlichen Unfallversicherung (SGB – Sozialgesetzbuch VII). Die Berufskrankheiten sind Krankheiten von Versicherten,

- die durch Rechtsverordnung (Berufskrankheitenverordnung, BKV) als Berufskrankheit bezeichnet werden (generelle Einstufung) und
- die diese im Einzelfall infolge einer versicherten Tätigkeit erlitten haben (konkrete Zurechnung).

**Definition**

Eine Berufskrankheit ist eine Listenerkrankung, die ein in der gesetzlichen Unfallversicherung Versicherter durch die dort benannte Tätigkeit erleidet. Eine Berufskrankheit ist von einer arbeitsbedingten Erkrankung zu unterscheiden.

Wenn ein Versicherter, nach Ausfall der Heizung im Betrieb, – warm bekleidet – weiter der Arbeit nachgeht und sich dabei dennoch erkältet, ist diese Erkrankung (Erkältung) **arbeitsbedingt**, jedoch keine Berufskrankheit. Eine Berufskrankheit wäre eine Erkältung – rein formal – erst dann, wenn sie in die Liste der Berufskrankheiten aufgenommen würde.

Nach den gesetzlichen Vorgaben (§ 9 Abs. 1, Satz 2 SGB VII) können durch Rechtsverordnung solche Krankheiten als Berufskrankheit bezeichnet werden und in die Berufskrankheitenliste aufgenommen werden,

- die nach den Erkenntnissen der medizinischen Wissenschaft durch besondere Einwirkungen verursacht sind und
- denen bestimmte Personengruppen durch ihre versicherte Tätigkeit in erheblich höherem Maße ausgesetzt sind als die übrige Bevölkerung.

### Kodifikation

Mit dem 01.01.1993 sind für den Bereich der Lendenwirbelsäule die Berufskrankheiten (BK) **Nr. 2108** und **Nr. 2110**, die bandscheibenbedingten Krankheiten (◘ Abb. 8.4), kodifiziert worden:

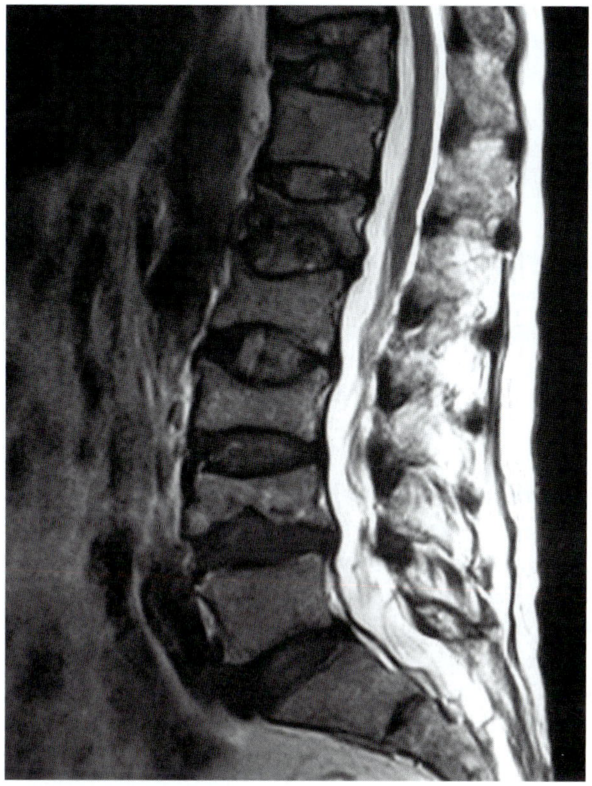

◘ **Abb. 8.4** Bandscheibenschäden der Lendenwirbelsäule durch schweres Heben oder Tragen (BK Nr. 2108)

» Bandscheibenbedingte Erkrankungen der Lendenwirbelsäule durch langjähriges Heben oder Tragen schwerer Lasten oder durch langjährige Tätigkeiten in extremer Rumpfbeugehaltung, die zur Unterlassung aller Tätigkeiten gezwungen haben, die für die Entstehung, die Verschlimmerung oder das Wiederaufleben der Krankheit ursächlich waren oder sein können «

und

» Bandscheibenbedingte Erkrankungen der Lendenwirbelsäule durch langjährige vorwiegend vertikale Einwirkung von Ganzkörperschwingungen im Sitzen, die zur Unterlassung aller Tätigkeiten gezwungen haben, die für die Entstehung, die Verschlimmerung oder das Wiederaufleben der Krankheit ursächlich waren oder sein können «

Der mit der Vorbereitung und Kodifikation einer Berufskrankheit verbundene präventive Schub ist die positivste Seite dieses sozialpolitischen Instruments. So hat die Berufskrankheit Nr. 2110 bereits durch die vorbereitende Forschung und Diskussion einen erheblichen präventiven Schub ausgelöst. Die Sitzkonstruktionen wurden verbessert. Sie wird sich aller Voraussicht nach allein deshalb selbst »überleben«.

**Tab. 8.2** Bandscheibenbedingte Berufskrankheiten – Statistik der DGUV

| Jahr | Berufskrankheiten-Anzeige | | Anerkannte Berufskrankheit | |
|---|---|---|---|---|
| | Nr. 2108 | Nr. 2110 | Nr. 2108 | Nr. 2110 |
| 1993 | 22.605 | 1160 | 16 | 4 |
| 1995 | 13.629 | 997 | 308 | 21 |
| 2006 | 5154 | 264 | 182 | 6 |
| 2009 | 5208 | 203 | 343 | 13 |

## Anerkennungspraxis

Die Statistik (Tab. 8.2) weist ein außerordentliches Missverhältnis zwischen den Anzeigen der o. g. bandscheibenbedingten Erkrankungen und ihrer Anerkennung durch die Versicherungsträger und Gerichte aus, obwohl die Zahl der Anzeigen schon drastisch gesunken ist.

Die fehlgeleitete Erwartungshaltung, die sich aus der großen Zahl der Berufskrankheiten-Anzeigen ergibt, ist u. a. Folge einer **unpräzisen Legaldefinition**. So ergibt sich für die Berufskrankheit nach Nr. 2108 weder was »schwer« ist, noch wie die berufliche Exposition ermittelt werden soll, noch welche »Bandscheibenbedingten Erkrankungen« nach der Vorstellung des Verordnungsgebers belastungsinduziert sind. Das gilt entsprechend für die Berufskrankheit nach Nr. 2110.

Alle mechanischen Berufskrankheiten sind zudem für alle Berufe offen. Dies führt zu einer großen Zahl von Versicherten, die theoretisch unter den Schutzbereich der einzelnen Berufskrankheiten fallen. Bei Berücksichtigung des natürlichen Kausalitätsbedürfnisses jedes Menschen liegt es nahe, dass nicht die eigene körperliche Schadensanlage, sondern die Arbeit für Gesundheitsprobleme verantwortlich gemacht wird. Bestimmte Berufsbilder verbinden sich traditionell mit Krankheitserwartungen. Die Krankenpflegeberufe z. B. sind gedanklich mit Rückenbeschwerden verbunden. Bereits die Krankenpflegeschülerinnen klagen signifikant über Rückenbeschwerden. Dieses Umfeld legt eine andere Entschädigungspraxis nahe, als dies bei Berufen der Fall ist, die – wie z. B. der Tiefbauarbeiter im Tunnelvortrieb – eine andere Einstellung zu körperlicher Arbeit haben und muskulär weitaus besser trainiert sind.

Ob sich für eine **berufsspezifische Handhabung** einzelner Berufskrankheiten medizinische Gründe finden lassen, kann hier offen bleiben. Dagegen sprechen ganz erhebliche Bedenken. So hat eine Studie, in die 147 eineiige und 153 zweieiige Zwillinge einbezogen wurden, ergeben, dass diese trotz völlig unterschiedlicher körperlicher Belastung hinsichtlich Ausprägungsort und Ausprägungsgrad gleichartige Bandscheibenschäden aufwiesen (Crites-Battlié et al. 2008).

Medizinisch-naturwissenschaftliche Kriterien waren aber nur sehr bedingt der Grund für die Einführung der Berufskrankheiten nach Nr. 2108 und nach Nr. 2110. Die Entscheidung für die Einführung war die sozialpolitische Folge des Einigungsvertrags.

Eine anfangs völlig unterschiedliche Anerkennungspraxis wurde ermöglicht durch das System der Selbstverwaltung der einzelnen Berufsgenossenschaften/Unfallkassen und durch den Aufbau der Sozialgerichtsbarkeit, die in den Tatsacheninstanzen den einzelnen unterschiedlichen Ansichten der Sachverständigen folgten.

## Konsensempfehlungen

In den sog. Konsensempfehlungen (Bolm-Audorff et al. 2005a,b, Ludolph et al. 2007), wurden nach langen Diskussionen zwischen Technikern und Ärzten, die sich mit der Begutachtung dieser Berufskrankheiten befassen, Begutachtungsempfehlungen entwickelt. Diese werden durch die Rechtsprechung insoweit umgesetzt als das rein medizinische Schadensbild betroffen ist. Auf diese Konsensempfehlungen darf verwiesen werden. Nicht umgesetzt werden sie demgegenüber zur beruflichen Exposition der Versicherten (BSG-Urteil vom 30.10.2007 [B 2 U 4/06] DGUV-Rundschreiben BK 015/2008). Dieses Urteil stützt sich ausschließlich auf die »Deutsche Wirbelsäulenstudie« (DWS) (ZBL Arbeitsmedizin 2007), die jedoch erheblicher Kritik unterliegt und weiterer Entwicklung bedarf.

Die sog. Konsensempfehlungen setzen sich auch mit der Rolle auseinander, die angeborene oder erworbene Fehlbildungen der LWS wie die Spondylolisthesis spielen können. Es geht um die Frage, ob eine isolierte Bandscheibenschädigung in einem durch knöcherne Spaltbildung und einen Gleitwirbelprozess **anlagebedingt** veränderten Wirbelsegment als mittelbare Folge dieses Gleitprozesses anzusehen oder wesentlich **durch die berufliche Tätigkeit verursacht** worden ist.

Das Landessozialgericht Rheinland-Pfalz hat diese Frage in einem Urteil vom 11.12.1997 (L 7 U 306/95) dahingehend beantwortet, dass eine Spondylolisthesis einschließlich ihrer Folgen **nicht die Voraussetzungen der BK Nr. 2108 erfüllt**. Durch Wirbelgleiten bedingte Bandscheibenschäden sind nicht belastungsinduziert. Sie sind Folge der Spondylolyse und Spondylolisthesis, die ihrerseits nicht wahrscheinlich wesentlich teilursächlich belastungsinduziert sind. Die bandscheibenbedingten Veränderungen bei Spondylolisthesis sind die Folge der Verschiebung von Wirbeln aus ihrer normalen Lage. Die asymmetrische Druckbelastung sowie eine gewisse Destabilisierung sind die naheliegende Erklärung für die Bandscheibenveränderungen, wie sie sich teilweise bereits in jungen Jahren finden. Anders ist dies bei einer knöchernen Spaltbildung ohne Wirbelgleiten, wenn also nur eine Spondylolyse zur Diskussion steht. Dann gelten die o. g. Argumente für einen fehlenden Belastungszusammenhang eines Bandscheibenschadens im betroffenen Segment nicht. Die Begutachtung folgt den allgemeinen in dem sog. Konsenspapier formulierten Anforderungen.

Grosser und Mitarbeiter (1996) unterstellen demgegenüber, dass die Bandscheibe in einem durch Gleitwirbelbildung betroffenen Segment gegenüber beruflichen Belastungen besonders anfällig sei. Dies könne zu einer Beschleunigung des Bandscheibenverschleißes über den natürlichen Krankheitsverlauf hinaus führen und damit zu einer Zunahme der Vorwärtsverschiebung und zur Ausbildung oder Verstärkung von Instabilitäten. Sie berichten über 12 Fälle von in Pflegeberufen Beschäftigten, bei denen eine Spondylolisthesis gesichert wurde. In 8 Fällen wurde eine Beschwerdesymptomatik bei Bandscheibendegeneration im durch Gleitwirbelbildung betroffenen Wirbelsegment im Sinne einer wesentlichen Teilursächlichkeit **als berufsbedingt verursacht anerkannt**. In allen beschriebenen Fällen handelte es sich um Bandscheibenschäden, die isoliert im betroffenen Wirbelsegment aufgetreten waren, wobei ein Drittel der Fälle im Segment $L_4/L_5$ lagen.

Zu diesen Ausführungen ist kritisch anzumerken, dass die Fallzahl sehr gering ist. Die statistischen Grundlagen sind ungesichert und nicht ausreichend signifikant. Um einen wesentlichen Ursachenbeitrag der beruflichen Exposition zu begründen, müsste gesichert sein, dass es im wirbelsäulenbelasteten Kollektiv zu signifikant mehr Bandscheibenveränderungen kommt und diese ursächlich für Funktionseinbußen/Beschwerden sind. Unterschiede, die einen Belastungszusammenhang bei Symptomträgern wahrscheinlich machen würden, werden sich nicht sichern lassen. Die Inzidenzrate einer Beschwerdesymptomatik bei Gleitwirbelträgern im Normalkollektiv in höherem Alter wird unterschiedlich angegeben. Sie liegt zwischen 25% und 50%. Um den Faktor »berufliche Belastung« beim Auftreten einer Bandscheibendegeneration in einem durch Gleitwirbelbildung betroffenen Segment quantifizieren zu können, müsste bekannt sein, ob im Vergleichskollektiv der belasteten Spondylolisthesisträger, bei denen im höheren Lebensalter Beschwerden auftreten, überhaupt Bandscheibendegenerationen ursächlich für die Beschwerdesymptomatik sind. Hierüber gibt es jedoch keine gesicherten Zahlen.

Insbesondere kann das Argument, dass eine Gleitwirbelbildung ohne Heben und/oder Tragen schwerer Lasten symptomlos geblieben wäre, durch die zahlreichen symptomatischen Fälle, die weder gehoben noch getragen haben, widerlegt werden. Der schicksalhafte Verlauf der Bandscheibendegeneration bei Gleitwirbelbildung erklärt sich durch andere Faktoren außerhalb der beruflichen Tätigkeit.

**Nach dem bisherigen Erkenntnisstand gibt es keine gesicherten Hinweise, dass die Degeneration der Bandscheibe in einem durch Gleitwirbelbildung veränderten Segment durch berufliche Einwirkungen im Sinne von Heben oder Tragen schwerer Lasten und/oder extreme Rumpfbeugehaltung beschleunigt abläuft.**

Insbesondere wird man den Ursachenbeitrag einer beruflichen Belastung dann nicht festmachen können, wenn ausschließlich das anlagebedingt veränderte Segment betroffen ist.

Die sog. Konsensempfehlungen, an denen auch Grosser mitgearbeitet hat, kommen zu dem Ergebnis, dass ein geringfügiges Wirbelgleiten (bis Meyerding I – Ventralverschiebung bis zu 25%) einem belastungsinduzierten Bandscheibenschaden nicht im Wege steht. Anders ist es bei einem stärker ausgeprägten Wirbelgleiten (Ventralverschiebung bis 50%). Dann greifen die oben aufgeführten Überlegungen.

**In einem durch stärker ausgeprägtes Wirbelgleiten (Ventralverschiebung bis 50%) veränderten Segment ist ein Bandscheibenschaden in aller Regel belastungsunabhängig.**

Bei Bandscheibenschäden, die über das betroffene Segment hinausgehen, wird man bei einer gesicherten gefährdenden Exposition im Sinne einer durch die Berufskrankheit versicherten Schwerarbeit das Vorliegen eines mehrsegmentalen Schadensbildes unter Einschluss einer Bandscheibendegeneration in einem durch Gleitwirbel betroffenen Segment durchaus als berufsbedingt verursacht diskutieren können. Wenn ein belastungskonformes **mehrsegmentales** Schadensbild vorliegt, ist es unerheblich, ob in einem dieser Segmente eine zusätzliche anlagebedingte Störung vorliegt. Aus gutachtlicher Sicht würde sich hier dann nur die Frage stellen, ob ein Verschlimmerungstatbestand abzugrenzen wäre, insbesondere dann, wenn die Gleitwirbelbildung bereits vor Aufnahme der beruflichen Belastung bekannt war. Wird die Gleitwirbelbildung zufällig im Rahmen der Behandlung oder Begutachtung entdeckt, stellt sich die Frage der Verschlimmerung – mangels Vorschaden – nicht. Diese Diskussion wird jedoch – auf dem Boden der Konsensempfehlungen geführt – kaum je zum Tragen kommen, denn dem mit einem Gleitwirbel belasteten Versicherten wird das »langjährige Heben oder Tragen von Lasten« kaum möglich sein.

### Einschätzung der berufskrankheitsbedingten Minderung der Erwerbsfähigkeit

Zur Einschätzung der MdE darf auf Tab. 8.1 verwiesen werden.

## 8.5 Beurteilung nach dem Schwerbehindertengesetz

Das Schwerbehindertengesetz dient der Sicherung der Eingliederung behinderter Menschen in Arbeit, Beruf und Gesellschaft. Bei der **Einschätzung des Grades der Behinderung** (GdB) hat der Gutachter sich an den **Versorgungsmedizinischen Grundsätzen** (Anlage zu § 2 der Versorgungsmedizinverordnung – die »Anhaltspunkte« wurden inhaltlich 2009 in den Rang einer Verordnung erhoben) zu orientieren.

Mit den »Anhaltspunkten 96«, gültig ab 01.01.1997, wurde der Anhaltspunkt 26.18 überarbeitet. Wirbelsäulenschäden werden unabhängig vom Grundleiden gemeinsam erfasst und eingeschätzt. Entscheidend sind die von den Veränderungen ausgehenden Funktionsstörungen der Wirbelsäule. Nervale Ausfallerscheinungen, werden gesondert berücksichtigt, erneut in Abhängigkeit von den dadurch bedingten Funktionsstörungen.

8

### 8.5.1 Einschätzung der Spondylolisthesis

Die Einschätzung der **Spondylolisthesis** (Wirbelgleiten) hat in den seit dem 01.01.2009 geltenden Versorgungsmedizinischen Grundsätzen keinen eigenen Raum. Rompe hat dazu gezielt – noch bezogen auf die »Anhaltspunkte« – Vorgaben gemacht (Rompe 1989, ▣ Tab. 8.3):

Nach einer operativen Versteifung von Gleitwirbeln kann vordergründig eine volle Funktionsfähigkeit der Wirbelsäule gegeben sein. Zu berücksichtigen ist aber, dass es sich immer um einen Schwachpunkt handelt. Im Laufe der Jahre können sich mittelbare degenerative Veränderungen in Wirbelsäulensegmenten entwickeln, die an ein versteiftes Wirbelsegment anschließen. Auch bei optimaler Funktion wird man nach einem operativen Eingriff an der Wirbelsäule dem Betroffenen keine schweren körperlichen Arbeiten zumuten wollen. Bis mittelschwere körperliche Arbeiten sind aber zumutbar.

**▣ Tab. 8.3** Einschätzung der Spondylolisthesis nach Rompe (1989)

| Stadium | Grad der Behinderung (GdB) |
|---|---|
| Spondylolyse | < 10 |
| Spondylolisthese mit Gleiten bis ¼ | 10 |
| Spondylolisthese mit Gleiten bis ½ | 20 |
| Spondylolisthese mit Gleiten von mehr als ½ | 30 |

Auch bei Fehlen von Funktionseinbußen nach operativer Versteifung des von einer Gleitwirbelbildung betroffenen Segmentes kann also von einem GdB von 10 ausgegangen werden.

### 8.5.2 Einschätzung der Osteoporose

Die Einschätzung der **Osteoporose**, wobei in der Ziffer 26.18 der Versorgungsmedizinischen Grundsätze auch eine Vorstufe, die **Osteopenie**, aufgeführt ist, hängt erneut maßgeblich ab von

- den objektiven Funktionsbeeinträchtigungen,
- den schmerzbedingten Funktionsbeeinträchtigungen und
- den Funktionsbeeinträchtigungen aus präventiven Überlegungen.

**Der GdB durch osteoporosebedingte Wirbelsäulenschäden berücksichtigt:**

- Das Ausmaß der Bewegungseinschränkung
- Das Ausmaß der Wirbelsäulenverformung
- Das Ausmaß einer Instabilität
- Die Anzahl der betroffenen Wirbelsäulenabschnitte
- Die osteoporosebedingten Schmerzen, soweit es dafür objektive Anhaltspunkte gibt
- Die Leistungsminderung aus präventiven Überlegungen

Die Symptomatik osteoporosebedingter Wirbelkörperfrakturen ist individuell unterschiedlich. Abzuklären ist die konkrete Ausprägung. Schmerzursachen bei Wirbelkörperfrakturen sind Irritationen des Periosts durch Mikrofrakturierung. Die Wirbelkörperfraktur ist als ein Prozess, nicht als ein einmaliges Ereignis aufzufassen. Kyphotisch bedingte chronische Überlastung der Rückenstreckmuskulatur und eine durch Keilwirbelbildung eingetretene verstärkte Kyphosierung der Brustwirbelsäule können infolge der »Fehlstellung« der Wirbelgelenke zur sekundären Facettengelenkarthrose, zu neurogenen Irritationen und zur Dauerreizung der Wirbelsäulenperiosts führen. Nach Wirth und Mutschler (2007) verursacht bereits ein Knickwinkel von 15° bis maximal 20° große statische Probleme. Lokale Beschwerden werden erheblich durch inkorrekte Artikulation der Facetten verursacht. Ein Kollaps der vorderen Säule führt zur fixierten Rundrückenbildung, zur Verkürzung der Rumpfhöhe, zum Auftreten einer Hyperkyphose und zur osteoporosebedingter abdominaler Vorwölbung.

Unter Bezug auf die GdB-Tabellen sind im Besonderen die thorakalen funktionellen Auswirkungen in die Bewertung mit einzubeziehen, da hier die Toleranz segmentaler

Achsabweichungen im Sinne von kyphotischen Knickbildungen am geringsten ist.

**Bewertung der thorakalen funktionellen Auswirkungen der Osteoporose**

- Mittelgradige funktionelle Auswirkungen eines Wirbelsäulenabschnitts sind mit einem GdB von 20 zu bewerten.
- Schwere funktionelle Auswirkungen eines Wirbelsäulenabschnitts sind mit einem GdB von 30 zu bewerten.
- Wenn mittelgradige bis schwere funktionelle Auswirkungen zweier Wirbelsäulenabschnitte hinzutreten, ist der GdB zwischen 30 und 40 einzustufen (s. Ziffer 26.18 der Versorgungsmedizinischen Grundsätze).
- Bei einem Personenkreis, bei dem bereits Wirbelsäulenschäden anerkannt sind, ist zu überprüfen, ob die hinzutretenden Auswirkungen der Stoffwechselerkrankung Osteoporose bei bereits bestehender Anerkennung einer Behinderung aufgrund degenerativer Wirbelsäulenschäden (in der Regel im Hals- und Lendenwirbelsäulenabschnitt) eine wesentliche Veränderung der Teil-GdB-Werte begründet.

**Die Feststellung einer Osteopenie und Osteoporose führt nicht regelhaft zur Feststellung eines GdB messbaren Grades. Zu berücksichtigen sind vielmehr die konkreten Auswirkungen der Erkrankungen auf die Haltungs- und Bewegungsorgane, insbesondere die Minderbelastbarkeit.**

### 8.5.3 Einschätzung der bandscheibenbedingten Erkrankung (Berufskrankheit)

Die **bandscheibenbedingte Erkrankung** ist einzuschätzen unter Berücksichtigung der von ihr ausgehenden Funktionseinbußen (Schmerzen) und der gegenwärtigen Gefährdung. Dazu darf auf die Grundsätze zur Einschätzung der berufskrankheitsbedingten MdE verwiesen werden. Ein GdB von 20 ist daher als Ausgangspunkt der Einschätzung realistisch.

## 8.6 Gesetzliche Rentenversicherung

Die GRV (Gesetzliche Rentenversicherung) deckt das Risiko des Lebensunterhalts im Alter und das Risiko der Erwerbsminderung vor Erreichen der festgelegten Altersgrenze durch Krankheit, Beschädigung oder Behinderung ab.

Zur Vermeidung des **Risikos der Erwerbsminderung** gewährt die GRV umfangreiche Leistungen zur medizinischen Rehabilitation (§§ 6–12 SGB VI). § 9 I 3 SGB VI definiert den viel zitierten Grundsatz: »Rehabilitation vor Rente«. Ergänzende Leistungen (u. a. Leistungen zur Teilhabe am Arbeitsleben und unterhaltssichernde Leistungen) sind in den §§ 28, 29, 31 SGB VI kodifiziert.

Der Schwerpunkt der GRV ist jedoch neben der Altersrente die **Rente vor Erreichen der Altersgrenze**:

- Rente wegen teilweiser Erwerbsminderung bei Berufsunfähigkeit – während einer noch ca. 20- bis 25-jährigen Übergangszeit (§ 240 SGB VI),
- Rente wegen voller Erwerbsminderung (§ 43 II SGB VI),
- Rente wegen teilweiser Erwerbsminderung (§ 43 I SGB VI).

### 8.6.1 Rentenreformgesetz

Das Rentenreformgesetz, das zum 01.01.2001 in Kraft getreten ist, sieht den Wegfall der Rente wegen Berufsunfähigkeit vor. Da für Versicherte, die vor dem 02.01.1961 geboren sind, zum Zeitpunkt des Inkrafttretens des Gesetzes am 01.01.2001 der Abschluss einer Berufsschutzversicherung nicht mehr zu tragbaren Prämien möglich war, führte dies zu großzügigen Übergangsregelungen von 20–25 Jahren, sodass gegenwärtig noch ein 3-gliedriges Rentensystem Bestand hat.

Die Rente wegen Erwerbsminderung, die ab dem 01.01.2001 anstelle der Erwerbsunfähigkeitsrente getreten ist, unterscheidet zwischen **teilweiser Erwerbsminderung** (§ 43 I SGB VI) und **voller Erwerbsminderung** (§ 43 II SGB VI). Teilweise erwerbsgemindert ist ein Versicherter, der auf dem allgemeinen Arbeitsmarkt eine Tätigkeit zwischen 3 und 6 Stunden verrichten kann. Voll erwerbsgemindert ist ein Versicherter, der keine 3 Stunden mehr auf dem allgemeinen Arbeitsmarkt tätig sein kann. Versicherte, die 6 Stunden und mehr tätig sein können, gelten als voll erwerbsfähig. In der gesetzlichen Rentenversicherung sind also qualitative und quantitative Leistungseinschränkungen zu berücksichtigen.

### 8.6.2 Besonderheiten

Zu den Besonderheiten, wie krankheitsbedingte Gefährdung und Minderbelastbarbeit der Wirbelsäule, sei auf die ausführliche Diskussion der einzelnen Krankheitsbilder verwiesen (► 8.2, 8.3 und 8.4).

### 8.6.3 Repräsentativer Beispielfall

Zum Abschluss wird zur GRV-Thematik ein Beispielfall ausführlich dargestellt, der in dem Teil, der die Anamnese und die klinische und bildtechnische Untersuchung betrifft, aber auch für die anderen Rechtsgebiete repräsentativ ist:

#### ▪ Anamnese

Der Versicherte gibt im Fragebogen vom 24.02.2005 (Blatt …) an, erstmals im Jahre 1999 Wirbelsäulenbeschwerden gehabt zu haben – und zwar anfänglich gelegentlich und seit 2002 regelmäßig im Bereich der Lendenwirbelsäule.

Mit den Eintragungen im Vorerkrankungsverzeichnis (Blatt …) steht diese Angabe des Versicherten nicht in Übereinstimmung. Danach war der Versicherte wegen Beschwerden/Affektionen im Bereich des Achsenorgans wie folgt arbeitsunfähig krank:

- In der Zeit vom 29.11.1989 bis 22.12.1989 mit der Diagnose »Lumboischialgie«,
- in der Zeit vom 25.05.1992 bis 19.06.1992 u. a. mit der Diagnose »Rückenschmerzen«,
- am 30.06.1994 mit der Diagnose »Wirbelsäulen-Syndrom«,
- in der Zeit vom 28.02.1996 bis 22.03.1996 u. a. mit der Diagnose »Lumboischialgie«,
- in der Zeit vom 14.05.1997 bis 30.05.1997 mit der Diagnose »Lumbago«,
- in der Zeit vom 24.03.1998 bis 24.04.1998 mit der Diagnose »Wirbelsäulen-Syndrom, Lumbago«,
- in der Zeit vom 11.06.2001 bis 08.07.2001 u. a. mit der Diagnose »Krankheit der Wirbelsäule«,
- in der Zeit vom 30.10.2001 bis 07.11.2001 mit der Diagnose »Kreuzschmerz«,
- in der Zeit vom 08.08.2002 bis 05.01.2004 u. a. mit der Diagnose »Lumboischialgie, Spinalstenose, Läsion des Nervus ischiadicus«.

Eine am 27.08.2002 durchgeführte kernspintomographische Untersuchung der LWS wurde von fachradiologischer Seite aus befundet mit einem Bandscheibenvorfall in den Segmenten $L_4$–$S_1$ (Blatt …).

In der Zeit vom 11.09.2002 bis 20.09.2002 wurde der Versicherte stationär in der Abteilung für Neurologie und klinische Neurophysiologie des St.-Josef-Krankenhauses M. behandelt – u. a. mit den Diagnosen einer therapieresistenten Lumboischialgie bei degenerativen Lendenwirbelsäulenveränderungen. Nervenversorgungsstörungen fanden sich nicht. Die durchgeführte Röntgenuntersuchung der LWS in 2 Ebenen wurde befundet mit einer deutlichen Verengung der Zwischenwirbelräume $L_4$–$S_1$. Die angefertigten Funktionsaufnahmen ergaben keine zusätzlichen Informationen. Vordere knöcherne Randanbauten wurden in den Segmenten $L_2$–$L_5$ befundet. Umformende Veränderungen der Wirbelgelenke fanden sich in den Segmenten $L_4$–$S_1$ (Blatt …).

In der Zeit vom 30.09.2002 bis 19.10.2002 befand sich der Versicherte in Kur. Aus dem Ärztlichen Entlassungsbericht vom 29.10.2002 (Blatt …) wurden die zuvor im Bereich der LWS gestellten Diagnosen bestätigt.

Während eines stationären Aufenthalts des Versicherten in der Zeit vom 17.03.2003 bis 04.04.2003 wurde am 18.03.2003 eine Bandscheibenoperation in den Segmenten $L_4$–$S_1$ durchgeführt.

Der Versicherte hat als Tiefbauarbeiter gearbeitet. Die Firma, bei der er seit 1985 tätig war, hat zum 31.12.2001 geschlossen. Seitdem ist der Versicherte arbeitslos bzw. arbeitsunfähig krank.

#### ▪ Jetzige Klagen

» Tag und Nacht habe ich Schmerzen im Rücken, die in beide Beine ausstrahlen. Ich kann nicht mehr lange stehen, nicht mehr lange gehen und nicht mehr lange sitzen. «

#### ▪ Klinische Untersuchungsbefunde

54-jähriger Mann in gutem Ernährungs-, Allgemein- und Kräftezustand. Körperlänge 174 cm, Gewicht 78 kg – jeweils nach eigenen Angaben.

Der Versicherte ist nach eigenen Angaben Rechtshänder. Er erscheint zur Untersuchung in Konfektionshalbschuhen.

Während der Unterhaltung im Sitzen sowie während der Untersuchung im Stehen, Gehen, Sitzen und Liegen werden Rumpf und Oberkörper aufrecht gehalten und insgesamt nur wenig bewegt, Kopf und Arme werden unauffällig gehalten und bewegt.

Haut und sichtbare Schleimhäute sind unauffällig durchblutet. Der Visus ist durch eine Brille korrigiert. Zum Aufrichten aus sitzender Position stützt sich der Versicherte mit beiden Händen an den Stuhllehnen ab.

Der Gang mit Schuhwerk auf ebenem Boden wird – ebenso wie der Gang ohne Schuhwerk – langsam, kleinschrittig, jedoch nicht eigentlich hinkend vorgeführt. Die differenzierten Stand- und Gangarten (Einbeinstand, Zehenballenstand, Zehenballengang, Hackenstand, Hackengang, Fußinnenkantengang und Fußaußenkantengang) werden seitengleich demonstriert. Das Freimachen des Oberkörpers erfolgt unter seitengleichem Einsatz beider Arme, jedoch unter verminderten Rumpfbewegungen. Das Freimachen der unteren Gliedmaßen erfolgt im Stehen.

Beim aufrechten Stand, gleichmäßiger Belastung beider Beine und lose herabhängenden Armen stehen beide

Beckenkämme und Schultern klinisch auf gleicher Höhe. Die Muskulatur im Bereich des Schultergürtels und der Arme ist klinisch seitengleich entwickelt. Bei der körperlichen Untersuchung der oberen Gliedmaßen kann kein krankhafter Befund erhoben werden. Insbesondere werden sämtliche Gelenke der oberen Gliedmaßen seitengleich und regelrecht frei bewegt. Dies gilt auch für die kombinierten Handgriffe (Nackengriff, Hinterhauptsgriff, Gesäß- und Schürzengriff) sowie für den Faustschluss, den Spitzgriff des Daumens mit sämtlichen Langfingern, das Gegenüberstellen des Daumens sowie das Spreizen und Heranführen der Finger.

Hinweise für Nervenversorgungsstörungen liegen nicht vor.

Die Wirbelsäule zeigt bei Betrachtung von hinten eine diskrete S-förmige Achsabweichung. Im seitlichen Profil ist die Lendenlordose abgeflacht.

Die Symmetrieverhältnisse sind regelrecht – auch beim wechselseitig durchgeführten Einbeinstand. Die Taillendreiecke sind seitengleich ausgeprägt. Seitengleich ausgeprägt und klinisch auf gleicher Höhe stehend sind auch die Weichteilfalten im Flankenbereich, die Weichteilgrübchen über den hinteren oberen Darmbeinstacheln und die Gesäßfalten. Insuffizienzzeichen der Gesäßmuskulatur liegen nicht vor.

Die Nackenmuskulatur, die Schulterblattmuskulatur, die Rückenstreckmuskulatur und die Gesäßmuskulatur sind klinisch seitengleich entwickelt. Es finden sich keine umschriebenen Weichteilverhärtungen und/oder Weichteilverspannungen. Im Bereich der LWS ist die Rückenstreckmuskulatur beiderseits diffus leicht verspannt/verhärtet.

Über den Dornfortsätzen der mittleren und unteren LWS und dem oberen Anteil des Kreuzbeins verläuft längs eine ca. 14 cm lange, reizlose und auf der Unterlage etwas eingeschränkt verschiebliche Operationsnarbe.

Beim Abklopfen der Dornfortsätze werden vom Versicherten Schmerzen im gesamten LWS-Bereich angegeben. Ein Stauchungsschmerz der Gesamtwirbelsäule wird im Bereich der LWS geklagt. Beim Fall von den Zehenballen auf die Fersen wird im Bereich der LWS ein Erschütterungsschmerz geklagt.

Kopf und Halswirbelsäule werden in Bezug auf die Drehung und die Seitwärtsneigung etwas eingeschränkt bewegt. Beim Vorwärtsneigen des Kopfes und der Halswirbelsäule erreicht das Kinn die Drosselgrube. Beim Rückwärtsneigen beträgt dieser Abstand ca. 19 cm. Die Drehung des Kopfes und der Halswirbelsäule zur rechten Seite erfolgt bis ca. 50°, zur linken Seite bis ca. 60°. Die Seitwärtsneigung des Kopfes und der Halswirbelsäule zur rechten Seite wird bis ca. 20° vorgeführt und zur linken Seite bis ca. 35° – jeweils aus der Neutral-0-Position heraus.

Rumpfvorwärtsneigen wird insgesamt nur angedeutet demonstriert. Es verbleibt ein Fingerspitzen-Fußboden-Abstand von ca. 48 cm. Dabei kommt es zu einer geringfügigen harmonischen Vermehrung der Brustkyphose, während die LWS insgesamt steil gestellt bleibt Das Aufrichten erfolgt langsam, unter Zuhilfenahme der Hände und unter Ausweichbewegungen. Dabei äußert der Versicherte Schmerzen im Bereich der Lendenwirbelsäule.

Die Entfaltbarkeit der Brustwirbelsäule (Ott-Zeichen) beträgt 30/31 cm, die der Lendenwirbelsäule (Schober-Zeichen) 10/11 cm.

Die Seitwärtsbewegungen der Brust- und Lendenwirbelsäule sowie die Drehbewegungen der Brust- und Lendenwirbelsäule im Stehen und im Sitzen erfolgen seitengleich eingeschränkt.

Beide Beine sind klinisch gerade aufgebaut. Die Muskulatur im Bereich der unteren Gliedmaßen ist klinisch seitengleich entwickelt. Die Knie-Hüft-Beuge wird vollständig eingenommen. Dabei stützt sich der Versicherte mit der linken Hand an der Untersuchungsliege ab. Das Einnehmen der Hocke und das Wiederaufrichten erfolgen langsam und unter Angabe von Rückenschmerzen.

Im Liegen auf der Untersuchungsliege ist bei entspannter Muskulatur die Rotationsstellung beider Beine klinisch seitengleich. Beide Kniekehlen liegen der Unterlage voll auf. Sämtliche Gelenke der unteren Gliedmaßen werden altersentsprechend frei bewegt. Nervendehnungsschmerze werden weder im Sitzen noch im Liegen geklagt.

Der Langsitz aus liegender Position wird nicht eingenommen.

In Bauchlage wird über allen Segmenten der LWS ein deutlicher Federungsschmerz geklagt. Klopfempfindlichkeiten im Bereich der Kreuz-/Darmbeinfugen werden verneint. Ein Überstreckungsschmerz der Hüftgelenke wird nicht geklagt. Druckempfindlichkeiten im Verlauf des Hüftnerven werden verneint. Bei fixiertem Becken wird der Oberkörper ca. 15 cm von der Unterlage angehoben unter seitengleicher Anspannung der Rückenstreckmuskulatur und der Gesäßmuskulatur.

Hinweise für Nervenversorgungsstörungen liegen nicht vor.

### ■ Bildtechnische Untersuchungsbefunde

Die zur Einsicht vorgelegten Röntgenaufnahmen der **Halswirbelsäule in 2 Ebenen** sowie der **Funktionsaufnahmen der Halswirbelsäule seitlich in aktiver Beugung und aktiver Streckung** – angefertigt am 28.03.2003 – zeigen einen 7-gliedrigen Aufbau der Halswirbelsäule mit weitestgehend achsengerechten Verhältnissen in beiden Ebenen. Es finden sich keine Hinweise für eine stattgehabte knöcherne Verletzung und keine Hinweise für eine stattgehabte und/oder bestehende segmentale Instabilität. Allseits leicht verschmälert zur Darstellung kommen die Zwischenwirbelräume zwischen dem 5. und 7. Halswirbelkörper mit vorderen und hinteren knöchernen Randanbauten und mit umformenden Veränderungen der Hakenfortsätze. Die Funktionsaufnahmen zeigen im Wesentlichen eine jeweils homogene Krümmung des dargestellten Skelettanteils.

Die zur Einsicht vorgelegten Röntgenaufnahmen der **Lendenwirbelsäule in 2 Ebenen** – angefertigt am 02.11.2001 und am 17.09.2002 sowie der **Funktionsaufnahmen der Lendenwirbelsäule seitlich in aktiver Beugung und aktiver Streckung** – angefertigt am 17.09.2002 und am 03.02.2003 – zeigen einen 5-gliedrigen Aufbau der Lendenwirbelsäule mit achsengerechten Verhältnissen in Aufsicht und einer abgeflachten bzw. aufgehobenen Lendenlordose im seitlichen Strahlengang. Die Zwischenwirbelräume zwischen dem 4. Lendenwirbelkörper und dem Kreuzbein kommen verschmälert zur Darstellung. Grund- und Deckplatten dieser Segmente sind verdichtet, und an den vorderen Segmentbegrenzungen finden sich knöcherne Randanbauten. Die übrigen Zwischenwirbelräume der Lendenwirbelsäule und der unteren Brustwirbelsäule kommen regelhaft abgelichtet zur Darstellung mit diskreten vorderen spondylotischen Randanbauten in den Segmenten $L_2$–$L_4$.

8

Die am 19.12.2005 angefertigten Röntgenaufnahmen der **Halswirbelsäule in 4 Ebenen** zeigen gegenüber der Vorkontrolle keinerlei Befundänderung. Unverändert sind die Achsenverhältnisse der Halswirbelsäule in Aufsicht regelrecht. Im seitlichen Strahlengang ist die Lordose haltungsbedingt abgeflacht. Es finden sich keine Hinweise für eine stattgehabte knöcherne Verletzung und keine Hinweise für eine stattgehabte und/oder bestehende segmentale Instabilität. Allseits leicht verschmälert zur Darstellung kommen die Zwischenwirbelräume zwischen dem 5. und 7. Halswirbelkörper mit vorderen und hinteren knöchernen Randanbauten, während die übrigen Segmente der Halswirbelsäule altersentsprechend abgelichtet sind. Umformende Veränderungen der Hakenfortsätze finden sich im Bereich der mittleren und unteren Halswirbelsäulensegmente mit einer dadurch bedingten geringen unregelmäßigen knöchernen Einengung der Zwischenwirbellöcher beidseits.

Die am 19.12.2005 angefertigten Röntgenaufnahmen der **Brustwirbelsäule in 2 Ebenen** zeigen einen 12-gliedrigen Aufbau der Brustwirbelsäule mit einer diskreten S-förmigen Achsabweichung in Aufsicht und einer weitgehend regelrechten Kyphose im seitlichen Strahlengang. Es finden sich keine Hinweise für eine stattgehabte knöcherne Verletzung. Die Zwischenwirbelräume kommen in allen Segmenten regelrecht weit zur Darstellung. An den vorderen und seitlichen Segmentbegrenzungen finden sich – rechtsbetont – teils komplette, teils inkomplette knöchernen Überbrückungen der Segmente.

Die am 19.12.2005 angefertigten Röntgenaufnahmen der **Lendenwirbelsäule in 4 Ebenen** zeigen einen 5-gliedrigen Aufbau der Lendenwirbelsäule mit achsengerechten Verhältnissen in Aufsicht und einer abgeflachten und tief sitzenden Lordose im seitlichen Strahlengang. Es finden sich keine Hinweise für eine stattgehabte knöcherne Verletzung. Nach Bandscheibenoperationen in den Segmenten $L_4$–$S_1$ ist in den Zwischenwirbelräumen zwischen dem 4. und 5. Lendenwirbelkörper sowie zwischen dem 5. Lendenwirbelkörper und dem Kreuzbein jeweils ein Cage eingebracht. Grund- und Deckplatten des Segments sind verdichtet. An den vorderen Segmentbegrenzungen finden sich geringe knöcherne Randanbauten. Alle übrigen Segmente der Lendenwirbelsäule sind regelrecht abgelichtet mit geringen seitlichen und vorderen knöchernen Randanbauten.

### ▪ Diagnose

Intervertebrale Diskopathie (Nukleotomie $L_4$/$L_5$ und $L_5$/$S_1$) mit belastungsabhängigen Schmerzen, Diagnoseschlüssel ICD-10: M/5/1, Zusatz: 5, Sicherheit: 0.

### ▪ Epikrise

Der Versicherte leidet an einer bandscheibenbedingten Erkrankung im Bereich von 2 Segmenten der LWS. Die Beweglichkeit der Lendenwirbelsäule und – beschwerdebedingt – auch der Brustwirbelsäule ist deutlich eingeschränkt. Die Erkrankung ist nicht mit Nervenversorgungsstörungen verbunden. Sonstige gesundheitliche Einbußen sind nicht gesichert.

### ▪ Sozialmedizinische Leistungsbeurteilung

Der Versicherte hat am 20.07.2003 einen Antrag auf Erwerbsminderungsrente gestellt. Der Versicherte arbeitet seit dem 02.01.2002 nicht mehr. Der Versicherte ist jedoch noch in der Lage, 6 Stunden und mehr auf dem allgemeinen Arbeitsmarkt beruflich tätig zu sein. Zuzumuten ist dem Versicherten eine Tätigkeit im Stehen, Gehen und Sitzen ohne Heben und/oder Tragen schwerer Lasten (Gewichte < 15 kg) bzw. eine Tätigkeit im Sitzen ohne Haltungskonstanz, in der der Versicherte selbstbestimmt gelegentlich auch aufstehen und einige Schritte gehen kann.

Nicht gesichert sind die Angaben des Versicherten, er könne nur noch kurze Strecken gehen. Dafür fanden sich bei der klinischen Untersuchung keine Anhaltspunkte. Insbesondere fanden sich keine Anhaltspunkte für Nervenversorgungsstörungen. Nicht gesichert sind auch die extremen Schmerzangaben, denn deutliche muskuläre Verspannungen fanden sich im Bereich der Wirbelsäule nicht. Gesichert ist demgegenüber eine erhebliche Bewegungseinschränkung durch Versteifung von zwei Segmenten.

**Zusammengefasst** ist der Versicherte noch in der Lage, leichte bis gelegentlich mittelschwere Tätigkeiten ohne Haltungskonstanz für 6 Stunden und mehr zu verrichten.

## Literatur

Bolm-Audorff U, Brandenburg S et al. (2005a) Medizinische Beurteilungskriterien zu bandscheibenbedingten Berufskrankheiten der Lendenwirbelsäule (I): Konsensempfehlungen zur Zusammenhangsbegutachtung der auf Anregung des HVBG eingerichteten interdisziplinären Arbeitsgruppe. Trauma Berufskrankheit 7: 211–252

Bolm-Audorff U, Brandenburg S et al. (2005b) Medizinische Beurteilungskriterien zu bandscheibenbedingten Berufskrankheiten der Lendenwirbelsäule (II): Konsensempfehlungen zur Zusammenhangsbegutachtung der auf Anregung des HVBG eingerichteten interdisziplinären Arbeitsgruppe. Trauma Berufskrankheit 7: 320–332

Crites-Battlié M et al., University of Alberta (2008) Back pain may be in your genes, Twin Study Suggests. ScienceDaily: April 9, 2008

Dachverband Osteologie (DVO) (2009) S3-Leitlinie Osteoporose. *http://www.dv-osteologie.org/dvo_leitlinien/dvo-leitlinie-2009*

Dick W (1997) Instability and dynamic fixation. Dt Z Sportmed 48(2): 61–62

Erdmann H (1979) Die Kriterien für die Einschätzung der Minderung der Erwerbsfähigkeit nach Wirbelsäulenverletzung. Schriftenreihe: Unfallmedizinische Tagung der Landesverbände der gewerblichen Berufsgenossenschaften, Heft 36

Exner G (1965) Zur Genese der Spondylolisthesis. Arch Orthop Unfallchir 58(4): 306–312

Grosser V, Seide K, Schilling R, Wolter D (1996) Die Bedeutung der isthmischen Spondylolisthesis in der Begutachtung der Berufskrankheit der Lendenwirbelsäule. Unfallchirurg 99: 470–476

Hirsch C, Nachemson A (1961) Clinical observation on the spine in ejected pilots. Acta Orthop Scand 31: 2

Landessozialgericht Rheinland-Pfalz: Urteil vom 11.12.1997 (L 7 U 306/95), veröffentlicht in: HVBG Info 4/1999 DOK 376.3.2108/017-LSG

Ludolph E, Schürmann J, Gaidzik PW (Hrsg) (2005) Kursbuch der ärztlichen Begutachtung. ecomed MEDIZIN, Landsberg

Meyerding HW (1932) Spondylolisthesis. Surg Gynec Obstet 54: 371

NIH Consensus Development Panel on Osteoporosis Prevention, Diagnosis and Therapy (2001) Osteoporosis prevention, diagnosis, and therapy. JAMA 285(6): 785–795

Pfeil E (1971) Spondylolysis und Spondylolisthesis bei Kindern. Z Orthop 109(1): 17–33

Roeser A, Hausotter W (2005) Welche Bedeutung haben Serumspiegelbestimmungen von Pharmaka bei der Begutachtung. Med Sach 101(5): 161–165

Rompe G (1989) Probleme der Wirbelsäulenbeurteilung bei Unfallfolgen im Bereich der gesetzlichen Unfallversicherung. Med Sach 85(4): 126–130

Schlegel KF (1980) Spondylolyse und Spondylolisthese als Krankheitspotential. Möglichkeiten der konservativen und der rehabilitativen Hilfen. Z Orthop 118: 467–468

Stewart TD (1953) The age incidence of neural-arch defects in Alaskian natives considered from the standpoint of etiology. J Bone Jt Surg A35: 937–950

Walk H-H, Wehking E (2005) Objektivierung von Schmerz unter besonderer Berücksichtigung der Medikamentenspiegel. Med Sach 101(5): 166–168

Weise K, Schiltenwolf M (2008) Grundkurs orthopädisch-unfallchirurgische Begutachtung. Heidelberg: Springer

Wirth CJ, Mutschler W (2007) Praxis der Orthopädie und Unfallchirurgie. Thieme, Stuttgart

# Anhang

## A1 Nationale VersorgungsLeitlinie Kreuzschmerz

**Algorithmus 1: Vorschlag für die Leitung von Patienten mit nichtspezifischen Kreuzschmerzen**
*www.versorgungsleitlinien.de/themen/kreuzschmerz*

**Algorithmus 2: Diagnostik von »red flags« und spezifischen Ursachen (Wochen 0 bis 2 nach Erstkonsultation)**
*www.versorgungsleitlinien.de/themen/kreuzschmerz*

**Algorithmus 3: Weitere Diagnostik und Therapie bei akutem nichtspezifischem Kreuzschmerz (2-4 Wochen nach Erstkonsultation**
*www.versorgungsleitlinien.de/themen/kreuzschmerz*

**Algorithmus 4: Versorgung bei subakutem Kreuzschmerz (6-12 Wochen nach Erstkonsultation)**
*www.versorgungsleitlinien.de/themen/kreuzschmerz*

**Algorithmus 5: Versorgung beim Uebergang zum chronischen nichtspezifischem Kreuzschmerz (>12 Wochen nach Erstkonsultation)**
*www.versorgungsleitlinien.de/themen/kreuzschmerz*

# Nationale VersorgungsLeitlinie Kreuzschmerz

(konsentiert am 22.9.2010)

**HERAUSGEBER**

Bundesärztekammer (BÄK), Kassenärztliche Bundesvereinigung (KBV), Arbeitsgemeinschaft der Wissenschaftlichen Medizinischen Fachgesellschaften (AWMF)

**sowie**

Arzneimittelkommission der deutschen Ärzteschaft (AkdÄ), Dtsch. G. f. Allgemeinmedizin und Familienmedizin (DEGAM), Dtsch. G. f. Anästhesiologie und Intensivmedizin (DGAI), Dtsch. G. f. Chirurgie (DGCh), Dtsch. G. f. experimentelle und klinische Pharmakologie und Toxikologie (DGPT), Dtsch. G. f. Innere Medizin (DGIM), Dtsch. G. f. Manuelle Medizin (DGMM), Dtsch. G. f. Neurochirurgie (DGNC), Dtsch. G. f. Neurologie (DGN), Dtsch. G. f. Neurologische Rehabilitation (DGNR), Dtsch. G. f. Orthopädie und Orthopädische Chirurgie (DGOOC), Dtsch. G. f. Physikalische Medizin und Rehabilitation (DGPMR), Dtsch. G. f. Psychosomatische Medizin und Ärztliche Psychotherapie (DGPM), Dtsch. G. f. Rehabilitationswissenschaften (DGRW), Dtsch. G. f. Rheumatologie (DGRh), Dtsch. G. f. Sozialmedizin und Prävention (DGSMP), Dtsch. G. f. Unfallchirurgie (DGU), Dtsch. G. zum Studium des Schmerzes (DGSS), Dtsch. Röntgengesellschaft (DRG), Dtsch. Vereinigung Morbus Bechterew (DVMB) (Patientengremium), Dtsch. Verband der Ergotherapeuten (DVE), Dtsch. Verband für Physiotherapie – Zentralverband der Physiotherapeuten/Krankengymnasten (ZVK), Dtsch. Netzwerk Evidenzbasierte Medizin (DNEbM)

**Unter Beteiligung von**

Bundespsychotherapeutenkammer (BPtK), Dtsch. G. f. Arbeitsmedizin und Umweltmedizin (DGAUM), Dtsch. Rentenversicherung Bund (DRV-Bund), Kassenärztlicher Vereinigung Berlin (KVB)

**Koordination und Pflege: Ärztliches Zentrum für Qualität in der Medizin (ÄZQ)**

Gemeinsames Institut von BÄK und KBV

Internet: www.versorgungsleitlinien.de

## Zusammenfassung der Empfehlungen

**(A = starke Empfehlung, B = Empfehlung, 0 = Option)**

| **Diagnostik**[1] | |
|---|---|
| **Keine weitere apparative Diagnostik** | • vorerst bei fehlenden Hinweisen für gefährliche Verläufe und andere ernstzunehmende Pathologien, Klassifikation der Beschwerden zunächst als nichtspezifischer Kreuzschmerz **(A)** |
| **Erfassung psychosozialer Risikofaktoren in der primären ärztlichen Versorgung** | • bei Schmerzen länger als 4 Wochen trotz leitlinien-gerechter Maßnahmen **(A)** |
| **Weitergehende somatische und psychosoziale Diagnostik** | • bei anhaltenden Schmerzen (> 12 Wochen) **(A)** |
| **Indikationen zu bildgebenden Untersuchungen** | • **keine** bei akutem Kreuzschmerz (KS) nach klinischem Ausschluss gefährlicher Verläufe **(A)**<br>• **entsprechend klinischem Verdacht** bei Warnhinweisen („red flags") **(A)**<br>• **einmalige**<br>○ bei subakutem KS (6-12 Wochen) ohne Besserung ausgeprägter und aktivitätseinschränkender Schmerzen oder mit Progression trotz leitlinien-gerechter Therapie **(A)**<br>○ sofern nicht schon geschehen, bei chronischem KS (> 12 Wochen) trotz leitlinien-gerechter Therapie nach Ausschluss von psychosozialen Chronifizierungsfaktoren **(A)**<br>• **nur bei klinischen Hinweisen auf Organpathologie** bei chronischem KS und Vorliegen psychologischer Chronifizierungsfaktoren **(A)** |
| **Weitere Labor- oder bildgebende Untersuchungen und/oder fachärztliche Überweisung** | • bei Warnhinweisen je nach Verdachtsdiagnose und Dringlichkeit **(A)** |

1 A = starke Empfehlung, B = Empfehlung, 0 = Option – Erläuterung siehe Langfassung der NVL

## Nichtmedikamentöse und invasive Therapieverfahren bei nichtspezifischem Kreuzschmerz (KS) – Indikationen[1]

| | Akuter KS | Chronischer KS |
|---|---|---|
| **Akupunktur** | keine **(A)** | **sehr eingeschränkt (0)** |
| **Bettruhe** | keine **(A)** | keine **(A)** |
| **Bewegungstherapie** | • **körperliche Aktivität beibehalten (A)**<br>• keine Verordnung von Bewegungstherapie (auch Krankengymnastik) **(A)** | **Bewegungstherapie als primäre Behandlung (A)** |
| **Interferenztherapie** | keine bei akut/subakut **(A)** | keine **(A)** |
| **PENS** | keine **(A)** | keine **(A)** |
| **TENS** | keine **(A)** | keine **(B)** |
| **Progressive Muskelrelaxation** | **kann angeboten werden bei akutem/subakutem KS und erhöhtem Chronifizierungsrisiko (0)** | **sollte angewendet werden (B)** |
| **Ergotherapie** | keine **(A)** | **sollte angewendet werden im Rahmen multimodaler Behandlungsprogramme (B)** |
| **Kurzwellendiathermie** | keine **(A)** | keine **(A)** |
| **Lasertherapie** | keine **(A)** | keine **(A)** |
| **Magnetfeldtherapie** | keine **(A)** | keine **(A)** |
| **Manipulation/ Mobilisation** | **kann angewendet werden (0)** | **kann angewendet werden in Kombination mit Bewegungstherapie (0)** |
| **Massage** | keine **(A)** | **kann angewendet werden bei subakutem/chronischem KS in Kombination mit Bewegungstherapie (0)** |
| **Orthesen** | keine **(A)** | keine **(A)** |
| **Patientenedukation** | **soll bei akutem/subakutem KS durchgeführt werden (A)** | **soll durchgeführt werden (A)** |
| **Rückenschule auf biopsychosozialem Ansatz** | **kann empfohlen werden bei länger anhaltenden (> 6 Wochen) oder rezidivierendem KS (0)** | **sollte angewendet werden (B)** |
| **Wärmetherapie** | **kann angewendet werden in Verbindung mit aktivierenden Maßnahmen (0)** | keine Verordnung **(B)** |
| **Kältetherapie** | keine **(B)** | keine **(B)** |
| **Traktionsbehandlung** | keine bei akutem/subakutem KS (A) | keine **(A)** |
| **Therapeut. Ultraschall** | keine **(A)** | keine **(A)** |
| **Kognitive Verhaltenstherapie (KVT)** | **soll angeboten werden bei subakutem KS und Vorliegen psychosozialer Risikofaktoren (A)** | **soll angewendet werden - eingebunden in ein multimodales Behandlungskonzept (A)** |
| **Invasive Therapie** | keine **(A)** | keine **(A)** |

[1] Positive/optionale Empfehlungen fett gedruckt – A = starke Empfehlung, B = Empfehlung, 0 = Option – Erläuterung siehe Langfassung der NVL

NVL Kreuzschmerz 2010
Zusammenfassung der Empfehlungen
27. September 2010

| Medikamentöse Therapie – Indikationen[1] | |
|---|---|
| **Paracetamol** | • **bei leichtem bis moderatem akutem KS: Behandlungsversuch** (kurzfristig überprüfen) bis zur maximalen Tagesdosis von 3 g **(0)**<br>• **bei subakutem/chronischem KS: kurzzeitig und in möglichst niedriger Dosis** - nur nach ausführlicher Medikamentenanamnese und nur zur Behandlung kurzer Exazerbationen **(0)** |
| **Traditionelle nichtsteroidale Antirheumatika/ Antiphlogistika (tNSAR)** | • **bei akutem/chronischem KS in limitierter Dosierung** (bis zu 1,2 g Ibuprofen, 100 mg Diclofenac oder 750 mg Naproxen täglich; bei unzureichender Wirkung kann unter Beachtung und ggf. Prophylaxe der möglichen Nebenwirkungen auf bis 2,4 g Ibuprofen, 150 mg Diclofenac oder 1,25 g Naproxen erhöht werden) **(B)**<br>• **bei gastrointestinalen Risiken: Prophylaxe mit Protonenpumpenhemmer (B)**<br>• **nur in der niedrigsten wirksamen Dosierung, so kurzzeitig wie möglich (B)**<br>• nicht parenteral verabreichen **(A)** |
| **Cox-2-Hemmer** | • **bei akutem/chronischem KS**, wenn tNSAR kontraindiziert sind oder nicht vertragen werden („off label use") **(0)** |
| **Flupirtin** | • keine Anwendung bei akutem und chronischem KS **(A)** |
| **Opioid-Analgetika** | • **schwache Opioide (z.B. Tramadol, Tilidin/Naloxon) können eingesetzt werden** bei fehlendem Ansprechen auf Analgetika wie Paracetamol, tNSAR **(0)**<br>• **Reevaluation der Opioidtherapie** bei akutem/chronischem KS nach spätestens 4 Wochen/3 Monaten. Tritt die gewünschte Schmerzlinderung/Funktionsverbesserung nicht ein, ist die Fortsetzung der Opioidtherapie kontraindiziert **(A)**<br>• kein Einsatz transdermaler Opioide bei akutem/subakutem KS **(A)**<br>• wenn Opioide zum Einsatz kommen, sind **zur Reduktion des Suchtrisikos Opioide mit langsamem Wirkungseintritt den schnell wirksamen Opioiden vorzuziehen**. Gabe nach **festem Zeitschema (Statement)** |
| **Muskelrelaxanzien** | • **wenn nichtmedikamentöse Maßnahmen oder alleinige Gabe von nichtopioiden Analgetika bei akutem/chronischem KS, keine Besserung bewirken (0)**<br>• Nebenwirkungspotential beachten, nicht länger als 2 Wochen fortlaufend **(Statement)** |
| **Antidepressiva** | • **Noradrenerge oder noradrenerg-serotonerge Antidepressiva** als Nebenmedikation im Rahmen eines therapeutischen Gesamtkonzeptes zur Schmerzlinderung bei chronischem KS (Kontraindikationen, Nebenwirkungen beachten) **(0)**<br>• Antidepressiva vom SSNRI-Typ nicht regelhaft und nur bei indikationsrelevanter Komorbidität (schwere Depression, Angststörung) **(B)** |
| **Antiepileptika** | • keine Anwendung von Gabapentin, Pregabalin, Carbamazepin **(B)** |
| **Phytotherapeutika** | • keine Anwendung zur Schmerztherapie **(B)** |
| **Perkutan applizierbare Medikamente** | • keine Anwendung **(B)** |
| **Intravenös oder intramuskulär applizierbare Schmerzmittel, Glucocorticoide und Mischinfusionen** | • keine Anwendung **(A)** |

[1] A = starke Empfehlung, B = Empfehlung, 0 = Option – Erläuterung siehe Langfassung der NVL

| **Primärprävention – Maßnahmen**[1] | |
|---|---|
| **Körperliche Bewegung** | • soll empfohlen werden (Ziel: Vermeidung/Verkürzung von Schmerzepisoden/Arbeitsunfähigkeit) **(A)**<br>• Auswahl des Verfahrens nach individuellen Präferenzen/Voraussetzungen der Betroffenen **(A)** |
| **Edukation** | • Information/Schulung (basierend auf biopsychosozialem Krankheitsmodell) sollten in die Prävention einbezogen werden **(B)** |
| **Ergonomie** | • Maßnahmen am Arbeitsplatz (ergonomische Gestaltung, Verhaltensprävention, Förderung der Arbeitsplatzzufriedenheit) sollten eingesetzt werden **(B)** |
| **Multimodale, multi- und interdisziplinäre Behandlung/Rehabilitation** | |
| **Indikationen** | • chronischer KS, wenn weniger intensive, evidenzbasierte Verfahren unzureichend wirksam waren **(A)**<br>• spätestens nach 6 Wochen Schmerzdauer und alltagsrelevanten Aktivitätseinschränkungen trotz leitlinien-gerechter Versorgung bei positivem Nachweis von Risikofaktoren zur Chronifizierung („yellow flags") Indikation zu einer multimodalen Therapie (möglichst durch ein interdisziplinäres umfassendes Assessment) prüfen **(A)**<br>• bei Bestehen der Beschwerden und alltagsrelevanten Aktivitätseinschränkungen > 12 Wochen trotz leitlinien-gerechter Versorgung generell die Indikation zu einer multimodalen Therapie prüfen **(A)** |
| **Eingangsassessment** | • vor multimodaler Behandlung strukturiertes Assessment mit anschließender Teambesprechung zur Erstellung eines Therapieplanes **(A)** |
| **Nachsorge** | • Die Vorbereitung der Zeit nach der Behandlung (z. B. eigenverantwortliche körperliche Aktivität, Sport usw.) soll integrativer Teil des Therapieplans sein, wobei das primäre Ziel die Überleitung von Therapieinhalten in selbständig durchgeführte Aktivitäten ist. **(A)**<br>• Zusätzliche therapeutische Maßnahmen sollen entsprechend den Empfehlungen im Abschlußbericht bzw. nach einem Reassessment eingeleitet werden **(A)**<br>• Alle Patientinnen/Patienten sollten über die Möglichkeiten des Kontakts zu Selbsthilfegruppen, die Eigeninitiative/Eigenverantwortung fördern, informiert werden **(B)**<br>• Nach multimodalen Therapieprogrammen im kurativen Sektor können Folgebehandlungen mit reduziertem Umfang durchgeführt werden **(0)**<br>• Allen Rehabilitanden, deren Behandlungserfolg nach einer Rehabilitation noch nicht ausreichend stabilisiert ist, sollte eine Nachsorgemaßnahme angeboten werden **(B)** |
| **Berufliche Wieder-eingliederung** | • Maßnahmen zur Unterstützung der beruflichen Wiedereingliederung sollen sowohl im rehabilitativen als auch im kurativen Bereich geprüft und ggf. initiiert werden **(A)** |

[1] A = starke Empfehlung, B = Empfehlung, 0 = Option – Erläuterung siehe Langfassung der NVL

**NVL Kreuzschmerz 2010**
**Zusammenfassung der Empfehlungen**
**27. September 2010**

## Versorgungskoordination

Für den gesamten Versorgungsprozess soll eine Ärztin/ein Arzt eine „Lotsenfunktion" übernehmen. Sie/er ist erste Anlaufstelle für die Erkrankten und koordiniert sämtliche Behandlungsschritte **(A)**.

### Akuter Kreuzschmerz

- Die Beschwerden bei akutem, nichtspezifischem Kreuzschmerz sind üblicherweise selbst begrenzend, so dass der größte Anteil der Personen, der sich zum ersten Mal aufgrund von Rückenbeschwerden in medizinische Behandlung begibt, lediglich einer Beratung und Akutversorgung bedarf. **(Statement)**
- Entsteht der Verdacht auf psychosoziale Belastungen, können bei zwei Wochen andauernden Kreuzschmerzen nach der ärztlichen Beratung ärztliche oder psychologische Psychotherapeutinnen/Psychotherapeuten zur weiteren Diagnostik und Behandlung konsultiert werden **(0)**.
- Während des Behandlungsverlaufes wird die symptomorientierte Basistherapie fortgesetzt, überprüft und ggf. ergänzt/intensiviert. Insbesondere wenn die Arbeitsunfähigkeit länger als zwei Wochen andauert, sollten die Erstversorgenden die Hinzuziehung weiterer Fachdisziplinen erwägen **(B)**.

### Subakuter Kreuzschmerz

- Zur Überprüfung der Erstdiagnose soll nach 6 Wochen andauernden Kreuzschmerzen erneut die Diagnostik analog der des akuten Kreuzschmerzes erfolgen. Das Vorliegen von „yellow/red flags" wird überprüft **(A)**.
- Beim Vorliegen (komorbider) psychischer Störungen soll eine entsprechende leitliniengerechte Versorgung eingeleitet werden **(A)**.
- Spätestens nach 6 Wochen aktivitätseinschränkenden Kreuzschmerzen, trotz leitlinien-gerechter Therapie (subakute Kreuzschmerzen), sollen alle vorliegenden Befunde interdisziplinär und fachübergreifend gesichtet und im Rahmen einer gemeinsamen Fallkonferenz beurteilt werden **(A)**.
- Liegen im subakuten Stadium nach wie vor keine Risikofaktoren zur Chronifizierung vor, liegt der Schwerpunkt der Behandlung auf der Optimierung der symptomatischen Therapie **(A)**.

### Chronischer Kreuzschmerz

- Bleiben die Untersuchungen auch nach 12 Wochen ohne spezifischen Befund, ist die Diagnose des chronischen nichtspezifischen Kreuzschmerzes wahrscheinlich **(Statement)**.
- Im Krankheitsverlauf stehen die kontinuierliche Aufklärung und Motivation zu einer gesunden Lebensführung, die regelmäßige körperliche Aktivität einschließt, sowie die Vermeidung der Anwendung chronifizierungsfördernder und/oder nichtevidenzbasierter medizinischer Verfahren im Vordergrund der Versorgung **(Statement)**.

**AUTOREN DER NVL KREUZSCHMERZ:**
B. ARNOLD (DGAI), R. BARON (DGN), A. BECKER (DEGAM), R. BEISSE (DGU), E. BÖHLE (ZVK), K. BOHNDORF (DRG), S. BRÜGGEMANN (DRV-BUND), K. BRUNE (DGPT), J.-F. CHENOT (DEGAM), H. FUHR (DVE), L. HAMMEL (DVMB), T. HARFST (BPTK), M. HASENBRING (BPTK), J. HIERHOLZER (DRG), P. HIGMAN (DVE), J. HILDEBRANDT (AKDÄ), C. HOPF (DGOOC), W. H. JÄCKEL (DGRW), R. KAYSER (DGMM), B. KLADNY (DGOOC), A. KOCH (DGCH), V. KÖLLNER (DGPM), J. KRÄMER (DGOOC), J. KUHN (DGSMP), G. LICHTI (DGPMR), H. LOCHER (DGMM), R. MAAG (DGN), E. MÄRKER-HERMANN (DGIM), W. MAU (DGPMR), T. MOKRUSCH (DGNR), M. PFINGSTEN (DGSS), H. H. RASPE (DNEBM), M. RUDWALEIT (DGRH), E. SCHULTE (DGAI), W. SCHUPP (DGNR), K. SCHWERDTFEGER (DGNC) , C. ULRICH (DGU), T. WESSELS (BPTK)
**BETEILIGTE:**
I. KOPP (AWMF); S. WEINBRENNER (ÄZQ), D.C. VILLARROEL GONZALEZ (ÄZQ), S. CONRAD (ÄZQ), G. OLLENSCHLÄGER (ÄZQ)

******

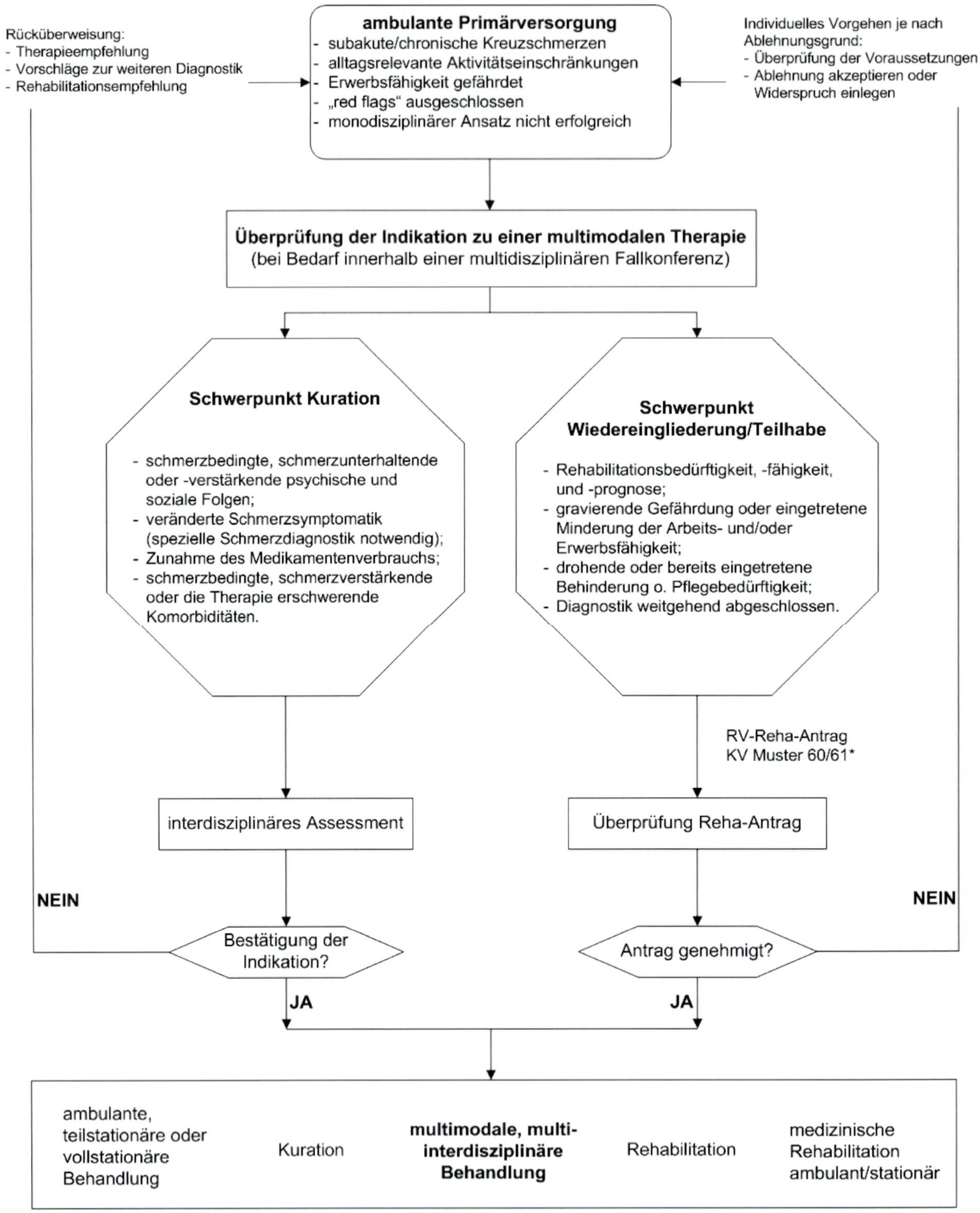


* Anmerkungen zum gesetzlichen Hintergrund im Anhang.

**Algorithmus 1: Vorschlag für die Leitung von Patienten mit nichtspezifischen Kreuzschmerzen**

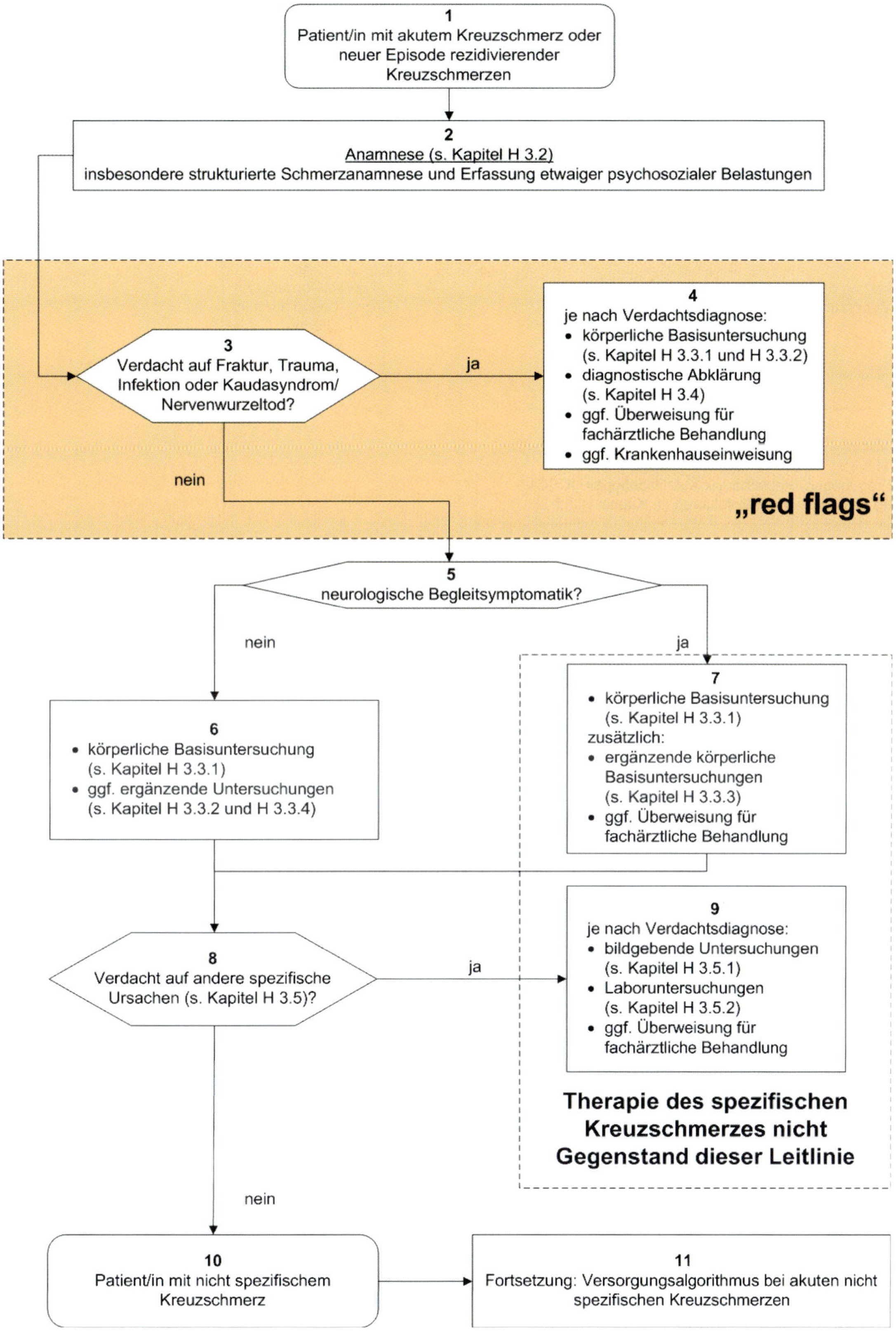


**Algorithmus 2: Diagnostik von „red flags" und spezifischen Ursachen (Wochen 0-2 nach Erstkonsultation)**

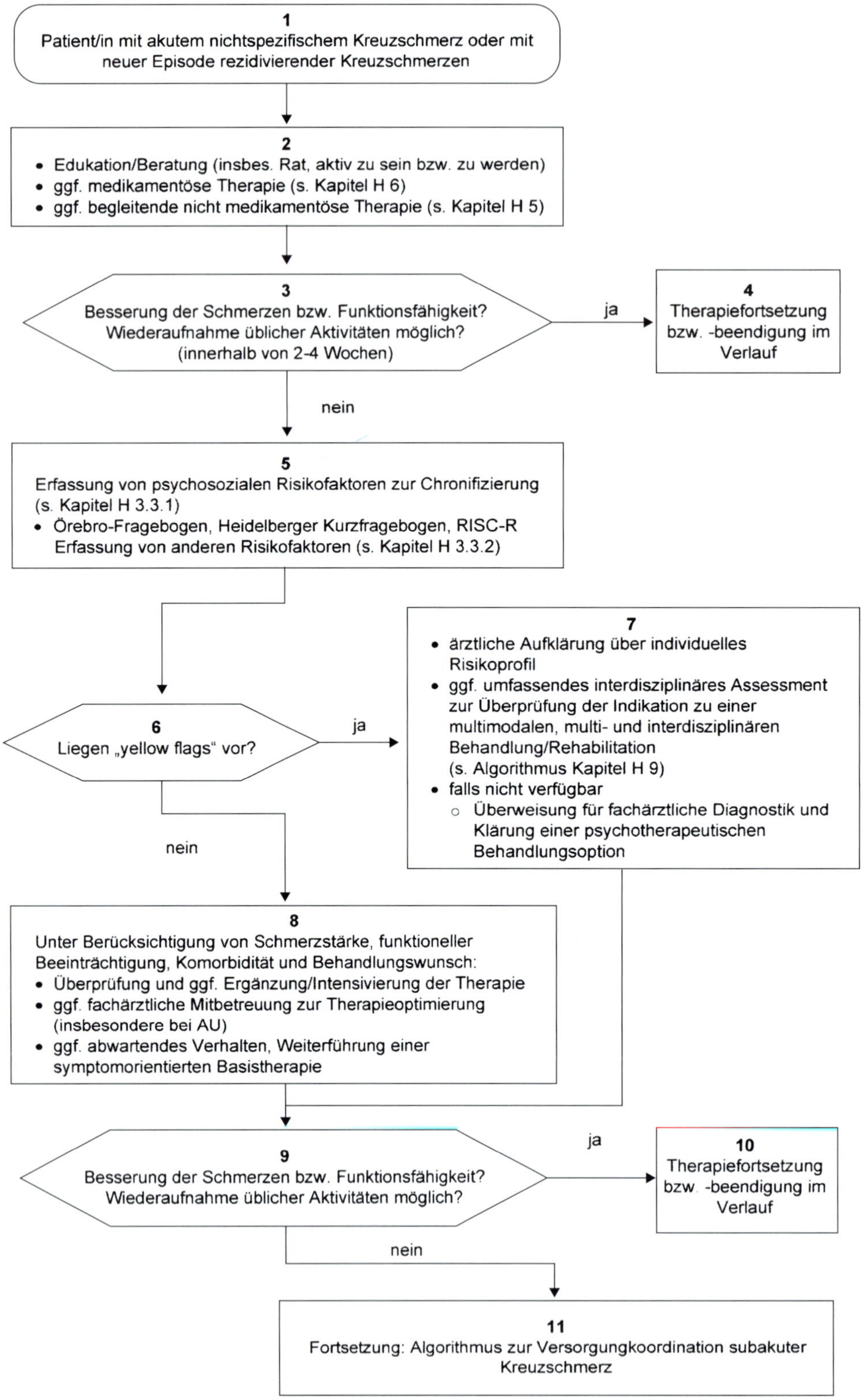


**Algorithmus 3: Weitere Diagnostik und Therapie bei akutem nichtspezifischem Kreuzschmerz (2-4 Wochen nach Erstkonsultation)**

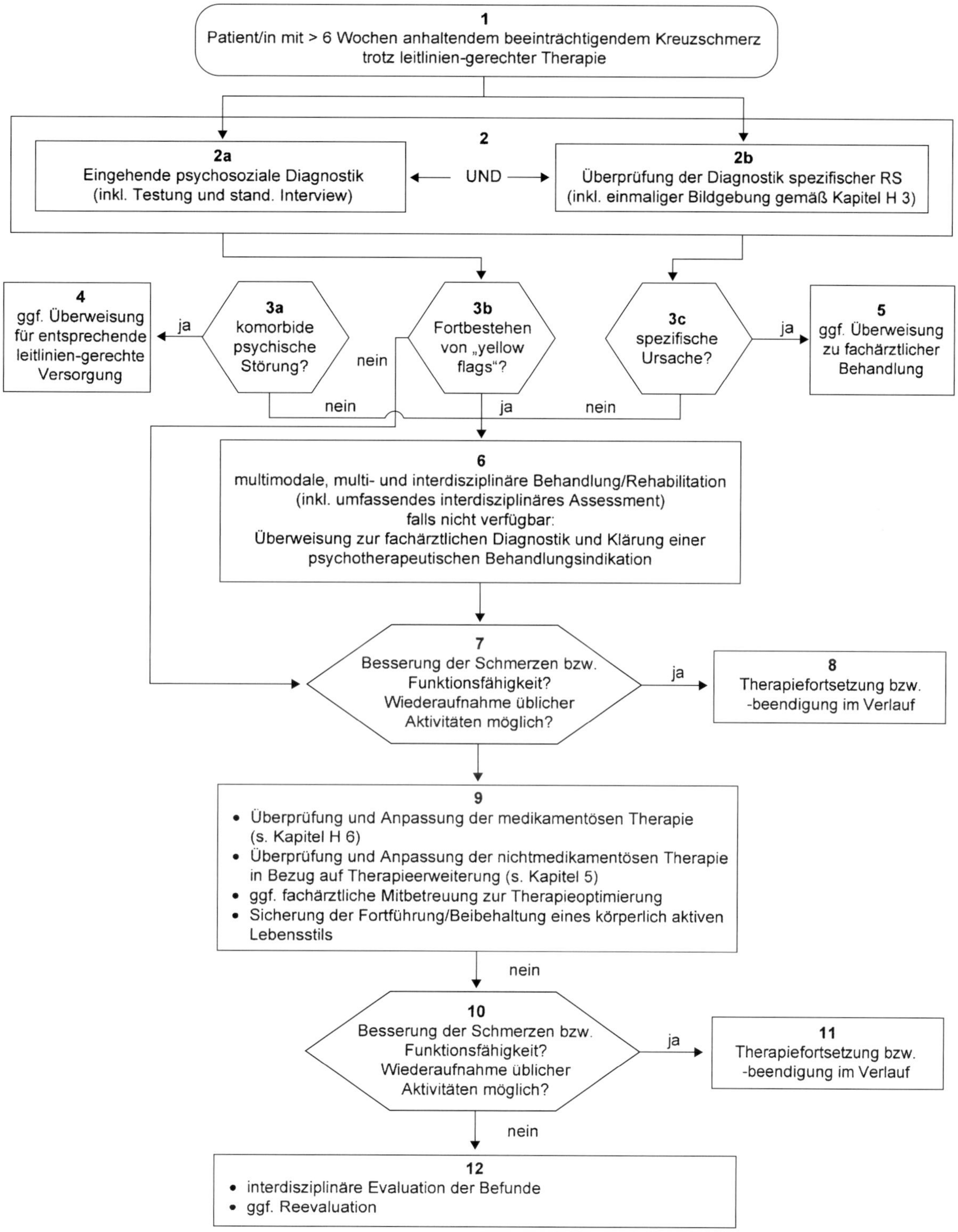


**Algorithmus 4: Versorgung bei subakutem Kreuzschmerz (6-12 Wochen nach Erstkonsultation)**

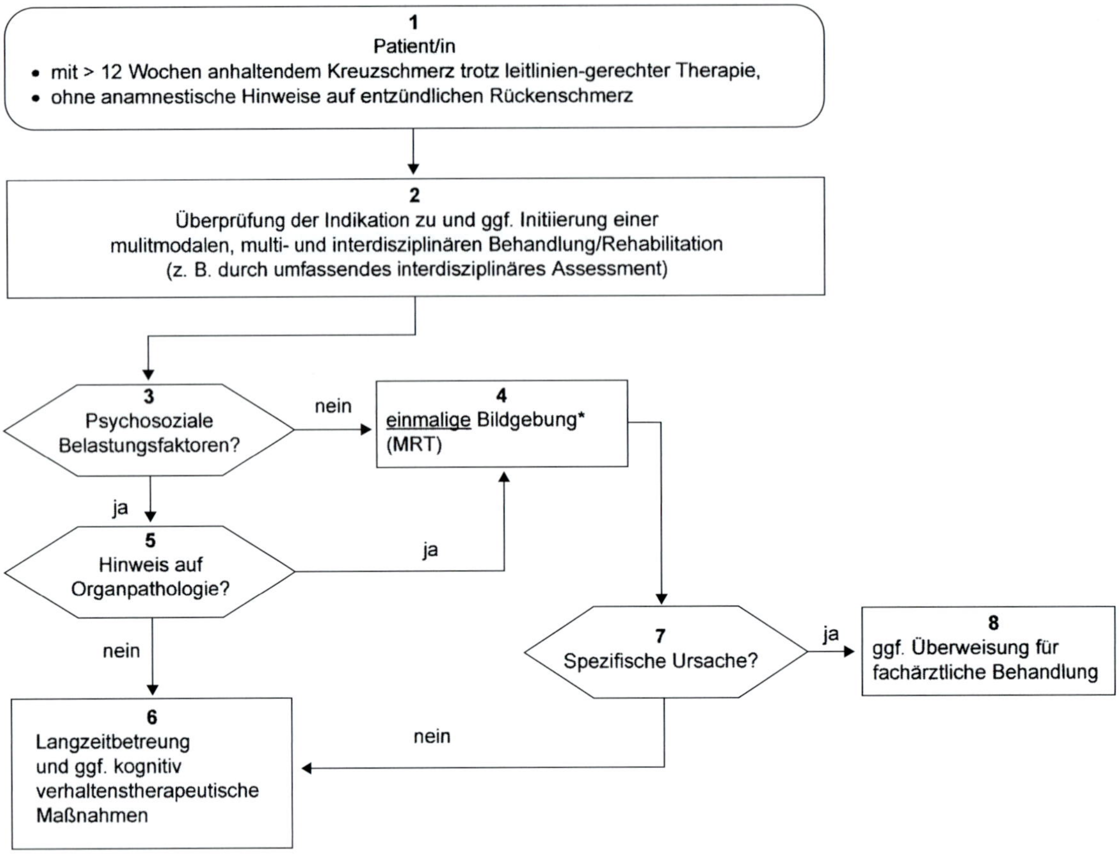


* nur unter der Voraussetzung, dass nach 6 Wochen noch keine Bildgebung erfolgt ist

**Algorithmus 5: Versorgung beim Übergang zum chronischen nichtspezifischem Kreuzschmerz (> 12 Wochen nach Erstkonsultation)**

## A2 Empfehlungen des Experten-Panels der Bertelsmann Stiftung – AG Kurative Versorgung bei Rückenschmerz mit Ablaufpfad

*www.bertelsmann-stiftung.de/cps/rde/xbcr/SID-0A000F0A-30FD77E6/bst/Kuration_2007.pdf*

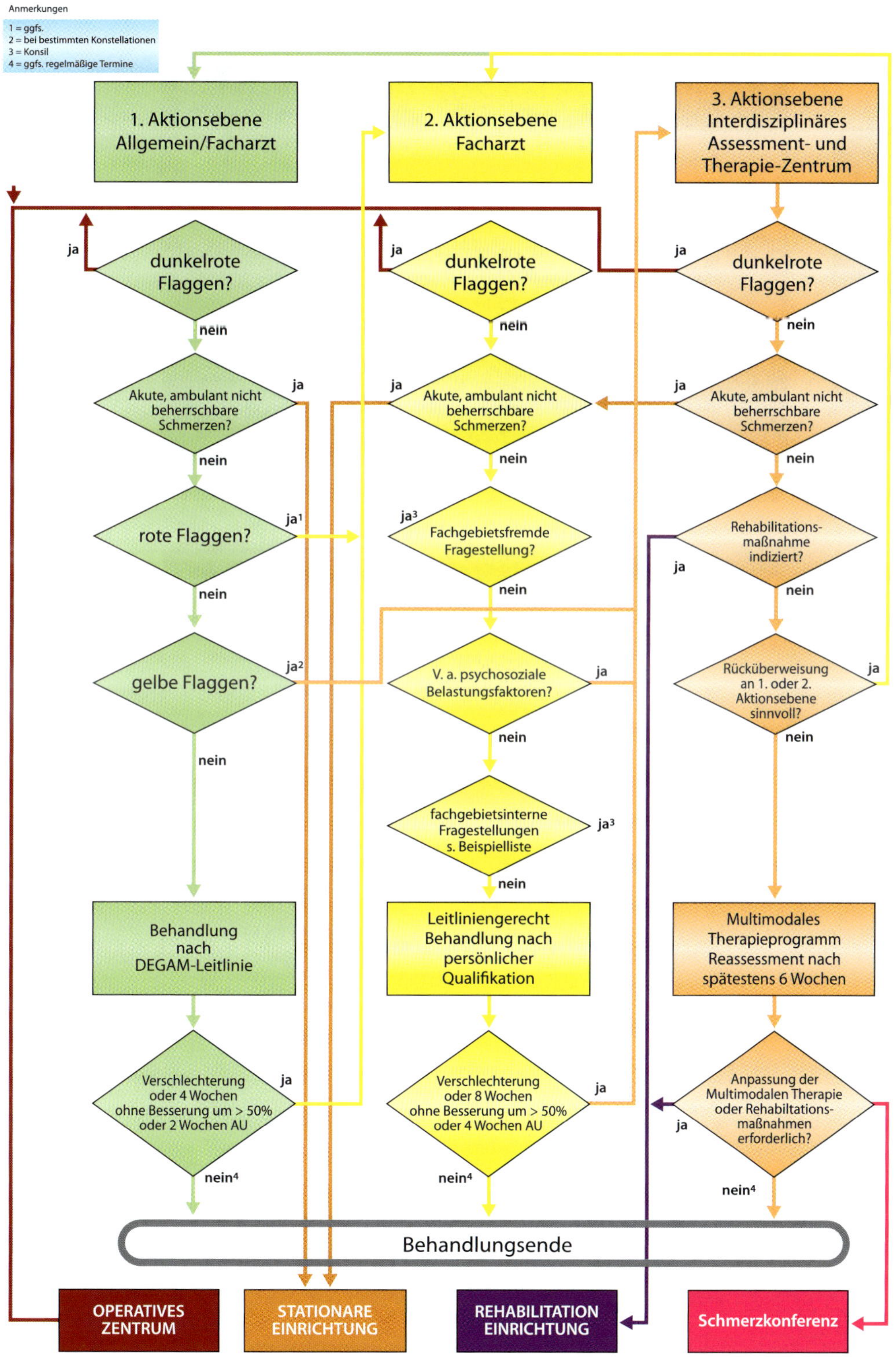

## A3 NICE Clinical Guideline 88: Care pathway »low back pain«

*www.nice.org.uk/CG88*
**Anmerkung:** Der Behandlungspfad setzt sich – die Seiten 398–400 nebeneinandergelegt – von links nach rechts fort!

# Care pathway

This guideline refers to the management of non-specific low back pain only. Clinical assessment should exclude people with signs and symptoms suggestive of spinal malignancy, infection, fracture, cauda equina syndrome, or ankylosing spondylitis or another inflammatory disorder.

**Principles of management for all patients**

- Keep diagnosis under review at all times

AND

- Promote self-management: advise people with low back pain to exercise, to be physically active and to carry on with normal activities as far as possible (see box B)

AND

- Offer drug treatments as appropriate to manage pain and to help people keep active (see box C)

AND

- Offer one of the following treatments (see box D), taking patient preference into account. Consider offering:
  - exercise programme
  - course of manual therapy
  - course of acupuncture

  Consider offering another of these options if the chosen treatment does not result in satisfactory improvement

**Box A Assessment and imaging**

- Do not offer X-ray of the lumbar spine
- Only offer MRI for non-specific low back pain in the context of a referral for an opinion on spinal fusion
- Consider MRI if one of these diagnoses is suspected:
  - spinal malignancy
  - infection
  - fracture
  - cauda equina syndrome
  - ankylosing spondylitis or another inflammatory disorder

**Box B Advice and education**

- Provide advice and information to promote self-management
- Offer educational advice that:
  - includes information on the nature of non-specific low back pain
  - encourages normal activities as far as possible
- Advise people to stay physically active and to exercise
- Include an educational component consistent with this guideline as part of other interventions (but don't offer stand-alone formal education programmes)
- When considering recommended treatments, take into account the person's expectations and preferences (but bear in mind that this won't necessarily predict a better outcome)

COX-2: cyclooxygenase 2; IDET: intradiscal electrothermal therapy; MRI: magnetic resonance imaging; NSAIDs: non-steroidal anti-inflammatory drugs; PIRFT: percutaneous intradiscal radiofrequency thermocoagulation; PPI: proton pump inhibitor; SSRI: selective serotonin reuptake inhibitor; TENS: transcutaneous electrical nerve stimulation.

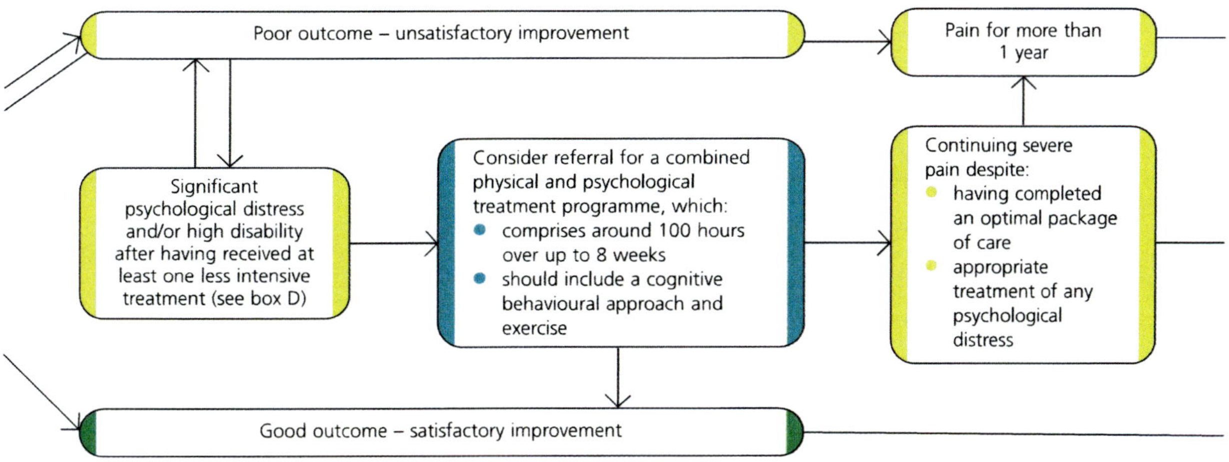


## Box C Drug treatments[1]

**Paracetamol:**

- Advise regular paracetamol as the first option

When regular paracetamol alone is insufficient (and taking account of individual risk of side effects and patient preference), offer NSAIDs and/or weak opioids

**NSAIDs:**

- Give due consideration to risk of side effects, especially in older people and those at increased risk of side effects
- Offer treatment with a standard oral NSAID/ COX-2 inhibitor
- Co-prescribe a PPI for people over 45 (choose the one with the lowest acquisition cost)

**Weak opioids:**

- Give due consideration to risk of opioid dependence and side effects
- Examples of weak opioids are codeine and dihydrocodeine

**Tricyclic antidepressants:**

- Consider offering if other medications are insufficient; start at a low dosage and increase up to the maximum antidepressant dosage until:
  - therapeutic effect is achieved **or**
  - unacceptable side effects prevent further increase

**Strong opioids:**

- Consider offering for short-term use to people in severe pain
- Consider referring people requiring prolonged use for specialist assessment
- Give due consideration to risk of opioid dependence and side effects
- Examples of strong opioids are buprenorphine, diamorphine, fentanyl, oxycodone and tramadol (high dose)

For all medications, base decisions on continuation on individual response

[1] No opioids, COX-2 inhibitors or tricyclic antidepressants and only some NSAIDs have a UK marketing authorisation for treating low back pain. If a drug without a marketing authorisation for this indication is prescribed, informed consent should be obtained and documented.

Consider referral for an opinion on spinal fusion for people who would consider surgery for their non-specific low back pain (see also box A):
- give due consideration to possible risks
- refer to a specialist spinal surgical service

Out of pathway

**Box D Choice of treatments**

Offer one of the following treatment options, taking patient preference into account

Consider offering:
- Structured exercise programme:
  - up to 8 sessions over up to 12 weeks
  - supervised group exercise programme in a group of up to 10 people, tailored to the person
  - one-to-one supervised exercise programme only if a group programme is not suitable
  - may include aerobic activity, movement instruction, muscle strengthening, postural control and stretching
- Manual therapy[2]:
  - course of manual therapy, including spinal manipulation
  - up to 9 sessions over up to 12 weeks
- Acupuncture:
  - course of acupuncture needling
  - up to 10 sessions over up to 12 weeks

If the chosen treatment doesn't result in satisfactory improvement, consider offering another of these options

**Do not offer**

- SSRIs for treating pain
- Injections of therapeutic substances into the back
- Laser therapy
- Interferential therapy
- Therapeutic ultrasound
- TENS
- Lumbar supports
- Traction

**Do not refer for**

- Radiofrequency facet joint denervation
- IDET
- PIRFT

[2] Manual therapy is a collective term that includes spinal manipulation, spinal mobilisation and massage. See page 7, and section 1.4 of the NICE guideline (www.nice.org.uk/CG88), for more details.

## A4 IGOST – Therapiealgorithmus Rückenschmerz

Aus Heisel J, Jerosch J (2007) Schmerztherapie der Halte- und Bewegungsorgane. Springer, Berlin Heidelberg New York Tokio, S 254

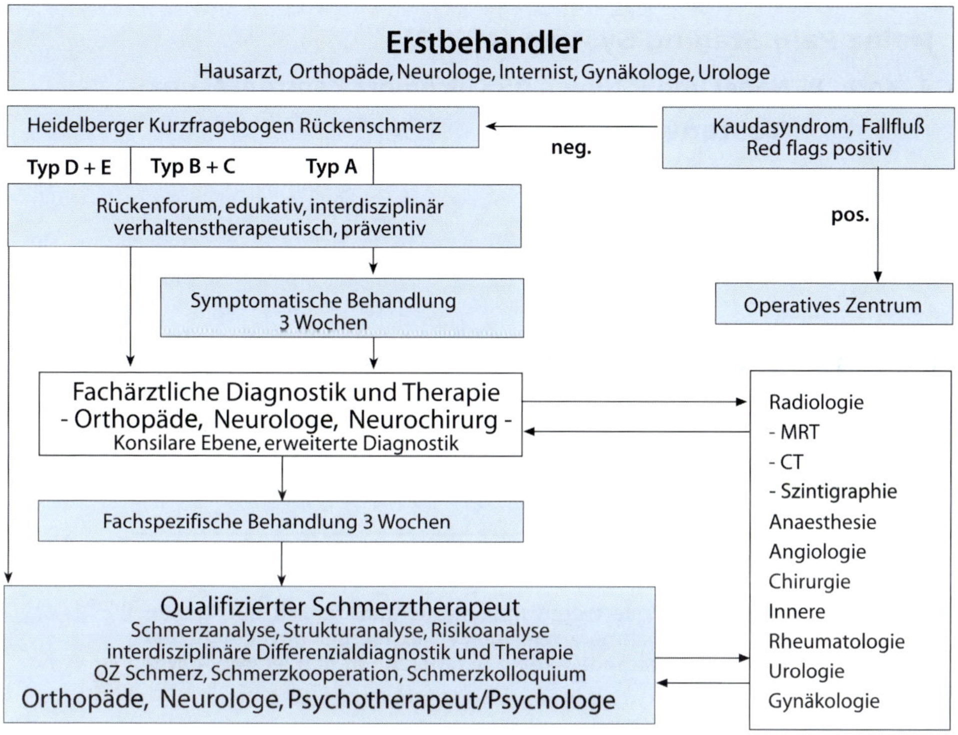

## A5 Das Mainzer Stadiensystem der Schmerzchronifizierung mit Auswertungsformular

*www.dgss.org/fileadmin/pdf/mpss_testanweisungen.pdf*

# Das Mainzer Stadiensystem der Schmerzchronifizierung
# Mainz Pain Staging System (MPSS)

**H.U Gerbershagen, J. Korb, B. Nagel und P.Nilges DRK-Schmerz Zentrum Mainz**

**– Testanweisung –**

---

### 1. Achse I: Zeitliche Aspekte der Schmerzes

Erläuterungen:

- Die Fragen beziehen sich auf den Zeitraum der letzten **4 Wochen** vor der Erhebung
- Bei multilokulären Schmerzen beziehen sich die Fragen auf den **Hauptschmerz** des Patienten

#### 1.1 Auftretenshäufigkeit der Schmerzen

| | |
|---|---|
| Frage: | Wie oft traten Ihre (Haupt-) Schmerzen in den letzten 4 Wochen im allgemeinen (durchschnittlich) auf ? |

Codiere

1: Die Schmerzen treten nicht täglich auf; oder sie treten maximal einmal täglich auf, gehen aber wieder auf Null zurück; es gibt längere schmerzfreie Intervalle (hierbei wird der Schlaf nicht als schmerzfreies Intervall gewertet). Bestanden keine Schmerzen in den letzten 4 Wochen wird ebenfalls mit 1 codiert

2: Die Schmerzen treten mehrmals täglich auf, gehen aber wieder bis auf Null zurück, es gibt schmerzfreie Intervalle (hierbei wird der Schlaf nicht als schmerzfreies Intervall gewertet)

3: Die Schmerzen sind bis auf seltene schmerzfreie Momente und Schmerzfreiheit im Schlaf dauernd vorhanden, d.h. der Schmerz geht im allgemeinen nicht auf Null zurück

#### 1.2 Schmerzdauer

| | |
|---|---|
| Frage: | Wie lange hielten Ihre (Haupt-) Schmerzen in den letzten 4 Wochen im allgemeinen an ? |

Codiere

1: Die Schmerzen halten in der Regel bis zu mehreren Stunden oder kürzer an

2: Die Schmerzen halten meist mehrere Tage, höchstens bis zu einer Woche lang an

3: Die Schmerzen halten meist länger als eine Woche an oder sie sind dauerhaft vorhanden

#### 1.3 Wechsel der Schmerzintensität

#### 1.3.1 Dauerschmerzen

| | |
|---|---|
| Frage: | Zeigten Ihre Schmerzen in den letzten 4 Wochen im allgemeinen Schwankungen in der Stärke, d.h. wechselten die Schmerzen zwischen leichten, mäßigen und starken Schmerzen ? |

Codiere

1: Schwankungen um zwei oder mehr Skalenwerte (NSS 0-10), zweimal oder öfter pro Woche

2: Schwankungen um zwei oder mehr Skalenwerte (NSS 0-10), seltener als zweimal pro Woche

3: Konstante Schmerzintensität

### 1.3.2 Anfallsartige Schmerzen

| | |
|---|---|
| Frage: | Traten Ihre Schmerzen in den letzten 4 Wochen in unterschiedlicher Stärke auf, d.h. gab es leichte, mäßig starke und starke Schmerzanfälle ? |

Codiere

1: Die einzelnen Schmerzanfälle waren zumeist (50 % der Anfälle oder mehr) von unterschiedlicher Stärke (mehr als 2 Skalenwerte Differenz (NSS 0-10))

2: Die einzelnen Schmerzanfälle waren nur zeitweise (unter 50 % der Anfälle) von unterschiedlicher Stärke (mehr als 2 Skalenwerte Differenz (NSS 0-10))

3: Die einzelnen Schmerzanfälle hatten (nahezu) immer die gleiche Intensität

## 2. Achse II: Räumliche Aspekte des Schmerzes, Lokularität der Schmerzen

Erläuterungen:

- Die Fragen beziehen sich auf den Zeitraum der letzten 4 Wochen vor der Erhebung
- Nachfragen: Gibt es Haupt- und Nebenschmerzen ? Welche Schmerzen gehören für Sie zusammen ?
- Kritische Punkte: Unterschiedliche Lokalisationen, die vom Patienten als zusammengehörender Schmerz verstanden werden, werden mit 1 codiert (z.B. Kreuz-, Beinschmerzen, die gleichzeitig auftreten und als zusammengehörend erlebt werden). Gleiche Lokalisationen, die mit unterschiedlichen Schmerzen besetzt sind, werden mindestens mit 2 codiert (z.B. Dauerkopfschmerzen vom Nacken ausgehend und zusätzlich einseitige attackenartige Kopfschmerzen anderen Charakters)
- Die Schmerzen müssen für den Patienten von Krankheitswert gewesen sein; sie waren mit einer relevanten Beeinträchtigung für den Patienten verbunden

| | |
|---|---|
| Frage: | An welchen Körperregionen litten Sie in den letzten 4 Wochen unter Schmerzen? Wieviele Schmerzbilder konnten Sie dabei unterscheiden ? |

Codiere

1: Der Patient klagt über ein für ihn zusammengehörendes Schmerzbild (an einer oder verschiedenen Regionen des Körpers)

2: Der Patient klagt über zwei abgrenzbare Schmerzbilder, die an einer oder an mehreren Stellen des Körpers lokalisiert sein können

3: Der Patient klagt über mehr als zwei voneinander abgrenzbare Schmerzbilder, oder seine Schmerzen nehmen mindestens 50% oder mehr der Körperoberfläche ein

## 3. Achse III: Medikamenteneinnahmeverhalten

### 3.1 Medikamenteneinnahme

Erläuterungen:

- Die Frage bezieht sich auf den Zeitraum der letzten 4 Wochen vor der Erhebung
- Schmerzbezogene Medikamente werden in folgende 3 Gruppen eingeteilt
  Gruppe I: Nicht-Opioid-Monoanalgetika (u.a. NSAR, Paracetamol, Metamizol)
  Gruppe II: schwach und stark wirksame Opioide
  Gruppe III: Analgetika-Mischpräparate, Migränemittel, Muskelrelaxantien, Tranquilizer, Antidepressiva, Neuroleptika, Antiepileptika und Cortisonderivate, sofern sie zur Schmerztherapie eingesetzt wurden

Frage: Haben Sie während der letzten 4 Wochen Medikamente gegen Ihre Schmerzen eingenommen ?

Codiere

1: Keine Medikamente, oder Einnahme an weniger als 15 Tagen pro Monat

2: Bis maximal zwei Medikamente der Gruppe I, an mehr als 15 Tagen pro Monat

3: Mehr als zwei Medikamente der Gruppe I an mindestens 15 Tagen im Monat; oder zumindest ein Medikament der Gruppen II oder III, an mindestens 15 Tagen pro Monat

### 3.2 Medikamentenentzugsbehandlungen

Erläuterungen:

- Die Frage bezieht sich auf die **gesamte Lebenszeit** für die in Frage 2 angegebenen Schmerzlokalisationen
- Ein Entzug (oder Dosisreduktion) wird hier nur bewertet, wenn er (sie) im Rahmen einer ambulanten oder stationären ärztlichen Behandlung stattgefunden hat.
- Eine selbständige Dosisreduktion muß mit behandlungsbedürftigen Entzugsymptomen verbunden gewesen sein

Frage: Wurde bei Ihnen jemals ein Medikament, das Sie wegen Ihrer Schmerzen einnahmen, entzogen oder versucht, die Dosis wesentlich zu reduzieren ?

Codiere

1: Keine Entzugsbehandlung oder erhebliche Dosisreduktion in der gesamten Vorgeschichte

2: Einmalig eine Entzugsbehandlung oder erhebliche Dosisreduktion in der Vorgeschichte

3: Mehrfach Entzugsbehandlungen oder erhebliche Dosisreduktionen in der Vorgeschichte

## 4. Achse IV: Inanspruchnahme des Gesundheitswesens

Erläuterung:

- Die Fragen beziehen sich auf die gesamte Lebenszeit für die in Frage 2 angegebenen Schmerzlokalisationen

### 4.1 Hausarztwechsel

Erläuterung:

- Es werden nur Wechsel des Hausarztes bzw. persönlichen Arztes wegen erfolgloser Schmerzbehandlung gewertet. Umzug, Schließen der Praxis etc. gelten nicht (Konsultationen verschiedener Fachärzte mit oder ohne Überweisung werden hier nicht "gezählt")

| Frage: | Haben Sie wegen nicht erfolgreicher Behandlungen Ihrer Schmerzen jemals Ihren Hausarzt bzw. Ihren persönlichen Arzt gewechselt ? |
|---|---|

Codiere

1: Kein Wechsel des Hausarztes bzw. des persönlichen Arztes

2: Maximal drei Wechsel des Hausarztes bzw. des persönlichen Arztes

3: Mehr als drei Wechsel des Hausarztes bzw. des persönlichen Arztes

**4.2 Schmerzbezogene Krankenhausaufenthalte**

Erläuterung:

- Es werden nur schmerzbezogene stationäre Aufenthalte gewertet. Kuren und Aufenthalte in Rehabilitationseinrichtungen siehe unter 4.4

| Frage: | Wurden Sie bereits einmal wegen Ihrer Schmerzen stationär in einem Krankenhaus behandelt? |
|---|---|

Codiere

1: Keine oder nur eine stationäre schmerzbezogene Krankenhausbehandlung (Diagnostik und/oder Therapie)

2: Zwei bis drei stationäre schmerzbezogene Krankenhausaufenthalte

3: Mehr als drei stationäre schmerzbezogene Krankenhausaufenthalte

**4.3 Schmerzbezogene Operationen**

Erläuterungen:

- Es werden nur hauptsächlich aufgrund der Schmerzen durchgeführte Operationen gewertet
- Operative Eingriffe zur Therapie der Grunderkrankung oder anderer mit der Erkrankung verbundener Symptome werden nicht gewertet (z.B.: Bandscheibenoperation bei schwerer Parese; Versorgung von Frakturen nach Trauma; Adhäsiolyse bei Subileus etc.)
- Bei Kopf-Gesichtsschmerzen nach schmerzbezogenen Zahnextraktionen (eine Sitzung gilt als eine OP), Kieferoperationen und HNO-ärztlichen Operationen fragen
- Bei anderen Schmerzen nach endoskopischen Eingriffen (im Bauchraum, an den Gelenken) fragen
- Erfolgten Narbenkorrekturen ? (Narbenkorrekturen aus kosmetischen Gründen zählen nicht)
- Es werden alle ambulant und stationär durchgeführten Eingriffe gezählt

| Frage: | Wurden Sie jemals aufgrund Ihrer Schmerzen operiert ? |
|---|---|

Codiere

1: Keine oder eine schmerzbezogene Operation

2: Zwei bis drei schmerzbezogene Operationen

3: Mehr als drei schmerzbezogene Operationen

### 4.4 Schmerzbezogene Kuren und Aufenthalte in Rehabilitationseinrichtungen

Erläuterung:

- Es werden nur schmerzbezogene Kuren und stationäre Aufenthalte in Rehabilitationseinrichtungen gewertet

| | |
|---|---|
| Frage: | Waren Sie aufgrund Ihrer Schmerzen jemals zu einem Kuraufenthalt oder zu einer stationären Rehabilitationsmaßnahme ? |

Codiere

1: Keine schmerzbezogene Kur oder Rehabilitationsmaßnahme

2: Eine oder zwei schmerzbezogene Kuren oder Rehabilitationsmaßnahmen

3: Mehr als zwei schmerzbezogene Kuren oder Rehabilitationsmaßnahmen

# Das Mainzer Stadienmodell der Schmerz-Chronifizierung (MPSS) Auswertungsformular

| | Wert | Achsensumme | Achsenstadium |
|---|---|---|---|
| **Achse 1: Zeitliche Aspekte** | | | |
| **Auftretenshäufigkeit** | | | |
| • einmal täglich oder seltener | 1 | | |
| • mehrmals täglich | 2 | | |
| • dauernd | 3 | | |
| **Dauer** | | | |
| • bis zu mehreren Stunden | 1 | | 3 = I |
| • mehrere Tage | 2 | | 4-6 = II |
| • länger als eine Woche oder dauernd | 3 | 3-9 | 7-9 =III |
| **Intensitätswechsel** | | | |
| • häufig | 1 | | |
| • gelegentlich | 2 | | |
| • nie | 3 | | |
| **Achse 2: Räumliche Aspekte** | | | |
| **Schmerzbild** | | | |
| • monolokulär | 1 | | 1 = I |
| • bilokulär | 2 | | 2 = II |
| • multilokulär oder Panalgesie | 3 | 1-3 | 3 =III |
| **Achse 3: Medikamenteneinnahmeverhalten** | | | |
| **Medikamenteneinnahme** | | | |
| • unregelmäßiger Gebrauch von max.2 peripheren Analgetika | 1 | | 2 = I |
| • max. 3 periphere Analgetika, höchstens 2 regelmäßig | 2 | 2-6 | 3-4 = II |
| • regelmäßig mehr als 2 periphere Analgetika oder zentralwirkende Analgetika | 3 | | 5-6 =III |
| **Anzahl der Entzugsbehandlungen** | | | |
| • keine | 1 | | |
| • eine | 2 | | |
| • mehr als eine Entzugsbehandlung | 3 | | |
| **Achse 4: Patientenkarriere** | | | |
| **Wechsel des persönlichen Arztes** | | | |
| • kein Wechsel | 1 | | 4 = I |
| • max 3 Wechsel | 2 | | 5-8 = II |
| • mehr als 3 Wechsel | 3 | 4-12 | 9-12=III |
| **Schmerzbedingte Krankenhausaufenthalte** | | | |
| • bis 1 | 1 | | |
| • 2 bis 3 | 2 | | |
| • mehr als 3 | 3 | | |
| **Schmerzbedingte Operationen** | | | |
| • bis 1 | 1 | | |
| • 2 bis 3 | 2 | | |
| • mehr als 3 | 3 | | |
| **Schmerzbedingte Rehabilitationsmaßnahmen** | | | |
| • keine | 1 | | |
| • bis 2 | 2 | | |
| • mehr als 2 | 3 | | |

| Addition der Achsen-Stadien | Gesamt-Stadium I 4-6 II 7-8 III 9-12 |
|---|---|
| | |

H.U. Gerbershagen, J. Korb, B. Nagel & P. Nilges

## A6 Schmerzgraduierung nach von Korff

**Patientenfragebogen zur Einteilung des Schweregrades chronischer Kreuzschmerzen hinsichtlich Intensität sowie der schmerzbedingten Beeinträchtigung der täglichen Aktivitäten nach von Korff**
*www.drk-schmerz-zentrum.de.drktg.de/mz/pdf/downloads/Schmerzgraduierung_nach_Korff_12-2010.pdf*

***Bitte beantworten Sie die folgenden sieben Fragen!***

Frage 1:
An ungefähr wie vielen Tagen konnten Sie in den letzten drei Monaten aufgrund Ihrer Schmerzen Ihren üblichen Beschäftigungen (Beruf, Schule/Studium, Hausarbeit) nicht nachgehen?

_______ Tage

*In den folgenden Fragen 2 bis 4 geht es um die **Stärke Ihrer Schmerzen** im Gesichtsbereich. Sie können die Angaben jeweils auf einer Skala von 0 - 10 abstufen. Der Wert 0 bedeutet, daß Sie keine Schmerzen haben/hatten, der Wert 10 bedeutet, daß die Schmerzen nicht schlimmer sein könnten. Mit den dazwischen liegenden Werten können Sie Abstufungen vornehmen.*

Frage 2:
Wie würden Sie Ihre Schmerzen, wie sie *in diesem Augenblick* sind, einstufen?

| [0] keine Schmerzen | [1] | [2] | [3] | [4] | [5] | [6] | [7] | [8] | [9] | [10] stärkster vorstellbarer Schmerz |
|---|---|---|---|---|---|---|---|---|---|---|

Frage 3:
Wenn Sie an die Tage denken, an denen Sie in den letzten drei Monaten Schmerzen hatten, wie würden Sie Ihre *stärksten* Schmerzen einstufen?

| [0] keine Schmerzen | [1] | [2] | [3] | [4] | [5] | [6] | [7] | [8] | [9] | [10] stärkster vorstellbarer Schmerz |
|---|---|---|---|---|---|---|---|---|---|---|

Frage 4:
Wenn Sie an die Tage denken, an denen Sie in den letzten drei Monaten Schmerzen hatten, wie würden Sie die *durchschnittliche Stärke* der Schmerzen einstufen?

| [0] keine Schmerzen | [1] | [2] | [3] | [4] | [5] | [6] | [7] | [8] | [9] | [10] stärkster vorstellbarer Schmerz |
|---|---|---|---|---|---|---|---|---|---|---|

*Im folgenden (Fragen 5 bis 7) geht es um die* ***Beeinträchtigung von Aktivitäten*** *durch Schmerzen. Sie können Ihre Angaben jeweils auf einer Skala von 0 bis 10 abstufen. Der Wert 0 bedeutet keine Beeinträchtigung, der Wert 10 bedeutet, daß Sie außerstande sind/waren, irgendetwas zu tun. Mit den dazwischen liegenden Werten können Sie Abstufungen vornehmen.*

Frage 5:
In welchem Maße haben die Schmerzen in den letzten 3 Monaten Ihren **Alltag** (Ankleiden, Waschen, Essen, Einkaufen etc.) beeinträchtigt?

| [0] | [1] | [2] | [3] | [4] | [5] | [6] | [7] | [8] | [9] | [10] |
|---|---|---|---|---|---|---|---|---|---|---|
| keine Beein-trächtigung | | | | | | | | | | ich war außerstande, irgendetwas zu tun |

Frage 6:
In welchem Maße haben die Schmerzen in den letzten 3 Monaten Ihre **Freizeitaktivitäten** oder Unternehmungen im **Familien- oder Freundeskreis** beeinträchtigt?

| [0] | [1] | [2] | [3] | [4] | [5] | [6] | [7] | [8] | [9] | [10] |
|---|---|---|---|---|---|---|---|---|---|---|
| keine Beein-trächtigung | | | | | | | | | | ich war außerstande, irgendetwas zu tun |

Frage 7:
In welchem Maße haben die Schmerzen in den letzten 3 Monaten Ihre **Arbeitsfähigkeit** (einschließlich Hausarbeit) beeinträchtigt?

| [0] | [1] | [2] | [3] | [4] | [5] | [6] | [7] | [8] | [9] | [10] |
|---|---|---|---|---|---|---|---|---|---|---|
| keine Beein-trächtigung | | | | | | | | | | ich war außerstande, irgendetwas zu tun |

**(1) Ermittlung der *Beeinträchtigungspunkte* (BP)**

| | | | |
|---|---|---|---|
| *(a) Beeinträchtigungspunkte* | | Anzahl der Tage: | ___ Tage |
| | | 0-6 Tage = | 0 |
| | | *7-14 Tage =* | *1* |
| | | *15-30 Tage =* | *2* |
| | | *über 30 Tage =* | *3* |
| (b) ➔ | | | ____ BP |
| Subjektive Beeinträchtigung | = (Frage 5 + 6 + 7 ) / 3 x 10 | | |
| (c) | (.....+......+......) / 3 x 10 | | |
| *Beeinträchtigungspunkte* | | 0-29 Punkte = | 0 |
| | | *30-49 Punkte =* | *1* |
| | | *50-69 Punkte =* | *2* |
| | | *über 69 Punkte =* | *3* |

Gesamt:➔____ BP

***Nur wenn weniger als 3 BP:***

**(2) Ermittlung der *charakteristischen Schmerzintensität***

(Frage 2 + 3 + 4) / 3 x 10

( + + ) / 3 x 10 ➔ ____

| **Stadieneinteilung** | **Definition** | **Klinische Interpretation** |
|---|---|---|
| **Geringe Beeinträchtigung**<br>• Grad I: ***Geringe Schmerzintensität***<br>• Grad II: ***Hohe Schmerzintensität*** | Weniger als 3 Beeinträchtigungs-Punkte und charakteristische Schmerzintensität < 50<br><br>Weniger als 3 Beeinträchtigungs-Punkte und charakteristische Schmerzintensität ≥ 50 | **funktionaler chronischer Schmerz** |
| **Starke Beeinträchtigung**<br>• Grad III: ***Mäßige Einschränkung***<br>• Grad IV: ***Hochgradige Einschränkung*** | 3-4 Beeinträchtigungspunkte, unabhängig von der charakteristischen Schmerzintensität<br><br>5-6 Beeinträchtigungspunkte, unabhängig von der charakteristischen Schmerzintensität | **dysfunktionaler chronischer Schmerz** |

## A7 Deutscher Schmerz-Fragebogen der AG der Deutschen Gesellschaft zum Studium des Schmerzes (DGSS)

Muster als PDF abrufbar und Fragebögen zu bestellen unter *www.dgss.org*

# Deutscher Schmerz-Fragebogen

| Stempelfeld Schmerztherapeutische Einrichtung |
| --- |
| |

**Empfohlen von**

**Deutsche Gesellschaft für Schmerztherapie e.V.**
German Pain Association · Société Allemande de la Douleur

und

**DGSS**
DEUTSCHE GESELLSCHAFT ZUM STUDIUM DES SCHMERZES E.V.

| Deutscher Schmerzfragebogen | Seite 2 |
|---|---|

**Sehr geehrte Patientin, sehr geehrter Patient,**

sicher haben Sie selbst schon erlebt wie schwierig es ist, Ihrem Arzt eine genaue Beschreibung Ihrer Schmerzen zu geben. Er ist jedoch darauf angewiesen, zu erfahren, wie Ihre Schmerzen beschaffen sind und wie Sie auf die Schmerzbehandlung ansprechen.

Ihre Angaben in diesem Fragebogen dienen der Vorbereitung des ersten ärztlichen Gespräches und der Basisuntersuchung. In Ihrem eigenen Interesse möchten wir Sie deshalb bitten, alle Fragen in Ruhe und mit Sorgfalt zu beantworten.

Bitte beantworten Sie **alle** Fragen, auch die, die Ihnen unwichtig erscheinen. Wenn Ihnen eine Frage unklar ist, machen Sie bitte vor der entsprechenden Frage ein Fragezeichen.

Ihre Daten unterliegen der ärztlichen Schweigepflicht. Die Bearbeitung Ihrer Angaben in unserer schmerztherapeutischen Einrichtung entspricht den Bestimmungen des Bundesdatenschutzgesetzes.

Ihre Fragebogendaten werden in einen EDV-Dokumentationssystem gespeichert, das nur berechtigten Mitarbeitern unserer Abteilung zugänglich ist. Diese sind zur Verschwiegenheit verpflichtet.

Zur Verbesserung der Versorgung werden Daten für eine externe Qualitätssicherung herangezogen. Dabei werden die Daten pseudonymisiert, d.h. sie können Ihnen nicht zugeordnet werden.

Wir bitten Sie hiermit um Ihr Einverständnis zur Abspeicherung der Daten. Dieses Einverständnis können Sie jeder Zeit widerrufen.

## Einverständniserklärung

Ich bin mit der Abspeicherung und der pseudonymisierten Verwendung der im Fragebogen erhobenen Daten einverstanden.

____________________ Ort und Datum

____________________ Vor- und Nachname

Die folgenden vier Zeilen bitte nicht ausfüllen!

| | |
|---|---|
| Patienten-Nr.: | ________________ |
| Ausgabe-Datum: | ________________ |
| Eingangs-Datum: | ________________ |
| Erster Behandlungstermin: | ________________ |

Deutscher Schmerzfragebogen Seite 3

Patient:______________________ Datum beim Ausfüllen: |_|_| |_|_| |_|_|_|_|
Tag Monat Jahr

1. Geburtsdatum: |_|_| |_|_| |_|_|_|_|  Tag Monat Jahr  Alter: ________Jahre

2. Geschlecht: männlich ○  weiblich ○

3. Körpergröße (cm): |_|_|_|  4. Körpergewicht (kg): |_|_|_|

5. Bitte zeichnen Sie im Körperschema ein, an welchen Körperstellen Ihre Schmerzen auftreten

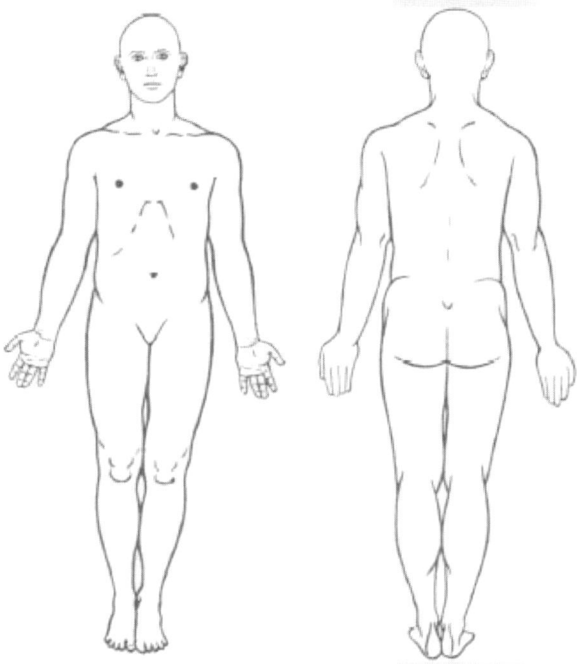

Bitte beschreiben Sie Ihre Schmerzen mit eigenen Worten:

______________________

______________________

______________________

______________________

______________________

______________________

______________________

______________________

______________________

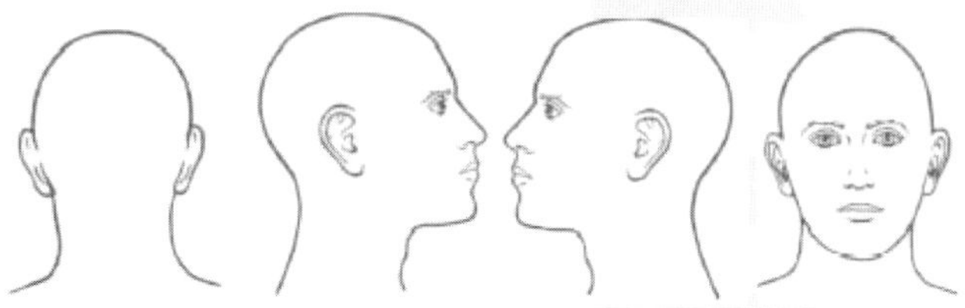

6. Wegen welcher Schmerzen kommen Sie hauptsächlich zur Behandlung? ______________________

______________________

7. a) **Seit wann** bestehen diese Schmerzen?

| | | | | | |
|---|---|---|---|---|---|
| weniger als 1 Monat | ○ | ½ Jahr bis 1 Jahr | ○ | 2 bis 5 Jahre | ○ |
| 1 Monat bis ½ Jahr | ○ | 1 bis 2 Jahre | ○ | mehr als 5 Jahre | ○ |

b) Können Sie ein **genaues Datum** angeben? |_|_| |_|_| |_|_|_|_|
Tag Monat Jahr

Deutscher Schmerzfragebogen Seite 4

8. a) Welche der Aussagen trifft auf Ihre **Schmerzen** in den letzen 4 Wochen am besten zu? (Bitte nur **eine** Angabe machen!)

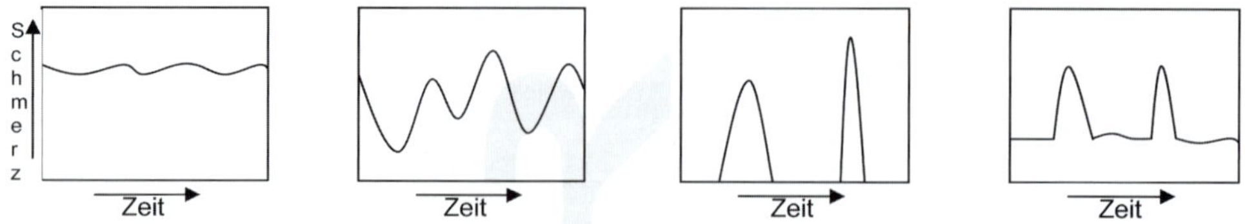


1) Dauerschmerzen mit leichten Schwankungen ○
2) Dauerschmerzen mit starken Schwankungen ○
3) Schmerzattacken, dazwischen schmerzfrei ○
4) Schmerzattacken, auch dazwischen Schmerzen ○

Wenn Sie an Schmerzattacken leiden (Bilder 3 und 4), beantworten Sie bitte zusätzlich noch folgende Fragen:

b) **Wie oft** treten diese Attacken durchschnittlich auf?
mehrfach täglich ○ einmal täglich ○ mehrfach wöchentlich ○
einmal wöchentlich ○ mehrfach monatlich ○ einmal monatlich ○
seltener: ○ ____________________

c) **Wie lange** dauern diese Attacken durchschnittlich? Sekunden ○ Minuten ○ Stunden ○ bis zu drei Tagen ○ länger als drei Tage ○

9. Sind Ihre Schmerzen zu bestimmten Tageszeiten besonders stark? ja ○ nein ○
wenn ja: morgens ○ mittags ○ nachmittags ○ abends ○ nachts ○

10. Mit der folgenden Liste von Eigenschaftsworten können Sie genauer beschreiben, **wie Sie Ihre Schmerzen empfinden**. Denken Sie bei der Beantwortung an Ihre **typischen Schmerzen in der letzten Zeit**.
Bitte lassen Sie keine der Beschreibungen aus und machen Sie **für jedes Wort ein Kreuz**, inwieweit die Aussage für Sie zutrifft.
Sie haben bei jeder Aussage 4 Antwortmöglichkeiten:
3 = trifft genau zu 2 = trifft weitgehend zu 1 = trifft ein wenig zu 0 = trifft nicht zu

Ich empfinde meine Schmerzen als ....

| | trifft genau zu | trifft weit-gehend zu | trifft ein wenig zu | trifft nicht zu | | trifft genau zu | trifft weit-gehend zu | trifft ein wenig zu | trifft nicht zu |
|---|---|---|---|---|---|---|---|---|---|
| | 3 | 2 | 1 | 0 | | 3 | 2 | 1 | 0 |
| ....dumpf | ○ | ○ | ○ | ○ | ....heiß | ○ | ○ | ○ | ○ |
| ....drückend | ○ | ○ | ○ | ○ | ....brennend | ○ | ○ | ○ | ○ |
| ....pochend | ○ | ○ | ○ | ○ | ....elend | ○ | ○ | ○ | ○ |
| ....klopfend | ○ | ○ | ○ | ○ | ....schauderhaft | ○ | ○ | ○ | ○ |
| ....stechend | ○ | ○ | ○ | ○ | ....scheußlich | ○ | ○ | ○ | ○ |
| ....ziehend | ○ | ○ | ○ | ○ | ....furchtbar | ○ | ○ | ○ | ○ |

| Deutscher Schmerzfragebogen | Seite 5 |
|---|---|

11. Geben Sie im Folgenden die **Stärke Ihrer Schmerzen** an. Kreuzen Sie **auf den unten aufgeführten Linien** an, wie stark Sie Ihre Schmerzen empfinden (unter Ihrer üblichen Medikation). Die Zahlen können Ihnen bei der Einteilung helfen: Ein Wert von 0 bedeutet, Sie haben keine Schmerzen, ein Wert von 10 bedeutet, Sie leiden unter Schmerzen, wie sie für Sie nicht stärker vorstellbar sind. Die Zahlen dazwischen geben Abstufungen der Schmerzstärke an.

a) Geben Sie bitte zunächst Ihre **momentane Schmerzstärke** an:

kein Schmerz — stärkster vorstellbarer Schmerz

0 1 2 3 4 5 6 7 8 9 10

b) Geben Sie jetzt bitte Ihre **durchschnittliche Schmerzstärke** während der letzten 4 Wochen an:

kein Schmerz — stärkster vorstellbarer Schmerz

0 1 2 3 4 5 6 7 8 9 10

c) Geben Sie jetzt bitte Ihre **größte Schmerzstärke** während der letzten 4 Wochen an:

kein Schmerz — stärkster vorstellbarer Schmerz

0 1 2 3 4 5 6 7 8 9 10

d) Geben Sie jetzt an, welche **Schmerzstärke** für Sie bei erfolgreicher Behandlung **erträglich** wäre:

kein Schmerz — stärkster vorstellbarer Schmerz

0 1 2 3 4 5 6 7 8 9 10

12. In den folgenden Fragen geht es um Ihre Schmerzen während der **letzten 3 Monate**. Für diesen Zeitraum möchten wir Genaueres über die **Auswirkungen der Schmerzen** erfahren.

a) **An wie vielen Tagen** konnten Sie in den letzten 3 Monaten aufgrund von Schmerzen nicht Ihren üblichen Aktivitäten nachgehen (z.B. Beruf, Schule, Haushalt)?

an etwa |_|_| Tagen

b) In welchem Maße haben die Schmerzen in den letzten 3 Monaten Ihren **Alltag** (Ankleiden, Waschen, Essen, Einkaufen etc.) beeinträchtigt?

keine Beeinträchtigung — völlige Beeinträchtigung

0 1 2 3 4 5 6 7 8 9 10

c) In welchem Maße haben die Schmerzen in den letzten 3 Monaten Ihre **Freizeitaktivitäten** oder Unternehmungen im **Familien- oder Freundeskreis** beeinträchtigt?

keine Beeinträchtigung — völlige Beeinträchtigung

0 1 2 3 4 5 6 7 8 9 10

d) In welchem Maße haben die Schmerzen in den letzten 3 Monaten Ihre **Arbeitsfähigkeit** (einschließlich Hausarbeit) beeinträchtigt?

keine Beeinträchtigung — völlige Beeinträchtigung

0 1 2 3 4 5 6 7 8 9 10

13. a) Auf welche **Ursachen** führen Sie Ihre **Schmerzen** zurück? (Mehrfachnennungen sind möglich)

für mich ist **keine Ursache** erkennbar ○

auf eine bestimmte Krankheit ○ wenn ja, welche? ______

auf eine Operation ○ wenn ja, welche? ______

Datum der Operation |_|_| |_|_| |_|_|_|_| (Tag Monat Jahr)

auf einen Unfall ○ wenn ja, welchen? ______

Datum des Unfalls |_|_| |_|_| |_|_|_|_| (Tag Monat Jahr)

auf körperliche Belastung ○

auf seelische Belastung ○

auf eine andere Ursache ○ wenn ja, welche? ______

Falls Ihre Schmerzen im Zusammenhang mit einem Unfall, einer berufsbedingten Erkrankung oder Ersatzansprüchen (z.B. nach Operationen) stehen:
b) Sind alle diesbezüglichen **rechtlichen oder versicherungsrechtlichen Fragen** abgeschlossen (z.B. Schmerzensgeld)? ja ○ nein ○

14. Was machen Sie selbst, um Ihre **Schmerzen günstig zu beeinflussen**?
Bitte machen Sie genaue Angaben, z.B. spazieren gehen, schlafen, Ablenkung, ...

______

______

Ich kann meine Schmerzen nicht beeinflussen ○

15. **Was löst** Ihrer Erfahrung nach **die Schmerzen aus oder verschlimmert** sie?

______

______

Ich weiss es nicht ○

16. Bitte schätzen Sie Ihr **derzeitiges allgemeines Wohlbefinden** ein. Geben Sie bitte an, wie Sie sich in den letzten 14 Tagen meistens gefühlt haben. Kreuzen Sie dazu auf der 6-stufigen Skala jeweils die Zahl an, die am ehesten auf Sie zutrifft: 0 = trifft gar nicht zu, 5 = trifft vollkommen zu. Bearbeiten Sie bitte alle Aussagen.

| **Trotz der Schmerzen würde ich sagen:** | trifft gar nicht zu **0** | **1** | **2** | **3** | **4** | trifft vollkommen zu **5** |
|---|---|---|---|---|---|---|
| 1. Ich habe meine alltäglichen Anforderungen im Griff gehabt. | ○ | ○ | ○ | ○ | ○ | ○ |
| 2. Ich bin innerlich erfüllt gewesen. | ○ | ○ | ○ | ○ | ○ | ○ |
| 3. Ich habe mich behaglich gefühlt. | ○ | ○ | ○ | ○ | ○ | ○ |
| 4. Ich habe mein Leben genießen können. | ○ | ○ | ○ | ○ | ○ | ○ |
| 5. Ich bin mit meiner Arbeitsleistung zufrieden gewesen. | ○ | ○ | ○ | ○ | ○ | ○ |
| 6. Ich war mit meinem körperlichen Zustand einverstanden. | ○ | ○ | ○ | ○ | ○ | ○ |
| 7. Ich habe mich richtig freuen können. | ○ | ○ | ○ | ○ | ○ | ○ |

Deutscher Schmerzfragebogen Seite 7

17. Zur vollständigen Beurteilung ihrer Erkrankung bitten wir Sie nun um einige persönliche Angaben. Man weiß heute, dass körperliche Krankheit und seelisches Befinden oft eng zusammenhängen. Deshalb beziehen sich die Fragen ausdrücklich auf Ihre **allgemeine und seelische Verfassung**.
Wir bitten Sie, jede Frage zu beantworten, und zwar so, wie es für Sie persönlich **in den letzten 14 Tagen (inklusive heute)** am ehesten zutraf bzw. zutrifft. Machen Sie bitte ein Kreuz für jede Feststellung und lassen Sie bitte keine aus. Überlegen Sie nicht lange, sondern wählen Sie die Antwort aus, die Ihnen auf Anhieb am zutreffendsten erscheint.

**Ich fühle mich angespannt oder überreizt**
- ○ meistens
- ○ oft
- ○ von Zeit zu Zeit / gelegentlich
- ○ überhaupt nicht **A**

**Ich fühle mich in meinen Aktivitäten gebremst**
- ○ fast immer
- ○ sehr oft
- ○ manchmal
- ○ überhaupt nicht **D**

**Ich kann mich heute noch so freuen wie früher**
- ○ ganz genau so
- ○ nicht ganz so sehr
- ○ nur noch ein wenig
- ○ kaum oder gar nicht **D**

**Ich habe manchmal ein ängstliches Gefühl in der Magengegend**
- ○ überhaupt nicht
- ○ gelegentlich
- ○ ziemlich oft
- ○ sehr oft **A**

**Mich überkommt eine ängstliche Vorahnung, dass etwas Schreckliches passieren könnte**
- ○ ja, sehr stark
- ○ ja, aber nicht allzu stark
- ○ etwas, aber es macht mir keine Sorgen
- ○ überhaupt nicht **A**

**Ich habe das Interesse an meiner äußeren Erscheinung verloren**
- ○ ja, stimmt genau
- ○ ich kümmere mich nicht so sehr darum, wie ich sollte
- ○ möglicherweise kümmere ich mich zu wenig darum
- ○ ich kümmere mich so viel darum wie immer **D**

**Ich kann lachen und die lustige Seite der Dinge sehen**
- ○ ja, so viel wie immer
- ○ nicht mehr ganz so viel
- ○ inzwischen viel weniger
- ○ überhaupt nicht **D**

**Ich fühle mich rastlos, muss immer in Bewegung sein**
- ○ ja, tatsächlich sehr
- ○ ziemlich
- ○ nicht sehr
- ○ überhaupt nicht **A**

**Mir gehen beunruhigende Gedanken durch den Kopf**
- ○ einen Großteil der Zeit
- ○ verhältnismäßig oft
- ○ von Zeit zu Zeit, aber nicht allzu oft
- ○ nur gelegentlich / nie **A**

**Ich blicke mit Freude in die Zukunft**
- ○ ja, sehr
- ○ eher weniger als früher
- ○ viel weniger als früher
- ○ kaum bis gar nicht **D**

**Ich fühle mich glücklich**
- ○ überhaupt nicht
- ○ selten
- ○ manchmal
- ○ meistens **D**

**Mich überkommt plötzlich ein panikartiger Zustand**
- ○ ja, tatsächlich sehr oft
- ○ ziemlich oft
- ○ nicht sehr oft
- ○ überhaupt nicht **A**

**Ich kann behaglich dasitzen und mich entspannen**
- ○ ja, natürlich
- ○ gewöhnlich schon
- ○ nicht oft
- ○ überhaupt nicht **A**

**Ich kann mich an einem guten Buch, einer Radio- oder Fernsehsendung erfreuen**
- ○ oft
- ○ manchmal
- ○ eher selten
- ○ sehr selten **D**



18. Ich denke des öfteren daran, mir das Leben zu nehmen ja ○ nein ○

Deutscher Schmerzfragebogen Seite 8

19. a) **Von wem** wurden Sie bisher wegen Ihrer Schmerzen **untersucht oder behandelt**?

**Keine** Behandlung ○

| | | | | | |
|---|---|---|---|---|---|
| Allgemeinarzt | ○ | Neurochirurg | ○ | Psychotherapeut | ○ |
| Chirurg | ○ | Neurologe | ○ | Radiologe | ○ |
| Heilpraktiker | ○ | Orthopäde | ○ | Schmerztherapeut | ○ |
| Internist | ○ | Psychiater | ○ | Andere: ________________ | |

b) Wurde bei Ihnen bereits eine **Schmerzdiagnose** gestellt? ja ○ nein ○

wenn ja, welche?________________________________________

20. **Wie** wurden Ihre Schmerzen **bisher behandelt**?
Kreuzen Sie bitte an, welche der unten aufgeführten Behandlungsmaßnahmen Sie erhalten haben. Geben Sie bitte auch an, ob Ihre **Schmerzen** durch diese Maßnahmen zumindest zeitweise gelindert wurden.

| | **Erhalten:** | **Wenn ja →** | **wirksam?** ja | vorübergehend | nein |
|---|---|---|---|---|---|
| bisher **keine** Schmerzbehandlung | ○ | | | | |
| Medikamente | ○ | → | ○ | ○ | ○ |
| Infusionen | ○ | → | ○ | ○ | ○ |
| Einspritzungen in das Schmerzgebiet, Nervenblockaden | ○ | → | ○ | ○ | ○ |
| Einspritzungen am Rückenmark (z.B. epidural) | ○ | → | ○ | ○ | ○ |
| Rückenmarksnahe Sonden- (SCS) oder Pumpensysteme | ○ | → | ○ | ○ | ○ |
| Krankengymnastik | ○ | → | ○ | ○ | ○ |
| Massagen, Bäder, Kälte-/Wärmetherapie | ○ | → | ○ | ○ | ○ |
| Elektrische Nervenstimulation (TENS) | ○ | → | ○ | ○ | ○ |
| Akupunktur | ○ | → | ○ | ○ | ○ |
| Chiropraktik | ○ | → | ○ | ○ | ○ |
| Psychotherapie | ○ | → | ○ | ○ | ○ |
| Entspannungsverfahren, Hypnose, Biofeedback | ○ | → | ○ | ○ | ○ |
| Medikamenten-Entzug | ○ | → | ○ | ○ | ○ |
| Kur-/Reha-Behandlung | ○ | → | ○ | ○ | ○ |
| Anderes: ______________________ | ○ | → | ○ | ○ | ○ |

21. Wurden Sie schon einmal **operiert**? ja ○ |_|_| mal (wie oft) nein ○

Wichtig sind für die Beantwortung dieser Frage auch alle „kleineren operativen Eingriffe", die oft in örtlicher Betäubung durchgeführt werden, z.B. Nasenoperationen, Gelenk- und Bauchspiegelungen. Bitte markieren Sie, welche Operation **wegen Ihrer Schmerzen** durchgeführt wurde.

| **Art der Operation:** | **Datum:** (Tag / Monat / Jahr) | **wg Schmerz↓** |
|---|---|---|
| 1. ______________________ | \|_\|_\| \|_\|_\| \|_\|_\|_\|_\| | ○ |
| 2. ______________________ | \|_\|_\| \|_\|_\| \|_\|_\|_\|_\| | ○ |
| 3. ______________________ | \|_\|_\| \|_\|_\| \|_\|_\|_\|_\| | ○ |
| 4. ______________________ | \|_\|_\| \|_\|_\| \|_\|_\|_\|_\| | ○ |
| 5. ______________________ | \|_\|_\| \|_\|_\| \|_\|_\|_\|_\| | ○ |

| Deutscher Schmerzfragebogen | Seite 9 |
|---|---|

22. **Aktuelle Medikamenten-Einnahme**. Bitte tragen Sie in die nachfolgende Tabelle alle Medikamente ein, die Sie **zur Zeit** nehmen (Schmerzmedikamente, Blutdruckmittel u.s.w)

| **Beispiele** | Ich nehme das Medikament regelmäßig | | | | Ich nehme das Medikament nur bei Bedarf | |
|---|---|---|---|---|---|---|
| **Medikament** | früh | mittags | abends | spät abends | wenn zutreffend, ankreuzen | ungefähr wie oft pro Monat? |
| Beispiel: Ibuprofen 600 | 1 Tbl. | 1 Tbl. | 0 | 0 | | |
| Beispiel: Ibuprofen 200 | | | | | X | Ca. 7mal 1 Tbl. |

| | Ich nehme das Medikament regelmäßig | | | | Ich nehme das Medikament nur bei Bedarf | |
|---|---|---|---|---|---|---|
| **Bitte hier Ihre Medikamente eintragen:** | früh | mittags | abends | spät abends | wenn zutreffend, ankreuzen | ungefähr wie oft pro Monat? |
| | | | | | | |
| | | | | | | |
| | | | | | | |
| | | | | | | |
| | | | | | | |
| | | | | | | |
| | | | | | | |
| | | | | | | |
| | | | | | | |

23. **Frühere Schmerzmedikamente**: Bitte tragen Sie hier Ihre Schmerzmedikamente ein, die Sie früher genommen haben. Bitte bewerten Sie auch deren Wirksamkeit und eventuelle Nebenwirkungen.

| | wirksam? (bitte ankreuzen) | | | Nebenwirkungen? |
|---|---|---|---|---|
| **Ihre früheren Schmerz-Medikamente** | nein | etwas | ja | bitte beschreiben |
| | | | | |
| | | | | |
| | | | | |
| | | | | |
| | | | | |
| | | | | |

| 24. Haben Sie Allergien gegen bestimmte Medikamente? | ja ○ | nein ○ |
|---|---|---|
| wenn ja, gegen welche? | | |
| | | |

Deutscher Schmerzfragebogen Seite 10

25. Leiden Sie neben Ihren Schmerzen an **weiteren Krankheiten oder Krankheitsfolgen**?
Im Folgenden sind Krankheitsgruppen mit Beispielen aufgeführt. Wenn eines der Beispiele zutrifft, unterstreichen Sie es bitte. Dann schätzen Sie bitte ein, wie stark Sie durch diese Erkrankung in Ihrem Alltagsleben beeinträchtigt sind. „0“ bedeutet, Sie erleben keine Beeinträchtigung, „3“ besagt, dass Sie eine starke Beeinträchtigung erleben.

| Erkrankung | ja / nein | keine | Beeinträchtigung | | starke |
|---|---|---|---|---|---|
| **Bösartige Erkrankungen, Tumorleiden, Krebs**<br>Welche Erkrankung: ____________ | ja ◯ nein ◯ | [0] | [1] | [2] | [3] |
| **Erkrankungen des Nervensystems, Gehirns und Rückenmarks**<br>z.B. Epilepsie, Multiple Sklerose (MS), Parkinson, Schlaganfall, Nervenverletzung, Nervenlähmung, Nervenentzündung, Polyneuropathie; Zustand nach Rückenmarkverletzung, Schädel-Hirn-Trauma oder Schlaganfall<br>Andere: ____________ | ja ◯ nein ◯ | [0] | [1] | [2] | [3] |
| **Erkrankungen der Atemwege** z.B. Asthma, chronische Bronchitis, Emphysem; Zustand nach Pneumothorax, Tuberkulose oder Lungenentzündung<br>Andere: ____________ | ja ◯ nein ◯ | [0] | [1] | [2] | [3] |
| **Erkrankungen von Herz oder Kreislauf** z.B. Koronare Herzerkrankung, Herzrhythmusstörungen; Herzschwäche, Bluthochdruck, Arterienverkalkung, Aneurysma; Zustand nach Herzinfarkt, Thrombose, oder Embolie<br>Andere: ____________ | ja ◯ nein ◯ | [0] | [1] | [2] | [3] |
| **Magen-, Darmerkrankungen** z.B. Entzündung der Magenschleimhaut oder der Speiseröhre (Refluxkrankheit); Magen-/Zwölffingerdarmgeschwüre, Reizdarm, M.Crohn, Colitis ulcerosa, Hämorrhoiden, Stuhlinkontinenz (Schwäche des Schließmuskels); Zustand nach Magen- oder Darmblutung<br>Andere: ____________ | ja ◯ nein ◯ | [0] | [1] | [2] | [3] |
| **Erkrankungen der Leber, Galle oder Bauchspeicheldrüse**<br>z.B. Chronische Leberentzündung (=Hepatitis), Leberzirrhose, Gallenkoliken durch Steine oder Entzündung, Entzündung der Bauchspeicheldrüse<br>Andere: ____________ | ja ◯ nein ◯ | [0] | [1] | [2] | [3] |
| **Erkrankungen der Nieren, Harnwege (Blase, Harnröhre) oder Geschlechtsorgane** z.B. Chronisches Nierenversagen, Harnwegsentzündung, Blasenschwäche, Endometriose, Sexualstörung; Zustand nach Nierenkoliken oder Nierensteinen<br>Andere: ____________ | ja ◯ nein ◯ | [0] | [1] | [2] | [3] |
| **Stoffwechsel-Erkrankungen** z.B. Zuckerkankheit; Über- oder Unterfunktion der Schilddrüse, Gicht; Erhöhung der Blutfettwerte<br>Andere: ____________ | ja ◯ nein ◯ | [0] | [1] | [2] | [3] |
| **Hauterkrankungen** z. B. Psoriasis (Schuppenflechte); Nesselsucht; Ekzeme<br>Andere: ____________ | ja ◯ nein ◯ | [0] | [1] | [2] | [3] |
| **Erkrankungen des Muskel-Skelett-Systems / des Bindegewebes**<br>z.B. Chronische Polyarthritis, M.Bechterew; rheumatische Muskelentzündung, Skoliose; Osteoporose; Arthrose von Knie-, Hüft-, oder Schultergelenk; Zustand nach Bruch eines Wirbelkörpers<br>Andere: ____________ | ja ◯ nein ◯ | [0] | [1] | [2] | [3] |
| **Seelische Leiden** z.B. Depression, schwere Angstzustände, Panikattacke, Magersucht, chronische Müdigkeit und Erschöpfung, Sucht oder Abhängigkeit, Psychose<br>Andere: ____________ | ja ◯ nein ◯ | [0] | [1] | [2] | [3] |
| **Andere Erkrankungen**<br>____________ | ja ◯ nein ◯ | [0] | [1] | [2] | [3] |
| **Risikofaktoren** Blutgerinnungsstörung, Hepatitis, HIV<br>Andere: ____________ | ja ◯ nein ◯ | | | | |
| **Unverträglichkeiten, Allergien** z.B. Pflaster, Lebensmittel, Wasch-/Putzmittel, Blütenstaub, Hausstaub | ja ◯ nein ◯ | | | | |

Deutscher Schmerzfragebogen Seite 11

## Modul D Demographie, Versicherung

D-1. Nachname: ______ Vorname: ______

Geburtsname: ______ Geburtsdatum: |_|_| |_|_| |_|_|_|_|
Tag Monat Jahr

D-2. Geschlecht: männlich ○ weiblich ○

D-3. Körpergröße (cm): |_|_|_| Körpergewicht (kg): |_|_|_|

D-4. PLZ: ______ Wohnort: ______

Straße: ______

Tel. privat: ______ Tel. dienstl.: ______

Handy: ______ e-mail.: ______

D-5. **Entfernung** von Ihrer Wohnung bis zu **unserer** Praxis / Klinik (in km): ca. |_|_|_|

D-6. Nationalität: ______ Muttersprache: ______

D-7. Name, Adresse und Telefon-Nummer Ihres **überweisenden Arztes**:

______

D-8. Name, Adresse und Telefon-Nummer der **Ärzte oder Psychotherapeuten**, die Sie zur Zeit hauptsächlich behandeln (falls abweichend von Frage D-7):

______

______

D-9. Krankenversicherung für **ambulante** Behandlung: ______
zuständige Geschäftsstelle inkl. Adresse: ______

D-10. Krankenversicherung für **stationäre** Behandlung: ______

D-11. **Beihilfe**-Berechtigung: nein ○ ja ○ durch: ______

D-12. Behandlung aufgrund eines **anerkannten BG-Verfahrens** (Arbeits- oder Wegeunfall) ja ○ nein ○

D-13. Haben Sie eine **Krankentagegeldversicherung**? ja ○ nein ○

D-14. Besteht eine **Zusatzversicherung**? ja ○ nein ○

D-15. **Wer lebt gemeinsam mit Ihnen in Ihrem Haushalt?** (Mehrfachantworten sind möglich):

ich lebe allein ○ Ehepartner/Partner ○ Kinder ○ (Schwieger-)Eltern ○

D-16. Welche **Schulausbildung** haben Sie?

keinen Abschluss ○ Hauptschule / Volksschule ○ Realschule / Mittlere Reife ○
Fachhochschulreife ○ Abitur / allgemeine Hochschulreife ○

## Modul L Gesundheitsbezogene Lebensqualität

Bei diesen Fragen geht es um die **Beurteilung Ihres allgemeinen Gesundheitszustandes**. Ihre Antworten ermöglichen, im Zeitverlauf nachzuvollziehen, wie Sie sich fühlen und wie Sie im Alltag zurechtkommen. Bitte beantworten Sie jede der folgenden Fragen, indem Sie bei den Antwortmöglichkeiten die Antwort ankreuzen, die am besten auf Sie zutrifft.

L-1. Wie würden Sie Ihren **Gesundheitszustand im Allgemeinen** beschreiben?
ausgezeichnet ○ sehr gut ○ gut ○ weniger gut ○ schlecht ○

Im Folgenden sind einige Tätigkeiten beschrieben, die Sie vielleicht an einem normalen Tag ausüben. Sind Sie **durch Ihren derzeitigen Gesundheitszustand bei diesen Tätigkeiten eingeschränkt**? Wenn ja, wie stark ?

L-2. Mittelschwere Tätigkeiten, z.B. einen Tisch verschieben, staubsaugen, kegeln, Tennis spielen
ja, stark eingeschränkt ○ ja, etwas eingeschränkt ○ nein, überhaupt nicht eingeschränkt ○

L-3. Mehrere Treppenabsätze steigen
ja, stark eingeschränkt ○ ja, etwas eingeschränkt ○ nein, überhaupt nicht eingeschränkt ○

Hatten Sie in den vergangenen 4 Wochen **aufgrund Ihrer körperlichen Gesundheit** irgendwelche Schwierigkeiten bei der Arbeit oder anderen alltäglichen Tätigkeiten im Beruf bzw. zu Hause?

L-4. Ich habe weniger geschafft als ich wollte. ja ○ nein ○

L-5. Ich konnte nur bestimmte Dinge tun. ja ○ nein ○

Hatten Sie in den vergangenen vier Wochen **aufgrund seelischer Probleme** irgendwelche Schwierigkeiten bei der Arbeit oder anderen alltäglichen Tätigkeiten im Beruf bzw. zu Hause (z.B. weil Sie sich niedergeschlagen oder ängstlich fühlten)?

L-6. Ich habe weniger geschafft als ich wollte. ja ○ nein ○

L-7. Ich konnte nicht so sorgfältig wie üblich arbeiten. ja ○ nein ○

L-8. Inwieweit haben die Schmerzen Sie in den vergangenen 4 Wochen **bei der Ausübung Ihrer Alltagstätigkeiten zuhause und im Beruf behindert**?
überhaupt nicht ○ ein bisschen ○ mäßig ○ ziemlich ○ sehr ○

In diesen Fragen geht es darum, wie Sie sich fühlen und wie es Ihnen in den **vergangenen 4 Wochen** gegangen ist (bitte kreuzen Sie in jeder Zeile den Begriff an, der Ihrem Befinden am ehesten entspricht).
Wie oft waren Sie in den **vergangenen 4 Wochen** ...

L-9. ruhig und gelassen...
immer ○ meistens ○ ziemlich ○ manchmal ○ selten ○ nie ○

L-10. voller Energie...
immer ○ meistens ○ ziemlich ○ manchmal ○ selten ○ nie ○

L-11. entmutigt und traurig...
immer ○ meistens ○ ziemlich ○ manchmal ○ selten ○ nie ○

L-12. Wie häufig haben Ihre körperliche Gesundheit oder seelischen Probleme in den vergangenen 4 Wochen Ihre **Kontakte zu anderen Menschen** (Besuche bei Freunden, Bekannten, usw.) beeinträchtigt?
immer ○ meistens ○ manchmal ○ selten ○ nie ○

SF12

## Modul S Sozialrechtliche Situation

S-1. Sind Sie zur Zeit **berufstätig**? (trifft auch zu, wenn Sie jetzt gerade arbeitsunfähig sind)

ja, ich bin zur Zeit berufstätig, d.h. habe einen Arbeitsplatz ○ → weiter bei Frage S-2
nein, ich bin zur Zeit nicht berufstätig ○ → weiter bei Frage S-5

**Die Fragen S-2 bis S-4 bitte nur beantworten, wenn Sie zur Zeit berufstätig sind.**

S-2. Welche **berufliche Tätigkeit** üben Sie aus? ______________________________

S-3. Sind Sie **zur Zeit arbeitsunfähig**? ja ○ nein ○

wenn ja, glauben Sie, dass Sie wieder an Ihren **alten Arbeitsplatz zurückkehren** können? ja ○ nein ○

S-4. Wie viele Tage waren Sie **in den letzten 3 Monaten** arbeitsunfähig?

ich war in letzten 3 Monaten an _______ Tagen arbeitsunfähig (0-92 Tage)

bin durchgehend arbeitsunfähig ○ seit |_|_| |_|_| |_|_|_|_| (Tag Monat Jahr)

**Die Frage S-5 bitte nur beantworten, wenn Sie derzeit nicht berufstätig sind.**

S-5. Wenn Sie zur Zeit **nicht berufstätig** sind, sind Sie ...

Schüler/in, Student/in ○ Hausfrau / Hausmann ○ berentet ○
arbeitslos / erwerbslos ○ seit _____/______ (Monat/Jahr)

S-6. Beabsichtigen Sie einen **Renten-Antrag** oder einen **Antrag auf Renten-Änderung** zu stellen? ja ○ nein ○

Haben Sie einen **Rentenantrag** / Antrag auf Renten-Änderung gestellt, der **noch nicht entschieden** ist?
nein ○ ja ○
wenn ja, wegen: ______________________ am: |_|_| |_|_| |_|_|_|_| (Tag Monat Jahr)

Ist bereits ein **Rentenantrag abgelehnt** worden? ja ○ nein ○

Befindet sich derzeit ein Rentenantrag im **Widerspruchsverfahren**? ja ○ nein ○

S-7. Beziehen Sie **derzeit** eine **Rente**? ja ○ nein ○

wenn ja, auf Zeit ○ bis wann: |_|_| |_|_| |_|_|_|_|
endgültig ○ seit wann: |_|_| |_|_| |_|_|_|_| (Tag Monat Jahr)

wenn ja, Berentung welcher Art?

| | | | |
|---|---|---|---|
| vorgezogenes Altersruhegeld | ○ | Teilweise Erwerbsminderung | ○ |
| Berufsunfähigkeit | ○ | Volle Erwerbsminderung | ○ |
| Erwerbsunfähigkeit | ○ | Unfallrente | ○ |
| Erreichen der Altersgrenze | ○ | Witwen- oder Waisenrente | ○ |

S-8. Haben Sie einen (z.B. durch das Amt für Versorgungsangelegenheiten) anerkannten **Grad der Behinderung**? (GdB) ja ○ nein ○ → wenn ja, wie hoch ist der GdB? __________

Ist ein GdB oder eine Höherstufung beantragt? ja ○ nein ○

## Modul V Vorbehandlungen

V-1 Bitte notieren Sie soweit möglich jeweils Namen, Fachrichtung und Adresse von **Ärzten, Heilpraktikern und anderen Therapeuten**, bei denen Sie **wegen Ihrer Schmerzen** bereits in Behandlung waren oder sind.

| Name | Fachrichtung | Adresse | in Behandlung von – bis |
|---|---|---|---|
| | | | |
| | | | |
| | | | |
| | | | |

V-2 Bitte notieren Sie hier Ihre **schmerzbezogenen** stationären Behandlungen (**Krankenhausaufenthalte**)

| Name | Adresse | von – bis |
|---|---|---|
| | | |
| | | |
| | | |
| | | |

V-3 Bitte notieren Sie hier Ihre **schmerzbezogenen** Aufenthalte in **Kur- oder Rehabilitationskliniken**

| Name | Adresse | von – bis |
|---|---|---|
| | | |
| | | |
| | | |
| | | |

Wir benötigen zur **vollständigen Erfassung Ihrer Krankheitsgeschichte** evtl. die Befunde der aufgeführten ärztlichen Kollegen bzw. der aufgeführten therapeutischen Einrichtungen.
Die Befunde dürfen wir nur mit Ihrem ausdrücklichen Einverständnis anfordern. Wir bitten Sie daher, die nachfolgende so genannte Entbindung von der Schweigepflicht zu unterschreiben.

**Entbindung von der Schweigepflicht**

Ich bin mit der Anforderung von Unterlagen, die der Vervollständigung meiner Krankheitsgeschichte dienen, durch die

Stempelfeld

einverstanden.

Ort und Datum Vor- und Nachname

Deutscher Schmerzfragebogen Seite 15

## Modul A Allgemeinbefindlichkeit

Die folgenden Fragen beziehen sich auf **die letzten 14 Tage**:

A-1. Wie war Ihr **allgemeines Wohlbefinden**? Ordnen Sie Ihrem Befinden eine Position auf der Linie zu, wobei „-100" einem sehr schlechten Befinden und „+100" einem sehr guten Befinden entspricht. Machen Sie eine Markierung an der Stelle, die Ihrem Befinden entspricht.

sehr schlecht -100 ——— 0 ——— sehr gut +100

A-2. War Ihre nächtliche **Schlafdauer...**

...ausreichend? O ...nicht ausreichend? O

A-3. Hatten Sie **Dauerschmerzen**:

nein O ja O

A-4. Wurden Sie durch Ihre Schmerzen **in Ihren Tätigkeiten und Bedürfnissen eingeschränkt**?

nein O ja, ein wenig O deutlich O stark O fast völlig O

A-5. Haben die Schmerzen Ihre **Stimmung beeinträchtigt**?

nein O ja, ein wenig O deutlich O stark O sehr stark O

A-6. Hatten Sie das Gefühl, die **Schmerzen lindernd beeinflussen** zu können?

nein O ja, ein wenig O deutlich O stark O sehr stark O

A-7. Hatten Sie **sonstige Beschwerden**? (Mehrfachnennungen möglich)

**keine** O

| | | |
|---|---|---|
| Müdigkeit O | Niedergeschlagenheit O | Lustlosigkeit O |
| Übelkeit O | Appetitlosigkeit O | Schwindel O |
| Magenbeschwerden O | Schlafstörungen O | Verstopfung O |
| Konzentrationsstörung O | Schwitzen O | |

Andere ____________________

## A8 Schmerztagebuch des DRK-Schmerzzentrums Mainz

*www.schmerz-zentrum.de*

Schmerztagebuch des DRK-Schmerz-Zentrums Mainz

Name: ______ Woche vom: ______ bis: ______

| Wochentag | Montag | | | | Dienstag | | | | Mittwoch | | | | Donnerstag | | | | Freitag | | | | Samstag | | | | Sonntag | | | | Bemerkungen |
|---|---|---|---|---|---|---|---|---|---|---|---|---|---|---|---|---|---|---|---|---|---|---|---|---|---|---|---|---|---|
| **Uhrzeit** | 22 - 7 | 7 - 12 | 12 - 18 | 18 - 22 | 22 - 7 | 7 - 12 | 12 - 18 | 18 - 22 | 22 - 7 | 7 - 12 | 12 - 18 | 18 - 22 | 22 - 7 | 7 - 12 | 12 - 18 | 18 - 22 | 22 - 7 | 7 - 12 | 12 - 18 | 18 - 22 | 22 - 7 | 7 - 12 | 12 - 18 | 18 - 22 | 22 - 7 | 7 - 12 | 12 - 18 | 18 - 22 | |
| stärkster vorstellbarer Schmerz > | 10 | 10 | 10 | 10 | 10 | 10 | 10 | 10 | 10 | 10 | 10 | 10 | 10 | 10 | 10 | 10 | 10 | 10 | 10 | 10 | 10 | 10 | 10 | 10 | 10 | 10 | 10 | 10 | |
| | 9 | 9 | 9 | 9 | 9 | 9 | 9 | 9 | 9 | 9 | 9 | 9 | 9 | 9 | 9 | 9 | 9 | 9 | 9 | 9 | 9 | 9 | 9 | 9 | 9 | 9 | 9 | 9 | |
| | 8 | 8 | 8 | 8 | 8 | 8 | 8 | 8 | 8 | 8 | 8 | 8 | 8 | 8 | 8 | 8 | 8 | 8 | 8 | 8 | 8 | 8 | 8 | 8 | 8 | 8 | 8 | 8 | |
| | 7 | 7 | 7 | 7 | 7 | 7 | 7 | 7 | 7 | 7 | 7 | 7 | 7 | 7 | 7 | 7 | 7 | 7 | 7 | 7 | 7 | 7 | 7 | 7 | 7 | 7 | 7 | 7 | |
| | 6 | 6 | 6 | 6 | 6 | 6 | 6 | 6 | 6 | 6 | 6 | 6 | 6 | 6 | 6 | 6 | 6 | 6 | 6 | 6 | 6 | 6 | 6 | 6 | 6 | 6 | 6 | 6 | |
| **Schmerz-stärke** | 5 | 5 | 5 | 5 | 5 | 5 | 5 | 5 | 5 | 5 | 5 | 5 | 5 | 5 | 5 | 5 | 5 | 5 | 5 | 5 | 5 | 5 | 5 | 5 | 5 | 5 | 5 | 5 | |
| | 4 | 4 | 4 | 4 | 4 | 4 | 4 | 4 | 4 | 4 | 4 | 4 | 4 | 4 | 4 | 4 | 4 | 4 | 4 | 4 | 4 | 4 | 4 | 4 | 4 | 4 | 4 | 4 | |
| | 3 | 3 | 3 | 3 | 3 | 3 | 3 | 3 | 3 | 3 | 3 | 3 | 3 | 3 | 3 | 3 | 3 | 3 | 3 | 3 | 3 | 3 | 3 | 3 | 3 | 3 | 3 | 3 | |
| | 2 | 2 | 2 | 2 | 2 | 2 | 2 | 2 | 2 | 2 | 2 | 2 | 2 | 2 | 2 | 2 | 2 | 2 | 2 | 2 | 2 | 2 | 2 | 2 | 2 | 2 | 2 | 2 | |
| | 1 | 1 | 1 | 1 | 1 | 1 | 1 | 1 | 1 | 1 | 1 | 1 | 1 | 1 | 1 | 1 | 1 | 1 | 1 | 1 | 1 | 1 | 1 | 1 | 1 | 1 | 1 | 1 | |
| kein Schmerz > | 0 | 0 | 0 | 0 | 0 | 0 | 0 | 0 | 0 | 0 | 0 | 0 | 0 | 0 | 0 | 0 | 0 | 0 | 0 | 0 | 0 | 0 | 0 | 0 | 0 | 0 | 0 | 0 | |

Für weitere Notizen bitte die Rückseite benutzen.

Schmerztagebücher dienen der Verlaufsuntersuchung der Schmerzstärke. Mit der Schmerzskala (0 bis 10) soll die Schmerzstärke geschätzt werden. Um aussagekräftige Daten zu erhalten, müssen täglich die Schmerzintensitäten zumindest viermal bestimmt und eingetragen werden. Die Position 0 bedeutet Schmerzfreiheit, die Position 10 stärkster vorstellbarer Schmerz.

## A9 Heidelberger Kurzfragebogen Rückenschmerz

*www.igost.de/statisch/HKF-R10.PDF*

# Heidelberger Kurzfragebogen Rückenschmerz

*Dieser Fragebogen hilft uns, Ihre Beschwerden richtig einzuschätzen. Nur so können wir die richtige Therapie für Sie finden.*

*Bitte beantworten Sie die Fragen so, wie es **am besten** für Sie zutrifft.*

1. Welches **Geschlecht** haben Sie?
   □1 weiblich □0 männlich

2. Was ist Ihr höchster **Schulabschluss**?
   □0 kein Abschluss □2 Fachhochschulreife □4 Universität
   □0 Hauptschule □3 Abitur □4 Postgraduiert (Dr.)
   □1 Mittlere Reife □3 Fachhochschule

3. Haben Sie ihre aktuellen Rückenschmerzen schon länger als 1 Woche?
   □0 Ja □1 Nein

4. Haben Sie außer Rückenschmerzen noch **andere Schmerzen**?
   □1 nein □0 ja, nämlich:________________________

5. Wie stark waren Ihre Rückenschmerzen **in der letzten Woche** durchschnittlich?
   *Machen Sie bitte entsprechend der Stärke Ihrer Schmerzen ein Kreuz auf der Stelle der Skala.*
   keine Schmerzen — stärkste vorstellbare Schmerzen
   0 10 20 30 40 50 60 70 80 90 100

6. Wie stark waren Ihre Rückenschmerzen **in der letzten Woche**, wenn es **am besten** war?
   keine Schmerzen — stärkste vorstellbare Schmerzen
   0 10 20 30 40 50 60 70 80 90 100

7. Wie stark dürften Ihre Beschwerden noch sein, wenn die **Behandlung erfolgreich** ist?
   keine Schmerzen — stärkste vorstellbare Schmerzen
   0 10 20 30 40 50 60 70 80 90 100

8. **Hilft** Ihnen - nach Ihrer bisherigen Erfahrung – ***Massage*** ihre Rückenschmerzen **zu lindern**?

☐0 nein ☐1 ja ☐0 ich weiß nicht

9. Wenn Sie in den vergangenen 14 Tagen Ihre Schmerzen bewusst registriert haben, wie oft sind Ihnen die folgenden **Gedanken und Gefühle** durch den Kopf gegangen?

| | nie | fast nie | selten | manchmal | oft | meistens | jedesmal |
|---|---|---|---|---|---|---|---|
| a. Was kann nur dahinter stecken? | ☐0 | ☐1 | ☐2 | ☐3 | ☐4 | ☐5 | ☐6 |
| b. Warum muss ich nur diese schwere Last ertragen? | ☐0 | ☐1 | ☐2 | ☐3 | ☐4 | ☐5 | ☐6 |
| **c.** Ich glaube beinahe, die gehen überhaupt nicht wieder weg. | ☐0 | ☐1 | ☐2 | ☐3 | ☐4 | ☐5 | ☐6 |
| d. Diese üblen Schmerzen verderben mir aber auch alles! | ☐0 | ☐1 | ☐2 | ☐3 | ☐4 | ☐5 | ☐6 |
| e. Was bedeutet das nur? | ☐0 | ☐1 | ☐2 | ☐3 | ☐4 | ☐5 | ☐6 |
| f. Ich werde doch keinen Tumor haben? | ☐0 | ☐1 | ☐2 | ☐3 | ☐4 | ☐5 | ☐6 |
| g. Bald ertrage ich es nicht mehr länger! | ☐0 | ☐1 | ☐2 | ☐3 | ☐4 | ☐5 | ☐6 |
| h. Ob ich die gleiche, schlimme Krankheit habe wie... | ☐0 | ☐1 | ☐2 | ☐3 | ☐4 | ☐5 | ☐6 |
| j. Ach, das wird überhaupt nicht besser. | ☐0 | ☐1 | ☐2 | ☐3 | ☐4 | ☐5 | ☐6 |
| k. Hach, jetzt ist wieder der ganze Tag verdorben. | ☐0 | ☐1 | ☐2 | ☐3 | ☐4 | ☐5 | ☐6 |
| l. Das Leben mit diesen Schmerzen ist kaum noch lebenswert! | ☐0 | ☐1 | ☐2 | ☐3 | ☐4 | ☐5 | ☐6 |
| m. Was mache ich nur, wenn sie jetzt wieder schlimmer werden? | ☐0 | ☐1 | ☐2 | ☐3 | ☐4 | ☐5 | ☐6 |
| n. Wie lange muss ich diese Schmerzen noch ertragen? | ☐0 | ☐1 | ☐2 | ☐3 | ☐4 | ☐5 | ☐6 |
| o. Es wird doch keine schlimme Krankheit dahinterstecken? | ☐0 | ☐1 | ☐2 | ☐3 | ☐4 | ☐5 | ☐6 |

10. Wie war Ihr **Befinden** in den letzten 14 Tagen?

| | nie/ selten | manchmal | oft | meistens/ immer |
|---|---|---|---|---|
| a. Ich fühle mich bedrückt, schwermütig und traurig. | ☐0 | ☐1 | ☐2 | ☐3 |
| b. Ich weine plötzlich oder mir ist oft zum Weinen zumute. | ☐0 | ☐1 | ☐2 | ☐3 |
| c. Ich kann nachts schlecht einschlafen. | ☐0 | ☐1 | ☐2 | ☐3 |
| d. Ich bin unruhig und kann nicht stillhalten. | ☐0 | ☐1 | ☐2 | ☐3 |
| e. Ich tue Dinge, die ich früher tat, immer noch gern. | ☐0 | ☐1 | ☐2 | ☐3 |

**Vielen Dank!**

## HKF-R 10 - Auswertungsbogen

***Für die Auswertung des Fragebogens benötigen Sie einen einfachen Taschenrechner***

Es gibt 5 verschiedene Zelltypen mit unterschiedlichen Handlungsanweisungen:

- [ ] <= hier tragen Sie die den Antworten zugeordmeten (Roh)-Werte ein:
- [ ] <= Diese Zellen enthalten Faktoren zur Gewichtung
- [ ] <= hier müssen Sie ein Produkt berechnen:
- [ ] <= Hier bilden Sie einen Summenwert
- [ ] <= hier tragen Sie Zwischenwerte ein

**Name des Rückenschmerzpatienten:** ____________________

| Frage | | Fragen-Rohwert | | Gewichtung | | | Produkt |
|---|---|---|---|---|---|---|---|
| **Frage 1** | | | mal | 9 | = | + | |
| **Frage 2** | | | mal | -6 | = | - | |
| **Frage 3** | = | | mal | -15 | = | - | |
| **Frage 4** | | | mal | -14 | = | - | |
| **Frage 5** | | | | 0 | | | |
| **Frage 6** | + | | | | | | |
| **Frage 7** | + | | | | | | |
| *Summe Frage 6 +7* | = | | mal | 0,5 | = | + | |
| **Frage 8** | | | mal | 18 | = | + | |

*Zwischenergebnis (Summe Frage 1 bis 8)* = ______ *Bitte übertragen:* ______

---

**Frage 9**

| | | | |
|---|---|---|---|
| Item a: + | | Item e: + | |
| Item f:: + | | Item h: + | |
| Item o: + | | | |

*Summe* = ______ mal 1,5 =+ ______

| | | | |
|---|---|---|---|
| Item b: + | | Item c: + | |
| Item d: + | | Item g: + | |
| Item j: + | | Item k: + | |
| Item l: + | | Item m:+ | |
| Item n: + | | | |

*Summe* = ______ mal -0,6 =- ______

**Frage 10:**

| | | | |
|---|---|---|---|
| Item a: + | | Item b: + | |
| Item c: + | | Item d:+ | |
| | | Item e: *4 - Itemrohwert* =+ | |

*Summe* = ______ mal 3,5 =+ ______

**Endsumme / Testergebnis** = ______

***Ermitteln Sie bitte auf Grund des Testergebnisses die zutreffende Testaussage aus der folgenden Tabelle***

| *Falltyp* | *Testergebnis (TE):* | **Testaussage:** |
|---|---|---|
| Typ A: | TE <= 2,5 | Patient chronifiziert höchstwahrscheinlich nicht |
| Typ B: | -2,5 < TE <= 8 | Patient chronifiziert zu 70 % nicht |
| Typ C: | 8 < TE < 28 | Keine Aussage über Patient möglich |
| Typ D: | 28 <= TE < 37 | Patient chronifiziert zu 70% |
| Typ E: | 37 <= TE | Patient chronifiziert höchstwahscheinlich |

## A10 Örebro Musculoskeletal Pain Questionnaire (ÖMPQ)

Linton SJ, Boersma K. Clin J Pain 2003; 19: 80–86

NSW GOVERNMENT | WorkCover NEW SOUTH WALES

# Örebro Musculoskeletal Pain Questionnaire (ÖMPQ)

Linton and Boersma 2003[1]

1. **Name** ______________ **Phone** ______________ **Date** ______________
2. **Date of Injury** ______________ **Date of birth** ______________
3. **Male** ☐ **Female** ☐
4. **Were you born in Australia*?** Yes ☐ No ☐

These questions and statements apply if you have aches or pains, such as back, shoulder or neck pain. Please read and answer questions carefully. Do not take long to answer the questions, however it is important that you answer every question. There is **always** a response for your particular situation.

5. **Where do you have pain?** Place a tick (✓) for all appropriate sites. — 2x (max 10)

☐ Neck ☐ Shoulder ☐ Arm ☐ Upper Back
☐ Lower Back ☐ Leg ☐ Other (state)

6. **How many days of work have you missed because of pain during the past 18 months?** Tick (✓) one.

☐ 0 days (1) ☐ 1-2 days (2) ☐ 3-7 days (3) ☐ 8-14 days (4)
☐ 15-30 days (5) ☐ 1 month (6) ☐ 2 months (7) ☐ 3-6 months (8)
☐ 6-12 months (9) ☐ over 1 year (10)

7. **How long have you had your current pain problem?** Tick (✓) one.

☐ 0-1 week (1) ☐ 1-2 weeks (2) ☐ 3-4 weeks (3) ☐ 4-5 weeks (4)
☐ 6-8 weeks (5) ☐ 9-11 weeks (6) ☐ 3-6 months (7) ☐ 6-9 months (8)
☐ 9-12 months (9) ☐ over 1 year (10)

8. **Is your work heavy or monotonous?** Circle the best alternative.

0 1 2 3 4 5 6 7 8 9 10

Not at all … Extremely

9. **How would you rate the pain that you have had during the past week?** Circle one.

0 1 2 3 4 5 6 7 8 9 10

No pain … Pain as bad as it could be

* Modified for use by WorkCover NSW (with permission)

1 Linton SJ, Boersma K. Early identification of patients at risk of developing a persistent back problem: the predictive validity of the Örebro Muscuoloskeletal Pain Questionnaire. Clin J Pain 2003;19: 80-86.

| | |
|---|---|
| **10. In the past three months, on average, how bad was your pain on a 0-10 scale?** Circle one.<br>0 1 2 3 4 5 6 7 8 9 10<br>No pain — Pain as bad as it could be | |
| **11. How often would you say that you have experience pain episodes, on average, during the past three months?** Circle one.<br>0 1 2 3 4 5 6 7 8 9 10<br>Never — Always | |
| **12. Based on all things you do to cope, or deal with your pain, on an average day, how much are you able to decrease it?** Circle the appropriate number.<br>0 1 2 3 4 5 6 7 8 9 10<br>Can't decrease it at all — Can decrease it completely | 10 - x |
| **13. How tense or anxious have you felt in the past week?** Circle one.<br>0 1 2 3 4 5 6 7 8 9 10<br>Absolutely clam and relaxed — As tense and anxious as I've ever felt | |
| **14. How much have you been bothered by feeling depressed in the past week?** Circle one.<br>0 1 2 3 4 5 6 7 8 9 10<br>Not at all — Extremely | |
| **15. In your view, how large is the risk that your current pain may become persistent?** Circle one.<br>0 1 2 3 4 5 6 7 8 9 10<br>No risk — Very large risk | |
| **16. In your estimation, what are the chances that you will be able to work in six months?** Circle one.<br>0 1 2 3 4 5 6 7 8 9 10<br>No chance — Very large chance | 10 - x |
| **17. If you take into consideration your work routines, management, salary, promotion possibilities and work mates, how satisfied are you with your job?** Circle one.<br>0 1 2 3 4 5 6 7 8 9 10<br>Not satisfied at all — Completely satisfied | 10 - x |

| | |
|---|---|
| Here are some of the things that other people have told us about their pain. For each statement, circle one number from 0 to 10 to say how much physical activities, such as bending, lifting, walking or driving, would affect your pain. | |
| **18. Physical activity makes my pain worse.**<br>0 1 2 3 4 5 6 7 8 9 10<br>Completely disagree … Completely agree | |
| **19. An increase in pain is an indication that I should stop what I'm doing until the pain decreases.**<br>0 1 2 3 4 5 6 7 8 9 10<br>Completely disagree Completely agree | |
| **20. I should not do my normal work with my present pain.**<br>0 1 2 3 4 5 6 7 8 9 10<br>Completely disagree … Completely agree | |
| Here is a list of five activities. Circle the one number that best describes your current ability to participate in each of these activities. | |
| **21. I can do light work for an hour.**<br>0 1 2 3 4 5 6 7 8 9 10<br>Can't do it because of pain problem … Can do it without pain being a problem | 10 - x |
| **22. I can walk for an hour.**<br>0 1 2 3 4 5 6 7 8 9 10<br>Can't do it because of pain problem … Can do it without pain being a problem | 10 - x |
| **23. I can do ordinary household chores.**<br>0 1 2 3 4 5 6 7 8 9 10<br>Can't do it because of pain problem … Can do it without pain being a problem | 10 - x |
| **24. I can do the weekly shopping.**<br>0 1 2 3 4 5 6 7 8 9 10<br>Can't do it because of pain problem … Can do it without pain being a problem | 10 - x |
| **25. I can sleep at night.**<br>0 1 2 3 4 5 6 7 8 9 10<br>Can't do it because of pain problem … Can do it without pain being a problem | 10 - x |

## Explanatory Notes

The Örebro Musculoskeletal Pain Questionnaire (ÖMPQ) is a 'yellow flag' screening tool that predicts long-term disability and failure to return to work when completed four to 12 weeks following a soft tissue injury[2]. A cut-off score of 105 has been found to predict those who will recover (with 95 per cent accuracy), those who will have no further sick leave in the next six months (with 81 per cent accuracy), and those who will have long-term sick leave (with 67 per cent accuracy)[1].

The ÖMPQ predicted failure to return to work six months after compensable musculoskeletal injury in a NSW population of workers. The injuries in the study group were mixed, and the ÖMPQ was found to be more specific and sensitive for back injuries. In workers with back injuries screened at four to 12 weeks, a cut-off score of 130 correctly predicted 86 per cent of those who failed to return to work[3].

Identification, through the ÖMPQ, of workers at risk of failing to return to work due to personal and environmental factors provides the opportunity for treating practitioners to apply appropriate interventions (including the use of activity programs based on cognitive behavioural strategies) to reduce the risk of long-term disability in injured workers. Evidence indicates that these factors can be changed if they are addressed[4].

### Administering the questionnaire

The ÖMPQ is designed to be a self administered tool completed by the worker in a quiet environment without assistance from any other person. A detailed explanation is provided by the person administering the questionnaire:

"Information from this questionnaire helps us understand your problem better, and it especially helps us evaluate the possible long-term consequences your pain may have. It is important that you read each question carefully and answer it as best you can. There are no right or wrong answers. Please answer every question. If you have difficulty, select the answer that best describes your situation".

Where uncertainty or a request for more information is expressed, encouragement is provided to "answer as best you can". The questionnaire item may be read aloud to assist, however the question should not be rephrased. All questions should be answered, as missing values will reduce validity[5].

### Scoring instructions

- For question 5, count the number of pain sites and multiply by two – this is the score (maximum score allowable is 10).
- For questions 6 and 7 the score is the number bracketed after the ticked box.
- For questions 8, 9, 10, 11, 13, 14, 15, 18, 19 and 20 the score is the number that has been ticked or circled.
- For questions 12, 16, 17, 21, 22, 23, 24 and 25 the score is 10 minus the number that has been circled.
- Write the score in the shaded area beside each item.
- Add up the scores for questions 5 to 25 – this is the total ÖMPQ score.

1 Linton SJ, Boersma K. Early identification of patients at risk of developing a persistent back problem: the predictive validity of the Örebro Muscuoloskeletal Pain Questionnaire. Clin J Pain 2003;19: 80-86.

2 Linton SJ, Hallden K. Can we screen for problematic back pain? A screening questionnaire for predicting outcome in acute and subacute back pain. Clin J Pain 1998; 3: 209-215.

3 Dunstan DA, Covic T, Tyson GA, Lennie, IG (2005) Does the OMPQ predict outcomes following a work related compensable injury? International Journal of Rehabilitation Research 28(4), 369-370.

4 Linton SJ, Ryberg M. A cognitive-behavioral group intervention as prevention for persistent neck and back pain in a non-patient population: a randomized controlled trial. Pain 2001; 83-90.

van den Hout JHC, Vlaeyen WS, Heuts PHTG, Zijlema JHL, Wijnen AG. Secondary Prevention of Work-Related Disability in Nonspecific Low Back Pain: Problem-Solving Therapy Help? A Randomized Clinical Trial. Clinical Journal of Pain 2003; 19: 87-96.

Marhold C, Linton SJ, Melin L. A cognitive-behavioral return to work program: effects on pain patients with a history of long-term versus short-term sick leave. Pain 2001; 91:155-163.

5 Linton SJ. Understanding pain for better clinical practice – a psychological perspective. Edinburgh: Elsevier, 2005.



Catalogue No. **WC05537** WorkCover Publications Hotline **1300 799 003**

**WorkCover NSW** 92-100 Donnison St Gosford NSW 2250
Locked Bag 2906 Lisarow NSW 2252 WorkCover Assistance Service **13 10 50**
Website **www.workcover.nsw.gov.au**

WorkCover NEW SOUTH WALES

## A11 Clinical pathway »lumbale Radikulopathie«

AWMF Leitlinie der Deutschen Gesellschaft für Neurologie (2008)
*www.uni-duesseldorf.de/AWMF/ll/030-058.htm*

*Clinical Pathway* – **Lumbale Radikulopathie**

<table>
<tr>
<td rowspan="8">Basisprogramm<br><br>Untersuchung:<br>❍ Inspektion:<br>   ❍ Zoster-Effloreszenzen<br>   ❍ Fehlhaltung<br>❍ Klopfschmerz Bewegungseinschränkung Finger-Boden-Abstand<br>❍ Nervendehnungszeichen<br>❍ Valleix-Punkte<br>❍ Trendelenburg-Zeichen<br>❍ Kraft der Kennmuskeln<br>❍ Oberflächensensibilität<br>❍ Muskeleigenreflexe<br><br>Diagnostik:<br>❑ Röntgen LWS nativ:<br>   ❑ Destruktionen<br>   ❑ Fehlbildung<br>   ❑ Stufenbildung<br>❑ Labor: Entzündungsparameter</td>
<td rowspan="6">❍ Radikuläre Schmerzen und Ausfälle</td>
<td rowspan="3">❍ Wurzeldehnungszeichen (Lasègue, Bragard)</td>
<td rowspan="2">❍ Keine Hinweise auf entzündliche/destruktive Ursachen</td>
<td rowspan="2">Arbeitsdiagnose:<br>Bandscheibenvorfall<br>knöcherne degenerative Veränderungen</td>
<td colspan="2">❍ Dringliche OP-Indikation:<br>   ❍ Progrediente motorische Ausfälle schlechter als 3/5 Paresen<br>   ❍ Cauda-Syndrom<br>   ❍ Blasen- oder Mastdarmlähmung</td>
<td colspan="2">❑ MRT oder CT der LWS<br>❑ Operation (notfallmäßig)</td>
</tr>
<tr>
<td>❍ Keine dringliche OP-Indikation</td>
<td>Basistherapie:<br>❑ Bettruhe (so kurz wie möglich)<br>❑ Lokale Wärme/Kälte Physiotherapie<br>❑ Analgetika/NSAR<br>❑ Myotonolytika</td>
<td>❍ Therapieresistenz nach 4 Wochen intensiver konservativer Therapie und<br>❍ gesicherte Wurzelkompression</td>
<td>❑ MRT oder CT der LWS<br>❑ Operation</td>
</tr>
<tr>
<td>❍ Hinweise auf entzündliche/destruktive Ursachen:<br>   ❍ Lokale Raumforderungen<br>   ❍ Spondylodiszitis<br>   ❍ Intraspinale Prozesse<br>   ❍ Spinaler Abszess</td>
<td>❑ CT oder MRT der LWS</td>
<td colspan="4">❑ Spezifische Therapie (i.d.R. Operation)<br>❑ Antibiotische Therapie (Diszitis)</td>
</tr>
<tr>
<td rowspan="3">❍ Keine Wurzeldehnungszeichen</td>
<td rowspan="3">❑ EMG<br>❑ Sensible Neurographie</td>
<td rowspan="2">❍ Elektrophysiologische Hinweise auf Radikulopathie:<br>   ❍ Erhaltene sensible NAP<br>   ❍ Paravertebrale Spontanaktivität</td>
<td>❍ Hinweise auf Radikulitis (Borreliose, Zoster)</td>
<td>❑ Serologie: Borreliose, Herpes zoster<br>❑ Liquordiagnostik</td>
<td colspan="2">❑ Spezifische Therapie</td>
</tr>
<tr>
<td>❍ Meningeosis neoplastica möglich</td>
<td>❑ Liquorzytologie</td>
<td colspan="2">❑ Weiter: siehe Leitlinie „Meningeosis neoplastica"</td>
</tr>
<tr>
<td>❍ Elektrophysiologische Hinweise auf Plexopathie:<br>   ❍ Verminderung der sensiblen NAP<br>   ❍ Fehlende paravertebrale Spontanaktivität im EMG trotz segmentaler Paresen</td>
<td colspan="2">Mögliche Diagnosen:<br>Plexopathie bei<br>■ Diabetes mellitus<br>■ Idiopathische Plexusneuritis<br>■ Strahlenschädigung</td>
<td colspan="2">❑ Spezifische Therapie</td>
</tr>
<tr>
<td colspan="2">❍ Keine radikulären Ausfälle und<br>❍ Keine Wurzeldehnungszeichen</td>
<td colspan="6">Mögliche Diagnosen:<br>pseudoradikuläre Syndrome bei<br>■ Coxarthrose<br>■ Facettensyndrom<br>■ ISG-Syndrom<br>■ Kokzygodynie<br>■ Tendomyopathien</td>
</tr>
<tr>
<td colspan="2">❍ Anamnestische Hinweise auf Claudicatio caudae equinae:<br>   ❍ Schmerzlinderung bei Vorbeugung/Hinsetzen<br>   ❍ Schmerzverstärkung bei Hyperlordosierung</td>
<td>❑ MRT der LWS</td>
<td colspan="5">❑ Beratung bezüglich Operation</td>
</tr>
</table>

## A12 McGill-Schmerzfragebogen

Melzack R (1987) The short-form McGill pain questionnaire. Pain 30: 191–197

# Schmerzfragebogen

1. **Schmerzintensität**: Wie starke Schmerzen haben Sie in der letzten Zeit (z.B. letzte Woche)? Machen Sie 3 Angaben für den Bereich in dem die Schmerzen geschwankt haben. Verwenden Sie die folgenden Symbole:

O schwächster Schmerz ∇ momentaner Schmerz ● stärkster Schmerz

0 ◄────────────────────────► 10

keine Schmerzen — stärkste vorstellbare Schmerzen

*Wenn Sie in letzter Zeit keine Schmerzen hatten, lassen den Rest des Fragebogens leer.*

2. **Schmerzdauer**: Seit wann leiden Sie an diesen Schmerzen?

erstmals aufgetreten: .......................................... (Jahr, ev. Monat, Tag)

praktisch dauernd Schmerzen seit: ..................................... (Jahr, ev. Monat, Tag)

3. **Schmerzlokalisation**: Wo haben Sie Ihre Schmerzen?

(Bitte mit Strichen oder Schraffur einzeichnen, ev. schmerzhaftes Gebiet umkreisen)

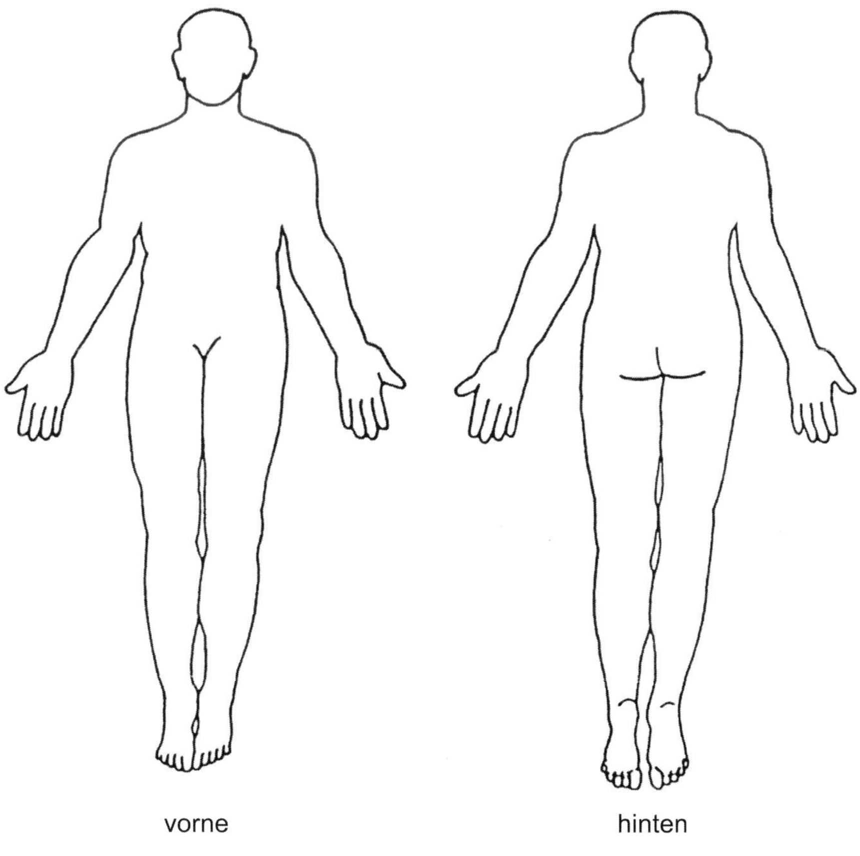

vorne hinten

## A13 Fear-Avoidance Beliefs Questionnaire (FAB-D)

### „Fear-avoidance-beliefs-questionnaire“ (FABQ-D)

| | Stimmt gar nicht | | | | | | Stimmt genau |
|---|---|---|---|---|---|---|---|
| 1. Meine Rückensschmerzen wurden durch körperliche Aktivitäten verursacht. | 0 | 1 | 2 | 3 | 4 | 5 | 6 |
| 2. Körperliche Aktivitäten verstärken meine Schmerzen. | 0 | 1 | 2 | 3 | 4 | 5 | 6 |
| 3. Körperliche Aktivitäten könnten meinem Rücken schaden. | 0 | 1 | 2 | 3 | 4 | 5 | 6 |
| 4. Ich sollte körperliche Aktivitäten, die meinem Rücken schaden, unterlassen. | 0 | 1 | 2 | 3 | 4 | 5 | 6 |
| 5. Ich kann körperliche Aktivitäten, die meinem Rücken schaden, nicht ausüben. | 0 | 1 | 2 | 3 | 4 | 5 | 6 |
| 6. Meine Schmerzen wurden durch meine Arbeit oder durch eine Verletzung bei der Arbeit verursacht. | 0 | 1 | 2 | 3 | 4 | 5 | 6 |
| 7. Durch meine Arbeit wurden meine Schmerzen verstärkt. | 0 | 1 | 2 | 3 | 4 | 5 | 6 |
| 8. Ich hätte eigentlich einen Anspruch auf Entschädigung für meine Schmerzen. | 0 | 1 | 2 | 3 | 4 | 5 | 6 |
| 9. Meine Arbeit ist zu schwer für mich. | 0 | 1 | 2 | 3 | 4 | 5 | 6 |
| 10. Meine Arbeit verschlimmert meinen Schmerz oder wird ihn verschlimmern. | 0 | 1 | 2 | 3 | 4 | 5 | 6 |
| 11. Meine Arbeit könnte meinen Rückenschädigen. | 0 | 1 | 2 | 3 | 4 | 5 | 6 |
| 12. Mit meinen augenblicklichen Schmerzen sollte ich meine gegenwärtige Arbeit eigentlich nicht ausüben. | 0 | 1 | 2 | 3 | 4 | 5 | 6 |
| 13. Ich kann mit meinen augenblicklichen Schmerzen meine gegenwärtige Arbeit nicht machen. | 0 | 1 | 2 | 3 | 4 | 5 | 6 |
| 14. Bis meine Schmerzen nicht behandelt sind, kann ich meine gegenwärtige Arbeit nicht tun. | 0 | 1 | 2 | 3 | 4 | 5 | 6 |
| 15. Ich glaube nicht, dass ich in den nächsten 3 Monaten an meine normale Arbeit zurückkehren kann. | 0 | 1 | 2 | 3 | 4 | 5 | 6 |

## A14 Selbsthilfegruppen und weitere Anlaufstellen

### Deutschland

FORUM SCHMERZ
Im Deutschen Grünen Kreuz e. V.
Schuhmarkt 4
D-35037 Marburg
Tel. +49-(0)6421-293-124
Fax +49-(0)6421-293-724
E-Mail: *schmerz@kilian.de*
*www.forum-schmerz.de*

Aktion Gesunder Rücken (AGR) e. V.
Postfach 103
D-27443 Selsingen
Tel. +49-(0)4284-926-9990
Fax +49-(0)4284-926-9991
E-Mail: *info@agr-ev.de*
*www.agr-ev.de*

Wirbelsäulenliga (WSL) e. V.
Geschäftsstelle
Widenmayerstraße 29
D-80538 München
Tel. +49-(0)89-210-96966
Fax : +49-(0)89-210-969-69
E-Mail: *info@wirbelsäulenliga.de*
*www.wirbelsaeulenliga.de*

Deutsche Rheuma-Liga Bundesverband e. V.
Maximilianstrasse 15
D-53111 Bonn
Tel. +49-(0)228-766-060
Fax +49-(0)228-766-0620
E-Mail: *bv.neumann@rheuma-liga.de*
*www.rheuma-liga.de*

Bundesselbsthilfeverband für Osteoporose e. V.
Kirchfeldstraße 149
D-40215 Düsseldorf
Tel. +49-(0)211-301314-0
Fax +49-(0)211-301314-10
E-Mail: *info@Osteoporose-Deutschland.de*
*www.osteoprose-deutschland.de*

Deutsche Schmerzliga e. V.
Adenauerallee 18
D-61440 Oberursel
Tel. +49-(0)700-375-375-375
Fax +49-(0)700-375-375-38
E-Mail: *info@schmerzliga.de*
*www.schmerzliga.de*

Deutsche Arthrose-Hilfe e. V.
Postfach 11 05 51
D-60040 Frankfurt/Main
Tel. +49-(0)6831-946677
Fax +49-(0)6831-946678
E-Mail: *service@arthrose.de*
*www.arthrose.de*

Bundesverband der deutscher Rückenschulen (BdR) e. V.
Postfach 1124
D-30011 Hannover
Tel. +49-(0)511-350-2730
Fax +49-(0)511-350-5866
E-Mail: *info@bdr-ev.de*
*www.bdr-ev.de*

Bundesverband Skoliose-Selbsthilfe e. V.
Sonnenhalde 5
D-74838 Limbach
E-Mail: *admin@bundesverband-skoliose.de*
*www.bundesverband-skoliose.de*

McKenzie Institut Deutschland/Schweiz/Österreich
St. Magnusstraße 2
D-87672 Rosshaupten
Tel. +49-(0)7136-969272
Fax +49-(0)7136-969271
E-Mail: *kontakt@mckenzie.de*
*www.mckenzie.de*

Forum Gesunder Rücken – besser leben e. V.
Postfach 3564
D-65025 Wiesbaden
Tel. +49-(0)611-589-3836
Fax +49-(0)611-589-3832
E-Mail: *forum.gesunder.ruecken@t-online.de*
*www.forum-ruecken.de*

Deutsche Vereinigung Morbus Bechterew e. V.
Metzgergasse 16
D-97421 Schweinfurt
Tel. +49-(0)9721-22033
Fax +49-(0)9721-22955
E-Mail: *DVMB@Bechterew.de*
*www.bechterew.de*

Bundesvereinigung Prävention und Gesundheitsförderung e. V. (BVPG)
Heilsbachstraße 30
D-53123 Bonn
Tel. +49-(0)228-98727-0
Fax +49-(0)228-6420024
E-Mail: *rg@bvpraevention.de*
*www.bvpraevention.de*

Bundesarbeitsgemeinschaft für Haltungs- und Bewegungsförderung e. V.
Matthias-Claudius-Straße 14
D-65185 Wiesbaden
Tel. +49-(0)611-374 09
Fax +49-(0)611-9100706
E-Mail: *info@haltungbewegung.de*
*www.haltungbewegung.de*

Deutscher Behindertenrat
c/o Sozialverband Deutschland (SoVD)
Stralauer Straße 63
D-10179 Berlin
E-Mail: *info@deutscher-behindertenrat.de*
*www.deutscher behindertenrat.de*

Bundesverband Selbsthilfe Körperbehinderter e. V.
D-74238 Krautheim
Tel. +49-(0)6294-42810
Fax +49-(0)6294-428179
E-Mail: *bsk.ev@t-online.de*
*www.bsk-ev.de*

## Schweiz

Rheumaliga Schweiz
Josefstrasse 92
CH-8005 Zürich
Tel. +41-(0)44-487-4000
Fax +41-(0)44-487-4019
E-Mail: *info@rheumaliga.ch*
*www.rheumaliga.ch*

Rheuma Schweiz
Geschäftsstelle: Pomcany's Marketing AG
Ruedi Stutz
Aargauerstrasse 250
CH-8048 Zürich
Tel. +41-(0)44-496-1010
Fax +41-(0)44-496-1011
E-Mail: *info@rheuma-schweiz.ch*
*www.rheuma-schweiz.ch*

Verein Skoliose-Selbsthilfe
Binsböschenrain 4
CH-6045 Meggen
Tel. +41-(0)41-61-733-9144
Fax +41-(0)41-61-733-9145
*www.skoliose-selbsthilfe.ch/documents/news_10_6_v2.pdf*

AGILE
Behinderten-Selbsthilfe Schweiz
Effingerstrasse 55
CH-3008 Bern
Tel. +41-(0)31-390-3939
Fax +41-(0)31-390-3935
E-mail: *info@agile.ch*
*www.agile.ch*

Sprechzimmer by Mediscope AG
Alfred-Escher-Strasse 36
CH-8002 Zürich
Tel.: +41-(0)44 204 16 77
Fax: +41-(0)44 204 16 70
*www.sprechzimmer.ch*

McKenzie Institut Deutschland/Schweiz/Österreich
St. Magnusstraße 2
D-87672 Rosshaupten
Tel. +49-(0)7136/969272
Fax +49-(0)7136/969271
E-Mail: *kontakt@mckenzie.de*
*www.mckenzie.de*

## Österreich

Österreichische RheumaLiga (ÖRL)
Dorfstraße 4
A-5761 Maria Alm
Tel. +43-(0)699-155-41-679
E-Mail: *info@rheumaliga.at*
*www.rheumaliga.at*

Österreichische Vereinigung Morbus Bechterew
Obere Augartenstraße 26–28
A-1020 Wien
Tel./Fax +43-(0)1-332-2810
Mobil +43-(0)676-406-4428
E-Mail: *office@bechterew.at*
*www.bechterew.at*

Osteoporose Selbsthilfe Wien
Bastiengasse 36–38
A-1180 Wien
Tel. +43-(0)1-522-6335
E-Mail: *sekretariat@osteoporose-selbsthilfe.at*
*www.osteoporose-selbsthilfe.at*

McKenzie Institut Deutschland/Schweiz/Österreich
St. Magnusstraße 2
D-87672 Rosshaupten
Tel. +49-(0)7136/969272
Fax +49-(0)7136/969271
E-Mail: *kontakt@mckenzie.de*
*www.mckenzie.de*

## Glossar

**Allodynie:** Normalerweise nichtschmerzhafte Reizungen werden als schmerzhaft wahrgenommen.

**Anteriore lumbale interkorporelle Fusion (ALIF):** Fusionsoperation der Wirbelsäule über einen trans- oder retroperitonealen Zugang.

**Assimilationsstörung:** Übergangsstörung mit Variation in der Anzahl der freien Wirbelkörper bzw. Kreuzbeinwirbel; im Lumbosakralbereich häufig (bis zu 25%), meist ohne klinische Bedeutung.

**Autogenes Training (AT):** Methode der konzentrativen Selbstentspannung, bei der durch Autosuggestion körperliche, geistige und seelische Veränderungen herbeigeführt werden.

**Baastrup-Phänomen:** Nearthrose bei Verbreiterung der Dornfortsätze, Verschmälerung der Bandscheibenräume und/oder Hyperlordose mit oft schmerzhaften lokalen Irritationen.

***Black disk:*** Degenerativ entstehender Wassermangel und Austrocknung der Bandscheibe; führt im Kernspintomogramm zu einer Homogenisierung des Bandscheibensignals entsprechend dem dunklen (»*black*«) Anulussignal.

**Bogenschlussstörung:** Kongenitale Spaltbildung des Wirbelbogens. Mittig: Spina bifida; im Bereich der Interartikularportion: Spondylolyse. Bei ausgeprägten Befunden Prolaps von intraspinalen Anteilen (Meningozele oder Meningomyelozele).

**Cauda equina:** »Pferdeschweif«, Nervenfaserbündel der vorderen und hinteren Spinalnervenwurzeln von $L_2$ an abwärts am Ende des Rückenmarks; endet im »Filum terminale« auf Höhe des Sakrums.

**Caudasyndrom:** Polyradikuläre Schädigung der Cauda-equina-Fasern unterschiedlicher Genese (Trauma, Nucleus-pulposus-Prolaps, Tumor etc.), schlaffe Lähmungen mit sensiblen Ausfällen, Reithosenanästhesie ($S_4$ und $S_5$), Blasen-/Mastdarmlähmung, Potenzstörungen.

**Chemonukleolyse:** Verkleinern von Bandscheibenvorfällen durch Injektion von Chymopapain oder Kollagenase in das Bandscheibenfach

**Conussyndrom:** Schädigung des Rückenmarks auf Höhe des Conus medullaris (1./2. Lendenwirbelkörper), klinisch wie ▶ Caudasyndrom, Sensibilitätsstörungen (evtl. dissoziiert) ab $S_3$, Reithosenanästhesie, Blasen-/Mastdarmstörungen, motorische Ausfälle gluteal.

**Coping:** Verhaltensweisen im Umgang mit einer belastenden Situation, z. B. Schmerzbewältigungsstrategien, mit denen der Patient eine zunehmende Kontrolle über den Schmerz erlangen und somit sein Leben und den Alltag aktiver gestalten kann.

**Diffuse idiopathische Skelettyperostose (DISH):** Syn. ▶ M. Forestier, Spondylosis hyperostotica.

***Dry needling:*** Kanülenplatzierung ohne Applikation von Medikamenten in Triggerpunkte von Muskulatur oder Bändern.

**Dysästhesie:** Schmerzhafte, unangenehme Parästhesie, tritt häufig in Verbindung mit einer Polyneuropathie auf.

**Entspannungsverfahren:** Unterstützen die Behandlung unterschiedlicher psychosomatischer und organischer Krankheitsbilder, weil sich mit ihrer Hilfe das somatische Geschehen wirkungsvoll beeinflussen lässt. Häufigste Verfahren: ▶ autogenes Training (AT) und ▶ progressive Muskelentspannung nach Jacobson (PME).

**Facettendenervierung:** Durch Denaturierung entweder mittels Wärme (Radiofrequenz) oder Kälte (Kryosonde) wird der mediale Ast des Ramus dorsalis des Spinalnerven zur Schmerzausschaltung denerviert.

**Failed-back-surgery-Syndrom (FBSS):** Fortbestehende Schmerzsymptomatik nach Wirbelsäuleneingriffen, häufig aufgrund von erneuten Bandscheibenvorfällen oder Narbenbildung im Operationsgebiet.

***Fear avoidance:*** Psychologische ▶ Copingstrategie mit dem Ziel, eine angstauslösende Quelle zu vermeiden; *fear-avoidance belief*: Überzeugung, dass körperliche Aktivität oder Arbeit die Schmerzerkrankung verschlimmern.

**Femoralisdehnungsschmerz:** Umgekehrtes Lasuège-Zeichen zur Überprüfung eines Dehnungsschmerzes und damit Reizung der $L_3$-Nervenwurzel.

**Fibromyalgie:** Polytopes Schmerzsyndrom mit generalisierter Tendomyopathie, multilokuläre Insertionstendopathie; Tender-points als stark druckdolente Zonen ohne somatisch fassbaren Befund.

**Flachrücken:** Aufhebung/Abflachung der physiologischen Lendenwirbelsäulen-Lordose und Brustwirbelsäulen-Kyphose; häufig bei Skoliose, M. Scheuermann, Rachitis.

**Flexionsorthese:** Entlordosierende Rumpforthese zur Entlastung der Facetten und bei radikulären Syndromen.

**Foraminotomie:** Operative Erweiterung des Neuroforamens zur Nervendekompression.

**Funktionsmyelographie:** Myelographie mit anschließender CT in maximaler Inklination und Reklination zur Erfassung einer meist degenerativen Instabilität mit Spinalkanalstenose und/oder positionsabhängigen Neuroforamina-Stenosen.

**Gibbus:** Gipfel der kyphotischen Fehlstellung der Wirbelsäule nach osteoporotischen Frakturen oder destruierender Spondylitis und bei angeborenen Fehlstellungen.

**Gleitwirbel:** Instabiles Bewegungssegment bei Spondylolisthese.

**Hemilaminektomie:** Einseitige vollständige Entfernung eines Wirbelbogens.

**High-intensity-Zone (HIZ):** Sichtbar im MRT als signalintensive, helle Zone in der T2-Wichtung im dorsalen Anulus fibrosus der Bandscheibe; Hinweis auf beginnende Bandscheibendegeneration.

**Hypalgesie:** Verminderte Schmerzempfindung bei Einwirken schmerzhafter noxischer Reize.

**Hypästhesie:** Verminderte Empfindlichkeit der Haut für Sinnesreize.

**Hyperalgesie:** Gesteigerte Schmerzempfindung bei Einwirkung von auch bei Gesunden als schmerzhaft empfundenen noxischen Reizen, meist als Folge einer Sensibilisierung der Nozizeptoren.

**Hypermobilität:** Über das normale Ausmaß hinausgehende Bewegungsfähigkeit der Gelenke, in der Regel aufgrund einer konstitutionellen Laxität des Kapsel-Band-Apparats.

**Hyperostose:** Überschießende Bildung von Knochen mit hierdurch an der Wirbelsäule bedingter Bewegungseinschränkung, z. B. bei Spondylitis ankylosans, ► M. Forestier, ► DISH.

**Interventionelle Therapieverfahren:** Nervenblockaden mit Lokalanästhetika (Plexus, intrathekal, Sympathikus) oder Opioiden (Ganglion, rückenmarksnah) zur Akuttherapie von Schmerzexazerbationen oder Überbrückung bis zum Wirkeintritt einer medikamentösen Therapie.

**Ischialgie:** Schmerzen im Versorgungsgebiet des N. ischiadicus durch Kompression der Nervenwurzeln z. B. durch einen Bandscheibenvorfall oder Foramenstenosen.

**Ischiasskoliose:** Syn. ischiadische Fehlhaltung. Shift der Wirbelsäule durch schmerzbedingtes Ausweichen des Oberkörpers von der eingeklemmten Nervenwurzel weg.

**Jendrassik-Handgriff:** Zur Bahnung der Muskeleigenreflexe verhakt der Patient die Handflächen ineinander und zieht diese auf Kommando auseinander, während der Untersucher versucht, den entsprechenden Reflex auszulösen.

**Kognitive Verhaltenstherapie (KVT):** Kognitiv-verhaltenstherapeutische Interventionen, einschließlich Entspannungstechniken, zielen auf die Korrektur von ungünstigen (dysfunktionalen) Denkmustern und Verhalten aufgrund falscher Informationen oder negativer Erfahrungen ab.

**Krankengymnastik:** Ärztlich verordnete Bewegungstherapie, die mit speziellen Befund- und Behandlungstechniken bei Fehlentwicklungen oder Störungen organischer und psychischer Funktionen angewandt wird; eingeschlossen sind Information und Schulung des Patienten über gesundheitsgerechtes Verhalten und den Umgang mit seinen Hilfsmitteln.

**Laminektomie:** Wegnahme eines kompletten Wirbelbogens inklusive des Dornfortsatzes.

**Laminoplastik:** Teilresektion oder vollständige Entfernung eines oder mehrerer Wirbelbögen zur längerstreckigen Dekompression des Spinalkanals.

**Laminotomie:** Entfernung von kranialen oder kaudalen Anteilen eines Wirbelbogens zur Fenestration bei Nukleotomie.

**Laser-Nukleotomie:** Erhitzen der Bandscheibe über einen Laserlichtleiter und damit Reduktion des Nucleus pulposus.

***Low back pain:*** Englische Bezeichnung für »Kreuzschmerz«.

**Lumbago/Lumbalgie:** »Kreuzschmerz«, »Hexenschuss«, akutes oder chronisches Schmerzsyndrom der Lendenwirbelsäule ohne radikuläre Ausstrahlung.

**Lumboischialgie:** Schmerzssyndrom der Lendenwirbelsäule mit Beinschmerz im Versorgungsgebiet der Nervenwurzeln, die häufig aufgrund eines Bandscheibenvorfalls oder von Foramenstenosen komprimiert werden.

**Manuelle Medizin:** Ärztliche Diagnostik, Differenzialdiagnostik und Behandlung von funktionellen Störungen des Bewegungssystems einschließlich Kopf und Viszerum. Wesentliches diagnostisches Kriterium ist die palpatorische Erfassung von Bewegungseinschränkungen an Gelenken und von Spannungsveränderungen der Muskulatur, der faszialen Strukturen und des Viszerums.

**Meyerding-Klassifikation:** Einteilung des Ventralgleitens bei Spondylolisthese; Grad I: 25%, Grad II: 50%, Grad III: 75% der Wirbelkörperbreite, Grad IV: Spondyloptose, völliges Abrutschen über die Vorderkante des daruntergelegenen Wirbels.

**Mixed-pain-Syndrom:** Schmerzsyndrom mit ▶ nozizeptiven und ▶ neuropathischen Anteilen, häufig bei chronischen Rückenschmerzen, auch bei tumorbedingtem Schmerz.

**Modic-Zeichen:** Grund- und Deckplatten der Wirbelkörper stellen sich bei Bandscheibendegeneration/Osteochondrose in der MRT signalintensiv dar.

**Morbus Forestier:** Syn. Spondylosis hyperostotica, diffuse hypertrophe Skeletthyperostose (▶ DISH); degenerative, nichtentzündliche Erkrankung der Wirbelsäule meist im hohen Lebensalter.

**Multimodale Schmerztherapie:** Interdisziplinäre Therapie von chronischen Schmerzsyndromen. Mediziner mindestens zweier Fachdisziplinen planen die Therapie zusammen mit Psycho-, Physio- und Ergotherapeuten unter Einbezug von ▶ Entspannungsverfahren etc. in gemeinsamen Teambesprechungen.

**Neuralgie:** Schmerzen im Innervationsgebiet eines Nerven oder einer Nervenwurzel aufgrund der Schädigung des Nerven durch Kompression oder Entzündung.

**Neuropathischer Schmerz:** Entstehung bei Schädigung des somatosensorischen Systems, z. B. durch metabolische (Polyneuropathie), virale (Herpes zoster) oder mechanische Prozesse (Kompression, Destruktion).

**Nozizeptiver Schmerz:** Entstehung durch Stimulation der peripheren Nozizeptoren. Im muskuloskelettalen Bereich gut lokalisierbar, kann z. B. spitz, stumpf, scharf oder stechend sein, akut entzündliche Prozesse (Hitze, Rötung, Schwellung) werden beobachtet; im viszeralen Bereich weniger gut lokalisierbar, mit dumpf-drückendem Charakter mit spastischer Begleitkomponente.

**Nukleoplastie:** Einführen einer flexiblen Radiofrequenzsonde in verschiedene Richtungen im Bandscheibenfach zur Reduktion des Nukleusvolumens.

**Nukleotomie:** Entfernung freier Sequesteranteile oder von Teilen der vorgefallenen Bandscheibe mithilfe des Operationsmikroskops.

**Numerische Ratingskala (NRS):** Selbsteinschätzung der Schmerzen durch den Patienten, Einordnung auf einer Skala von 0–10 (0: kein Schmerz, 10: stärkster vorstellbarer Schmerz).

**Osteochondrose:** Degenerative, nichtentzündliche Veränderungen der knorpeligen und knöchernen Strukturen (Grund- und Deckplatten), meist aufgrund einer Bandscheibendegeneration.

**Parästhesie:** Sensibilitätsstörung in Form von Kribbeln oder »Ameisenlaufen« als nichtschmerzhafte Missempfindung, häufig das Frühstadium einer Polyneuropathie.

**Physikalische Therapie:** Behandlungen mit physikalischen Mitteln, auf die der Organismus mit physiologischen Reaktionen antwortet, z. B. Massage, Wärme und Kälte, Wasser oder Strom; entweder eigenständige Therapie oder Begleittherapie zur Ergänzung/Unterstützung anderer Behandlungsverfahren.

**Piriformis-Syndrom:** Pseudoischialgie durch Tonuserhöhung des M. piriformis mit Druckschmerzhaftigkeit, schmerzhafter Dehnung bei Innenrotation des Hüftgelenks und Beschwerden bei aktiver Außenrotation/Abduktion gegen Widerstand.

**Polyneuropathie:** Schädigung zahlreicher peripherer Nerven, am häufigsten in distal symmetrischer Verteilung; häufig bei Diabetes mellitus, Alkoholmissbrauch, als Nebenwirkung verschiedener Medikamente. ▶ Neuropathische Schmerzen und Lähmungen können auftreten.

**Posteriore lumbale interkorporelle Fusion (PLIF):** Fusionsoperation der Wirbelsäule über einen dorsalen Zugang.

**Postnukleotomiesyndrom:** Syn. Postdiskektomiesyndrom, s. auch ▶ Failed-back-surgery-Syndrom. Schmerzzustand nach Bandscheibenoperation, kann mit Schmerzausstrahlung in das Bein einhergehen.

**Progressive Muskelentspannung nach Jacobson (PME):** Aktives Entspannungsverfahren, bei dem einzelne Muskelgruppen in einer bestimmten Reihenfolge angespannt und wieder entspannt werden, um Spannungszustände in der Muskulatur bewusst zu erkennen und diese eigenständig aufzulösen.

**Prolotherapie:** Skerosierende Substanzen (hochprozentige Glukose und/oder Phenol) werden in Bänder der Wirbelsäule und des hinteren Beckens oder an die Gelenkkapseln der Wirbelbogengelenke injiziert.

**Pseudoradikulärer Schmerz:** Im Rahmen eines Lumbalgie auftretender Schmerz , der in das Bein ausstrahlt, aber nicht radikulär zuordenbar ist; stets ohne sensible oder motorische Defizite, häufig aufgrund von Facettgelenksdegeneration.

**Psychodynamische Psychotherapie (PPT):** Mit einer psychodynamischen Therapie lassen sich die unbewussten Hintergründe von Verhalten aufdecken und bearbeiten; dadurch können unbewusste Widerstände gegen eine Veränderung von überangepasstem Verhalten wie z. B. »Durchhalten« beseitigt werden.

**Quantitative sensorische Testung (QST):** Neurologische Sensibilitätsprüfung, die Temperatur-, Berührungs- und Vibrationsempfinden testet (Hyperalgesie, Allodynie); wird angewandt zum Nachweis neuropathischer Schmerzen.

**Radikulopathie:** Nervenwurzelläsion, häufig in Kombination mit Rückenschmerzen; Beeinträchtigung der Nervenfunktion mit radikulären Sensibilitätsausfällen und Lähmungen der Kennmuskeln.

***Red flags:*** Alarmzeichen bei Patienten mit Rückenschmerzen, die eine sofortige Klinikeinweisung zur Folge haben müssen: Cauda-equina-Syndrom, Blasen-/Mastdarmlähmung, Querschnittslähmung, schwere Paresen, Wirbelkörperfrakturen mit v. a. Spinalkanalverlegung oder Tumorgenese.

**Reischauer-Blockade:** Paravertebrale Injektion eines Lokalanästhetikums zur Blockade einer schmerzhaften Nervenwurzel, diagnostisch und therapeutisch.

**Sakroiliitis:** Entzündung des Iliosakralgelenks, isoliert oder z. B. bei Spondarthritiden (M. Bechterew) mit Schmerzen des lumbosakralen Übergangs und der Spina iliaca posterior superior.

**Schmorlsches Knorpelknötchen:** Prolaps von Bandscheibengewebe in die Spongiosa des Wirbelkörpers, später Verknorpeln und Verknöchern mit lebenslanger Erkennbarkeit im seitlichen Röntgenbild, besonders bei M. Scheuermann.

**Somatoforme Schmerzstörung:** Schmerz, der durch einen physiologischen Prozess oder eine körperliche Störung nicht hinreichend erklärt werden kann; tritt in Verbindung mit emotionalen Konflikten oder psychosozialen Belastungen auf, denen die Hauptrolle für Beginn, Schweregrad, Exazerbation oder Aufrechterhaltung der Schmerzen zukommt (nach ICD-10).

**Spezifische Rückenschmerzen:** Es liegt eine klar definierte Ursache vor (z. B. Tumorerkrankungen mit Metastasen, Osteoporose, Frakturen, entzündliche Erkrankungen); diese Rückenschmerzen müssen entsprechend gezielt, z. T. fachübergreifend behandelt werden.

**Spinale Opioidgabe:** Intrathekale Opioidgabe über einen spinalen Katheter mit subkutan implantierter Pumpe (Syn. Morphinpumpe).

**Spinale Stimulation:** Stimulation des Rückenmarks über Elektroden zur Reduktion der Schmerzweiterleitung bei chronischen Schmerzen.

**Spondylophyt:** Osteophyt des Wirbelkörpers, Knochenapposition aufgrund degenerativer Bandscheibenveränderungen mit segmentaler Mikroinstabilität, zunächst spornartig, später überknöchernd.

**Sprungschanzenphänomen:** Klinischer Befund bei ausgeprägter Spondylolisthese, beim Vornüberbeugen Stufenbildung der Dornfortsätze.

**Syndesmophyt:** Ventrale, das Bandscheibenfach überbrückende Bandverknöcherung bei Spondylitis ankylosans.

**Tannenbaumphänomen:** Durch zusammensinternde osteoporotische Wirbelkörper entstehen Hautfalten am Rücken, die verstärkt durch die Kyphose und Muskelatrophie mit den hierdurch gut erkennbaren Rippen ein tannenbaumartiges Relief erkennen lassen.

***Traction spur:*** Englische Bezeichnung für kleine, zarte Verknöcherungen im vorderen Längsband als Hinweis auf eine beginnende Instabilität mit vermehrter Zugbelastung; nicht wie Spondylophyten von den Deck- oder Grundplatten ausgehend.

**Transforaminale lumbale interkorporelle Fusion (TLIF):** Fusionsoperation der Wirbelsäule über einen dorsalen Zugang.

**Triggerpunktinjektion:** Injektion von Lokalanästhetika oder Kortikosteroiden in Triggerpunkte von Muskulatur oder Bändern, ohne Medikamentenapplikation; ▶ *»dry needling«*.

**Unspezifischer Kreuzschmerz:** Plötzlich und ohne ersichtlichen Grund aufgetretener Rückenschmerz, teilweise ▶ pseudoradikuläre Schmerzausstrahlung. 85% dieser Kreuzschmerzen heilen spontan, und die Ursache der Schmerzen bleibt unklar.

**Vakuumphänomen:** Bandscheibendegenerationsbedingte, intradiskale Lufteinschlüsse; Aufhellung in Röntgen und CT.

**Visuelle Analogskala (VAS):** Skala von 0–10 zur Schmerzquantifizierung durch Selbsteinschätzung des Patienten (0: kein Schmerz, 10: stärkster vorstellbarer Schmerz); s. auch ▶ numerische Ratingskala (NRS).

***Yellow flags:*** Belastungsfaktoren, die das Risiko für die Chronifizierung von Schmerzen erhöhen und die Rückkehr an den Arbeitsplatz gefährden, z. B. inadäquater Umgang mit der Erkrankung, inadäquate Schmerzverarbeitung, Arbeitsplatzprobleme, psychische Komorbiditäten wie Depression und Angst.

**Zentralisation:** Rückentwicklung der ischialgiformen Beinschmerzen zum tieflumbalen Kreuzschmerz. Begriff eingeführt von R. A. McKenzie.

# Stichwortverzeichnis

# A



# B

# F



# G



# H



# I

## J



## K



## L

## M



## N

## O



## P



## R

## S

## T



## U



## V

## W



## Y



## Z

Printing and Binding: Stürtz GmbH, Würzburg